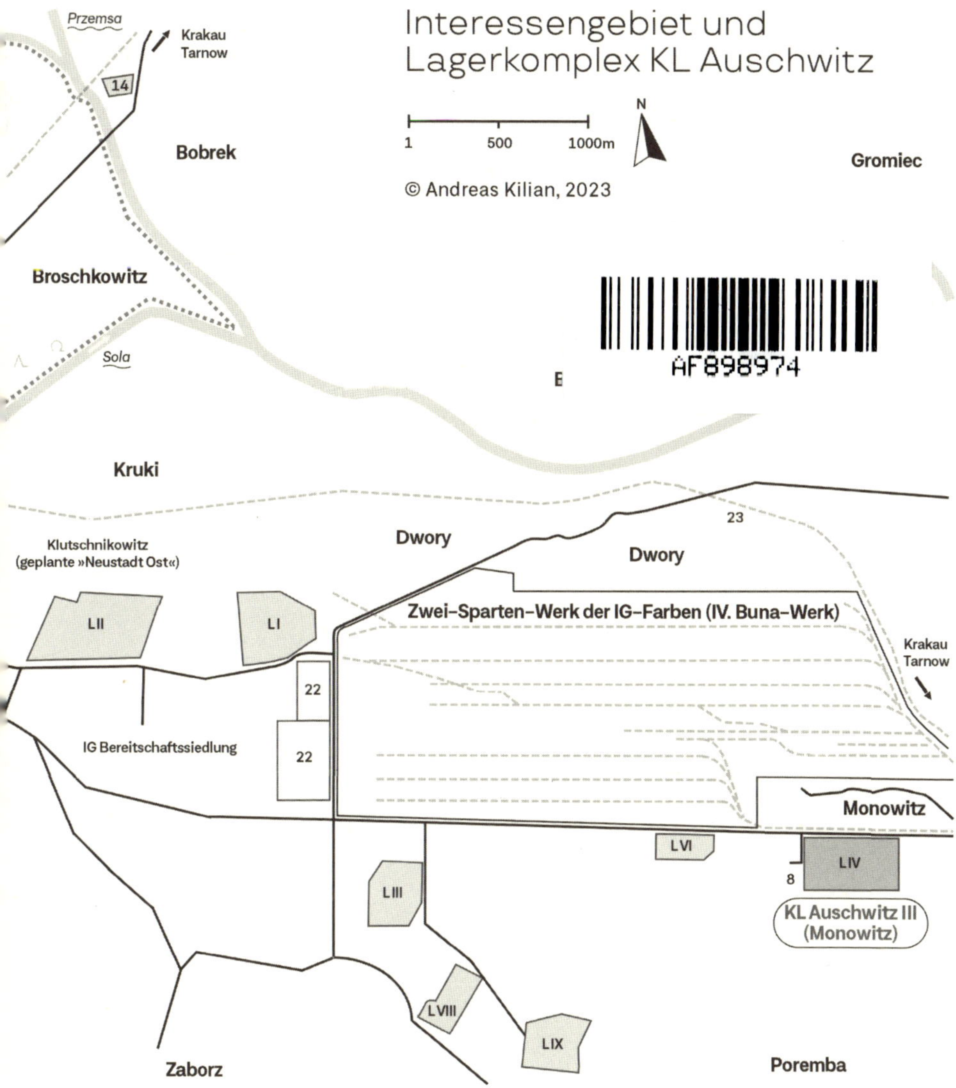

21 SS-Siedlung (»Führer-/ Unterführerhäuser«)
22 Werksverwaltung und Werkslager für Angestellte
23 Bahnhof Dwory
BV Vergasungsbunker V (ehemals »Bunker 2«)
G Enterdete Massengräber
K Altes Krematorium (ehemals »Krematorium I«)
K I–IV Krematorien I–IV
L I–IX Werkslager für Arbeitskräfte/ Kriegsgefangene
R Selektionsrampe
T Fischteiche

Grenze des Lagerinteressengebiets 1944
Sperrgebiet 1942/1943
Straßen und Wege
Große Postenkette 1944
Bahngeleise

Hamburger Edition

Bogdan Musial

»Lagermedizin« in Auschwitz

Funktion und Dilemmata der Häftlingsärzte 1940–1945

Unter Mitwirkung von Oliver Musial

Hamburger Edition

Hamburger Edition HIS Verlagsges. mbH
Verlag des Hamburger Instituts für Sozialforschung
Mittelweg 36
20148 Hamburg
www.hamburger-edition.de

Umschlaggestaltung: Lisa Neuhalfen, Berlin
Satz aus Alegreya Sans und Serif durch Dörlemann Satz, Lemförde
Druck und Bindung: CPI books GmbH, Leck
Printed in Germany
ISBN 978-3-86854-394-0
1. Auflage September 2024

Inhalt

Einleitung 7

KL Auschwitz: Intentionen, Aufbau und Funktionsweise 29

Von Anfang an: Vernichtungsstätte 31

Der Häftlingskosmos 67

»Gesundheitswesen« unter tödlichen Bedingungen 99

Der Aufbau des Häftlingskrankenbaus im KL Auschwitz 101

Tod durch Hunger 150

Erprobung von Mordmethoden im Krankenbau: die »Aktion 14f13« 177

Der Vernichtungskomplex Auschwitz 209

1942/43: Umbrüche 211

Häftlingskrankenbau Auschwitz-Stammlager 1942–1945 240

Das Arbeits- und Vernichtungslager Auschwitz-Birkenau 296

Das Nebenlager Buna/Arbeitslager Monowitz 378

Die Nebenlager 423

Mörderische Medizin: Häftlingsärzte unter Zugzwang 429

Selektionen 431

Seuchenbekämpfung 486

Medizinische »Experimente« und »Versuchsreihen« 498

Epilog: Schicksale, Aufklärung und Ahndung 597

Anhang 621

Bildteil 623

Kurzbiografien (Auswahl) 631

Archive und Literatur 637

Einleitung

»In einer abnormalen Situation ist eine abnormale Reaktion eben das normale Verhalten«, schreibt Viktor E. Frankl in seinem im Jahre 1946 erschienenen Standardwerk *... trotzdem Ja zum Leben sagen. Ein Psychologe erlebt das Konzentrationslager.*[1] Dr. Frankl, ein angesehener Neurologe und Psychiater aus Wien, war selbst als Häftling in vier verschiedenen Konzentrationslagern, darunter im Oktober 1944 zwei Wochen in Auschwitz. Und das Konzentrations- und Vernichtungslager Auschwitz war kein Ort, in dem normale Zustände herrschten. Ganz im Gegenteil. Dieses Lager werde die Hölle auf Erden sein, erklärte im Juni 1940 ein SS-Angehöriger Häftlingen, die beim Bau des Lagerzauns eingesetzt waren.[2]

Der jüdische Arzt Dr. Otto Wolken, der Anfang 1943 nach Auschwitz deportiert worden war und dort bis zur Befreiung interniert blieb, stammte ebenfalls aus Wien. Nur knapp überlebte er die ersten Monate in Auschwitz-Birkenau und wurde danach als Häftlingsarzt im Krankenbau beschäftigt.[3] Zwar garantierte diese Stelle das Überleben in Auschwitz keineswegs, sie steigerte jedoch die Chancen darauf erheblich. Eines Tages, so Wolken im Jahre 1970, verlangte der SS-Lagerarzt Dr. Erwin von Helmersen, »dass ich ihm eine Liste der arbeitsunfähigen Häftlinge vorlege«. Wolken ging zu Recht davon aus, dass die von ihm zu selektierenden »arbeitsunfähigen Häftlinge« anschließend vergast werden sollten. Befehlsverweigerung kam nicht infrage, daher beschloss Wolken, den Befehl indirekt zu sabotieren:

---

1 Viktor E. Frankl, *... trotzdem Ja zum Leben sagen. Ein Psychologe erlebt das Konzentrationslager,* mit einem Vorwort von Hans Weigel, 9. Aufl., München 2005, S. 40.

2 Häftlingspersonalbogen Dr. Viktor Frankl, Dachau: Arolsen Archives, 1.1.6.2/10054057/ITS Digital Archive; Danuta Czech, *Kalendarium der Ereignisse im Konzentrationslager Auschwitz-Birkenau 1939–1945,* 2. Aufl., Reinbek bei Hamburg 2008, S. 36.

3 Bericht/Anhörung Dr. Otto Wolken vom 17.4.1945 (deutsch, Abschrift): AIPN, GK 196/88, Bl. 131–303, hier Bl. 172–190.

> Meine Erwägungen gingen dahin, nur diejenigen Häftlinge auf die Liste zu setzen, bei denen es sicher war, dass sie auf Grund ihrer Erkrankung in kürzester Zeit mit dem Tode rechnen mussten. Es handelte sich dabei um Häftlinge, deren körperlicher Abbau so weit fortgeschritten war, dass eine Wiederherstellung vollkommen ausgeschlossen sein musste. Es handelte sich dabei um eine Anzahl von 30 Häftlingen. [...] Als ich diese Liste dem Dr. Helmersen vorlegte, beschimpfte er mich und erklärte, dass es sich hier um Sabotage handle. Er drohte mir an, dass ich dafür ins Strafkommando käme[,] und gab mir 2 Ohrfeigen. Dr. Helmersen nahm dann in dem genannten Lagerabschnitt selbst eine Selektion vor, bei der er über 300 Häftlinge auswählte [...]. Von meinen Häftlingskameraden, worunter sich Häftlingsärzte, Pfleger und Blockälteste befanden, wurden mir daraufhin Vorwürfe gemacht mit dem Argument, dass ich den Dr. Helmersen zufriedengestellt hätte, wenn ich etwa 100 Häftlinge namhaft gemacht hätte, während er jetzt ein Mehrfaches selektiert hat.

Der Versetzung ins Strafkommando, die für ihn den sicheren Tod bedeutet hätte, entkam Dr. Wolken, »weil Dr. Helmersen am nächsten Tag zur Fallschirmtruppe versetzt worden ist«.[4] Dieses Beispiel veranschaulicht eines der moralisch-ethischen Dilemmata, mit denen Häftlingsärzte im Konzentrations- und Vernichtungslager Auschwitz alltäglich konfrontiert waren: im vorliegenden Fall, »etwa 100 Häftlinge« persönlich auszuwählen und sie zu opfern, um sich selbst zu schützen und zugleich etwa 200 andere Insassen, zumindest vorübergehend, vor dem sicheren Tod zu bewahren.

Wie wichtig und zugleich prekär die Stellung der Häftlingsärzte im Lagersystem war, erkannte auch Robert Jay Lifton, der im Jahre 1986 sein Standardwerk über die Ärzte im Dritten Reich veröffentlichte,[5] bei seinen Recherchen. In einem Brief an Raul Hilberg, den Nestor der Holocaustforschung, schrieb Lifton am 4. Januar 1977: »There is one other dimension to the work I am contemplating that I neglected to mention to you – namely, the experience of inmate-physicians in the camps,

4 Zeugenvernehmung Dr. Otto Wolken vom 29.9.1970: Fritz Bauer Institut, 4 Js 798/64, Bd. 5, Bl. 888–890, hier Bl. 888v–889v.

5 Robert Jay Lifton, *The Nazi Doctors: Medical Killing and the Psychology of Genocide,* New York 1986. Hier wird im Weiteren die deutsche Ausgabe *Ärzte im Dritten Reich,* Stuttgart 1988, verwendet.

including their struggle to maintain elements of genuine healing and their conflicts around compliance or even collaboration with Nazi physicians.«[6]

Die Geschichte dieser Häftlingsärzte und ihre Rolle im »Gesundheitswesen« des Konzentrations- und Vernichtungslagers Auschwitz erstmals umfassend zu beleuchten, ist das Ziel der vorliegenden Darstellung. Der Untersuchungszeitraum erstreckt sich über das gesamte Bestehen des Lagers, von seiner Einrichtung im Juni 1940 bis zur – mit Todesmärschen verbundenen – Räumung im Januar 1945. Besonderes Augenmerk wird dabei auf den historischen Hintergrund gelegt, mithin die Umstände, unter denen die Ärztinnen und Ärzte handelten und handeln mussten.

Die Gesamtzahl der Häftlingsärzte und -ärztinnen im Konzentrations- und Vernichtungslager Auschwitz einschließlich der Nebenlager geht in die Hunderte. Die genaue Größenordnung ist heute jedoch kaum zu ermitteln. Es fehlen Unterlagen dazu, und die Fluktuation war sehr hoch. Viele von ihnen starben an Krankheiten, allen voran an Fleckfieber, zahlreiche wurden erschossen, andere in andere KL verlegt, einige wenige polnische Häftlingsärzte sogar freigelassen.

Eines ist aber sicher: Wer eine Beschäftigung im Krankenbau ergattern konnte, steigerte seine Überlebenschancen enorm. Gewöhnliche Häftlinge starben großenteils binnen weniger Monate an Entkräftung, Hunger und Krankheiten. Häftlingsärzte und -pfleger gehörten hingegen zu der sogenannten Lagerprominenz. Vom Tod durch Hunger und Entkräftung blieben sie faktisch verschont.

1942, als Auschwitz zum Vernichtungskomplex ausgebaut wurde, ging die medizinische Behandlung der kranken Häftlinge praktisch in die Hände der Häftlingsärzte über; die SS-Lagerärzte übten zwar die Aufsicht aus, verließen sich aber immer mehr auf die Häftlingsärzte. Dies setzte deren Zusammenarbeit mit der Lager-SS im Allgemeinen und den SS-Ärzten im Besonderen voraus. Die Kooperation reichte oft tief, erzwungen durch direkte Befehle und Anweisungen, aber auch durch die im Lager herrschenden Verhältnisse. So wirkten Häftlingsärzte an den »medizinischen« Experimenten der SS-Ärzte mit, sie führten nicht selten auf Befehl Vorselektionen bzw. Selektionen von »arbeitsunfähigen« Häftlingen in den Krankenbauen durch. In der Regel

6 Zitiert nach Sari J. Siegel, »Treating an Auschwitz Prisoner-Physician: The Case of Dr. Maximilian Samuel«, in: *Holocaust and Genocide Studies* 28 (2014) 3, S. 450–481, hier S. 451.

mussten sie dabei zumindest assistieren. Bisweilen ließ der Umgang der Häftlingsärzte und -pfleger mit Kranken deutlich zu wünschen übrig.

Aus diesen Gründen sahen sich einige ehemalige Häftlingsärzte nach 1945 mit Vorwürfen und überdies mit staatsanwaltschaftlichen Ermittlungen und Gerichtsverfahren konfrontiert. Einzelne von ihnen erlangten eine negative Berühmtheit, die teilweise die der eigentlichen SS-Täter überschattete, wobei der historische Hintergrund ihrer Lagertätigkeiten ausgeblendet und/oder entstellt, teils sogar vorsätzlich gefälscht wurde. Manch falsche Beschuldigung fand Eingang in Publikationen, selbst in solche mit wissenschaftlichem Anspruch.

Den Lageralltag der Häftlingsärzte bestimmte der Kampf um das eigene Überleben und somit auch um die eigene Beschäftigung im Krankenbau. Erst wenn diese – nach den in Auschwitz geltenden Maßstäben – halbwegs gesichert war, konnten sich Häftlingsärzte und -pfleger um kranke Insassen kümmern, sofern dies überhaupt möglich war. In den meisten Fällen waren sie hilflos. Nur einem Teil der Kranken ließ sich angesichts der äußerst knappen Ressourcen an Medikamenten, Verbandszeug oder medizinischen Instrumenten überhaupt helfen. Nichtsdestoweniger schafften Häftlingsärzte es dank teilweise unkonventioneller Behandlungsmethoden (»Lagermedizin«) sowie durch »Taktieren« und »Lavieren«, vielen kranken Insassen tatsächlich das Dasein zu erleichtern. Oft genug setzten sie dabei nicht nur ihre »privilegierte« Stellung aufs Spiel, sondern auch ihr Leben.

Im Lagerwiderstand spielten Häftlingsärzte ebenfalls eine wichtige Rolle. Sie bestand in erster Linie darin, unter Todesgefahr Informationen, Unterlagen und Beweise über die in Auschwitz begangenen Massenverbrechen zu sammeln und diese an die Außenwelt weiterzuleiten. Dank dieser Aktivitäten war die westliche Welt bereits im Winter 1942/43 über die Geschehnisse in Auschwitz relativ gut informiert. Es kam außerdem vor, dass Häftlingsärzte und -pfleger besonders brutale Kapos und gefährliche Lagerspitzel, die im Krankenbau als Kranke stationär behandelt wurden, liquidierten.

Wegen ihrer Position im Lager gewannen Häftlingsärzte weitreichende Einblicke in die dort herrschenden Verhältnisse und aufgrund ihrer Profession hatten sie Erfahrung in der Erstattung und Abfassung von Berichten. Nicht wenige von ihnen forschten zudem wissenschaftlich, vor der Inhaftierung und nach der Befreiung, manchmal auch im Lager im Auftrag der SS-Lagerärzte. Ehemalige Häftlingsärzte traten nach der Befreiung als Zeugen und Gutachter in Ermittlungs- und Gerichtsverfahren gegen Auschwitztäter auf. Es sind großenteils ihre

Zeugnisse, die es ermöglichten, die im Lagerkomplex herrschenden Zustände und die dort begangenen Massenverbrechen relativ gut zu rekonstruieren, obwohl die Täter alles unternommen hatten, um Spuren und Beweise zu beseitigen.

Zu Forschungsstand und Literatur

Zur Geschichte des Konzentrations- und Vernichtungslagers Auschwitz erschienen nach 1945 unzählige Monografien, Sammelbände, Sachbücher, Memoiren, Romane, Erzählungen, Gedichte, Aufsätze und Artikel. Ebenso zahlreich wurden Dokumentar- und Spielfilme produziert und ausgestrahlt. Jedes Jahr kommen neue hinzu. Die Thematik der Häftlingsärzte wird darin zwar immer wieder aufgegriffen, jedoch in der Regel am Rande. Die Ausnahme stellen einige wissenschaftliche Aufsätze und Abhandlungen[7] sowie Erinnerungen ehemaliger Häftlingsärztinnen und -ärzte dar. Eine nur ihnen gewidmete Monografie steht bislang aus. Diese Lücke möchte ich mit der vorliegenden Arbeit füllen.

---

7 Danuta Czech, »Die Rolle des Häftlingskrankenbaulagers im KL Auschwitz II«, in: *Hefte von Auschwitz* 15 (1975), S. 5–112; Antoni Makowski, »Organisation, Entwicklung und Tätigkeit des Häftlings-Krankenbaus in Monowitz (KL Auschwitz III)«, in: Hefte von Auschwitz 15 (1975), S. 113–181; Tadeusz Paczuła, »Organisation und Verwaltung des ersten Häftlingskrankenbaus in Auschwitz«, in: *Die Auschwitz-Hefte*, hg. vom Hamburger Institut für Sozialforschung, Hamburg 1994, Bd. 1, S. 159–165; Kazimierz Hałgas, »Die Arbeit im ›Revier‹ für sowjetische Kriegsgefangene in Auschwitz. Ein Bericht«, in: ebenda, S. 167–172; Irena Białówna, »Aus der Geschichte des Reviers im Frauenlager in Birkenau«, in: ebenda, S. 173–184; Tadeusz Szymański/Danuta Szymańska/Tadeusz Śnieszko, »Das ›Spital‹ im Zigeuner-Familienlager in Auschwitz-Birkenau«, in: ebenda, S. 199–208; Władysław Fejkiel, *Więźniarski szpital w KL Auschwitz*, Oświęcim 1994; Irena Strzelecka, »Die Häftlingsspitäler (›Häftlingskrankenbau‹) im KL Auschwitz«, in: *Auschwitz 1940–1945. Studien zur Geschichte des Konzentrations- und Vernichtungslagers Auschwitz*, hg. von Wacław Długoborski und Franciszek Piper, 5 Bde., Oświęcim 1999, Bd. 2: *Die Häftlinge: Existenzbedingungen, Arbeit und Tod*, S. 353–421; Ruth Jolanda Weinberger, *Fertility Experiments in Auschwitz-Birkenau. The Perpetrators and Their Victims*, Saarbrücken 2009; Maria Ciesielska, *Szpital obozowy dla kobiet w KL Auschwitz-Birkenau (1942–1945)*, Warszawa 2015. Darüber hinaus erschienen in den Jahren 1958 bis 1991 zahlreiche Berichte ehemaliger Häftlingsärztinnen und -ärzte, die in der polnischen Ausgabe der *Hefte von Auschwitz* (*Przegląd Lekarski – Oświęcim*) veröffentlicht wurden. Zu erwähnen ist außerdem der Band *De l'Université aux Camps de Concentration. Temoignages Strasbourgeois*, Strasbourg 1989 [1945] mit Berichten der Häftlingsärzte Marc Klein (S. 429–455), Robert Levy (S. 457–466) und Robert Waitz (S. 467–499).

In der Literatur zum Thema lassen sich generell zudem zwei Forschungsstränge unterscheiden, der polnische und der westliche. Die westliche neuere Forschung beschränkt sich zeitlich auf die Jahre 1943 bis 1945 und konzentriert sich weitgehend auf die jüdischen Häftlingsärztinnen und -ärzte (von denen nur die wenigsten das Jahr 1942 überlebten),[8] während die polnischen Publikationen eher auf die polnischen – und zwar seit Errichtung des Lagers im Juni 1940 bis zu seiner Räumung im Januar 1945 – eingehen. Letztere wurden meistens von ehemaligen polnischen Häftlingsärztinnen und -ärzten auf Grundlage eigener Erfahrungen und Erinnerungen sowie der in Polen zugänglichen Quellen verfasst.[9] Dazu zählen unter anderem die zweifellos wichtigsten Gerichtsverfahren gegen Auschwitztäter wie etwa Rudolf Höß; diese fanden nach 1945 in Polen statt.

Westliche Forscher greifen auf diese Bestände selten zurück. Der eingangs erwähnte Lifton widmete den Häftlingsärzten in Auschwitz drei Kapitel seines Buches, wobei er seine Ausführungen auf Interviews mit ehemaligen Häftlingsärzten und Häftlingen sowie westliche Erinnerungsliteratur stützte. Der australische Autor Ross Halpin behandelt in seinem 2018 erschienenen Buch *Jewish Doctors and the Holocaust*[10] anhand einiger Beispiele die letzten zwei Jahre des Konzentrations- und Vernichtungslagers Auschwitz auf der Basis englischsprachiger Erinnerungs- und Fachliteratur. Leider ist der wissenschaftliche Umgang des Autors mit diesen Zeugnissen zumindest teilweise kritikwürdig. Es ent-

---

8 Vgl. u.a. Claude Romney, »Ethical Problems Encountered by Auschwitz Prisoner Doctors«, in: *Remembering for the Future: The Holocaust in an Age of Genocide*, hg. von John K. Roth und Elisabeth Maxwell, New York 2001, Bd. 1, S. 319–334; Astrid Ley, »Kollaboration mit der SS zum Wohle von Patienten? Das Dilemma der Häftlingsärzte in Konzentrationslagern«, in: *Zeitschrift für Geschichtswissenschaft* 61 (2013) 2, S. 123–139; Michael A. Grodin (Hg.), *Jewish Medical Resistance in the Holocaust*, New York/Oxford 2014; Hans-Joachim Lang, *Die Frauen von Block 10. Medizinische Versuche in Auschwitz*, Hamburg 2011; Ross Halpin, *The Essence of Survival: How Jewish Doctors Survived Auschwitz*, Darlinghurst, N. S. W., 2014; ders., *Jewish Doctors and the Holocaust: The Anatomy of Survival in Auschwitz*, Berlin/Jerusalem 2018; Siegel, »Treating an Auschwitz Prisoner-Physician«.

9 Siehe die bereits erwähnte Zeitschrift *Przegląd Lekarski – Oświęcim* mit zahlreichen Artikeln, Erinnerungen und Beiträgen ehemaliger, nicht nur polnischer Häftlingsärztinnen und -ärzte. Eine Auswahl dieser Texte wurde 1994 in deutscher Übersetzung unter dem Titel *Die Auschwitz-Hefte* vom Hamburger Institut für Sozialforschung herausgegeben. Auch einige ausgewählte Hefte erschienen in deutscher Sprache. Zurzeit werden diese historisch-wissenschaftlich und auch nicht selten medizinisch-historisch wertvollen Beiträge vom Polnischen ins Englische übersetzt.

10 Halpin, *Jewish Doctors.*

stand eine Publikation, die einzelne Häftlingsärztinnen und -ärzte unkritisch idealisiert.[11] Lifton und Halpin sind keine Ausnahmen. Zumeist werden Quellen und Publikationen genutzt, die im Westen zugänglich sind. Quellen aus den polnischen Archiven, darunter zeitgenössische, bleiben weitgehend unbeachtet, sofern sie nicht in englischer bzw. deutscher Übersetzung vorliegen.[12]

Im Gegensatz zur Fach- ist die Erinnerungsliteratur zum Thema in Ost wie West relativ umfangreich. Unmittelbar nach der Befreiung begannen viele Auschwitzüberlebende, so auch Häftlingsärztinnen und -ärzte, ihre Erlebnisse aufzuschreiben, um Zeugnis über das Leid, die unvorstellbaren Qualen und den industrialisierten Massenmord abzulegen. Ein Großteil dieser Zeugnisse wurde, sofern publiziert, inzwischen ins Englische und auch Deutsche übersetzt, während andere nur in den Ursprungssprachen zugänglich sind, beispielsweise Polnisch oder Französisch. Diese Quellengattung spielt in der folgenden Arbeit eine herausragende Rolle.

Dr. Mikloš Nyiszli, ein jüdischer Gerichtsmediziner aus Nagyvárad/Oradea (damals Ungarn, heute Rumänien), musste nach seiner Verschleppung nach Auschwitz im Mai 1944 für den SS-Arzt Josef Mengele in Auschwitz-Birkenau als Häftlingsarzt und Pathologe arbeiten. Auf dessen Befehl sezierte Nyiszli unter anderem Leichen von Menschen, darunter Kinder, die für »wissenschaftliche« Zwecke ermordet worden waren. Nyiszli überlebte Auschwitz und verfasste nach seiner Rückkehr einen Bericht über das Gesehene und Erlebte, den er im März 1946 fertigstellte und mit einer Erklärung einleitete:

---

11 Das gilt beispielsweise für die ehemalige Häftlingsärztin Dr. Alina Brewda, die Halpin allein anhand ihrer Selbstzeugnisse aus dem Jahre 1966 schildert (ebenda, S. 91–97). Es gibt jedoch genug Quellen, die dieses Bild zumindest teilweise korrigieren. Mehr dazu siehe unten. Auch das im April 2022 erschienene Sachbuch *Les Médecins d'Auschwitz* des französischen Autors und Arztes Bruno Halioua fußt ausschließlich auf den im Westen erschienenen Memoiren- und Fachpublikationen; eigene Archivrecherchen hat Halioua nicht angestellt. Ferner befasst sich der Autor in seiner Abhandlung nur mit dem Vernichtungslager Auschwitz-Birkenau (Auschwitz II).

12 Als wichtige Ausnahme ist Ewa K. Bacon zu nennen. In *Saving Lives in Auschwitz. The Prisoners' Hospital in Buna-Monowitz*, West Lafayette, IN, 2017, beschreibt Bacon die Geschichte ihres Vaters Stefan Budziaszek, der von Juni 1943 bis zur Räumung des Lagers der leitende Häftlingsarzt (HKB-Älteste) in Auschwitz-Monowitz war. Sie berücksichtigt in ihrer Untersuchung nicht nur unveröffentlichte Berichte ihres Vaters, sondern auch Darstellungen anderer Auschwitzhäftlinge, die in Polen veröffentlicht worden sind, sowie die einschlägige polnische Forschungsliteratur.

> Ich, der unterzeichnende Dr. Miklós Nyiszli, bin Arzt und ehemaliger Häftling des Konzentrationslagers Auschwitz; ich war beschäftigt im Krematorium und an den Scheiterhaufen, wo das Feuer Millionen Körper von Vätern, Müttern und Kindern verzehrte. Ich erkläre als unmittelbarer Zeuge, daß ich meinen Bericht über diese finsterste Zeit der Menschheitsgeschichte nach der Wirklichkeit, ohne Übertreibungen und ohne zu beschönigen, niedergeschrieben habe. [...] Mit meiner Arbeit erstrebe ich keinerlei literarischen Erfolg, denn ich bin Arzt und kein Schriftsteller.[13]

Nyiszlis Bericht erschien 1946 zunächst auf Ungarisch und wurde später in viele Sprachen übersetzt. Heute gehört er gerade wegen seiner Nüchternheit und Sachlichkeit zu den erschütterndsten Zeugnissen eines Auschwitzüberlebenden.

Im selben Jahr wie Nyiszli veröffentlichte Olga Lengyel – ebenfalls in ungarischer Sprache – ein Buch über ihre Erlebnisse als jüdische Häftlingspflegerin in Auschwitz-Birkenau. Ein Jahr später folgte mit *Five Chimneys* die englische Übersetzung.[14] 1948 erschienen unter dem Titel *Prisoners of Fear* Erinnerungen von Dr. Ella Lingens-Reiner. Lingens, eine österreichische Juristin und Ärztin, wurde im Februar 1943 nach Auschwitz deportiert und als Häftlingsärztin in Auschwitz-Birkenau eingesetzt.[15] Diesen Veröffentlichungen folgten weitere, auch in anderen Sprachen.[16]

---

13 Mikloš Nyiszli, *Im Jenseits der Menschlichkeit. Ein Gerichtsmediziner in Auschwitz*, 3., um ein Nachwort erw. Aufl., Berlin 2011, S. 7.

14 Olga Lengyel, *Five Chimneys: The Story of Auschwitz*, Chicago 1947.

15 Ella Lingens-Reiner, *Prisoners of Fear*, London 1948. Im Jahre 2003 erschien die deutsche Ausgabe: Ella Lingens, *Gefangene der Angst. Ein Leben im Zeichen des Widerstandes*, hg. und mit einem Vorwort versehen von Peter Michael Lingens.

16 Vgl. u. a. *A Jewish Doctor in Auschwitz: The Testimony of Sima Vaisman*, mit einem Vorwort von Serge Klarsfeld und einem Nachwort von Diane von Furstenberg, Hoboken, NJ, 2005 (aufgeschrieben wenige Tage nach der Befreiung des KL Auschwitz); Lucie Adelsberger, *Auschwitz: Ein Tatsachenbericht. Das Vermächtnis der Opfer für uns Juden und für alle Menschen*, 2., verb. Aufl., hg. von Eduard Seidler, Bonn 2005. Adelsberger war Häftlingsärztin in Auschwitz-Birkenau. Marco Nahon, *Birkenau: The Camp of Death*, Tuscaloosa, AL, 1989. Nahon verfasste seinen Bericht unmittelbar nach der Befreiung in französischer Sprache. André-Abraham-David Lettich, *Trente-quatre mois dans les Camps de Concentration. Témoignage sur les crimes »scientifiques« commis par les médecins allemands*, Tours 1946; Gisella Perl, *Ich war eine Ärztin in Auschwitz*, Wiesbaden 2020 (das englische Original erschien 1948); R. J. Minney, *I Shall Fear no Evil. The Story of Dr Alina Brewda*, London 1966; Adélaïde Hautval, *Medizin gegen die Menschlichkeit. Die Weigerung einer nach Auschwitz deportierten Ärztin, an medizinischen Experimenten*

Hinzu kommen Memoiren ehemaliger polnischer Häftlingsärzte, darunter Stanisław Jagielski, Alfred Fiderkiewcz, Czesław Jaworski oder Władysław Fejkiel.[17] Fejkiel verfasste außerdem eine medizinisch-wissenschaftliche Abhandlung über Fleckfieber in Auschwitz, ausgehend von Beobachtungen und Notizen, die er noch als leitender Häftlingsarzt gemacht hatte.[18] Diese Publikationen zählen zu jenen, die in der westlichen Forschung bis heute kaum oder gar nicht beachtet werden.

Wie Erinnerungen und Memoiren generell haben die hier erwähnten Überlieferungen subjektiven Charakter und dürfen nur mit Umsicht als Quelle herangezogen werden. Manche weisen selbstdarstellerische und apologetische Züge auf, andere wiederum zeichnen sich durch Nüchternheit und Sachlichkeit, einzelne auch durch spezifischen »Auschwitz-Humor« aus. Gleichwohl spielen sie in der folgenden Darstellung neben den Primärquellen eine sehr wichtige Rolle.

Die vorliegende Monografie berücksichtigt beide der hier skizzierten Forschungsstränge und stützt sich auf die in Ost wie West heute zugänglichen und relevanten Quellen. Selbstverständlich werden dabei auch kontroverse Fragen erörtert, etwa das nicht selten angespannte Verhältnis zwischen polnischen und jüdischen Häftlingsärzten, das in der polnischen Fach- und Erinnerungsliteratur am Rande bzw. überhaupt nicht behandelt und in den jüdischen Zeugnissen oft genug herausgestellt wird.

Zur Quellenlage

Der Bestand an zeitgenössischen Quellen zur Geschichte des Konzentrations- und Vernichtungslagers Auschwitz ist begrenzt, da die Täter in großem Stil Unterlagen vernichteten, um die Spuren ihrer Verbrechen zu beseitigen. Das gilt insbesondere für zeitgenössisches Material zum

---

teilzunehmen, Berlin 2008; Eddy de Wind, *Ich blieb in Auschwitz. Aufzeichnungen eines Überlebenden 1943–45*, München 2020 (Übersetzung aus dem Niederländischen).

17 Stanisław Jagielski, *Sclavus Saltans, Wspomnienia lekarza obozowego*, Warszawa 1946; Alfred Fiderkiewicz, *Brzezinki. Wspomnienia z obozu*, 2. Aufl., Warszawa 1956; Czesław Wincenty Jaworski, *Apel Skazanych: Wspomnienia z Oświęcimia (Oświęcim, Brno, Monowice)*, Warszawa 1962; Władysław Fejkiel, »Medycyna za drutami«, in: *Pamiętniki lekarzy*, hg. von Kazimierz Bidakowski undTadeusz Wójcik, Warszawa 1964, S. 404–546. Hinzu kommen Veröffentlichungen in der Zeitschrift *Przegląd Lekarski – Oświęcim*.

18 Władysław Fejkiel, »Dur wysypkowy w obozie koncentracyjnym w Oświęcimiu w latach 1941–1944«, in: *Rozprawy Wydziału Nauk Medycznych* 3 (1958), Bd. 3, S. 5–50.

»Gesundheitswesen« in Auschwitz, erst recht zu den ersten zwei Jahren des Häftlingskrankenbaus im KL Auschwitz. Nichtsdestoweniger lassen sich dessen Entstehungsgeschichte und Funktionsweise in den Jahren 1940 bis 1942 dank der Aussagen und Berichte von Überlebenden rekonstruieren. Von den polnischen Häftlingen, die zwischen Juni 1940 und Ende 1941 ins Lager Auschwitz eingeliefert worden waren, überlebten allerdings nur einige wenige und von den jüdischen gar keine. Darüber hinaus ging es der kleinen Gruppe der Überlebenden später oft genug vergleichsweise besser, sodass sie die ersten Jahre schnell vergessen hatten, schrieb Władysław Fejkiel, der zu dieser Gruppe gehörte.[19] Die wenigen erhaltenen Quellen befinden sich überwiegend im Archiv der Gedenkstätte Auschwitz-Birkenau (APMO), sei es im Original, sei es in Kopie. Vor diesem Hintergrund kommt Unterlagen der Nachkriegsermittlungen und -gerichtsverfahren gegen Täter und ihre tatsächlichen und vermeintlichen Helfershelfer in Auschwitz in der folgenden Darstellung eine besondere Rolle zu.

In den Monaten Februar und März 1945 ermittelten in Auschwitz Militärstaatsanwälte der I. Ukrainischen Front der Roten Armee. Sie stellten dabei zahlreiche Beweise und Artefakte sicher, vernahmen über 200 Auschwitzüberlebende als Zeugen, darunter ehemalige Häftlingsärzte. Diese Zeugnisse, obwohl oft knapp gehalten, sind – nicht nur wegen ihrer zeitlichen Nähe zu den geschilderten Geschehnissen – relevant. Sie werden im Staatsarchiv der Russischen Föderation (GARF) in Moskau aufbewahrt.

Als ergiebig stellten sich außerdem die kaum erschlossenen Unterlagen der polnischen Kommission für die Untersuchung der deutsch-hitlerschen Verbrechen in Auschwitz (Komisja dla Badania Zbrodni Niemiecko-Hitlerowskich w Oświęcimiu) heraus. Die Kommission wurde im März 1945 gegründet und arbeitete für mehrere Monate. Sie sicherte ebenfalls Dokumente, die auf dem Gelände des Konzentrations- und Vernichtungslagers Auschwitz nach der Befreiung gefunden worden waren, und befragte zahlreiche Auschwitzüberlebende, darunter wiederum Häftlingsärzte. Es entstanden zeitnahe Befragungsprotokolle, die teilweise mehrere Hundert Seiten umfassen. Diese Unterlagen befinden sich im Archiv des Instituts des Nationalen Gedenkens (IPN) in Warschau.

Bedeutsam für die vorliegende Untersuchung sind ferner Ermittlungsunterlagen der Kieler Staatsanwaltschaft gegen Dr. Carl Clauberg,

19 Fejkiel, »Medycyna za drutami«, S. 439.

der in Auschwitz »medizinische« Experimente an Hunderten von jüdischen Häftlingsfrauen durchführte. Clauberg starb im August 1957 in der Untersuchungshaft. Von ähnlicher Relevanz sind die Akten zu Ermittlungen gegen den flüchtigen SS-Arzt Josef Mengele, die parallel – aber unabhängig voneinander – von der Frankfurter Staatsanwaltschaft und der polnischen Hauptkommission zur Untersuchung der deutschen Verbrechen in Polen geführt wurden, sowie die Ermittlungsunterlagen der Frankfurter Staatsanwaltschaft im Fall des Arztes Horst Schumann, der in Auschwitz groß angelegte Sterilisierungsexperimente mit Röntgenstrahlen unternahm. Als besonders wertvoll für die vorliegende Arbeit erwiesen sich Ermittlungsakten im Fall Stefan Buthner (ehemals Stefan Budziaszek) der Frankfurter wie auch der polnischen Staatsanwaltschaft. Budziaszek war von Juni 1943 bis zur sogenannten Evakuierung des Lagers leitender Häftlingsarzt in Auschwitz-Monowitz. Beide Ermittlungsverfahren wurden eingestellt.

Insgesamt stellten sich jedoch westdeutsche Ermittlungs- und Gerichtsverfahren für diese Untersuchung als weniger ergiebig heraus als ursprünglich erhofft. Dies hängt mit der Spezifik der westdeutschen Strafverfolgung von NS-Tätern zusammen, mit der sich die Bundesrepublik sehr schwertat. Darauf wird im Epilog noch eingegangen.

Weniger wohlwollend verliefen Gerichtsverfahren gegen NS-Täter in der ehemaligen DDR. Allerdings gab es auch hier nur elf rechtskräftige Gerichtsurteile gegen ehemalige Auschwitztäter, darunter Dr. Horst Fischer, einen ehemaligen SS-Lagerarzt in Auschwitz. Fischer wurde im Jahre 1966 in Ost-Berlin zum Tode verurteilt.[20] Er war geständig und auch die Beweislage war erdrückend, wovon die historische Forschung heute profitiert.

Die wichtigsten Quellen zur Geschichte des Konzentrations- und Vernichtungslagers Auschwitz – und somit auch der Häftlingsärzte – befinden sich in polnischen Archiven, insbesondere im Archiv der Gedenkstätte Auschwitz-Birkenau sowie im Hauptarchiv und den Regionalarchiven des Instituts des Nationalen Gedenkens. Dies hängt einerseits mit den Aktivitäten der 1947 eingerichteten Auschwitz-Gedenkstätte zusammen, andererseits mit der im März 1945 gegründeten Hauptkommission zur Untersuchung der deutschen Verbrechen in Polen, deren Nachfolgeorganisation das Institut des Nationalen Gedenkens ist.

---

20 Vgl. Henry Leide, *Auschwitz und Staatssicherheit. Strafverfolgung, Propaganda und Geheimhaltung in der DDR*, Berlin 2019. Zur Zahl der Gerichtsurteile siehe S. 71.

Die Gedenkstätte Auschwitz sammelt und bewahrt nicht nur zeitgenössische Quellen (im Original und in Kopie) und Artefakte zur Geschichte des Konzentrations- und Vernichtungslagers Auschwitz. Ihre Mitarbeiter befragten ab 1947 außerdem Tausende von Auschwitzüberlebenden und fertigten davon Protokolle an, sie sammelten und sammeln weiterhin einschlägige Zeugnisse über das oben Beschriebene hinaus.[21] Sie werten diese Überlieferungen wissenschaftlich aus, verfassen Gutachten für Gerichtsverfahren und veröffentlichen Fachpublikationen wie beispielsweise das in jahrzehntelanger Arbeit entstandene, voluminöse Nachschlagewerk *Kalendarium der Ereignisse im Konzentrationslager Auschwitz-Birkenau 1939–1945* von Danuta Czech, das für die Auschwitzforschung unverzichtbar ist.

Im Gegensatz zu der bundesrepublikanischen ging die polnische Nachkriegsjustiz entschlossen sowohl gegen Auschwitztäter als auch gegen deren Helfershelfer unter den Häftlingen vor, sofern sie ihrer habhaft wurde. Bis 1950 lieferten die alliierten Besatzungsbehörden 1817 mutmaßliche Kriegsverbrecher an Polen aus, darunter einige Hundert, die in Auschwitz eingesetzt waren. Unter ihnen befanden sich der Kommandant Rudolf Höß und sein Nachfolger Arthur Liebehenschel, drei SS-Lagerärzte und ein SS-Lagerzahnarzt.[22]

Nach neuesten Recherchen sind über 9686 SS-Angehörige (darunter mindestens 200 SS-Aufseherinnen) im KL Auschwitz samt seinen Nebenlagern tätig gewesen. Von ihnen standen 673, darunter 21 Frauen, als Angeklagte vor polnischen Gerichten.[23] Dies verdeutlicht den Stellenwert

---

21 Als Übersicht über die Bestände im Archiv der Gedenkstätte Auschwitz-Birkenau vgl. u.a. Czech, *Kalendarium*, S. 7–13; vgl. auch den Beitrag »Auschwitz-Birkenau. Vergangenheit und Gegenwart« auf der Website der Gedenkstätte Auschwitz-Birkenau, https://tinyurl.com/fma2eyzr [Zugriff: 7.5.2021].

22 Bogdan Musial, »NS-Kriegsverbrecher vor polnischen Gerichten«, in: *Vierteljahrshefte für Zeitgeschichte* 47 (1999) 1, S. 25–56; vgl. auch den Beitrag »Procesy esesmanów z załogi KL Auschwitz« auf der Website der Gedenkstätte Auschwitz-Birkenau, https://tinyurl.com/mryevct9 [Zugriff: 26.12.2020].

23 Vgl. die editorische Vorbemerkung zur Datenbank »SS-Mannschaft KL Auschwitz«, die Dr. habil. Aleksander Lasik in Zusammenarbeit mit dem Institut für Nationales Gedenken erstellte. Sie ist einzusehen auf der Website truthaboutcamps.eu; zur editorischen Vorbemerkung siehe https://tinyurl.com/4tfyse3v [Zugriff: 26.12.2020]; Łukasz Gramza, »Verfolgung der Täter der im Vernichtungslager KL Auschwitz-Birkenau begangenen Verbrechen«, in: truthaboutcamps.eu, hier https://tinyurl.com/y39u4h4s [Zugriff: 13.12.2022]; »Procesy«. Die früheren Schätzungen gingen von insgesamt etwa 8000 SS-Angehörigen und etwa 200 SS-Aufseherinnen in Auschwitz aus. Vgl. *Der Frankfurter Auschwitz-Prozess (1963–1965). Kommentierte Quellenedition*, hg.

der polnischen Archive für die Erforschung der Geschichte des Konzentrations- und Vernichtungslagers Auschwitz. Besonders ergiebig sind die Unterlagen des Ermittlungs- und Gerichtsverfahrens gegen Rudolf Höß (vom 11. bis 29. März 1947 in Warschau), der zum Tode verurteilt wurde, sowie das Verfahren gegen 40 ehemalige Angehörige der Lagermannschaft. Dieser Prozess fand vom 24. November bis zum 16. Dezember 1947 in Krakau statt.[24]

Hinzu kommen zahlreiche Ermittlungs- und Gerichtsverfahren gegen ehemalige Auschwitzhäftlinge, auch gegen ehemalige Häftlingsärzte und -pfleger. In der westlichen Forschung wurden diese Quellen bislang kaum rezipiert. In der vorliegenden Darstellung spielen sie – wie die unveröffentlichten Augenzeugenberichte und Erinnerungen ehemaliger Auschwitzhäftlinge, darunter Häftlingsärztinnen und -ärzte, die sich zumeist im Archiv der Gedenkstätte Auschwitz-Birkenau befinden – eine zentrale Rolle.

Zum Umgang mit den Quellen

Forschungen und Publikationen zur Geschichte des Konzentrations- und Vernichtungslagers Auschwitz stützen sich weitgehend auf Nachkriegsberichte und -zeugnisse sowie auf Erinnerungen von Überlebenden. Sie spiegeln naturgemäß die Sicht Einzelner wider. Sie werden dadurch nicht falsch, aber man muss solche Zeugnisse mit Bedacht auswerten. Oft genug lässt jedoch der Umgang mit ihnen einiges zu wünschen übrig. So werden Berichte und Aussagen von Augenzeugen unverifiziert als Tatsachen wiedergegeben oder der historische Hintergrund wird außer Acht gelassen bzw. entstellt dargestellt.

»Ursprünglich nahm man an«, so die Psychologin Anna Abraham, »das Gedächtnis liefere eine getreue Abbildung der vergangenen Wirklichkeit. Aber heute wissen wir, dass unsere Erinnerungen keinesfalls solide sind. Vielmehr sind sie wie gestrickt. Und die Vorstellungskraft

---

von Raphael Gross und Werner Renz, 2 Bde., Frankfurt a. M./New York 2013, hier Bd. 1, S. 10.

24 Im Krakauer Auschwitzverfahren wurden 23 Angeklagte zum Tode verurteilt, sechs erhielten lebenslängliche, sieben 15-jährige und drei drei- bis fünfjährige Gefängnisstrafen. Ein Angeklagter, der ehemalige SS-Arzt Hans Münch, wurde freigesprochen. Vgl. Urteil des Obersten Nationalen Tribunals (Najwyższy Trybunał Narodowy) vom 22.12.1947: AIPN, GK 196/168, Bl. 1–54, hier Bl. 51–54.

strickt mit: Dinge werden ausgelassen, Dinge werden dazugedichtet, verschönert, aufgebauscht. Die Neurowissenschaft zeigt, dass das Gedächtnis und die Vorstellungskraft nicht nur eng miteinander verwoben sind – sondern sich häufig überlappen.«[25] Ferner ist sich die empirische Forschung einig, dass die Erinnerung infolge von traumatischen Erlebnissen leidet. »Unter großer Belastung ist die menschliche Wahrnehmung mangelhaft, weil Stress die Aufmerksamkeit einschränkt.«[26] Die in Auschwitz herrschenden Verhältnisse waren höchst traumatisierend – und das schlägt sich folglich auch in den Erinnerungen der Überlebenden nieder.

»Die Skepsis gegenüber Augenzeugenberichten ist vermutlich so alt wie die Menschheitsgeschichte«, führt der Psychologe Edgar Erdfelder in einem Beitrag zum Thema aus. »Der griechische Geschichtsschreiber Thukydides (460 – 396 v. Chr.) [beklagte] widersprüchliche Darstellungen historischer Ereignisse durch mehrere Augenzeugen – ein ihm wohlbekannter Sachverhalt, den er auf Voreingenommenheit und Gedächtnislücken zurückführte. [...] Doch nicht nur in der Philosophie und den Geschichtswissenschaften, auch in den Kriminal- und Rechtswissenschaften ist eine skeptische Haltung gegenüber Zeugenaussagen seit alters nachweisbar.«[27] Trotzdem lässt sich auf Augenzeugenberichte als Beweismittel vor Gericht ebenso wenig verzichten wie in der Geschichtsforschung, also auch bei der Erforschung der Geschichte des Konzentrations- und Vernichtungslagers Auschwitz.

Nicht selten basieren einzelne Elemente in den Berichten ehemaliger Auschwitzhäftlinge auf Hörensagen. In solchen Fällen sind sie oft unpräzise und geben mitunter – in gutem Glauben – verzerrende oder gar falsche Darstellungen wieder. Es kommt aber auch vor, dass manche intendiert falsch berichten, zumindest teilweise. Den Hintergrund liefern dabei – wohl in den meisten Fällen – persönliche Animositäten und Konflikte, aber auch Vorurteile oder gar Verleumdungskampagnen.

---

25 Interview mit Anna Abraham, »Es gibt kein langweiliges Leben – nur einen Mangel an Vorstellungskraft«, in: *Psychologie heute* 47 (2020) 12, S. 36–40, hier S. 38, https://tinyurl.com/24w6n7c4 [Zugriff: 13.12.2022]. Siehe auch dies. (Hg.), *The Cambridge Handbook of the Imagination*, Cambridge u. a. 2020.

26 Elizabeth F. Loftus/James M. Doyle, *Eyewitness Testimony: Civil and Criminal*, Charlottesville 1997, S. 21–31 (Zitat S. 29).

27 Edgar Erdfelder, »Das Gedächtnis des Augenzeugen. Aktuelle Hypothesen und Befunde zur Genese fehlerhafter Aussagen«, in: *Report Psychologie* 28 (2003) 7/8, S. 434–445, hier S. 435. Dabei sind »nichtintendierte Falschaussagen (Irrtümer)« von »intendierten Falschaussagen (Lügen)« zu unterscheiden.

Das Buch *Der SS-Staat* von Eugen Kogon enthielt in den ersten Auflagen scharfe Beschuldigungen gegen den Häftlingsarzt im KL Auschwitz-Monowitz Stefan Budziaszek. Kogon stützte sich auf die schriftliche Aussage von Stefan Heymann, einem ehemaligen kommunistischen Häftling, der nach Kriegsende für den sowjetischen Nachrichtendienst arbeitete und in der DDR als SED-Propagandist und von 1950 an als Diplomat Karriere machte.[28] Budziaszek intervenierte daraufhin bei Kogon, genauso wie zahlreiche andere ehemalige Auschwitzhäftlinge, die sich für den Häftlingsarzt einsetzten. Kogon stellte in einer Erklärung vom 24. April 1951 fest:

> Aus der dokumentierten Unterredung mit Herrn Dr. Stefan Budziaszek ergibt sich für mich Folgendes: (a) Offensichtlich ist Stefan Heymann, der ein sehr aktiver Kommunist war und ist, aus politischen Motiven seiner Partei gegen Herrn Dr. Budziaszek in Aktion getreten. Der Anlass waren persönliche Differenzen, die zwischen Stefan Heymann und Herrn Dr. Budziaszek in Monowitz nach einer vorübergehenden Zeit guter Zusammenarbeit sich ergeben hatten. Derlei Situationen und ihr Missbrauch sind mir leider aus meiner eigenen Lagererfahrung nur allzu gut bekannt.[29]

Auch Neid spielte bei solchen falschen Beschuldigungen eine Rolle. Insbesondere Funktionshäftlinge, so der bereits zitierte Dr. Otto Wolken im April 1945, sahen sich »vielfach« mit dem Umstand konfrontiert, dass »Häftlinge, die keine Funktionsposten im Lager hatten, aus Neid bestimmte Vorwürfe erfanden bzw. übertrieben darstellten«.[30]

---

28 Zu den biographischen Angaben siehe den Beitrag »Heymann, Stefan (14.3.1896 – 4.5.1967)« aus dem Handbuch *Wer war wer in der DDR*, zitiert nach https://tinyurl.com/2p8h3yyx [Zugriff: 22.12.2020].

29 Erklärung Dr. Eugen Kogon vom 24.4.1951, notariell beglaubigte Kopie: Fritz Bauer Institut, Ermittlungsakten im Fall Stefan Buthner, 4 Js 798/64, Bd. 1, Bl. 14 f.

30 Am 17. April 1945 fand eine Sitzung der Auschwitz-Kommission statt, in der das Verhalten von Juliusz Genszer als ehemaliger Auschwitzhäftling diskutiert wurde. Genszer sollte als Blockältester im Block 18 in Auschwitz-Birkenau andere Häftlinge misshandelt haben. Dr. Alfred Fiderkiewicz, ein ehemaliger Häftlingsarzt im Nachbarblock, nahm Genszer in Schutz. Auch der oben angeführte Dr. Wolken konnte nichts Nachteiliges über Genszer sagen und traf die zitierte Aussage über den Neid, der zu »großer Vorsicht« gemahne. Fiderkiewicz »bestätigte voll diese letzten Ausführungen von Dr. Wolken«, heißt es im Sitzungsprotokoll der Kommission für die Untersuchung der deutsch-hitlerschen Verbrechen in Auschwitz am 17.4.1945: AIPN, GK 69/2, Bl. 1–4.

Andere wiederum taten genau das Gegenteil. Die deutsche Jüdin Dr. Lucie Adelsberger, Häftlingsärztin in Auschwitz-Birkenau, hatte unmittelbar nach der Befreiung ihre Erinnerungen niedergeschrieben. Veröffentlich wurden sie erst 1956 unter dem Titel *Auschwitz: Ein Tatsachenbericht.* Das ursprüngliche Manuskript war etwa dreißig Seiten länger gewesen. Adelsberger »hat diese für den Druck herausgenommen, weil sie offenbar Namen enthielten, mit denen sie zu diesem Zeitpunkt nicht in eine solche Diskussion involviert sein wollte«.[31] Andere wiederum milderten frühere, kritische Darstellungen einiger Personen ab oder wandelten sie gar vom Negativen ins Positive um.[32]

Ein anderes Phänomen ist der sogenannte »hyperhistorical complex of the survivors«. In Tausenden von Berichten und Erinnerungen jüdischer Überlebender wird an die Ermordung der Juden in Europa erinnert. Diese Quellen gehören ohne Zweifel zu den wichtigsten Zeugnissen des Holocaust, in der westlichen Narration über den Holocaust spielen sie die Schlüsselrolle. Der Umgang mit ihnen ist jedoch wie mit jeder historischen Überlieferung nicht unproblematisch. Dr. Samuel Gringauz, ein Holocaust-Überlebender, wies bereits im Jahre 1950 auf eine spezifische Problematik im Umgang mit diesen Zeugnissen hin:

> The difficulties in studying the great Jewish catastrophe are manifold. [...] Last but not least, there is what perhaps may be termed, the hyperhistorical complex of the survivors. Never before was the event so deeply sensed by its participants as being part of an epoch-shaping history in the making, never before was a personal experience felt to be so historically relevant. [...] The result of this hyperhistorical complex has been that the brief post-war years have seen a flood of »historical materials« – rather »contrived« than »collected« – so that

---

31 Adelsberger, *Auschwitz,* S. 143. Adelsberger erwähnt Häftlingsärzte in ihrem Text nicht namentlich.

32 Beispielsweise der niederländische Jude Eddy de Wind, ein Häftlingsarzt im Stammlager Auschwitz. In seinen Memoiren stellt er die Person von Dr. Max Samuel neutral dar. Vgl. Wind, *Ich blieb in Auschwitz,* S. 46–48. In einem Bericht, den de Wind unmittelbar nach der Befreiung durch die Rote Armee verfasst hatte, beschreibt er Samuel hingegen durchaus kritisch; dieser habe Frauen in der Versuchsstation »mit großem Eifer« operiert. Vgl. Bericht Eduard de Wind über gynäkologische Experimente im KL Auschwitz, o. D. [Februar/Anfang März 1945]: GARF, f. 7021, op. 108, d. 50, Bl. 1–6, hier Bl. 2; handschriftliches Original in niederländischer Sprache: ebenda, d. 46, Bl. 13–19.

> today one of the most delicate aspects of research is the evaluation of the so-called »research material«.[33]

Im Jahre 1952 fand in Israel ein Gerichtsverfahren gegen Raya Hanes statt, die im Frauenlager Auschwitz-Birkenau jüdische Blockälteste gewesen war und nach Zeugenaussagen für zahlreiche Misshandlungen verantwortlich. Trotzdem wurde sie von Richter Zeev Zeltner freigesprochen.

> As in other trials, the judge wrote that some of the witnesses expressed deep animosity toward the defendant. [...] After so many years of torment, the judge wrote, this animosity was understandable, »but hatred blinds one ... and one must treat this testimony very cautiously«. From their vantage points the prosecution witnesses viewed Hanes as wicked and cruel and thus as fulfilling the demonic Nazi program. But, so Zeltner concluded, many of the witnesses suffered from »a general psychosis« – in the spirit of 1950s psychology, he attributed a mental pathology to the witnesses. [...] These witnesses, the judge seemed to be saying, had only a limited grasp of the position in which Hanes hand found herself.[34]

Trotz all dieser hier angeführten Bedenken etablierte sich inzwischen der sogenannte affirmative Umgang mit Überlieferungen, die von Holocaustüberlebenden stammen. Den Quellen wird dabei, begründet in der Haltung gegenüber den Überlebenden, ein hohes Maß an Glaubwürdigkeit unterstellt, ein Zugang, der Quellenkritik zu unterlaufen droht.[35]

Abgesehen davon, dass ein affirmativer Umgang mit Überlieferungen – gleichgültig welcher Provenienz – gegen die Grundregeln nicht nur der historischen Forschung verstößt, lockt diese Haltung Hochstapler, Betrüger und Fälscher geradezu an. Sie missbrauchen dieses gesell-

---

33 Samuel Gringauz, »Some Methodological Problems in the Study of the Ghetto«, in: *Jewish Social Studies: A Quarterly Journal Devoted to the Historical Aspects of the Jewish Life* 12 (1950) 1, S. 65–72, hier S. 65 f.

34 Dan Porat, *Bitter Reckoning. Israel Tries Holocaust Survivors as Nazi Collaborators*, Cambridge, MA, 2019, S. 121 f.

35 Vgl. Peter Novick, *Nach dem Holocaust. Der Umgang mit dem Massenmord*, Stuttgart/München 2001, S. 95: »In den letzten Jahren ist ›Überlebender des Holocaust‹ ein Ehrentitel geworden, der nicht nur Mitgefühl, sondern Bewunderung und sogar Ehrfurcht erregt. Überlebende werden aufgrund ihres Leidens als beispielhaft für ihre Tapferkeit, ihre Stärke und ihre Weisheit angesehen und meist auch so beschrieben.«

schaftliche Klima, um sich als Überlebende des Holocaust bzw. als deren Nachkommen (somit indirekte Holocaustopfer) auszugeben. Die Motive dafür sind zahlreich und decken ein breites Spektrum von materiellen bis hin zu psychischen Gewinnen ab. Manche dieser erfundenen Erinnerungen sind sogar als Buch oder Film in die öffentliche Erinnerung eingegangen.

Die affirmative Haltung schützt diese Hochstapler vor kritischen Fragen und Zweiflern und erleichtert oder ermöglicht gar erst ihre Betrügereien, die dann doch, manchmal erst nach Jahren, aufgedeckt werden. Aber dann ist der Schaden oft schon angerichtet: ideell, materiell und vor allem an der historischen Wahrheit.[36] Das vorliegende Buchprojekt ist in gewisser Weise das Nebenprodukt eines solchen Fälschungsversuchs, den der Autor in dem 2019 erschienenen Buch *Mengeles Koffer* detailliert dargestellt hat.[37]

Zum Aufbau des Buches

Polnische Publikationen sind eher polnisch orientiert, die der jüdischstämmigen Autoren hingegen eher ›judeozentrisch‹. In diesem Buch wird versucht, die beiden Narrationsstränge zusammenzuführen. Polnische Häftlingsärzte hatten eine andere Perspektive und Lagererfahrung als jüdische. Viele von ihnen waren schon ab 1940 in Auschwitz und wurden erst nach und nach im Lagerhospital beschäftigt, allerdings zunächst als Häftlingspfleger, da Häftlingsärzte bis Ende 1941 nicht erlaubt waren. Die ersten jüdischen Häftlinge, die von Beruf Mediziner waren, durften erst im April/Mai 1942 im Häftlingskrankenbau (HKB) tätig werden, anfangs ebenfalls lediglich als Häftlingspfleger. Von ihnen überlebten aber nur einige wenige, die Zeugnis darüber ablegen konnten. Im Herbst 1942 änderte sich die Lage erneut: Von nun an wurden

---

36 Vgl. u.a. Bogdan Musial, *Mengeles Koffer. Eine Spurensuche*, Hamburg 2019. Zu Beispielen und Motiven siehe S. 145–163.

37 So hatte sich eine gewisse Magdolna Kaiser spätestens seit den 1990er Jahren als Enkelin eines ungarischen Juden und Häftlingsarztes aus Auschwitz ausgegeben, der mit dem berüchtigten SS-Arzt Josef Mengele bei dessen Experimenten zusammengearbeitet habe. Kaiser fälschte u.a. Tagebuchnotizen, Aufzeichnungen und Memoiren des erfundenen Großvaters aus dessen angeblicher Haftzeit in Auschwitz mit dem Ziel, diese als authentisches historisches Dokument veröffentlichen zu lassen. Diese Veröffentlichung sollte dann u.a. die Vorlage für eine Dokumentation und einen Spielfilm liefern.

in den Krankenbauen immer mehr jüdische Ärzte unter den Häftlingen, und zwar auch formal, als Häftlingsärzte beschäftigt. Von ihnen überlebte ein Großteil das Lager und war in der Lage, die Geschehnisse aus eigenem Blickwinkel darzustellen.

Die folgende Darstellung ist chronologisch und sachlich in vier Teile gegliedert. Dreh- und Angelpunkt sind die Zeugnisse der Zeitzeugen, deren Biografien sich im Laufe der Untersuchung entfalten. Zu denjenigen Häftlingsärztinnen und Häftlingsärzten, die für diese Studie die größte Rolle spielen, finden sich im Anhang Kurzbiografien.

Die Entstehungsgeschichte des Konzentrationslagers Auschwitz und die Lebensbedingungen, mit denen die Häftlinge sich konfrontiert sahen, stehen im Zentrum des ersten Teils. Auschwitz, so wird deutlich werden, unterschied sich von Beginn an von anderen Lagern im deutschen Machtbereich. Eingerichtet als Konzentrationslager für zunächst polnische Häftlinge, erwies es sich für die Angehörigen der polnischen Führungseliten, die gezielt hierhin gebracht wurden, als regelrechte Vernichtungsstätte. Sie sollten nach dem Willen der SS das Lager nicht lebend verlassen. Neben dem SS-Lagerpersonal spielte dabei das Kaposystem mit seinen Auswüchsen eine fatale Rolle. Diese mörderischen Ziele bestimmten den Alltag der Häftlinge, die in Reaktion darauf unterschiedliche Überlebensstrategien entwickelten. Der hier geschilderte Lagerkosmos bildet den historischen Hintergrund für alles Weitere.

Der zweite Teil dreht sich um den Aufbau des »Gesundheitswesens« im KL Auschwitz und seine Besonderheiten in der Zeit vom Juni 1940 bis zum Frühjahr 1942. Das Ziel der pseudomedizinischen Versorgung war, wie sich schnell zeigte, der Tod. Im Krankenrevier für die Lagerinsassen, das mit steigender Häftlings- und Krankenzahl zu einem Häftlingskrankenbau (HKB) mit mehreren Blocks ausgebaut wurde, fehlte es an allem, das Sagen hatten unter der Aufsicht der SS-Lagerärzte deutsche Funktionshäftlinge ohne medizinische Fachkenntnisse. Gelegentlich ließen einige SS-Lagerärzte (aus pragmatischen Gründen) jedoch vereinzelt Ärzte unter den Häftlingen, die sich allerdings als Handwerker ausgeben mussten, im Krankenbau arbeiten.

Deren Möglichkeiten, jenen zu helfen, denen die Aufnahme in den Krankenbau gelungen war, waren allerdings äußerst begrenzt. Nachgezeichnet wird hier unter anderem die »Lagermedizin«, die sie unter den gegebenen Umständen zu entwickeln suchten. Gegen eine der – neben dem Lagerterror und Erschießungen – Haupttodesursachen im Lager, den Hunger, konnten sie allerdings kaum etwas ausrichten. Außerdem begannen SS-Lagerärzte 1941, im Krankenbau dank ihres unbeschränkten Zugriffs auf die Häftlinge verschiedene Tötungsmethoden zu erproben und weiterzuentwickeln. Im Rahmen der sogenannten Aktion 14f13, der systematischen Ermordung »nicht arbeitsfähiger« Häftlinge, testeten sie vor allem die Injektion giftiger Substanzen und den Einsatz von Zyklon B.

Das Jahr 1942 markiert Wendepunkte in Funktion und Intention des Konzentrationslagers Auschwitz, die sich auch auf das dort gehandhabte »Gesundheitswesen« auswirkten. Auschwitz wurde zum Vernichtungskomplex ausgebaut – durch Arbeit im ursprünglichen KL Auschwitz (Stammlager), in den neu errichteten Lagern Buna/Monowitz und den zahlreichen Nebenlagern, durch industriell perfektionierte Massentötung der europäischen Juden im Lager Auschwitz-Birkenau. Die unterschiedlichen Ziele der jeweiligen Lager wirkten sich auch auf den Ausbau und die Gestaltung der medizinischen Versorgung aus. Dies ist das Thema des dritten Teils, der die Entwicklungen in den jeweiligen Lagern bis zur Räumung des Lagers im Januar 1945 schildert.

In all diesen Lagern wurden ab 1942 nach und nach zunächst polnische, dann auch jüdische Ärzte unter den Häftlingen in den Krankenbauten eingesetzt, die bis zum Herbst 1943 den Einfluss der deutschen Funktionshäftlinge zurückdrängen konnten. Dies kam der Versorgung der kranken Häftlinge zugute, stellte die Häftlingsärzte aber auch vor Dilemmata. Denn in ihrer Funktion mussten sie sich auch zu den mörderischen Anforderungen der SS-Lagerärzte verhalten: wenn es um die erzwungene Mitwirkung an Selektionen in den Krankenbauten, an tödlichen Maßnahmen der »Seuchenbekämpfung« sowie an medizinischen »Experimenten« und »Versuchsreihen« ging. Diese Fragen zählen zu den größten Tabus, wenn es um die Tätigkeit der Häftlingsärzte in Auschwitz geht. Wie belastet (und belastend) die damit einhergehenden Entscheidungen sind, haben in jüngster Zeit die öffentlichen Diskussionen um ärztliche Triage im Zuge der weltweiten Coronapandemie in Erinnerung gerufen. Die Häftlingsärztinnen und -ärzte handelten unter ungleich schwierigeren Bedingungen. Wie sie mit diesen Zwangslagen umgingen, damit befasst sich der vierte Teil.

Der Epilog ist der Nachkriegsgeschichte gewidmet – den Schicksalen einiger Häftlingsärztinnen und -ärzte nach ihrer Befreiung sowie dem Kampf um Aufklärung und juristische Verfolgung der deutschen Auschwitztäter, den sie nach ihrer Befreiung aufnahmen.

Das Literaturverzeichnis enthält nur die Literatur, die in der Darstellung direkt zitiert oder erwähnt wird. Es erhebt keinen Anspruch auf Vollständigkeit. Die in dieser Studie zitierten und verwendeten Vernehmungsprotokolle, Zeugnisse und Augenzeugenberichte sind bis auf wenige Ausnahmen in der jeweiligen Landessprache der Archive, in denen sie aufbewahrt werden, verfasst. Wo dies nicht der Fall ist, wird dies gesondert vermerkt. Übersetzungen aus dem Französischen wurden von Stefanie Markert aus Halle an der Saale besorgt. Russische und polnische Quellen hat der Verfasser sinngemäß übersetzt und wiedergegeben. Für eventuelle Übersetzungsfehler ist allein der Verfasser verantwortlich.

Angeklagte wie Rudolf Höß und andere haben in polnischer Haft Berichte und Erklärungen auf Deutsch abgegeben. Wo dies aus dem Dokumententitel hervorgeht, ist die Originalsprache nicht eigens angegeben.

An dieser Stelle möchte ich mich bei Frau Andrea Böltken aus Berlin für das Lektorat bedanken, für ihre kritischen Rückfragen, für ihre Formulierungs- und auch Kürzungsvorschläge, die das ursprüngliche Manuskript lesefreundlicher gemacht haben. Dieses Buch konnte nur aufgrund der Unterstützung der »Hamburger Stiftung zur Förderung von Wissenschaft und Kultur« entstehen, wofür ich Jan Philipp Reemtsma, dem Vorstand der Stiftung, persönlichen Dank schulde.

KL Auschwitz: Intentionen, Aufbau und Funktionsweise

Von Anfang an: Vernichtungsstätte

Das Konzentrationslager Auschwitz ist nach 1945 zum Synonym für den Holocaust geworden. Hier wurden etwa eine Million Juden aus verschiedenen europäischen Ländern ermordet: aus Polen in den Vorkriegsgrenzen, Ungarn, Deutschland, den Niederlanden, Österreich, Griechenland, der Tschechoslowakei, Belgien, Frankreich, Rumänien, Jugoslawien, Italien und Norwegen. In den anderen Todeslagern (Belzec, Sobibor, Treblinka und Kulmhof) wurden in erster Linie polnische Juden umgebracht; Überlebende, die hätten Zeugnis ablegen können, gab es kaum. Darüber hinaus wurden die dortigen Massentötungseinrichtungen noch vor der Befreiung vernichtet und jegliche Spuren beseitigt.

In Auschwitz-Birkenau gelang das der Lagermannschaft nicht mehr im gleichen Umfang. Zwar wurden die Vernichtungsanlagen gesprengt, die Ruinen blieben aber stehen. Ferner überlebten die Hölle von Auschwitz Abertausende von jüdischen und nichtjüdischen Häftlingen, die nach der Befreiung über ihr Leid berichten konnten und dies auch taten. Diese Zeugnisse prägen heute die Narration über Auschwitz im Besonderen und über den Holocaust im Allgemeinen. In diesem Umstand ist auch die besondere Stellung von Auschwitz in der Holocaust-Erinnerung und -Forschung begründet.

Bevor jedoch das KL Auschwitz zum größten Vernichtungslager für europäische Juden ausgebaut wurde, hatte es als Internierungs- und Mordstätte für polnische Führungseliten fungiert. Die Genese und Errichtung des KL Auschwitz hängen nämlich in erster Linie mit der deutschen »Polenpolitik« zusammen.

Das KL Auschwitz unterschied sich von Anfang an von den übrigen deutschen Konzentrationslagern, die ab 1933 errichtet worden waren. Hier wurden zunächst politische Gegner, Kriminelle, »Asoziale« und deutsche Juden, nach der Zerschlagung der »Rest-Tschechei« im März 1939 auch tschechische und ab September 1939 polnische Häftlinge in großer Zahl interniert. Das KL Auschwitz entstand hingegen formal als Internierungseinrichtung für ausschließlich polnische Häftlinge. In Wirklichkeit sollte es als Vernichtungsstätte für Polens Elite dienen. Für diese These mangelt es zwar täterseits an eindeutigen zeitgenössischen Quellen, es gibt aber starke Indizien dafür und vor allem die Geschehnisse im KL Auschwitz selbst legen, wie sich zeigen wird, beredt Zeugnis davon ab.

Adolf Hitler persönlich tat am 2. Oktober 1940 im kleinen Kreis kund: »Noch einmal müsse der Führer betonen, dass es für die Polen nur einen Herrn geben dürfe und das sei der Deutsche, zwei Herren nebeneinander könne es nicht geben und dürfe es nicht geben, daher seien alle Vertreter der polnischen Intelligenz umzubringen. Dies klinge hart, aber es sei nun einmal das Lebensgesetz.«[1] Unter »Intelligenz« verstanden Hitler und seine Vertrauten die Gesamtheit der polnischen Eliten – gesellschaftlich, kulturell, religiös, militärisch und politisch –, die den Bestand des Staates und der Nation sicherten.

Am 30. Mai 1940 hatte bereits Generalgouverneur Dr. jur. Hans Frank seinen deutschen Beamten in einer Polizeisitzung die Grundlinien der deutschen Polenpolitik in jenen besetzten polnischen Gebieten erläutert, die als »Generalgouvernement« seiner Herrschaft unterstanden. Frank bezog sich hierbei ausdrücklich auf Hitler: »Der Führer [...] drückte sich so aus: Was wir jetzt an Führungsschicht in Polen festgestellt haben, das ist zu liquidieren, was wieder nachwächst, ist von uns sicherzustellen und in einem entsprechenden Zeitraum wieder wegzuschaffen.«[2] Ähnlich äußerte sich Hitler wiederholt, wobei diese Äußerungen stets als Befehle bzw. Anordnungen zu verstehen sind.[3] Heinrich Himmler, der als Reichsführer der SS und Deutschen Polizei zusammen mit seinen Männern in erster Linie für die Umsetzung der Befehle zur Vernichtung der polnischen Intelligenz verantwortlich war,[4] berief sich ebenfalls im-

---

1 Aktenvermerk Martin Bormann vom 2. 10. 1940 über ein Gespräch bei Hitler, an dem auch Hans Frank und Erich Koch teilnahmen, abgedruckt in: *Documenta Occupationis. Nazi Occupation »Law« in Poland. Selected Documents,* Teil II: *The General Governement* [1959], Nachdruck Poznań 2019, S. 52–56, hier S. 54, online einsehbar unter: https://tinyurl.com/4yxsuhnx [Zugriff: 15. 11. 2023].

2 Polizeisitzung am 30.5.1940, in Auszügen veröffentlicht in: *Das Diensttagebuch des deutschen Generalgouverneurs in Polen 1939–1945,* hg. von Werner Präg und Wolfgang Jacobmeyer, Stuttgart 1975, S. 209–220, hier S. 212.

3 Vgl. Gerhard Eisenblätter, *Grundlinien der Politik des Reichs gegenüber dem Generalgouvernement 1939–1945,* Frankfurt a. M. 1969, S. 157–178; Gerald Fleming, *Hitler und die Endlösung. »Es ist des Führers Wunsch ...«,* Wiesbaden/München 1982.

4 Eisenblätter, *Grundlinien,* S. 157–178.

mer wieder auf Absprachen mit Hitler. Am 13. März 1940 beispielsweise soll er vor Zuhörern aus der höheren Generalität des Heeres in einem Vortrag in Koblenz ausdrücklich betont haben: »In diesem Gremium der höchsten Offiziere des Heeres kann ich es wohl offen aussprechen: Ich tue nichts, was der Führer nicht weiß.«[5] Er bezog sich dabei auf das Vorgehen der SS und Polizei im besetzten Polen, das heißt auf die dort begangenen Massenverbrechen.

Die massive antipolnische Propaganda der Zwischenkriegszeit erleichterte und legitimierte diese Art der Polenpolitik. Ihren Ursprung hatte sie in den antipolnischen Vorurteilen und Ressentiments, die in Deutschland seit dem 19. Jahrhundert vorherrschten und staatlicherseits gezielt gefördert wurden. Die NS-Propaganda vermengte diese Vorurteile mit der nationalsozialistischen Rassenlehre von »Untermenschen« und »Herrenrasse«, wobei die Frage, wie Polen darin einzuordnen seien, durchaus umstritten war. Hans Friedrich Günther, der führende deutsche »Rassengelehrte« dieser Zeit, den Hitler gerne las und den NSDAP-Mitgliedern empfahl, propagierte noch im Jahre 1934 die deutsch-polnische »Rassengemeinschaft«. Er argumentierte, dass die Konzeption der »nordischen Rasse« Deutsche und Polen verbinden und nicht trennen solle.[6] Selbst Hans Frank erklärte noch am 30. Mai 1940: »Wir sehen also einen absolut germanischen Rassekern in diesem Volkstum, und diesen Rassenkern zu entwickeln, zu pflegen und zu fördern, wird auf weite Sicht die Möglichkeit geben, diesen Raum des Generalgouvernements dem Deutschtum zuzuführen.«[7]

Anders als die Polenpolitik, die vor allem die Vernichtung der Führungseliten anstrebte, zielte die nationalsozialistische Politik gegenüber den Juden auf deren restlose Entfernung zumindest aus dem deutschen Machtbereich. Dem rassischen Antisemitismus, dem Hitler und seine Gefolgsleute anhingen, galten Juden ausnahmslos als Krankheitserreger, die jede »Volksgemeinschaft« zersetzten und daher eliminiert werden müssten. Bis zum Frühjahr 1941 ging man davon aus, dies nach dem sieg-

---

5 Zitiert nach Helmut Krausnick, »Hitler und die Morde in Polen. Ein Beitrag zum Konflikt zwischen Heer und SS um die Verwaltung der besetzten Gebiete«, in: *Vierteljahrshefte für Zeitgeschichte* 11 (1963) 2, S. 196–209, hier S. 205.

6 Auch polnische »Rassengelehrte« beteiligten sich an diesen Debatten. In den 1920er und 30er Jahren stritten sie mit deutschen Kollegen darüber, ob der Anteil des »nordischen Blutes« auf polnischem Territorium nicht höher als auf deutschem sei. Vgl. Krzysztof Rak, *Polska – niespełniony sojusznik Hitlera*, Warszawa 2019, S. 237–245.

7 *Diensttagebuch*, S. 210.

reichen Krieg durch Vertreibung und Deportationen zu erreichen. Zuvor sollte die jüdische Bevölkerung – zumindest im besetzten Polen – unter anderem durch Aushungern in Ghettos dezimiert werden. Das änderte sich im Sommer 1941: Im Osten gingen die deutschen Besatzer zum systematischen Massenmord an Juden über.[8]

Betrachtet man die Entwicklungen im KL Auschwitz, fallen die Ähnlichkeiten, aber auch die Unterschiede zwischen der deutschen Juden- und Polenpolitik deutlich ins Auge. Die systematische Vernichtung der polnischen Führungseliten setzten die deutschen Besatzer schon während des Überfalls auf Polen in Gang. Die insgesamt sieben Einsatzgruppen, die sich aus Angehörigen von Sicherheitsdienst (SD), Sicherheits- und Ordnungspolizei rekrutierten, hatten die Aufgabe, alle »deutschfeindlichen Elemente« zu bekämpfen. Dem Terror der Einsatzgruppen fielen bis Ende 1939 etwa 50 000 Polen zum Opfer, die meisten in den westlichen Gebieten. Die Juden als ethnische Gruppe waren im Herbst 1939 im Allgemeinen nicht das erklärte Ziel dieser systematischen Erschießungen; sie galten nicht als Führungselite des polnischen Staates, es sei denn, es handelte sich um polonisierte Juden. Gleichwohl wurden damals Juden ermordet, jedoch meistens bei pogromartigen Ausschreitungen oder bei den sogenannten Vergeltungsaktionen. Schätzungen zufolge fielen in ganz Polen bis zur Jahreswende 1939/40 etwa 7000 Juden der deutschen Gewaltherrschaft zum Opfer.[9]

Im Frühjahr 1940 setzten die deutschen Besatzer eine zweite groß angelegte Terrorwelle gegen die polnischen Führungsschichten in Gang. In den ehemals polnischen Westgebieten (Wartheland) waren davon etwa 5000 Personen betroffen, von denen die meisten in Konzentrationslagern umkamen. Im Generalgouvernement führten SS und Polizei zu diesem Zeitpunkt die »Außerordentliche Befriedungsaktion« (AB-Aktion) durch. In deren Rahmen ermordete die Sicherheitspolizei etwa 4000 Menschen, größtenteils Angehörige der Intelligenz sowie

8 Vgl. u. a. Bogdan Musial, *Deutsche Zivilverwaltung und Judenverfolgung im Generalgouvernement. Eine Fallstudie zum Distrikt Lublin 1939–1944*, Wiesbaden 1999; Michael Alberti, *Die Verfolgung und Vernichtung der Juden im Reichsgau Wartheland 1939–1945*, Wiesbaden 2006; Czesław Madajczyk (Hg.), *Vom Generalplan Ost zum Generalsiedlungsplan. Dokumente*, München u. a. 1994.

9 Vgl. u. a. Eisenblätter, *Grundlinien*, S. 172–178; *Diensttagebuch*, S. 194; Bogdan Musial, »Die ›vierte Teilung Polens‹. Polen unter deutscher und sowjetischer Besatzung 1939–1941«, in: *Der militärische Widerstand gegen Hitler im Lichte neuer Kontroversen*, hg. von Manuel Becker, Holger Löttel und Christoph Studt, Berlin 2010, S. 25–50, hier S. 26–29.

Menschen, die als »asozial« eingestuft worden waren. Ferner ordnete Himmler die Einweisung von 20000 Polen in Konzentrationslager an.[10] Von März bis Ende 1940 wurden allein in das KL Dachau 13337 polnische Männer eingeliefert, darunter Hunderte polnische Priester. Im Frauenlager Ravensbrück waren im April 1940 unter den Neuankömmlingen zu 70 Prozent Polinnen.[11]

Genese des KL Auschwitz und Ausbaustufen

In diesem Frühjahr fiel die Entscheidung, für polnische Gefangene ein gesondertes Konzentrationslager einzurichten. Überlegungen dazu gab es bereits seit Dezember 1939, als Ort bot sich aus deutscher Sicht die polnische Stadt Oświęcim – nun in Auschwitz umbenannt – an. Dort befanden sich ehemalige polnische Artilleriekasernen, außerdem verfügte die Stadt über günstige Eisenbahnanbindungen. Seit Jahresanfang 1940 fanden mehrere Ortsbesichtigungen statt und bis April nahm der Plan konkrete Formen an: In Auschwitz sollte ein »Quarantänedurchgangslager« für polnische Gefangene entstehen als Ausgangspunkt für deren Weiterleitung in die im Reich liegenden Konzentrationslager. Die Kapazität wurde mit 10000 Häftlingen veranschlagt.[12]

Am 27. April 1940 erteilte Heinrich Himmler, als Reichsführer-SS und Chef der Deutschen Polizei auch für die KL zuständig, Richard Glücks, dem Inspekteur der Konzentrationslager, den Befehl, in Auschwitz ein Lager aufzubauen. Zwei Tage später ernannte Glücks Hauptsturmbannführer Rudolf Höß zu dessen Kommandanten. Nur einen Tag später, am 30. April, traf dieser mit mehreren SS-Männern in Auschwitz ein. Am 4. Mai wurde Höß offiziell zum Kommandanten des KL Ausch-

---

10 Vgl. u.a. Eisenblätter, *Grundlinien*, S. 172–178; *Diensttagebuch*, S. 194; Bogdan Musial, »Das Schlachtfeld zweier totalitärer Systeme. Polen unter deutscher und sowjetischer Herrschaft 1939 – 1941«, in: *Genesis des Genozids. Polen 1939 – 1941*, hg. von Klaus-Michael Mallmann und dems., Darmstadt 2004, S. 13–35, hier S. 14–17.

11 Nikolaus Wachsmann, *KL. Die Geschichte der nationalsozialistischen Konzentrationslager*, München 2015, S. 238; Teodor Musioł, *Dachau 1933 – 1945*, 2., korr. und erg. Aufl. Katowice 1971.

12 Czech, *Kalendarium*, S. 29 f.; Franciszek Piper, »Die Entstehungsgeschichte des KL Auschwitz«, in: *Auschwitz 1940 – 1945. Studien zur Geschichte des Konzentrations- und Vernichtungslagers Auschwitz*, hg. von Wacław Długoborski und Franciszek Piper, 5 Bde., Oświęcim 1999, Bd. 1: *Aufbau und Struktur des Lagers*, S. 43–72, hier S. 43–64.

witz ernannt.[13] In den hier erwähnten Befehlen ist keine Rede mehr von einem Quarantänedurchgangslager.[14]

Höß konnte zum Zeitpunkt seiner Ernennung auf langjährige Lagererfahrungen zurückblicken. Geboren 1901 in Baden-Baden, hatte Höß sich 1919 dem Freikorps Roßbach angeschlossen und an Kämpfen unter anderem im Baltikum und in Oberschlesien teilgenommen. 1922 war er der NSDAP beigetreten, zwei Jahre später wegen Beteiligung an einem politischen Mord (Fememord) zu zehn Jahren Zuchthaus verurteilt worden; allerdings kam er nach nur vier Jahren aufgrund einer Amnestie frei. Noch vor der nationalsozialistischen Machtübernahme lernte er Heinrich Himmler kennen, der Höß sehr schätzte. 1933 trat Höß der SS, 1934 dem Totenkopfverband bei. Die SS-Totenkopfverbände waren für die Bewachung der Konzentrationslager zuständig und hier machte Höß nun Karriere. Die ersten vier Jahre diente er im KL Dachau, zunächst als Block-, ab 1936 als Rapportführer. Im August 1938 wechselte er als Adjutant des Lagerkommandanten in das KL Sachsenhausen, wo er im November 1939 zum Schutzhaftlagerführer im Rang eines SS-Hauptsturmführers aufstieg. Höß, ab 1929 verheiratet, hatte insgesamt fünf Kinder; das jüngste sollte im Jahre 1943 in Auschwitz zur Welt kommen. Zu diesem Zeitpunkt liefen dort die Vernichtungsanlagen, in denen unter seiner Aufsicht auch Zigtausende jüdische Kinder vergast wurden, Tag und Nacht.[15]

Im Mai 1940 machten sich der frisch ernannte Kommandant des KL Auschwitz und seine Männer mit Eifer und Elan daran, die verwahrlosten Kasernen in ein Konzentrationslager für 10 000 Häftlinge um- und ausbauen zu lassen. Der deutsche Bürgermeister von Auschwitz stellte Höß unter anderem 300 jüdische Männer für Aufräumarbeiten auf dem Gelände und in der Umgebung des künftigen Lagers zur Verfügung. Am 29. Mai trafen vierzig Häftlinge aus dem KL Dachau unter Bewachung eines SS-Unterscharführers namens Beck in Auschwitz ein. Es handelte sich um einen deutschen Kapo und 39 junge polnische Häftlinge, die beim Bau des Lagerzauns aus Stacheldraht eingesetzt wurden. Zwei

---

13 Czech, *Kalendarium*, S. 30 f.; Piper, »Entstehungsgeschichte«, S. 63 f.

14 Anfangs lautete die Aufschrift auf dem Lagertorschild »Schutzhaftlager für Vorbeugehäftlinge«. Die Beschriftung wurde bald durch »Konzentrationslager« ersetzt. Vgl. Kazimierz Szczerbowski, »Wspomnienia pierwszego pisarza ›rewiru‹ oświęcimskiego«, in: *Przegląd Lekarski – Oświęcim* 10 (1970) 1, S. 198–201, hier S. 199.

15 Vgl. u. a. Volker Koop, *Rudolf Höß. Der Kommandant von Auschwitz. Eine Biographie*, Köln/Weimar/Wien 2014.

Wochen später schickte man sie nach Dachau zurück. Die polnischen Häftlinge wollten jedoch lieber in Auschwitz bleiben, weil sie hier auf die Unterstützung der örtlichen polnischen Bevölkerung hofften. »Daraufhin erklärte ihnen SS-Unterscharführer Beck, sie hätten keinen Grund zum Bedauern, denn dieses Lager werde die Hölle auf Erden sein.«[16]

Der erste Gefangenentransport mit 728 Männern und Jugendlichen – darunter mindestens zwölf Juden – aus dem Gefängnis in Tarnów erreichte Auschwitz am 14. Juni 1940, obwohl das KL noch nicht fertiggestellt war und die Neuankömmlinge in dem benachbarten Gebäude des ehemaligen Tabakmonopols provisorisch untergebracht werden mussten. Die »Zugänge«, so der offizielle Begriff, wurden mit Schlägen, Fußtritten und Gebrüll empfangen, ihrer persönlichen Sachen beraubt, geschoren, gebadet und desinfiziert, anschließend registriert und mit Nummern gekennzeichnet. Nach dieser Prozedur erlebten sie ihren ersten Lagerappell. Der Schutzhaftlagerführer, SS-Hauptsturmführer Karl Fritzsch, empfing die Häftlinge mit folgender Ansprache: »Ihr seid hier nicht in ein Sanatorium gekommen, sondern in ein deutsches Konzentrationslager, aus dem es keinen anderen Ausgang gibt, als durch den Schornstein des Krematoriums. Wenn das jemandem nicht gefällt, kann er ab sofort in den Draht gehen. Wenn in einem Transport Juden sind, dann haben sie kein Recht, länger zu leben als zwei Wochen, die Priester einen Monat und die übrigen drei Monate.«[17] Diese Drohungen waren keine leeren Worte, wie sich bald herausstellen sollte.

Die Ausbesserungs- und Aufbauarbeiten auf dem Gelände des KL Auschwitz wurden nun weitgehend mit eigenen Kräften, das heißt unter Einsatz »eigener« Lagerinsassen, fortgesetzt. Anfang Juli verlegte man die meisten Häftlinge in die ersten instand gesetzten Kasernengebäude. Die Unterkünfte lagen in den Blocks 1 bis 3, das rudimentäre Krankenrevier mit Personal und kranken Insassen zog wenige Tage später in Block 16. Die halbwegs fertigen Blöcke 14 und 15 waren als Quarantäneblöcke für die Neuzugänge vorgesehen. Ende des Jahres wurden sie dem Häftlingskrankenbau eingegliedert.[18]

---

16 Czech, *Kalendarium*, S. 34–36 (Zitat S. 36); Piper, »Entstehungsgeschichte«, S. 43–64.

17 Czech, *Kalendarium*, S. 35 f. (Zitat S. 36); Paweł Wieczorek, »Pierwsi skazani na KL Auschwitz«, 9.6.2020, Onlinequelle: https://tinyurl.com/4y8745dw [Zugriff: 20.12.2022]; Piotr Setkiewicz, »Pierwsi Żydzi w KL Auschwitz«, in: *Zeszyty Oświęcimskie* 29 (2016), S. 7–46, hier S. 13.

18 Irena Strzelecka/Piotr Setkiewicz, »Bau, Ausbau und Entwicklung des KL Auschwitz und seiner Nebenlager«, in: *Auschwitz 1940–1945. Studien zur Geschichte des Konzen-*

Gleichzeitig wurden die übrigen Kasernengebäude ausgebessert und nach den Bedürfnissen des KL aus- und umgebaut. Nach und nach bezog die Lagerleitung einzelne Gebäude als Blöcke in das KL ein: die Blöcke 4, 5 und 6 sowie Block 13, in dem der Lagerarrest und die im August eingerichtete Strafkompanie untergebracht wurden. Der alte Munitionsbunker wurde zum Krematorium I für verstorbene Häftlinge umgebaut. Bald kamen auch neue Gebäude und Blöcke hinzu. Ende 1940 wurden die Holzpfosten im Lagerzaun durch solche aus Beton ersetzt. Zu diesem Zeitpunkt begann die Lagerführung mit der Aufstockung der ursprünglich eingeschossigen Blockgebäude um ein Stockwerk und der Errichtung von neuen Blocks innerhalb des Lagergeländes.

Spätestens Ende 1940 gab es Pläne, in Auschwitz ein weiteres Lager mit der Bezeichnung Auschwitz II zu errichten. Die Arbeiten daran wurden jedoch erst im Herbst 1941 in Angriff genommen, während die Ausbauarbeiten im KL Auschwitz I im Frühjahr 1941 fortgesetzt wurden. Am 1. März 1941 erteilte Himmler dem Lagerkommandanten den Befehl, »das Lager für die Zahl von etwa 30 000 Häftlingen« zu vergrößern. Zu diesem Zeitpunkt betrug die Häftlingszahl etwa 8000. Im Mai 1941 begann man mit dem Bau von acht neuen Blöcken, die bis Sommer 1942 fertiggestellt waren. Wegen der insgesamt zweijährigen umfassenden Um-, Aus- und Neubauarbeiten ließ die Lagerführung die Blocks im Sommer 1941 neu nummerieren.[19]

Die Errichtung des Konzentrationslagers Auschwitz mit seinen Nebenlagern, dessen erstes (Auschwitz II) seit Oktober 1941 in Birkenau (Brzezinka) gebaut wurde, hatte für das Schicksal der örtlichen jüdischen und polnischen Bevölkerung dramatische Folgen. Zunächst wurden die Bewohner, die in unmittelbarer Nähe des Lagers lebten, vertrieben (»ausgesiedelt«), teils zur Zwangsarbeit ins Reich verschleppt. Anfang Juli 1940 mussten weitere Bewohner weichen, damit SS-Angehörige mit ihren Familien die Häuser übernehmen konnten. So entstand bis Ende 1940 um das Lager die SS-Siedlung.

---

trations- und Vernichtungslagers Auschwitz, hg. von Wacław Długoborski und Franciszek Piper, 5 Bde., Oświęcim 1999, Bd. 1: *Aufbau und Struktur des Lagers,* S. 73–155, hier S. 73–80.

19 Ebenda; Czech, *Kalendarium,* S. 79 sowie S. 26, Karte »KL Auschwitz I (Stammlager), Ausbauzustand 1943/44« mit der alten und neuen Nummerierung der Blöcke; Besuchsbericht. Besprechung mit dem Lagerkommandanten des Konzentrationslagers bei Auschwitz am 27.3.1941 mit Vertretern von Leuna-Werke, 30.3.1941: BStU, MfS HA IX/11 ZUV 84, Bd. 159, Bl. 152–154, hier das Zitat auf Bl. 152.

Am 6. Juli 1940 entwich mit Tadeusz Wiejowski der erste Häftling aus dem KL Auschwitz. Die deutschen Ermittlungen ergaben, dass polnische Zivilisten dem Flüchtigen geholfen hatten. Der Lagerkommandant reagierte umgehend und forderte schärfste Strafmaßnahmen. In einem Schreiben vom 12. Juli an den Inspekteur der Konzentrationslager Glücks führte Höß aus: »Die umwohnende Bevölkerung ist fanatisch polnisch und [...] bereit zu jedem Vorgehen gegen die verhaßten SS-Männer. Auch hat jeder Häftling, dem es gelingt zu entweichen, sofort jede Hilfe[,] wenn er das nächste polnische Gehöft erreicht hat.«[20]

Einige Tage später, am 18. Juli, besichtigte der Höhere SS- und Polizeiführer in Breslau, SS-Gruppenführer Erich von dem Bach-Zelewski, das Lager. Anschließend befahl er die sofortige Erschießung der Zivilisten, die verdächtigt wurden, dem Flüchtigen geholfen zu haben. Ferner ordnete von dem Bach-Zelewski »eine Räumungsaktion zur Säuberung der gesamten Lagerumgebung im Umkreis von fünf Kilometern [...] von allen verdächtigen und arbeitsscheuen Elementen« an.[21] So entstand die Idee einer Sperrzone im Umkreis des KL Auschwitz.

Im Februar 1941 begannen die deutschen Besatzer, aus der Stadt Auschwitz und ihrer Umgebung die jüdischen Einwohner und aus den in der Nähe des Lagers befindlichen Dörfern Pławy, Babice, Broszkowice, Brzezinka (Birkenau), Budy, Harmęże und Rajsko die polnischen Bewohner zu vertreiben. Insgesamt wurde ein Gebiet von 40 Quadratkilometern von Polen und Juden »gesäubert«; hier richtete man das Interessengebiet des KL Auschwitz ein. Die Häuser und Wirtschaftsgebäude der »ausgesiedelten« polnischen Bewohner wurden durch Häftlingsarbeitskommandos entweder abgebrochen oder für die Zwecke des Lagers umgebaut: In Rajsko entstanden eine Pflanzenzuchtstation und 1943 die Hygienisch-Bakteriologische Untersuchungsstelle der Waffen-SS Süd-Ost (im Jahre 1944 umbenannt in Hygiene-Institut der SS und Polizei Auschwitz), in Harmęże eine Geflügelzucht, in Budy, Pławy, Babice und Brzezinka verschiedene landwirtschaftliche und Produktionsbetriebe.[22]

20 Czech, *Kalendarium,* S. 42 f.; Zitat nach Strzelecka/Setkiewicz, »Bau, Ausbau und Entwicklung«, S. 84. Wiejowski vesteckte sich nach der Flucht in seinem Heimatort Kołaczyce (Südpolen), wurde im Herbst 1941 verhaftet und anschließend erschossen; vgl. https://tinyurl.com/mr2yrt9x [Zugriff: 19. 12. 2020].

21 Czech, *Kalendarium,* S. 43 f.

22 Vgl. u. a. Strzelecka/Setkiewicz, »Bau, Ausbau und Entwicklung«, S. 81–86, mit Plan »Interessengebiet KL Auschwitz 1943–1944« auf S. 83; Czech, *Kalendarium,* S. 25 mit »Plan des ›Interessengebietes‹ KL Auschwitz«, S. 76–78 und S. 81.

Obwohl die Einrichtung der Sperrzone um das KL Auschwitz ursprünglich die Flucht von Lagerinsassen unterbinden sollte, waren laut Rudolf Höß die Fluchtzahlen im KL Auschwitz die höchsten im deutschen Lagersystem. Während eines Besuches am 17. und 18. Juli 1942 rügte Himmler während des abschließenden Abendessens den Lagerkommandanten Höß nach dessen eigenen Angaben: »›Die Fluchtzahlen von Auschwitz sind ungewöhnlich hoch und im KL noch nie dagewesen. *Jedes Mittel*‹ – er wiederholte – ›jedes Mittel ist mir recht, das Sie anwenden, um vorzubeugen und Fluchten zu verhindern! Die Fluchtseuche von Auschwitz muß verschwinden!‹«[23]

Das KL Auschwitz entwickelte sich ab dem Herbst 1941 zu einem weit verzweigten Lagersystem. Als Erstes begann man im Oktober 1941 in Birkenau mit dem Aufbau eines Kriegsgefangenenlagers (KGL). Im Frühjahr 1942, das KGL war noch nicht fertiggestellt, wurde es umgewidmet: in ein Arbeits- und vor allem Vernichtungslager für die europäischen Juden. Hier entstanden 1942/43 die Vernichtungsanlagen, der gesamte Lagerkomplex Auschwitz-Birkenau wurde bis zum Sommer 1944 sukzessive (nach Lagerabschnitten) immer weiter ausgebaut.

Im Dorf Monowitz, etwa fünf Kilometer von Auschwitz entfernt, wurde im Oktober 1942 das Nebenlager Buna errichtet. Die dort festgehaltenen Häftlinge hatten Zwangsarbeit auf den Baustellen der im Entstehen begriffenen Buna-Werke der I.G. Farben zu leisten. Ab dem Sommer 1942 wurde in der weiteren Umgebung von Auschwitz zudem eine Reihe von Nebenlagern aufgebaut, insgesamt 29, angesiedelt an oberschlesischen Kohlegruben und Rüstungsbetrieben. Die Belegstärke der einzelnen Lager schwankte zwischen wenigen Hundert und mehreren Tausend Gefangenen.

Bis zum Herbst 1943 unterstanden all diese Lager unmittelbar dem Lagerkommandanten des Stammlagers Auschwitz und wurden von dort aus zentral verwaltet. »Die Ausdehnung und die hohe Belegstärke des Konzentrationslagers Auschwitz« veranlassten Oswald Pohl, den Chef des Wirtschafts-Verwaltungshauptamts der SS (WVHA), Himmler

---

23 *Kommandant in Auschwitz. Autobiographische Aufzeichnungen von Rudolf Höß*, eingel. und komm. von Martin Broszat, Stuttgart 1958, S. 178 (Zitat, Hervorhebung im Original); vgl. auch Vernehmung Rudolf Höß vom 6.1.1947: AIPN, GK 196/103, Bl. 90–99, hier Bl. 96–99 über Maßnahmen gegen Fluchtversuche im KL Auschwitz; Wachsmann, *KL*, S. 611–619 über Fluchten aus Lagern. Bei den meisten hier geschilderten Fällen handelte es sich um Ausbruchsversuche aus Auschwitz.

im Oktober 1943 die Dreiteilung des KL Auschwitz vorzuschlagen. Der Reichsführer-SS stimmte zu und mit Wirkung vom 10. November 1943 wurde der Lagerkomplex in Auschwitz I (Stammlager, auch Lager I), Auschwitz II (Arbeits- und Vernichtungslager Auschwitz-Birkenau, auch Lager II) und Auschwitz III (Arbeitslager Monowitz mit Nebenlagern, auch Lager III) aufgeteilt.[24]

Die drei Lager waren organisatorisch weitgehend selbständig, mit eigenen Lagerkommandanten, eigener Lagerverwaltung und eigenen Lagerführern. Sie unterstanden aber dem SS-Standortältesten Auschwitz, der zugleich Lagerkommandant von Auschwitz I (Stammlager) war. Auf SS-Obersturmbannführer Rudolf Höß folgte in dieser Funktion im November 1943 SS-Obersturmbannführer Arthur Liebehenschel, der im Mai 1944 von SS-Sturmbannführer Richard Baer abgelöst wurde. Auch das »Gesundheitswesen« in all diesen Lagern war weiterhin fachlich und dienstlich dem Standortarzt Auschwitz unterstellt, der seinen Dienstsitz im Stammlager (Auschwitz I) hatte. Am 25. November 1944 kam es zu einer zweiten Reorganisation des Lagerkomplexes. Das Lager Auschwitz II (Auschwitz-Birkenau) wurde wieder in die Organisationsstruktur von Auschwitz I (Stammlager) eingegliedert, das KL Auschwitz III in KL Monowitz umbenannt.

Die wiederholten organisatorischen Änderungen und Umbenennungen im Lagerkomplex Auschwitz führten zu teilweise verwirrenden Bezeichnungen der einzelnen Lager, sowohl in den zeitgenössischen Quellen wie auch in der Forschungs- und Memoirenliteratur. Insbesondere das KL Monowitz taucht mal als Nebenlager Buna bzw. Buna-Monowitz, mal als Arbeitslager Buna bzw. Monowitz, mal als Auschwitz-Monowitz auf.

Die Häftlingsgruppen

Am 14. Juni 1940 traf in Auschwitz der bereits erwähnte erste Transport mit 728 polnischen Häftlingen ein. Ihm folgten bald weitere: Am 20. Juni kam ein Gefangenentransport mit 313 polnischen politischen Häftlingen aus dem Gefängnis Nowy Wiśnicz (etwa 40 Kilometer südöstlich von Krakau) an, zwei Tage später, am 22. Juni, ein Transport mit

24 Schreiben Pohl an Himmler über Sicherungsmaßnahmen in Auschwitz vom 6.4. 1944: AIPN, GK 151/460, Bl. 191–195.

23 Häftlingen aus dem Polizeigefängnis in Sosnowitz (Sosnowiec). Von dort wurden in den nächsten Tagen weitere polnische Gefangene nach Auschwitz geschickt: 27 Männer am 24. Juni, hundert am 25. Juni, 42 am 26. Juni und 19 am 27. Juni. Nach einer etwa dreiwöchigen Pause trafen am 18. Juli gleich zwei Transporte ein: zwölf Gefangene aus Kattowitz und 65 aus dem berüchtigten Gefängnis Montelupich in Krakau. In den nächsten Wochen folgten weitere kleinere Gefangenentransporte aus Schlesien und dem Generalgouvernement, auch einzelne Gefangene wurden eingeliefert.[25]

Am 15. August 1940 erreichte der erste und bis dahin größte Gefangenentransport mit insgesamt 1666 Männern aus Warschau das Lager. Unter ihnen befanden sich 513 Insassen des Pawiak-Gefängnisses sowie 1153 Häftlinge, die bei Straßenrazzien festgenommen worden waren. Zu den Gefangenen des Pawiak-Gefängnisses[26] zählten Juristen, Ärzte, Offiziere der polnischen Armee, Politiker, katholische Priester und einige polnische Juden. Einen Monat später, am 22. September, traf in Auschwitz der zweite große Transport aus Warschau mit 1705 Gefangenen ein, unter ihnen der Häftling Tomasz Serafiński, der die Nummer 4859 erhielt. Sein echter Name war Witold Pilecki, der Stabschef der Untergrundorganisation Geheime Polnische Armee (Tajna Armia Polska, TAP).[27] Pilecki sollte als dessen Gründer und Anführer bald die Schlüsselrolle beim Aufbau des Lagerwiderstandes in Auschwitz spielen.

Am 31. Dezember 1940 wurde der für dieses Jahr letzte »Zugang« im KL Auschwitz mit der laufenden Nummer 7879 registriert, ein Häftling aus dem Regierungsbezirk Kattowitz. Die Häftlingsstärke betrug zum Jahresende Schätzungen zufolge rund 6000, etwa 2000 weniger, als die Gesamtzahl der Zugänge erwarten ließ.[28] Von den etwa 2000 ›fehlenden‹ Häftlingen waren einige entlassen oder in andere Konzentrationslager verlegt worden, insgesamt wohl wenige Hundert.[29] Die übrigen, sicherlich mehr als 1500, starben an Hunger, Entkräftung und insbesondere

25 Czech, *Kalendarium*, S. 35–51.

26 Das berüchtigte Untersuchungsgefängnis der Sicherheitspolizei und des SD für den Distrikt Warschau war das größte deutsche Gefängnis im deutsch besetzten Polen. Von den schätzungsweise 100 000 Häftlingen, die dieses Warschauer Gefängnis zwischen 1939 und 1944 durchliefen, wurden 37 000 exekutiert und mehrere Tausend nach Auschwitz deportiert. Vgl. https://tinyurl.com/bsht5y2b [Zugriff: 23.10.2023].

27 Czech, *Kalendarium*, S. 51–55.

28 Ebenda, S. 68.

29 Witold Pilecki, *Freiwillig nach Auschwitz. Die geheimen Aufzeichnungen des Häftlings Witold Pilecki*, 3. Aufl., Zürich 2013, S. 113. Pilecki berichtet, dass im Herbst 1940 etwa 70

an den im Lager grassierenden Krankheiten. Viele wurden von SS-Angehörigen und Kapos totgeschlagen oder erschossen.

Vom 1. Januar bis zum 26. März 1941 stieg die Anzahl der Neuankömmlinge um 3226 auf insgesamt 11106, während sich die tatsächliche Lagerstärke um etwa 2000 auf circa 8000 Insassen vergrößerte. Am 23. Januar wurden 657 Auschwitzhäftlinge in das KL Flossenbürg verlegt. Das ergibt in den ersten drei Monaten des Jahres 1941 eine durchschnittliche Sterblichkeit von etwa 22 Prozent.[30]

Von den Insassen waren die meisten polnische politische Häftlinge (Schutzhafthäftlinge), hinzu kamen auch einige Kriminelle (Vorbeugehäftlinge), Geiseln sowie Personen, die bei Razzien festgenommen worden waren. Ferner wurden bis Ende 1940 etwa 300 jüdische Polen eingewiesen, von denen das Jahresende kaum einer überlebt haben dürfte. Hinzu kamen mehrere Hundert deutsche Häftlinge, sowohl kriminelle und »asoziale« als auch politische. Sie stellten als Kapos, Blockälteste und sonstige Funktionshäftlinge das Rückgrat der sogenannten Häftlingsselbstverwaltung dar und fungierten als der verlängerte Arm der Lager-SS. Dank dieser privilegierten Stellung war die Sterblichkeitsrate unter ihnen vergleichsweise gering.

Im gesamten Jahr 1941 verdoppelten sich die Häftlingszahlen. Bis Ende des Jahres wurden insgesamt 17270 Neuankömmlinge registriert, 25149 seit der Errichtung des Lagers. Von ihnen kamen bis Ende 1941 etwa 10000 ums Leben, davon etwa 8500 im Jahre 1941. Im selben Jahr wurden etwa 3000 Häftlinge in andere Lager verlegt und wenige Hundert entlassen. Somit stieg die Sterblichkeitsrate im Jahresverlauf auf etwa 50 Prozent. Zahlenmäßig stellten polnische Insassen die größte Gruppe an Todesopfern dar, etwa 8000 von Juni 1940 bis Ende 1941.

---

bis 80 Häftlinge aus den Warschauer Transporten entlassen wurden. Er schätzt die Zahl der Entlassungen bis November 1941 auf über 300.

30 Czech, *Kalendarium*, S. 72, S. 74 und S. 83; Besuchsbericht. Besprechung mit dem Lagerkommandanten des Konzentrationslagers bei Auschwitz am 27.3.1941 mit Vertretern von Leuna-Werke, 30.3.1941: BStU, MFS HA IX/11 ZUV 84, Bd. 159, Bl. 152–154. Bei Czech, *Kalendarium*, S. 83 f., werden die Inhalte dieser Besprechung teilweise nicht korrekt wiedergegeben, was womöglich auf einen Übersetzungsfehler zurückgeht. So steht dort auf Seite 84 u. a., dass »das KL Auschwitz im Jahre 1942 zusätzlich 3000 Häftlinge zur Verfügung stellen werde. Diese Zahl soll je nach Bedarf bis auf 8000 erweitert werden.« Im Original heißt es: »Für das nächste Jahr [1942; B. M.] wird ein Bedarf von etwa 3000 Häftlingen angekündigt. Diese Zahl wird das KL stellen können, wenn die nötigen Unterkünfte in dem Lager zur Vermehrung der bisherigen Häftlingszahl von 8000 geschaffen worden sind.«

Auch unter den Neuzugängen dominierten im Jahre 1941 – wie im Vorjahr – polnische Gefangene. Rudolf Höß sagte in seiner Vernehmung am 15. November 1946 dazu aus: »Bis Frühjahr 1942 war das Lager Auschwitz fast ausschließlich, ich würde sagen zu 9/10, ein polnisches Lager, das heißt, dort befanden sich beinahe ausschließlich Polen.« Hinzu kamen etwa 1500 jüdische Häftlinge, mehrere Hundert deutsche, wenige Hundert tschechische und andere.[31] Von den jüdischen Insassen überlebten das Jahresende 1941 nur wenige.

Eine besondere Häftlingsgruppe stellten im Jahre 1941 die knapp 10000 sowjetischen Kriegsgefangenen dar, die in der zweiten Jahreshälfte in Auschwitz eintrafen. Sie wurden jedoch nicht als KL-Häftlinge erfasst und aufgeführt. Von ihnen überlebten das Jahresende etwa 2000. Insgesamt wird die Zahl der Toten (Häftlinge und Kriegsgefangene) im KL Auschwitz im Zeitraum vom Juni 1940 bis Ende 1941 auf etwa 20000 bis 21000 geschätzt.[32] Das ergibt eine Mortalitätsrate von etwa 77 Prozent. Keines der anderen deutschen Konzentrationslager hatte jemals solche Zahlen vorzuweisen, nicht einmal annähernd.

1942 vervielfachte sich im KL Auschwitz die Zahl der Neuankömmlinge wie auch der Toten, wobei die meisten von ihnen wie in den folgenden Jahren nun jüdisch waren. In Tabelle 1 sind die geschätzten Todeszahlen im KL Auschwitz in den Jahren 1940 bis 1945 zusammengefasst.

---

31 Zum Zitat siehe Vernehmung Rudolf Höß vom 15.11.1946: AIPN, GK 196/103, Bl. 76–82, hier Bl. 78; Czech, *Kalendarium*, S. 158 f. Am 1.6.1942 war die ethnische Zusammensetzung der Insassen des KL Auschwitz wie folgt: 10575 Juden (die allerdings alle erst nach dem 1.1.1942 eingeliefert worden waren), 9393 Polen, 740 Tschechen, 1585 Deutsche und 777 andere; vgl. Tadeusz Iwaszko, »Haftgründe und Häftlingskategorien«, in: *Auschwitz 1940–1945. Studien zur Geschichte des Konzentrations- und Vernichtungslagers Auschwitz*, hg. von Wacław Długoborski und Franciszek Piper, 5 Bde., Oświęcim 1999, Bd. 2: *Die Häftlinge: Existenzbedingungen, Arbeit und Tod*, S. 9–48, hier S. 46 (Tabelle 1). Der erste Transport mit tschechoslowakischen (nichtjüdischen) Gefangenen (60 Männer) traf am 6.6.1941 in Auschwitz ein; vgl. Czech, *Kalendarium*, S. 95.

32 Franciszek Piper, *Die Zahl der Opfer von Auschwitz. Aufgrund der Quellen und der Erträge der Forschung 1945 bis 1990*, Oświęcim 1993, S. 164.

Tabelle 1 **Registrierte Zugänge und Todeszahlen im KL Auschwitz (ohne die ab 1942 bei der Ankunft als »arbeitsunfähig« selektierten und direkt in Gaskammern ermordeten jüdischen Opfer)**

Jahr	»Zugänge« mit sowjetischen Kriegsgefangenen[33]	Todeszahlen geschätzt[34]
Juni 1940 bis Ende 1941	27267	20000 (21000)
1942	95899	70000 (69000)
1943 (etwa)	150000	80000 (80500)
1944 bis Januar 1945 (etwa)	127000	30000 (31500)
Zugänge gesamt (mindestens)	**400 200**	**200 000 (202 000)**

Tabelle 2 **Aufstellung der sogenannten RSHA-Transporte mit jüdischen Opfern nach Ländern, aus denen sie nach Auschwitz deportiert wurden[35]**

Länder	Zahlen
Ungarn	438000[a]
Polen	300000
Frankreich	69000
Niederlande	60000
Griechenland	55000
Böhmen und Mähren – Theresienstadt	46000
Slowakei	27000[b]

33 Anmerkungen zu Zugängen: 1940/41 – davon 17270 Häftlinge und 9997 sowjetische Kriegsgefangene, von denen bis Ende 1941 über 8000 ums Leben gekommen sind (vgl. Czech, *Kalendarium*, S. 159 f. und S. 167 f.); 1942 – davon 67994 Männer und 27905 Frauen (vgl. Czech Kalendarium, S. 159 f. und S. 368 ff.); 1943 – davon 86088 Männer und 46077 Frauen sowie 9008 »Zigeuner« und 9728 »Zigeunerinnen«, die besonderen Häftlingsstatus hatten. Etwa 20000 Lagerinsassen wurden im Verlauf des Jahres 1943 in andere Konzentrationslager überstellt (vgl. Czech, *Kalendarium*, S. 373 f.); 1944/45 – Piper, *Zahl der Opfer*, S. 160–162. Auf der Grundlage der dort angegebenen Zahlen habe ich die Zahl der Zugänge für jedes Jahr ermittelt.

34 Todeszahlen (mit nach oben abweichenden Schätzungen in Klammern) nach Piper, *Zahl der Opfer*, S. 164–167.

35 Die Tabelle wurde von Franciszek Piper erarbeitet; vgl. die Website der Gedenkstätte Auschwitz https://tinyurl.com/fma2eyzr [Zugriff: 7.5.2021].

Länder	Zahlen
Belgien	25 000
Deutschland und Österreich	23 000
Jugoslawien	10 000
Italien	7500
Lettland	1000
Norwegen	690
Konzentrationslager und nicht bestimmte Orte	34 000
gesamt	**1 100 000**

a in den Grenzen der Kriegszeit
b in den Grenzen der Kriegszeit

Tabelle 3 **Die Opfer des KL Auschwitz (Schätzungen)**[36]

Nationalität	Zahl der Deportierten	Zahl der Registrierten	Zahl der Toten
Juden	1 100 000	200 000	1 000 000
Polen	140 000 – 150 000	140 000	70 000 – 75 000
Sinti und Roma	23 000	23 000	21 000
sowjetische Kriegsgefangene	15 000	12 000	15 000
andere[a]	25 000	25 000	10 000 – 15 000
gesamt	**ca. 1 300 000**	**ca. 400 000**	**ca. 1 100 000**

a Neben Juden, Polen, Roma und sowjetischen Kriegsgefangenen wurden mindestens 7000 Tschechen, 6000 Belarussen, 4000 Franzosen, 2500 Deutsche und Österreicher, 1500 Russen, 800 Slowenen und 600 Ukrainer nach Auschwitz verschleppt. Hinzu kamen kleinere Gruppen (von einigen Dutzend bis mehreren Hundert) aus anderen europäischen Nationen.[37]

Aus Tabelle 1 geht hervor, dass die meisten registrierten Todesopfer in den Jahren 1942 und 1943 ums Leben kamen (etwa 150 000). Die höchsten Mortalitätsraten waren hingegen in den Jahren 1940/41 und 1942 zu ver-

36 Diese Tabelle wurde ebenfalls von Franciszek Piper erarbeitet; vgl. die Website der Gedenkstätte Auschwitz https://tinyurl.com/fma2eyzr [Zugriff: 7.5.2021].
37 Ebenda.

zeichnen, jeweils knapp 77 Prozent und 72 Prozent. Im Jahre 1943 sank die Sterblichkeitsrate der registrierten Häftlinge auf etwa 54 Prozent, ein Jahr später auf 25 Prozent.[38] Die Sterblichkeit von Juden und Kriegsgefangenen lag 1940/41 durchweg bei 100 Prozent, die der – ebenfalls nicht registrierten – »Zigeuner« bei über 91 Prozent.

Die Werte aus allen drei Tabellen machen eines deutlich: Das KL Auschwitz fungierte von Anfang an als Todeslager und war offenkundig auch als solches errichtet und in Betrieb genommen worden.

Die Lagermannschaft

Auf Lagerkommandant Rudolf Höß, der am 30. April 1940 mit vier oder fünf Mitarbeitern in Auschwitz eintraf, folgte am 20. Mai Rapportführer Gerhard Palitzsch (im Rang eines SS-Scharführers) mit dreißig deutschen kriminellen Häftlingen, die er auf Höß' Veranlassung unter den Insassen des KL Sachsenhausen – Höß' ehemaliger Wirkungsstätte – ausgesucht hatte. Sie erhielten die Lagernummern 1 bis 30 und sollten im Kaposystem des KL Auschwitz Funktionsposten übernehmen. Ebenfalls am 20. Mai wurden fünfzehn SS-Männer des SS-Reitersturms von Krakau zur Bewachung der Lagerinsassen nach Auschwitz abkommandiert. Spätestens am 14. Juni – dem Tag, als der erste Transport mit 728 polnischen Gefangenen in Auschwitz eintraf – erhielt Höß weitere hundert SS-Männer zur Verstärkung der Wachmannschaft sowie SS-Führer (Offiziere) und SS-Unterführer (Unteroffiziere), die für die leitenden Posten in der Lagerverwaltung vorgesehen waren.[39]

---

38 Piper, *Zahl der Opfer*, S. 166 f. Die hier angeführten Todeszahlen enthalten auch nicht jüdische Opfer, die von 1942 an im KL Auschwitz exekutiert bzw. vergast wurden, ohne dass sie als »Zugänge« registriert worden waren. Ihre Gesamtzahl wird auf 15 000 geschätzt, was die Mortalitätsrate unter den registrierten Lagerinsassen um wenige Prozentpunkte erhöhte. Unter den nicht registrierten Opfern befanden sich etwa 10 000 polnische Männer und Frauen, die unmittelbar nach ihrer Einlieferung erschossen bzw. vergast wurden, etwa 3000 sowjetische Kriegsgefangene und etwa 2000 »Zigeuner«. Mit den nicht registrierten Opfern belief sich die Mortalität in den Jahren 1942 bis Januar 1945 auf knapp 49 Prozent, rechnet man die nicht registrierten Opfer nicht mit, auf 45 Prozent.

39 Czech, *Kalendarium*, S. 30–36; Vernehmung Rudolf Höß vom 7.11.1946: AIPN, GK 196/103, Bl. 25–29.

Mit diesen Männern baute Höß – nach dem Vorbild der Konzentrationslager im Reich – nach und nach Organisationsstrukturen auf. Die Leitung des Lagers war im sogenannten Kommandantur-Stab zusammengefasst und wie die SS-Wachtruppen dem Lagerkommandanten unterstellt. Diese hatten den Auftrag, das Lagergebiet zu bewachen und von der Außenwelt abzuschirmen, um die Flucht von Lagerinsassen oder ihre Befreiung zu unterbinden. Die SS-Bewacher taten ihren Dienst auf den Wachtürmen und begleiteten Häftlingskommandos, die tagsüber außerhalb des Lagers eingesetzt waren.[40]

Mit der wachsenden Anzahl der Lagerinsassen, dem Ausbau des KL Auschwitz sowie dem Aufbau von Nebenlagern stieg auch die Personalstärke: von etwa 115 am 14. Juni 1940 auf rund 850 im Oktober 1941 und circa 1800 SS-Männer im März 1942.[41] Im Alarmfall sollten alle, auch die in der Verwaltung Tätigen, zur Bewachung mit eingesetzt werden können. Anfang April 1944 umfasste die SS-Lagermannschaft 2950 Männer und Frauen, wie WVHA-Chef Oswald Pohl Himmler am 5. April 1944 berichtete. Zu diesem Zeitpunkt wurden in den Lagern 67 000 Häftlinge festgehalten, davon 46 000 Männer und 21 000 Frauen. »Zur Bewachung der Häftlinge«, so Pohl, komme außerdem »eine Polizeikompagnie in Stärke von 130 Mann zur zusätzlichen Sicherung des Lagers II« hinzu; »im Alarm-Fall werden auch Wehrmachtseinheiten zur Sicherung des äußeren Rings einbezogen«.[42]

Die Lagerleitung (Verwaltung) gliederte sich in sechs Abteilungen: Die Kommandantur (Abteilung I) war zuständig für die Personalverwaltung der SS-Angehörigen, die Nachrichtenverbindung des Lagers, die Versorgung mit Transportmitteln sowie für die Ausrüstung und Ausstattung der SS-Lagermannschaft.[43] Sie war die Kommandozentrale des Lagers.

---

40 Aleksander Lasik, »Die SS-Besatzung des KL Auschwitz«, in: *Auschwitz 1940–1945. Studien zur Geschichte des Konzentrations- und Vernichtungslagers Auschwitz,* hg. von Wacław Długoborski und Franciszek Piper, 5 Bde., Oświęcim 1999, Bd. 1: *Aufbau und Struktur des Lagers,* S. 321–384, hier S. 335–355.

41 Verwaltung des Konzentrationslagers Auschwitz an SS-WVHA, Amt D IV – Verwaltung, 25.3.1942 (Abschrift): AIPN, GK 196/117, Bl. 37 f.; *Początki obozu Birkenau w świetle badań źródłowych,* hg. von Igor Bartosik, Łukasz Martyniak und Piotr Setkiewicz, Oświęcim 2017, S. 10.

42 Bericht Chef des SS–WVHA an Himmler vom 5.4.1944 (Abschrift): AIPN, GK 196/117, Bl. 137–141.

43 Ausführlich Aleksander Lasik, »Die Organisationsstruktur des KL Auschwitz«, in: *Auschwitz 1940–1945. Studien zur Geschichte des Konzentrations- und Vernichtungslagers*

Die Politische Abteilung (Abteilung II/Lager-Gestapo) vertrat die Geheime Staatspolizei und die Kriminalpolizei und hatte weitreichende Kompetenzen. Ihr Aufgabenbereich erstreckte sich auf die Registrierung der Neuzugänge, die Führung der namentlichen Häftlingskarteien, die polizeiliche Überwachung der Häftlinge – darunter die Anwerbung und Führung von Spitzeln (V-Männern) im Lager – sowie auf die Vernehmung, Entlassung und Verlegung von Lagerinsassen.

Der erste Leiter der Politischen Abteilung war der Österreicher Maximilian Grabner, von Beruf Waldarbeiter, später Kriminalbeamter in Wien und SS-Untersturmführer. Grabner blieb bis zum 1. Dezember 1943. Dann wurde er wegen »illegaler« Tötungen (Tötungen ohne entsprechende Vollmacht bzw. Befehl) abgesetzt, verhaftet und durch seinen Stellvertreter Hans Schurz ersetzt. Schurz, ebenfalls Kriminalbeamter und SS-Untersturmführer, bekleidete diesen Posten bis zur Räumung des Lagers im Januar 1945. Die Politische Abteilung war im engeren Sinne für den organisierten und systematischen Massenmord im Lager zuständig, zunächst für die Vernichtung von Angehörigen der polnischen Führungsschicht und von 1942 an für die Massenmorde an jüdischen Opfern in den Vernichtungsanlagen des Lagers.[44]

Die Abteilung III (Schutzhaftlager) unter Leitung des Schutzhaftlagerführers war zuständig für alle Häftlingsangelegenheiten und die Verwaltung des Lagers, für die innere Ordnung, den Tagesablauf sowie die Appelle. Die rechte Hand des Schutzhaftlagerführers war der Rapportführer, der für Disziplin im Lager zu sorgen hatte; darunter fielen auch die gefürchteten Zählappelle. Der Rapportführer wurde von Blockführern unterstützt, denen jeweils mehrere Häftlingsblöcke unterstanden. Ihre Aufgaben verschafften den Angehörigen der Abteilung III große Macht über die Häftlinge. Letztlich bestimmten sie den Alltagsterror im Lager: Misshandlungen und Schläge bis hin zu Totschlag und Mord. In den ersten zwei Jahren organisierte die Abteilung III außerdem den Arbeitseinsatz der Häftlinge. 1942 wurde dieser Bereich aus der Zuständigkeit der Abteilung III ausgegliedert und der neu eingerichteten Abteilung IIIa (Arbeitseinsatz) übertragen.[45]

Die Verwaltung (Abteilung IV) kümmerte sich um die Versorgung der SS-Lagermannschaft und der Häftlinge mit Lebensmitteln und

---

Auschwitz, hg. von Wacław Długoborski und Franciszek Piper, 5 Bde., Oświęcim 1999, Bd. 1: *Aufbau und Struktur des Lagers*, S. 165–320, hier S. 181–194.

44 Ebenda, S. 200 f.

45 Ausführlich ebenda, S. 199–259.

Bekleidung, um Buchführung und Finanzen, die Verwahrung der Häftlingseffekten sowie um die Wartung und Instandhaltung der technischen Anlagen, Gebäude und Einrichtungen des Lagers. Abteilung IV war das bürokratische Rückgrat des Lagers.[46]

Der Abteilung V (1. Lagerarzt/Standortarzt) unterstanden die Lagerärzte und das medizinische Hilfspersonal (SS-Sanitäter bzw. Sanitätsdienstgrade [SDG]). Zusammen waren sie zuständig für das Sanitätswesen im Lager.[47] Über die Aktivitäten und Kompetenzen der Abteilung VI (Fürsorge, Schulung und Truppenbetreuung) ist wenig bekannt, sie hatte augenscheinlich keinen unmittelbaren Einfluss auf den Lageralltag der Häftlinge.[48]

Für die vorliegende Darstellung haben die Struktur und Besetzung der Abteilung V herausragende Bedeutung. Der 1. Lagerarzt (später bürgerte sich die Bezeichnung Standortarzt ein)[49] war verantwortlich für die Gesundheit der SS-Angehörigen und ihrer Familienmitglieder, der Häftlinge und für die Lagerhygiene im Allgemeinen. Daran änderte auch die Unterteilung des KL Auschwitz in drei gleichsam eigenständige Konzentrationslager am 10. November 1943 nichts. Im Standortbefehl Nr. 53/43 vom 22. November 1943 des neuen SS-Standortältesten in Auschwitz, Liebehenschel, heißt es in Punkt 4: »Der SS-Standortarzt führt den ärztlichen und zahnärztlichen Dienst und die hygienischen Maßnahmen im SS-Standort Auschwitz und in den Konzentrationslagern nach den Weisungen seiner Sanitäts-Vorgesetzten durch.«[50]

Truppendienstlich war der 1. Lagerarzt dem jeweiligen Lagerkommandanten unterstellt und war dessen Sachberater und Fachhelfer in

---

46 Ausführlich ebenda, S. 259–278.

47 Ausführlich ebenda, S. 259–297.

48 Ebenda, S. 297–300.

49 Vernehmung Rudolf Höß vom 9.1.1947: AIPN, GK 196/103, Bl. 124–141, hier Bl. 126: »Anfangs hießen sie [die leitenden Ärzte im KL Auschwitz; B. M.] ›erster Lagerarzt‹ und später ›Standortarzt‹.« Bereits im Kommandanturbefehl Nr. 18/41 vom 11.7.1941 ist die Rede vom SS-Standortarzt; vgl. *Standort- und Kommandanturbefehle des Konzentrationslagers Auschwitz 1940–1945* [= *Darstellungen und Quellen zur Geschichte von Auschwitz,* Bd. 1], im Auftrag des Instituts für Zeitgeschichte hg. von Norbert Frei u. a., München 2000, S. 54–56. Hingegen heißt es im Schreiben der Amtsgruppe B – Konzentrationslager (SS-WVHA) vom 28.12.1942 noch: »An die 1. Lagerärzte der Konz.-Lager«: AIPN, GK 196/94, Bl. 142 f.

50 Standortbefehl Nr. 53/43 vom 22.11.1943, Liebehenschel: AIPN, GK 196/94, Bl. 36–40, hier Bl. 37.

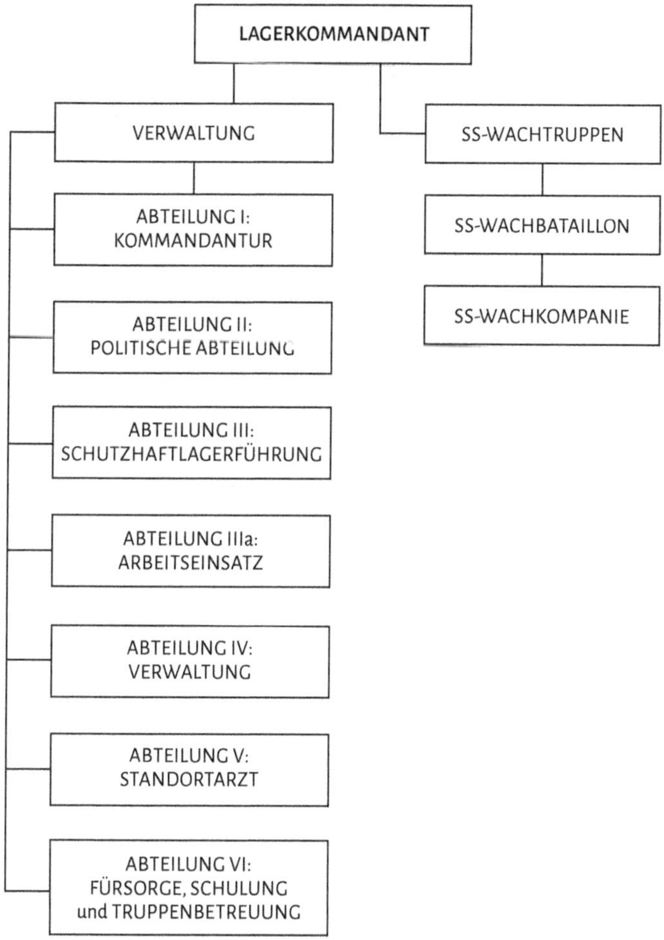

Abbildung 1 Der organisatorische Aufbau der Konzentrationslager im Dritten Reich[51]

sanitätshygienischen Angelegenheiten.[52] Zugleich jedoch unterstand er dem Leitenden Arzt bei der SS-Inspektion der Konzentrationslager sowohl fachlich als auch dienstlich. Dieser entschied über die Zuteilung und Versetzung des Sanitätspersonals der Konzentrationslager.[53] Daraus er-

51 Entnommen aus Lasik, »Die Organisationsstruktur«, S. 167.

52 Vernehmung Rudolf Höß vom 9.1.1947: AIPN, GK 196/103, Bl. 124–141, hier Bl. 126.

53 Die 1934 gegründete Inspektion der Konzentrationslager wurde am 16.3.1942 in das SS-Wirtschafts-Verwaltungshauptamt eingegliedert. Der Leitende Arzt der In-

gab sich ein doppeltes Unterstellungsverhältnis der 1. Lagerärzte (Standortärzte) und daraus resultierend eine gewisse Eigenständigkeit des Sanitätswesens in den Konzentrationslagern. Das galt auch im KL Auschwitz, zumal der Leitende Arzt der Konzentrationslager – ab Februar 1941 Dr. Enno Lolling – sich laut Höß gegen Einflussnahme auf seinen Dienstbereich verwahrte.[54] So konnte beispielsweise der Lagerkommandant den 1. Lagerarzt (Standortarzt) nicht versetzen bzw. dienstlich bestrafen.[55]

Die Eigenständigkeit des 1. Lagerarztes bzw. Standortarztes wirkte sich naturgemäß auch auf die Stellung des Häftlingsreviers (später: Häftlingskrankenbau [HKB]) aus. Der erste Arzt in dieser Position, Dr. Max Popiersch, sorgte dafür, dass das Häftlingsrevier entgegen den damals geltenden Richtlinien innerhalb der Organisationsstruktur des Lagers weitgehende Autonomie erreichte. Mit der Zeit nahm diese Autonomie noch zu. Stefan Budziaszek, von Juni 1943 bis Januar 1945 HKB-Ältester in Auschwitz-Monowitz, berichtete nach Kriegsende: »Der Krankenbau wurde zum selbständigen Teil des Lagers, zu dem die SS-Lagerführung (d.h. Blockführer, Rapportführer, Arbeitsdienstführer und Lagerführer) keinen Zutritt hatten.«[56] Dies trug dazu bei, dass die im Häftlingsrevier bzw. Häftlingskrankenbau eingesetzten Insassen in

---

spektion KL wurde zum Chef des Amtes D III – »Sanitätswesen und Lagerhygiene« innerhalb der SS-WVHA (vgl. *Die Inspektion der Konzentrationslager 1938–1945. Das System des Terrors,* eine Dokumentation von Johannes Tuchel, Berlin 1994, S. 86–91 und S. 152). Vom 1. April bis August 1940 war Dr. Werner Kichert der Leitende Arzt; sein Nachfolger Dr. med. Gustav Ortmann war bis Februar 1941 im Amt (vgl. Johannes Tuchel, *Konzentrationslager: Organisationsgeschichte und Funktion der »Inspektion der Konzentrationslager« 1934–1938,* Boppard a. Rh. 1991, S. 378 und S. 384), gefolgt von Dr. Enno Lolling. Lolling hatte diese Funktion bis Kriegsende inne, seit März 1942 als Chef des Amtes D III im SS-WVHA; vgl. Organisationstruktur des SS-WVHA, bestätigt durch Oswald Pohl, 25.3.1947: AIPN, GK 196/116, Bl. 119 f.; Ernst Klee, *Auschwitz. Täter, Gehilfen, Opfer und was aus ihnen wurde. Ein Personenlexikon,* 2. Aufl., Frankfurt a. M. 2015, S. 261.

54 Rudolf Höß, »Amtschef D III im WVHA war SS-Standartenführer Dr. Lolling«, November 1946: AIPN, 196/103, Bl. 142 f. Zu Lolling hieß es darin: »Die Einsprüche und Forderungen der Lagerkommandanten auf ärztl.sanit. Gebiet beachtete er garnicht [sic!], wie er überhaupt sehr eigensinnig seine Vorrechte als Amtschef und Leitender Arzt gewahrt haben wollte« (ebenda, Bl. 143).

55 Zu Aufgaben und Unterstellungsverhältnis vgl. auch die Aussage des letzten Standortarztes im KL Auschwitz vor dem britischen Vernehmungsoffizier Colonel Draper, September 1945, abgedruckt u. a. in: Konrad Beischl, *Dr. med. Eduard Wirths und seine Tätigkeit als SS-Standortarzt im KL Auschwitz,* Würzburg 2005, S. 227–236, hier S. 227.

56 Vernehmung Stefan Budziaszek vom 4.3.1948: AIPN, GK 164/179/4, Bl. 29–40, hier Bl. 35.

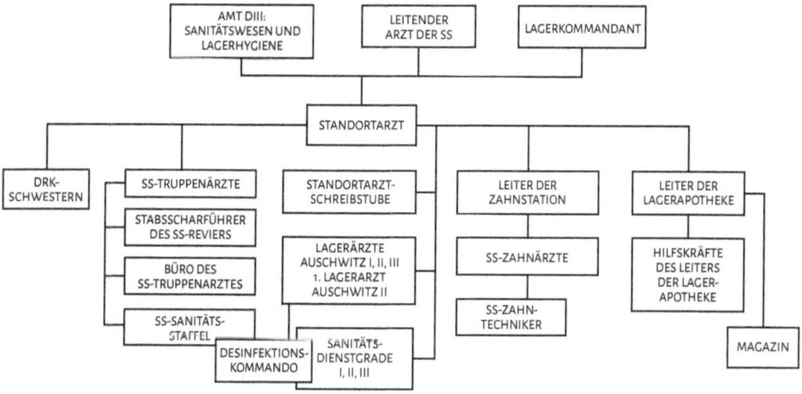

Abbildung 2 Organisationsstruktur der Abteilung V (Standortarzt) im KL Auschwitz[57]

den Augen der übrigen Häftlinge als privilegiert galten. Das betraf insbesondere die ab 1942 dort tätigen Häftlingsärzte, die durch ihren Status zur »Lagerprominenz« gehörten – wohlgemerkt nach den Maßstäben der im KL Auschwitz herrschenden Verhältnisse.

SS-Hauptsturmführer Popiersch zählte zu den SS-Angehörigen, die im Mai und Juni 1940 in Auschwitz eintrafen. Als 1. Lagerarzt bzw. Standortarzt in Auschwitz hatte er den Auftrag, das Gesundheitswesen und Krankenrevier in dem im Entstehen begriffenen Konzentrationslager zu organisieren. Auf ihn folgten mehrere Interimslösungen – SS-Obersturmführer Oskar Dienstbach von November 1941 bis März 1942, SS-Hauptsturmführer Dr. Siegfried Schwela von März bis Mai 1942, SS-Obersturmführer Franz von Bodmann (auch: Bodman) von Mai bis August 1942 und SS-Hauptsturmführer Dr. Kurt Uhlenbroock ab August 1942 –, ehe im September 1942 SS-Sturmbannführer Dr. Eduard Wirths seinen Dienst antrat. Wirths sollte diese Position bis zur Auflösung des Lagers im Januar 1945 bekleiden.[58]

Insgesamt waren im Konzentrations- und Vernichtungslager Auschwitz zusammen mit den Nebenlagern knapp 10 000 deutsche SS-Männer

57 Entnommen aus Lasik, »Organisationsstruktur«, S. 281.

58 Vgl. u. a. Aleksander Lasik, »Die Personalbesetzung des Gesundheitsdienstes der SS im Konzentrationslager Auschwitz-Birkenau in den Jahren 1940 – 1945«, in: *Hefte von Auschwitz* 20 (1997), S. 290–368; Klee, *Auschwitz*, S. 54 f. (von Bodmann), S. 92 (Dienstbach), S. 321 (Popiersch), S. 373 (Schwela), S. 408 f. (Uhlenbroock) und S. 439 f. (Wirths).

und -Frauen tätig (allerdings nur ein Bruchteil davon im Sanitätswesen). Rudolf Höß klagte nach 1945 über die hohe Fluktuation und bescheidene Qualität seines SS-Personals. Er verwies aber zugleich darauf, dass sich niemand geweigert habe, die Befehle auszuführen. In der Gerichtsverhandlung am 20. März 1947 in Krakau erklärte Höß, dass während seiner Zeit als Kommandant (bis Oktober 1943) über 6000 SS-Angehörige im KL Auschwitz gedient hätten. Auf die Frage, ob es unter ihnen welche gegeben habe, die es kategorisch abgelehnt hätten, an Morden von Kindern und wehrlosen Menschen mitzuwirken, antworte Höß knapp: »Nein«.[59]

Das Kaposystem des Rudolf Höß

Im Juni 1944 rühmte sich Himmler in einer Rede vor Befehlshabern der Wehrmacht, ein Erfolgsgeheimnis der deutschen Konzentrationslager sei der Einsatz von KL-Insassen als Aufseher. Einige ausgewählte Häftlinge, die sogenannten Kapos, sorgten dafür, so Himmler, dass andere Insassen schwer arbeiteten und im Lager Sauberkeit und Ordnung einhielten. »Zu Recht hielt Himmler den Kapo [...] für ein zentrales Rädchen im Getriebe des SS-Terrors. [...] [Es] erlaubte einer kleinen Clique von SS-Männern, große Lager zu beherrschen und einen Keil zwischen die Häftlinge zu treiben [...].«[60]

Das Kaposystem funktionierte als parallele Organisationsstruktur zur Lager-SS. Es war wie diese hierarchisch aufgebaut und wurde von der Lagerleitung eingerichtet, befehligt und überwacht. Drei Funktionsgruppen lassen sich unterscheiden: (1) Arbeitsaufseher bei Arbeitskommandos (Oberkapos, Kapos, Vorarbeiter); (2) Blockälteste mit Ordnungskräften (Stubendiensten) in Häftlingsunterkünften (Blöcken); (3) Kapos in Fachkommandos wie Lagerverwaltung, Krankenstuben/Häftlingskrankenbau, Häftlingsküche, Magazin usw. Zu Letzteren gehörten auch einflussreiche Funktionshäftlinge wie Block- und Rapportschreiber. An der Spitze des Kaposystems stand der Lagerälteste mit seinen Stellvertretern. Die Kapos wurden von der Lager-SS ausgewählt und eingesetzt und genossen einige Privilegien. So hatten sie zum Beispiel Zugang zu

59 Befragung Rudolf Höß am 9. Verhandlungstag des Gerichtsverfahrens gegen ihn, 20.3.1947: AIPN, GK 196/109, Bl. 118–121, hier Bl. 120.

60 Wachsmann, *KL*, S. 148.

besserer Verpflegung, Bekleidung und Unterkunft als die anderen Häftlinge und mussten keine körperliche Arbeit verrichten.[61]

Das Kaposystem gab es in allen deutschen Konzentrationslagern, im KL Auschwitz zeichnete es sich jedoch durch besonders brutale Auswüchse aus und fungierte in doppelter Hinsicht als verlängerter Arm der Lagerleitung. Die Kapos dienten nicht nur als »Sklaventreiber« bei Arbeitskommandos und sorgten für »Ordnung und Disziplin« in den Unterkunftsblöcken; viele von ihnen wirkten auch als Handlanger oder gar Ausführende bei der physischen Vernichtung einzelner Insassen oder gar ganzer Häftlingsgruppen mit – insbesondere Angehöriger der polnischen Intelligenz und jüdischer Häftlinge.

Wie das aussehen konnte, beschrieb beispielsweise der bereits erwähnte Witold Pilecki. Sein Transport mit 1705 Häftlingen aus Warschau, der am 22. September 1940 im Lager eintraf und auf dem Appellplatz Aufstellung nehmen musste, wurde von Kapos, die »seltsam gestreifte Kleidung« trugen, folgendermaßen »begrüßt«:

> Sie griffen unsere Kameraden mit wildem Gelächter an, schlugen sie auf den Kopf, traten die am Boden Liegenden in die Nieren und andere empfindliche Stellen, sprangen ihnen mit den Stiefeln auf Brustkorb und Bauch und teilten mit irrem Kichern den Tod aus.
>
> »Dann stecken sie uns also in ein Irrenhaus!«, schoss es mir durch den Kopf. »Wie monströs!« Ich dachte noch in Kategorien der normalen Welt. [...]
>
> Zuerst kam eine Frage auf Deutsch, die ein Gestreifter mit einem Knüppel stellte: »Was bist du von Zivil?«.
>
> Mit Priester, Richter oder Anwalt zu antworten, bedeutete damals, dass man totgeschlagen wurde.
>
> Der Mann vor mir erwiderte auf Deutsch »Richter«, als er am Kragen seiner Jacke gepackt wurde.
>
> Das war ein furchtbarer Fehler. Innerhalb von Sekunden lag er am Boden und wurde getreten und geschlagen.
>
> Sie bemühten sich also, die Akademiker auszurotten.
>
> Als ich das gesehen hatte, dachte ich anders über das Irrenhaus.

---

61 Ebenda, S. 149 f.

Vielleicht war doch Methode hinter dem Wahnsinn, und hier begann auf schreckliche Weise der Mord an den Polen – beginnend mit der Intelligenz. [...]

Während sie schlugen und traten, brüllten diese seltsamen »Halbmenschen« immer wieder: »Hier ist KL Auschwitz, mein lieber Mann!«[62]

Zenon Różanski, der die berüchtigte Strafkompanie (SK) überlebte, schildert die Ankunft eines jüdischen Transportes im Sommer 1941:

Gegen Abend verbreitete sich unter uns die Nachricht, daß im Laufe des Tages aus dem eben eroberten Lemberg ein Judentransport in der SK angekommen sei. Auf Grund dessen beendete man die Arbeit eine halbe Stunde eher, wonach der Kommandoführer [Blockführer Kurt Gerlach; B. M.] ein Auftreten der Kapos, Vorarbeiter und aller Häftlinge, die grüne Winkel trugen, das heißt aller Berufsverbrecher, anordnete. Zuletzt hielt er eine kurze Rede:

»Für gute Führung seid ihr zu Vorarbeitern gewählt worden. Ich brauche euch nicht zu erklären, was eure Pflicht ist. Ihr hattet Zeit und Gelegenheit, sie während eures Aufenthalts im Lager kennenzulernen. Diejenigen, deren Vorgesetzte ihr werdet, sind Juden. In meinem Kommando möchte ich nur Arier haben ... Verstanden?«

»Jawohl« ertönte es einstimmig.

Danach begaben wir uns ins Lager. Die neuen Größen trugen schon die Abzeichen ihrer Macht: Knüppel ...

Nachdem wir im Hofe der SK angekommen waren, wurden wir gesondert beim Tore aufgestellt, während Gerlach den Blockältesten rief. Gleich darauf kam der Befehl:

»Neue Zugänge zum Appell antreten.«

Niemand wusste, was das bedeutete. Das war doch der erste Appell im Leben dieser Leute. Sie drehten sich ratlos auf dem Hofe herum und wußten nicht, wie und wo sie sich aufstellen sollten.

---

62 Pilecki, *Freiwillig*, S. 38 f.

> Gerlach lächelte befriedigt und gab dem Blockältesten ein Zeichen. Der winkte wieder den Stubendiensten und Vorarbeitern.
>
> Wie eine Hundemeute stürzten sie auf die nichtsahnenden Neuzugänge. Die Knüppel schwirrten durch die Luft, prallten von den Köpfen ab. Es entstand ein unbeschreibliches Gekreische und Durcheinander. [...]
>
> Das dauerte ungefähr eine Viertelstunde. Endlich pfiff Rottenführer Gerlach, der immer noch lächelte, ein Bild höchster Zufriedenheit.
>
> Die Gruppe der Schlagenden zog sich schnaufend und mit Blut besudelt zurück.
>
> »Genug für heute ... Blockältester!« Gerlach wandte sich an Hans – »die Vorarbeiter erhalten heute eine dreifache Brotration als Schwerarbeiterzulage« – er lachte über seinen eigenen Witz. »Und jetzt vorbereiten zum Appell!«
>
> An diesem Abend trug man siebenunddreißig Tote in den Waschraum, die unmenschlich massakriert waren. Diejenigen, welche noch lebten, aber ihrem Zustand nach als arbeitsunfähig erklärt wurden, hatten die Stubendienste und Vorarbeiter niedergemetzelt ...[63]

Rudolf Höß selbst sorgte dafür, dass für das Kaposystem in Auschwitz besonders skrupellose Häftlinge ausgesucht wurden. Er setzte dabei von Anfang an auf deutsche Kriminelle, die seit Jahren in deutschen Konzentrationslagern einsaßen. Nach der Farbe ihres Winkels auf der Häftlingskleidung wurden sie in den Lagern kurz als »Grüne« bezeichnet. Unter ihnen fanden sich Schwerverbrecher, die in Auschwitz auf Betreiben der Lager-SS ihren Tötungswillen ausleben durften und so zu regelrechten Massenmördern wurden. Diese »Berufsverbrecher«, so die interne Bezeichnung, bildeten das Rückgrat des Auschwitzer Kaposystems. Ihre bestialischen Verbrechen begingen sie im Auftrag der Lagerleitung.

Höß legte bei Vernehmungen in der polnischen Haft »diese wüsten Ausschreitungen« der Kapos seinen SS-Untergebenen zur Last, in erster Linie dem Rapportführer Gerhard Palitzsch: »Palitsch [sic!] ist haupt-

63 Zenon Rozanski [Różanski], *Mützen ab. Eine Reportage aus der Strafkompanie des KZ. Auschwitz*, Hannover 1948, S. 19–21.

sächlich daran schuld, dass es zu diesen wüsten Ausschreitungen[,] zu den unmenschlichen Misshandlungen der Häftlinge kommen konnte. Er als Rapportführer hätte das Meiste verhindern können – aber im Gegenteil[,] er wollte das ja, um seinen Machtgelüsten zu frönen. Ihm war es auch in der Hauptsache zuzuschreiben, dass das Capo usw. Unwesen so verheerend in Erscheinung treten konnte, wie in Auschwitz.«[64]

Höß behauptete auch, zu diesen »wüsten Ausschreitungen« sei es gegen seinen Willen gekommen, er habe aber nichts dagegen unternehmen können. Persönlich sei er von Anfang an der Auffassung gewesen, dass man Häftlinge »besser« behandeln müsse, um von ihnen »gute und brauchbare Arbeitsleistungen« zu erwarten.[65] Allerdings widerlegen seine eigenen Ausführungen ebenso wie zeitgenössische Dokumente diese Schutzbehauptungen.

Höß selbst schrieb in seinen Erinnerungen: »Wohl ist der Kommandant der Richtungsgebende, der Maßgebende, – letzten Endes der für alles Verantwortliche.«[66] Er war derjenige, der den von ihm erwähnten Palitzsch zum Rapportführer ernannt hatte und auch jederzeit hätte absetzen können. Palitzsch tat nichts anderes, als Höß' Befehle auszuführen. Das erzählte Höß auch seinen Vernehmern in der polnischen Haft: »Am 20. Mai 1940 brachte [Gerhard] Palitsch [sic!] aus dem Lager in Sachsenhausen 30 Häftlinge, nur Berufsverbrecher, die er auf meine Forderung unter den Häftlingen des Lagers Sachsenhausen ausgesucht hatte.«[67]

Laut Maximilian Grabner, dem Leiter der Lager-Gestapo in Auschwitz, beschwor Höß geradezu die »Effektivität« der sogenannten Berufsverbrecher (B.V.) als Kapos und setzte sie entgegen den bestehenden Vorschriften für diese Funktionen durch: »Sie waren angeblich, so erklärte die Lagerführung, die beste Stütze des Lagers und 10 solche wären besser als 100 SS-Männer, erklärte Höß öffentlich.« Weiter führte Grabner aus, der damaligen Lagervorschrift zufolge hätten »B.V. Häftlinge als Capo für politische Häftlinge nicht eingesetzt werden« dürfen. Dass sie in Auschwitz gleichwohl zur »Stütze« des Kaposystems wurden, sei »nach Erklärung von Höß von der Amtsgruppe D stillschweigend« ge-

64 Rudolf Höß, »SS-Hauptsturmführer Palitsch« [korrekt: Palitzsch; B. M.], November 1946: AIPN, GK 196/103, Bl. 271–275, hier Bl. 274.

65 *Kommandant in Auschwitz*, S. 89.

66 Ebenda, S. 91.

67 Vernehmung Rudolf Höß vom 7. 11. 1946: AIPN, GK 196/103, Bl. 25–29, hier Bl. 27.

stattet worden.[68] Die Amtsgruppe D im WVHA der SS war die Nachfolgerin der Inspektion der Konzentrationslager. Himmler selbst dürfte die Überstellungen nach Auschwitz daher mindestens genehmigt, wenn nicht angeordnet haben. Höß hätte dazu jedenfalls nicht die Befehlsgewalt gehabt.

Im Laufe der Zeit kamen weitere Transporte mit deutschen Berufsverbrechern, aber auch mit deutschen politischen Häftlingen aus anderen Lagern, die im Kaposystem des wachsenden KL Auschwitz leitende Funktionsposten zu übernehmen hatten.[69] Hundert zukünftige Kapos und Blockälteste trafen beispielsweise am 29. August 1940 aus dem KL Sachsenhausen ein. Den Transport empfing in Auschwitz Höß' Stellvertreter, der Schutzhaftlagerführer Karl Fritzsch, mit folgenden Worten: »Ich habe euch hierherkommen lassen, damit ihr mit dem Juden- und Polackengesindel zusammen das Lager aufbaut. Wenn sie nicht arbeiten wollen, dann schlagt sie einfach tot.«[70] Unter diesen Gefangenen aus Sachsenhausen befand sich Ernst Krankemann, der sogleich als Kapo der Strafkompanie eingesetzt wurde.[71] Krankemann war einer der brutalsten Gewalttäter in Auschwitz, der nach übereinstimmenden Zeugenaussagen mehrere Hundert Todesopfer zu verantworten hatte. Von ihm wird noch die Rede sein.

Am 1. März 1941 befahl Himmler, das KL Auschwitz zu vergrößern und auf 30 000 Häftlinge auszulegen. Die Baustellen der I. G. Farben in Auschwitz-Monowitz brauchten Arbeitskräfte. In einer Besprechung von Vertretern der I. G. Farben mit Lagerkommandant Höß am 27. März 1941 war für das Jahr 1942 von einem »Bedarf von etwa 3000 Häftlingen« die Rede. Höß führte daraufhin aus, wie im Protokoll dieser Besprechung festgehalten, dass dies angesichts der geplanten Vergrößerung des Lagers möglich sein werde: »Maßgebend für das Tempo ist die Beschaffung des Eisens und die Beschaffung der nötigen Zahl von Kappos [sic!].

68 Maximilian Grabner, »Bericht über das Lager Auschwitz«, Krakau, 17. 9. 1947: AIPN, GK 196/135, Bl. 293–332, hier Bl. 295.

69 Stanisław Kłodziński, »Rola kryminalistów niemieckich w początkach obozu oświęcimskiego«, in: *Przegląd Lekarski – Oświęcim* 14 (1974) 1, S. 113–126.

70 Bericht Otto Locke über »Gräueltaten« im KZ Auschwitz, o. D. [1945] (beglaubigte Abschrift): AIPN, GK 196/198, Bl. 74–83, hier Bl. 77. Locke befand sich unter den 100 reichsdeutschen Häftlingen aus dem KL Sachsenhausen, die am 29. 8. 1940 nach Auschwitz überstellt wurden. Als Heizer und Maschinist wurde er dem gerade in Betrieb genommenen Krematorium als Kapo zugeteilt.

71 Czech, *Kalendarium*, S. 52; Antoni Siciński, »Z psychopatologii więźniów funkcyjnych. Ernst Krankemann«, in: *Przegląd Lekarski – Oświęcim* 14 (1974) 1, S. 126–130.

Diese Kappos (Poliere und sonstige fachlich geschulte Kräfte) werden aus den Berufsverbrechern ausgesucht und sollen von anderen KL nach Auschwitz überführt werden. Diese Aktionen sind im Gange.«[72]

Allerdings gab es unter den deutschen Berufsverbrechern, die in den Konzentrationslagern im Reich einsaßen, wohl kaum »Poliere«, geschweige denn Baumeister, die als leitende Fachkräfte auf den Baustellen der I.G. Farben hätten beschäftigt werden können. Der Auftrag dieser Berufsverbrecher bestand allein im Antreiben der – zu diesem Zeitpunkt polnischen – Häftlinge zur Arbeit. So beklagt die Leitung des I.G.-Farben-Werkes Auschwitz in einem Wochenbericht vom 21. Dezember 1941 unter anderem den »unerhörten« Mangel an »Arbeitsdisziplin seitens der polnischen Arbeitskräfte. [...] Nach unseren bisherigen Erfahrungen fruchtet bei diesen Menschen nur Brachialgewalt. [...] Auch bezüglich der Behandlung der Häftlinge argumentiert ja bekanntlich der Kommandant *immer so*, dass ohne Prügel keine Arbeitsleistung zu erzielen ist.«[73]

Gleichzeitig stießen die »andauernden Misshandlungen« der Häftlinge auf den Arbeitsstellen nicht überall auf Zustimmung. Im selben Wochenbericht heißt es: »Herr Wernicke [von der Firma Schulz; B.M.] äußerte seine sehr ernsten Bedenken gegen diese Vorkommnisse und seine Befürchtungen, dass sich diese die reichsdeutschen Gefolgschaftsmitglieder nicht mehr allzulange mit ansehen würden. Wir werden in dieser Angelegenheit wieder einmal mit dem Kommandanten sprechen.«[74] Die Baufirma Schulz gehörte zu den mehr als 200 Baufirmen, welche die I.G. Farben auf ihren Baustellen in Monowitz beschäftigte. Sie war nicht die einzige, die wegen der Misshandlung von Häftlingen protestierte.[75] Erst im Frühjahr 1942 änderte Rudolf Höß nach und nach auf wiederholte Anweisungen und Befehle der Zentrale, ergo: Himmlers, seine Personalpolitik sowie die Methoden der Einhaltung von »Lager-

72 Besuchsbericht. Besprechung mit dem Lagerkommandanten des Konzentrationslagers bei Auschwitz am 27.3.41, nachm. 15 Uhr, Leuna-Werke, 30.3.1941: BStU, MfS HA IX/11 ZUV 84, Bd. 159, Bl. 152–154, hier Bl. 152 f.

73 Werk Auschwitz, I.G. Farbenindustrie, Wochenbericht Nr. 30 für die Zeit vom 15.–21.12.41, den 21.12.1941 (beglaubigte Fotokopie): BStU, MfS HA IX/11 ZUV 84, Bd. 151, Bl. 88–92, hier Bl. 91 f. (Hervorhebung B.M.).

74 Ebenda.

75 Stefan Hörner, *Der Auschwitz-Konzern. Die verschwiegenen Täter des Holocaust – I.G. Farbenindustrie AG*, 2015, S. 101, Onlinequelle: https://tinyurl.com/2zrrnbv4 [Zugriff: 1.1.2021].

und Arbeitsdisziplin« – allerdings nur teilweise, worauf noch zu kommen sein wird.

Im Juni 1940 jedenfalls bestimmte der Rapportführer des KL Auschwitz, Palitzsch, den deutschen Häftling Bruno Brodniewitsch zum ersten Lagerältesten des KL Auschwitz. Brodniewitsch gehörte zu jenen ersten dreißig deutschen Berufsverbrechern, die Palitzsch unter den Lagerinsassen des KL Sachsenhausen als personelles Rückgrat des Kaposystems ausgesucht und nach Auschwitz mitgebracht hatte. Brodniewitsch, geboren 1903 bei Posen, wuchs in Westfalen auf, wohin seine Eltern ausgewandert waren. Über seine kriminelle Vorkriegskarriere ist nichts bekannt. Brodniewitsch verfügte über schwache Kenntnisse der polnischen Sprache, was auf polnische Wurzeln hindeutet.[76]

Für die »normalen« Häftlinge in den Konzentrationslagern waren Kapos und Blockälteste, die blindlings Befehle und Anweisungen der Lager-SS ausführten, nicht selten die eigentlichen Übeltäter. Viktor Frankl schreibt: »Oft genug waren die Capos ›schärfer‹ als die Lagerwache und stellten die ärgeren Peiniger der gewöhnlichen Häftlinge, schlugen z. B. manchmal viel mehr auf sie ein als selbst die SS.«[77] Dies galt besonders für die im KL Auschwitz herrschenden Verhältnisse. So berichtete der ehemalige Häftling Edward Wrona aus Tarnów, der am 14. Juni 1940 mit dem ersten Transport nach Auschwitz eingeliefert worden war, über die deutschen Kapos in den ersten Wochen: »Oft erschien die Lagerleitung mit dem Kommandanten Höß an der Spitze bei diesen ›Sportübungen‹. Wir fürchteten uns vor solchen Besuchen, denn die deutschen Kapos schlugen und misshandelten härter, um sich bei der Lagerleitung beliebt zu machen.«[78]

»Brodniewitsch«, so der ehemalige Auschwitzhäftling Marian W. Loegler, »führte eifrig […] Befehle der SS-Männer aus. Er war brutal, grausam und genoss das Wohlwollen und Vertrauen von Rapportführer Palitzsch. Er schuf im Lager – von Anfang an und gemeinsam mit Palitzsch – ein Klima von Mord, Terror, Zynismus und Denunziantentum

76 Władysław Dering, »Tajna Armia Polska«, unveröffentlichtes Manuskript [vor 1966], S. 55, Fn. 64. Das Manuskript [im Folgenden: Dering, »Tajna Armia«] stellte mir Dr. Adam Cyra, der die Veröffentlichung vorbereitet, dankenswerterweise vorab zur Verfügung.

77 Frankl, … *trotzdem Ja*, S. 18.

78 Vernehmung Edward Wrona vom 12. 11. 1946: AIPN, GK 196/50/2, Bl. 224–241, hier Bl. 234.

seitens der Funktionshäftlinge.«[79] Ähnlich äußerte sich Rudolf Höß unter Leugnung der eigenen Verantwortung über den ersten Lagerältesten im KL Auschwitz: »Der ›unsterbliche‹ Lagerälteste Brodniewitz [sic!] war der dirigierende Meister in Palitschs [sic!] Auftrage.«[80]

Zum zweiten Lagerältesten ernannte die Lager-SS den 1899 geborenen Leo Wietschorek, den Palitzsch ebenfalls aus dem KL Sachsenhausen mitgebracht hatte. Auch über dessen Verbrecherkarriere vor dem Krieg ist nichts bekannt,[81] dafür umso mehr über die Misshandlungen und unzähligen Morde, die er – zumindest teilweise – im Auftrag der Lagerleitung in Auschwitz begangen hat. Laut Witold Pilecki waren die beiden Lagerältesten »zwei Schurken, vor denen alle anderen zitterten. Sie töteten ganz offen vor aller Augen, manchmal mit Knüppeln oder ihren Fäusten. [...] Anders als alle anderen Häftlinge trugen sie Schaftstiefel, marineblaue Hosen, Jacken und Baretts, dazu eine schwarze Armbinde mit weißer Beschriftung am linken Arm.«[82]

Die beiden Funktionshäftlinge unterschieden sich in ihrem Vorgehen. »Wietschorek zog es vor«, so einer der ehemaligen Auschwitzhäftlinge, »einzelne Lagerinsassen eigenhändig und unmittelbar zu erledigen. Er bediente sich dabei sehr einfacher Werkzeuge: eines Stocks, eines Knüppels, einer starken Faust, eines schweren Schuhs u.ä. Brodniewitsch tat dies durch seine Kapos und Oberkapos. Es reichte ein Zeichen mit einem Finger oder einem Blick, und der Unglückliche beendete bald sein Leben.«[83]

Ebenso brutal und mörderisch waren Kapos wie der erwähnte Ernst Krankemann[84] oder Erich Grönke, der mit Vorliebe jüdische Häftlinge misshandelte und tötete. Grönke betreute unter anderem die SS-Wachhunde, die er auf die Lagerinsassen hetzte. Er soll über zweihundert Häftlinge auf dem Gewissen haben. Später wurde Grönke Schuhmacherkapo und ein Vertrauter des Lagerkommandanten und seiner Familie, für die er verschiedene Waren »organisierte«. Im Jahre 1941 erwirkte

79 Zitiert nach Kłodziński, »Rola kryminalistów niemieckich«, S. 121.

80 Rudolf Höß, »SS-Hauptsturmführer Palitsch« [korrekt: Palitzsch; B. M.], November 1946: AIPN, GK 196/103, Bl. 271–275, hier Bl. 272.

81 Dering, »Tajna Armia«, S. 50, Fn. 57. Dering berichtet lediglich, dass Wietschorek das uneheliche Kind eines deutschen Vaters und einer polnischen Saisonarbeiterin gewesen sei.

82 Pilecki, *Freiwillig*, S. 46 f.; ähnlich u. a. Kłodziński, »Rola kryminalistów niemieckich«, S. 120; Dering, »Tajna Armia«, S. 50 und S. 55.

83 Kłodziński, »Rola kryminalistów niemieckich«, S. 118.

84 Siciński, »Psychopatologii«.

Höß Grönkes Freilassung aus dem KL und ließ ihn in der Lederfabrik des KL Auschwitz in leitender Funktion beschäftigen.[85] Pilecki arbeitete eine Zeitlang in einem Kommando unter Oberkapo Grönke, »einem bösartigen Kerl«, wie er berichtete: »Vor Erik [Erich; B. M.] hatte sogar die SS Angst, denn er hatte seine Absprachen mit dem Lagerkommandanten und führte sich in der Gerberei auf, als ob sie ihm gehörte. Er gab die Anweisungen; manchmal hatte er den Lagerkommandanten zu Gast, mit dem er Geschäfte in Lederwaren machte.«[86]

Ähnlich verhielten sich zahlreiche andere deutsche Funktionshäftlinge. Allerdings gab es auch Ausnahmen. Pilecki berichtete: »Unter dieser Mannschaft aus Kriminellen, die sich mit roher Gewalt und Bösartigkeit der Ermordung der Häftlinge widmete, gab es einige wenige, die nur ungerne und nur deshalb zuschlugen, weil sie sonst bei ihren Kumpanen und der SS in Ungnade gefallen wären. Die Häftlinge bekamen es sehr schnell heraus.«[87] Zu diesen Ausnahmen gehörten Otto Küssel, der nach übereinstimmenden Berichten sowohl polnischen als auch jüdischen Häftlingen half, und Hans Bock, der erste Revierkapo und spätere HKB-Älteste, auf den noch einzugehen sein wird.[88] Den Lageralltag bestimmten jedoch diejenigen »Grünen«, die im Auftrag der Lagerleitung wie auch aus eigenem Antrieb andere Lagerinsassen terrorisierten und totschlugen.

Die von der Lager-SS bestimmten Kapos und Blockältesten suchten sich ihrerseits unter den übrigen Lagerinsassen Helfershelfer aus: Vorarbeiter für Arbeitskommandos sowie Stubenälteste und -dienste für die jeweiligen Blöcke. Diese niederen Funktionshäftlinge bildeten den Unterbau des Kaposystems. Sie wurden bis zum Frühjahr 1942 zum großen Teil unter polnischen Häftlingen rekrutiert, später kamen jüdische dazu. Die Voraussetzung war in den meisten Fällen die Bereitschaft, Befehle und Anweisungen ihrer Vorgesetzten auszuführen und ähnlich brutal gegen die übrigen Häftlinge vorzugehen.

Witold Pilecki schildert die ›Rekrutierung‹ von Stubendiensten in seinem Block im September 1940 wie folgt:

85 Kłodziński, »Rola kryminalistów niemieckich«, S. 118 f.; Klee, *Auschwitz*, S. 151; Leide, *Auschwitz und Staatssicherheit*, S. 133 f.

86 Pilecki, *Freiwillig*, S. 125.

87 Ebenda, S. 92. Pilecki nennt hier namentlich sechs Ausnahmen.

88 Zu knappen Beschreibungen der ersten dreißig deutschen Kapos aus Sachenhausen siehe Kłodziński, »Rola kryminalistów niemieckich«, S. 123–125.

Wir kamen also in Block 17a und in die Obhut von »Alois«, später als »Blutiger Alois« [Alois Staller; B. M][89] bekannt.

Er war ein Deutscher, ein Kommunist mit rotem Winkel, ein degenerierter Mensch, der bereits seit sechs Jahren in Lagerhaft saß. Er schlug, quälte und folterte; täglich gingen mehrere Tote auf sein Konto.

Er war ein großer Verfechter von Ordnung und militärischer Disziplin und prügelte uns mit seinem Knüppel auf dem Appellplatz in Reih und Glied. [...]

An diesem Morgen lief er zum ersten Mal durch unsere Reihen. [...]

Er suchte unter den ihm unbekannten Gesichtern nach Häftlingen, die ihm helfen würden, Ordnung im Block zu halten.

Das Schicksal wollte es, dass er mich, Karol Świętorzecki (einen Reserveoffizier des 13. Ulanenregiments), Witold Różycki [...] und einige andere auswählte.

Er brachte uns nach oben in die Baracke, dann mussten wir uns in einer Reihe an der Wand aufstellen, uns umdrehen und bücken.

Jeder von uns bekam daraufhin fünf »vom Besten« mit dem Knüppel auf die Stelle, die anscheinend dafür gedacht ist.

Man musste die Zähne fest zusammenbeißen, um auch nicht den kleinsten Schmerzenslaut hören zu lassen.

Ich glaube, ich bestand die Prüfung gut.

»Damit ihr wisst, wie sich das anfühlt. Benutzt eure Knüppel genauso, damit ihr Sauberkeit und Disziplin im Block wahrt.«

So wurde ich ein sogenannter Stubendienst, aber nicht lange.[90]

---

89 Alois Staller, geb. 1905 in Wuppertal, Arbeiter, Mitglied der KPD, ab 1934 inhaftiert, im August 1940 aus dem KL Sachsenhausen ins KL Auschwitz überstellt; vgl. Klee, *Auschwitz, S. 385 f.*

90 Pilecki, *Freiwillig,* S. 42 f.; vgl. auch Memoirs of Leonard T. Zawacki, »Auschwitz Prisoner No. 13390«: USHMM, RG-02 Survivor Testimonies, S. 17, auch in: AIPN, BU 2635/1, Bl. 1–46, hier Bl. 17 (Kopie). Alois »behaved worse than many of the criminals, the word was that he was a German communist. His first name was Alois, but he was better known by his nickname Bloody Alois because of his exceptional brutality.«

Eines Tages meldete der Stubendienst Pilecki dem Blockältesten, dass drei Häftlinge krank und zu schwach seien, um zur Arbeit auszurücken. »Der Blutige Alois bekam einen Wutanfall«, so Pilecki. »›Ein Kranker in meinem Block?! Ich habe keine Kranken! Bei mir arbeiten alle ... du auch! Das reicht!‹« Daraufhin stürmte Staller in die Stube und begann, »die beiden Kranken, die an der Wand lagen, in die Nieren und anderswohin zu treten, und schrie sie an. ›Auf! Los!‹, bis sie sich, den Tod vor Augen, unter Aufbietung ihrer gesamten verbliebenen Kraft auf die Füße mühten. Dann schrie er mich an«, so Pilecki. »›Na also! Ich hab dir gesagt, die sind nicht krank! Wer laufen kann, kann auch arbeiten. Weg! An die Arbeit! Und du auch!‹ Und so warf er mich aus dem Stubendienst und ins Lager zum Arbeiten.«[91]

Viele andere Stubendienste und Vorarbeiter fügten sich und unterstützten ihre Vorgesetzten tatkräftig. Leonard T. Zawacki wurde einige Monate nach Pilecki, am 4. April 1941, ins KL Auschwitz eingeliefert und kam in den Block 7, in dem der Blutige Alois als Blockältester herrschte: »The room I was put in was run by a Polish Room Senior [Stubenältester, B. M.], today I do not remember his name, but I remember that he was well trained by Bloody Alois and sometimes beat us for no reason at all, just to please the Block Senior [Blockältester; B. M].«[92]

Besonders eifrige Stubendienste und Vorarbeiter stiegen später sogar selbst zu Kapos und Blockältesten auf. Damit steigerten sie ihre Überlebenschancen im Lager erheblich.

Die Lager- und Blockältesten, Oberkapos und Kapos, vornehmlich »Grüne«, dienten sich der SS eifrig an. Sie schlugen, misshandelten und erschlugen andere Häftlinge und beraubten sie ihrer Lebensmittelrationen. Der Auschwitzüberlebende Władysław Fejkiel konstatierte in seinen Erinnerungen: »Es blühten alle Formen des Verbrechertums und der Rechtlosigkeit. Die ›Grünen‹ behandelten den gewöhnlichen Lagerinsassen als etwas, was jederzeit aufhören konnte zu existieren, man durfte ihn verhöhnen und beleidigen, misshandeln und töten.«[93]

Dieses Terrorsystem bezog schnell und leicht eine stetig wachsende Anzahl an Häftlingen ein, so Fejkiel. Um die Polen zu entzweien und untereinander Zwietracht zu säen, richtete die SS einen gesonderten Block für polnische Jugendliche ein. Dort waren Jungen untergebracht,

91 Pilecki, *Freiwillig*, S. 52.

92 Memoirs of Leonard T. Zawacki, »Auschwitz Prisoner No. 13390«: USHMMA, RG-02 Survivor Testimonies, S. 17, auch in: AIPN, BU 2635/1, Bl. 1–46, hier Bl. 17 (Kopie).

93 Fejkiel, »Medycyna za drutami«, S. 444 f.

die besser ernährt, in Deutsch und einem Handwerk unterwiesen und zugleich zu künftigen Helfern von Blockältesten und Kapos geformt wurden. Viele von ihnen widersetzten sich dieser Erziehung und starben schnell. Aber manche sollen zu ausgezeichneten Nachahmern ihrer Lehrer geworden sein. Die Beeinflussung der Lagerjugend ging in eine bestimmte Richtung: Die SS-Männer bemühten sich, ihr den Hass auf polnische Intelligenz, katholische Priester und Juden einzutrichtern. »Diese Erziehung brachte schnell die gewünschten Ergebnisse.«[94]

Erst im Frühjahr 1942 zeichneten sich Veränderungen ab. Die Herrschaft der »Grünen« begann zu bröckeln, die Lager-SS griff nun zunehmend auf politische Häftlinge als leitende Funktionshäftlinge zurück. Manche Kapo- und Blockältestenposten wurden sogar mit ausgewählten polnischen und später auch jüdischen Häftlingen besetzt, insbesondere in den Fachkommandos. Das betraf in erster Linie die Häftlingskrankenbaue in den drei Lagern und die – kleineren – Häftlingsreviere in den Nebenlagern. Für die niederen Ränge im Kaposystem wurden wegen des prozentualen Rückgangs der deutschen Häftlinge in Auschwitz ohnehin überwiegend polnische und später auch jüdische Häftlinge herangezogen.

Nichtsdestoweniger spielten die deutschen »Grünen« im Auschwitzer Kaposystem bis zur sogenannten Evakuierung des Lagers im Januar 1945 eine wichtige Rolle. Auch blieben Misshandlungen und Schläge an der Tagesordnung, ebenso Morde durch Funktionshäftlinge. Letztere gingen allerdings von 1942 an zurück und wurden sogar strafbar, sodass Kapos und Blockälteste nicht mehr allzu öffentlich töteten. Denn der SS-Lagerleitung wurde 1942/43 ausdrücklich und mehrfach von der Zentrale befohlen, nicht nur die »Ausschreitungen« einzustellen, sondern gar gegen diese vorzugehen.

---

94 Ebenda. Siehe auch Vernehmung Michał Kula vom 11.6.1945: AIPN, GK 196/83, Bl. 60–103, hier Bl. 68 f. Kula berichtete: Im Block Nr. 5 wurden jugendliche Häftlinge (bis 18 Jahre alt) auf Anweisung der damaligen Schutzhaftlagerführers Mayer untergebracht. Zum Blockältesten wurde Baldasiński ernannt und sein Stellvertreter war Stefan Wierzbica aus Oberschlesien, der der Blutige Stefan genannt wurde. Die beiden misshandelten die jungen Insassen und vernichteten die meisten von ihnen. »Nach einem kurzen Aufenthalt im Block Nr. 5 wurden die Jungen zu Muselmännern und starben.«

Der Häftlingskosmos

Die in Auschwitz auf Veranlassung der Lagerleitung unter Kommandant Rudolf Höß für das Kaposystem ausgewählten Häftlinge waren offenkundig nach folgenden Kriterien ausgesucht worden: Brutalität und Rücksichtslosigkeit gegenüber anderen Lagerinsassen und Willfährigkeit gegenüber der SS. Die derart handverlesenen Funktionshäftlinge wählten ihrerseits nach demselben Muster unter den Lagerinsassen ihre eigenen Handlanger aus.

Wer sich ihnen nicht fügte, war in großer Gefahr; die ohnehin geringen Überlebenschancen sanken damit praktisch auf null. Dies galt jedoch lediglich für polnische und später jüdische Häftlinge, nicht aber für die deutschen und österreichischen. Ob kriminell, »asozial« oder politisch – sie gehörten dank ihrer deutschen Herkunft grundsätzlich zu der sogenannten Lagerprominenz und hatten somit die größten Überlebenschancen. Sie fielen auch nicht wie die jüdischen und polnischen Häftlinge gezielten Mordaktionen der Lager-SS zum Opfer. Folglich unterschritt ihre Sterblichkeit die der anderen Häftlingsgruppen erheblich.[1] Rudolf Höß schrieb dazu in seinen Erinnerungen: »Für die *Reichsdeutschen* aller Farben [d.h. kriminell, »asozial« und politisch; B.M.] war es kein Problem. Sie saßen fast ausnahmslos in ›gehobenen‹ Stellungen, hatten dadurch alles, was sie für des Leibes Notdurft brauchten.«[2]

In den ersten Monaten wurden zahlreiche niedere Posten im Kaposystem mit Oberschlesiern besetzt. Viele von ihnen waren gleich zu An-

1 Siehe Piper, *Zahl der Opfer*, S. 166: »Erheblich niedriger lag die Mortalität unter den deutschen und österreichischen Häftlingen, die von den SS-Angehörigen bevorzugt wurden; vor allem aus ihren Reihen rekrutierten sich die Funktionshäftlinge, und als Deutschen wurden ihnen bewußt leichtere Arbeiten zugeteilt.«

2 *Kommandant in Auschwitz*, S. 98 (Hervorhebung im Original).

fang in das KL Auschwitz eingeliefert worden. Sie verfügten meistens über deutsche Sprachkenntnisse, eine der Grundvoraussetzungen für solche Stellen. Auch unter den SS-Männern gab es zahlreiche Oberschlesier, die nach der deutschen Besatzung für die Zugehörigkeit zu Deutschland optiert und die sogenannte Volksliste unterschrieben hatten. Häftlinge aus Zentral- und Ostpolen, von denen nur wenige Deutsch beherrschten, sahen dies wie beispielsweise Pilecki oft genug als Verrat an: »Inzwischen begannen [Ober-]Schlesier – Menschen, die ich früher für Polen gehalten hatte, die aber neuerdings ihre polnische Herkunft verleugneten –, sich bei den [deutschen; B.M.] Blockältesten einzuschmeicheln. [...] Sie hatten keine Hemmungen, Polen zu töten, weil sie sie nicht mehr als ihr Volk betrachteten, und hielten sich stattdessen für eine Art deutschen Stamm.«[3]

Im Herbst 1940 gab es bereits zwei oberschlesische Blockälteste, Alfred Skrzypek und Emil Bednarek, »die womöglich schlimmer als der schlimmste Deutsche waren«, wie Pilecki urteilte. »Sie erschlugen so viele Häftlinge, dass sogar der Blutige Alois, der sowieso etwas nachgelassen hatte, nicht mithalten konnte.«[4] Der 1910 geborene Skrzypek, in Auschwitz ab dem 25. Juni 1940, wurde am 19. März 1942 aus dem Lager entlassen. Der drei Jahre ältere Bednarek aus Königshütte wurde am 9. August 1940 ins Lager eingeliefert und blieb dort als Blockältester bzw. Kapo bis zur Räumung im Januar 1945.[5] Selbstverständlich verhielten sich nicht alle oberschlesischen Insassen so wie die beiden, worauf auch Pilecki ausdrücklich hinweist.[6] Ebenso gab es unter den Häftlingen aus Zentral- und auch Ostpolen genug Männer, die sich der Lager-SS zum Nachteil der anderen Lagerinsassen bereitwillig andienten, ob als Vorarbeiter, Stubendienste, Kapos, Blockälteste oder Lagerspitzel.

Keine soziale und ethnische Gruppe war davor gefeit, auch nicht die jüdische. Otto Wolken berichtete: Kapos waren »überwiegend Reichsdeutsche, aber es gab unter ihnen auch viele Polen. Hie und da ein Jude und der musste besonders brutal sein, um die Aufmerksamkeit der SS-Männer auf sich gelenkt zu haben.«[7] Im Sommer 1942 begannen im

3 Pilecki, *Freiwillig*, S. 75 f. Hier wurde der polnische Begriff »Ślązak«/»Ślązacy« als »Schlesier« übersetzt. Im Polnischen sind damit aber Oberschlesier gemeint.

4 Ebenda, S. 76.

5 Witold Pilecki, *Raport Witolda*, Ząbki/London 2016, S. 61, Fn. 115; Klee, *Auschwitz*, S. 39.

6 Pilecki, *Freiwillig*, S. 76 f.

7 Bericht/Anhörung Dr. Otto Wolken vom 17.4.1945 (deutsch, Abschrift): AIPN, GK 196/88, Bl. 131–303, hier Bl. 198.

Kaposystem jüdische Häftlinge zahlenmäßig eine immer wichtigere Rolle zu spielen, obwohl sie dort meistens die unteren Ränge bekleideten.

»[...] neben dieser von der SS getroffenen, sozusagen aktiven Auslese«, so Viktor Frankl, »gab es auch noch eine passive: Unter den Lagerinsassen, die sich viele, viele Jahre in Lagern aufhielten, [...] konnten sich im Durchschnitt nur jene am Leben erhalten, die in diesem Kampf um die Lebenserhaltung skrupellos waren und auch vor Gewalttätigkeit, ja sogar nicht einmal vor Kameradschaftsdiebstahl zurückschreckten.«[8] Der ehemalige Auschwitzhäftling Tadeusz Kahl, ein Anwalt, der im September 1942 in das KL Auschwitz eingeliefert worden war, schilderte 1947 die dort herrschenden Verhältnisse wie folgt:

> Ein solch brutales Klima herrschte dort, dass manche Häftlinge, denen man mehr Essen versprach, sich diesem Klima anpassten; sie wurden oft zur Tortur für die anderen. Dieses System führte das herbei. Dort herrschte eine Atmosphäre, dass derjenige überleben kann, der über die Leichen der anderen geht, und es gab welche, die daran glaubten. Das Lager wurde nach einer Art Macchiavellismus eingerichtet und geführt. An der ersten Stelle standen Kapos und Blockälteste verschiedener Nationen, zum großen Teil Polen, darauf wurden nur diejenigen ernannt, welche die stärksten mörderischen Instinkte aufwiesen. Das kann man keiner Volksgruppe anlasten, denn in jeder Nation gibt es Individuen, die sich verbrecherisch verhalten oder einen schwachen Charakter aufweisen, der sie dazu verleitet, nach diesen Prinzipien zu handeln. Nur dieses System war imstande, die größten Schurken auszusuchen und aus ihnen Folterwerkzeuge für fügsame Insassen zu machen, für diejenigen, die ihr Leben nicht auf Kosten der anderen erhalten wollten.[9]

Witold Pilecki fasste es in seinem Bericht so zusammen: »Das Lager war ein Prüfstein des Charakters. Manche gerieten in einen moralischen Sumpf. Andere wurden zu einem Charakter aus feinstem Kristall gemeißelt. Wir wurden mit einer scharfen Klinge bearbeitet. Sie schnitt schmerzhaft in unsere Körper, aber in unserer Seele fand sie Felder zum

---

8 Frankl, ... *trotzdem Ja*, S. 20.

9 Vernehmung Tadeusz Kahl vom 13.3.1947, Gerichtsverfahren gegen Rudolf Höß, der 2. Verhandlungstag: AIPN, GK 196/105, Bl. 202–220, hier Bl. 216.

Pflügen … Irgendwann durchlief jeder diesen Umformungsprozess.«[10] Ähnliches berichten andere Überlebende.[11]

Der Kampf ums Dasein

Unter den mörderischen Bedingungen im KL Auschwitz wurde der Kampf ums Dasein mit besonderer Härte ausgefochten. Filip Müller, ein jüdischer Auschwitzüberlebender aus der Slowakei, schrieb in seinen Erinnerungen: »Das Lager machte die Menschen böse und egoistisch. Wer seine Ellenbogen nicht zu gebrauchen verstand, ging unter wie ein Stein, der ins Wasser geworfen wird. Der Anblick der Leidenden, Kranken, Gequälten und Ermordeten war schon so alltäglich geworden, daß er kaum noch jemanden besonders berührt hätte.«[12]

Der bereits zitierte Dr. Otto Wolken wurde im Mai 1943 als »Schutzhäftling« nach Auschwitz überstellt. Er war von den dort vorgefundenen Verhältnissen, die sich im Vergleich zu den ersten zwei Jahren des Lagers sogar noch gebessert hatten, vollkommen schockiert:

> Sogar für mich, der schon durch so viele Lager durchging, war es unbegreiflich, dass man Leute, die nichts verbrochen haben, umbringen könne. Darin eben lag der Unterschied zwischen Auschwitz und anderen Lagern. In den anderen Lagern gab es immer einen Grund oder man suchte wenigstens einen zur Vernichtung. Es war oft ein Scheingrund, nichtsdestoweniger hatte man immer einen Vorwand für die Gewaltakte. Man klagte wegen Diebstahls an oder Störung der Ordnung etc., hier aber mordete man aus reiner Mord-

10 Pilecki, *Freiwillig*, S. 60; Adam Cyra, *Rotmistrz Pilecki. Ochotnik do Auschwitz*, Warszawa 2014, S. 264.

11 Vgl. u. a. den Bericht, den Jerzy Tabeau im Dezember 1943/Januar 1944 nach seiner Flucht aus dem KL Auschwitz am 19.10.1943 verfasste, in deutscher Übersetzung in: *Die Verfolgung und Ermordung der europäischen Juden durch das nationalsozialistische Deutschland 1933–1945*, Bd. 16: *Das KZ Auschwitz 1942–1945 und die Zeit der Todesmärsche 1944/45*, bearb. von Andrea Rudorff, Berlin/Boston 2018 [im Folgenden: *VEJ* 16], S. 298–315, hier S. 304 f. (mit konkreten Beispielen).

12 Filip Müller, *Sonderbehandlung. Drei Jahre in den Krematorien und Gaskammern von Auschwitz*, München 1979, S. 102. Müller traf Mitte April 1942 mit einem Transport von jüdischen Männern aus der Slowakei in Auschwitz ein und wurde dem Sonderkommando, das zur Leichenbeseitigung der vergasten Opfer und zur Instandhaltung der Vernichtungsanlagen eingesetzt wurde, als Heizer zugeteilt.

lust oder auf Befehl aus Berlin. In anderen Lagern mordeten nur die SS-Männer, hier aber mordeten die Häftlinge fast mehr als die SS. Und das eben war das Unglaubliche.[13]

Dr. Kazimierz Hałgas, ein ehemaliger Häftlingsarzt in Auschwitz und in Groß-Rosen, konstatierte in einer Stellungnahme zu einem Buch über das KL Groß-Rosen, dass der Autor neben sachlichen Fehlern das Verhalten der Lagerinsassen heroisieren würde, was jedoch keine Ausnahme sei. »Manche« Autoren, so Hałgas, »übergehen stillschweigend diese im Leben schwierigen Themen und sehen nur die Aufopferung mancher Häftlinge [...] Das Opfer von Pater [Maximilian, B. M.] Kolbe in Auschwitz oder einige andere Beispiele in anderen Lagern, [...] das sind schöne Beispiele, aber leider vereinzelte und schwer nachzuahmen. Im Alltag herrschten ein Wettkampf ums Überleben, Handeln in Todesgefahr, Erniedrigung, Leiden, Schmerz und Hunger bis zum Hungertod oder Tod durch Mord.«[14]

Um im KL Auschwitz überhaupt eine Überlebenschance zu haben, waren folgende Voraussetzungen nötig: ein Posten im Kaposystem oder ein aus Sicht der Lagerleitung begehrter Beruf. Wer entsprechende Qualifikationen besaß, habe mit dem Ausbau der industriellen Fertigung ab 1942 unter »Denkmalschutz« gestanden, so Höß in der polnischen Haft.[15] Von 1942 an gehörten auch medizinische Berufe dazu. Entscheidend war außerdem eine Zuteilung zu einem »guten Kommando«. Witold Pilecki führte hierzu aus:

> Der Unterschied zwischen »Sein« und »Nichtsein« war enorm; ungeheuer war der Unterschied in den Zuständen für diejenigen, die in Werkstätten, Lagerräumen oder Ställen arbeiten durften, gegen-

13 Aussage Dr. Otto Wolken vor der Kommission zur Untersuchung der deutsch-hitlerschen Verbrechen in Auschwitz vom 17.4.1945 (Abschrift): AIPN, GK 196/88, Bl. 131–303, hier Bl. 178 (»Schutzhäftling«) und Bl. 185 f.

14 Dr. med. Kazimierz Hałgas, Anmerkungen zur 2. Auflage der Monografie von Mieczysław Mołdawy »Gross-Rosen – obóz kocnentracyjny na Śląsku« 1979 vom 24.3.1980: APMO, Oświadczenia, Bd. 94, S. 54–94, hier S. 95.

15 Rudolf Höß über Arbeitseinsatz der Häftlinge, o. D. [November 1946] (deutsch, Abschrift): AIPN, GK 196/103, Bl. 110–114, hier Bl. 110: »Der Stand der einzelnen Berufe war, zahlenmäßig, monatlich D II [des RSHA; B. M.] zu melden. Häftlinge wichtiger, aber nur vereinzelt vorkommender Berufe mussten namentlich genannt werden, wie Diamantenschleifer, Schleifer optischer Geräte, Feinmechaniker, Uhrmacher, Werkzeugmacher u. ä. Diese Häftlinge standen unter ›Denkmalschutz‹.«

über der Masse jener, die bei den Arbeitskommandos im Freien auf alle möglichen Arten zu Tode kamen.

Erstere wurden als notwendig geduldet; die anderen bezahlten mit ihrem Leben für die Anweisung, in diesem Mahlwerk so viele Menschen wie möglich umzubringen. [...]

Wer Glück hat, arbeitet drinnen – etwa als Schlosser, Bäcker, Gerber oder Schnitzer oder im Lazarett, in der Küche und in den Ställen. [...]

Die beste Arbeit im Warmen und Trockenen war die im Schweinestall. Das Schweinefutter war viel reichlicher und nahrhafter als das, was die Häftlingsküche lieferte.

Die Schweine bekamen nämlich die Reste von den Mahlzeiten der »Herrenmenschen«.

Diejenigen Häftlinge, die das Glück hatten, sich um die Schweine zu kümmern, nahmen ihren Schützlingen einen Teil dieser guten Mahlzeiten weg.[16]

Diese Zustände führten dazu, dass unter den Lagerinsassen erbittert um solche Posten bzw. Stellen gerungen wurde. Viktor Frankl bemerkte dazu: »In diesem Kampf um das tägliche Brot oder um die Lebenserhaltung und -rettung geht es nur allzu oft hart zu; schonungslos wird da für die eigenen Interessen gekämpft, seien es nun die persönlichen oder die eines engsten Freundeskreises.«[17]

Besonders begehrt waren die Bereiche Arbeitseinsatz (Zuteilung zu Kommandos) und Häftlingskrankenbau. Den entscheidenden Einfluss darauf hatte selbstverständlich die Lagerleitung, die mittels dieser Herrschaftsinstrumente den Lageralltag der Insassen gestaltete und kontrollierte. Rudolf Höß führte in seinen Aufzeichnungen aus:

Von den Ärzten hörte ich oft, daß gerade im Krankenbau stets heftig um die Vorherrschaft gerungen wurde. Ebenso im Bereich des Arbeitseinsatzes. Krankenbau und Arbeitseinsatz waren aber wohl die wichtigsten Machtpositionen im ganzen Häftlingsleben. Wer die

16 Pilecki, *Freiwillig*, S. 104.

17 Frankl, *... trotzdem Ja*, S. 18.

innehatte, der regierte. Und es wurde regiert – und nicht zu knapp. Von wichtigen Stellungen aus konnte man schon seine Freunde hinbringen, wo man sie haben wollte, aber auch Mißliebige entfernen, oder gar ganz beseitigen. Das war in Auschwitz alles möglich. – Diese politischen Machtkämpfe spielten sich nicht nur unter den polnischen Häftlingen in Auschwitz ab.[18]

Besonders gute Karten in diesem Überlebenskampf hatten die deutschen und österreichischen Häftlinge. Von der Lagerleitung grundsätzlich bevorzugt, waren ihre Überlebenschancen dank der Versorgung mit »gehobenen Stellungen« denen der übrigen Insassen weit überlegen.[19] Sie starben kaum hungers (die häufigste Todesursache im KL Auschwitz) oder gewaltsamen Todes durch Angriffe der Kapos oder SS-Männer.

Auf der untersten Stufe in der Häftlingshierarchie standen stets die jüdischen Häftlinge, auch als sie ab dem Sommer 1942 im Kaposystem eine immer wichtigere Rolle zu spielen begannen und von da an ebenfalls »guten Kommandos« zugeteilt wurden. Die vorletzte Stufe in dieser Hierarchie war den polnischen Häftlingen ›vorbehalten‹.

Nach ungeschriebenem Lagergesetz gehörten zudem die »alten Nummern« zu den »privilegierten« Häftlingen. Es handelte sich um diejenigen Lagerinsassen, die bereits längere Zeit im Lager einsaßen und trotz allem noch lebten. Polnische Häftlinge überlebten im KL Auschwitz im Schnitt einige Monate, jüdische Häftlinge bis zum Frühjahr 1942 höchstens einige Wochen und danach einige Monate. Leonard T. Zawacki wurde im Oktober 1940 verhaftet, am 4. April 1941 in das KL Auschwitz eingeliefert und dabei mit der Häftlingsnummer 13390 gekennzeichnet, die stets sichtbar zu tragen war. Zawacki arbeitete zunächst im Baukommando und verfiel zusehends körperlich. Eines Tages traf er im Lager einen alten Schulkameraden, Tolek Dondolewski, der mit dem ersten Transport aus Tarnów vom 14. Juni 1940 ins Lager verschleppt worden war: »As an old prisoner-survivor he had good connections among other prisoners. He worked as a groom to the SS officers' horses and as such he did not lack food, since the horses were better fed than we were. They received sugar, potatoes, carrots, apples and of course oats and other grains. All these staples the grooms shared with the horses.«[20]

18 *Kommandant in Auschwitz*, S. 101 (Hervorhebung B. M.).

19 Ebenda, S. 98.

20 Memoirs of Leonard T. Zawacki, »Auschwitz Prisoner No. 13390«: USHMM, RG-02 Survivor Testimonies, Bl. 23, auch in: AIPN, BU 2635/1, Bl. 1–46, hier Bl. 23 (Kopie).

Dondolewski half Zawacki, eine Stelle im Schreinerei-Kommando zu ergattern. Da Zawacki sehr gut Deutsch konnte, wurde er bald als Blockschreiber in Block 25 beschäftigt. Nun gehörte Zawacki zur Lagerprominenz und nach einigen Monaten auch zu den »alten Nummern«. Eines Tages wurde Zawacki bezichtigt, einem anderen polnischen Häftling geholfen zu haben, der sich auf dem Lagergelände versteckt hatte, um seiner bevorstehenden Erschießung zu entgehen. Der Mann wurde schnell gefunden und einen Tag später in Block 11 erschossen. Der Blockälteste setzte Zawacki zur Strafe als Blockschreiber ab und ›verurteilte‹ ihn zu besonders schwerer Arbeit im Baukommando: »My former block senior was making sure that I worked hard and he told the Capo of the construction crew to drive me even harder. By now, however, I was an old prisoner, known to many ›important fellow prisoners‹ and ›with connections‹ and as such treated with ›respect‹ for being able to survive for so long. My punishment did not last long. I soon went back to the carpentry shop.«[21]

Zurück im Schreinerei-Kommando, wurde Zawacki vom dortigen Kapo als Kommandoschreiber eingesetzt. Mit der Zeit stieg Zawacki zum Hauptschreiber der Werkstätten und später sogar zum »Ober«-Schreiber in der Zentralbauleitung auf. »I was an old prisoner and therefore trustworthy.«[22] Ähnliches berichten andere ehemalige Auschwitzhäftlinge. Pilecki schreibt: »Es war jetzt ohnehin Brauch, dass eine ›alte Nummer‹ sofort in jedem Kommando akzeptiert wurde. Ein solcher Häftling genoss jetzt die Vorrechte eines Veteranen.«[23]

Ein »gutes Kommando« bedeutete für Lagerinsassen nicht nur leichtere Arbeit »unter Dach«, wie es im Lagerjargon hieß, sondern auch die Gelegenheit, sich zusätzliche Lebensmittel zu verschaffen. Gerade die Ställe boten sich dafür an. »Außerdem zweigte mein Freund«, so Pilecki über Karol Świętorzecki, der als Stallknecht im Pferdestall tätig war, »noch Milch von der Zuteilung für den Hengst ab. [...] Viel später hielt mein Freund 32 [Leszek Cenzartowicz], dem ich eine Arbeit in den Ställen verschaffen konnte, seinen ausgezehrten Körper am Leben, indem er Stuten molk, die gefohlt hatten, und die Milch trank.«[24] Waldemar Nowakowski, der im KL Auschwitz zunächst als Stallknecht eingesetzt war,

21 Ebenda, Bl. 25 f.

22 Ebenda, Bl. 30.

23 Pilecki, *Freiwillig*, S. 199.

24 Ebenda, S. 105.

berichtete, dass diese Stelle die Möglichkeit bot, sich von dem Futter für die Pferde zusätzliche Nahrung zu »organisieren«. »Ich weise darauf hin«, so Nowakowski im Jahre 1947, »dass Pferde damals neben normalem Futter zusätzlich je ein Kilogramm Zucker und Hengste je 25 Liter Milch täglich erhielten«.[25]

Auch im Gerberei-Kommando ließ sich Nahrung ergattern, wie Pilecki berichtet: »Einige der Häftlinge, die dort arbeiteten, trockneten die Hautabfälle, die dort beim Abhäuten der angelieferten Schweinekadaver anfielen, und kochten sich anschließend eine ›wunderbare Suppe‹ daraus.« Und weiter: »Im Sommer '41 aß ich zum ersten Mal Hundefleisch. Damals wusste ich nicht, was es für ein Fleisch war, das mir die Freunde in der Gerberei da gaben. Später aß ich es wissentlich. Der Lebenserhaltungsinstinkt lässt alles gut schmecken, was man hinunterbekommt.«[26]

Die »alten Nummern« hatten nicht nur erleichterten Zugang zu »guten Kommandos«, sondern auch die Chance, im Krankheitsfall bevorzugt medizinisch behandelt zu werden. Der Auschwitzüberlebende Dr. Simon Lubicz, ein jüdischer Arzt aus Frankreich, der im HKB Monowitz als Häftlingsarzt tätig war, erklärte im Jahre 1970: »Ich selbst begünstigte als Deportierter seit langer Zeit die Häftlinge, die am längsten im Lager waren, diejenigen, die am längsten widerstanden, da ich glaubte, dass sie die moralische Kraft besaßen, davonzukommen.«[27]

Die »alten Nummern« genossen nicht nur unter den Lagerinsassen einen gewissen »Respekt«, sondern auch unter Angehörigen der SS-Lagermannschaft. Eddy de Wind, ein jüdischer Arzt aus den Niederlanden, der im September 1943 nach Auschwitz deportiert wurde, schildert in seinen Erinnerungen ein Gespräch mit seinem Blockältesten: »›Neunzig Prozent‹«, so der Mann, »›krepieren im ersten Jahr, müsst ihr wissen, aber wenn man das überlebt, schafft man den Rest auch noch. Man gewöhnt sich ans Essen, bekommt etwas bessere Kleidung, und ist man ›alter Häftling‹, hat die SS durchaus ein wenig Respekt vor einem.‹«[28] Ähnliches berichtete der ehemalige Häftling Artur Mayer, ein deutscher Jude, im April 1945: »Diese Häftlinge, welche schon lange in Lagern wa-

25 Vernehmung Waldemar Nowakowski vom 27.8.1947: AIPN, GK 196/137, Bl. 131–134, hier Bl. 131 f.

26 Pilecki, *Freiwillig*, S. 105.

27 Vernehmung Dr. med. Simon S. Lubicz vom 4.11.1970: Fritz Bauer Institut, 4 Js 798/64, Bd. 6, Bl. 933–936, hier Bl. 935.

28 Wind, *Ich blieb in Auschwitz*, S. 79 f.

ren, hatten größere Chancen am Leben zu bleiben, weil sie bei den Lagerbehörden eine Art von Respekt erweckten. Den größten Prozentsatz der Ermordeten bildeten die Neuankömmlinge.«[29]

Die Anzahl der »gehobenen« Posten und Stellen in »guten« Kommandos war allerdings begrenzt. Nach Richtlinien des WVHA vom 1. Juni 1941 sollte beispielsweise »die Zahl der für Lagerzwecke eingesetzten Häftlinge 10 % der *arbeitsfähigen* Häftlinge nicht übersteigen«.[30] Nur wenige Lagerinsassen hatten daher Aussicht auf solche Posten. Der Zufall spielte dabei eine enorme Rolle; kannte man jemanden, der bereits eine dieser Stellen innehatte und zugleich bereit sowie imstande war, einem zu helfen, stiegen die Chancen. Eine reichsdeutsche Staatsbürgerschaft half ohnehin.

Resilienz

Nicht minder wichtig, ja unabdingbar, um Auschwitz zu überleben, waren mentale Ressourcen. Wer nicht gleich in die Vernichtungsanlagen geschickt wurde, brauchte einen starken Überlebenswillen und neben der physischen eine extreme psychische Widerstandskraft (Resilienz),[31] um an den im Lager herrschenden Verhältnissen seelisch nicht zu zerbrechen. Ferner gehörten dazu ein hohes Maß an Anpassungsvermögen, um flexibel auf die sich stets ändernden Extremsituationen zu reagieren,

---

29 Protokoll der Sitzung der Kommission zur Untersuchung der deutsch-hitlerschen Verbrechen in Auschwitz, Vernehmung des Zeugen Artur Mayer am 10., 11., 12. April 1945. AIPN, GK 165/51/1, Bl. 5–58, hier Bl. 44. Mayer, der in seiner Vernehmung angab, politischer Häftling gewesen zu sein, wurde offenbar tatsächlich als verurteilter Betrüger und Hochstapler inhaftiert. Für diese Information danke ich Dr. Stephan Heinrich Nolte aus Marburg a. d. Lahn.

30 Schreiben SS-WVHA, D II/1, Oranienburg, 14. 6. 1942, betreff. Häftlingseinsatzführertagung am 1. 6. 1942 (Abschrift): AIPN; GK 196/117, Bl. 58 f. (Hervorhebung im Original).

31 Der Medizinsoziologe Aaron Antonovsky untersuchte bei seinen Forschungen über Resilienz auch eine Gruppe von Überlebenden aus Konzentrationslagern, die »trotz ihrer traumatisierenden Erfahrungen in der Lage waren, ihr weiteres Leben zu meistern. Antonovsky beschrieb sie als besonders widerstandsfähige Personen, die die Welt grundsätzlich als zusammenhängend und sinnvoll erlebten. Er nannte diese Grundhaltung ›Sense of Coherence‹ (SOC)« (Hannelore Gießen, »Ressourcen nutzen, Resilienz erwerben«, in: *Pharmazeutische Zeitung* vom 22. 6. 2015, https://tinyurl.com/5h6wsyan [Zugriff: 23. 1. 2021]). Vgl. ausführlich Aaron Antonovsky, *Salutogenese. Zur Entmystifizierung der Gesundheit*, Tübingen 1997.

sowie die Fähigkeit, unter den martialischen Bedingungen Überlebensnetzwerke aufzubauen oder sich den schon bestehenden anzuschließen.

Die Neuankömmlinge erlebten nach ihrer Ankunft in Auschwitz einen Aufnahmeschock. Die Neuen wurden grundsätzlich ›bevorzugt‹ physisch und psychisch misshandelt. Nach einer zweiwöchigen Quarantäne erhielten sie grundsätzlich Arbeit in den »schlechten« Außenkommandos. Dort hatten sie Schwerstarbeit zu leisten, unter Misshandlungen und zwischen Ende Oktober und April auch widrigen Wetterverhältnissen zu leiden. Pilecki beschreibt die Rückkehr von Außenkommandos ins Lager wie folgt:

> Die Marschkolonnen schleppten die Leichen ihrer Kameraden mit, die bei der Arbeit getötet worden waren.
>
> Manche der Toten sahen fürchterlich aus. [...]
>
> Diese Marschkolonnen, ein Bild menschlichen Elends, waren von einem Ring aus Einpeitschern und Antreibern umgeben, die mit Schlagstöcken auf die Marschierenden einprügelten und sie zwangen, im Takt [der Marschmusik des Lagerochesters] zu bleiben. [...]
>
> So sah die Rückkehr der Außenkommandos aus.
>
> Unter ihnen gab es nur wenige »alte Nummern«.
>
> Die waren entweder bereits »durch den Schornstein« verschwunden, oder es war ihnen gelungen, eine Arbeit unter Dach zu ergattern.
>
> Zum größten Teil bestanden die Außenkommandos aus Zugängen.[32]

Folglich war die Mortalität unter den Neuankömmlingen am höchsten, sie starben meistens binnen weniger Monate. Nicht wenige von ihnen begingen Suizid. Die lagerübliche Methode der Selbsttötung war, »in den Draht zu laufen«, das heißt das »Berühren des mit elektrischer Hochspannung geladenen Stacheldrahts«.[33] Nach Angaben des polnischen Lagerwiderstandes starben so bis zum 1. Juli 1942 insgesamt 390 Häftlinge,

32 Pilecki, *Freiwillig*, S. 101 f.

33 Frankl, *... trotzdem Ja*, S. 38. Andere erhängten sich oder schnitten sich die Pulsadern auf. Vgl. u.a. Vernehmung Edward Wrona vom 17.3.1947, am 7. Verhandlungstag im Gerichtsverfahren gegen Rudolf Höß: AIPN, GK 196/108, Bl. 2–19, hier Bl. 9 f.

einige erhängten sich auch.[34] Der ehemalige Häftlingspfleger im HKB Buna Lajzer Sylman, ein polnischer Jude, der sich nach 1945 Leon Stasiak nannte, erklärte im Jahre 1947: »1942/1943 war unter den Häftlingen von Monowitz eine richtige Psychose, in den elektrisch geladenen Stacheldraht zu laufen und Selbstmord zu begehen.«[35]

Dies wird durch andere ehemalige Häftlinge bestätigt. Der ehemalige Häftlingsarzt Stefan Budziaszek sprach in diesem Zusammenhang von »Haftpsychose«, »die sich praktisch darin äußerte, dass der psychisch gebrochene Häftling den Appetit verlor, erschreckend schnell abbaute und apathisch wurde. Dies ging häufig mit der Abnahme der sensorischen Fähigkeiten einher. Diese Häftlinge begingen Selbstmord, in dem sie sich erhängten oder in die Drähte liefen.«[36]

Andere suizidwillige Häftlinge ließen sich in gewissem Sinne töten. So war es im Lager bekannt, dass im Jahre 1942 die deutschen Lagerärzte 80 bis 90 Prozent der jüdischen Neuaufnahmen im Krankenbau zur Tötung per Phenolspritze bestimmten. »Viele von ihnen [den jüdischen Insassen; B. M.] wussten das und meldeten sich, wenn sie sterben wollten, im Krankenbau, um nicht in den Elektrozaun laufen zu müssen.«[37] Paul Hoffmann wurde im März 1943 nach Auschwitz deportiert und zwei Tage später nach Monowitz gebracht, wo er Zwangsarbeit leisten musste. Er überlebte. Im Jahre 1962 berichtete er: »Es kam vor, dass Häftlinge, wenn sie zur Arbeit geführt wurden, mutwillig den Marschblock verließen, damit sie von den begleitenden SS-Wachposten erschossen wurden, weil sie die Belastungen des Lagerlebens seelisch und körperlich nicht mehr ertragen konnten.«[38]

---

34 Bericht der polnischen Widerstandsbewegung an die polnische Exilregierung in London, o. D. [November 1942], abgedruckt in: *VEJ* 16, S. 127–188, hier S. 181.

35 Leon Stasiak [vor 1945: Lajzer Sylman], Erklärung unter Eid vom 3.9.1947 (deutsch): AIPN, GK 151/460, Bl. 325–335, hier Bl. 327; Häftlingspersonalbogen Sylman, Laiser, Buchenwald: Arolsen Archives, 1.1.53/7227967/ITS Digital Archive, dort seine Unterschrift: »Sylman Lajzer«; zu Suiziden vgl. auch Klee, *Auschwitz*, S. 21, S. 94, S. 298 und S. 308. Hingegen schreibt der ehemalige Häftlingsarzt in Auschwitz-Birkenau Robert Levy, dass es trotz des Horrors in Birkenau wenige Selbstmorde gegeben habe: »Wir versuchten Selbstmörder zu retten, obwohl uns die Deutschen das verboten haben« (ders., »Auschwitz II [Birkenau]«, S. 464).

36 Vernehmung Dr. Stefan Budziaszek vom 5.3.1948: AIPN, GK 164/179/4, Bl. 29–39, hier Bl. 33.

37 Bericht Jerzy Tabeau, o. D. [Ende 1943/Anfang 1944], hier zitiert nach *VEJ* 16, S. 306.

38 Vernehmung Paul Hoffmann vom 4.7.1962 (Kopie): BStU, MfS HA IX/11 ZUV 84, Bd. 83, Bl. 218–224, hier Bl. 224; http://www.wollheim-memorial.de/de/paul_hoffmann_19212008 [Zugriff: 29.1.2021].

Ähnliches schilderte Dr. Alfred Fiderkiewicz über seine Zeit im Quarantäneblock in Auschwitz-Birkenau nach seiner Ankunft im August 1943: »Der ganze Block war voll von Gejammer. Menschen warfen sich auf den mit elektrischer Hochspannung geladenen Stacheldraht, und SS-Posten auf dem Wachturm machten sich einen Sport daraus, auf sie zu schießen.«[39]

Auf den Aufnahmeschock folgte die zweite Phase: das Anpassen und die Gewöhnung an die Lagerverhältnisse. Diese Reaktion, so Viktor Frankl, setzte wenige Tage nach der Ankunft ein: »Nach dem ersten Stadium des Schocks schlittert der Häftling in das zweite Stadium der relativen Apathie.« Unter den gegebenen Umständen war die »relative Apathie« bzw. die seelische Abstumpfung eines Häftlings nicht nur lebenserhaltend, sondern normal und auch typisch. Frankl führt aus:

> Das Abtöten der normalen Gefühlsregungen schreitet dann immer weiter fort. Anfangs schaut der Häftling weg, wenn er etwa zum Appell kommandiert ist, um beim Strafexerzieren irgendeiner Gruppe zuschauen zu müssen. Noch kann er den Anblick sadistisch gequälter Menschen, den Anblick von Kameraden, die stundenlang im Dreck auf und nieder müssen und hierbei das nötige Tempo durch Prügel diktiert bekommen, nicht ertragen. Tage oder Wochen später geht es ihm aber schon anders [...].
>
> Leidende, Kranke, Sterbende, Tote – all dies ist ein so geläufiger Anblick nach einigen Wochen Lagerleben, daß es nicht mehr rühren kann.[40]

Zofia Kossak wurde im Oktober 1943 ins KL Auschwitz eingeliefert. Sie schilderte später das Verhalten der lagererfahrenen Gefangenen im Frauenlager wie folgt:

> Die niedrigen Nummern überlebten so viele unaussprechliche Gräuel, dass ihre moralische Sensibilität abgestumpft war. Ähnlich war es mit der Sprache – sie mussten sich gewöhnen, um den Verstand nicht zu verlieren. Sie gewöhnten sich, sie stumpften ab, sie verloren ihr Maß. Die nach ihrer Auffassung lächerlichen Leiden der

39 Vernehmung Dr. Alfred Fiderkiewicz vom 31.7.1945: AIPN, GK 196/84, Bl. 157–210, hier Bl. 173.

40 Frankl, ... *trotzdem Ja*, S. 41–43 (Zitate S. 41 und S. 42 f.).

> Neuankömmlinge weckten bei ihnen kein Mitgefühl, sondern reizten sie. Gleichzeitig machte sie der Selbsterhaltungstrieb raubgierig und rücksichtslos. Ein Trieb, der jedem Lebewesen innewohnt und verlangt, das eigene Leben um jeden Preis zu retten. Dieser Instinkt äußerte sich in der Einstellung: »Wenn wir über die Leichen unserer Genossinnen gehen müssen, um unser eigenes Leben zu retten, dann machen wir das. Lass die Schwächeren untergehen!«[41]

Allerdings eröffneten erst das eigene Überleben und zugleich eine »gehobene« Position im Kaposystem überhaupt reelle Möglichkeiten, den anderen Lagerinsassen helfen zu können. Enna Weiß, eine slowakische Jüdin und »Chefärztin« des Krankenbaus im Frauenlager Auschwitz, soll ihren eigenen Worten zufolge nach folgendem Prinzip in Auschwitz gehandelt haben: »»Wie ich mich hier in Auschwitz so halten konnte? Mein Prinzip ist: Erst komme ich, dann noch einmal ich, dann wieder ich. Dann kommt lange nichts, dann komme ich und dann kommen die anderen.«« Ella Lingens, die einzige österreichische Häftlingsärztin in Auschwitz, die diese Worte überliefert hat, fügte hinzu: »Gerade weil diese Frau die Klugheit und Kraft besaß, zu dieser Einstellung zu stehen, hielt sie sich in einer Position, in der sie für die anderen Juden wirklich etwas leisten konnte. Es gab kaum jemanden im Lager, der so vielen das Leben gerettet hat, wie Enna Weiß.«[42]

Die seelische Abstumpfung hinterließ oft genug auch tiefe moralisch-ethische Spuren, Verrohung etwa. Alicja Glińska wertete in den 1960er Jahren für eine Studie über Veränderungen in der Moral unter den Auschwitzhäftlingen zahlreiche Berichte und Memoiren von Überlebenden aus. Ihre Ergebnisse stimmen mit den hier angeführten Beobachtungen Frankls weitgehend überein:

> Ziemlich oft sind Meinungen anzutreffen, dass nur diejenigen über das Verhalten der Häftlinge urteilen dürfen, die in derselben Hölle gelebt haben. Nur sie können begreifen und auch wissen, was der Hunger, die unaufhörlichen Misshandlungen und die ständige

---

41 Zofia Kossak, *Z otchłani. Wspomnienia z lagru*, Warszawa 2004, S. 88. Die erste Ausgabe erschien 1946. Kossak war 1944 aus Auschwitz in das Warschauer Pawiak-Gefängnis überstellt und dort zum Tode verurteilt worden. Der polnische Widerstand organsierte Schmiergeldzahlungen, um sie vor der Vollstreckung des Urteils zu bewahren. Im Juli 1944 wurde Kossak sogar aus dem Gefängnis entlassen.

42 Lingens, *Gefangene der Angst*, S. 238.

> Angst vor dem Tode bewirken können. [...] Die angeführten Formulierungen unterscheiden sich in ihrer Form und ihrem Inhalt. Ein Teil der Ausführungen hat einen allgemeinen und mehrdeutigen Charakter wie z. B. »Auschwitz tötete die Seelen«, »wirkte sich destruktiv auf den menschlichen Charakter aus«, »führte zum Werteverfall«. Die anderen Berichte enthalten allgemeine Urteile über Veränderungen in den moralischen Einstellungen. Sie berichten von Demoralisierung, Entwürdigung oder etwa Werteverfall. [...] Ziemlich interessant ist, dass manche Verfasser der Erinnerungen auf den direkten Zusammenhang von Hungerstadium und Grad des moralischen Verfalls hinweisen.[43]

Stärkend – psychisch wie physisch – wirkten dagegen die Zugehörigkeit zu Netzwerken, Freundschaften, persönliche Bindungen. Das beobachtete auch Witold Pilecki. Bald nach seiner Einlieferung im September 1940 begann er, eine geheime Widerstandsorganisation im Lager aufzubauen. Obwohl darauf die Todesstrafe stand, profitierten die Einzelnen von der Mitgliedschaft. Pilecki: »Die Männer, die ihm bereits angeschlossen waren, fühlten sich moralisch gestärkt; ein paar wohlgesonnene Unterstützer zu haben, tat ihnen gut. Mit wachsendem Selbstbewusstsein schafften sie es allmählich, sich in bessere Arbeitskommandos vorzuarbeiten.«[44]

Die meisten Netzwerke waren ausschließlich auf das Überleben ausgerichtet. Es waren lose und informelle Verbindungen von Lagerinsassen, die auf unterschiedlichen Grundlagen fußten. Mal war es das lagerspezifische Gefühl der Zusammengehörigkeit (»alte Nummer«, Zugehörigkeit zu einzelnen Kommandos), mal handelte sich um freundschaftliche, berufliche (Mediziner), landsmannschaftliche, gesellschaftliche, politische oder ethnische Bande.

Wie wichtig Netzwerke und Freundschaften in Auschwitz waren, in welchem Maße sie die einzelnen Häftlinge stärkten und ihre Überlebenschancen vergrößerten, lässt sich beispielhaft in Briefen eines jungen Häftlings namens Janusz Pogonowski an seine Familie ablesen, die er zwischen Juli 1942 und April 1943 verfasst und aus dem Lager geschmuggelt hat. Der 17-jährige Gymnasialschüler wurde im Mai 1940 im deutsch besetzten Krakau bei einer Straßenrazzia festgenommen und

43 Alicja Glińska, »Kierunek przekształceń moralnych wśród więźniów Oświęcimia«, in: *Przegląd Lekarski – Oświęcim* 9 (1969) 1, S. 53–57, hier S. 54.

44 Pilecki, *Freiwillig*, S. 91.

einige Wochen später, am 14. Juni, nach Auschwitz verschleppt. Er überlebte die ersten Monate und wurde später dem Vermesser-Kommando zugeteilt, das außerhalb des Lagers eingesetzt wurde. Das eröffnete den Häftlingen die Chance, streng verbotene Kontakte zur polnischen Zivilbevölkerung aufzunehmen und so zusätzliche Nahrungsmittel zu besorgen. Auf diesem Wege wurden auch geheime Berichte und Meldungen der polnischen Widerstandsorganisation, in der Pogonowski aktiv war, aus dem Lager sowie Medizin ins Lager geschmuggelt.[45] Der erste erhaltene Brief von Pogonowski an seine Familie stammt vom 14. Juli 1942:

> Der Tag hier ist für mich nicht ein Tag wie bei freien Menschen, das ganze Leben ist ein nächtlicher Albtraum. Nicht ein Moment Ruhe. Immer von den Peitschen der deutschen Banditen angetrieben und gejagt. [...] Auf jedem Schritt lauert der Henker, bereit zur Vollstreckung des Urteils. Wenn nicht der Hunger, dann bezwingt uns die Krankheit, wenn die glücklich vorüber ist, wartet ein unvermuteter Schlag mit der Schaufel oder einem anderen scharfen oder schweren Gegenstand. Manchmal kommt sogar der Moment, wo ich im Abendgebet Gott um Gnade, um den Tod bitte. Diese hat nicht nur einen, sondern Tausende von uns erlöst. Hier kann man sogar wohlhabend und gut leben, aber man muß den Anderen das Leben nehmen, zum Henker der eigenen Brüder, Väter, Schwestern oder Mütter werden. [...] Sie wollen uns unbedingt fertigmachen, die Liebe und Treue zum geliebten Vaterland aus uns herausreißen. [...]
>
> Der Tod ist hier für uns eine so gewöhnliche Sache, daß sicherlich keiner große Angst vor ihm hat.[46]

Am 25. September 1942 schrieb Pogonowski:

> Ich habe im Lager viele, mir wohlgesinnte Kollegen. [...] Aber ich habe auch Freunde. Das sind zwei Kollegen, mit denen ich hierher gekommen bin. Einer, ein Jahr jünger, der andere zwei Jahre älter als ich. [...] Wie ihr wißt, war ich sehr schwer krank. Ich habe ihnen [den

45 *Illegale Briefe aus Auschwitz von Janusz Pogonowski*, hg. von Franciszek Piper, Oświęcim 1999, S. 5–14; *Grypsy z Konzentrationslager Auschwitz Józefa Cyrankiewicza i Stanisława Kłodzińskiego*, eingel. und bearb. von Irena Paczyńska, Kraków 2013, S. 8, Fn. 11.

46 Janusz Pogonowski, Lager Auschwitz, [14. Juli 1942], in: *Illegale Briefe*, S. 15–18 (Zitate S. 16 f.).

> Freunden; B. M.] viel zu verdanken, aber, was ich wieder hervorhebe, es geht hier nicht um materielle Hilfe, die auf jeden Fall nötig war, aber sie haben mich so gut die konnten seelisch gestärkt. Sie haben mir nicht einen Moment gestattet, finstere Gedanken zu hegen, sie haben einfach mein Gesicht vor dem Antlitz des Todes versteckt.[47]

Aus den Briefen geht hervor, dass der Glaube an Gott, die Liebe zu seiner Familie sowie die zu seiner Heimat ebenso wie im Lager geschlossene Freundschaften dem jungen Häftling einen Sinn gaben: Sie hielten seinen Lebenswillen aufrecht.[48] In der Psychologie spricht man in diesem Zusammenhang von »Kohärenzgefühl«. Man erlebt – wie Pogonowski – die Welt als zusammenhängend und das eigene Dasein als sinnvoll, verbunden mit der Überzeugung, dass man es erfolgreich meistern kann.[49]

Trotzdem überkamen Pogonowski mit der Zeit immer größere Zweifel. In einem Brief vom 21. März 1943 heißt es: »Ich nehme an, daß es sogar in diesem Falle [Kriegsende; B. M.] für uns von hier kein Entkommen gibt. Was bedeuten für die [die Deutschen; B. M.] schon mehrere zehntausend Menschen, wenn Hunderttausende bereits ermordet worden sind.« Einen Monat später, am 21. April, schrieb Pogonowski in seinem letzten erhaltenen Brief: »In letzter Zeit habe ich viel Leid gehabt. Vor einem Monat wurde mein bester Freund für ein kleines Vergehen hier im Lager erschossen. Das erwartet gegenwärtig jeden für irgendeine Dummheit.«[50] Drei Monate später, am 19. Juli 1943, wurde Pogonowski mit elf Kameraden aus dem Vermesser-Kommando lageröffentlich erhängt, angeblich als Vergeltung für die Flucht dreier anderer Häftlinge.

Pogonowski hatte es in drei Jahren in Auschwitz geschafft, sich den Lagerverhältnissen anzupassen, in ein gutes Kommando zu kommen, Freundschaften als Überlebensgemeinschaft zu schließen und allen Widrigkeiten zum Trotz an seinem Lebenswillen festzuhalten. Seine Überlebenschancen schienen im Jahre 1943 im Vergleich zu denen der

---

47 Ders., Lager Auschwitz, 25. September 1942, in: ebenda, S. 21–30 (Zitate S. 22–24).

48 Ebenda.

49 Dorsch. Lexikon der Psychologie, Eintrag: Kohärenzgefühl, https://tinyurl.com/34xxctbn [Zugriff: 29.01.2021]. Vgl. auch Gießen, »Ressourcen«; Antonovsky, *Salutogenese.*

50 Janusz Pogonowski, Lager Auschwitz, 21. März 1943, in: *Illegale Briefe,* S. 42 f. (Zitat S. 42), und ders., Lager Auschwitz, 21. April 1943, in: ebenda, S. 44 f. (Zitate S. 45).

nunmehr hauptsächlich jüdischen Neuankömmlinge relativ gut zu sein. Dennoch endete diese »erfolgreiche« dreijährige Lagergeschichte des Schülers Pogonowski tragisch.

Ohne Lebensmut kam das Ende schnell. Pilecki berichtete: »Obwohl die Haftbedingungen sich [1942; B. M.] leicht verbessert hatten, starben täglich mehrere Patienten auf der Station. [...] Manche hatten einfach den Lebenswillen verloren. Wer nicht mehr weiterkämpfen wollte und aufgab, starb sehr schnell.«[51] Auch der Häftlingsarzt Stefan Budziaszek beobachtete:

> All diese Ursachen [erschöpfende Zwangsarbeit und unzureichende Ernährung; B. M.] zusammen ergaben eine beträchtliche Anzahl von Fällen sogenannter »allgemeiner Körperschwäche«. [...] Die meisten diese Fälle erforderten keine besondere Behandlung, sondern lediglich ein Bett und mehr Nahrung. Es ließen sich aber nur die Fälle behandeln, die wegen der erschöpfenden Arbeit und zugleich unzureichenden Ernährung abgebaut hatten. Krankheitsfälle, die auch durch den psychischen Faktor (Haftpsychose) bedingt waren, sprachen kaum auf Behandlung an. Diese Kranken aßen nicht, bauten weiter ab, [...] sie starben meist infolge des berüchtigten Hungerdurchfalls oder an Lungenentzündung.[52]

Ella Lingens, die österreichische Häftlingsärztin im Frauenlager, berichtete über eine Gruppe von 25 deutschen Jüdinnen aus Breslau, die sie 1943 in ihrem Block betreute und um die sie sich besonders bemühte. »Es war alles vergeblich. Man konnte sie nicht aus ihrer zutiefst pessimistischen Verzweiflung herausreißen, sie waren seelisch schon tot, ehe sie körperlich starben.« Innerhalb kürzester Zeit erlagen 23 von ihnen einer Krankheit, zwei Überlebende wurden im Jahr darauf vergast.[53]

Rudolf Höß erklärte in polnischer Haft die viel höhere Sterblichkeit der jüdischen Häftlinge in Auschwitz im Vergleich zu Insassen anderer Nationalitäten mit der Aussichtslosigkeit ihres Schicksals:

---

51 Pilecki, *Freiwillig*, S. 90.

52 Vernehmung Dr. Stefan Budziaszek vom 5.3.1948: AIPN, GK 164/179/4, Bl. 29–39, hier Bl. 33 (Zitat; Hervorhebung im Original deutsch); ähnlich Bericht Dr. Stefan Buthner (Budziaszek) vom 2. und 3.2.1974, aufgezeichnet von Tadeusz Iwaszko: APMO, Oświadczenia, Bd. 88a, Bl. 1–61, hier Bl. 17.

53 Lingens, *Gefangene der Angst*, S. 239.

> Sie [die jüdischen Häftlinge; B. M.] wußten, ausnahmslos, daß sie zum Tode verurteilt waren, daß sie nur so lange am Leben blieben, als sie arbeiten konnten. Das Gros machte sich auch keine Hoffnung auf eine Änderung ihres traurigen Loses. [...] Die Aussichtslosigkeit, dem vorauszusehenden Ende zu entgehen, ließ sie psychisch an ihrer Umwelt völlig teilnahmslos werden. Dieser psychische Zusammenbruch beschleunigte den physischen. Sie hatten keinen Lebenswillen mehr, ihnen war alles gleichgültig geworden, die geringste körperliche Erschütterung brachte sie zum Erliegen. Ob früher oder später, der Tod war ihnen gewiß. Ich behaupte fest – nachdem was ich beobachtet habe – die hohe Sterblichkeit der Juden war nicht nur durch die für die meisten schwere, ungewohnte Arbeit, durch die unzureichende Ernährung, die vollgepreßte Unterkunft und all die anderen Widrigkeiten und Mißstände des Lagerlebens bedingt, sondern hauptsächlich und entscheidend durch den psychischen Zustand. [...] Bei den jüdischen Frauen war dies noch viel deutlicher festzustellen.[54]

Auf den Status der jüdischen Häftlinge in Auschwitz, die sogenannten Transportjuden, wird noch einzugehen sein. Ihnen konnte, wenn überhaupt, nur die Hoffnung auf eine baldige totale Niederlage des Dritten Reiches Anlass zu Überlebenswillen liefern.

»Gaskammer«-Humor und »Krematoriumsesperanto«

Es mag aus heutiger Sicht bizarr und befremdlich erscheinen, dass Lagerinsassen trotz all dem alltäglichen Schrecken einen spezifischen »Auschwitz-Humor« bzw. »Gaskammer-Humor« entwickelten und auslebten, vergleichbar dem Galgenhumor. Dass »Sarkasmus und Galgenhumor [...] zu typischen Charakterzügen von KL-Veteranen« wurden, hält Nikolaus Wachsmann für das gesamte Lagersystem fest und zitiert David Rousset: »›Die Entdeckung des Humors‹ [...] ›ermöglichte vielen von uns das Überleben‹.«[55] Der »Auschwitz-Humor« war jedoch in vielerlei Hinsicht besonders, nicht selten schwarz, brutal und makaber, verhöhnend und verspottend.

---

54 *Kommandant in Auschwitz,* S. 110 f.
55 Wachsmann, *KL*, S. 588.

Wissenschaftler sind sich einig, dass Humor die psychische Widerstandskraft stärkt und fördert und damit zu den Säulen von Resilienz zählt. Nicholas A. Kuiper schreibt in seinem Aufsatz »Humor and Resiliency«: »The evidence […] clearly suggests that there is an important role for humor in a resiliency approach to stress and trauma. Case studies, moderator research, and cognitive appraisal work on humor all converge on the notion that increased humor can often help an individual cope more successfully with traumatic situations.«[56] Darin scheint auch die Quelle des »Gaskammer-Humors« bzw. »Auschwitz-Humors« gelegen zu haben. Viktor Frankl schildert in seiner Abhandlung über Konzentrationslager erste Reaktionen – seine und die seiner Leidensgenossen – auf die Ankunft in Auschwitz:

> So zerrann eine Illusion nach der andern, die der eine oder andere von uns noch behalten haben mochte. Jetzt überkommt die meisten von uns aber ein irgendwie Unerwartetes: Galgenhumor! Wir wissen, wir haben nichts mehr zu verlieren außer diesem so lächerlich nackten Leben. Während schon die Brause fließt, rufen wir einander mehr oder weniger witzige, auf jeden Fall witzig sein sollende Bemerkungen zu und bemühen uns krampfhaft, vor allem über uns selbst, dann aber auch über einander uns lustig zu machen. Denn, nochmals: es kommt wirklich Wasser aus den Brausetrichtern! …[57]

Frankl wurde im Oktober 1944 nach Auschwitz verschleppt. Seine Mutter und sein Bruder Walter waren zu diesem Zeitpunkt schon vergast worden.

Witold Pilecki arbeitete mit seinem Kommando eines Tages in der Nähe der Vorratsmagazine.

> Plötzlich nahmen wir einen starken Geruch von Räucherfleisch wahr.
>
> Unser Geruchssinn, vom Hunger geschärft, war damals erstaunlich empfindlich.
>
> In unserer Vorstellung sahen wir ganze Reihen aufgehängter Schinken und Lendenstücke vor uns.

---

56 Nicholas A. Kuiper, »Humor and Resiliency: Towards a Process Model of Coping and Growth«, in: *Europe's Journal of Psychology* 8 (2012) 3, S. 475–491, hier S. 486 f., https://tinyurl.com/mr26pkzm [Zugriff: 23.12.2022].

57 Frankl, *… trotzdem Ja*, S. 35.

> Na und? Sie waren nicht für uns!
>
> Diese Vorräte konnten nur der »Herrenrasse« vorbehalten sein.
>
> Auf jeden Fall, so scherzten wir, war der Geruchssinn ein Beweis, dass wir keine Menschen mehr waren. Die Vorratsräume waren 40 Meter entfernt. Unsere Nasen waren die von Tieren, nicht mehr die von Menschen.
>
> Das war es, was uns letztlich immer rettete: unser Sinn für Humor.[58]

Sind solche Beispiele auch aus heutiger Sicht zwar makaber, aber nachvollziehbar, verschlagen einem andere den Atem. Einem solchen Scherz fiel Alfred Gawalewicz beinahe zum Opfer, der im Januar 1941 ins Lager eingeliefert und nach einigen Monaten zum sogenannten Muselmann wurde, einem vollkommen ausgezehrten und entkräfteten Häftling. Im April 1942 wurde Gawalewicz mit anderen Muselmännern nach Auschwitz-Birkenau in den Block 7 (»Isolierblock«) verlegt, in dem regelmäßig Selektionen stattfanden. Die selektierten Häftlinge wurden anschließend mit Lastwagen zur Gaskammer gebracht und ermordet. Gawalewicz gelang es immer wieder, sich mithilfe von Häftlingspersonal vor einer solchen Selektion zu retten, auch weil er inzwischen zu den »alten Nummern« gehörte. Während einer solchen Aktion versteckte sich Gawalewicz mit einigen seiner Kameraden im Block. Als die Selektion vorbei war, atmeten die Geretteten auf, und Gawalewicz zündet sich eine selbst gedrehte Zigarette an:

> Da erwischt mich einer der Sanitäter, ein Tscheche mit Spitznamen »Pepan«. Der ist gerade noch einmal durch das Tor hereingekommen, um etwas zu holen.
>
> – Siehe mal an, so ein intelligentes Bürschchen (schwere Beleidigung), sitzt hier und raucht, und wir retten so einen Muselmann. Na, dann ab ins Gas!
>
> Er führt mich aus dem Tor heraus. Ein Teil der Unglücklichen sitzt schon auf den Wagen, die übrigen treiben SS-Leute, Blockführer und Hunde zur Eile. Pepan setzt mich vor dem Tor ab und entfernt

58 Pilecki, *Freiwillig*, S. 66.

> sich grinsend. Der SS-Mann, der den Transport leitet, zeigt auf mich und befiehlt:
>
> – Los, los! – und deutet in Richtung Lastwagen.
>
> Erneut wagt Piasecki [der Blockschreiber; B. M.], mich zu retten: Er gibt vor, mich feste zu schlagen und schreit:
>
> – Marsch in den Block, Du Hornochse, Du! Los, an die Arbeit – und mit Fußtritten befördert er mich hinter das Tor zurück.[59]

»Diesen Streich Pepans«, so Gawalewicz, »werde ich wohl nie vergessen«. Trotzdem zeigt er auf eine gewisse Art Verständnis dafür: »Zu Pepans Verteidigung wird man sagen müssen, daß in dieser makabren Baracke ein ihrer Atmosphäre entsprechender Galgen- oder besser ›Gaskammern‹-humor herrschte. Ein Humor, der für normale Menschen in normalen Existenzbedingungen absolut unzugänglich und unverständlich ist.« Weiter setzt Gawalewicz selbstkritisch fort: »Auch ich bin diesbezüglich nicht frei von Schuld.« Eines Tages »trällerten wir«, so Gawalewicz, nach der Melodie eines sentimentalen Tangos aus der Vorkriegszeit »ein fröhliches Liedchen: ›'S ist eine, die Meine, wo wir uns wiedersehen, wo wir – vielleicht schon morgen – zur Gaskammer anstehen.‹ Leider war das die grausame Wahrheit.«[60]

Beliebte Objekte der »Auschwitz-Scherze« waren neben »Muselmännern«[61] stets Neuankömmlinge, gleichgültig ob jüdische, polnische oder andere. Sie wurden von »alten Nummern« als »Hurensöhne-Millionennummern« beschimpft[62] und oft grausam veralbert. Jerzy Tabeau, der im März 1942 ins Lager eingeliefert wurde, schildert in seinem Bericht vom Jahresende 1943 einen dieser »Scherze«, den sich ältere Häftlinge bei Fotoaufnahmen von »Neuzugängen« erlaubten: »Schließlich sind die Aufnahmen gemacht, ich stehe auf und will mich hinstellen, in dem Moment verliere ich das Gleichgewicht und werde gegen die Wand geworfen. Unsere Kameraden, die Fotografen, alles Häftlinge und zudem Polen, machen sich einen Spaß daraus, den Stuhl beim Aufstehen an-

59 Adolf Gawalewicz, *Überlegungen im Warteraum zum Gas. Aus den Erinnerungen eines Muselmannes*, Gütersloh 1998, S. 91 f. (Hervorhebungen im Original).

60 Ders., *Überlegungen*, S. 92.

61 Fejkiel, *Więźniarski szpital*, S. 71.

62 Vernehmung Dr. Alfred Fiderkiewicz vom 31.7.1945: AIPN, GK 196/84, Bl. 157–210, hier Bl. 174.

zustoßen – kein Wunder, man muss sich das eintönige Lagerleben doch etwas versüßen, und sei es auf Kosten seiner Kameraden.«[63]

Salmen Gradowski traf am 8. Dezember 1942 mit einem Transport von 1000 jüdischen Deportierten aus Grodno im Lager Auschwitz ein. Von ihnen wurden 769 als »arbeitsunfähig« selektiert und anschließend vergast, darunter seine Frau, seine Mutter und seine Schwester. Gradowski kam als »arbeitsfähig« ins Lager. In seinem Bericht von 1944 schildert Gradowski, wie er und seine Leidensgenossen nach der Ankunft von »älteren« Häftlingen verhöhnt und verspottet wurden:

> Die jüdischen Begleiter verhöhnen uns. Niemand versteht ihre geheimnisvollen Fragen: Wer hat euch hierherkommen heißen? Hättet ihr euch nicht einen besseren Platz aussuchen können? Niemand antwortet ihnen, weil keiner ihre Frage versteht. [...] Jeder möchte ein Gespräch mit den Alteingesessenen anknüpfen und bei ihnen etwas herausfinden. Aber wie gemein, wie verbrecherisch sind auch die, mit denen wir reden. Und wie können Menschen solche Sadisten sein, dass sie ihren Spott treiben mit elenden, gebrochenen Menschen. Wie können sie uns auf die Frage, wo sich jetzt unsere Familien befinden, so leichthin und ohne das Gesicht zu verziehen die Antwort geben: »Die sind schon im Himmel«? Hat das Lager so auf sie gewirkt, dass sie alle menschlichen Gefühle verloren haben und keinen besseren Zeitvertreib finden, als Vergnügen aus dem Schmerz und Leiden anderer zu schöpfen?[64]

Ähnliches erlebte Perla Ovitz, die mit ihrer Familie in einem Transport aus Ungarn am 19. Mai 1944 in Auschwitz eintraf. Sie und sechs weitere kleinwüchsige Familienangehörige wurden auf der Rampe für Mengeles Experimente ausgesucht und warteten auf die Aufnahme ins Lager. Sie sahen, wie ihre Nachbarn und andere aus dem Transport an ihnen vorbei in Richtung der rauchenden Schornsteine gingen. Ovitz fragte einen Häftling, was diese Schornsteine bedeuten, und bekam zur Antwort:

---

63 Bericht Jerzy Tabeau, o. D. [Dezember 1934/Januar 1944], hier zitiert nach *VEJ* 16, S. 298–315, hier S. 302 f.; den gleichen »Scherz« erlebte Stefan Budziaszek bei der Aufnahme im Februar 1942. Vgl. Bericht Dr. Stefan Buthner (Budziaszek) vom 2./3.2.1974, aufgezeichnet von Tadeusz Iwaszko: APMO, Oświadczenia, Bd. 88a, Bl. 1–61, hier Bl. 10.

64 Salmen Gradowski, *Die Zertrennung. Aufzeichnungen eines Mitglieds des Sonderkommandos*, hg. von Aurélia Kalisky unter Mitarbeit von Andreas Kilian, Berlin 2019, S. 125 f.

»Weißt Du nicht, wo du bist? Das ist keine Bäckerei, das ist Auschwitz, Kever Yisroel – Israels Grab und Du endest auch bald im Ofen.«[65]

Neben dem »Gaskammer«-Humor zeichnete sich der Lageralltag in Auschwitz durch eine spezifische Lagersprache aus. Drei Überlebende von Auschwitz schrieben dazu in einem Beitrag:

> Die Welt des Konzentrationslagers brachte nicht nur abweichende Verhaltensstereotype, eine abweichende Moral, eine andere Weltsicht und ein anderes Menschenbild hervor, auch die dort praktizierte Art der Verständigung trug in Wortschatz und Stilistik eigene Züge. Die sprachlichen Kontakte im Lager waren von der unmenschlichen Situation geprägt und mit Brutalismen, mit ordinären Verwünschungen und Ausrufen gesättigt.
>
> Man kann diese entartete lagerszpracha [Lagersprache] – Tadeusz Borowski bezeichnete sie einmal eindrucksvoll als »Krematoriumsesperanto« – als sprachpathologisches [...] Phänomen ansehen [...] Die Lagersprache war Produkt der spezifischen Bedingungen in einem Lager, in dem Menschen aus verschiedenen Völkern aufeinandertrafen.[66]

Funktionshäftlinge und »ältere Nummern« belegten Neuankömmlinge bzw. die ihnen unterstellten Insassen mit verschiedensten Schimpfwörtern und Beleidigungen, die aus einem umfangreichen Wortschatz stammten. Die so behandelten Häftlinge mussten »jede Beleidigung und jedes Schimpfwort, jeden Befehl und jede Anweisung mit einem geradezu sakralen deutschen *jawohl!* beantworten [...]. *Hau ab!* war ein typischer Ausdruck im Lageralltag; so beendete der Kapo das Gespräch und fügte noch einen Fußtritt oder einen Schlag mit seinem *drąg* [Knüppel] hinzu.«[67]

---

65 Lidia Ciborska, »Perla Ovitz – żydowska karlica Mengelego«, in: *Żydzi Wschodniej Polski*, Folge III: *Kobieta Żydowska*, hg. von Anna Janicka, Jarosław Ławski und Barbara Olech, Białystok 2015, S. 347–368, hier S. 358.

66 Zenon Jagoda/Stanisław Kłodziński/Jan Masłowski, »›bauernfuss, goldzupa, himmelautostrada‹. Zum Krematoriumsesperanto, der Sprache polnischer KZ-Häftlinge«, in: *Die Auschwitz-Hefte. Texte der polnischen Zeitschrift »Przegląd Lekarski« über historische, psychische und medizinische Aspekte des Lebens und Sterbens in Auschwitz*, hg. vom Hamburger Institut für Sozialforschung, 2 Bde. und Erg.-Bd., Hamburg 1994, Bd. 2, S. 241–260, hier S. 241.

67 Ebenda, S. 244.

Die »Lagersprache« vermittelt eindrucksvoll, welch brutale und derbe Umgangsformen in Auschwitz herrschten. Sie waren für die Neuankömmlinge stets ein Schock, besonders für Angehörige der Intelligenz. Sie waren solche Umgangsformen nicht gewohnt. Auch Häftlingspfleger und -ärzte eigneten sich diese an, insbesondere die »alten Nummern«.

Dr. Alfred Fiderkiewicz aus Warschau wurde als politischer Häftling am 26. August 1943 nach Auschwitz deportiert. Nach einigen Wochen, noch in der Quarantäne in Auschwitz-Birkenau, stand er mit anderen Neuankömmlingen, die angaben, von Beruf Arzt zu sein, dem Häftlingsarzt Dr. Zenon Zenkteler gegenüber. Zenkteler saß ab September 1941 in Auschwitz ein, war Lager-Veteran und hatte den Auftrag, zu prüfen, ob die »Prüflinge« tatsächlich Mediziner waren. Fiderkiewicz sprach dabei Zenkteler mit »Herr Kollege« an. Dessen Reaktion schockierte ihn: »Er ließ daraufhin eine Schimpfkanonade auf mich los, die ich in meinem Leben nie vergessen werde. ›Doktor bin hier nur ich, und ihr alle seid hier die räudigen Millionennummern. Und wage es nicht, etwas anderes zu denken.‹« Fiderkiewicz fügte gleichwohl an: »Ich verdanke ihm aber mein Leben.«[68] Andere ehemalige Häftlingsärzte wie Dr. Wolken oder Dr. Nyiszli berichten über ähnliche Erfahrungen mit Dr. Zenkteler.[69]

»Cäsarenwahn en miniature«

Über NS-Täter, darunter SS-Lagerärzte, wurde bereits ausführlich geforscht und publiziert, auch über die, die in Auschwitz tätig waren.[70] Viele der dort eingesetzten deutschen Männer und Frauen lebten absolute Macht aus, die Macht über das Dasein von Hunderttausenden von Menschen, über Leben und Tod, wie auch – nicht selten – den Atavismus des Tötens. Sie gehörten der »Herrenrasse« an und glaubten, nichtdeut-

68 Vernehmung Dr. Alfred Fiderkiewicz vom 31.7.1945: AIPN, GK 196/84, Bl. 157–210, hier Bl. 174.

69 Dr. Wolken und andere Insassen meldeten sich im Sommer 1943 zum Einsatz als Ärzte. Sie wurden dabei von Dr. Zenkteler geprüft: »In einem Krankenbau des Lagers B II d wurden wir alle versammelt und wurden von einem Häftlingsarzt aus Polen mit Namen Dr. Senkteller [Zenkteler; B. M.] sozusagen geprüft in recht unsachlicher Form.« Vernehmung Dr. Otto Wolken vom 24.11.1972: HHStA Wiesbaden, 461/37976/12, Bl. 210–213, hier Bl. 210v. Siehe auch Nyiszli, *Im Jenseits*, S. 15.

70 Zur Forschungsliteratur über SS-Lagerärzte vgl. u. a. Dan de Leeuw, »›In the Name of Humanity‹: Nazi Doctors and Human Experiments in German Concentration Camps«, in: *Holocaust and Genocide Studies* 34 (2020) 2, S. 225–252.

sche Lagerinsassen misshandeln und töten zu dürfen und das sogar tun zu müssen. Maria Stromberg, eine österreichische Krankenschwester, arbeitete in Auschwitz im SS-Revier. Am Tag ihrer Ankunft, am 1. Oktober 1942, wurde sie vom Adjutanten des Lagerkommandanten, Robert Mulka, empfangen, der ihr erklärte: »Schwester, Sie haben hier einen schweren Dienst. Die Deutschen machen in Auschwitz Arbeit, die zwar schrecklich ist, aber für uns notwendig.«[71] Allerdings konnten sich die in Auschwitz eingesetzten Deutschen dabei nicht immer auf Befehle berufen, die sie ohnehin ohne ernsthafte Konsequenzen hätten verweigern können.

Aber auch die Häftlinge, die im Auftrag der Lager-SS Macht über andere Lagerinsassen ausübten, verfielen nicht selten dem »Cäsarenwahn en miniature«, wie es Viktor Frankl formulierte, und nutzten ihre Position hemmungslos aus. Frankl: »Ohne viel darüber nachzudenken, [...] fühlt sich der durchschnittliche Lagerhäftling naturgemäß vollständig deklassiert.« Im Kontrast dazu stand, so Frankl, »jene Minorität von Häftlingen, die sozusagen als Prominente galten, [...] die Capos und Köche, Magazinverwalter und ›Lagerpolizisten‹ – sie alle kompensierten das primitive Minderwertigkeitsgefühl; sie fühlten sich im allgemeinen keineswegs deklassiert wie die ›Majorität‹ der gewöhnlichen Häftlinge, sondern nachgerade – arriviert. Ja, sie entwickelten mitunter geradezu einen Cäsarenwahn en miniature.«[72]

Beispiele für solches Verhalten lassen sich beliebig anführen, von Verhöhnung und Spott über physische und psychische Misshandlungen bis hin zu Tötungen. Zu denen, die in Auschwitz derart auffielen, gehörte Paul Barteldt, der im Lager vom August 1940 bis 1943 als Kapo in verschiedenen Kommandos fungierte. Nach übereinstimmenden Zeugenaussagen misshandelte und tötete Barteldt zahlreiche Häftlinge und wurde deswegen in Ost-Berlin im Jahre 1952 zu einer lebenslänglichen Freiheitsstrafe verurteilt. Laut psychiatrischem Gutachten von 1951 war Barteldt »ein gemütsarmer, haltloser Psychopath [...], dem diese Brutalitäten zuzutrauen sind«.[73]

---

71 Vernehmung Maria Stromberg vom 25.0.1947, 13. Verhandlungstag im Gerichtsverfahren gegen Rudolf Höß: AIPN, GK 196/111, Bl. 50–73, hier Bl. 52 f.

72 Frankl, *... trotzdem Ja*, S. 98.

73 Dr. Hall, Humboldt-Universität Charité, Psychiatrische und Nervenklinik, Psychiatrisches Gutachten über den Angeklagten Paul Barteldt, Berlin, 10.10.1951: BStU, MfS Ast 35 Js 294/50, Bd. 2, Bl. 129–139, hier Bl. 135; zum Urteil von 1952: ebenda, Bl. 123–128. Mehr zu diesem Fall: Leide, *Auschwitz und Staatssicherheit*, S. 134–136.

Es scheint, dass dem von Frankl geschilderten »Cäsarenwahn en miniature«, der nicht immer so martialische Formen annahm, besonders oft deutsche Häftlinge verfielen. Das dürfte, wie sich zeigen wird, einerseits mit ihrem sozialen Hintergrund zusammenhängen, andererseits mit ihrer »gehobenen« Stellung in der Häftlingshierarchie in Auschwitz, die sie der Lager-SS verdankten. Das wird hier am Beispiel von Ludwig Wörl veranschaulicht, der von Oktober 1942 bis Februar 1943 im Häftlingskrankenbau in Monowitz und von März bis August 1943 im zentralen Häftlingskrankenbau im Stammlager Auschwitz eine wichtige Rolle spielte.

Ludwig Wörl aus München, geboren 1906, verfügte weder über einen Schulabschluss noch über irgendeine Fachausbildung und war nach eigenen Angaben parteilich ungebunden. Im Jahre 1934 soll er sich an einer »Flugblätteraktion« über Zustände im KL Dachau beteiligt haben und deswegen denunziert worden sein. Er wurde von der Gestapo verhaftet und nach einigen Monaten in das KL Dachau eingeliefert. Dort arbeitete er seiner Aussage nach in der Lagerschreinerei und später im Krankenbau als Häftlingspfleger, wo er medizinische Kenntnisse erworben und außerdem gelernt haben will, Röntgenapparate zu bedienen. Am 20. August 1942 wurde Wörl mit sechzehn anderen deutschen und österreichischen Dachau-Häftlingen in das KL Auschwitz verlegt, um dort nach eigenen Angaben die Fleckfieberepidemie zu bekämpfen. Man setzte ihn im Krankenbau des Stammlagers als Röntgenassistenten ein. Seine Vorgänger waren beide tot. Der polnische Häftlingsarzt und Röntgenologe Dr. Czesław Gawarecki war einige Monate zuvor erschossen und dessen Nachfolger, der tschechische Jude und Röntgenologe Samson Fedor, mit der Todesspritze ermordet worden.[74] In der neuen Funktion »spielte« Wörl, so der Häftlingsarzt Rudolf Diem, Röntgenologe und »diagnostizierte« oft bei Häftlingen Krankheiten wie Tuberkulose; daraufhin wurden sie auf Anweisung des SS-Lagerarztes per Todesspritze ermordet. Wörl geriet deswegen in Konflikt mit polnischen Häftlingsärzten, die ihn verdächtigten, bei polnischen Häftlingen absichtlich solche Krankheiten zu »diagnostizieren«.[75]

74 Fejkiel, *Więźniarski szpital*, S. 35 f.

75 Klee, *Auschwitz*, S. 441. Klee gibt an, Wörl sei österreichischer Kommunist gewesen. Siehe auch »Ludwig Wörl – Porträt eines Gerechten«, in: Freiburger Rundbrief, 1964/65, Nummer 61/64, S. 94 f.; Vernehmung Ludwig Wörl vom 25. 11. 1958: HHStA Wiesbaden, 461/37638/3, Bl. 316–318; Rudolf Diem, »Wspomnienia, fragmenty«

Ende Oktober 1942 wurde Wörl als Ältester in den sich in Monowitz im Aufbau befindlichen Häftlingskrankenbau verlegt. Als Häftlingspfleger suchte er sich kommunistische Insassen ohne medizinische Kenntnisse und Funktionshäftlinge. Zu seinem Stellvertreter machte er einen österreichischen Hochstapler, Heinrich Schuster, der sich in Auschwitz als Arzt ausgab und als solcher »praktizierte« (mehr dazu unten). Zu diesem Zeitpunkt befanden sich in Auschwitz, auch in Monowitz, viele Insassen, insbesondere jüdische, die von Beruf Mediziner waren, aber in den »schlechten« Außenkommandos arbeiten mussten. Spätestens ab Mai 1942 ließ die Lager-SS allerdings jüdische Insassen als Pfleger in Häftlingskrankenbauen zu. Auswahl an qualifiziertem Personal hätte Wörl also gehabt.

Die Folgen der wörlschen Personalpolitik wirkten sich fatal auf die medizinische Versorgung der kranken Insassen in Monowitz aus. Die Mediziner unter den Häftlingen hätten trotz der äußerst knappen Ressourcen die medizinische Versorgung verbessern und damit das Leben von vielen Häftlingen – zumindest vorübergehend – retten können. Im HKB in Monowitz gab es zwar, offenkundig auf Anweisung des SS-Lagerarztes, einige wenige tatsächliche Häftlingsärzte, jene hatten sich jedoch Wörl und seinen kommunistischen Kameraden unterstellen müssen. Im März 1943 wurde Wörl von der Lager-SS als Ältester in den zentralen HKB im Stammlager versetzt. Diesen Posten bekleidete er bis Ende August 1943, als er für drei Monate in den Lagerarrest musste. Anschließend wurde Wörl zum Lagerältesten im Stammlager ernannt, später in gleicher Position im Nebenlager Günthergruppe eingesetzt.

Ludwig Wörl bekam als »Chef« des Lagerspitals enorme Macht über das dort beschäftigte Häftlingspersonal sowie Tausende Patienten. 1956 erklärte Wörl sichtlich stolz: »Im März 1943 wurde ich als Lagerältester des Krankenreviers eingesetzt. Mir unterstanden dabei ca. 3000 Patienten.«[76] Er dirigierte, bestimmte, »behandelte« Kranke und erteilte Häftlingsärzten entsprechende Anweisungen. Fejkiel schrieb über Wörl: »Er war apodiktisch und machte Fehler. Er versuchte, im Krankenbau [im Stammlager; B. M.] mit stalinistischen Methoden kommunistische Verhältnisse einzuführen.«[77] Unter den Wörl unterstellten Häftlings-

---

[o. D.]: APMO, Wspomnienia, Bd. 172 [im Folgenden: Diem, »Wspomnienia«], S. 51, S. 123 (Wörl als »Röntgenologe«) und S. 124.

76 Vernehmung Ludwig Wörl, Lebensmittelkaufmann, vom 18. 1. 1956: LASH, Abt. 352.3, Nr. 16435, Bl. 191–192R, hier Bl. 191R.

77 Fejkiel, *Więźniarski szpital*, S. 155.

ärzten und -pflegern befanden sich zahlreiche promovierte Mediziner und auch Professoren der Medizin mit langjähriger Berufserfahrung. Diejenigen, die ihm widersprachen, denunzierte er bei SS-Ärzten und offenkundig auch bei der Lager-Gestapo.

Nie in seinem Leben hatte Wörl so viel Macht und Einfluss besessen wie in Auschwitz. Er lebte dabei offenkundige Minderwertigkeitskomplexe aus und befriedigte seine in Auschwitz erweckten Machtgelüste wie auch seine antipolnischen Vorurteile. Diese deckten sich mit den Zielen der SS und machten Wörl für polnische Insassen besonders gefährlich. Im Gegensatz zu vielen seiner deutschen Lagerkameraden war Wörl jedoch nicht antisemitisch.

Auch Hermann Langbein, ein österreichischer Kommunist, der am 20. August 1942 aus dem KL Dachau mit Wörl nach Auschwitz verlegt wurde, um dort mit »gehobenen« Stellen im Kaposystem betraut zu werden, kritisierte Wörl: »Wörl verkörpert den Typ eines deutschen Gefangenen, der in allen Lagern anzutreffen war: Vor seiner Verhaftung hat er in bescheidenen Verhältnissen gelebt, in die er nach der Befreiung zurückkehrte. Im Lager hat er weit größere Macht erhalten, als er jemals besaß. Die SS hatte ihn zum ›Führer‹ gemacht und er hatte nicht die Kraft, allen Verlockungen zu widerstehen, welche das Führerprinzip denen anbot, die aus der Masse herausgehoben wurden.«[78] Diese Einschätzung steht in Einklang mit dem Urteil polnischer Häftlingsärzte, die mit Wörl als »Vorgesetztem« zu tun hatten. Rudolf Diem stimmte Langbein zu: »Wörl war ein Mensch von psychopatischer Überheblichkeit.«[79]

Einen ähnlichen Fall stellte Peter Welsch dar, ein Kommunist und Nieter von Beruf, der im Stammlager als Blockältester und stellvertretender Ältester im HKB eingesetzt war. Welsch führte sich wie ein Oberarzt auf und »praktizierte« sogar als Chirurg. Fejkiel konstatierte:

> Der Blockälteste Welsch, der Lagerälteste Bock und später manche ihrer Nachfolger waren klassische deutsche Primitivlinge auf verantwortlichen Posten. In ihrem Leben ereignete sich etwas Einmaliges und Außergewöhnliches: Sie konnten als (im Lager) angelernte Sanitäter über Ärzte bestimmen und sogar in deren Fachkompetenzen eingreifen. Neben primitivem Denken und grotesker Erschei-

78 Hermann Langbein, *Menschen in Auschwitz*, Wien 1987, S. 254 f.

79 Diem, »Wspomnienia«, S. 123.

nung waren sie ziemlich stark von der nationalsozialistischen Ideologie infiziert, obwohl sie sich zu dieser bewusst nicht bekannten und sogar davon lossagten. [...] Die Ironie des Schicksals führte dazu, dass das System, das Konzentrationslager geschaffen und dort Widerspenstige eingesperrt hatte, einige seiner Opfer infizierte. Diese genierten sich nicht, Vorteile aus der Zugehörigkeit zur ›großen deutschen Nation‹ zu ziehen. Daher waren viele deutsche Häftlinge sehr eingebildet.[80]

Für Wörl und ihm ähnliche »Prominente« stellte Auschwitz den absoluten Höhepunkt eines völlig unerwarteten sozialen Aufstiegs dar. Nach 1945 arbeitete Wörl als Kioskverkäufer in München und denunzierte weiterhin seine Kontrahenten aus Auschwitz: polnische Häftlingsärzte. Und er rühmte sich seiner angeblichen Verdienste im Lager. »›Er sah in sich den großen Mann von Auschwitz‹«, zitierte Langbein einen Freund von Wörl. »In erster Linie«, so Langbein weiter, »haben Deutsche [deutsche Häftlinge; B. M.] Auschwitz als ihre ›große Zeit‹ in Erinnerung behalten.«[81]

Das galt auch für weibliche Lagerinsassen unter ihnen. Luise Baumann etwa, die in Auschwitz zur Ältesten des Frauenlagers aufstieg, war Kleinkriminelle und Prostituierte. Im Jahre 1942 wurde sie als »Asoziale« in das KL Ravensbrück eingewiesen und sechs Wochen später nach Auschwitz überstellt. »Im K.Z. Auschwitz wurde ich«, so Baumann im Jahre 1946, »nach einiger Zeit Funktionshäftling, Lager-Kapo und 1944 dann Lagerälteste [...] Als Lagerälteste war ich 40 000 – 50 000 Frauen überstellt.« 1946 wurde sie erneut wegen krimineller Delikte verhaftet. Der sie vernehmende Polizeibeamte notierte: »Sie erklärt frei heraus, dass sie als Lagerälteste des Frauenlagers Auschwitz in jeder Hinsicht viel besser gelebt hat als wie jetzt in der Freiheit. Sie hatte ein Zimmer für sich, das von einem Kalfaktor betreut wurde. Verpflegungsmäßig will sie sich sehr gut gestanden haben [...] In der Kleidung will sie mit das Beste getragen haben.«[82]

---

80 Fejkiel, »Medycyna za drutami«, S. 462; ähnlich über Welsch und Bock Kazimierz Hałgas, *Byłem w KL Gross-Rosen i Dyhernfurth. Wspomnienia lekarza-więźnia*, hg. von Dorota Sula, Wałbrzych 2010, S. 17 f. Welsch und Bock verhielten sich jedoch nicht so denunziatorisch und antipolnisch wie Wörl.

81 Langbein, *Menschen in Auschwitz*, S. 545.

82 Protokoll der Sichtprüfung der Personalakten von Luise Baumann durch Jan Sehn vom 6. 6. 1947, Auszüge aus dem Vernehmungsprotokoll vom 14. 5. 1946: AIPN, GK

Lagerinsassen, die überleben wollten, mussten den Umgang mit solchen »Prominenten« lernen. Władysław Fejkiel wurde im Frühjahr 1941 als Muselmann in den sogenannten Schonungsblock Nr. 14 aufgenommen. Der Blockälteste war zu diesem Zeitpunkt Hans Biedermann, ein deutscher krimineller Häftling. Er wohnte allein in einer geräumigen Stube im Block, zweigte systematisch Lebensmittelrationen der Kranken ab und ließ sich von jungen Häftlingen, den sogenannten Pipeln,[83] bedienen. Biedermann inspizierte ab und zu die Krankenstuben und schlug dabei sowohl Häftlingspfleger als auch Kranke. Manchmal tötete er besonders schwache Patienten im Waschraum. Er erwürgte sie mit eigenen Händen oder ertränkte sie, indem er mit Gewalt einen Gummischlauch in den Mund seines Opfers steckte und Wasser hineinpumpte. Fejkiel konstatiert:

> Die Schule bei Hans bedeutete für mich Lehrzeit für den ganzen späteren Aufenthalt im Lager. Ich hatte gelernt, wie man mit Banditen, Psychopathen und Verrückten umgeht. In der Zukunft sollte ich mit solchen Menschen direkt zu tun haben, mit Offizier-Ärzten und Unteroffizieren der SS. [...] Entgegen meinem Charakter wurde ich immer verschlossener und listiger. [...] Ich begann dasselbe [Schmeicheln; B.M.] zu tun, mit gutem Ergebnis. Es zeigte sich, dass Menschen es oft mögen, wenn man ihre guten Eigenschaften hervorhebt, insbesondere wenn sie diese gar nicht besitzen.[84]

Die hier geschilderten Verhältnisse und die herrschenden Bedingungen im KL Auschwitz waren in jeder Hinsicht abnormal, sie waren mörde-

---

196/148, Bl. 133–138, hier Bl. 133 f. Baumann wurde am 28.2.1947 nach Polen ausgeliefert und am 12.5.1948 zu einer achtjährigen Gefängnisstrafe verurteilt. 1953 kam sie frei. Vgl. Elżbieta Kobierska-Motas, *Ekstradycja przestępców wojennych do Polski z czterech stref okupacyjnych Niemiec 1946–1950*, 2 Bde., Warszawa 1992, Bd. 2, S. 35.

83 Ein »Pipel« war ein junger Häftling, oft minderjährig, der sich einem einflussreichen Funktionshäftling andiente. Neben den sexuellen Diensten, die er zu leisten hatte, kochte er für seinen Protektor, wusch die Wäsche, machte sein Bett usw. Dafür erhielt er zusätzliche Lebensmittel, genoss Vorzugsbehandlung und den Schutz seines Gönners. Vgl. u.a. Vernehmung Jakub Wolman vom 13./14.4.1945: AIPN, GK 196/87, Bl. 1–85, hier Bl. 75; Bericht/Anhörung Dr. Otto Wolken vom 17.4.1945 (deutsch, Abschrift): AIPN, GK 196/88, Bl. 131–303, hier Bl. 211. In den ersten Jahren rekrutierten sich die »Pipel« aus jungen polnischen, später aus jüdischen Häftlingen. Sie waren durch diese Umstände oft demoralisiert und schikanierten und misshandelten andere Lagerinsassen.

84 Fejkiel, »Medycyna za drutami«, S. 464, S. 472 (Zitat) und S. 483.

risch. Diese barbarische Ausnahmesituation bildet den Hintergrund für das Schicksal, das Verhalten und die Tätigkeit der Häftlingsärzte und -ärztinnen im Konzentrations- und Vernichtungslager Auschwitz, von denen im Folgenden die Rede sein wird.

»Gesundheitswesen« unter tödlichen Bedingungen

Der Aufbau des Häftlingskrankenbaus im KL Auschwitz

Unter den dreißig Insassen, die am 20. Mai 1940 aus dem KL Sachsenhausen in Auschwitz eintrafen, befand sich Hans Bock, der in Auschwitz die Häftlingsnummer 5 erhielt. Bock war seit 1933 in NS-Konzentrationslagern als krimineller Wiederholungstäter inhaftiert.[1]

Im KL Sachsenhausen, errichtet im Sommer 1936, war eine erste, provisorisch eingerichtete Sanitätsstation mit der Zeit zum relativ gut ausgestatteten Häftlingsrevier ausgebaut worden, um die medizinische Minimalversorgung der Lagerinsassen zu gewährleisten. Geleitet wurde es vom 1. Lagerarzt, dem weitere SS-Ärzte unterstanden. Diese beschränkten sich meist auf die Aufsicht; die praktische Behandlung der Kranken übten in der Regel Häftlingspfleger ohne jegliche medizinische Fachausbildung aus. Das galt auch für Hans Bock, der hier zum Einsatz kam. In den anderen KL funktionierten Häftlingsreviere nach den gleichen Prinzipien wie in Sachsenhausen.[2]

---

1 Czech, *Kalendarium*, S. 32; Kazimierz Szczerbowski, »Der erste Schreiber im ›Revier‹ von Auschwitz. Erinnerungen«, in: *Die Auschwitz-Hefte. Texte der polnischen Zeitschrift »Przegląd Lekarski« über historische, psychische und medizinische Aspekte des Lebens und Sterbens in Auschwitz*, hg. vom Hamburger Institut für Sozialforschung, 2 Bde. und Erg.-Bd., Hamburg 1994, Bd. 1, S. 155–158, hier S. 158.

2 Marco Pukrop, *SS-Mediziner zwischen Lagerdienst und Fronteinsatz. Die personelle Besetzung der Medizinischen Abteilung im Konzentrationslager Sachsenhausen 1936–1945*, Diss., Gottfried Wilhelm Leibniz Universität Hannover 2015, https://tinyurl.com/2fsn694f, S. 69–74 [Zugriff: 3.1.2019]; Astrid Ley/Günter Morsch, *Medizin und Verbrechen. Das Krankenrevier des KZ Sachsenhausen 1936–1945*, 2. Aufl., Berlin 2013, S. 69–75; Astrid Ley, »Krankenrevier im Konzentrationslager. Ort der Hilfe und des Mordens«, in: *Deutsches Ärzteblatt* 104 (2007) 5, S. 247–249; *Bericht des internationalen Lagerkomitees Buchenwald*, Weimar o. D. [1945/46], S. 69–85, hier u. a. S. 70: »Zu dieser Zeit [1938; B. M.] war es verboten, Häftlingsärzte in den Krankenbetrieben zu beschäftigen. Die

Bock erhielt in Auschwitz den Auftrag, im Rahmen der »Häftlingsselbstverwaltung« ein Krankenrevier für die Häftlinge mit einzurichten und es als Revierkapo zu leiten. Das übrige Revierpersonal, Krankenpfleger und sonstige Hilfskräfte, sollte unter den polnischen Neuankömmlingen rekrutiert werden. Zwar befanden sich unter den polnischen Neuankömmlingen zahlreiche Ärzte, die gemäß ihren Fachkompetenzen im Krankenrevier hätten beschäftigt werden können. Das war allerdings zu diesem Zeitpunkt in allen Konzentrationslagern durch einen Befehl Heinrich Himmlers untersagt. Dieser Befehl sei auf Anregung von Theodor Eicke, dem Inspekteur der Konzentrationslager, erlassen worden, wie Rudolf Höß nach 1945 berichtete. Es sei in der Vorkriegszeit nämlich vorgekommen, so Höß, dass Häftlinge, die im Lager in ihren Berufen als Ärzte eingesetzt waren, ihre Kameraden unter dem Vorwand einer Krankheit im Häftlingsspital wochenlang versteckt gehalten hätten, obwohl diese in Wirklichkeit gesund gewesen seien. Das Verbot habe nun diese »Missstände« beseitigen sollen.[3]

Die ersten Monate

Die erste Krankenstube des KL Auschwitz wurde außerhalb des Lagers im benachbarten Tabakmonopolgebäude eingerichtet, in dem die ersten polnischen Insassen inhaftiert waren, da das eigentliche Konzentrationslager für ihre Aufnahme noch nicht fertiggestellt war. Von Ende Juni an wurden Häftlinge nach und nach in die einzelnen gemauerten Blocks des Lagers verlegt.

Die Rekrutierung des Fach- und Hilfspersonals für das Revier aus den Reihen der Häftlinge oblag dem 1. Lagerarzt, Dr. Max Popiersch, der diese Aufgabe zum Teil dem Revierkapo (später HKB-Ältesten) Hans Bock überließ. In zahlreichen Fällen kümmerte sich Popiersch jedoch persönlich um die Einstellung von Revier-/HKB-Personal.

Zu den ersten Gefangenen, die im Häftlingsrevier beschäftigt wurden und die es auch mit aufbauten, gehörte der Arzt Leon Głogowski. Er war am 8. Mai 1940 im oberschlesischen Rybnik von der Gestapo verhaftet und am 27. Juni 1940 mit 18 anderen Häftlingen als Schutzhäftling nach Auschwitz gebracht worden, wo er die Häftlingsnummer 1281 er-

---

Kranken unterstanden daher ausschließlich der Betreuung und Behandlung von Häftlingspflegern, denn alle SS-Ärzte waren sprichwörtlich faul.«

3 Vernehmung Rudolf Höß vom 9.1.1947: AIPN, GK 196/103, Bl. 124–141, hier Bl. 126.

hielt. Unmittelbar nach der Ankunft wurden die Ankömmlinge geschlagen und getreten, anschließend registriert und in der sogenannten Quarantäne untergebracht, die sich zu diesem Zeitpunkt im ersten Stock des Tabakmonopolgebäudes befand. Noch am Ankunftstag erhielt Głogowski von einem Bekannten aus Rybnik, der einige Tage zuvor in Auschwitz eingeliefert worden war, den Rat, seinen Beruf zu verschweigen.[4] Denn rasch sprach sich herum, dass Angehörige der polnischen Intelligenz in Auschwitz durch das SS-Personal sowie durch deutsche Funktionshäftlinge, die in dessen Auftrag handelten, eine »spezielle« Behandlung erfuhren: Misshandelt und getötet wurden mit ›Vorliebe‹ katholische Priester, Juristen, Lehrer, Ärzte und andere Akademiker.

In den ersten Tagen nach ihrer Ankunft mussten die Neuen von früh bis spät in der prallen Sonne verschiedene »Sportübungen« absolvieren und deutsche Lieder lernen, wobei sie von SS-Angehörigen und Kapos schwerstens schikaniert und misshandelt wurden. Nach kurzer Zeit war Głogowski, obwohl dreißig Jahre jung und sportlich, von diesem Strafexerzieren entkräftet. Er hatte jedoch Glück. Am fünften Tag im Lager inspizierte Dr. Popiersch die Quarantäne. Der 1. Lagerarzt fragte zunächst den verantwortlichen SS-Mann nach kranken Insassen sowie auftretenden Krankheiten. Anschließend forderte er unter den versammelten Häftlingen jene auf vorzutreten, die Deutsch sprechen und schreiben konnten. Es meldeten sich etwa hundert Männer. Daraufhin fragte Popiersch, wer auch Maschineschreiben beherrsche. Es traten etwa zehn Häftlinge vor, darunter Głogowski.[5]

Anschließend suchte Popiersch die Revierschreib- und Krankenstube auf, die zu diesem Zeitpunkt vorläufig im zweiten Stock des Tabakmonopolgebäudes untergebracht war. Głogowski:

> Danach trat [Dr. Popiersch; B.M.] aus dem Gebäude in Begleitung eines Deutschen, der das Revier leitete. Das war Hans Bock, ein schmächtiger und schlanker Kapo ohne Schlagstock, der sachlich und ohne Gebrüll sprach. Der Arzt […] trat an unsere Gruppe heran. Alle nahmen Habacht-Stellung an. […] [Dr. Popiersch; B.M.] war nicht groß und hatte ein bisschen krumme Beine. Mit nachdrücklicher Stimme fragte er, wer die deutsche Kurzschrift beherrsche.

---

4 Leon Głogowski, »Kwarantanna obozu Oświęcim-Brzezinka«, in: *Przegląd Lekarski – Oświęcim* 6 (1966) 1, S. 190–194; Czech, *Kalendarium*, S. 38; Vernehmung Dr. Leon Głogowski vom 4.2.1966: BStU, MfS HA IX/11 ZUV 84, Bd. 12, Bl. 215–218.

5 Głogowski, »Kwarantanna«, S. 193.

> Ich trat aus der Reihe hervor; [...] ich war allein. Der Doktor überprüfte gleich meine Fähigkeiten. Er reichte mir Bleistift und ein Stück Papier, einer der Häftlinge stellte sich mit dem Rücken zu mir, und ich schrieb schnell, was mir der Deutsche diktierte. Ich bedeutete ihm, dass er schneller diktieren könne. Nach dem Diktat befahl er mir vorzulesen, was er diktiert hatte. Er schaute sich das Stück Papier an, die stenografischen Hieroglyphen verstand er mit Sicherheit nicht. Ich hatte in der Einheitskurzschrift notiert. Meine Fertigkeiten machten auf ihn Eindruck. Er erklärte, dass ich sein Sekretär würde. [...]
>
> Hans Bock führte mich zum Kapo [der Quarantäne; B.M.] Leon [Wietschorek; B.M.][6], dem er offenkundig unterstellt war. Er stellte mich diesem vor und erklärte, dass ich zum »Geheimsekretär des Obersturmbannführers« gewählt wurde. Das hat meinen Status in den Augen dieses Schuftes unglaublich erhöht.[7]

Am nächsten Tag meldete sich Głogowski bei Popiersch zum Dienst. Als der SS-Arzt fragte, was Głogowski von Beruf sei, erklärte er, er sei Autofahrer und Sanitäter. Auf die Frage, warum er im Lager sei, antwortete Głogowski, weil er ein Pole sei. »Seiner Miene war zu entnehmen«, so Głogowski, »dass er mir nicht feindlich gesinnt war. Diese Situation bot mir die Chance zum Überleben.«[8]

In der Revierschreibstube, die Kazimierz Szczerbowski als Häftlingsschreiber leitete, hatte Głogowski anfangs nicht viel zu tun. Daher half er in der Krankenstube aus. Szczerbowski, mit der Häftlingsnummer 154, war ähnlich wie Głogowski wenige Tage früher rekrutiert worden. Drei Tage nach seiner Ankunft in Auschwitz am 17. Juni 1940 hatte Szczerbowski mit anderen Leidensgenossen »Sport« unter Anleitung des SS-Mannes Franz Wloka gemacht, als der Kapo Bock vorschriftsmäßig an diesen herantrat und ihm etwas ausrichtete. Anschließend

---

6 Leo (auch: Leon) Wietschorek, krimineller Häftling Nr. 30. Von anderen Häftlingen als einer der größten Henker unter den Funktionshäftlingen bezeichnet. Er verstarb am 3.7.1942 im Lager an Fleckfieber, so die offizielle Version. Vgl. Klee, *Auschwitz*, S. 435. Wietschorek war zunächst Kapo der Quarantäne und wurde bald zum zweiten Lagerältesten »befördert«; vgl. Kazimierz Szczerbowski, »W kancelarii rewiru podczas pierwszych lata Oświęcimia I«, in: *Przegląd Lekarski – Oświęcim* 28 (1988) 1, S. 125–133, hier S. 127.

7 Głogowski, »Kwarantanna«, S. 193.

8 Ebenda.

stellten sich die beiden vor die Häftlinge und es fiel die Frage: »*Wer hat Schönschrift und kann maschineschreiben?*« Es meldeten sich drei Häftlinge, darunter Szczerbowski. Kapo Bock führte die drei zu einer Prüfung in das Tabakmonopolgebäude. »Allen dreien war die Situation sehr wohl klar: Überleben sollte der, der die Prüfung bestand. Jeder wollte diese Möglichkeit nutzen.« Nach einem Diktat verließen die drei Prüflinge den Raum und warteten auf das Urteil. Endlich öffneten sich die Türen und Kapo Bock forderte Szczerbowski auf, einzutreten. »Die übrigen zwei mußten gehen. Freude und Verzweiflung.«[9] Anschließend stellte Kapo Bock dem frisch engagierten Schreiber die Häftlingspfleger des Reviers vor, die aus dem ersten Transport ausgesucht worden waren.

Die erste Rekrutierung von Häftlingen für den Einsatz im Revier hatte am 16. Juni stattgefunden. Die in Reihen angetretenen Häftlinge bekamen den Befehl: »Sanitäter und Apotheker vortreten!!« Einige Häftlinge leisteten dem Folge, darunter Czesław Sowul mit der Häftlingsnummer 167. Sowul war zwar eigentlich Musiker, er nahm jedoch an, dass Sanitäter es im Lager leichter haben würden. Die vorgetretenen Häftlinge befragte nun Rapportführer Gerhard Palitzsch einzeln nach ihren Berufen. Einer von ihnen erklärte, er sei Arzt. Daraufhin versetzte ihm Palitzsch einen Schlag ins Gesicht. Sowul gab an, er sei zwar Musiker von Beruf, habe aber beim Militär auch als Sanitäter gedient. Sowul und elf weitere Insassen wurden als Häftlingspfleger genommen.[10]

Der SS-Sanitäter Karol Bara sprach von insgesamt dreizehn polnischen Häftlingen, die aus den ersten Transporten für den Einsatz im Revier ausgewählt und ihm unterstellt worden seien.[11] Unter ihnen verfügten nur der Arzt Dr. Stefan Pizło[12] und Feliks Walentynowicz über

9 Szczerbowski, »Der erste Schreiber«, S. 155 (Hervorhebung im Original). Siehe auch ders., »Wspomnienia pierwszego pisarza ›rewiru‹ oświęcimskiego«, in: *Przegląd Lekarski – Oświęcim* 10 (1970) 1, S. 198–201; ders., »W kancelarii rewiru«.

10 Bericht Czesław Sowul vom 28.9.1971: APMO, Oświadczenia, Bd. 72, Bl. 160–181, hier Bl. 161 f. Neben Sowul wurden aus dem ersten Transport folgende Häftlinge für den Einsatz im Häftlingsrevier ausgewählt: Dr. Stefan Pizło (Häftlingsnummer 333), Józef Horydński (347), Roman Sediwy (278), Henryk Sieniawski (191) und Feliks Wanlentynowicz (46).

11 Vernehmung Karol Bara vom 23.3.1946: AIPN Krakau, Kr 502/2118, Bl. 47 f. Bara tat von Juni 1940 bis zur Auflösung des Lagers im Januar 1945 in Auschwitz Dienst.

12 Dr. Stefan Pizło, geb. am 6.3.1887 in Sanok, studierte Medizin an der Jagiellonischen Universität in Krakau. Von 1920 an lebte und arbeitete er in Nisko, wo ihn die Gestapo im Mai 1940 verhaftete. Deportiert nach Auschwitz am 14.6.1940 mit dem ersten Auschwitz-Transport aus Tarnów, erhielt Pizło die Nr. 333. Er verstarb

medizinische Erfahrung.[13] Bald kamen Dr. Edward Nowak mit der Häftlingsnummer 447, der angegeben hatte, er sei Schuhmacher,[14] und der bereits erwähnte Dr. Leon Głogowski hinzu, der zunächst als Häftlingsschreiber beschäftigt wurde. Der 53-jährige Pizło, der vor dem Krieg das Krankenhaus in Nisko geleitet hatte, soll von Standortarzt Popiersch persönlich als Häftlingspfleger im Revier eingestellt worden sein. Popiersch habe Pizło jedoch dringend empfohlen, nicht zuzugeben, dass er Arzt sei.[15]

Das Revier befand sich anfangs im zweiten Stock des Monopolgebäudes in einem geräumigen Saal. »Die Ausstattung war mehr als bescheiden; sie bestand aus Sepsotinktur, Ichthyolsalbe, Zinksalbe, Protonsil, Rivanol, Leukoplast, Hansaplast sowie Verbänden, einigen Salbenspachteln, Gläschen zur Augenwäsche und einer Schere.«[16] Bei seiner Gründung hatte das Lager weder medizinische Instrumente noch Medikamente oder Verbandsmaterial für das Häftlingsrevier geliefert bekommen. Kommandant Höß selbst kümmerte sich später in Kattowitz sowie in Auschwitz über die Treuhandstelle, die beschlagnahmtes polnisches und jüdisches Eigentum verwaltete, darum. Die rudimentäre Ausstattung, die daraufhin im Lager ankam, hatte man bei polnischen und jüdischen Ärzten aus der Stadt Auschwitz und Umgebung beschlagnahmt.[17]

In den ersten Tagen hatten die Häftlingspfleger nicht viel zu tun, weil nur vergleichsweise wenige Insassen die Ambulanz aufsuchten und dazu mit vorwiegend leichten Verletzungen: Schürfwunden und Verstauchungen. Diese wurden durch die »Sportübungen«, Schläge und sonstige Misshandlungen von Kapos und SS-Angehörigen verursacht. Bald kamen an Sonnenstich Leidende mit aufgedunsenen und verbrann-

---

am 7.7.1942 an Fleckfieber. Vgl. Stanisław Kłodziński, »Dr Stefan Pizło, więzień Oświęcimia nr 333«, in: *Przegląd Lekarski – Oświęcim* 10 (1970) 1, S. 258–260.

13 Kłodziński, »Dr Stefan Pizło«; Diem, »Wspomnienia«; Bericht Kazimierz Szczerbakowski vom 3.2.1969, aufgezeichnet von Stanisław Iwaszko: APMO, Oświadczenia, Bd. 67, Bl. 47–74, hier Bl. 49; Protokoll der Hauptverhandlung gegen Feliks Walentynowicz vom 27.10.1947, Bezirksgericht Kraków: AIPN, Kr 502/995, Bl. 247–257: »Angeklagter Feliks Walentynowicz, geb. 23.05.1908 in Krakau, Sanitäter, Bildung: sechs Klassen Grundschule« (Bl. 248). In seinen früheren Vernehmungen hatte Walentynowicz behauptet, er sei Arzt.

14 Bericht Czesław Sowul vom 28.9.1971: APMO, Oświadczenia, Bd. 72, Bl. 160–181, hier Bl. 162 (Nowak als Schuhmacher).

15 Diem, »Wspomnienia«, S. 93 und S. 101; vgl. auch Kłodziński, »Dr Stefan Pizło«.

16 Szczerbowski, »Der erste Schreiber«, S. 155.

17 Vernehmung Rudolf Höß vom 9.1.1947: AIPN, GK 196/103, Bl. 124–141, hier Bl. 127.

ten Köpfen hinzu; die kahl geschorenen Häftlinge waren ohne jegliche Kopfbedeckung ständig der prallen Junisonne ausgesetzt.[18]

Zwei Tage nach seinem ›Dienstantritt‹ musste Głogowski mit anderen in der Krankenstube beschäftigten Häftlingspflegern über zwanzig Insassen behandeln, die infolge von Schikanen und Misshandlungen beim »Sport« bewusstlos umgefallen waren. Dabei lernte er den Mithäftling Dr. Pizło kennen, der die Krankenstube als Pfleger leitete. Revierkapo Bock war sehr zufrieden mit Głogowski, er schätzte nicht nur dessen Fach-, sondern auch die Sprachkenntnisse. Głogowski war reichsdeutscher Staatsbürger und promovierter Mediziner, gehörte aber der polnischen Minderheit an.[19]

Bock weihte Głogowski in die Absicht der Lagerleitung ein, das Häftlingsrevier demnächst in das eigentliche Lager zu verlegen, und zwar in einen separaten Block (Nr. 16). Darüber hinaus übertrug er ihm – neben der Tätigkeit als Schreiber – anstelle von Dr. Pizło die Leitung der Krankenstube, eben weil Głogowski gut Deutsch sprach und die deutschen medizinischen Fachbegriffe kannte. Głogowski: »Ich hatte nun einen ›Funktionsposten‹, wovon jeder im Lager träumte. Darüber hinaus genoss ich das Vertrauen meines Dienstherrn. Beim Umzug in das Stammlager war ich aktiv. Ich gab Bock Hinweise, wie man beim Aufbau des Häftlingskrankenbaus organisatorisch und hinsichtlich der sanitätsdienstlichen Anforderungen vorgehen sollte.«[20]

Der Umzug des Häftlingsreviers in Block 16 des eigentlichen Lagers fand am 5. Juli 1940 statt. Der Durchmarsch der stationären Patienten verlief ohne größere Probleme, da es sich bei ihnen um Krätze- und Durchfallkranke sowie allgemein Entkräftete handelte. In dem neuen Revierblock befanden sich Krankenstuben, ein chirurgisches Ambulatorium, Räume für das Revierpersonal, die Schreibstube sowie das Dienstzimmer des SS-Arztes und des SS-Sanitäters (SDG). Die Schreibstube leitete weiterhin Kazimierz Szczerbowski.[21]

---

18 Szczerbowski, »Der erste Schreiber«, S. 155.

19 Głogowski, »Kwarantanna«, S. 190; Stanisław Kłodziński, »Dr Leon Głogowski«, in: *Przegląd Lekarski – Oświęcim* 11 (1971) 1, S. 162–164, englische Übersetzung in: *Medical Review – Auschwitz* vom 6. 11. 2020, https://tinyurl.com/48u7cvec [Zugriff: 23. 12. 2022].

20 Głogowski, »Kwarantanna«, S. 194.

21 Leon Głogowski, »Moje pierwsze dni w obozie oświęcimskim«, in: *Przegląd Lekarski – Oświęcim* 8 (1968) 1, S. 191–194. Głogowski, der ab Ende Juni im Häftlingsrevier eingesetzt war, schreibt, dass der Umzug einen Tag vor dem 6. 7. 1940 erfolgt war. Er könne sich daran erinnern, weil am 6. Juli der stundenlange Strafappell wegen der ersten Flucht eines Häftlings aus dem KL Auschwitz abgehalten wurde (ebenda,

Revierkapo Bock war im Gegensatz zu den meisten seiner deutschen Sachsenhausen-Kameraden, die am 20. Mai 1940 nach Auschwitz überstellt worden waren, kein Schlägertyp, genauso wenig wie der SS-Sanitäter Karol Bara. Bara, ein »volksdeutscher« Oberschlesier aus Myslowitz (Mysłowice), war der SS im Dezember 1939 als Freiwilliger beigetreten. Im Frühjahr 1940 absolvierte er einen Sanitätskurs und kam im Mai zunächst als Wachposten nach Auschwitz, erkrankte aber nach wenigen Tagen. Nach seiner Genesung blieb er als SS-Sanitäter im Revier und beaufsichtigte die dort beschäftigten Häftlinge. Überlebende beurteilten sein Verhalten insgesamt positiv.[22] Der erste (leitende) SS-Sanitäter im Revier war jedoch Adolf Theuer, 19 Jahre jung, Maurer von Beruf und nicht besonders »gescheit«.[23]

Kaum Probleme bereitete den Häftlingspflegern und den Kranken im Revier der SS-Arzt Max Popiersch. Szczerbowski: »Was den Lagerarzt Popiersch angeht, muss ich meinerseits sagen, dass er uns, den Häftlingen, nicht besonders schadete. Ich erinnere mich, dass er während des Strafappells (nach der Flucht von [Tadeusz; B. M.] Wiejowski [am 6. Juli 1940; B. M.]) versuchte, bei Lagerführer Fritzsch zu intervenieren. Auf seine Anweisung hin wurden denjenigen Häftlingen Gipsverbände angelegt, die während der Arbeit oder durch Misshandlungen der Kapos verletzt wurden.«[24] Andere Überlebende beurteilen Popiersch ähnlich, beispielsweise Sowul: »[Popiersch; B. M.] verhielt sich ›merkwürdig‹ gegenüber den Häftlingen, d. h.[,] er schrie sie nicht an und unterhielt sich mit ihnen auf Polnisch.«[25]

Popiersch stammte aus Oberschlesien, das sprachlich und ethnisch deutsch-polnisch geprägt war. Geboren am 26. Mai 1893 in Pless, legte er dort das Abitur ab und nahm im Sommersemester 1914 ein Theologie-

---

S. 191). Kazimierz Szczerbowski, der erste Schreiber der Revierschreibstube, berichtete hingegen, dass der Umzug des Häftlingsreviers bereits Ende Juni 1940 erfolgt sei (ders., »Der erste Schreiber«, S. 156).

22 Im Oktober 1945 wurde Bara von einem Sonderstrafgericht (Specjalny Sąd Karny) in Kattowitz wegen Zugehörigkeit zu einer verbrecherischen Organisation (der SS) zu drei Jahren Gefängnis verurteilt. Ehemalige Auschwitzhäftlinge entlasteten Bara und bezeugten übereinstimmend, er habe sich gegenüber den Häftlingen gut verhalten und ihnen sogar geholfen. Protokoll der Hauptverhandlung vom 3.10.1945 sowie das Gerichtsurteil: AIPN, Kr 302/3318, Bl. 79–88.

23 Klee, *Auschwitz*, S. 402 f.; Szczerbowski, »W kancelarii rewiru«, S. 128 (Zitat).

24 Szczerbowski, »W kancelarii rewiru«, S. 127.

25 Bericht Czesław Sowul vom 28.9.1971: APMO, Oświadczenia, Bd. 72, Bl. 160–181, hier Bl. 163.

studium auf, ehe er sich am 28. Juli 1914 als Kriegsfreiwilliger meldete und im Sanitätsdienst (Feldlazarett) eingesetzt wurde. Ende 1918 aus dem Heeresdienst entlassen, schloss er sich von März bis Juli 1919 dem Freikorps »Eiserne Division« an. Im Wintersemester 1919/20 nahm er in Breslau ein Medizinstudium auf, das er mit Staatsexamen und Approbation abschloss. Anschließend promovierte er zum Dr. med. Am 1. Juni 1925 ließ Popiersch sich als praktischer Arzt im oberschlesischen Beuthen nieder, wo er ohne Unterbrechung bis zum Kriegsbeginn praktizierte.[26]

Einberufen wurde Popiersch am 31. August 1939 zur Allgemeinen SS, der er am 1. Mai 1933 beigetreten war. Mit Kriegsbeginn wurde er zunächst als Truppenarzt, dann als Standortarzt im KL Flossenbürg eingesetzt, wechselte von März bis Mai 1940 als Lagerarzt ins KL Buchenwald und wurde am 22. Mai 1940 als Standortarzt in das im Aufbau befindliche KL Auschwitz versetzt. Am 1. März 1940 wurde Popiersch zum SS-Hauptsturmführer und am 20. Januar 1941 zum SS-Sturmbannführer befördert.[27]

Popiersch war zwar erst deutsch-national, dann Mitglied der NSDAP und der SS, jedoch offenkundig nicht besonders antipolnisch eingestellt. Seine Verlobte aus Beuthen jedenfalls weckte beim SS-Rassenamt Zweifel, ob sie für die Heirat mit einem SS-Sturmbannführer »reinrassig« genug sei, denn: »Die Vorfahren der zukünftigen Braut trugen ausnahmslos polnische Familiennamen und waren in Oberschlesien wohnhaft.«[28]

Es ist nicht überliefert, ob Himmler, dem am 25. August 1941 das Verlobungs- und Heiratsgesuch Popierschs zur »persönlichen Entscheidung« vorgelegt worden war, dem Antrag entsprach.[29] Als Popiersch acht Monate später, am 21. April 1942, mittlerweile Standortarzt des KL Lublin, an Fleckfieber verstarb, war er nach wie vor unverheiratet.[30]

Polnische Überlebende, die im Revier eingesetzt waren, nannten Popiersch »Papież«, was auf Polnisch Papst heißt. Manche von ihnen hielten dies sogar für seinen richtigen Namen. »Dieser gebürtige Ober-

---

26 Rasse- und Siedlungsamt-Fragebogen Max Popiersch vom 4.2.1941 samt Lebenslauf: BAB, R 9361-III/154091 (ohne Paginierung).

27 Ebenda.

28 Vermerk vom 19.3.1941, gez. SS-Obersturmführer und Referent (unleserlich): ebenda.

29 Der Chef des Rasse- und Siedlungshauptamtes an den Reichsführer-SS, 25.8.1942: BAB, R 9361-III/154091 (ohne Paginierung).

30 Entlassungs-Vermerk vom 30.4.1942: ebenda.

schlesier«, so Władysław Dering, »verstand Polnisch und unterschied sich durch sein menschliches und ärztliches Verhalten von dem Rest der SS-Hundemeute. Er zeigte – ganz aufrichtig – Mitgefühl für menschliches Unglück und versuchte Verbesserungen in dem sogenannten Revier einzuführen, das man hochtrabend als Krankenhaus bezeichnete.«[31]

In der provisorisch hergerichteten Ambulanz meldeten sich derweil immer mehr Insassen mit verschiedenen Verletzungen und Knochenbrüchen, verursacht durch Misshandlungen sowie die gefährlichen Arbeitsumstände. Im Revier konnten nur provisorische Schienen angelegt werden, mehr stand nicht zur Verfügung. Popiersch ließ daher Häftlinge mit Knochenbrüchen per Krankenwagen unter Bewachung in das Krankenhaus in Groß-Strehlitz fahren. Dort wurden sie untersucht, geröntgt und erhielten Gipsverbände, ehe sie zurück ins Lager gebracht wurden. Danach folgten weitere Fahrten nach Groß-Strehlitz, zur Kontrolle und anschließend zur Gipsabnahme. Außerdem musste in der Revierschreibstube zu jedem Knochenbruch eine achtseitige Unfallmeldung ausgefüllt werden. Nach einigen Wochen wurde diese Praxis eingestellt, denn ein deutscher Kapo hatte eine dieser Fahrten zur Flucht genutzt. Bald darauf wies Popiersch den Schreiber Szczerbowski an, auch auf die aufwendigen Unfalldokumentationen zu verzichten.[32]

Im Vergleich zum übrigen Lager herrschte im Häftlingsrevier zu dieser Zeit relative Ruhe. Głogowski beschreibt seinen ersten Arbeitstag im Revier nach dem Umzug am 5. Juli 1940 wie folgt:

> Ich erledigte rasch den Schreibkram in der Schreibstube. Niemand hatte erwartet, dass sich jemand findet, der so schnell die Korrespondenz in deutscher Sprache erledigt. Danach versorgte ich das chirurgische Ambulatorium. Zur Verfügung hatte ich nur Verbandsmaterial aus Papier. Die wichtigsten Medikamente waren Aspirin und sepso (Desinfektionsmittel). Danach ging ich durch die Krankenstuben. Ich maß Fieber, machte Notizen, wie im Krankenhaus. Um die Behandlungsmöglichkeiten stand es schlecht. Die Kranken lagen auf dem Fußboden, zum Glück erhielten wir etwas Stroh. Auch für die Personalstube erhielten wir Stroh und Decken.[33]

---

31 Dering, »Tajna Armia«, S. 14. Ähnlich im Sachverhalt Diem, »Wspomnienia«, S. 93.

32 Szczerbowski, »Der erste Schreiber«, S. 157.

33 Głogowski, »Moje pierwsze dni«, S. 191.

Das Häftlingspersonal des Reviers bestand mittlerweile aus siebzehn polnischen Insassen, darunter die drei Ärzte Dr. Stefan Pizło, Dr. Edward Nowak und Dr. Leon Głogowski. Offiziell fungierten sie als Häftlingspfleger, da sie bei ihrer Einlieferung wohlweislich handwerkliche Berufe angegeben hatten.

Das neue Revier inspizierte immer wieder Leo Wietschorek, zu diesem Zeitpunkt Kapo der Quarantäne, zweiter Lagerältester und einer der brutalsten Schläger im Lager; er trug stets einen Schlagstock bei sich. Dies missfiel dem Revierkapo Hans Bock, der Wietschorek aufforderte, die Kranken nicht zu schlagen. Während eines seiner Besuche bemerkte Wietschorek einen jüdischen Häftling namens Liebermann und fragte Głogowski, wie lange dieser noch im Revier bleiben werde. »Bis er gesund ist!«, lautete die Antwort. Darauf erwiderte Wietschorek: »Wofür so lange?« Noch am selben Tag ordnete Bock Liebermanns Entlassung an, da sich dieser schon bewegen könne. Kurz darauf ließ Wietschorek Liebermann im Lagerbrunnen von anderen Häftlingen ertränken.[34]

Für den ermordeten Häftling musste Głogowski einen Totenschein in sieben Exemplaren ausstellen. Bock bestand darauf, auf die Nennung der tatsächlichen Todesursache (Mord durch Ertränken) zu verzichten, um keinen Ärger mit Wietschorek zu bekommen. Schließlich trug Głogowski als Todesursache »Gehirnschlag« ein. Ähnlich musste er bei einem anderen jüdischen Häftling namens Fischhab aus Krakau vorgehen.[35] Darüber hinaus nahm Głogowski, obwohl weiterhin formal nur Pfleger und Schreiber, im Auftrag des SS-Arztes Popiersch Leichenschauen von Häftlingen vor, die von SS-Männern erschossen worden waren.[36]

Dr. Popiersch verließ sich aus Bequemlichkeit immer mehr auf medizinisch qualifizierte Häftlinge wie Głogowski. Dies stärkte deren Position gegenüber den deutschen Funktionshäftlingen im Lager im Allgemeinen und im Häftlingsrevier im Besonderen. Gleichzeitig versuchte Bock, so Głogowski, das Revier von der Aufsicht des Kapos Wietschorek, den er verabscheute, zu befreien. Bock habe den SS-Arzt wiederholt auf die Idee angesprochen, aus dem Häftlingsrevier einen eigenen Lagerbereich zu machen. Schließlich setzte sich Bock damit durch und erhielt die Ernennung zum Revier-Lagerältesten. »Ich war anwesend«, so Głogowski, »als unser Blockältester das Leon mitteilte.«[37]

---

34 Ebenda, S. 194.

35 Ebenda.

36 Ebenda; Szczerbowski, »W kancelarii rewiru«, S. 127.

37 Głogowski, »Moje pierwsze dni«, S. 193.

Die schnell steigende Zahl an Kranken und Verletzten, die ambulant bzw. stationär behandelt werden mussten, veranlasste die Lagerführung, das Häftlingsrevier in der zweiten Augusthälfte um zwei Blöcke (Nr. 14 und 15) zu erweitern. In einem dieser Blöcke, die zuvor zur Quarantäne vorgesehen gewesen waren, wurden zunächst Fußkranke untergebracht. Stanisław Suliborski, damals Häftlingspfleger, berichtet von über 1000 Fußkranken mit eiternden Wunden, für die man nach dem Besuch einer Kommission aus Berlin einen Extrablock bestimmte.[38]

Nach dieser Erweiterung wurde das Revier, das innerhalb des Lagers mit Stacheldraht umzäunt war, organisatorisch aus dem Hauptlager ausgegliedert und erhielt die Bezeichnung Krankenbau.[39] Später wurde die Umzäunung durch Warntafeln ersetzt, denen zufolge der Zutritt für Unbefugte verboten sei. Daran hielten sich auch die SS-Angehörigen.[40] Den Eingang zum Krankenbau überwachte der damals 14-jährige Gefangene Adam Dembowski als Pförtner. Der gesamte Bereich durfte – ob von Häftlingen oder Angehörigen der SS-Lagermannschaft – nur noch mit Ermächtigung betreten werden. Manchmal musste deswegen der SS-Sanitäter intervenieren.[41]

Damit entstand in organisatorischer Hinsicht ein Lager im Lager. Bocks Ernennung zum Krankenbauältesten (HKB-Ältesten) unterstrich diese Entwicklung, denn damit unterstand er nicht mehr dem Lagerältesten (dem Anführer des Kaposystems), sondern unmittelbar dem 1. Lagerarzt bzw. Standortarzt. Diese Selbständigkeit des Reviers bzw. Krankenbaus im Kaposystem und seine autonome Position in der SS-Lagerverwaltung hatten bis zur Auflösung des Lagers Bestand.

Zu den ersten Patienten im Häftlingsrevier gehörte ein polnischer Jude namens Dawid Wongczewski, der auch der erste Lagerinsasse war, der im Revier verstarb. Wongczewski kam am 20. Juni 1940 mit einem Transport von 313 politischen Gefangenen aus dem Gefängnis in Nowy Wiśnicz nach Auschwitz. Pater Adam Kozłowiecki, der ebenfalls in die-

38 Adam Kozłowiecki SJ, *Not und Bedrängnis. Als Jesuit in Auschwitz und Dachau. Lagertagebuch*, Regensburg 2016, S. 232; Vernehmung Dr. Stanisław Suliborski vom 21.1.1947: AIPN, GK 196/131, Bl. 307 f.

39 Vgl. u. a. Fejkiel, »Medycyna za drutami«, S. 531. Laut Fejkiel erfolgte die Umbenennung des Häftlingsreviers in Häftlingskrankenbau (HKB) mit der Eingliederung des Blocks 20 (später 28) in den Krankenbau (ders., *Więźniarski szpital*, S. 11). Dies geschah etwa Ende September 1940.

40 Szczerbowski, »W kancelarii rewiru«, S. 127.

41 Ebenda; Głogowski, »Moje pierwsze dni«, S. 193.

sem Transport war, schildert die Ankunft und die darauf folgende ärztliche Untersuchung wie folgt:

> Unbekleidet gehen wir in einer langen Reihe an den Tischen vorbei, wo man uns registriert und Nummern gibt. Ich bekomme die Nummer 1006. Danach rasieren uns Frisöre die Behaarung am ganzen Körper ab. Alle diese Funktionen werden von Häftlingen ausgeübt, vorwiegend von jungen Burschen, die am 14. Juni aus dem Gefängnis in Tarnów hierher gebracht worden sind. Nach der Haarschur kommen wir unter die kalte Dusche und danach zur ärztlichen Untersuchung. Der SS-Arzt untersucht mich folgendermaßen: Ich stehe vor ihm stramm, er wirft einen Blick auf mich und kommentiert: »Umdrehen!« Dann fällt die wichtigste Frage: »Beruf?« Worauf ich antworte: »Ordenspriester«. Danach fragt er nach Krankheiten: »Typhus? Syphilis?«, darauf antworte ich: »Nein«. Dann weist mir der Arzt mit dem Finger die Reihe derer, die als »konzentrationslagerfähig« anerkannt wurden. Dort reihe ich mich ein. Soviel ich weiß, wurde aus unserem Transport nur ein Jude zurückgezogen, der bis aufs Skelett abgemagert war und durch die in [Nowy; B. M.] Wiśnicz erhaltenen Schläge schlimme Verletzungen davon trug; darüber hinaus litt er an einer weit fortgeschrittenen Tuberkulose und hatte schlimme Hämorrhoiden. Den SS-Männern macht der Anblick dieses Unglücklichen großen Spaß. Sie begutachteten ihn wie ein Wundertier und fotografierten dieses menschliche Elend von allen Seiten ... Er wurde aber nicht aus dem Lager entlassen, sondern kam in das Krankenrevier.[42]

Die ärztliche Untersuchung führte Obersturmführer Dr. Mayer durch. Der Lagerarzt, der im Zivilleben Professor der Anthropologie gewesen sein soll, plante, in Auschwitz seinen Interessen nachzugehen. Der Transport aus Nowy Wiśnicz vom 20. Juni war der erste, für den Dr. Mayer zuständig war. Dabei fiel ihm Dawid Wongczewski auf, den er nach seiner Begutachtung ins Revier einwies, damit man ihn dort mit Blei- und Farbstiften porträtierte.[43]

Die angefertigten Notizen sollten der erste Schritt zu einer anthropologischen Studie Dr. Mayers sein. Daraus wurde jedoch nichts, denn

42 Kozłowiecki, *Not und Bedrängnis*, S. 166.
43 Szczerbowski, »Der erste Schreiber«, S. 156.

der eifrige Anthropologe tauchte nie wieder im Lager auf. Wie Szczerbowski hörte, wurde Mayer als Lagerarzt abberufen, weil sein Vorhaben, die KL-Insassen als Objekte für seine ›wissenschaftlichen‹ Studien zu benutzen, bei der Lagerführung keine Anerkennung gefunden habe.[44]

Einige Tage später war Dawid Wongczewski tot. Während des vielstündigen Strafappells am 6. Juli fiel er bewusstlos um. Kapo Bock ließ den Kranken, der sich in agonalem Zustand befand, in die Toilette des Revierblocks (Nr. 16) bringen. Dort starb Wongczewski nach stundenlangem Todeskampf in der Nacht zum 7. Juli. Als Todesursache stellte SS-Arzt Popiersch fest: Herz- und Kreislaufschwäche bei Mastdarmvorfall.[45]

Wongczewski war nicht der erste Häftling, der im Lager Auschwitz ums Leben kam.[46] Laut Pater Kozłowiecki starb der erste Insasse am Nachmittag des 25. Juni; an dessen Namen konnte er sich jedoch nicht erinnern. »Der Tod begann bei uns Ernte zu halten«, schrieb er. Und zwei Tage später: »Heute haben wir schon die zweite Leiche – ein junger polnischer Leutnant. Angeblich war es Selbstmord; er habe sich auf dem Dachboden erhängt.« Kozłowiecki vermutet allerdings einen »›Selbstmord‹ mit Hilfe eines ›Grünen‹« – der hatte den Leutnant zuvor auf den Dachboden begleitet.[47]

Wiesław Kielar, der mit dem ersten Häftlingstransport am 14. Juni im Lager eintraf, schreibt hingegen, dass er bereits drei Tage nach seiner Ankunft den ersten Toten in Auschwitz gesehen habe. »Gerade heute habe ich zum erstenmal in meinem Leben das Sterben gesehen. Ich habe mir niemals vorgestellt, daß man so lange sterben kann. [...] Er [ein älterer jüdischer Häftling; B. M.] lag, gestützt an die Wand des Blocks, in der Hitze der Junisonne. [...] Die Kapos umstellten ihn in einem engen Kreis. Als sie fortgingen, gab der alte Jude kein Lebenszeichen mehr von sich.«[48]

In den nächsten Wochen und Monaten schnellte die Zahl der gestorbenen und erschlagenen Häftlinge in die Höhe; dasselbe galt für die Zahl der Kranken und Verletzten. Neben den Misshandlungen forderten die katastrophalen hygienischen Verhältnisse und die Mangelernährung

44 Ebenda.

45 Szczerbowski, »W kancelarii rewiru«, S. 126; ders., »Der erste Schreiber«, S. 157.

46 Danuta Czech schreibt unter Berufung auf Szczerbowskis Bericht: »7. Juli. In der Nacht stirbt [...] der erste Häftling im KL Auschwitz, der Jude Dawid Wongczewski« (dies., *Kalendarium*, S. 41). Bei Szczerbowski heißt es jedoch, dass mit Wongczewskis Tod der erste Todesfall im Häftlingsrevier registriert worden sei (ders., »Der erste Schreiber«, S. 157).

47 Kozłowiecki, *Not und Bedrängnis*, S. 176 und S. 179.

48 Wieslaw Kielar, *Anus Mundi. Fünf Jahre Auschwitz*, Frankfurt a. M. 1992, S. 21.

ihren Tribut. Läuse und Krätze breiteten sich schnell aus. Zwar wurden Läuse in Desinfektionskammern abgetötet, jedoch nicht ihre Eier, sodass sie sich weiter ausbreiteten und bald zum großen Problem werden sollten. Ähnlich war es mit der Krätze. »Jeden Tag sammelte sich zu dieser Zeit [Sommer 1940; B. M.] neben dem *Revier* eine gewaltige Gruppe nackter Häftlinge, die sich mit der berühmten *Krätzsalbe* einrieb. Mitigal[49] durften nur Privilegierte benutzen.«[50] Läuse und Krätze sollten die Häftlinge bis zur Räumung des Lagers im Januar 1945 plagen.

Es war für kranke und verletzte Insassen nicht einfach, in den Genuss der »medizinischen« Behandlung im Häftlingsrevier zu kommen. So galten bis zum Sommer 1941 Aufnahmelimits sowie strenge interne Kriterien, weshalb die meisten kranken Häftlinge außen vor blieben. Jüdische Häftlinge durften bis zum Frühjahr 1942 gar nicht in den Krankenbau aufgenommen werden,[51] ebenso verweigerte oder erschwerte die Lagerführung den polnischen katholischen Priestern einen Arztbesuch.[52]

Anfangs konnte ohnehin kaum von medizinischer Versorgung gesprochen werden. Nur manche Häftlinge konnten notdürftig, wenn überhaupt, behandelt werden. Das lag ganz im Interesse der Lagerführung und der Zentrale. Das KL Auschwitz fungierte zwar formal als Internierungslager, de facto jedoch als Vernichtungsstätte für die »polnische Intelligenz«.

Ende 1940 bestand der Häftlingskrankenbau aus zwei Blöcken: dem Block 20 (später: 28), einem zweistöckigen Gebäude für circa 200 Patienten, sowie dem eingeschossigen Block 16 (später: 21) für etwa 150 Kranke; so belief sich zu diesem Zeitpunkt die Anzahl von Krankenplätzen auf 350 beim Stand von etwa 6000 Häftlingen.[53] Es gab etwa vier- bis fünfmal mehr Kranke als Krankenplätze im HKB: »Sie [die Kranken; B. M.] quälten sich so lange, bis es ihnen gelang, in den HKB aufgenommen zu werden, oder sie starben in den Blocks, auf dem Appellplatz oder in den Arbeitskommandos.«[54]

---

49 Das Schwefelöl Mitigal war ein reizloses Krätzemittel.

50 Szczerbowski, »Der erste Schreiber«, S. 157 (Hervorhebungen im Original).

51 Vernehmung Tadeusz Gąsiorowski vom 4. 2. 1966: BStU, MfS HA IX/11 ZUV 84, Bd. 12, Bl. 203–207.

52 Kozłowiecki, *Not und Bedrängnis*, S. 236 f.

53 Tadeusz Paczuła, »Administracja Szpitala Obozowego«, o. D.: APMO, Wspomnienia, Bd. 25, Bl. 1–45, hier Bl. 2 f.; Czech, *Kalendarium*, S. 68 (zur Häftlingsstärke).

54 Tadeusz Paczuła, »Administracja Szpitala Obozowego«, o. D.: APMO, Wspomnienia, Bd. 25, Bl. 1–45, hier Bl. 3.

Um die Jahreswende 1940/41 wurden zwei Schonungsblöcke eingerichtet, einer (Block 15) für Hungerkranke und ein »Invalidenblock« (Block 14). Die beiden Blöcke gehörten formal nicht zum HKB. Block 14 wurde jedoch ständig sanitätsmedizinisch durch Häftlingspfleger des HKB betreut, Block 15 gelegentlich. Beide Blöcke hatten zusammen Platz für etwa 350 bis 400 kranke und schwache Häftlinge, was den HKB enorm entlastete, das Problem der knappen Aufnahmekapazitäten allerdings nicht löste.[55]

Anfangs gab es im HKB keine Betten. Die Kranken lagen auf dem Boden auf Strohsäcken. Bettlaken und Decken waren aber vorhanden. Zunächst gab es nicht viele Kranke, die daher einzeln auf Strohsäcken lagen. Im Herbst 1940, als die Zahl der Kranken stark anstieg, mussten sich diese oft zu zweit einen Strohsack teilen. Erst im Frühjahr 1941 wurden zwei- und dreistöckige Pritschen aufgestellt.[56] Ende Februar 1941 kam eine Lieferung von 1000 Bettgestellen für die HKB-Blöcke und zwei Schonungsblöcke nach Auschwitz: In Letzteren wurden 350 dreistöckige Betten aufgestellt. Ferner befanden sich in jedem Raum des HKB und der beiden Schonungsblöcke je zwei Schränke.[57]

Anfangs war die Ernährung der liegenden Kranken laut Dr. Tadeusz Gąsiorowski, der von September 1940 bis zu seiner Entlassung im Juni 1941 als Häftlingspfleger eingesetzt war, im Allgemeinen ausreichend. Ein Kranker erhielt täglich 200 Gramm Brot, morgens einen halben Liter schwarzen, ungesüßten Getreidekaffee oder Suppe, nachmittags etwa einen Liter Suppe (aus Karotten oder Grütze), abends etwa einen halben Liter Getreidekaffee bzw. Kräutertee sowie einen Löffel Marmelade oder ein Stück Margarine oder ein Stück Wurst. Im Herbst 1940 verschlechterte sich die Ernährung, insbesondere die Suppe, die nun fast ausschließlich aus Kohlrüben zubereitet wurde. Im Frühjahr 1941 wurde im Krankenbau die Diätküche eingerichtet. Die Diätkost setzte sich aus Weißbrot, Grießbrei und Margarine zusammen.[58]

Für die medizinische Behandlung der kranken Häftlinge waren formal die Lagerärzte verantwortlich, die ihren Patienten jedoch kaum Auf-

55 Ebenda, Bl. 2 f.

56 Vernehmung Dr. Tadeusz Gąsiorowski vom 4.2.1966: BStU, MfS HA IX/11 ZUV 84, Bd. 12, Bl. 203–207, hier Bl. 206.

57 Czech, *Kalendarium*, S. 81 f.; Rudolf Diem hatte als Häftlingspfleger beim Aufbau dieser dreistöckigen Betten geholfen (ders., »Wspomnienia«, S. 79).

58 Vernehmung Dr. Tadeusz Gąsiorowski vom 4.2.1966: BStU, MfS HA IX/11 ZUV 84, Bd. 12, Bl. 203–207, hier Bl. 206 f.

merksamkeit schenkten, sodass sich de facto die Häftlingspfleger darum kümmerten. Angesichts der schnell steigenden Anzahl an kranken und sterbenden Insassen waren die SS-Ärzte immer stärker auf medizinisches Fachpersonal unter den Insassen angewiesen. Dieses führte die Krankheitsgeschichten, hielt den Schein einer medizinischen Betreuung aufrecht und half bei der medizinischen Verwaltung. Aus diesem Grund wurden trotz des offiziellen Verbots nach und nach auch Insassen als Häftlingspfleger beschäftigt, die von Beruf Arzt waren.[59]

Das führte zu Konflikten. Im Auschwitzer Häftlingsspital hatten in den ersten zwei Jahren deutsche Häftlinge das Sagen: Hans Bock als HKB-Ältester, sein Stellvertreter Peter Welsch, der auch als Blockältester fungierte, sowie deren Vertraute und Günstlinge. Sie verfochten die Parole »Nur die Praxis«, wonach nur praktische medizinische Kenntnisse zählten, und mischten sich nicht nur in den medizinischen Alltag ein, sondern stellten auch Diagnosen der polnischen Häftlingspfleger und die daraus folgende Behandlung infrage. Das galt insbesondere für Peter Welsch. Dem polnischen Fachpersonal verlangte das viel Geduld ab.[60] Allerdings war das in den ersten Monaten im Krankenbau rar, so Fejkiel, der zugleich über mangelhafte Kollegialität klagte:

> Die meisten Arztkollegen, die in ihrem Beruf beschäftigt wurden, vergaßen ihre Pflicht der ärztlichen Kollegialität, die unter den Ärzten bestehen sollte. Zufrieden, dass sie unter besseren Bedingungen lebten, dachten sie nicht an andere. Aus dem Grund starben damals viele Ärzte im Lager bei schwerster körperlicher Arbeit, obwohl die Kranken sie sehr gebraucht hätten. Viele Häftlingskollegen aus dieser Zeit hegen Groll oder machen Vorwürfe gegenüber Arztkollegen, auch ich hätte dafür einen Grund haben können. Ich glaube jedoch, dass dieses Denken nicht immer berechtigt ist. Im Klima des großen Terrors ist es schwierig, von einem normalen Menschen anderes Verhalten zu verlangen. Es gab aber nicht wenige unter ihnen, die genug Mut, innere Stärke und Aufopferung zeigten, um der Lage gewachsen zu sein.[61]

59 Fejkiel, »Medycyna za drutami«, S. 463.
60 Ebenda, S. 462.
61 Ebenda, S. 463.

Personalpolitik und Professionalisierung bis zur Fleckfieberepidemie im Sommer 1941

Zu den drei Fachärzten im Revier, die Popiersch als Häftlingspfleger hatte einstellen lassen, kamen mit der Zeit weitere polnische Ärzte – mit anderen Berufen getarnt – als Häftlingspfleger hinzu. Hier einige Beispiele:

Dr. Władysław Dering, geboren 1903, Arzt und Fachchirurg mit langjähriger Erfahrung, kämpfte im September 1939 als Militärchirurg in der polnischen Armee und geriet in sowjetische Gefangenschaft, aus der er jedoch entkommen konnte. Damit blieb ihm das Schicksal der anderen polnischen Offiziere, die im Frühjahr 1940 in Katyn von den Sowjets per Genickschuss ermordet wurden, erspart. Im November 1939 schlug er sich zurück nach Warschau durch und engagierte sich beim Aufbau der polnischen Widerstandsbewegung. Am 3. Juli 1940 wurde er von der Gestapo verhaftet und nach einigen Wochen im Gefängnis mit dem ersten Warschauer Transport nach Auschwitz deportiert. Dort traf er am 15. August 1940 ein und erhielt die Nummer 1723.[62]

In den ersten Wochen im Lager verrichtete Dering Schwerstarbeit in verschiedenen Außenkommandos, darunter Straßenbau und Säuberung von Fäkaliengruben. Diese Schinderei, die Hungerrationen, ständigen Misshandlungen und Schläge, die fatalen sanitären und Unterkunftsverhältnisse brachten Dering in wenigen Wochen an den Rand der totalen Entkräftung. Zudem erkrankte er an einer blutigen Darmentzündung. In den Krankenbau wurde er jedoch trotz wiederholter Versuche nicht aufgenommen, weil es keinen Platz gab. Eines Tages brach Dering während des Strafexerzierens ohnmächtig zusammen. Ein Mithäftling, Dr. Marian Dupont, ein Arzt aus Warschau, half seinem bewusstlosen Kollegen und schleppte ihn in den Krankenbau. Der Häftlingspfleger Dr. Edward Nowak erreichte beim Revierschreiber Roman Gabryszewski,[63] ebenfalls ein polnischer Insasse, Derings Aufnahme in den Krankenbau, obwohl

62 Vgl. u. a. die noch nicht publizierte Einführung von Dr. Adam Cyra zu Dering, »Tajna Armia«.

63 Roman Gabryszewski, geb. 1898, Häftlingsnummer 100, Ankunft in Auschwitz am 14.6.1940, Arzt und Musikologe. Am 12.3.1943 überstellt ins KL Buchenwald, dort angeblich am 26.4.1943 an »doppelseitiger Lungenentzündung« gestorben. Vgl. Häftlingspersonalbogen Roman Gabryszewski, Buchenwald: Arolsen Archives, 1.1.53/5910707/ITS Digital Archive. Hinter »doppelseitiger Lungenentzündung« in den Totenmeldungen verbarg sich häufig die Ermordung von Häftlingen per Giftspritze.

dessen Schicksal nach Auffassung Gabryszewskis besiegelt war: »Der wird ja krepieren.« Dering kam in den Saal für Durchfallkranke und konnte sich nach etwa elf Tagen dank seiner medizinischen Kenntnisse und Selbstdisziplin von der Darmentzündung erholen.[64]

Derweil machte der Häftlingspfleger Dr. Leon Głogowski Standortarzt Popiersch auf Dering aufmerksam. Dieser suchte den noch sehr schwachen Dering im Durchfallsaal auf und befragte ihn nach seinem medizinischen Werdegang. Anschließend schlug Popiersch Dering vor, »ein Ambulatorium zu organisieren und zu leiten, unter der Voraussetzung, dass ich«, so Dering, »mich als Schlosser, Chauffeur oder anderweitigen Handwerker ausgab«.[65] Der Vorschlag hing offenkundig mit dem Plan zusammen, das Ambulatorium zu vergrößern und es in Block 20 (später: 28) zu verlegen, was im Oktober 1940 auch geschah. Dort wurden zudem einige Krankenstuben und ein gesonderter Wohnsaal für Häftlingspersonal eingerichtet.[66]

Dering willigte in Popierschs Vorschlag ohne Zögern ein und Revierkapo Bock bekam den Auftrag, die Aufnahmeformalitäten zu erledigen. So begann Dering, formal als Häftlingspfleger und de facto als Leiter der Ambulanz im Block 20 zu arbeiten. Zugleich brachte er den anderen »zufällig dazu gewordenen Pflegern«, meist fachfremden jungen Männern, bei, wie man Verbände anlegt und Kranke medizinisch fachgerecht versorgt.[67]

Kazimierz Hałgas, geboren 1914 bei Gorlice (Südpolen), studierte im Jahre 1939 Medizin. Bei Kriegsausbruch fehlten ihm noch zwei Examen zum Arztdiplom, die er nicht mehr ablegen konnte, weil die deutschen Besatzer alle polnischen Universitäten geschlossen hatten. 1940 wurde Hałgas von der Gestapo verhaftet und am 8. Oktober nach Auschwitz deportiert, wo er die Häftlingsnummer 5670 erhielt. Wie alle Neuzugänge wurde Hałgas den Außenkommandos zugeteilt und musste Schwerstarbeit leisten, obwohl er bereits bei der Ankunft im Lager verletzte Füße hatte. Hałgas versuchte wiederholt, in den Krankenbau aufgenommen zu werden, jedoch ohne Erfolg. Der Häftlingspfleger Feliks Walentynowicz verjagte ihn wie auch viele andere jedes Mal, weil er nach dessen Ansicht nicht aufnahmefähig war. Ende Oktober erkrankte Hałgas, er

64 Dering, »Tajna Armia«, S. 12–14.

65 Ebenda, S. 14 (Zitat); Józef Garliński, *Fighting Auschwitz. The Resistance Movement in the Concentration Camp* [1975], Neuaufl., Los Angeles 2018, S. 45.

66 Czech, »Rolle«, S. 13.

67 Garliński, *Fighting Auschwitz,* S. 45; Dering, »Tajna Armia«, S. 14 f. (Zitat S. 15).

fieberte, hustete stark und spuckte Blut. Am 2. November gelang es ihm, mit über 40 Grad Fieber in die Ambulanz aufgenommen zu werden. Dr. Dering untersuchte ihn und diagnostizierte bei ihm eine Lungenentzündung, war jedoch ratlos, weil es keinen Platz im Krankenbau gab.[68]

Aber Hałgas hatte Glück. Der Blockälteste Peter Welsch kam gerade mit zur Visite und »überprüfte« die Diagnose des polnischen Arztes. Welsch, Nieter von Beruf, hörte Hałgas ab und bestätigte mit wichtigtuerischer Miene Derings Befund. Als Welsch erfuhr, dass Hałgas ein Mediziner mit nicht abgeschlossenem Studium war, rief er den Häftlingspfleger Dr. Suliborski herbei und befahl ihm, sofort einen Krankenplatz für Hałgas zu organisieren. Wenige Tage später stellte Welsch den kranken Hałgas dem HKB-Ältesten Bock vor. Und so wurde Hałgas zur Arbeit als Häftlingspfleger in die gerade im Aufbau befindliche »Chirurgische Abteilung« aufgenommen.[69] »Das war wahrhaftig ein Gewinn in der Lotterie des Lebens«, konstatierte Hałgas Jahre später.[70]

Władysław Fejkiel verdankt seine Anstellung als Hilfspfleger ebenfalls dem Krankenbauältesten Bock. Fejkiel traf am 8. Oktober 1940 mit demselben Transport wie Hałgas in Auschwitz ein. Nach wenigen Monaten im Lager baute er körperlich ab und wurde zum »Muselmann«. Auf Anraten und Empfehlung von Hałgas ging Fejkiel zu Bock und sagte ihm, dass er ein Arzt mit nicht abgeschlossener Ausbildung sei und unbedingt medizinische Behandlung und Arbeit im Revier benötige. Bock habe daraufhin Dering konsultiert, der sich jedoch entschieden gegen Fejkiel aussprach, weil er ihn für einen Spitzel hielt. Hałgas habe daraufhin Bock versichert, dass diese Verdächtigungen haltlos seien; Fejkiel brauche aber unbedingt Hilfe. Bock befahl daraufhin Fejkiels Aufnahme in den Krankenbau,[71] wo dieser dann »Karriere« machte: vom Hilfspfleger über eine Beschäftigung als Pfleger und Häftlingsarzt bis zum HKB-Ältesten, eine Funktion, die er von Ende Januar 1944 bis zur Auflösung des Lagers innehatte.

Dr. Rudolf Diem, geboren 1898, studierte Medizin an der Warschauer Universität und promovierte dort im Jahre 1925. Diem war In-

68 Bericht Dr. Kazimierz Hałgas vom 13.12.1978: APMO, Oświadczenia, Bd. 89, Bl. 161–188, hier Bl. 162.

69 Ebenda.

70 Kazimierz Hałgas, »Oddział chirurgiczny szpitala obozowego w Oświęcimiu w latach 1940–1941«, in: *Przegląd Lekarski – Oświęcim* 11 (1971) 1, S. 48–54, hier S. 48.

71 Bericht Dr. Kazimierz Hałgas vom 13.12.1978: APMO, Oświadczenia, Bd. 89, Bl. 161–188, hier Bl. 164.

ternist und Militärarzt im Rang eines Majors. Im September 1939 nahm er als Sanitätschef des Verteidigungskommandos der Stadt Warschau am Krieg gegen Deutschland teil. Nach der Kapitulation arbeitete Diem als Hausarzt und engagierte sich im antideutschen Widerstand. Am 12. Januar 1941 wurde er von der Gestapo verhaftet und in der Nacht vom 30. auf den 31. Januar mit einem Transport von 593 polnischen Gefangenen nach Auschwitz deportiert.[72] Im Lager teilte man ihn verschiedenen Außenkommandos (Abbruch von Häusern, Entladung von Baumaterialien) zu. Nach einigen Wochen schwerster Arbeit und unzureichender Ernährung baute Diem physisch stark ab. Auf Anraten des Blockschreibers versuchte er, als Häftlingspfleger im Krankenbau Beschäftigung zu finden. Ein Gespräch mit einem Arztkollegen, den er von früher kannte und der im Krankenbau als Häftlingspfleger beschäftigt war, brachte keinen Erfolg. Dieser erklärte, als Arzt werde Diem mit Sicherheit nicht in den Krankenbau aufgenommen werden, weil das nicht erlaubt sei. Auch könne er seinen Wunsch nicht unterstützen.[73]

Diem kehrte unverrichteter Dinge und verzweifelt in seinen Block zurück, der Blockschreiber erklärte ihm aber, er kenne den HKB-Ältesten Bock persönlich und werde sich bei ihm für ihn einsetzen. In der Tat wurde Diem einige Tage später aufgefordert, sich im Krankenbau beim Revierkapo zu melden. Diem bemühte sich im Gespräch mit Bock, der ihn aufmerksam beobachtete, korrektes Deutsch zu sprechen, was für ihn nicht einfach war, weil er die Sprache zu diesem Zeitpunkt nicht fließend beherrschte. Nach Beratung mit seinem Stellvertreter Peter Welsch beschloss Bock, Diem dem damaligen Lagerarzt Karl Wotke vorzustellen. Wotke war ein junger SS-Arzt von Ende zwanzig, der so schnell sprach, dass Diem ihm kaum folgen konnte. Hinzu kam, dass Diem bei dem »Vorstellungsgespräch« zugab, dass er Facharzt sei, obwohl ihn Bock zuvor aufgefordert hatte, dies zu verschweigen. Trotzdem willigte Wotke ein, Diem in Block 20 als Pfleger zu beschäftigen.[74]

Bock brachte Diem gleich dorthin. In Block 20 badete Diem zum ersten Mal seit seiner Einlieferung ins Lager in einer Badewanne und mit Seife. Danach erhielt er neue Häftlingskleidung. Diem: »Es kam

72 Rudolf Diem, biographische Notiz, in: ders., »Wspomnienia«, S. 1 f.; Czech, *Kalendarium*, S. 75.

73 Diem, »Wspomnienia«, S. 168.

74 Dr. Rudolf Diem im Gespräch mit Joanna Suchecka, Polskie Radio, Sendung vom 21. 4. 1971: https://tinyurl.com/8av448vd [Zugriff: 31. 3. 2020]; ähnlich schildert Diem diese Geschehnisse in seinen Memoiren (ders., »Wspomnienia«, S. 168 f. und S. 74 f.).

mir vor, als wäre es mir in meinem Leben noch nie besser gegangen als in diesem Augenblick.« Danach führte ihn Bock auf die sogenannte Isolierstation im Block 14, wo Infektionskranke, darunter viele an Meningitis Leidende, lagen. Das Pflegepersonal der Station setzte sich aus drei Pflegern zusammen: Diem, Dr. Władysław Okoński (ebenfalls ein Facharzt) und einem gewissen Mateja, einem Landwirt ohne jegliche medizinischen Kenntnisse, der in Bocks Auftrag die Isolierstation leitete.[75]

Die in der Isolierstation herrschenden Verhältnisse »berauschten mich«, schrieb Diem Jahre später: die Ruhe, die Möglichkeit, sich nach der Arbeit zu erholen und jederzeit zu waschen, Essen am Tisch, Suppen- und Brotzulage, eine kollegiale Atmosphäre, für die Dr. Okoński gesorgte habe. »Wir waren nicht mehr hungrig, es war warm im Saal, wir standen nicht auf Lagerappellen, wir fühlten uns wie im Paradies.«[76] Diese Umstände, de facto eine Lebensrettung, wirkten sich auf die Haltung Diems, eines in zwei Weltkriegen erprobten Soldaten und Offiziers, so aus, dass er beschloss, seinen deutschen Unterdrückern gegenüber folgsam zu werden: »Später hat mir der Gedanke, dass ich mich in der Hölle des Lagers wiederfinden könnte, Kraft und Ansporn für die Arbeit in der Abteilung gegeben, um keinen Grund für Unzufriedenheit zu liefern.«[77] Dennoch engagierte er sich – hinter der Maske der Folgsamkeit – bald im Lagerwiderstand.

Zu Diems Pflichten in der Isolierstation gehörten die Unterstützung Dr. Okońskis bei der medizinischen Versorgung der Kranken, die Reinigung der Station, das Schrubben des Bodens, die Essenausgabe an Kranke und ihre Pflege. In den ersten Wochen stand Diem unter ständiger Beobachtung von Bock und Welsch, insbesondere der Letztere hatte an Diems Arbeit einiges auszusetzen.[78]

Die Sterblichkeit der Meningitis-Kranken war hoch. SS-Lagerarzt Wotke experimentierte bei deren Behandlung mit dem Medikament Cibazol, das er in die Lendenwirbelsäule spritzte. Dies führte zu noch mehr Todesfällen. Diem und Okoński beschlossen, entgegen der Anweisung des SS-Arztes kein Cibazol mehr einzuspritzen, und beschränkten sich auf Lumbalpunktionen. Gleichwohl meldeten sie dem SS-Arzt die Cibazolgabe. Danach ging die Sterblichkeit zurück. Wotke übte sich

75 Diem, »Wspomnienia«, S. 76 und S. 169 (Zitat).

76 Ebenda, S. 76 (Zitat) und S. 169.

77 Ebenda, S. 169.

78 Ebenda, S. 169 f.

auch in Lumbalpunktionen, wobei er sehr ungeschickt vorging, den Kranken große Schmerzen bereitete und auch Verletzungen beibrachte. Oft mussten Diem und Okoński missglückte Eingriffe von Wotke zum Abschluss bringen. Nach einigen Wochen in der Isolierstation verlegte Bock Diem in die Ambulanz im Block 20.[79]

Die hier dargelegten Fälle zeigen, dass SS-Standortarzt Max Popiersch entgegen den geltenden Richtlinien polnische Insassen mit ärztlicher Fachausbildung im Krankenbau als Pfleger und Hilfspfleger beschäftigte bzw. beschäftigen ließ, allerdings stets unter der Voraussetzung, dass jene ihren wahren Beruf verschwiegen. Popiersch tat dies wohl in erster Linie aus pragmatischen Gründen. Fachkundige Häftlingspfleger konnten einen Teil der genuin ärztlichen Aufgaben, insbesondere die medizinische Betreuung der Häftlinge, übernehmen und die SS-Lagerärzte damit erheblich entlasten.

Zugleich verheimlichte Popiersch seine Einstellungspraxis vor der Lagerleitung und vor der Zentrale in Berlin. »Vor offiziellen Besuchen verschiedener Kommissionen aus Berlin«, so Dering, »erschien Popiersch im Revier und befahl uns – einigen Ärzten, die als Pfleger arbeiteten –, sich auf dem Dachboden zu verstecken.«[80] Auch Diem schildert, dass Popiersch den HKB-Ältesten Bock vor bevorstehenden Inspektionen wiederholt angewiesen habe, »uns daran zu erinnern, dass wir im Krankenbau andere Berufe als medizinische haben. Er überprüfte persönlich, ob wir die richtige Antwort auf die Frage nach dem Beruf wussten.«[81]

Wie bereits erwähnt berichten ehemalige polnische Häftlinge zudem, dass Popiersch im Gegensatz zu seinen SS-Kameraden nicht antipolnisch eingestellt gewesen sei.[82] Vielmehr habe er eine gewisse Sympathie gegenüber seinen polnischen Kollegen empfunden, die er jedoch nicht offen geäußert habe. Diese Einstellung dürfte Popiersch den pragmatischen Umgang mit den polnischen Insassen wesentlich erleichtert haben. Dies führte dazu, dass im Frühjahr 1941 im Krankenbau des KL Auschwitz bereits mehrere polnische Fachärzte als Häftlingspfleger eingesetzt waren, darunter Dr. Stefan Pizło, Dr. Edward Nowak (beide seit

79 Ebenda, S. 170 f.

80 Dering, »Tajna Armia«, S. 14 f.

81 Diem, »Wspomnienia«, S. 180; ähnlich Dering, »Tajna Armia«, S. 14; Fejkiel, »Medycyna za drutami«, S. 463.

82 Vgl. u. a. Garliński, *Fighting Auschwitz*, S. 45; Dering, »Tajna Armia«, S. 14; Głogowski, »Kwarantanna«, S. 193.

Ende Juni 1940), Dr. Leon Głowacki (seit Anfang Juli 1940), Dr. Marian Dupont, Dr. Stanisław Suliborski, Dr. Władysław Okoński, Dr. Tadeusz Gąsiorowski (seit September 1940), Dr. Władysław Dering (etwa seit Oktober 1940)[83] und Dr. Rudolf Diem (seit März 1941).[84]

Insgesamt waren im Frühjahr 1941 im Häftlingsrevier mehrere Dutzend Häftlinge als Fach- und Hilfskräfte beschäftigt und Hunderte von kranken Lagerinsassen untergebracht. In dieser Zeit entstanden zudem organisatorische Ansätze für medizinische Fachabteilungen. Ein Analyselabor für Blut- und Harnuntersuchungen war bereits im Herbst 1940 in Block 28 eingerichtet worden.[85] Dr. Stefan Pizło leitete die Infektions- und Durchfallabteilung, der Chirurg Dr. Tadeusz Gąsiorowski die »Chirurgische Abteilung« (samt Zahnstation),[86] Dr. Władysław Dering die Ambulanz. Es gab auch eine »Innere Abteilung« unter Dr. Stanisław Suliborski, der spätestens im August 1941 sogar zum Blockältesten des Blocks 15 ernannt wurde.[87] Hinzu kamen 1941 eine Apotheke im Dachgeschoss von Block 20 (später: 28), die anfangs von Hans Bock, später von den polnischen Häftlingen Franciszek Lechowicz und Marian Toliński verwaltet wurde, ein Röntgenkabinett unter dem Röntgenologen Dr. Czesław Gawarecki sowie eine Augen-Nasen-Ohren-Station unter Leitung des HNO-Arztes Dr. Leon Wasilewski.[88]

Nichtsdestoweniger überwogen beim Pflegepersonal weiterhin Häftlinge, die eher zufällig oder als deutsche Funktionshäftlinge im Auftrag des Lagerarztes in den Krankenbau gekommen waren. Bis zu seiner Absetzung im März 1943 bestimmte weitgehend Hans Bock die Geschicke des Reviers/HKB im Stammlager Auschwitz. »Die Auswahl der Pfleger

83 Vernehmung Dr. Tadeusz Gąsiorowski vom 4.2.1966: BStU, MfS HA IX/11 ZUV 84, Bd. 12, Bl. 204–207.

84 Vgl. u. a. Garliński, *Fighting Auschwitz*, S. 431.

85 Fejkiel, *Więźniarski szpital*, S. 33 f.; Paczuła, »Organisation und Verwaltung«, S. 162.

86 Zur Zahnstation, in der sich auch SS-Leute behandeln ließen, vgl. Fejkiel, *Więźniarski szpital*, S. 41–43.

87 Hałgas, »Oddział chirurgiczny«, S. 48; Paczuła, »Organisation und Verwaltung«; Dering, »Tajna Armia«, S. 16; Diem, »Wspomnienia«, S. 78; Stanisław Kłodziński, »Die erste Vergasung von Häftlingen und Kriegsgefangenen im Konzentrationslager Auschwitz«, in: *Die Auschwitz-Hefte. Texte der polnischen Zeitschrift »Przegląd Lekarski« über historische, psychische und medizinische Aspekte des Lebens und Sterbens in Auschwitz*, hg. vom Hamburger Institut für Sozialforschung, 2 Bde. und Erg.-Bd., Hamburg 1994, Bd. 1, S. 261–275, hier S. 268.

88 Fejkiel, *Więźniarski szpital*, S. 35–38 und S. 122–128.

traf er stets sorgfältig und gewissenhaft«, behauptete der deutsche Auschwitzhäftling Adolf Rögner im Dezember 1945.[89] Polnische Überlebende beurteilen Bock differenzierter, die positiven Meinungen überwiegen jedoch, insbesondere, was den Vergleich zu anderen deutschen Funktionshäftlingen angeht.

Hans Bock, geboren im Jahre 1901, wurde wie erwähnt am 20. Mai aus dem KL Sachsenhausen nach Auschwitz überstellt.[90] Nach übereinstimmenden Berichten unterschied er sich vorteilhaft von seinen Kameraden. »Er war ganz sicher der menschlichste unter den dreißig *Kapos,* die nach Auschwitz gebracht worden waren, um dort für Schliff zu sorgen.«[91]

Bocks Herkunft und Werdegang vor seiner Haftzeit in verschiedenen KL sind quellenmäßig nicht gesichert. Er hatte den Status eines »Berufsverbrechers«, angeblich wegen Unterschlagungen.[92] KL-Häftling soll Bock bereits ab 1933 gewesen sein und im KL Sachsenhausen im Krankenbau als Sanitäter gearbeitet haben. »Er hielt sich also für einen Fachmann auf diesem Gebiet, zumindest aber für gut orientiert.«[93] Andere ehemalige Häftlinge bestätigen, dass Bock die Anforderungen im Sanitätsdienst beherrschte, obwohl er dafür nicht ausgebildet war.[94] Offensichtlich aus diesem Grund hatte Bock von der SS-Lagerführung den Auftrag bekommen, in Auschwitz als Kapo das Häftlingsrevier zu leiten.

Für die in den Konzentrationslagern herrschenden Verhältnisse verhielt sich Bock im Revieralltag sowohl gegenüber den dort beschäftigten Insassen als auch gegenüber Kranken korrekt und kümmerte sich sogar um diese. Bock war gegenüber dem SS-Lagerarzt für jeden Bereich des Krankenbaus verantwortlich, er unterzeichnete jede Krankenaufnahme.

---

89 Adolf Rögner, Tatsachenbericht aus dem Konzentrations- und Vernichtungslager Auschwitz I, II und II i/O.S. [in Oberschlesien], 16.12.1945 (Abschrift), in: AIPN, GK 196/131, Bl. 1–158, hier Bl. 78. Rögner war vom 8.5.1941 bis zur Auflösung des Lagers im Januar 1945 deutscher Funktionshäftling im KL Auschwitz.

90 Kłodziński, »Rola kryminalistów niemieckich«, S. 123; Klee, *Auschwitz,* S. 53 f.

91 Szczerbowski, »Der erste Schreiber«, S. 158 (Hervorhebung im Original).

92 Der ehemalige Auschwitzhäftling Czesław Sowul etwa berichtete: »Ich weiß aus Erzählungen, dass Bock vor dem Krieg eine Anstalt für Taubstumme geleitet und dort irgendwelche Unterschlagungen begangen haben soll« (Bericht Czesław Sowul vom 28.9.1971: APMO, Oświadczenia, Bd. 72, Bl. 160–181, hier Bl. 172). Vgl. auch Langbein, *Menschen in Auschwitz,* S. 249.

93 Szczerbowski, »Der erste Schreiber«, S. 158.

94 Kłodziński, »Rola kryminalistów niemieckich«, S. 123.

»Bocks Persönlichkeit war sicher von Einfluß auf die Entwicklung der Arbeitsbedingungen im Krankenbau. Unter den vielen Einrichtungen im Lager war das Spital gewiß eine Ausnahmeerscheinung. Vor allem wurde hier ungehindert polnisch gesprochen [...]«[95] Im Gegensatz zu den meisten seiner Kameraden war Bock weder antisemitisch noch antipolnisch eingestellt. Etwaige diesbezügliche verbale Ausfälle, geschweige denn Gewaltexzesse sind nicht überliefert. Stanisław Kłodziński schreibt: »Wenn er nur konnte, half er Häftlingen ohne Unterschied der Nationalität oder der Konfession. Er bevorzugte eher Polen. Er schlug nicht, schrie einen nicht an.«[96]

Wiesław Kielar gehörte zu den Häftlingen, denen Bock geholfen und damit auch das Leben gerettet hatte. Kielar, geboren 1919, traf mit dem ersten Transport aus Tarnów am 14. Juni 1940 in Auschwitz ein. Er wurde verschiedenen Arbeitskommandos zugeteilt. Im August 1940 hatte es der Kapo Leo Wietschorek auf ihn abgesehen: Er misshandelte Kielar schwerstens und hatte offenkundig vor, ihn umzubringen. Bock als Revierkapo rettete Kielar jedoch das Leben, ließ ihn medizinisch versorgen und beschäftigte ihn im Krankenbau als Reinigungskraft und bald als Hilfspfleger. Kielar überlebte die Lagerhaft.[97] Gleichwohl war Bock der Lager-SS gegenüber gehorsam und tötete sogar persönlich Häftlinge, wenn er den Befehl dazu bekam.[98]

Anfangs kümmerte sich Bock um jeden Kranken, nach und nach ließ er jedoch dem medizinischen Fachpersonal unter den Häftlingspflegern größere Freiheiten. »Vor überlegenem Fachwissen hatte er Respekt«, führte der erste Krankenbauschreiber Szczerbowski aus.[99] Władysław Dering berichtet, dass Bock als Revierkapo anfangs – wie zuvor in Sachsenhausen – Kranke medizinisch behandeln wollte. »Ich muss jedoch betonen, dass er unter unserem Einfluss seine Haltung geändert hatte, er hörte auf, zu ›behandeln‹ und zu ›impfen‹, fortan beschränkte er sich auf Verwaltung.«[100] Diem, der im März 1941 als Pfleger in den Krankenbau aufgenommen wurde, schreibt: »In die Arbeit der Ärzte mischte sich Bock nicht ein und hörte immer auf unsere Ratschläge, um die Situation

95 Szczerbowski, »Der erste Schreiber«, S. 158.
96 Kłodziński, »Rola kryminalistów niemieckich«, S. 123.
97 Bericht Wiesław Kielar vom 29.9.1959: APMO, Oświadczenia, Bd. 8, S. 1155–1162; ders., *Anus Mundi*, S. 48–53.
98 Kłodziński, »Rola kryminalistów niemieckich«, S. 123.
99 Szczerbowski, »Der erste Schreiber«, S. 158.
100 Dering, »Tajna Armia«, S. 23.

der Kranken zu verbessern.«[101] Andere Überlebende, die im Krankenbau beschäftigt waren, schildern die Lage ähnlich.[102]

In seiner Personalpolitik ließ sich Bock indes nicht nur von SS-Richtlinien und medizinischen Fachkompetenzen leiten, sondern offenkundig auch von seinen damaligen sexuellen Präferenzen. Obwohl es streng verboten war, praktizierten nicht wenige deutsche Funktionshäftlinge in Auschwitz gleichgeschlechtlichen Sex. Es sei hier angemerkt, dass nur wenige deutsche Häftlinge wegen Paragraf 175 in das KL Auschwitz eingewiesen wurden. Am 20. Januar 1944 belief sich deren Zahl auf 22 bei insgesamt 53 786 männlichen Lagerinsassen.[103] Deutsche Frauen wurden nach diesem Paragrafen nicht verfolgt. Im Polen der Vorkriegszeit wie auch danach war gleichgeschlechtlicher Sex nicht strafbar und die deutschen Besatzer änderten daran nichts. Im Lager selbst war die homosexuelle Liebe verboten.

Leo Wietschorek, einer der brutalsten Kapos in Auschwitz, besuchte oft Block 5, den sogenannten Jugendlichenblock, in dem minderjährige polnische Häftlinge zwischen 15 und 18 Jahren einsaßen. Wie erwähnt, versuchte die Lagerleitung, diese Jugendlichen mittels gewisser Erleichterungen (»Privilegien« und besseren Lebensmittelrationen) und Indoktrination (vor allem Antisemitismus und Hass auf die polnische Intelligenz) für die eigenen Zwecke zu gewinnen.[104] Witold Pilecki berichtete: »Leo kam täglich [im Block 5; B. M.] vorbei, denn er mochte junge Leute, besonders Jungen ... und zwar ein bisschen zu sehr. Er war ein Perverser. Er kam, um sich die Opfer für seine Perversion auszuwählen. Er päppelte sie auf, machte sie durch Gefälligkeiten und die Drohung mit der Strafkompanie gefügig, und wenn er von einem der Jugendlichen genug hatte, erhängte er ihn auf der Toilette, meistens nachts, um einen gefährlichen Zeugen für sein im Lager untersagtes Treiben auszuschalten.«[105]

---

101 Diem, »Wspomnienia«, S. 77.

102 Tadeusz Paczuła, »Administracja Szpitala Obozowego«, o. D.: APMO, Wspomnienia, Bd. 25, Bl. 1–45, hier Bl. 19 f. Stanisław Kłodziński beurteilte Bock hingegen kritischer: »Im Grunde genommen mochte er Häftlingsärzte als Konkurrenten nicht; jedoch holte er sie während der Epidemie in den HKB und verließ sich auf ihr Fachwissen. Er hielt sich für den Oberarzt und Direktor des Lagerkrankenhauses« (ders., »Rola kryminalistów niemieckich«, S. 123). Kłodziński spielt hier auf die Fleckfieberepidemie 1941 an; zu diesem Zeitpunkt war er selbst noch nicht in Auschwitz.

103 Kassiber Stanisław Kłodziński vom 20. 1. 1944, abgedruckt in: *Grypsy*, S. 137 f.

104 Vgl. Fejkiel, »Medycyna za drutami«, S. 444 f.

105 Pilecki, *Freiwillig*, S. 83.

Auch Bock umgab sich bevorzugt mit jungen Männern, die er protegierte und denen er im Krankenbau verschiedene Funktionsposten und ›sichere‹ Stellen besorgte, was ihre Überlebenschancen beträchtlich erhöhte. Im Gegensatz zu den anderen Kapos setzte Bock aber gegenüber den jungen Männern auf ›Freiwilligkeit‹ und nicht auf Gewalt, Zwang und Vergewaltigung. Diem schreibt: »Bock war homosexuell und morphiumsüchtig. Er favorisierte Jugend und zog sie in seine Praktiken hinein. Er revanchierte sich dafür mit Einstellung im Krankenbau, wo bessere Verhältnisse zum Überleben herrschten.«[106] Ähnliches berichtete Mieczysław Sowul über Bock.[107]

Die Zahl der verschiedenen Funktionsposten, Pfleger, Hilfspfleger und anderen Stellen im Krankenbau wuchs parallel zum Ausbau des Krankenbaus an, von einem Dutzend Anfang Juli 1940 bis auf etwa 360 Ende 1943.[108] Neben dem Revierkapo (Krankenbauältesten bzw. HKB-Ältesten) gab es die Blockältesten und ihre Vertreter, die für die jeweiligen Blöcke verantwortlich waren. Ihnen unterstanden die Stubenältesten, die für Ordnung in den jeweiligen Krankensälen zu sorgen hatten. Stubendienste und auch Hilfspfleger machten die Säle sauber, brachten Essen von der Lagerküche. Pfleger waren für den Sanitätsdienst zuständig: Sie maßen die Körpertemperatur der Kranken, führten Fieberkarten, verteilten Medikamente, legten Verbände an.

Ferner gab es in den einzelnen HKB-Blöcken Pförtner, die ihren Dienst am Blockeingang leisteten, Toilettenreiniger, Bademeister im Waschraum, Nachtwächter, Läufer und Leichenträger, Apotheker (ab 1941) und Radiologen.[109] Allein die Zahl der Leichenträger wuchs von zwei im Jahre 1940 auf etwa zehn, ein ganzes Kommando, zur Jahresmitte 1944 an. Ihre Aufgabe war es, die Leichen von ermordeten bzw. gestorbenen Häftlingen zur Leichenhalle und von dort später in das Krematorium zu transportieren.[110]

Als besonders einflussreich galten neben HKB-Ältesten und Blockältesten die Schreiber, die HKB- und die Blockschreiber. Diese Beschäfti-

106 Diem, »Wspomnienia«, S. 122.

107 Bericht Czesław Sowul vom 28.9.1971: APMO, Oświadczenia, Bd. 72, Bl. 160–181, hier Bl. 172.

108 Dering, »Tajna Armia«, S. 24.

109 Tadeusz Paczuła, »Administracja Szpitala Obozowego«, o. D.: APMO, Wspomnienia, Bd. 25, Bl. 1–45, hier Bl. 20 f.; Diem, »Wspomnienia«, S. 122.

110 Kassiber Józef Cyrankiewicz, o. D. [nach dem 4.7.1944], abgedruckt in: *Grypsy*, S. 317–320; Kielar, *Anus Mundi*, S. 58 (dort auch mehr über die Arbeiten der Leichenträger); Diem, »Wspomnienia«, S. 11; Dering, »Tajna Armia«, S. 39.

gung war besonders begehrt, erforderte jedoch sehr gute Deutschkenntnisse in Wort und Schrift. Unter den polnischen Insassen verfügten darüber nur wenige. Die HKB-Schreiber hatten viel Arbeit. Beispielsweise mussten alle in der Ambulanz empfangenen Kranken erfasst werden. Für jeden von ihnen wurde eine Ambulanzkarte angelegt, die folgende Angaben enthielt: Name und Vorname, Alter, Nationalität, Aufnahmedatum, Diagnose und weitere Vorgehensweise, Aufnahme in den Krankenbau oder nicht, falls ja, in welche Abteilung. Darüber hinaus verfassten Ambulanzschreiber Meldungen über HKB-Aufnahmen an die Hauptkanzlei des Lagers, Bescheinigungen über Arbeitsbefreiung für ambulant behandelte Kranke und nicht zuletzt die täglichen Berichte über die Belegungsstärke des Ambulanzblocks.[111]

Hans Bocks rechte Hand war Peter Welsch. Welsch, geboren 1902 in Duisburg-Hamborn, war ab April 1938 im KL Sachsenhausen als politischer Häftling (Kommunist) inhaftiert. Am 24. Juni 1940 erfolgte seine Überstellung in das KL Auschwitz.[112] Welsch war vom Herbst 1940 an auch der Blockälteste im Block 20 (Sommer 1941: 28).[113] Bereits im KL Sachsenhausen war er im Häftlingsrevier eingesetzt worden, wo der gelernte Nieter nach eigenen Angaben auch operiert habe.[114]

Welsch brüstete sich mit seinen angeblichen, in der Praxis erworbenen medizinischen Kenntnissen. Er untersuchte und behandelte kranke Häftlinge, überprüfte Diagnosen polnischer Fachärzte, die als Häftlingspfleger unter seinem Befehl arbeiteten, und spielte sich anfangs auch als »Chirurg« auf. Das änderte sich erst, als der Chirurg Dr. Dering als Häftlingspfleger im HKB beschäftigt wurde. Fortan habe Welsch, so Dering, sich auf die Behandlung von Lungenentzündungen verlegt.[115]

Kazimierz Hałgas bezeichnet Welsch ironisch als »einen allwissenden Häftlingssanitäter«.[116] Diem, der Welsch im Block 28 direkt unterstellt war, schildert dessen Untersuchungsmethoden: »Man muss diesen Schwachkopf gesehen haben, mit welchem Gesichtsausdruck er bei den kranken Häftlingen mit dem Stethoskop die Brustwand in der Herz-

111 Diem, »Wspomnienia«, S. 22; Paczuła, »Organisation und Verwaltung«, S. 161 f.

112 Häftlingspersonalbogen Peter Welsch, Buchenwald: Arolsen Archives, 1.1.53/7401706/ ITS Digital Archive. Am 11.11.1944 wurde Welsch in das KL Groß-Rosen überstellt und von dort am 26.2.1945 in das KL Buchenwald, wo er von amerikanischen Truppen befreit wurde.

113 Vgl. u. a. Kielar, *Anus Mundi*, S. 56.

114 Dering, »Tajna Armia«, S. 23.

115 Fejkiel, »Medycyna za drutami«, S. 462 f.; Dering, »Tajna Armia«, S. 23 und S. 51.

116 Hałgas, »Oddział chirurgiczny«, S. 49.

gegend abhörte (das hatte ihm jemand beigebracht) und Diagnosen stellte: Durchfall, Lungenentzündung, Rheumatismus, Herzschwäche, Nierenentzündung usw. Das alles hörte er an einer Stelle, in der Herzgegend.«[117]

Dank der Machtstellung, die Welsch durch die Lagerführung im Krankenbau verliehen bekommen hatte, konnte er sich als allwissender »Oberarzt« und gar Herr über Leben und Tod von kranken Insassen aufführen. Von 1941 an nahm er im HKB an Selektionen und an Tötungen kranker Häftlinge teil; bisweilen führte er diese auch selbständig durch, worauf noch zu kommen sein wird.

Die polnischen Fachmediziner unter Welschs Befehlsgewalt mussten entweder viel Sinn für Humor und/oder viel Geduld aufbringen, um nicht der Nervenzerrüttung anheimzufallen oder in Konflikte mit ihm und seinen Getreuen zu geraten, konstatierte ironisch Władysław Fejkiel. Für Letzteres, so Fejkiel, sei Rudolf Diem ein Beispiel, der mit deutschen kommunistischen Häftlingen aneinandergeriet, die sich – zum Nachteil für die kranken Häftlinge – für Experten im medizinischen Bereich hielten.[118]

Ähnlich wie Bock zeichnete sich Welsch jedoch keineswegs durch rohe Gewalt gegenüber den anderen Insassen aus und wie dieser wurde er in seiner Personalauswahl von seinen homosexuellen Vorlieben beeinflusst. Er wechselte ziemlich oft seine sexuellen Partner, die er stets protegierte. Einer seiner Günstlinge war ein junger polnischer Häftling, Jerzy (Jureczek), um den sich Welsch sehr kümmerte.[119] Eine Folge war, dass solche Günstlinge im Krankenbau bis März 1943, als Bock mittels einer Intrige entmachtet wurde, eine negative Rolle spielten.

Wie dargelegt, waren die Machtverhältnisse im Krankenbau äußerst kompliziert, für Außenstehende undurchsichtig und für das dort beschäftigte Häftlingspersonal zuweilen heikel. Noch einmal Fejkiel: »Unter seiner [Bocks; B.M.] Herrschaft regierten im Krankenbau junge Günstlinge, die oft dreist und gefährlich waren. Bock bevorzugte, umsorgte und verwöhnte sie. Und was noch schlimmer war, er betraute

117 Diem, »Wspomnienia«, S. 36 und S. 153 (Zitat).

118 Fejkiel, »Medycyna za drutami«, S. 462.

119 Diem, »Wspomnienia«, S. 36; Kielar, *Anus Mundi,* S. 104–106. Im Jahre 1942 wurden Welsch und sein Günstling Jureczek nach Auschwitz-Birkenau verlegt, wo beide den im Mai 1942 errichteten Männerkrankenbau leiteten. Im Herbst 1942 sollen die beiden laut Kielar Liebschaften im Frauenlager gehabt haben (ebenda, S. 190).

jene mit wichtigen Stellen im Krankenbau.«[120] Ein anderer Überlebender berichtete im Jahre 1946: »In dieser Zeit [1942; B. M.] leitete den Krankenbau der Lagerälteste Bock, ein Deutscher, Krimineller, Homosexueller und Morphinist. Im Krankenbau herrschten demoralisierte junge Männer. In deren Händen befand sich das Leben nicht nur von kranken Insassen, sondern auch von Häftlingsärzten und -pflegern.«[121]

Hinzu kamen die allgemeine Abstumpfung, Verrohung und Brutalisierung unter den Häftlingen durch die Verhältnisse im Lager, wovon auch Pfleger und Hilfspfleger nicht verschont blieben. Rudolf Diem schreibt: »Das Pflegepersonal rekrutierte sich aus verschiedenen sozialen Schichten, und man soll sich nicht wundern, dass Personen mit negativen Neigungen durch die im Lager herrschenden Zustände nicht tugendhafter wurden.«[122]

Das alltägliche Sterben und der Kampf ums Überleben stumpften nicht nur ab, sondern ließen oft genug die extremen Seiten des menschlichen Charakters hervortreten: »Es gab unter uns Individuen«, so Diem, »welche den Umstand ausnutzten, dass es nur wenige Aufnahmeplätze im Krankenbau gab, und sie ließen sich dafür teuer bezahlen. Lebensmittel hatten sie eigentlich genug, es mangelte ihnen aber an den sogenannten Luxusartikeln wie Zigaretten, besserer Wäsche, Schuhen usw.« Zu diesen soll der Blockschreiber Roman Gabryszewski gehört haben, der aber keineswegs eine Ausnahme war.[123] Auch manche Häftlingspfleger nutzten ihre Stellung für ihren persönlich Profit. Beispielsweise wurden Kranke, die bezahlen konnten, bevorzugt behandelt. Diese »Reichen« bekamen bessere Verbände angelegt, erhielten »bessere« Medikamente und Salben, bei Regen, Schnee und Kälte mussten sie im Falle ambulanter Behandlung nicht draußen anstehen.[124]

Dennoch: Nach und nach lernten auch die medizinisch Unbeleckten unter den Häftlingspflegern, die Kranken einigermaßen fachgerecht zu betreuen, etwa Verbände anzulegen und zu wechseln, Wunden zu ver-

---

120 Fejkiel, »Medycyna za drutami«, S. 162.

121 Vernehmung Aleksander Górecki vom 27.9.1947: AIPN, BU 2188/14, Bl. 21/9 f.

122 Diem, »Wspomnienia«, S. 80.

123 Ebenda, S. 82 (Zitat) und S. 84; vgl. auch Dering, »Tajna Armia«, S. 12 f. Zu Roman Gabryszewski siehe Fn. 63.

124 Diem, »Wspomnienia«, S. 84 f. Dering schreibt über die Anfänge im Krankenbau: »Zu den schwierigsten und unangenehmsten Dingen gehörte der Kampf mit einem Teil des HKB-Personals, leider dem polnischen. Man musste gegen die schlechte Behandlung der Kranken vorgehen, gegen den Diebstahl von Lebensmittelrationen der Kranken, den Schwindel mit Medikamenten usw.« (ders., »Tajna Armia«, S. 17).

sorgen oder Injektionen zu verabreichen. Eine wichtige Rolle spielten dabei die Fachärzte unter den Häftlingspflegern, die allmählich die Betreuung der Kranken und auch die Leitung der sich ausbildenden Fachabteilungen übernahmen.

Der fortschreitende Prozess der ›Professionalisierung‹ verlief jedoch nicht ohne Widerstände und Konflikte. Die Laiensanitäter – Funktionshäftlinge sowie ihre Günstlinge – fühlten sich durch diese Entwicklung bedroht. Sie fürchteten um ihre Stellen und Positionen, dank denen ihre eigenen Überlebenschancen und die ihres engsten Freundeskreises wesentlich gestiegen waren. Diem: »Häftlingspfleger schützten ihre Stellen und ihren Einfluss im Krankenbau mit allen möglichen Mitteln, und sie waren sich in dieser Hinsicht einig und solidarisch.« Dering formulierte diese Zustände zugespitzt wie folgt: »Eine geschlossene Gruppe hatte sich an die Fleischtöpfe gesetzt und wollte niemanden an diese heranlassen.«[125]

Es entbrannte ein Konkurrenzkampf zwischen den beiden Gruppen, der sich durch Intrigen und Ränkespiele, Mobbing und auch Denunziationen auszeichnete, wobei anfangs die Fachärzte unter den Häftlingspflegern nicht unbedingt im Vorteil waren.[126] Um ihre Stellen zu behalten, waren sie genötigt, einerseits das Vertrauen der deutschen Lagerärzte zu gewinnen, andererseits auch das der anderen Pfleger. »Wer von uns das schaffte, der kann von sich behaupten, dass er etwas für die Kranken tun konnte und hat das auch getan«, schreibt Diem, um fortzufahren: »Letztlich haben sich die Beziehungen zwischen den Ärzten, denen es gelungen war, im Krankenbau beschäftigt zu werden, und den übrigen Pflegern normalisiert, sie wurden erträglich und in meinem Fall sogar sehr gut.«[127] Ähnliches berichtet Dering: »Der Kampf bei der Einrichtung der Ambulanz musste an zwei Fronten geführt werden. Von den Deutschen war es schwierig, etwas zu ergattern, und die ›Unsrigen‹ [andere Häftlingspfleger; B. M.] erschwerten die Organisation. Sie waren unzufrieden damit, dass so ein ›Direktor‹ gekommen war, hier [im Krankenbau; B. M.] ein ›Klinikum‹ organisierte und sich als wichtig aufspielte.«[128]

---

125 Diem, »Wspomnienia«, S. 86; Dering, »Tajna Armia«, S. 15–18 (Zitat S. 15); Fejkiel, »Medycyna za drutami«.

126 Diem, »Wspomnienia«, S. 44 f., S. 58, S. 86, S. 88 und S. 153; Dering, »Tajna Armia«, S. 15–18.

127 Diem, »Wspomnienia«, S. 86 und S. 88 (Zitat); ähnlich Dering, »Tajna Armia«, S. 15–18; Fejkiel, »Medycyna za drutami«.

128 Dering, »Tajna Armia«, S. 15.

Den wachsenden Einfluss der Häftlingspflegerärzte beobachtete auch die Lagerführung mit Argwohn. Im April/Mai 1941 soll es sogar einen Plan gegeben haben, jene aus dem Krankenbau zu entlassen und Außenkommandos zuzuteilen. Ersetzt werden sollten sie durch Häftlinge, die im KL Dachau notdürftig als Sanitäter ausgebildet worden waren und am 8. Mai 1941 nach Auschwitz überstellt wurden. Zu diesem Austausch ist es letztlich nicht mehr gekommen: Am 6. April 1941 waren 1246 Gefangene aus dem Gefängnis in Lublin ins Lager Auschwitz eingeliefert worden, unter denen sich Fleckfieberkranke befunden hatten. Bald breitete sich die Seuche im Lager aus.[129]

Der Häftlingspfleger Dr. Stanisław Suliborski, der die »Infektionsabteilung« leitete, diagnostizierte die Erkrankung als Erster. Man alarmierte Standortarzt Max Popiersch, der sofort die Isolierung der Kranken in Block 12 sowie die Überprüfung aller Blocks anordnete. Mit diesem Auftrag waren die notdürftig angelernten Häftlingssanitäter überfordert, während sich die SS-Ärzte vor Ansteckung geradezu panisch fürchteten und über die Krankheit ohnehin kaum etwas wussten. Diem schreibt: »Die deutschen Ärzte [...] hatten beinahe keine Ahnung von Fleckfieber [...]. Keiner von ihnen hatte einen Kranken berührt, aus Angst vor Ansteckung. Sie schauten sich die Kranken aus einer Entfernung von 2 – 3 Metern an und sprangen zur Seite, wenn ihnen einer der Kranken zu nah kam.«[130]

»Wir haben schnell begriffen«, so Diem weiter, »dass wir diese Situation zu unserem Vorteil ausnutzen konnten, um unsere Stellen im Krankenbau behalten zu können. Die Überprüfung in den Blocks ergab eine viel größere Anzahl an Fleckfieberkranken und Verdachtsfällen, als es in Wirklichkeit gab. Daraus folgte später die Notwendigkeit, einen besonderen Block für Infektionskrankheiten einzurichten. Die Wahl

---

129 Czech, *Kalendarium*, S. 86 und S. 89 f. (Ankunft der Häftlinge aus Dachau am 8. Mai 1941); Fejkiel, *Więźniarski szpital*, S. 87; Bericht Adolf Rögner vom 16.12.1945: AIPN, GK 196/131, Bl. 1–158, hier Bl. 4 f. Rögner gehörte zu den 77 Häftlingen, die am 8.5.1941 aus den KL Dachau, Buchenwald und Mauthausen nach Auschwitz überstellt wurden. Rögner berichtet über die Ankunft: »Es kam der damalige Standortarzt und suchte sich das mitgekommene Krankenpflegepersonal aus. Zu diesem Zwecke waren die Ausländer [Tschechen und Polen; B. M.] mit nach Auschwitz gekommen. [...] Die Ausländer wurden sofort in den Krankenbau geführt, wir mussten warten.« Über die geplante Entlassung der polnischen Ärzte aus dem Krankenbau, die der damalige Lagerarzt Dr. Siegfried Schwela umzusetzen beabsichtigte, berichten Diem (ders., »Wspomnienia«, S. 82 f.) und Dering (ders., »Tajna Armia«, S. 89).

130 Diem, »Wspomnienia«, S. 180–182 (Zitat S. 182).

fiel auf den Block 15 (später 20), der sich schnell mit Kranken füllte.«[131] Dr. Stanisław Suliborski wurde nicht nur leitender Häftlingspfleger (Häftlingsarzt) der Infektionsabteilung, sondern auch Blockältester des Krankenbaublocks 15. Dies kam einer Revolution im Häftlingskrankenbau gleich und stärkte die Stellung der polnischen Ärzte unter den Häftlingspflegern.

Popiersch ordnete diese Maßnahmen an und unterstützte sie. Durchgesetzt haben soll er die Beibehaltung der polnischen Pflegerfachärzte zwecks Bekämpfung der Epidemie mit dem Argument, dass dadurch die SS-Lagerärzte – die eigentlich für Seuchenbekämpfung zuständig waren – vor einer Ansteckung geschützt werden würden.[132] Diese Argumentation klang in den Ohren seiner SS-Vorgesetzten sicherlich überzeugend.

Somit stärkte die Fleckfieberepidemie die Position und auch den Einfluss der Häftlingspflegerärzte im Krankenbau. Neben der Infektionsabteilung machte sich das besonders in der Chirurgischen Abteilung bemerkbar, deren Leitung im Juni 1941 Dr. Władysław Dering übernahm. Mit Unterstützung der SS-Lagerärzte baute er sie weiter auf und aus. Die Ambulanz übernahm im Juni 1941 Dr. Rudolf Diem. Die wichtigsten Funktionsposten bekleideten jedoch nach wie vor deutsche Häftlinge, die mittleren und unteren Ränge oft genug ihre polnischen Vertrauten und Günstlinge.

Die Aufnahme in den Krankenbau

Unter den in Auschwitz herrschenden Verhältnissen war eine angemessene ärztliche Behandlung der kranken, verletzten und sterbenden Häftlinge kaum möglich, in den meisten Fällen ausgeschlossen. Schon die Aufnahme in den Krankenbau stellte für viele eine unüberwindliche Hürde dar, wie Pater Kozłowiecki schildert. Nach dem Abendappell rief der Lagerführer: »Arztmeldung!« Daraufhin mussten die Kranken zur Begutachtung vor den Lagerführer oder den ihn vertretenden Rapportführer treten. »Sie erlauben den Arztbesuch nur, wem sie wollen: die anderen werden in ihre Reihe zurückgeschickt, selbst wenn sie sterbenskrank sind. Immer werden den Kranken Faulheit, Simulieren und

131 Ebenda, S. 181 f.
132 Ebenda, S. 182.

andere Ausreden vorgeworfen. Häftlingen mit Durchfall und Magenkranken wird geraten: ›Nicht so viel fressen! Hau ab!‹ Andere bekommen Pillen in Form von Tritten.«[133]

Der ehemalige Häftlingspfleger Dr. Stanisław Suliborski beschrieb im Januar 1947 die Aufnahmekriterien: Fieber über 39 Grad, totale Entkräftung oder schwere Verletzung. Im Oktober 1940 wurde zusätzlich ein Aufnahmelimit erlassen, ohne Rücksicht auf die tatsächliche Anzahl an kranken und sterbenden Insassen. Dieses Limit galt bis zum Sommer 1941, als man im Krankenbau begann, die kranken Häftlinge zu selektieren und zu töten.[134] Das Aufnahmelimit legte der zuständige SS-Lagerarzt fest. Rudolf Diem schreibt von bis zu zehn Aufnahmen pro Tag, später sei die Zahl erhöht worden. Władysław Dering berichtet von bis zu zwanzig Aufnahmen.[135]

Jüdischen Häftlingen war der Krankenbau bis zum Frühjahr 1942 generell versperrt,[136] trotzdem gab es anfangs und vereinzelt auch später jüdische Kranke im Revier. Polnischen katholischen Priestern verweigerte oder erschwerte die Lagerführung einen Arztbesuch ebenfalls.[137]

Die meisten Kranken wurden von Häftlingspflegern ambulant medizinisch versorgt, während sich jeden Tag Hunderte um Aufnahme in den Krankenbau bemühten. Die Verzweiflung der kranken Häftlinge war groß. Vor der Ambulanz spielten sich tumultartige Szenen ab. Ein starker und großer Häftlingspfleger bewachte die Eingangstür mit einem Knüppel in der Hand und versuchte die drängende Menschenmasse zu vertreiben.[138]

Jan Dengel traf am 6. April 1941 in Auschwitz mit einem Gefangenentransport aus Warschau ein. Er wurde im Außenkommando bei der Aushebung von Entwässerungsgräben eingesetzt. Nach wenigen Wochen entzündete sich sein Fuß und schwoll sehr stark an: »Daraufhin begab ich mich [am 1. Mai 1941; B. M.] zum Krankenrevier in der Hoffnung, dort

133 Kozłowiecki, *Not und Bedrängnis*, S. 236.

134 Vernehmung Dr. Stanisław Suliborski vom 21.1.1947: AIPN, GK 196/131, Bl. 307 f.; AIPN, GK 174/303, Bl. 4 f. Stanisław Suliborski wurde am 15.8.1940 in das KL Auschwitz eingeliefert und arbeitete ab dem 10.9.1940 im Krankenbau, zunächst als Hilfskraft und Pfleger und später bis zu seiner Entlassung am 10.2.1942 als Häftlingsarzt.

135 Diem, »Wspomnienia«, S. 58, S. 81 und S. 132; Dering, »Tajna Armia«, S. 16.

136 Vernehmung Dr. Tadeusz Gąsiorowski vom 4.2.1966: BStU, MfS HA IX/11 ZUV 84, Bd. 12, Bl. 203–207.

137 Kozłowiecki, *Not und Bedrängnis*, S. 236 f.

138 Fejkiel, *Więźniarski szpital*, S. 48.

Hilfe zu finden. Vor dem Krankenrevier spielten sich dantische Szenen ab. Auf große Gruppen von ›Muselmännern‹, die versuchten, in das Revier aufgenommen zu werden, stürzten sich von Zeit zu Zeit Horden von Funktionshäftlingen, die mit Geschrei, Schlägen und Wasser die sich versammelnden Unglücklichen auseinandertrieben.«[139]

Im Sommer 1941 wurde die Aufnahme in den Krankenbau neu geregelt. Pilecki:

> Häftlinge, die sich morgens zu schwach für die Arbeit fühlten, mussten sich [...] im Hof vor der Küche versammeln. Dort standen die entkräfteten, kranken Muselmänner dann und wurden von einigen Pflegern und dem Lagerkapo, manchmal auch dem Lagerältesten, inspiziert. Ihre verbliebene Kraft wurde eingeschätzt, indem man sie zu Boden stieß.
>
> Einige kamen dann ins Lazarett, andere in den Schonungsblock, und die Restlichen mussten trotz ihrer Erschöpfung in »Fünfergruppen« antreten und wurden im Laufschritt zur Feldarbeit getrieben – in den sicheren Tod.
>
> Wer es ins Lazarett oder in den Schonungsblock schaffte, lebte allerdings meist nicht viel länger.[140]

Anstatt des Rapportführers konnte nun auch der Lagerkapo eine Einweisung zur Arztuntersuchung (»Arztvormeldung«) ausstellen. Die Kranken meldeten sich daraufhin in der Aufnahme im Block 20 (später 28), wo sie registriert und anschließend von einem Häftlingsarzt (formal: Häftlingspfleger) untersucht wurden. Von Ende September 1940 bis Juni 1941 war das Dr. Dering, ab Juni 1941 Dr. Diem. Der Häftlingsarzt stellte nun dem Lagerarzt die von ihm ausgesuchten Kranken mit seiner Diagnose und Behandlungsvorschlägen vor und der entschied über das weitere Vorgehen: stationäre oder ambulanten Behandlung, befristete Arbeitsbefreiung, Diätkost usw.[141]

Der Häftlingsarzt, der die Voruntersuchung vorzunehmen hatte, stand vor einem Dilemma. Er musste jedes Mal mehrere Hundert Insas-

139 Jan Dengel, »W ›rewirach‹ obozów Oświęcim i Dachau«, in: *Przegląd Lekarski – Oświęcim* 14 (1974) 1, S. 209–213, hier S. 210; vgl. auch Fejkiel, *Więźniarski szpital,* S. 48.

140 Pilecki, *Freiwillig, S. 123.*

141 Vgl. u. a. ebenda und Fejkiel, *Więźniarski szpital,* S. 46–48.

sen »anschauen« und »untersuchen«, die sich täglich in der Ambulanz meldeten, und unter ihnen die »tatsächlich Kranken« feststellen. Zur Verfügung standen ihm allerdings höchstens zwanzig Krankenbauplätze täglich, während sich die Zahl der »Aufnahmekandidaten« auf mehr als hundert belief. »Meine Aufgabe war undankbar und nicht einfach«, schreibt Dering und schildert das Prozedere der Voruntersuchung wie folgt: »Ein Blick auf das Gesicht des Patienten, auf seine Zunge, manchmal Pulsmessen am Hals wegen der Eile – und die Diagnose, die ich ›Straßendiagnose‹ nannte, war gestellt.« In dieser Eile mussten unter den Kranken diejenigen ausgewählt werden, die »am schlechtesten dran« waren, so Dering.[142]

Sehr oft endete daher die »Arztvisite« eines kranken Häftlings in der Ambulanz laut Diem damit, dass er nur einen Ratschlag bekam: »›Halte durch, solange du kannst!‹ Denn es gab nur ganz wenig Medikamente [...] Von einer Aufnahme in den Krankenbau konnte keine Rede sein, selbst für Kranke im agonalen Zustand. Jeder musste in seinen Block zurückkehren.«[143] Allerdings wurden kranke Häftlinge nicht immer so freundlich abgewiesen, wie es Diem beschreibt. Fejkiel berichtet, dass ihn der Häftlingspfleger Alfred Stössel in der Aufnahme mit folgenden Worten »begrüßt« habe: »Was suchst du hier, verdammter Muselmann?«[144]

Dering verweist in seinen Memoiren auf das Problem der Simulanten, die versuchten, sich auf Kosten der tatsächlich Kranken Aufnahmen in den Krankenbau zu »erschleichen«. Die »entlarvten« Simulanten seien in der Aufnahme, so Dering, nicht besonders freundlich behandelt worden. Gleichwohl zeigte er nachträglich Verständnis für jene, die alles taten, um sich durch eine Krankenbauaufnahme der schweren Arbeit in Außenkommandos und dem Terror der SS-Männer und Kapos für kurze Zeit zu entziehen. Einige seien dabei ziemlich einfallsreich gewesen.[145]

Wer in den Krankenbau aufgenommen wurde, war mit Verhältnissen konfrontiert, die mit stationärer medizinischer Versorgung wenig gemein hatten. Gleichwohl erhöhte ein Aufenthalt dort trotz der katastrophalen Zustände die Überlebenschancen der schwer kranken Insassen, insbesondere der jüngeren. Entscheidend war der Unterschied zum Lageralltag; die stationären Kranken konnten relativ ungestört, wenn auch häufig zu mehreren auf ihren Pritschen liegen bleiben. Ihnen

142 Dering, »Tajna Armia«, S. 16–18 (Zitate S. 17).
143 Diem, »Wspomnienia«, S. 129.
144 Fejkiel, »Medycyna za drutami«, S. 450.
145 Dering, »Tajna Armia«, S. 18 f.

blieben die Appelle und der Terror der Kapos und SS-Männer zumindest kurzzeitig erspart.

Etwa bis zum Sommer 1941 galt der Krankenbau als Zufluchtsort und bot kranken, ausgezehrten und erschöpften Häftlingen die Chance, sich zu erholen, weshalb die Aufnahme in den Krankenbau unter den Häftlingen sehr begehrt war. Dies änderte sich im Herbst 1941 radikal: Zu diesem Zeitpunkt begann die Lagerleitung, die stationären Kranken regelmäßig zu selektieren und anschließend per Todesspritze oder Giftgas zu ermorden. Diese Informationen, obwohl sie streng geheim gehalten wurden, sickerten ins Lager als Gerüchte, Warnungen und gar Drohungen durch. Infolgedessen hatten immer mehr Häftlinge Angst vor dem Krankenbau.

Lagermedizin

Mit der allmählichen ›Professionalisierung‹ des sanitätsmedizinischen Dienstes ging die Entwicklung der sogenannten Lagermedizin einher. Insbesondere die Ärzte unter den Häftlingspflegern suchten kranken Insassen nach Möglichkeit medizinisch zu helfen. Der 1. Lagerarzt Max Popiersch unterstützte diese Bemühungen nicht nur, sondern förderte sie den anderslautenden Anweisungen zum Trotz. Allerdings schlossen die äußerst knappen Ressourcen und die primitive Ausstattung des Krankenbaus eine ordnungsgemäße medizinische Behandlung der erkrankten Häftlinge aus. Die als Häftlingspfleger eingesetzten Ärzte waren gezwungen, zu improvisieren, zu experimentieren und neue »Behandlungsmethoden« zu erproben und anzuwenden, um wenigstens manchen Kranken notdürftig helfen zu können.

Die Krankenbaublöcke waren äußerst spartanisch eingerichtet, schmale Pritschen wurden wie erwähnt erst Ende Februar 1941 geliefert und aufgebaut. Bis dahin lagen die Kranken auf dem Boden und auf Strohsäcken. Es herrschte hoffnungslose Überbelegung, sodass Kranke zu zweit und nicht selten auch zu dritt auf den Strohsäcken, später Pritschen liegen mussten. Bettwäsche und Decken waren knapp. Weil es keine Wäscherei gab, wurden sie ungewaschen nacheinander von mehreren Kranken benutzt.[146] Es fehlte an Medikamenten, Verbands-

146 Vgl. u.a. Diem, »Wspomnienia«, S. 174; Vernehmung Władysław Fejkiel vom 28.1.1966: BStU, MfS HA IX/11 ZUV 84, Bd. 12, Bl. 153–159, hier Bl. 158.

stoffen und medizinischen Instrumenten. Das sollte sich erst in den Jahren 1942/43 ändern, als man Medikamente und Instrumente illegal aus dem im Lagerjargon als »Kanada« bezeichneten Effektenlager beschaffte, in dem Wertgegenstände und Habe der jüdischen Opfer aus den sogenannten RSHA-Transporten gesammelt, sortiert und weiterverwertet wurden.

Bis Mitte 1941 arbeiten polnische Ärzte in der Ambulanz ohne selbst einfachste Hilfsmittel. Es gab kaum Fieberthermometer, keine Stethoskope und Blutdruckmessgeräte. Im Sommer 1941 erhielten sie einige Stethoskope, die aber von miserabler Qualität und damit faktisch unbrauchbar waren, sowie einige Thermometer. Blutdruckmessgeräte kamen später und waren ebenfalls von schlechter Qualität. Ebenso fehlten Arzneimittel. Anfangs verwaltete Hans Bock die Krankenbauapotheke und verteilte die Medikamente nach dem Zufallsprinzip. So erhielt Diem etwa 30 bis 50 Tabletten für 100 bis 150 Kranke im Saal, ein bisschen Salbe und Papierverbände.[147]

Wie es in der Chirurgischen Ambulanz aussah, schildert Dr. Władysław Dering. Täglich wurden dort Aberhunderte Patienten behandelt:

> Ich entfernte chirurgisch Abszesse und Phlegmone, amputierte zerquetschte Zehen und Finger, »linderte« geschlagene Gesäße usw. usf. Für all diese Eingriffe standen mir buchstäblich ein Skalpell und zwei Pinzetten zur Verfügung. Es gab keine Möglichkeit, die Instrumente zu sterilisieren. Sie wurden nach jedem Eingriff mit Toilettenpapier gesäubert, und es ging weiter. Mit demselben Papier wurden die großen Wunden verbunden. Diese Verbände nässten beinahe sofort oder gleich nach dem Verlassen der Ambulanz durch. Man musste von Anfang an um alles kämpfen, was selbst für eine notdürftig ausgestattete Chirurgische Ambulanz notwendig war. In diesem Punkt unterstützte mich Popiersch. Ich bekam einige Instrumente, Sterilisierungsmittel, Mullverbände, zwar nicht sterilisiert, aber fabrikmäßig verpackt und ›chemisch sauber‹, sowie Mullbinden für ambulante und Papierbinden für stationäre Patienten.[148]

---

147 Diem, »Wspomnienia«, S. 45, S. 81 und S. 94 f.; Fejkiel, *Więźniarski szpital*, S. 122 f.
148 Dering, »Tajna Armia«, S. 15.

All die von Dering erwähnten chirurgischen Eingriffe wurden zu diesem Zeitpunkt – zwischen Ende September 1940 und Juni 1941, als Dering versetzt wurde – ohne Betäubung durchgeführt. Neben der Chirurgischen Ambulanz gab es die Chirurgische Abteilung, die im November 1940 in Block 16 (später: 21) eingerichtet worden war und deren Leitung der Chirurg und Häftlingspfleger Dr. Tadeusz Gąsiorowski übernahm. Dort war die Professionalisierung des Häftlingspersonals am weitesten fortgeschritten.

Mehrere Insassen, die Ärzte und gar Chirurgen waren, fanden in der Chirurgischen Abteilung als Häftlingspfleger eine Anstellung. Dort wurden größere Eingriffe durchgeführt wie die Entfernung von Phlegmonen oder die Behandlung von Knochenbrüchen. Ende 1940 nahm Gąsiorowski dort bei einem Lagerinsassen die erste Laparotomie im KL Auschwitz vor, indem er »ihm die Bauchhöhle öffnete, unter mehr als primitiven Umständen, mit Hilfe einfachster Instrumente, auf einem gewöhnlichen Tisch, und ohne ordnungsgemäße Narkose den Wurmfortsatz entfernte und ihm so das Leben rettete«.[149]

Die Ausstattung der Chirurgischen Abteilung war notdürftig: ein Feldoperationstisch, der offenkundig erst im Jahre 1941 besorgt wurde, und wenige chirurgische Instrumente, die im Sterilisator desinfiziert wurden. An Narkosemitteln standen Äther, Äthylchlorid und in Ausnahmefällen Chloroform zur Verfügung. Zur Behandlung von Knochenbrüchen gab es ein paar Original- sowie selbst gebastelte Schienen. Gipsverbände fertigte man aus alten Lappen. Die monatlichen »amtlichen« Zuteilungen an Medikamenten und Verbandsstoffen reichten nur für wenige Tage. Insbesondere Watte- und Mullverbände waren knapp, öfter gab es hingegen Papierverbände, »unter denen die Wunden schlecht heilten, Läuse und Flöhe sich dagegen wohlfühlten«.[150] Dieses Ungezie-

---

149 Zenon Jagoda/Stanisław Kłodziński/Jan Masłowski, »Selbsthilfe und ›Volksmedizin‹ im Konzentrationslager«, in: *Die Auschwitz-Hefte. Texte der polnischen Zeitschrift »Przegląd Lekarski« über historische, psychische und medizinische Aspekte des Lebens und Sterbens in Auschwitz,* hg. vom Hamburger Institut für Sozialforschung, 2 Bde. und Erg.-Bd., Hamburg 1994, Bd. 2, S. 149–187, hier S. 164 (Zitat). Kazimierz Hałgas, Anmerkungen zum Buch von Wiesław Kielar, »Anus Mundi«, vom 30.4.1981: APMO, Oświadczenia, Bd. 95, Bl. 231–247, hier Bl. 30. Hałgas assistierte Gąsiorowski bei der Laparotomie. Fejkiel schreibt, dass Dering Gąsiorowski bei dieser Operation unterstützt habe (ders, *Więźniarski szpital,* S. 110 f.).

150 Fejkiel, *Więźniarski szpital,* S. 110 f. (auch Zitat); Kazimierz Hałgas, Anmerkungen zum Buch von Wiesław Kielar, »Anus Mundi«, 30.04.1981: APMO, Oświadczenia, Bd. 95, Bl. 231–247, hier Bl. 230.

fer plagte Lagerinsassen insbesondere in den ersten drei Jahren des KL Auschwitz.

Die meisten Patienten im Krankenbau waren die sogenannten Hungerkranken mit den verschiedenen Begleiterkrankungen wie Phlegmonen, Lungenentzündung, Hungerdurchfall und verschiedenen Infektionen. »Diese Menschen, die ausgezehrt waren und an Eiweißmangel litten, reagierten völlig anders auf die klassische medizinische Behandlung oder sie reagierten überhaupt nicht, und zum Heilen gab es keine Mittel. Langsam entwickelte sich eine neue Form der Medizin, die sogenannte Lagermedizin«, bemerkt Kazimierz Hałgas.[151]

Angesichts der im Krankenbau herrschenden Zustände »musste man sich irgendwie behelfen« und nach anderen Behandlungsmethoden suchen, berichtet auch Dr. Rudolf Diem. »Oft mussten Eigenbluttherapie, Hydrotherapie und Schwitzpackungen ausreichen und sehr oft nur Worte der Ermutigung.« Anstelle schulmedizinischer Behandlung habe man de facto »Psychotherapie« eingesetzt, führte Diem aus.[152] Dr. Stanisław Jagielski,[153] Häftlingsarzt in Auschwitz und Dachau, schrieb im Jahre 1946:

> Die Lagerzeit war für einen Arzt keineswegs verlorene Zeit im Sinne mangelnden Kontaktes zu Wissenschaft und zu medizinischer Arbeit. Im Gegenteil. Die verschiedenen Krankheiten und ihr besonderer Verlauf unter den Lagerbedingungen, eigene Methoden der Behandlung – das sind Erfahrungen, die ein Arzt unter normalen Umständen nicht hätte erwerben können. Ich nenne hierfür einige Beispiele: Es gab Zeiten, als es im Lager keine Medikamente und kein Verbandszeug gab. Kranke Häftlinge starben massenhaft, Hilfe war unmöglich.
>
> Unter den chirurgischen Fällen dominierten wie üblich Phlegmone. [...] Bei operativer Behandlung ist die Ableitung des Eiters über eine Drainage und Spülung mit einer antiseptischen Lösung notwendig. Die gab es aber nicht. Phlegmone, die nicht korrekt nachbehandelt

151 Hałgas, »Oddział chirurgiczny«, S. 48.

152 Diem, »Wspomnienia«, S. 81 und S. 173.

153 Dr. Stanisław Jagielski (1914–1997) studierte ab 1933 Medizin an der Universität Warschau, kämpfte im Jahre 1939 gegen die Wehrmacht, war Angehöriger der Widerstandsbewegung in Warschau, Hauptmann der Heimatarmee. Verhaftet im März 1943 und deportiert nach Auschwitz, befreit in Dachau. Vgl. Tadeusz Kowalewski/Mieczysław Kamiński, »Dr med. Stanisław Jagielski nie żyje (1914–1997)«, in: *Notatki Płockie* 173 (1997) 4, S. 53–55.

werden, führen zu Wundbrand und Allgemeininfektionen. Angesichts des Mangels an Verbandsmaterial griffen wir auf längst überholte Methoden aus der Medizingeschichte zurück. Im Sommer bestreuten wir offene nekrotische Wunden mit Harnstoff (Urea pura), um Fliegen anzulocken. Die Fliegen legten in die offenen Wunden Eier, aus denen Fliegenlarven schlüpften. Die Maden bohrten sich tief in das verfaulende Gewebe und verschlangen Unmengen an Eiter und avitalem Gewebe. Auf diese Art und Weise reinigten die Maden die Wunde (Wundtoilette). Nach Entfernung der Maden trugen wir auf die Wunde Kompressen aus gekochten Lappen auf, und die Wunde heilte, obwohl das ziemlich lange dauerte.

Es gab in den Lagern Krankheiten, denen man sonst nie begegnete und die sogar nicht beschrieben worden waren. Zu ihnen gehörten Ödeme [durch Hunger; B. M.] und nicht infektiöser Durchfall [Hungerdurchfall; B. M.], die zu 90 % mit dem Tod endeten.

Wir machten über diese Krankheiten interessante Beobachtungen, die in die Geschichte der Medizin eingingen.[154]

Der extreme Mangel an Medikamenten und Verbandsmaterial zwang Häftlingspfleger und -ärzte zu einer strengen Rationierung und damit de facto zur Selektion nach den Prinzipien der sogenannten Triage. Deren Regeln mussten Häftlingspfleger und -ärzte selbst festlegen. Eugeniusz Niedojadło berichtet:

Man bekam nur Papierbandagen, und wenn man eine Bandage aus Gaze erbeutet hatte, wusch man sie mehrmals aus. Ich war Zeuge heftiger Diskussion darüber, wer die allerletzte Kampfer- oder Koraminspritze bekommen oder wie die allzu kleine Menge von Digitalistinktur unter den Kranken aufgeteilt werden sollte, und ich glaube, die Aufteilung der Arzneimittel nach einer solchen Auseinandersetzung erfolgte nicht nur in Übereinstimmung mit dem medizinischen Fachwissen, sondern sie stützte sich auch auf eine abwägende, vernünftige Entscheidung, die das Alter des Kranken, seine Überlebenschancen, seinen Wert für die Gesellschaft, seine Verdienste und viele, viele andere Faktoren berücksichtigte.[155]

154 Jagielski, *Sclavus Saltans*, S. 107.
155 Zitiert nach Jagoda/Kłodziński/Masłowski, »Selbsthilfe«, S. 164 f.

»Bei Kranken, für die es keine Arzneimittel mehr gab oder bei denen die Verabreichung von Medikamenten nicht ratsam war, griff man auf Psychotherapie zurück«, so Niedojadło weiter. Er meinte hierbei den Placeboeffekt, der damals wenig erforscht und wissenschaftlich auch kaum bekannt war. Die Häftlingsärzte stellten nämlich bei ihren Patienten einen Zusammenhang »zwischen Psyche und Soma« fest, insbesondere ging es um den starken Glauben an Medikamente. »Im Krankenbau nutzte man also auch diese suggestive Einstellung zu fertigen Arzneien aus und reichte den Kranken [...] ein sog. ›Placebo‹, d.h. ein Kontrollmittel, das chemisch wirkungslos war, in Gestalt, Farbe und Geschmack aber an eine richtige Arznei erinnerte.«[156]

An Kopfschmerzen leidenden Patienten habe man eine – oft nur eine halbe – Kalktablette gegeben und ihnen dabei eingeredet, das sei ein starkes Mittel gegen Kopfschmerzen. »Die suggestive Überzeugung des Kranken von der großen Wirksamkeit des für seine Gesundheit im Grunde wirkungslosen Medikamentes führte dazu, daß die meisten Kranken nach der Einnahme einer solchen Pille nicht mehr über Beschwerden klagten.«[157] Da sich dies als effektiv herausstellte, wandten auch andere Lagerärzte die Methode an. 1943 verbesserte sich zwar die Versorgung mit Medikamenten im Vergleich zu den Vorjahren, sie blieb aber weiterhin äußerst mangelhaft, sodass die »Placebobehandlung« fester Bestandteil der »Lagermedizin« im KL Auschwitz blieb.

Im Herbst 1943 begab sich Dr. Alfred Fiderkiewicz als neu eingestellter Häftlingsarzt im Männerkrankenbau Auschwitz-Birkenau zum ersten Mal zur Lagerapotheke, die der jüdische Pharmazeut Bernath Gottlieb aus Frankreich verwaltete. Fiderkiewicz reichte dem Häftlingsapotheker die Liste mit Medikamenten, die er für seinen Krankenblock brauchte. Daraufhin brach dieser in Gelächter aus und schrie ihn an: »Bist du verrückt geworden? Denkst du, dass du ein Rezept in einer Apotheke in Warschau einreichst!? Begreifst du nicht, dass das hier ein Lager ist?« Gottlieb strich die Hälfte der Medikamente von der Liste und erklärte, die gebe es nicht und werde es nie geben. Bei den übrigen aufgelisteten Medikamenten halbierte er die bestellten Mengen.[158]

Die Medikamente, die Fiderkiewicz bekommen hatte, deckten nicht einmal ein Drittel des Bedarfs in seinem Block. Meist ging es um Abführmittel, Aspirin und Schmerztabletten. »Letztere erfreuten sich größter

---

156 Zitiert nach ebenda, S. 164.

157 Zitiert nach ebenda, S. 165.

158 Fiderkiewicz, *Brzezinki*, S. 76 f.

Beliebtheit als die beste Arznei gegen Kopfschmerzen und Schmerzen bei Lungenentzündung und Rippenfellentzündung. Ebenso galten die Schmerztabletten als zuverlässiges Schmerzmittel bei Ischias, Rheuma, Magen-, Darm- und Blasenkrankheiten. Alle baten um sie [...]. Wir erhielten jedoch so wenig von den Schmerztabletten, dass sie nicht einmal ein Zehntel des Bedarfs deckten.«[159].

Dr. Antoni Makowski, Häftlingsarzt im Arbeitslager Monowitz, führte aus: »In der I. Inneren Abteilung wurde der Grundsatz befolgt, daß man gleichzeitig allen Schwerkranken intravenöse Injektionen mit Glukose machte und ihnen einen Aufguß von Fingerhutblättern gab. Dieses Vorgehen hatte zweifellos einen vorteilhaften psychotherapeutischen Einfluß, und in einigen Fällen erlaubte es, die Krankheit zu überstehen.«[160]

Angesichts der Medikamentenknappheit gehörten sowohl unter den Häftlingsärzten wie auch unter den Häftlingen Knoblauch und Zwiebeln zu den beliebtesten »Arzneien«. Sie wurden im Lager universal eingesetzt, auch bei Wunden und Geschwüren. Knoblauch und Zwiebeln waren daher unter den Häftlingen sehr begehrt. Andere natürliche Heilmittel standen ebenfalls hoch im Kurs, beispielsweise Kräuter, die von Angehörigen der Außenkommandos ins Lager geschmuggelt wurden. 1944 ließ der Standortarzt auf Initiative des damaligen HKB-Ältesten Fejkiel hin sogar ein »Kräuterkommando« aus weiblichen Häftlingen zusammenstellen, das außerhalb des Lagers systematisch nach Heilkräutern suchte.[161]

All diese Methoden konnten den akuten Mangel an Medikamenten und Verbandszeug nicht wettmachen. In vielen Fällen konnten die Häftlingspfleger und -ärzte die Missstände damit jedoch lindern.

Eine Fälschungswerkstatt: die Krankenbauschreibstube

Eine bedeutende Rolle im KL Auschwitz spielte die Revierschreibstube, später die HKB-Schreibstube. Sie war nicht nur das bürokratische Herz des »Gesundheitswesens«, sondern ein wichtiger Bestandteil der Lagerverwaltung. Sie wurde vom Lagerarzt befehligt und beaufsichtigt. Die

159 Ebenda, S. 77.

160 Makowski, »Organisation«, S. 170.

161 Jagoda/Kłodziński/Masłowski, »Selbsthilfe«, S. 176 und S. 184 f.; Fejkiel, *Więźniarski szpital*, S. 37 f.

Abteilung »Aufnahme« legte für alle ins Lager eingelieferten und als »lagerfähig« registrierten Häftlinge Karteiblätter mit ihrer Nummer, weiteren Angaben zur Person und zu ihrem sogenannten Einlieferungsbefund an. Mussten Gefangene ambulant oder stationär behandelt werden, erfasste die HKB-Schreibstube die Namen und leitete sie an die Lagerverwaltung weiter. Ferner erstellte die HKB-Stube Berichte über den Bestand des Krankenbaus, die sogenannten Stärkemeldungen, sowie die Monats-, Quartals- und Jahresberichte.[162]

Neben diesen klassischen verwaltungstechnischen Tätigkeiten spielte die Krankenbauschreibstube die Schlüsselrolle bei der Vertuschung der Massenverbrechen, die im Lager begangen worden sind. Der Auftrag der HKB-Schreibstube bestand dabei darin, die unzähligen Morde und Exekutionen an Lagerinsassen sowie den massenhaften Hungertod durch Erstellung falscher Todesmeldungen zu kaschieren, wonach »natürliche« Todesursachen vorlägen.[163]

Bei diesem Prozedere wirkten die Lagerärzte, denen die Krankenbauschreibstube unterstand, mit der Politischen Abteilung, der Lager-Gestapo, zusammen. Erstere ließen die gefälschten Totenscheine erstellen und zeichneten sie ab. Das Lagerstandesamt, das organisatorisch der Politischen Abteilung unterstand, erstellte auf der Grundlage der gefälschten Totenscheine die amtlichen Todesurkunden, archivierte sie und verschickte sie gegebenenfalls an zuständige Stellen außerhalb des Lagers. In den Jahren 1942/43 entwickelten sich die Krankenbauschreibstube und das Lagerstandesamt zur wohl größten Fälschungswerkstatt in der Weltgeschichte, in der an manchen Tagen Hunderte falsche Todesmeldungen und Sterbeurkunden erstellt wurden. Die Anfänge waren jedoch vergleichsweise bescheiden.[164]

Von Beginn an wurden Häftlinge im KL Auschwitz Opfer von Gewaltverbrechen und Hungertod. Ihre Zahl wuchs stetig an, von einigen wenigen über Dutzende, bis es ab dem Spätherbst 1940 schließlich Hunderte am Tag waren. Für jeden im Lager ums Leben gekommenen Häftling wurde ein Totenschein (Todesmeldung) ausgestellt. Offiziell jedoch starben die Lagerinsassen in Auschwitz entweder eines »natürlichen« Todes (in den allermeisten Fällen) oder eines plötzlichen Todes durch Unfall, Selbstmord oder Erschießung auf der Flucht. Die letzte

162 Paczuła, »Organisation und Verwaltung«, S. 159–161.

163 Ebenda.

164 Ebenda.

»Todesursache« war beliebt unter den SS-Wachposten, weil sie dafür mit Urlaub belohnt wurden. Mordopfer gab es in den Lagerstatistiken nicht.[165]

Für jeden ums Leben gekommenen Lagerinsassen mussten in der HKB-Schreibstube Sterbedokumente jeweils in mehreren Exemplaren erstellt werden: Todesmeldung, Kommandanturbericht, ärztlicher Bericht, Todesbescheinigung für das Standesamt. Bei plötzlichen und nicht »natürlichen« Todesfällen (»Selbstmord« oder »Erschießung während der Flucht«) kamen noch ein Leichenbeschauschein über die ärztliche Leichenschau und der Sektionsbericht über die gerichtsmedizinische Obduktion hinzu. Die meisten dieser in der HKB-Schreibstube hergestellten und vom Lagerarzt abgezeichneten Dokumente waren fiktiv, insbesondere diejenigen, welche eine »natürliche« Todesursache bescheinigten. Sie bedeuteten zugleich einen enormen bürokratischen Arbeitsaufwand, den die in der HKB-Schreibstube beschäftigten Häftlinge zu bewältigen hatten. Aber auch Lagerärzte haben nicht selten Hunderte solcher Dokumente täglich abzeichnen müssen.[166]

In der HKB-Krankenstube arbeiteten mehrere Häftlinge, deren Aufgabe es war, Vorlagen für Berichte über »natürliche« Todesfälle auf Grundlage des Handbuches *Grundriss der Inneren Medizin* von Alexander von Domarus vor- und aufzubereiten. Häftlingsschreiber, die mit der Erstellung der gefälschten Todesdokumente beschäftigt waren, bekamen Hefte mit den dort beschriebenen verschiedenen Krankheitstypen, die laufend ergänzt wurden, und setzten eine dieser Krankheiten in die jeweilige Totenmeldung ein. Dabei kam es manchmal zu Fehlern, wenn beispielsweise ein junger Häftling angeblich an Altersschwäche verstorben war.[167] Fejkiel berichtet über den Fall eines deutschen Häftlings, der laut Todesurkunde an einer Nekrose am linken Bein gestorben ist. Eine Lebensversicherungsfirma habe deswegen nachgefragt, weil dem Häftling vor der Einlieferung ins KL das linke Bein amputiert worden war. Die Totenmeldung wurde daraufhin dahingehend »korrigiert«, dass der Häftling an Nekrose am rechten Bein verstorben sei.[168]

Die häufigsten Krankheiten, die als Ursache für das »natürliche« Ableben eines Häftlings in den Sterbedokumenten angegeben wurden,

---

165 Paczuła, »Organisation und Verwaltung«, S. 159.
166 Ebenda, S. 159–161.
167 Vernehmung Dr. Adam Zacharski vom 27.2.1947: AIPN, GK 196/131, Bl. 260–266.
168 Vernehmung Władysław Fejkiel vom 10.10.1946: AIPN, GK 196/89, Bl. 17–28, hier Bl. 22.

waren folgende: Herzschlag, Lungenödem bei Herzmuskeldegeneration, Lungenentzündung, Sepsis, Kachexie beim Darmkatarrh. Jerzy Brandhuber wertete Ende der 1950er Jahre die offiziellen Todesursachen von 8320 sowjetischen Kriegsgefangenen aus, die von Oktober bis Dezember 1941 in Auschwitz ums Leben gekommen waren. Es waren: Herzschlag (635 Todesfälle), Adynamie (988), Enteritis (806), Inanitio (483), Nephritis (512), Pneumonie (553), Kollaps (137), Phlegmone (1225), Vitium cordis (316) und Bronchopneumonie (802). Bei den restlichen Todesfällen wurden weitere Krankheiten als Todesursache eingetragen.[169]

Wiesław Kielar, ab dem Frühjahr 1943 Schreiber im Block 12 des Männerkrankenbaus in Auschwitz-Birkenau, musste solche Todesmeldungen fabrizieren:

> Die Beschreibung der Krankheit, an der der Häftling starb, betraf auch diejenigen, die im Lager ermordet wurden. Erschossen, abgespritzt, vergast. Jeder mußte seine Krankheitsgeschichte haben – eine fiktive selbstverständlich. Das verlangten die Lagerbehörden, und das befahl man mir zu tun. Zuerst schrieb ich allerdings bei den Häftlingen, von denen ich wußte, daß sie erschossen worden waren, »Herzschlag«, später jedoch kam ich zur Überzeugung, daß es zu viele von diesen Herzschlägen gegeben hatte, was für mich schlecht ausgehen könnte, wenn es die Politische Abteilung bemerkte. Ich schrieb also die Totenmeldungen so, wie sie sie sich wünschten: bei einem Erschossenen schrieb ich zum Beispiel Durchfall, bei einem an Durchfall Verstorbenen schrieb ich Herzschlag, bei einem mit der Spritze Getöteten »Nierenentzündung« usw. Kurz gesagt, es war eine perfide Fälschung der Sterbeurkunden, die Verwischung der Spuren von Massenmorden, die an den wehrlosen Häftlingen begangen wurden.[170]

Die ersten Exekutionen im Lager wurden noch als solche klassifiziert und es wurden keine Sterbedokumente durch die HKB-Schreibstube ausgestellt. Das Karteiblatt eines erschossenen Häftlings wurde ledig-

169 Gutachten »Das Konzentrationslager Auschwitz« von Kazimierz Smoleń, o. D. [1965/1966]: BStU, MfS HA IX/11 ZUV 84, Bd. 20, Bl. 5–52, hier Bl. 46 f.; Jerzy Adam Brandhuber, »Die sowjetischen Kriegsgefangenen im Konzentrationslager Auschwitz«, in: *Hefte von Auschwitz* 4 (1961), S. 5–46. Zum vollständigen Verzeichnis der Krankheiten vgl. Fejkiel, *Więźniarski szpital*, S. 198.

170 Kielar, *Anus Mundi*, S. 214.

lich mit dem Stempel »*Tod durch Exekution*« versehen. »Diese Prozedur wurde aufgegeben, als die Zahl der Erschießungen zunahm: nach den Erschießungen kamen dann die *Rapportführer* oder die SS-Leute aus der *Polit*[ischen] *Abt*[eilung], die die Häftlinge erschossen hatten, zur Krankenbau-Schreibstube und gaben dort die Nummern der Erschossenen mit der Anweisung ›*Vom Krankenbau absetzen*‹ ab, was bedeutete, daß die Häftlinge in den Stand des Krankenbaus aufzunehmen und für sie Sterbeurkunden auszustellen waren, nach denen sie im Häftlingskrankenbau verstorben seien.«[171]

Rudolf Höß erklärte diese Prozedur mit Anweisungen aus Berlin, da die polnische Bevölkerung die Zahl der Exekutierten nicht erfahren sollte. Aus diesem Grund hätten auch die Todesursachen gefälscht werden müssen.[172] Es ging dabei um die »verschleierten Exekutionen«, so Rudolf Höß, die auf Anweisung der Zentrale in Auschwitz durchgeführt wurden. Höß: »Es handelte sich dabei um polnische Häftlinge, deren Exekution vom RSHA bezw. vom BdS des Generalgouvernements angeordnet war. Da die Exekution aus politischen bezw. sicherheitspolizeilichen Gründen nicht bekannt werden dürfte, sollte als die Todesursache eine am Lager übliche angegeben werden.«[173]

Bei der Einlieferung waren die Namen der Todeskandidaten auf der Transportliste der »einweisenden Dienststelle« mit rotem Kreuz gekennzeichnet. Das war für die Lagerleitung das Zeichen, dass die so markierten Häftlinge bald liquidiert werden sollten. Manchmal trafen solche Listen auch erst einige Zeit nach der Einlieferung der »Todesaspiranten« in Auschwitz ein. Die meisten dieser Opfer kamen aus dem Generalgouvernement; die Lagerleitung habe in den meisten Fällen keine Kenntnis über die Gründe für die Todesstrafe gehabt, so Höß.[174] Mindestens

---

171 Paczuła, »Organisation und Verwaltung«, S. 160 (Hervorhebungen im Original).

172 Befragung Rudolf Höß am 9-ten Verhandlungstag des Gerichtsverfahrens gegen Rudolf Höß, 20.3.1947: AIPN, GK 196/109, Bl. 118–121, hier Bl. 119; Protokoll der Gerichtsverhandlung gegen Rudolf Höß vom 12.3.1947, der 2. Verhandlungstag: AIPN, GK 196/105, Bl. 133.

173 Rudolf Höß, »Die nichtärztliche Tätigkeit im K.L. Auschwitz«, o. D. [November 1946?]: AIPN, GK 196/103, Bl. 148 f. (Zitat Bl. 148). Höß bestätigte dies auch in seiner Aussage vor dem polnischen Gericht: Protokoll der Gerichtsverhandlung gegen Rudolf Höß vom 12.3.1947, der 2. Verhandlungstag: AIPN, GK 196/105, Bl. 133; Befragung Rudolf Höß am 9-ten Verhandlungstag des Gerichtsverfahrens gegen Rudolf Höß, 20.3.1947: AIPN, GK 196/109, Bl. 118–121, hier Bl. 119.

174 Vernehmung Rudolf Höß vom 12.3.1947, der zweite Verhandlungstag im Gerichtsverfahren gegen Rudolf Höß: AIPN, GK 196/105, Bl. 108–143, hier Bl. 132–135.

10 000 Menschen sind diesen »verschleierten Exekutionen« schätzungsweise zum Opfer gefallen.[175]

Wenn es sich um eine hohe Zahl an Exekutierten handelte, wurden die Opfer über mehrere Tage »abgeschrieben«, um eine auffällige Sterblichkeit an dem bestimmten Tag zu vermeiden. Das Verfahren »vom Krankenbau absetzen« galt auch später für alle Selektionen im Krankenbau oder Lager, unabhängig davon, ob die Opfer in der Gaskammer oder mit Phenolspritzen getötet worden waren.

Trotz des enormen bürokratischen Aufwands wurden gefälschte Todesmeldungen und Todesurkunden bis zur Räumung des Lagers fabriziert. Das zeigt, wie wichtig es für die Täter war, die Spuren ihrer Massenmorde zu verwischen. Am Tag der sogenannten Evakuierung wurden sämtliche Papiere verbrannt. Häftlinge aus der Krankenbauschreibstube versteckten jedoch einige der gefälschten Todesmeldungen im Lager und bargen sie nach der Befreiung.[176]

---

175 Piper, *Zahl der Opfer*, S. 144–149.

176 Vernehmung Dr. Adam Zacharski vom 27.2.1947: AIPN, GK 196/131, Bl. 260–266, hier Bl. 264.

Tod durch Hunger

In medizinischen Lexika wird die Hungeratrophie wie folgt definiert: »Schrumpfung von Geweben oder Organen wegen chronischer Unterernährung. Um sich der schlechten Versorgungslage anzupassen, verkleinern sich die Zellen oder werden insgesamt weniger.« Man spricht in diesem Zusammenhang auch von Hungerkrankheiten, das heißt »durch extreme Unterernährung infolge ungenügender Zufuhr von Energie und häufig von proteinhaltigen Nahrungsmitteln hervorgerufene Erkrankungen. Der Hungerzustand bewirkt eine charakteristische Veränderung des Stoffwechsels (Hungerstoffwechsel, Hunger) mit Abbau der Energiereserven, Leistungsverminderung, schließlich Auszehrung (Kachexie) und Organschäden mit Todesfolge im Endstadium.«[1]

Die Mortalität der Lagerinsassen im KL Auschwitz übertraf die in den anderen deutschen Konzentrationslagern um ein Vielfaches. Diese hohe Sterblichkeit unter den registrierten Häftlingen geht in erster Linie nicht auf »klassische« Mordaktionen (Erschießungen, Totschlag, Vergasungen, Todesspritzen) zurück, sondern auf die Hungerkrankheit. Der ehemalige Häftlingspfleger und spätere Häftlingsarzt in Auschwitz Władysław Fejkiel führte im Oktober 1946 aus: »Die Häftlinge hungerten, und 70 Prozent der Lagersterblichkeit ist auf Hungeratrophie zurückzuführen.«[2] Primo Levi, selbst ein Auschwitzüberlebender, schreibt: »Das Lager *ist* der Hunger. Wir selber sind der Hunger, der lebende Hunger.«[3]

---

1 Zu den Lexika apotheken.de und Brockhaus siehe https://tinyurl.com/yf3vxmt3 [Zugriff: 15.2.2021] (1. Zitat) und https://tinyurl.com/zmwa9bhc [Zugriff: 15.2.2021] (2. Zitat).

2 Vernehmung Władysław Feijkiel vom 10.10.1946: AIPN, GK 196/89, Bl. 17–28, hier Bl. 27.

3 Primo Levi, *Ist das ein Mensch?*, 8. Aufl., München 2018, S. 71 (Hervorhebung im Original).

Darüber hinaus waren die durch den Hunger geschwächten Häftlinge höchst anfällig für Krankheiten und Infektionen, an denen sie dann oft auch starben. Es ist anzumerken, dass die Hungeratrophie vor dem Krieg in deutschen Konzentrationslagern unbekannt war. Erst vom Herbst 1939 an begann sie nach und nach den Alltag der Lagerhäftlinge zu bestimmen.[4]

Mangelernährung

Hinsichtlich der Ernährung der Auschwitzhäftlinge lassen sich laut Fejkiel zwei Phasen unterscheiden: die erste vom Sommer 1940 bis 1941 und die zweite von 1942 bis zur Räumung des Lagers im Januar 1945. Fejkiel stützt sich dabei auf eigene Beobachtungen als Häftlingspfleger und -arzt sowie auf die ihm bekannten und teilweise vorliegenden Laborergebnisse des Hygiene-Instituts der Waffen-SS.[5]

Für die erste Phase schätzte Fejkiel den Nährwert der täglichen Lebensmittelrationen auf etwa 1155 Kalorien pro Häftling. Verpflegung erhielten die Gefangenen dreimal täglich. Morgens (um etwa 5.30 Uhr) bekamen sie je einen halben Liter schwarzen Ersatzkaffee; im Jahre 1941 wurde zum Frühstück ein halber Liter Mehlsuppe mit einem Nährwert von etwa 100 Kalorien ausgegeben. Mittags (um 12.00 Uhr) gab es Suppe, deren Nährwert sich auf etwa 365 Kalorien belief. Zum Abendbrot (im Winter um etwa 16.30 und im Sommer um etwa 19.30 Uhr) erhielten die Gefangenen einen halben Liter Ersatzkaffee oder Kräutertee, 250 Gramm Brot und eine Zulage in Form von Wurst, Käse, Margarine oder Marmelade, zusammen etwa 790 Kalorien.[6]

Von 1942 bis Januar 1945 blieb das Frühstück ohne Veränderungen. Mittags gab es einen Liter Suppe mit einem Nährwert von etwa 275 Kalorien. Zum Abendbrot bekamen die Insassen 250 Gramm Brot und eine Fett- bzw. Fleischzuteilung mit einem Nährwert von etwa 830 Kalorien. Der Gesamtnährwert der täglichen Lebensmittelration betrug laut Fejkiel knapp über 1100 Kalorien. Später korrigierte Fejkiel diese Zahl auf etwa 1300 Kalorien pro Tag.[7]

4 Wachsmann, *KL*, S. 249–252 und S. 792, Fn. 125.

5 Vernehmung Władysław Fejkiel vom 10.10.1946: AIPN, GK 196/89, Bl. 17–28, hier Bl. 26.

6 Ebenda.

7 Vernehmung Władysław Fejkiel vom 10.10.1946: AIPN, GK 196/89, Bl. 17–28, hier Bl. 27; ders., *Więźniarski szpital*, S. 62.

Nach einem Bericht des polnischen Widerstandes vom Jahresende 1942 sah die Verpflegung der Häftlinge zu diesem Zeitpunkt wie folgt aus: Brot – 300 Gramm, Mittagessen – 1,25 Liter Suppe, Fettportionen: montags und samstags – 20 Gramm, Käse, donnerstags und freitags – 35 Gramm, Margarine, mittwochs und sonntags – 25 Gramm, Wurstwaren. »Zum Frühstück gibt es Brot, eine Fettbeilage und Kaffee, eigentlich irgendwelche Kräuter oder Heu, sehr bitter. Die Mittagssuppe erhalten die Häftlinge nach dem Abendappell [nach 15.30 Uhr; B.M.].[8] Zweimal in der Woche gibt es eine Brotzulage für die schwerarbeitenden Insassen, jeweils 400 g.« Die Mittagssuppe bestand bis dahin hauptsächlich aus Kohlrüben, jetzt aus Kohl, es sei denn, es gab die »Zugangssuppe« *(zugangówka)*, die sich aus Produkten wie Brot, Buchweizen, Kuchen, Kaffee und anderem zusammensetzte, die bei den in Auschwitz eintreffenden »Transporten« konfisziert worden waren. Diese Mischung mache, so heißt es im Bericht, die Suppe eigentlich ungenießbar, trotzdem müssten alle sie essen, weil sie die einzige warme Mahlzeit sei. »Diese Rationen wären ausreichend, wenn sie mehr Fett und Zucker enthalten würden und die Arbeitszeit und -schwere nicht so wären, wie sie sind.«[9]

Prof. Jan Olbrycht, ebenfalls ein Auschwitzüberlebender sowie Gutachter im Krakauer Gerichtsverfahren gegen Rudolf Höß, schätzte im Jahre 1947 den Kalorienwert der täglichen Lebensmittelration pro Häftling auf 1150.[10] Wer Schwerstarbeit verrichtete, erhielt Zulagen in Form von Brot und Fett, deren geschätzter Nährwert laut Fejkiel etwa 450 Kalorien pro Tag und Häftling betrug.[11]

Jerzy Tabeau, verhaftet wegen Zugehörigkeit zum polnischen Widerstand, wurde am 27. März 1942 nach Auschwitz eingeliefert. Anderthalb Jahre später (am 19. November 1943) gelang ihm gemeinsam mit einem Kameraden die Flucht aus dem Lager. Kurz danach verfasste er einen Bericht über die im Lager herrschenden Zustände, in dem er auch auf die Ernährung der Häftlinge einging:

---

8 Diese Angabe bezieht sich offenbar auf Häftlinge der Außenkommandos, die ihre Mittagssuppe nach der Rückkehr ins Lager bekamen.

9 Kassiber/geheimer Bericht des polnischen Lagerwiderstandes über die Zustände im KL Auschwitz, o. D. [Ende 1942]: AIPN, GK 196/155, Bl. 297–306, hier Bl. 297.

10 Protokoll der Gerichtsverhandlung gegen Rudolf Höß, Aussage des Gutachters Prof. Jan Olbrycht vom 26.3.1947: AIPN, GK 196/111, Bl. 206–246, Bl. 216.

11 Vernehmung Władysław Fejkiel vom 10.10.1946: AIPN, GK 196/89, Bl. 17–28, hier Bl. 27.

> Die Verpflegung im Lager besteht aus: morgens Kaffee oder kalter Tee (Wermut, Eichenblätter usw.), mittags relativ dicke Suppe, abhängig von der Jahreszeit mal besser, mal schlechter. Als ich ins Lager kam, bestand sie fünf Monate lang aus Wasser mit Kohlrüben, abends nach dem Appell das Abendessen: 300 g Brot (das war die Ration, aber bevor sie beim Häftling ankam, wurde fast immer ein Teil davon gestohlen) und zusätzlich montags und samstags 30 – 40 g Käse, Bauernhandkäse, oft mehr Maden als Käse. Dienstag, Donnerstag, Freitag Margarine, ½ kg auf 12 ½ Portionen, Mittwoch und Sonntag Streichwurst – im Lager bedeutet das Kräuterwurst, Blutwurst oder Rotwurst – ebenfalls 30 – 40 g. Außerdem gab es am Dienstag und Freitag außer der Margarine noch einen Löffel Marmelade pro Häftling (auf den Gläsern stand, dass sie speziell für die Lager produziert sei, daraus lässt sich auf ihre Qualität schließen). Theoretisch sollten diese Mengen jedem Häftling zukommen, praktisch kam viel weniger bei ihnen an, abhängig davon, wie viel unterwegs gestohlen wurde.[12]

Horst Fischer, der ab Herbst 1942 als SS-Lagerarzt die Qualität der Häftlingsverpflegung zu kontrollieren hatte, ließ hin und wieder aus den Speisekesseln Essenproben entnehmen, um davon zu kosten. Er stellte dabei fest, »dass die warmen Mahlzeiten in der Qualität sehr schlecht waren. Sie waren dünn, stark wasserhaltig und wiesen sehr wenig feste Bestandteile an Kartoffeln, Gemüse oder Nährmitteln auf.«[13]

Die offiziellen Lebensmittelrationen, festgehalten im Lagerspeiseplan, waren hingegen viel höher: etwa 2000 Kalorien pro Häftling und sogar darüber hinaus, so Fejkiel.[14] Horst Fischer sprach im Jahre 1965 von einem Verpflegungssatz von etwa 1500 Kalorien.[15] Die Differenz zwischen dem tatsächlichen und dem offiziellen Nährwert der Lebens-

12 Bericht Jerzy Tabeau, o. D. [Dezember 1943/Januar 1944], hier zitiert nach *VEJ* 16, S. 302.

13 Vernehmung Dr. Horst Fischer vom 11. 8. 1965: BStU, MfS HA IX/11 ZUV 84, Bd. 4, Bl. 219–222, hier Bl. 220.

14 Fejkiel, *Więźniarski szpital*, S. 62.

15 Vernehmung Dr. Horst Fischer vom 11. 8. 1965: BStU, MfS HA IX/11 ZUV 84, Bd. 4, Bl. 219–222, hier Bl. 221. Damit korrigierte Fischer seine Angaben vom Vortag: »In meiner Erinnerung sollte jeder Häftling laut Speiseplan zwischen 2000 und 3000 Kalorien täglich erhalten« (Vernehmung Dr. Horst Fischer vom 10. 8. 1965: BStU, MfS HA IX/11 ZUV 84, Bd. 4, Bl. 214–218, hier Bl. 216).

mittelrationen für Lagerinsassen lässt sich auf die schlechte Qualität der gelieferten Nahrungsmittel sowie auf Diebstahl durch SS-Männer, aber auch durch Funktionshäftlinge zurückführen.[16]

Gemäß dem Speiseplan sollte die Häftlingsküche täglich 250 Gramm Kartoffeln und 750 Gramm Kohlrüben pro Häftling bekommen. Allerdings waren die gelieferten Kartoffeln in miserablem Zustand, teilweise sogar verfault. Nach dem Schälen und der Entfernung der ungenießbaren Stellen blieben von 250 Gramm Kartoffeln noch etwa 80 bis 100 Gramm übrig, das entsprach einem Verschnitt von 60 bis 68 Prozent. Ähnlich war es mit Kohlrüben, bei denen der Abfall ein Drittel der gelieferten Menge ausmachte. Fleisch wurde stets mit Knochen angeliefert und war oft als nicht genießbar qualifiziert, befand sich gar im Anfangsstadium der Verwesung. Laboruntersuchungen durch das Hygiene-Institut der SS und Deutschen Polizei ergaben, dass die Leberwurst für die Häftlinge einen Wassergehalt von 47,9 bis 71,3 Prozent aufwies, hingegen nur 14,3 bis 18,6 Prozent Eiweißgehalt. Ähnliches galt für Blut- und Brühwurst.[17] Nach dem bakteriologischen Befund vom 20. Juni 1944 wiesen »Häftlings«-Wurstwaren folgende Werte auf: »Häftlings-Leberwurst«: Wassergehalt – 67,2 Prozent, Eiweißgehalt – 14,6 Prozent; »Häftlings-Brühwurst« – Wassergehalt: 78,3 Prozent, Eiweißgehalt – 15,3 Prozent; »Häftlings-Frisch-Wurst« – Wassergehalt: 66,2 Prozent, Eiweißgehalt – 14,6 Prozent.[18]

Rudolf Höß sagte in der polnischen Haft aus: »Ich betone, dass bereits die zuständigen Behörden, Landwirtschaftsamt bzw. Ernährungsamt, für die Häftlinge Lebensmittel von schlechterer Qualität lieferten, was man insbesondere bei Fleischzuteilungen beobachten konnte. Für die Lagerküche erhielten wir Fleisch von alten und abgemagerten Tieren.«[19] Außerdem litten die Häftlinge unter dem Schwund durch

16 Vernehmung Rudolf Höß vom 5.1.1947 betreffend Ernährung der Häftlinge: AIPN, GK 196/103, Bl. 83–89, hier Bl. 86.

17 Protokoll der Gerichtsverhandlung gegen Rudolf Höß, Aussage des Gutachters Prof. Jan Olbrycht vom 26.3.1947: AIPN, GK 196/111, Bl. 206–246, hier Bl. 214 f.; vgl. auch Aussage Zbigniew Kukla vom 10.10.1946: AIPN, GK 196/89, Bl. 36–40. Kukla war von Dezember 1940 bis Januar 1945 in der Lagerküche (bis 1942 im Stammlager, danach in Auschwitz-Birkenau) eingesetzt.

18 Anlage zum Schreiben vom 20.6.1944, bakteriologischer Befund: AIPN, GK 196/94, Bl. 133; vgl. auch Anlage zum Schreiben vom 23.5.1944, bakteriologischer Befund: ebenda, Bl. 132.

19 Vernehmung Rudolf Höß vom 5.1.1947 betreffend Ernährung der Häftlinge: AIPN, GK 196/103, Bl. 83–89, hier Bl. 86.

Diebstahl.[20] Der Chef des Lagermagazins, ein Unterscharführer, habe mit Mitteln, die er mit gestohlenen Produkten »erwirtschaftet« hatte, ein Haus in Wien gebaut, berichteten Häftlinge. Die Blockältesten und ihre Handlanger lebten nicht von den »amtlichen« Lebensmittelrationen. Und wenn sie beispielsweise handwerkliche Arbeiten in ihren Blöcken in Auftrag gaben, zahlten sie dafür mit Lebensmitteln.[21] Lebensmittelrationen der Häftlinge wurden auch für Hunde abgezweigt, wie Pater Kozłowiecki für das Jahr 1940 schildert:

> Im Lager gibt es viele Hunde. [...] Einige sind Eigentum der SS, andere scheinen sich die deutschen Häftlinge »organisiert« zu haben. Die SS-Männer [...] lassen ihre Hunde im Lager verpflegen, in dem gleichzeitig Tausende Menschen hungern. Diese Hunde leben auf unsere Kosten. [...] Ihre Hunde werden gut behandelt, beinahe liebevoll. Kein SS-Mann geht an einem Hund vorbei, ohne ihn zu streicheln, während derselbe SS-Mann, sobald er einem Häftling begegnet, diesen mit der Faust oder einem Knüppel schlägt. Die Hunde sind satt und spielen fröhlich. Die Menschen aber gehen mit hängendem Kopf herum, sind hungrig und niedergedrückt.[22]

Rudolf Höß bestätigte Missstände bei der Zu- und Verteilung der Lebensmittelrationen in polnischer Haft: »Es sind mir Fälle bekannt, dass SS-Männer [...], die mit den Lebensmitteln für Häftlinge zu tun hatten, die hochwertigen Produkte stahlen. [...] Es war mir auch bekannt, dass Funktionshäftlinge die Verpflegung nicht gerecht verteilten, sie sorgten vor allem für sich und ihre Freunde.« Er habe, so Höß, versucht, dagegen vorzugehen, jedoch ohne sichtbare Erfolge, weil es an für diese Aufgabe geeignetem SS-Personal gefehlt habe, »so dass Funktionshäftlinge dieses Prozedere faktisch ungestraft fortsetzen konnten«. Ähnlich war es mit den Diebstählen durch Angehörige der SS-Lagermannschaft.[23]

---

20 Vernehmung Władysław Fejkiel vom 10.10.1946: AIPN, GK 196/89, Bl. 17–28, hier Bl. 27; Aussage Zbigniew Kukla vom 10.10.1946: ebenda, Bl. 36–40; Protokoll der Gerichtsverhandlung gegen Rudolf Höß, Aussage des Gutachters Prof. Jan Olbrycht vom 26.3.1947: AIPN, GK 196/111, Bl. 206–246, hier Bl. 216.

21 Fejkiel, *Więźniarski szpital*, S. 63.

22 Kozłowiecki, *Not und Bedrängnis*, S. 213.

23 Vernehmung Rudolf Höß vom 5.1.1947 betreffend Verpflegung der Häftlinge: AIPN, GK 196/103, Bl. 83–89, hier Bl. 86. Alfred Fiderkiewicz beschreibt in seinen Memoiren *Brzezinki*, S. 80–82, detailliert, wie Lager-SS und Funktionshäftlinge

Der oben angeführte Prof. Olbrycht stellte in seinem Gutachten fest: »Der Häftling erhielt niemals in vollem Umfang die bereits zu kleinen offiziellen Ernährungsrationen, weil die SS-Männer und die Funktionshäftlinge, durch deren Hände die Lebensmittel gingen, bereits vorher die hochwertigen Nahrungsmittel gestohlen haben.«[24] Desgleichen wurde das Häftlingsbrot abgezweigt, meistens durch Funktionshäftlinge, darunter die Blockältesten, die für die Verteilung der Lebensmittelrationen in den einzelnen Blöcken verantwortlich zeichneten.[25] Der Wiener Arzt Otto Wolken, in Auschwitz-Birkenau als Häftlingsarzt eingesetzt, sagte am 24. April 1945 aus:

> Alle, durch deren Hände Lebensmittel gingen, stahlen. Das taten nicht nur Häftlinge, sondern auch SS-Männer, die direkt aus den Magazinen stahlen. Im Endeffekt erhielt der Häftling statt 300 g Brot täglich nur 200 – 220 g, statt 40 g Portion Wurst nur noch 15 g. Die zusätzliche Wurstportion, die zweimal wöchentlich ausgegeben wurde, sollte 85 g wiegen, der Häftling erhielt höchstens 30 g. Die offizielle Portion Margarine betrug 40 g, der Häftling erhielt höchstens 15 – 20 g. Statt zwei Suppenlöffeln Marmelade wurde ein Teelöffel ausgeteilt.[26]

Die Kalorienmengen, welche durchschnittliche Häftlinge in Auschwitz erhielten, deckten mithin knapp 40 Prozent des täglichen Kalorienbedarfs. Das war der Lagerleitung bekannt. »Ein anständiger Häftling darf nicht länger als drei Monate leben, sonst ist er ein Dieb«, bekamen Häftlinge, die diese Frist überstanden, nicht selten von SS-Angehörigen zu hören.[27]

Das »Organisieren«, wie die illegale Beschaffung von zusätzlichen Nahrungsmitteln, aber auch anderen Waren im Lagerjargon genannt wurde, war die Voraussetzung zum Überleben.[28] Ab dem Herbst 1942

Lebensmittel aus der Lagerküche in Auschwitz-Birkenau für eigene Zwecke beiseiteschafften.

24 Protokoll der Gerichtsverhandlung gegen Rudolf Höß, Aussage des Gutachters Prof. Jan Olbrycht vom 26.3.1947: AIPN, GK 196/111, Bl. 206–246, hier Bl. 216; Übersetzung des Gutachtens in Auszügen in: BStU, MfS HA IX/11 ZUV 84, Bd. 20, Bl. 242–252 (Zitat Bl. 250).

25 Aussage Zbigniew Kukla vom 10.10.1946: AIPN, GK 196/89, Bl. 36–40.

26 Befragung Dr. Otto Wolken vom 24.4.1945: AIPN, GK 196/88, Bl. 1–36, hier Bl. 34.

27 Fejkiel, »Medycyna za drutami«, S. 436.

28 Vgl. dazu u.a. Zdzisław Ryn/Stanisław Kłodziński, »Hunger im Konzentrationslager«, in: *Die Auschwitz-Hefte. Texte der polnischen Zeitschrift »Przegląd Lekarski« über his-*

durften Häftlinge Lebensmittelpakete von Angehörigen bekommen, von 1943 an auch vom Roten Kreuz, was die Überlebenschancen der Häftlinge, die solche Sendungen bekamen, verbesserte, sofern sie regelmäßig eintrafen. Der polnische Lagerwiderstand appellierte im Juni 1944 an die Zentrale: »Wichtig Pakete aus dem Ausland – massenhaft und regelmäßig. Das ist einfach Garantie für unser Leben.«[29] Auch jüdische Häftlinge, die ab der Jahresmitte 1942 die Mehrheit der Häftlinge in Auschwitz stellte, erhielten Lebensmittelpakete. Insgesamt profitierte jedoch nur ein kleiner Prozentsatz der Lagerinsassen davon, im Frauenlager waren es etwa 10 Prozent der Gefangenen.[30]

Darüber hinaus kam es ziemlich oft vor, dass Häftlinge als Strafe für leichtere Verstöße gegen Lagervorschriften an manchen Tagen gar keine Verpflegung erhielten. Diese Strafe wurde gegen einzelne wie auch gegen alle Häftlinge in einem Block verhängt.[31] Die sowjetischen Kriegsgefangenen, von denen es in Auschwitz etwa 12 000 gab, wurden noch schlechter ernährt. Die Mehrheit von ihnen verhungerte innerhalb kürzester Zeit.[32]

Symptome und Verlauf der Hungeratrophie

Die Lebensmittelrationen, die der »gewöhnliche« Insasse im KL Auschwitz tatsächlich erhielt, führten innerhalb weniger Monate zum Hungertod. Prof. Olbrycht wies in seinem hier bereits zitierten Gutachten darauf hin, »dass ein erwachsener Mensch, der keine körperliche Arbeit verrichtet, täglich einer Ernährung bedarf, die ca. 2400 Kalorien enthält, und körperlich arbeitende Menschen brauchen je nach Art ihrer Tätigkeit eine

---

torische, psychische und medizinische Aspekte des Lebens und Sterbens in Auschwitz, hg. vom Hamburger Institut für Sozialforschung, 2 Bde. und Erg.-Bd., Hamburg 1994, Bd. 1, S. 241–260, hier S. 253–257.

29 Kassiber Stanisław Kłodziński vom 13.5.1944, abgedruckt in: *Grypsy,* S. 296 f.

30 Stanisław Kłodziński, »Paczki Międzynarodowego Czerwonego Krzyża dla więźniów Oświęcimia«, in: *Przegląd Lekarski – Oświęcim* 7 (1967) 1, S. 122–125; Kassiber Stanisław Kłodziński vom 13.5.1944, abgedruckt in: *Grypsy,* S. 296 f. (Zitat); Fejkiel, *Więźniarski szpital,* S. 120; Kossak, *Z otchłani,* S. 62 f.; *Der Ort des Terrors. Geschichte der nationalsozialistischen Konzentrationslager,* Bd. 5: *Hinzert, Auschwitz, Neuengamme,* hg. von Wolfgang Benz und Barbara Diestel, München 2007, S. 101.

31 Vernehmung Władysław Fejkiel vom 10.10.1946: AIPN, GK 196/89, Bl. 17–28, hier Bl. 27.

32 Ebenda, Bl. 28.

Ernährung im Wert von 3000 – 4500 Kalorien pro Tag. Ähnliche Normen waren [vor 1939; B. M.] […] für die polnischen Gefängnisse bindend.«[33] Laut aktuellen Richtlinien der Weltgesundheitsorganisation liegt bei moderaten Aktivitäten der durchschnittliche tägliche Energiebedarf für einen Mann im Alter zwischen 20 und 25 Jahren bei 3100 Kalorien und für eine Frau im Alter von 20 bis 30 Jahren bei etwa 2400 Kalorien.[34]

Władysław Fejkiel wog bei der Einlieferung ins Lager am 8. Oktober 1940 rund 75 Kilo; in vier Monaten magerte er auf 41 Kilo ab. In dieser Zeit überwogen unter den Neuankömmlingen junge und starke Männer. »Nach kurzem Aufenthalt im Lager, höchsten nach drei Monaten, litten diese Menschen an Hungeratrophie«, berichtete Fejkiel nach dem Krieg.[35]

Der deutsche Jude Hans-Peter Messerschmidt aus Berlin wurde am 12./13. März 1943 nach Auschwitz deportiert und dort im Arbeitslager Monowitz eingesetzt. In einem aus dem Lager herausgeschmuggelten Brief an einen Freund in Berlin schrieb er am 20. Mai 1943: »Hunger habe ich immer, habe bis jetzt 20 kg abgenommen.«[36] Dr. Horst Fischer, SS-Lagerarzt in Auschwitz, machte ähnliche Beobachtungen:

> Durch diese Kalorienmenge sank der allgemeine Kräftezustand der Häftlinge immer weiter ab und es entstanden typische Erscheinungen der Unterernährung, wie Hungerödeme und Kachexie – völliger Verlust des Unterhautfettgewebes, Muskelschwund, Austrocknung der Haut. Im Lagerjargon wurden diese völlig ausgezehrten, unterernährten und sich mühsam aufrecht haltenden Häftlinge als »Muselmänner« bezeichnet.
>
> Durch meine Tätigkeit als SS-Lagerarzt habe ich an der Höhe des Krankenstandes und der Häufigkeit der Selektionen, die sich daraus ergaben, festgestellt, dass der überwiegende Teil der Häftlinge auf

---

33 Gutachten Prof. Jan Olbrycht vom 26.3.1947: BStU, MfS HA IX/11 ZUV 84, Bd. 20, Bl. 242–252, hier Bl. 252.

34 »Energy Requirements and Dietary Energy Recommendations. Human Energy Requirements«, Report of a Joint FAO/WHO/UNU Expert Consultation, Rom, 17.–24.10.2001: https://tinyurl.com/5y65pfkt [Zugriff: 22.1.2019].

35 Vernehmung Władysław Fejkiel vom 10.10.1946: AIPN, GK 196/89, Bl. 17–28, hier Bl. 17 f.

36 Handschriftlicher Brief Hans-Peter Messerschmidt an seinen Freund Alexander Rotholz vom 20.5.1943, abgedruckt in: *VEJ* 16, S. 260 f. Der Brief enthält auch Angaben über die Lebensmittelrationen in Monowitz.

Grund der nicht ausreichenden Verpflegung nach spätestens drei Monaten einen so mangelhaften Ernährungs- und Kräftezustand zeigte, dass ein Arbeitseinsatz des Häftlings nicht mehr möglich war.[37]

Das Bild des extrem abgemagerten, an Hungeratrophie leidenden Häftlings, des »Muselmannes« (*Muzułman*) im Lagerjargon, bestimmte den Lageralltag bereits ab dem Herbst 1940. An Hungerkrankheit litten im Stammlager Auschwitz über 70 Prozent der Häftlinge – für die Mehrheit von ihnen bedeutete das den Tod. Die Hungerkrankheit führte außerdem zu zahlreichen anderen Krankheiten. So machten Empyeme und Phlegmonen, die in der Regel durch Hungeratrophie bedingt waren, fast 90 Prozent aller Krankheiten aus, die chirurgisch behandelt werden mussten.[38]

Die Hungeratrophie formte nicht nur den Körper der Häftlinge, sondern veränderte auch Psyche und Persönlichkeit. Daher ist es sinnvoll, den Verlauf und die Symptome der Hungeratrophie näher zu beleuchten, um deren Einfluss auf den Lageralltag der Häftlinge, darunter auf die Arbeit des medizinischen Häftlingspersonals, angemessen darstellen zu können.

Die Hungeratrophie lässt sich nach Władysław Fejkiel in zwei Phasen einteilen.[39] Hierbei ist anzumerken, dass Fejkiel selbst daran gelitten hat und später als Häftlingspfleger und -arzt Tausende hungerkranke Häftlinge behandelte. Auch nach 1945 setzte sich Fejkiel medizinisch-wissenschaftlich mit dieser Thematik auseinander.[40]

In der ersten Phase der Hungeratrophie magern die Betroffenen extrem ab, weil ihr Organismus eigene Fettdepots verbraucht, ohne dass die inneren Organe davon betroffen sind. Wegen des Abbaus von Fettgewebe und besonders Muskelmasse, der sogenannten Kachexie, tritt

37 Vernehmung Dr. Horst Fischer vom 11.8.1965: BStU, MfS HA IX/11 ZUV 84, Bd. 4, Bl. 219–222, hier Bl. 222.

38 Fejkiel, *Więźniarski szpital*, S. 59.

39 Dies wird auch von anderen medizinischen Forschungsergebnissen bestätigt. Vgl. u. a. Józef Stern (unter Mitwirkung von Henryk Fenigstein), »Anatomia patologiczna choroby głodowej«, in: *Choroba głodowa. Badania kliniczne nad głodem wykonane w getcie Warszawskim w roku 1942*, Warszawa 1946, S. 21–79.

40 Als Häftlingsarzt sammelte und versteckte Fejkiel Unterlagen, medizinische Befunde und Berichte über Hungerkrankheit und Fleckfieber, um sie nach der Befreiung für juristische und auch medizinisch-wissenschaftliche Zwecke zu verwenden. Vgl. Fejkiel, »Medycyna za drutami«, S. 531 und S. 536. Im Jahre 1956 habilitierte sich Fejkiel über Fleckfieber in Auschwitz.

eine gewisse Muskelschwäche ein und die Bewegungen werden langsamer. Die Unterernährten quält ständig Hunger, sie denken und sprechen nur vom Essen. Sie sind erregt und sogar gereizt. Abgesehen davon treten keine wesentlichen Symptome, psychischen Veränderungen oder größeren Schädigungen des Organismus auf.[41]

Die zweite Phase beginnt, wenn das Hungern fortdauert und alle Fettreserven abgebaut sind. Dieses Stadium wird erreicht, nachdem der Hungernde etwa ein Drittel seines Ursprungsgewichts verloren hat. Es schwinden nicht nur die Kräfte, sondern der Körper hat keine Abwehrenergien mehr. Es tritt die eigentliche Hungeratrophie ein. Um am Leben zu bleiben, greift der Organismus auf Energiereserven der inneren Organe zurück, zunächst auf Baufette, Lipide und Kohlenhydrate, danach auf Eiweiße (Proteine). Damit setzt die »Selbstverdauung« (Schwund) des Körpergewebes ein.[42] Das ist die Endphase der Hungeratrophie; der nicht mehr abwendbare Tod des Kranken tritt in der Regel nach einigen Tagen ein.

In der Endphase der Hungeratrophie litten die betroffenen Lagerinsassen in den allermeisten Fällen an Hungerdurchfall, der mit infektiösem Durchfall nicht zu verwechseln ist. Dr. Miklós Nyiszli, der im Auftrag eines SS-Arztes dreißig an Hungerdurchfall gestorbene Häftlinge sezieren musste, schreibt dazu:

> Bei der Öffnung der Gallenblase finde ich meist anstelle des grüngelben Gallensaftes nur eine farblose, schaumige Flüssigkeit vor, die nicht mehr imstande ist, ihre Aufgabe im Verdauungsprozeß zu erfüllen. Auch eine Entzündung der Dickdarmschleimhaut ist immer anzutreffen, außerdem die völlige Schrumpfung und Brüchigkeit auch dieser Darmwandungen. Dünn wie Zigarettenpapier sind solche Darmwände. Das sind keine Verdauungskanäle mehr, sondern Abwasserleitungen. Was man oben hineingießt, kommt nach Minuten unten wieder heraus.[43]

41 Fejkiel, *Więźniarski szpital*, S. 60; Zdzisław Ryn/Stanisław Kłodziński, »An der Grenze zwischen Leben und Tod. Eine Studie über die Erscheinung des ›Muselmanns‹ im Konzentrationslager«, in: *Die Auschwitz-Hefte. Texte der polnischen Zeitschrift »Przegląd Lekarski« über historische, psychische und medizinische Aspekte des Lebens und Sterbens in Auschwitz*, hg. vom Hamburger Institut für Sozialforschung, 2 Bde. und Erg.-Bd., Hamburg 1994, Bd. 1, S. 89–154, hier S. 94.

42 Fejkiel, *Więźniarski szpital*, S. 60–63; Nyiszli, *Im Jenseits*, S. 73.

43 Nyiszli, *Im Jenseits*, S. 73.

Die Deutschen vermuteten hingegen andere Ursachen, wie der französische Jude und Häftlingsarzt Leon Landau berichtet, der ab 1943 im Laboratorium des SS-Hygiene-Institutes in Rajsko beschäftigt war:

> Die Deutschen versuchten in ihren Labors nachzuweisen, dass der Durchfall durch die Ruhrbakterien verursacht wurde. [...] Auf 115 000 Stuhlgangproben, die durchfallkranken Lagerinsassen entnommen worden waren, und die wir im Auschwitzer Hygieneinstitut untersuchten, fanden wir:

Stäbchenbakterien Flexner im Verhältnis	1 : 200 Fälle
Stäbchenbakterien Schiga-Kraue	1 : 800 Fälle
Stäbchenbakterien Kruse-Sonnet	1 : 1500 Fälle
Stäbchenbakterien Y	1 : 3000 Fälle
Stäbchenbakterien Smits	1 : 25 000 Fälle[44]

Am stärksten werden Skelettmuskeln, Herz, Leber, Nieren und Milz von der Selbstverdauung betroffen.[45] »Besonders eindrucksvoll ist der Abmagerungszustand gewöhnlich an der Rückseite der unteren Körperhälfte. Ein mehr oder minder völliger Schwund der Gesäßbacken, die in Hautfalten umgewandelt sein können und ein weites Klaffen zwischen den beiden abgemagerten Oberschenkeln ist oft sehr auffallend.«[46] In der zweiten Phase der Hungeratrophie ändert sich das äußerliche Erscheinungsbild des Hungernden sehr stark:

> Neben der fortschreitenden Abmagerung und Schwächung begann sich nun auch der Gesichtsausdruck zu ändern. Der Blick trübte sich, das Gesicht bekam einen teilnahmslosen, gedankenlosen und traurigen Ausdruck. Die Augen waren glanzlos, die Augäpfel tief eingefallen. Die Haut färbte sich graubläulich, sie wurde dünner, pergamentartig, sie wurde härter und blätterte ab. Sie war anfällig für jede Art von Infektionen, besonders für die Krätze. Das Haar war rauh, brüchig und glanzlos. Der Kopf bekam ein langgezogenes Aussehen, die Umrisse von Jochbein und Augenhöhlen begannen sich deutlich abzuzeichnen. Der Kranke atmete langsam, er sprach leise und unter großer Anstrengung.

44 Leon Landau, *Oskarżenie*, bearb. von Robert-Paul Truck, Warszawa 1963, S. 45.
45 Stern, »Anatomia patologiczna«, S. 74.
46 Hans Schulten, *Die Hungerkrankheit*, Berlin/Saulgau 1946, S. 40.

> Je nachdem, wie lange die Aushungerung schon dauerte, traten kleinere oder größere Ödeme auf. Sie erschienen zuerst auf den Augenlidern und an den Füßen. [...] Nach längerem Hunger entwickelten sich die Ödeme immer stärker und befielen bei Häftlingen, die länger stehen mußten, der Reihe nach Unterschenkel, Oberschenkel, Gesäß, Hodensack, ja sogar den Bauch. Zu den Ödemen kam der Durchfall, obwohl es geschah, daß der Durchfall dem Auftreten der Ödeme vorausging.
>
> Die Kranken stumpften in dieser Zeit ab, sie wurden gleichgültig gegenüber allem, was um sie herum geschah. Sie zogen sich aus allen Verbindungen mit ihrer Umgebung zurück. Wenn sie sich bewegen konnten, so taten sie das sehr langsam, ohne die Knie dabei einzubiegen. Aufgrund der niederen Körpertemperatur, die in der Regel unter 36 °C absank, zitterten sie vor Kälte.
>
> Beobachtete man eine Gruppe solcher Kranker von weitem, so hatte man den Eindruck von betenden Arabern, daher kommt auch die populäre Lagerbezeichnung für die Hungerkranken – »Muselmänner«.[47]

Israel Gutman, Auschwitzüberlebender und Historiker, schildert die »Muselmänner« ähnlich:

> »Muselmänner« erkannte man an ihrem bis zum Skelett abgemagerten Körper, an der über den Knochen straff gespannten gelblichen Haut, dem stumpfen und ausdruckslosen Blick und an ihrer Unfähigkeit, längere Zeit aufrecht zu stehen. Sie nahmen keinen Anteil an ihrer Umgebung, waren apathisch und gleichgültig. [...] Die meisten Gefangenen vermieden den Kontakt mit den »Muselmännern«.
>
> Ein Mensch, der das Stadium des »Muselmanns« erreicht hatte, hatte keine Chance, zu überleben, und starb nach wenigen Tagen oder Wochen.[48]

---

47 Fejkiel, zitiert nach: Ryn/Kłodziński, »Grenze«, S. 94.

48 Israel Gutman, »Muselmann«, in: *Enzyklopädie des Holocaust. Die Verfolgung und Ermordung der europäischen Juden,* hg. von dems. u. a., Frankfurt a. M. 1995, 4 Bde., Bd. 2: *H–R,* S. 977 f. Vgl. auch Barbara Distel, »Muselmann«, in: Wolfgang Benz/Hermann Graml/Hermann Weiß (Hg.), *Enzyklopädie des Nationalsozialismus,* Stuttgart 1997, S. 590 f.

Zu den klinischen Symptomen der fortschreitenden Hungeratrophie gehören neben dem nicht infektiösen Hungerdurchfall und den Ödemen neurologische und psychische Störungen, denn auch das Gehirn war betroffen. »Fast in jedem Fall zeigt der Hungerkranke erhebliche seelische Veränderungen und Ausfälle«, konstatiert Hans Schulten in seiner im Jahre 1946 erschienen Studie *Die Hungerkrankheit*, um fortzufahren: »Bei länger dauerndem Hunger nehmen viele der *intellektuellen Fähigkeiten* mehr oder minder stark ab. [...] Besonders stark pflegt die Konzentrationsfähigkeit und das Gedächtnis zu leiden. Es kommt zu einer psychischen Schwerfälligkeit, Schwerbesinnlichkeit und dadurch oft auch zu einer großen Entschlußunfähigkeit. [...] Im allgemeinen sind die Kranken depressiv.«[49]

Janina Kowalczykowa, Ärztin, Wissenschaftlerin und Auschwitzüberlebende, stellte fest: »Mit progressiver Körpergewichtsminderung entwickelte sich das Bild zunehmender psychischer Störungen. Niedergeschlagenheit, Apathie und Schlaftrunkenheit sind in stetem Anwachsen. Alle Reaktionen werden verlangsamt, Anweisungen werden von den Kranken viel fahrlässiger ausgeführt. Vielfach lösten solche verlangsamten Reaktionen als vermeintlicher Ausdruck passiver Resistenz Wutausbrüche des Wachpersonals aus.«[50] Eindrucksvoll beschreibt Władysław Fejkiel psychische Störungen bei hungerkranken Häftlingen in Auschwitz:

> Diese Menschen wurden reizbar, streitlustig, auf hysterische Weise unzufrieden, meckerig und asozial. Zu Spannungen und Streit kam es am häufigsten im Zusammenhang mit dem Essen. Einer warf dem anderen vor, sich größere Essensportionen zu nehmen, er meinte in der Suppe des Nachbarn weniger Wasser als in der eigenen, dafür aber vermeintlich mehr Fleisch, Kartoffeln usw. zu sehen. In dieser Zeit äußerte sich das Hungergefühl am intensivsten. [...] Solange der Kranke noch einigermaßen bei Kräften war, suchte er sich einen Ruheplatz aus, wo er sich am Essen wenigstens sattsehen bzw. über das Essen sprechen konnte. Diese Kranken sammelten

49 Schulten, *Hungerkrankheit*, S. 42 f. (Hervorhebung im Original).

50 Janina Kowalczykowa, »Die Hungerkrankheit im Konzentrationslager Auschwitz«, in: *Przegląd Lekarski – Oświęcim*, Sonderheft (1962), S. 33–36, hier S. 36. Ähnlich beschreibt Józef Panasewicz die neuropsychischen Symptome der Hungerkrankheit in den deutschen Konzentrationslagern, vgl. ders., »Niektóre aktualne zagadnienia patologii wojennej«, in: *Przegląd Lekarski – Oświęcim* 9 (1969) 1, S. 13–18.

> sich immer in der Nähe der Küche, der Magazine oder der Mülleimer, oder sie umringten essende Häftlinge auf aufdringliche Weise und bedachten sie mit neidischen Blicken bzw. warteten auf die seltene Gelegenheit, ein Kochgeschirr oder einen Kessel auslecken zu können.
>
> Obwohl die Muselmänner im Allgemeinen unfähig zu einer gemeinsamen Aktion waren, so kam es doch bisweilen zu solchen Aktionen, aber nur, wenn es um das Essen ging. Es handelte sich dabei um Überfälle auf das Kesselkommando, d.h. die Häftlinge, die die Suppenkessel zu den Blocks trugen.[51]

Stanisław Sterkowicz, Überlebender des KL Neuengamme und ein hochqualifizierter Mediziner,[52] hielt dazu 1969 in einem Beitrag fest:

> Es steht außer Zweifel, dass mit dem fortschreitenden physischen Verfall im Allgemeinen die moralisch-ethischen Werte im Handeln eines Häftlings eine immer geringere Rolle spielten. Dieser Verfall der moralisch-ethischen Werte zeigte sich u.a. durch ein eigenartig tierisches Verhältnis zum Essen, durch den allmählichen Verlust von altruistischen Gefühlen, eine negative Haltung gegenüber Leidensgenossen, die sich im Zustand der extremen Auszehrung befanden, Diebstahl zum Nachteil von Mitgefangenen und unter extremen Bedingungen durch Überfälle auf Schwächere und sogar Nekrophagie[53]. Der physische Verfall ging also in gewissem Sinne mit dem Verfall der moralischen Werte einher.[54]

Die »Muselmänner« befanden sich auf der untersten Stufe der Häftlingshierarchie, unabhängig von ihrer ethnischen oder sozialen Herkunft. Ihr Äußeres stand in krassem Gegensatz zu dem der Funktionshäftlinge, die dagegen wohlgenährt und nicht selten fröhlich wirkten.[55]

51 Zitiert nach Ryn/Kłodziński, »Grenze«, S. 94 (Hervorhebung im Original).

52 Zum Biogramm von Stanisław Sterkowicz vgl. die Website der KL-Gedenkstätte Neuengamme, https://tinyurl.com/y5wzfdj7 [Zugriff: 16. 2. 2021].

53 Eine Form des Kannibalismus, bei der das Fleisch von Verstorbenen verzehrt wird.

54 Stanisław Sterkowicz, »Przyczynek do zagadnienia moralności więźniów obozów hitlerowskich«, in: *Przegląd Lekarski – Oświęcim* 9 (1969) 1, S. 47–52, hier S. 48.

55 Fejkiel, *Więźniarski szpital*, S. 64.

Die ersten vereinzelten Fälle von Hungeratrophie beobachtete man in Auschwitz bereits Ende August 1940, ohne dass sie als solche erkannt worden wären. Keiner der polnischen Mediziner, die im Krankenbau als Häftlingspfleger beschäftigt waren, hatte bis dahin Hungeratrophie behandelt bzw. damit zu tun gehabt; sie kannten daher die Symptome nicht. Sie diagnostizierten bei den Häftlingen mit Hungerdurchfall die Ruhr und isolierten sie in Block Nr. 14, wo Infektionskranke untergebracht waren. Bei Häftlingen mit Ödemen vermutete man hingegen eine Nierenkrankheit und brachte die Betroffenen in der Abteilung für Innere Krankheiten unter. In Auftrag gegebene Laboruntersuchungen in Kattowitz und Berlin schlossen jedoch die Ruhr aus. Kurz darauf bekamen die Lagerkommandantur und der Lagerarzt Informationen über die wahre Ursache für den Durchfall und die Ödeme.[56]

Im Schriftverkehr der Kommandantur und des Lagerarztes tauchte der Begriff Hungerkrankheit bzw. Hungeratrophie/Hungerdystrophie jedoch nicht auf. Der Hungerdurchfall wurde dort als Durchfall und die Hungeratrophie als »allgemeine Körperschwäche« bezeichnet. Die betroffenen Häftlinge wurden anfangs in der Regel nicht in den Krankenbau aufgenommen; stattdessen mussten sie wie alle anderen zur Arbeit ausrücken. Mehr noch: Die SS-Aufseher und Kapos prügelten besonders oft auf sie ein, da die Hungerkranken sich nur unter großen Schwierigkeiten bewegen und ihre Arbeit verrichten konnten.[57]

Die rasante Zunahme der »Muselmänner« blieb den Verantwortlichen gleichwohl nicht verborgen. Rudolf Höß sagte in der Krakauer Untersuchungshaft aus: »Bei solcher Ernährung, wie die offizielle Lagerverpflegung war, bauten die Häftlinge ab, sie verloren an Gewicht, der Organismus wurde anfällig für Infektionen, sodass sich bei kleinsten Verletzungen schwere Phlegmonen bildeten. Die einen magerten ab und die anderen bekamen Ödeme. Diese Zustände waren sowohl mir als auch meinen Vorgesetzten mit Himmler bekannt.«[58]

Noch bis Oktober 1940 wurden die verstorbenen Häftlinge einzeln in eine Holzkiste hineingelegt, in das Krematorium I, das von der Firma Topf gebaut und am 15. August 1940 in Betrieb genommen worden war,[59]

56 Ebenda, S. 63 f.

57 Ebenda.

58 Vernehmung Rudolf Höß vom 5.1.1947 betreffend die Ernährung der Häftlinge: AIPN, GK 196/103, Bl. 83–89, hier Bl. 89.

59 Jean-Claude Pressac, *Die Krematorien von Auschwitz. Die Technik des Massenmordes*, München/Zürich 1994, S. 15.

gebracht und eingeäschert. Die Zahl der Verstorbenen betrug damals einige pro Tag bei etwa 6000 Insassen. Ende Oktober verschlechterten sich die Witterungsverhältnisse durch Kälte und Schneeregen rapide und die Zahl der Leichen stieg stark an. Die Einzelverbrennung der verstorbenen Häftlinge wurde daraufhin eingestellt. Von nun an wurden mehrere Leichen in eine Holzkiste hineingelegt und eingeäschert.[60]

Im Herbst 1940 veränderten sich immer mehr Lagerinsassen im Gesicht und versuchten sich irgendwo zu verstecken, berichtet Fejkiel. Das »gesellschaftliche Leben« der Häftlinge nach der Arbeit konzentrierte sich immer mehr bei der Latrine und vor dem Krankenbau. Die geschwächten Häftlinge saßen in ihren Blöcken und warteten auf die Nachtruhe oder suchten eine der beiden »Institutionen« auf:

> Hunderte von Häftlingen belagerten die Latrine, die Schlangen wurden immer länger. Statt Ruhe, die gewöhnlich an solchen Orten herrscht, hörte man dort Gejammer, Geschrei und Schimpfen. Die Stärkeren drängten sich ständig vor. Die Schwächeren hingegen schafften es meistens nicht mehr, rechtzeitig in die Latrine zu gelangen. Manchmal waren sie gezwungen, ihre Notdurft neben der Latrine zu verrichten, wofür sie durch Aufseher geprügelt wurden. [...]
>
> Die einfallsreicheren Kranken schränkten ihre Besuche in der Latrine ein, um die zusätzlichen Qualen oder sogar ein Unglück zu vermeiden. Sie halfen sich, indem sie sich provisorische Windeln aus alten Stofffetzen, Papier, Blättern oder Holzspänen organisierten, die sie später diskret entsorgten. Diese Methode wandte auch der Autor an. Wer auf diese Idee nicht gekommen oder nicht fähig war zu solchen organisatorischen Anstrengungen, lief verschmutzt und stinkend herum und wurde noch mehr gequält.[61]

Nur wenige Hungerkranke konnten aus Platzmangel in den Krankenbau gelangen, zumal dort ab November 1940 als ein Kriterium Fieber über 39 Grad die Aufnahme begünstigte. Zu den Symptomen der Hungerkrankheit gehörte aber das Absinken der Körpertemperatur. Ferner führte die Unterversorgung mit Krankenplätzen dazu, dass selbst

60 Fejkiel, *Więźniarski szpital*, S. 67.

61 Ebenda, S. 65 f.

Schwerstkranke zurückgewiesen wurden.[62] Das erlebte auch Władysław Fejkiel. Seit dem 8. Oktober 1940 in Auschwitz, hatte er nach einem halben Jahr das kritische Stadium der Hungeratrophie erreicht:

> Eines Abends stellte ich fest, dass ich meine Schuhe nur mit Schwierigkeiten ausziehen konnte. Die Ödeme an meinen Beinen wurden mit jedem Tag größer und breiteten sich bis auf die Füße aus. Ich begann, ähnlich wie die anderen, den Abortblock immer öfter aufzusuchen, nachts einige Male aufzustehen. Meine Kräfte ließen schnell nach. Zur Arbeit ging ich aber weiterhin.
>
> Beim Ausmarsch zur Arbeit konnte ich nicht mehr vorschriftsmäßig die Beine hochheben, ich schleppte mich nur mit Mühe vorwärts. Bald konnte ich mich ohne Hilfe kaum auf den eigenen Beinen halten und den Marschschritt halten. Das Schleppen der normalen »Anzahl« an Ziegeln überstieg meine Kräfte. Um den Kapos nicht aufzufallen, mischte ich mich unter die noch schwächeren Kameraden. Erst als der Durchfall intensiver wurde und es mir unmöglich machte, bei den anderen zu schlafen, entschloss ich mich, die Ambulanz aufzusuchen. Ich glaubte, dass ich angesichts der deutlich sichtbaren Symptome in den Krankenbau aufgenommen werden würde. Ich war bereits ein klassischer Muselmann, es fehlten mir vielleicht nur noch einige Wochen bis zum Tode.
>
> Ich wartete umsichtig einige Stunden vor der Ambulanz ab und zitternd vor Kälte wurde ich in den Block Nr. 28 [zu diesem Zeitpunkt Nr. 20; B. M.] reingelassen und dem diensthabenden Häftlingsarzt vorgestellt. [...] Ich berichtete ihm über meine Beschwerden und meine totale Erschöpfung. Ich habe mich dabei [als angehender Arzt; B. M.] vorgestellt und bat um die Aufnahme in den Krankenbau. Mich überraschte die von ihm festgestellte Ursache für meine Krankheit: »Du isst Kartoffelschalen aus dem Müllhaufen heraus, du vollgeschissener Doktor.«[63]

Fejkiel widersprach dieser Diagnose, woraufhin der Häftlingsarzt kurz antwortete, dass es keine Plätze im Krankenbau gebe; er händigte Fejkiel zwei Kohletabletten aus und forderte ihn auf, die Ambulanz zu verlassen,

62 Vernehmung Dr. Stanisław Suliborski vom 21. 1. 1947: AIPN, GK 196/131, Bl. 307 f.
63 Fejkiel, »Medycyna za drutami«, S. 448.

weil andere warteten. Bei dem Häftlingsarzt, eigentlich Häftlingspfleger, handelte es sich offenkundig um Władysław Dering.[64]

Fejkiels Lage verschlechterte sich, zumal er kurz zuvor in Block 4 verlegt worden war, in dem der berüchtigte Ernst Krankemann als Blockältester herrschte. Krankemann, der selbst stark übergewichtig war, »hasste besonders Muselmänner, er schlug sie auf Schritt und Tritt, im Laufe des Tages musste er einige von ihnen erledigen«.[65]

Fejkiel war verzweifelt und beschloss, auf offiziellem Weg über einen SS-Arzt in den Krankenbau zu gelangen: Unmittelbar nach dem Abendappell nahm der SS-Rapportführer Meldungen zum Arzt entgegen. Der Häftling musste vortreten, sich ausziehen und seine Beschwerden darlegen. Der Rapportführer und die zwei Lagerältesten sahen sich den Häftling an und entschieden, ob er tatsächlich krank sei oder etwa simuliere. Falls die »Kommission« zu dem Schluss kam, der Häftling sei tatsächlich krank, bekam dieser einen Zettel (»Arztvormeldung«), der ihn zur Untersuchung durch den SS-Arzt berechtigte. Falls jedoch die »Kommission« keine Krankheit »diagnostizierte«, wurde der betroffene Häftling abgeführt und ausgepeitscht, was dann nicht selten mit dem Tode des »Simulanten« endete. Aus diesem Grunde wagten nur wenige Häftlinge die Meldung zum Arzt.

Fieber und die sogenannten inneren Erkrankungen erkannte die »Kommission« im Allgemeinen nicht als Krankheiten an. Einen Arztschein konnte man bekommen, wenn Knochenbrüche vorlagen oder etwas Besonderes, was die »Kommission« beeindruckte, so Fejkiel. Er hoffte, dass seine ausgedehnten Ödeme an den Beinen dieses Kriterium erfüllten.

> Nach dem Appell schleppte ich mich mit letzter Kraft vor die Kommission. Ich zog mich nackt aus und wartete im Schneeregen. Ich beobachtete dabei, wie man den sogenannten gesunden Häftlingen, die sich krank gemeldet hatten, Tritte verpasste und sie zum Auspeitschen abführte. Ich war ziemlich beunruhigt. Als ich an die Reihe kam, nahm ich vor dem Rapportführer Hab-Acht-Stellung ein, wobei ich in einer Hand meine schweren Schuhe und in der anderen meine leichte Kleidung hielt. Zu meiner Überraschung schlug mich

64 Kazimierz Hałgas erwähnt, dass Dering gegenüber Fejkiel negativ eingestellt gewesen sei und diesen wiederholt vorzeitig aus dem Krankenbau entlassen habe, da er in ihm einen Spitzel vermutete. Vgl. Bericht Kazimierz Hałgas vom 13.12.1978: APMO, Oświadczenia, Bd. 89, S. 161–188c, hier Bl. 164 f.

65 Fejkiel, »Medycyna za drutami«, S. 449.

keiner, nicht einmal angebrüllt wurde ich. Stattdessen brachen sie in Gelächter aus und betasteten meine angeschwollenen Körperteile mit einem Stock. Als sie aufhörten, über mich zu lachen, brüllte Palitzsch [der Rapportführer; B. M.] mich [...] an: »Geh weg« und ich sah zugleich den in meine Richtung geworfenen Glückszettel.

Am nächsten Tag nach dem Morgenappell begab ich mich [...] in die Richtung der Ambulanz. [...] Die dreihundert Meter Entfernung zu bewältigen, war für mich kein leichtes Unterfangen. Nach einigen Schritten fiel ich um und trotz großen Anstrengungen schaffte ich es nicht, mich aufzurichten. [...] Ich begann zu kriechen. [...] Ich hätte mich wohl noch Stunden so vorwärtsbewegt, wenn ich dem guten Kohlenträger Tymoteusz Grabowski, der später im Bunker erdrosselt wurde, nicht begegnet wäre. Er nahm mich auf den Rücken und trug mich zur Ambulanz.

In der Ambulanz war der SS-Arzt noch nicht da, stattdessen wurde ich von dem ehemaligen Leutnant der Artillerie aus Włodawa, dem Polen Alfred Stössel, der bei der Krankenkartothek arbeitete, mit folgenden Worten begrüßt: »Was suchst du hier, du widerlicher Muselmann!« Ich erklärte ihm, dass ich auf den Lagerarzt, Leutnant der SS, warten würde. Stössel erwiderte darauf nichts und knallte den Tresen im Kartotheken-Raum zu. [...]

Nach einer Weile ging die Tür auf, jemand brüllte: »Achtung« – und der SS-Arzt Wotke kam herein. Er sah mich an, fragte nach meinem Beruf und befahl, mich in den Krankenbau aufzunehmen. Der verärgerte Stössel trug mich in seine Bücher ein, versicherte mir dabei, ich würde nicht lange im Krankenbau bleiben, und befahl einem Sanitäter, mich abzuführen. [...] Auch wenn ich nicht rachsüchtig bin, träumte ich damals davon, mich irgendwann für diesen netten Empfang revanchieren zu können.[66]

Der Sanitäter führte Fejkiel zum Waschraum, wo ihn der »Bademeister« mit dem Namen bzw. Spitznamen Kwoka, ein ehemaliger Berufsoffizier wie Stössel, gründlich wusch, rasierte und abtrocknete. Anschließend nahm Kwoka Fejkiel auf den Rücken, trug ihn in den Saal Nr. 15 und meldete, dass er einen Neuzugang gebracht habe. Er wünschte Fejkiel gute

66 Ebenda, S. 450 f.

Besserung und ging. Kwoka, der bald danach an einer Infektion starb, behandelte alle Muselmänner ähnlich fürsorglich, betonte Fejkiel; das sei nicht selbstverständlich gewesen.[67]

In dem Saal befanden sich Patienten im letzten Stadium der Hungerkrankheit. Im Unterschied zum Lager durften die Kranken hier relativ ungestört liegen bleiben. Gewöhnlich lagen drei Kranke auf einem Bett, manchmal zwei. Eine Behandlung im eigentlichen Sinne fand nicht statt, denn die Kranken erhielten lediglich Kohletabletten, die Ernährung wurde nicht besser. Obwohl man keine Kausaltherapie durchführte, bewirkten die relative Ruhe, Wärme und das Liegen bei jungen Häftlingen schnell Besserung. Die Älteren starben hingegen alle. »Während meines einmonatigen Aufenthaltes in diesem Saal starben etwa 150 Kranke. Von den Häftlingen, die zu dieser Zeit mit mir dort lagen, überlebten nur drei.«[68]

Alle Hungerkranken litten an Hungerdurchfall. Die Schwerstkranken lagen daher auf den unteren Etagen, die anderen auf den mittleren und den höchsten Etagen. Die Stärkeren, die sich noch bewegen konnten, stiegen immer wieder von ihren Pritschen herunter, um sich in Abortkübeln zu erleichtern, die zwischen den Pritschen standen. Die Schwerkranken, die bewusstlos oder zu schwach waren, um sich selbst zu bewegen, verrichteten die Notdurft im Bett und waren dementsprechend verunreinigt. Niemand kümmerte sich um sie. Sie lagen völlig verschmutzt und übelriechend auf den untersten Etagen, damit nicht die unter ihnen liegenden Kranken unter ihrem flüssigen und schleimigen Stuhlgang zu leiden hatten. Hungerkranke in diesem Stadium starben innerhalb weniger Tage weg.[69]

Betreuer, Pfleger und Stationshelfer in einer Person war Stanisław Ryniak, ein älterer Bauer aus der Gegend von Sanok (Südpolen), der später im KL Mauthausen ermordet wurde. Ryniak schrubbte ständig den verschmutzten Fußboden, trug Fäkalienkübel hinaus, verteilte unter den Kranken Essen. Er tat dies alles mit bemerkenswertem Gleichmut, so Fejkiel. Er betete auch für jeden Verstorbenen. Die Kranken brüllten ihn an, schrien nach mehr Essen, beschimpften und beschuldigten ihn, er würde das Essen stehlen. Ryniak ließ sich jedoch nicht aus der Fassung bringen. Der Saalkommandant (Saalälteste) war damals Marian Toliński. Er war verantwortlich für die Ordnung, den Personalstand und

67 Ebenda, S. 451 f.

68 Ebenda, S. 452 f.

69 Ebenda.

das Verhalten der Muselmänner. Toliński war von Beruf Apotheker und arbeitete später in der Häftlingsapotheke.[70]

Für die medizinische Betreuung der Kranken im Saal war Dr. Edward Nowak zuständig, der später als Häftlingsarzt in das KL Majdanek verlegt wurde und dort an Fleckfieber starb. Nowak, ein Facharzt, war ein guter Mensch, aber hilflos, so Fejkiel. Er saß die ganze Zeit an einem Tisch und verfasste Krankheitsgeschichten. Der Lagerarzt wies ihn dabei an, auch die psychische Stimmung der Kranken zu beschreiben. Die von Nowak erstellten Krankheitsgeschichten endeten stets gleich: mit dem Zeitpunkt und der Ursache des Todes, die als »Durchfall« statt »Hungertod« festgelegt war. So hatte es die deutsche Lagerleitung bestimmt. Nowak besuchte jeden Kranken persönlich und fragte nach den Beschwerden. Er bekam von allen dieselbe Antwort. Jeder hatte Hunger und wollte essen.[71]

Nach einem Monat im Krankenbau ging es Fejkiel wesentlich besser. Der Hungerdurchfall klang langsam ab, die Ödeme gingen zurück. Bald wurde er jedoch strafweise aus dem Krankenbau entlassen. Zu den Gepflogenheiten im Saal gehörten ständige Durchlüftung und das Abwaschen der Fußböden mit Chlor. Das war eine Anordnung des Blockältesten Peter Welsch, die der Saalkommandant penibel einhielt, aus Angst vor Welsch und vor der SS. Den Befehl dazu hatte jedoch der SS-Rapportführer Karl Fritzsch erteilt, der die ständige Durchlüftung der Räume wie folgt begründete: »Luft, Wasser und die Sonne sind die besten Ärzte.« Diese »Behandlungsmethoden« hätten unter den Muselmänner Unwillen erregt, berichtete Fejkiel:

> Weil alle Kranken eine niedrige Körpertemperatur, meistens unter 36°, hatten, froren wir alle. Auch brannten unsere Augen wegen der gechlorten Fußböden sehr. Es war daher nicht verwunderlich, dass wir – auf meine Initiative hin – Geschrei machten, wobei wir dem Saalkommandanten Ryniak und – was noch schlimmer war – dem Blockältesten Welsch Vorwürfe machten. Wir warfen Welsch vor, dass er als Kommunist die Anordnungen des SS-Arztes nicht so penibel beachten sollte. [...] Als Anführer der Muselmänner und Rebell wurde ich strafweise aus dem Krankenbau entlassen.[72]

---

70 Fejkiel, »Medycyna za drutami«, S. 453 f.

71 Ebenda.

72 Fejkiel, »Medycyna za drutami«, S. 455 f. Ryniak war offenbar mittlerweile zum Saalkommandanten aufgestiegen.

Fejkiel landete wieder in Block 4 bei dem berüchtigten Krankemann. Er sah dort keinen der alten Muselmannkameraden wieder. Die einen waren eines »natürlichen« Todes gestorben, die anderen vom Blockältesten Krankemann getötet worden. In anderen Blöcken vegetierten noch einige seiner Kameraden aus den Gefängnissen in Tarnów und Jasło. Fejkiel gehörte zu den wenigen Überlebenden aus dem Transport vom Oktober 1940. Im Block 4 traf er dafür Neuankömmlinge aus späteren Transporten an, die noch stark waren und Fejkiel bemitleideten.

Fejkiel bereute seinen »widerspenstigen« Charakter sehr und beschloss, sich nie wieder den Anweisungen der Lagerobrigkeit zu widersetzen sowie alles daran zu setzen, erneut in den Krankenbau aufgenommen zu werden. Am nächsten Tag erfuhr er, dass der Lagerführer eine neue Anordnung erlassen habe, die das Sterben der »Muselmänner« in den Blöcken untersagte. Dafür sollte der Krankenbau dienen. Vor diesem Hintergrund entschied sich Fejkiel für einen Trick. Er besorgte sich eine Zigarettenpackung, die man in der Lagerkantine kaufen konnte, begab sich abends vor das Ambulatorium und wartete auf den richtigen Zeitpunkt.

> Als die Schlange kleiner wurde und man begann, verstorbene und bewusstlose Häftlinge in den Krankenbau zu bringen, fiel ich um und gab vor, bewusstlos zu sein. Die vorbeigehenden Häftlinge beachteten mich nicht, denn dies gehörte zum Lageralltag. Liegend überlegte ich, wie ich das Interesse eines der vorbeigehenden Häftlinge erwecken könnte, sodass er mich die paar Schritte zum Krankenbau trägt und dort als Sterbenden liegen lässt. Ich zog die Zigaretten in ihrer roten Schachtel hervor und hielt sie in der Hand. Eine Weile später kamen zwei Häftlinge vorbei, und ich hörte, wie einer von ihnen sagte: »Muselmann stirbt und will noch rauchen.« Sie schüttelten die Köpfe und gingen weiter.
>
> Eine Weile später näherte sich ein Häftling, der nicht besser aussah als ich. Er hielt an und schaute mir in die Augen. Kurz danach kamen weitere Häftlinge hinzu. Offenkundig begehrten sie meine Zigaretten, weil sie überprüften, ob ich noch lebe. Sie fragten, was mit mir los sei. Ich gab mit der Hand ein Zeichen, man solle mich in den Krankenbau bringen, und reichte einem von ihnen die Zigaretten. [...] Es hat funktioniert. Offenkundig waren sie ehrlich.
>
> Sie nahmen die Zigaretten, hoben mich hoch und trugen mich in Richtung des Tores von Block Nr. 20. Sie gingen an dem Pförtner vorbei und legten mich im Flur auf den Boden. Sie erklärten dem

Pfleger, der sich dort aufhielt, dass sie einen bewusstlos auf dem Boden liegenden Muselmann gefunden hätten, und entfernten sich. Ich lag eine Weile zwischen Bewusstlosen und Sterbenden, danach schrieb ein Pfleger meine Nummer auf. Später zerrten andere an mir und fragten nach der Nummer des Blocks, aus dem ich komme. Als Bewusstloser durfte ich zunächst nicht antworten. Sie schimpften auf die Verhältnisse im Lager und beschwerten sich, dass man bei ihnen Leichen ablädt, ohne die Blocknummer mitzuteilen.

Als ich merkte, dass ich in den Krankenstand aufgenommen worden war, wurde ich weniger bewusstlos. Ich gab ihnen die Blocknummer an und wurde in den Saal Nr. 7 gebracht. Dort blieb ich einen Tag liegen und wurde anschließend in den Block Nr. 15 verlegt.[73]

Władysław Fejkiel überlebte und wurde wie bereits geschildert im Krankenbau sogar als Hilfspfleger angestellt, ehe er später zum Krankenbauältesten »aufstieg«.

Schonungsblöcke und »Zusatzversorgung«

Auch in den Konzentrationslagern im Reich stieg die Zahl kranker, ausgezehrter und »arbeitsunfähiger« Häftlinge ab dem Herbst 1939 an.[74] Im KL Auschwitz setzte das Massensterben zwar ein Jahr später ein, übertraf aber rasch die Todesraten in den übrigen Konzentrationslagern.

Die meisten »Hungerkranken« in Auschwitz starben im Spätherbst 1940 in den Blöcken oder auf dem Lagergelände und nicht selten beim Arbeitseinsatz. Dies waren aus Sicht der Lagerleitung unhaltbare Zustände und im Winter 1940/41 ordnete sie die Einrichtung sogenannter Schonungsblöcke an. Es handelte sich dabei um die Blöcke Nr. 14 und 15 (spätere Nummerierung: 19 und 20). Im Mai 1941 wurde Block 14 wieder für die gesunden Häftlinge bestimmt und die »Hungerkranken« aus diesem Block wurden in Block 15 verlegt.[75]

Die beiden Schonungsblöcke gehörten organisatorisch nicht zum Krankenbau, sondern zum eigentlichen Lager und unterstanden den La-

73 Ebenda, S. 456 f.

74 Wachsmann, *KL*, S. 286–288.

75 Fejkiel, »Medycyna za drutami«, S. 457 und S. 470. Ende Februar 1941 waren die beiden Schonungsblöcke bereits in Funktion; vgl. Czech, *Kalendarium*, S. 81.

gerältesten Bruno Brodniewitsch und Leo Wietschorek. Das Regime in den beiden Blöcken unterschied sich jedoch von dem im übrigen Lager. Im Block 15 durften die Kranken den ganzen Tag auf Strohsäcken auf dem Fußboden liegen. Pritschen wurden wie erwähnt erst Ende Februar 1941 geliefert.[76] Die Kranken im Schonungsblock wurden medizinisch nicht betreut. Die Arbeit der Häftlingspfleger beschränkte sich darauf, ständig die Fußböden im Block zu schrubben, die Abortkübel zu entleeren und für die Einhaltung der Blockdisziplin zu sorgen.[77]

Im Schonungsblock 14 galten teilweise andere Regeln als in Block 15. Nur ein Teil der Kranken durfte den ganzen Tag liegen, die Berechtigung dafür erteilte der Blockälteste. Den übrigen Kranken war es nur nachts erlaubt, sich liegend ausruhen, tagsüber lernten und sangen sie im Stehen deutsche Lieder. Auch mussten sie bei den Zählappellen mit den anderen Lagerinsassen antreten. Der Blockälteste in Block 14 war ein deutscher Häftling mit schwarzem Winkel (»Asozialer«), der sich um die Blockinsassen überhaupt nicht kümmerte. Er verbrachte den ganzen Tag in seiner Stube und bereitete sich Essen zu oder er schlief, berichtete Fejkiel. Der Blockälteste suchte sich aber einen geeigneten Stellvertreter aus, den jungen polnischen Häftling Ludwik Morawiec, der die Kranken quälte und misshandelte.[78]

Der Blockälteste von Block 15, in dem Fejkiel untergebracht wurde, war der bereits erwähnte Hans Biedermann, ein deutscher krimineller Häftling, der mit dem Lagerältesten Wietschorek befreundet war und sich durch seine Mordlust ins Gedächtnis der Überlebenden eingrub. Er inspizierte ab und zu die Krankenstuben und schlug dabei sowohl Häftlingspfleger als auch Kranke. Besonders geschwächte Patienten tötete er eigenhändig im Waschraum.[79]

Dennoch empfand Adolf Gawalewicz die dortigen Zustände nahezu als Glück. Der junge Jurist wurde im Jahre 1940 in Krakau von der Gestapo verhaftet und am 10. Januar 1941 mit 101 weiteren Häftlingen aus dem Krakauer Gefängnis Montelupich nach Auschwitz eingeliefert. Gawalewicz, der für den Arbeitseinsatz im Außenkommando zugeteilt wurde, baute sehr schnell ab. Nach zwei Monaten im Lager wurde er

76 Czech, *Kalendarium*, S. 81.

77 Fejkiel, »Medycyna za drutami«, S. 464.

78 Ebenda, S. 465.

79 Ebenda, S. 464; vgl. auch Bericht über Auschwitz von Edward Ciesielski, verfasst im Jahre 1943 nach der erfolgreichen Flucht aus Auschwitz am 26.4.1943 gemeinsam mit Witold Pilecki: APMO, Wspomnienia, Bd. 178, Bl. 121–132, hier Bl. 129 f.

zum »Muselmann« und bekam Hungerdurchfall. Beim Morgenappell hatte er einen Schwächeanfall, und zwei seiner Kameraden brachten ihn auf Befehl zur Ambulanz in Block 20. Gawalewicz, der nur noch 36,2 Kilo wog, wurde mit anderen »Zugängen« in den Block 15 gebracht:

> Welch ein Gefühl kolossaler Erleichterung und Entspannung! Man kann schlafen, keiner schlägt mich, ich muss nicht auf den Industriehof II (später Bauhof) und Ziegel, Zementsäcke oder andere widerlich nasse, vereiste und glitschige Gegenstände schleppen. Der Hunger weckt mich, es ist gerade die Zeit des Mittagsappells. Ich erfahre: Man muß nicht aufstehen zum Appell. Mein direkter Nachbar lebt nicht mehr, aber sie machen sich schon eifrig zu schaffen, ihn in eine solche Position zu bringen, daß sie auch für ihn eine Portion Suppe fassen können. Wieder schlafe ich ein [...].
>
> Der Krankenbau verfügte in der damaligen Zeit lediglich über ein Thermometer, eine Waage, Schmerztabletten, Tannalbin und Schnipsel von Strohsäcken. Dennoch war er im Vergleich zu den Lebensbedingungen in den anderen Blocks und Arbeitskommandos eine wundervolle Institution. Im stickigen Mief oder, was schlimmer war, in schneidender Kälte (Fenster aufmachen), aber vergleichsweise friedlich liegend, ohne die Erwartung unmittelbarer Lebensgefahr und, was noch wichtiger war, ohne diese erzwungene Anstrengung, die ständig genau über der Grenze der seelischen und körperlichen Belastbarkeit oszillierte, empfand der kranke Mensch mit der Nummer nahezu ein Glücksgefühl.[80]

Während die einen verhungerten, »erbten« die anderen von den Verstorbenen. Es ging dabei um zusätzliche Lebensmittelrationen. Diese wurden jeweils nach dem am Vorabend gemeldeten Personal- und Krankenstand im Krankenbau bzw. der Blockstärke berechnet und zugeteilt. Verpflegung von Häftlingen, die in der Nacht verstorben waren, »erbten« nun diejenigen, die diese im jeweiligen Block verteilten, also die Stubenältesten. Aus diesem Grund wurden nicht nur im Krankenbau Sterbefälle nicht selten mit einer Verzögerung von bis zu mehreren Tagen an die Lagerverwaltung gemeldet. So ließen sich bis dahin die Rationen der

---

80 Gawalewicz, *Überlegungen*, S. 64 f. (Hervorhebungen im Original).

Verstorbenen weiterbeziehen und zwischen den Häftlingspflegern und auch Kranken aufteilen.

»Diese Quelle der zusätzlichen Ernährung«, so Fejkiel, »wurde von der SS-Lagerführung nie entdeckt, obwohl man diese in fast jedem Krankensaal anwandte [...]. Die SS-Männer, die überall Sabotage witterten, kamen nicht auf die Idee, dass man von den Verstorbenen Suppe, Brot und Margarine erben könnte.«[81] Dasselbe galt für kranke Häftlinge, die in agonalem Zustand und/oder bewusstlos waren und ihre Portionen selbst nicht verzehren konnten. Die Methode »lohnte« sich, weil die Sterblichkeitsrate im Krankenbau, die Schonungsblöcke eingeschlossen, vom Herbst 1940 bis zur Räumung des Lagers im Januar 1945 konstant hoch lag.

Eine andere Quelle für zusätzliche Nahrungsmittel für das Häftlingspersonal bot die Diätküche, die eigentlich für Kranke bestimmt war. Sie wurde im Januar 1941 in Block 20 (später: 28) eingerichtet. Die Diätnahrung benötigten in erster Linie Häftlinge, die an Magen-Darm-Krankheiten und Nierenerkrankungen litten. Ab dem Frühjahr 1941 erhielten etwa 200 Kranke, die stationär, und etwa 150 Insassen, die ambulant behandelt wurden, diese vom Lagerarzt verordnete Kost. Es gab davon zwei Arten: Schleim- und salzlose Kost. Hinzu kamen größere Brotrationen (40 Gramm Weißbrot), allerdings ohne Zulagen. Fejkiel konstatierte: »Die Diätküche war sehr nützlich, nicht nur bei der Behandlung von Kranken, sondern für die Lagerung und Verteilung von Lebensmitteln. Die Diätküche wurde zur Quelle der zusätzlichen Verpflegung des schwerarbeitenden Personals und auch der Kranken.«[82]

Es kam auch nicht selten vor, dass Häftlingspfleger die in ihrer Obhut befindlichen Kranken um ihre Rationen betrogen, indem sie kleinere Portionen als zugeteilt verteilten. Darüber hinaus ließen sich manche Häftlingspfleger für eine bessere Behandlung von den Kranken mit Lebensmitteln oder Genusswaren bezahlen. Diese Missstände wurden – insbesondere in der späteren Phase, als die Häftlingsärzte im Krankenbau an Einfluss gewannen – teilweise zwar rigoros bekämpft, dennoch gehörten sie bis zum Schluss zum Alltag.[83] Wer eine Stelle im Krankenbau ergattern konnte, war versorgt.

---

81 Fejkiel, *Więźniarski szpital*, S. 120.

82 Ebenda, S. 119 f. (Zitat); Bericht Czesław Sowul vom 28.9.1971: APMO, Oświadczenia, Bd. 72, Bl. 160–181, hier Bl. 168. Sowul leitete die Diätküche ab ihrer Einrichtung im Januar 1941.

83 Vgl. u. a. Dering, »Tajna Armia«; Diem, »Wspomnienia«.

Erprobung von Mordmethoden im Krankenbau: die »Aktion 14f13«

Angesichts der ab Herbst 1939 in allen deutschen Konzentrationslagern starken Zunahme an kranken, ausgezehrten und somit »arbeitsunfähigen« Häftlingen suchte man die Lager von diesem »Ballast« zu befreien. Im Sommer 1940 bestimmte Richard Glücks als Leiter der Inspektion der Konzentrationslager das Lager Dachau zur Sammelstelle für diese Ausgezehrten und Kranken. Bis zum Jahresende trafen dort mehrere Tausend geschwächte Gefangene aus anderen Lagern ein, aus Sachsenhausen 4000 in vier großen Transporten, aus Buchenwald 371. Die Folgen waren absehbar: »Dachau wurde zum Albtraum.« Von September bis Dezember 1940 starben dort über tausend Häftlinge, doppelt so viele wie in den sieben Vorkriegsjahren, im Januar 1941 mindestens 463.[1]

Himmler wurde mit diesen Zuständen bei einem Dachau-Besuch am 20. Januar 1941 konfrontiert und hielt sie für unerträglich. Er entschied sich für eine radikale Lösung und befahl, die Konzentrationslager in das seit 1940 laufende »Euthanasie«-Programm – nach seinem Verwaltungssitz in der Berliner Tiergartenstraße 4 als »Aktion T4« bezeichnet – einzubeziehen. »Hier stand eine gute geölte Maschine bereit, die schon Zigtausende in den Tod befördert hatte.«[2] In den nächsten Monaten wurde dementsprechend unter dem Tarnbegriff »Aktion 14f13« ein entsprechendes Verfahren ausgearbeitet und in die Tat umgesetzt. Demnach hatte die Leitung der einzelnen Lager eine Vorselektion vorzunehmen und die kranken und schwachen Häftlinge mit Meldebogen zu erfassen. Anschließend kamen ärztliche Gutachter der Aktion T4 in die

1 Wachsmann, *KL*, S. 286 f. (Zitat S. 287).

2 Ebenda, S. 286–289 (Zitat S. 289).

einzelnen Lager und besichtigten die vorselektierten Häftlinge vor Ort, um sie gegebenenfalls für die Ermordung in einer der T4-Tötungseinrichtungen zu ›qualifizieren‹.[3]

Die Aktion 14f13 begann im April 1941. Drei T4-Gutachter reisten nach Sachsenhausen, um 400 vorselektierte Insassen zu begutachten. 269 von ihnen – 2,4 Prozent des damaligen Häftlingsbestands im Lager – galten anschließend als zur Ermordung »qualifiziert«. Zwei Monate später wurden sie in die »Euthanasie«-Anstalt Sonnenstein verfrachtet und mit Kohlenmonoxid vergiftet. Nach dem Besuch in Sachsenhausen begaben sich die T4-Gutachter nach Auschwitz, Buchenwald, Mauthausen, Dachau, Gusen und Ravensbrück. Innerhalb eines Jahres wurden auf diese Weise mindestens 6500 Lagerinsassen selektiert und anschließend in T4-Tötungsanstalten ermordet.[4]

In der zweiten Jahreshälfte 1941 begannen einzelne SS-Lagerleitungen, die selektierten »arbeitsunfähigen« Häftlinge vor Ort zu töten. 1942 wurden bereits die meisten Morde in den Lagern selbst durchgeführt. Im März 1942 schränkte die Zentrale die Aktion 14f13 ein,[5] ein Jahr später wurde sie faktisch eingestellt. Am 27. April 1943 teilte Richard Glücks den Kommandanten der Konzentrationslager den Befehl des Reichsführers-SS mit, »daß in Zukunft nur noch geisteskranke Häftlinge durch die hierfür bestimmten Ärztekommissionen für die Aktion ›14 f 13‹ ausgemustert werden dürfen. Alle übrigen arbeitsunfähigen Häftlinge (Tuberkulosekranke, bettlägerige Krüppel usw.) sind grundsätzlich von dieser Aktion auszuschließen. Bettlägerige Häftlinge sollen zu einer entsprechenden Arbeit, die sie auch im Bett verrichten können, herangezogen werden.«[6]

Die Anzahl der kranken, invaliden, ausgezehrten und somit »arbeitsunfähigen« Lagerinsassen in Auschwitz übertraf die in den übrigen deutschen Konzentrationslagern bei Weitem. Es verwundert daher nicht, dass das KL Auschwitz im Frühjahr 1941 in die Aktion 14f13 einbezogen wurde. Im Mai 1941 reisten ärztliche Gutachter der T4-Aktion

---

3 Astrid Ley, »Vom Krankenmord zum Genozid. Die ›Aktion 14f13‹ in den Konzentrationslagern«, in: *Dachauer Hefte* 25 (2009), S. 36–49 (zur Herleitung des Tarnbegriffs siehe S. 36); Wachsmann, *KL*, S. 289–300.

4 Ley, »Krankenmord«; Wachsmann, *KL*, S. 289–300 und S. 804, Fn. 92 (hier die geschätzte Zahl der Opfer).

5 Wachsmann, *KL*, S. 300–304.

6 Zitiert nach Czech, *Kalendarium*, S. 478; englische Übersetzung in: Nürnbg. Dok. NO-1007.

an. Maximilian Grabner, der damalige Leiter der Politischen Abteilung im KL Auschwitz, berichtete in polnischer Haft:

> Durch den erhöhten Arbeitseinsatz [...] stiegen die Toten- u. Krankenzahlen rapid. [...] So erschien[en] 1941 ein Prof. Dr. [Horst; B.M.] Schuhmann [korrekt: Schumann; B.M.] u. Obermed. Rat. Dr. [Robert; B.M.] Müller, die auf Grund eines Erlasses Häftlinge ausgesucht hatten. Es soll ein Erlass gewesen sein, der hieß: »Krüppel, Unverbesserliche, Unheilbare, Arbeitsunfähige u. Ansteckungsgefährliche können oder sollen aus der Welt geschafft werden.« Nach einigen Monaten traf wieder ein Mann ein, der dasselbe tat und in Begleitung einer Dame. Die füllten Fragebogen aus, und nahmen diese mit. Die von ihnen ausgesuchten Häftlinge wurden abtransportiert.[7]

Dieser dritte Mann war wahrscheinlich Dr. med. Friedrich Mennecke, wie Horst Schumann und Robert Müller ein T4-Gutachter.[8]

Häftlingspfleger Rudolf Diem erinnerte sich, dass im Mai bzw. Juni 1941 eine Kommission nach Auschwitz gekommen sei, die invalide und schwer kranke Häftlinge erfasste. Den selektierten Lagerinsassen habe man gesagt, sie würden in ein Schonungslager (Sanatorium) im Reich verlegt werden. Viele meldeten sich freiwillig und erfanden sogar Krankheiten in der Hoffnung, auf diese Weise in ein besseres Lager zu kommen. Diem selbst hat nach eigenen Angaben mehreren Tuberkulosekranken geraten, sich für die Überstellung zu melden.[9]

Insgesamt wurden im KL Auschwitz 575 Häftlinge zum Abtransport ins Reich selektiert und erfasst. Der Transport fand am 28. Juli 1941 statt. Kurz vor der Abfahrt setzte die Lagerleitung noch zwei deutsche Funktionshäftlinge auf die Liste, die wegen ihrer Grausamkeiten und Morde unter den Lagerinsassen besonders berüchtigt waren: den fettleibigen Ernst Krankemann und den einarmigen Johann Sigurth, die als körper-

---

7 Maximilian Grabner, »Bericht über das Lager Auschwitz«, Krakau, 17.9.1947: AIPN, GK 196/135, Bl. 293–332, hier Bl. 296; Jochen August, »Das Konzentrationslager Auschwitz und die ›Euthanasie‹-Anstalt Pirna-Sonnenstein«, in: Kuratorium Gedenkstätte Sonnenstein e.V. (Hg.), *Von den Krankenmorden auf dem Sonnenstein zur »Endlösung der Judenfrage« im Osten*, Pirna 2001 [= *Sonnenstein. Beiträge zur Geschichte des Sonnensteins und der Sächsischen Schweiz*, Bd. 3], S. 51–94, S. 72.

8 August, »Konzentrationslager Auschwitz«, S. 72 f.

9 Diem, »Wspomnienia«, S. 189 f.

behindert eingestuft werden konnten.[10] Der Transport kam am 29. Juli an seinem Zielort in der »Euthanasie«-Anstalt Sonnenstein in Sachsen an; die Gefangenen wurden dort mit Kohlenmonoxid vergast.[11]

Dies blieb – im Gegensatz zu den anderen Lagern – der einzige Transport aus Auschwitz in eine »Euthanasie«-Anstalt.[12] Stattdessen begann die Lagerleitung in Auschwitz im Sommer 1941, neue Mordmethoden zu erproben, um sich der »arbeitsunfähigen« und kranken Lagerinsassen vor Ort zu entledigen. Eine führende Rolle spielten dabei die SS-Lagerärzte. Es handelte sich um Versuche mit Todesspritzen und mit dem Giftgas Zyklon B. Insbesondere Letztere sollten dazu führen, dass der industrielle Massenmord in Auschwitz überhaupt möglich wurde. Doch zunächst zu den Todesspritzen.

Phenolspritzen

Ende Juni 1941 wurden die Häftlingspfleger Kazimierz Hałgas und Tadeusz Wójcik von Hans Bock in den Operationssaal im Block 16 beordert. Die beiden Männer machten sich sofort auf den Weg. Vor der Tür begegneten sie dem Blockältesten Peter Welsch, mit dem Hałgas sehr gut zurechtkam. Dieser flüsterte Hałgas zu: »Mensch! Tue das nicht.« Hałgas betrat den Raum und sah auf einer Liege einen entkleideten Muselmann liegen. Im Raum befanden sich noch ein paar uniformierte Männer, darunter SS-Ärzte. »Ich meldete mich vorschriftsmäßig«, so Hałgas, »jemand drückte mir eine Spritze mit irgendeiner Flüssigkeit in die Hand, und einer der SS-Ärzte befahl mir, die Injektion intravenös zu verabreichen.«

»Wenn nicht die Warnung gewesen wäre, hätte ich«, so Hałgas, »wohl die Spritze gegeben. Ich nahm sie in die Hand, meine Hände begannen zu zittern, und die Spritze fiel mir aus der Hand.« Daraufhin bat Hałgas um eine neue und fragte zugleich, was das für eine Flüssigkeit sei, sonst könne er die Spritze nicht verabreichen. »Ich bekam von jemandem etwas auf die Fresse, und ein Offizier sagte: ›Das ist ein richtiger Hasenfuß! Rausschmeißen ins Lager.‹ Man nahm mir die Spritze weg, ich bekam noch einen Tritt und flog aus dem Raum raus. Vor der

10 Kłodziński, »Rola kryminalistów niemieckich«, S. 125; August, »Konzentrationslager Auschwitz«, S. 77 f.

11 August, »Konzentrationslager Auschwitz«, S. 78 f.

12 Ley, »Krankenmord«.

Tür stand der Kollege Wójcik. Ich habe es noch geschafft, ihm zuzuflüstern: ›Lass dich nicht reinziehen.‹ Einen Augenblick später flog auch er mit einem blauen Auge raus.«[13]

Danach wurde ein anderer Häftlingspfleger einbestellt, laut Hałgas Feliks Walentynowicz mit der Nr. 46, und der verabreichte die Spritze. In den nächsten Tagen seien auf diese Weise jeweils mehrere Häftlinge getötet worden. Nach einigen Tagen wurden die Versuche jedoch eingestellt. Trotz seiner Weigerung wurde Hałgas nicht aus dem Krankenbau entlassen. Stattdessen teilte ihn Bock zum Dienst als Nachtwächter im Krankenbau ein, empfahl ihm allerdings dringend, dem SS-Sanitäter vorerst aus dem Weg zu gehen.[14] Ende Juli bzw. Anfang August 1941 habe man die Tötungen per Injektion wieder aufgenommen, »dieses Mal gewissermaßen industriell organisiert [...] Es wurden im Block 20 [später: 28; B. M.] immer abends zunächst ein paar, dann etliche und später einige Dutzend Kranke mit Phenolspritze ins Herz getötet.«[15]

Auch Dering schreibt, dass der SS-Lagerarzt Karl Wotke versucht habe, ihn durch Täuschung dazu zu bewegen, einem kranken Häftling die Todesspritze zu verabreichen. Er habe sich aber geweigert. Es gibt jedoch Berichte, wonach Dering ahnungslos auf Anweisung eines Lagerarztes eine Spritze verabreicht haben soll.[16] Ähnliche Erfahrungen schilderte

13 Bericht Dr. Kazimierz Hałgas vom 13.12.1978: APMO, Oświadczenia, Bd. 89, Bl. 161–188, hier Bl. 166 f.; ders., *Byłem w KL Gross-Rosen*, S. 32 f.

14 Bericht Dr. Kazimierz Hałgas vom 13.12.1978: APMO, Oświadczenia, Bd. 89, Bl. 161–188, Bl. 168.

15 Ebenda.

16 Dering, »Tajna Armia«, S. 95. Dr. Samuel Steinberg, ein jüdischer Häftlingsarzt und Chirurg aus Rumänien, der mit Dering gearbeitet hatte, sagte am 5.2.1945 vor der sowjetischen Untersuchungskommission in Auschwitz aus: »Dering war Chirurg. Einmal gab er mir gegenüber in einem Gespräch zu oder richtiger sagte er, dass er auf Befehl von Dr. Entress ein einziges Mal einem Häftling eine Spritze gegeben habe und dass dieser binnen wenigen Sekunden gestorben sei. Dabei habe er, wie er sagte, nicht gewusst, um was für eine Lösung es sich handelte und welche Wirkung sie habe, sondern Entress habe ihn getäuscht. Als Dering merkte, dass der Mann nach der Spritze starb, erschrak er und erklärte, er würde niemals mehr Spritzen geben« (Vernehmung Dr. med. Samuel Steinberg vom 5.2.1945: GARF, f. 7021, op. 108, Bl. 54–60, hier Bl. 59 f.). Ähnlich schilderte der Häftlingsarzt Czesław Wincenty Jaworski diesen Vorfall im Jahre 1945; Jaworski, »Wspomnienia«, verfasst von Mai bis November 1945: APMO, Wspomnienia, Bd. 4, S. 179 [im Folgenden: Jaworski, »Wspomnienia«]. Im sowjetischen Bericht über Auschwitz, der in der Zeitung *Krasnaja Swiezda* (Nr. 106) vom 8.5.1945 veröffentlicht wurde, heißt es u. a., dass die ersten Todesinjektionen Dering verabreicht habe (u. a. in: AIPN, GK 196/90, Bl. 1–30, hier Bl. 8). Allerdings kam Entress erst im Dezember 1941 nach Auschwitz; zu diesem

im Juni 1945 der französische Jude und Arzt Michel Scheckter, der am 25. September 1942 nach Auschwitz deportiert worden war. Dort wurde er zunächst einem Baukommando zugeteilt und war den »üblichen« Misshandlungen ausgesetzt. Nach einer Woche riefen ihn der Blockälteste des Blocks 28 und polnische Häftlingsarzt Dr. Grala sowie Dr. Kraus, ein jüdischer Arzt aus der Slowakei, in den Block 20. Dort habe in einem Zimmer der SS-Sanitäter Josef Klehr auf ihn, Scheckter, gewartet. Kurz danach sei ein ihm unbekannter Mann im weißen Kittel hereingekommen.

Man führte zwei Häftlinge herein, so Scheckter weiter, und der ihm unbekannte Mann im weißen Kittel führte vor, wie und wo man die Giftspritze ansetzen müsse. Nach dem Einstechen müsse einmal geprüft werden, ob die Spritze das Herz getroffen habe, und dann werde angesogen. Wenn Blut angesogen werde, dann werde das Phenol abgedrückt. Bevor Scheckter das Gesagte begriff, waren die beiden Häftlinge tot. Die Leichen wurden weggetragen und Klehr forderte nun Scheckter auf, das Phenol zu spritzen. Scheckter widersetzte sich dieser Forderung nicht und nahm eine Spritze in die Hand. Er zitterte jedoch so, dass er nicht imstande war, sie zu verabreichen. Daraufhin schrie Klehr ihn an: »Ich sehe, dass du das nicht machen willst, du kommst als Letzter dran.« Es seien weitere Häftlinge »gespritzt« worden, insgesamt vierzehn an diesem Tag, alle Juden, »glaube ich«. Scheckter musste zusammen mit anderen Häftlingen die Toten in den Waschraum nebenan tragen und später mit Rollwagen in das Krematorium transportieren, wo sie verbrannt wurden. Danach kehrte er zu seinem Kommando zurück. Zwei Wochen später wurde er jedoch im Krankenbau zunächst als Hilfspfleger eingesetzt. Später arbeitete Scheckter als Häftlingsarzt auch für Mengele. In dessen Auftrag betreute er medizinisch die »Zigeuner-Zwillinge«.[17]

Laut Dering war Lagerarzt Wotke derjenige, der als Erster Giftspritzen zur Tötung von Kranken anwenden ließ. Der Häftlingsarzt Tadeusz Gąsiorowski bestätigte diese Version im Kern:

> Ich erinnere mich, dass irgendwann im Frühling 1941 im Block Nr. 16 vier schwer kranke, sich im Sterben befindende Insassen ausgewählt worden waren, denen intravenös das Präparat »Rektidon« injiziert

---

Zeitpunkt wurde dort bereits seit Monaten mit Phenolspritzen gemordet. Steinberg und Jaworski haben möglicherweise den SS-Lagerarzt Wotke, den sie nicht kannten, mit Entress verwechselt.

17 Vernehmung Dr. Michel Scheckter [Michel Schokter] vom 21. 5. 1945 (französisch): AIPN, GK 196/129, Bl. 81–93, hier Bl. 83.

> wurde. Nach dieser Injektion starben die Insassen. An dieser Tötung wirkten Dr. Wotke und die Blockältesten Bock und Welsch mit. [...] Ich hatte auf ihre Anweisung die Spritzen für eine intravenöse Injektion vorbereiten müssen. Sie füllten dann diese mit dem Präparat und begaben sich in den Saal, wo diese Insassen lagen. Nachdem Dr. Wotke und die beiden erwähnten Blockältesten den Saal verlassen hatten, stellte ich fest, dass diese Insassen bereits tot waren.[18]

Im August 1941 erprobten – nach übereinstimmenden Berichten – im Operationssaal des Blocks 21 (früher: 16) Lagerärzte und ihnen unterstellte SS-Sanitäter an etwa fünfzehn polnischen kranken Insassen verschiedene Präparate für Todesspritzen. Es handelte sich dabei um Wasserstoffsuperoxyd, Benzin, Evipan und Phenol, die den Opfern intravenös verabreicht wurden. Am »effizientesten« wirkte eine Phenolspritze ins Herz. Nach der Injektion von Wasserstoffsuperoxyd lebten die Kranken oft noch weiter und standen sogar auf. Evipan hingegen war teuer.[19]

Der SS-Sanitäter Josef Klehr, der Tausende Häftlinge mit Phenolspritzen getötet hatte, bestätigte vor Gericht die Wirksamkeit der Phenolinjektion: »Die Spritze war noch nicht ganz ausgespritzt, da war der Mann schon tot. Die Venen waren aber sehr schlecht zu treffen, und da ist einer der SS-Ärzte auf die Idee gekommen, das Phenol direkt in die Herzkammer zu spritzen.«[20]

Rudolf Diem, der durch seine Stellung als de facto leitender Häftlingsarzt der Ambulanz sehr gute Einblicke in die Geschehnisse im HKB hatte, berichtet, dass diese Versuche der damalige Lagerarzt Dr. Siegfried Schwela durchführen ließ bzw. durchführte: »Dr. Schwela erprobte

---

18 Vernehmung Dr. Tadeusz Gąsiorowski vom 4.2.1955: BStU, MfS HA IX/11 ZUV 84, Bd. 12, Bl. 204–207, hier Bl. 205 f. Dering schreibt, Wotke habe *Phenolspritzen* verabreicht bzw. verabreichen lassen (ders., »Tajna Armia«, S. 95). Der Einsatz von Phenolspritzen datiert jedoch erst ab Spätsommer bzw. Herbst 1941. Zu diesem Zeitpunkt war Wotke nicht mehr in Auschwitz.

19 Vernehmung Władysław Fejkiel vom 20.3.1947, Gerichtsverfahren gegen Rudolf Höß: AIPN, GK 196/109, Bl. 101–108, hier Bl. 107; Stanisław Kłodziński, »Phenol«, in: *Die Auschwitz-Hefte. Texte der polnischen Zeitschrift »Przegląd Lekarski« über historische, psychische und medizinische Aspekte des Lebens und Sterbens in Auschwitz*, hg. vom Hamburger Institut für Sozialforschung, 2 Bde. und Erg.-Bd., Hamburg 1994, Bd. 1, S. 277–280.

20 Hermann Langbein, *Der Auschwitz-Prozeß. Eine Dokumentation*, Frankfurt a. M. 1995, unveränd. Nachdr. d. Ausg. 1965, Bd. 2, S. 709–712, hier S. 710.

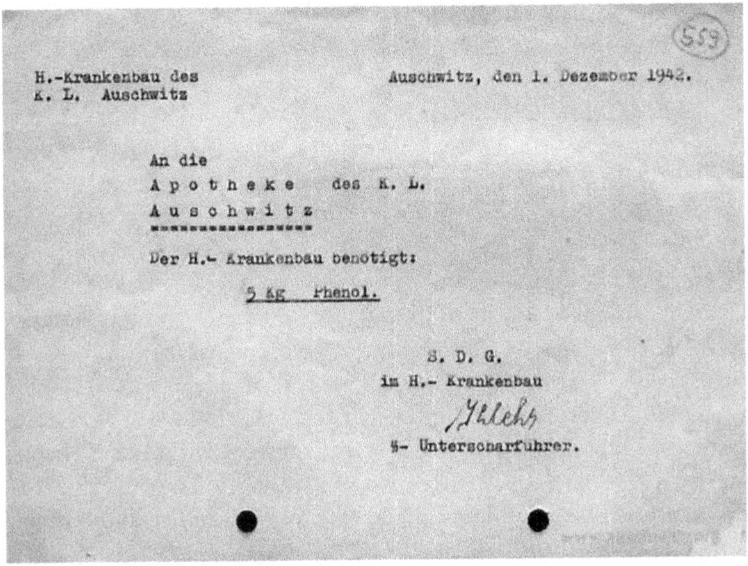

(559)

H.-Krankenbau des
K. L. Auschwitz

Auschwitz, den 1. Dezember 1942.

An die
A p o t h e k e des K. L.
A u s c h w i t z

Der H.- Krankenbau benötigt:

5 kg Phenol.

S. D. G.
im H.- Krankenbau

[signature]

ᛋᛋ- Unterscharführer.

Abbildung 3 Phenolbestellung für den Krankenbau des KL Auschwitz, SDG Josef Klehr (Quelle: APMO)

zunächst Wasserstoffsuperoxyd, die Agonie dauerte jedoch zu lange; Petroleum – Benzin ebenfalls. […] Im Herbst 1941 war Schwela endlich zufrieden – er fand Phenol. Man weiß nicht, ob er selbst darauf gekommen war oder ob er die Rezeptur aus Berlin bekommen hatte. Phenol erfüllte die Anforderungen. Damit ließen sich Menschen schnell und gewissermaßen schmerz- und spurlos liquidieren.«[21]

Die Phenolspritze setzte sich aus einer Phenollösung zusammen, die preiswert, leicht anwendbar und bei Injektion in die Herzkammer in kürzester Zeit wirksam war. »Beobachtungen im Lager zeigten«, so Kłodziński, »dass etwa 10 bis 15 ml direkt ins Herz eingeführte wässrige Phenollösung innerhalb von etwa 15 Sekunden zum Tode führten.

21 Diem, »Wspomnienia«, S. 186. Laut Dr. Leon Głogowski fanden die von Diem beschriebenen Versuche mit Todesinjektionen in der Zeit statt, als Dr. Siegfried Schwela Lagerarzt war; vgl. Kłodziński, »Die erste Vergasung«, S. 265. Der damalige Krankenbauschreiber Tadeusz Paczuła sagte hingegen 1959 aus, »der Erfinder der Phenolspritze« sei 1941 der SS-Arzt Dr. Franz von Bodmann gewesen; vgl. Vernehmung Dr. med. Tadeusz Paczuła vom 22. 10. 1959: BStU, MfS HA IX/11 ZUV 84, Bd. 12, Bl. 183–200, hier Bl. 207 f. Dabei handelt es sich offenkundig um eine Verwechslung, denn Bodmann kam erst im Mai 1942, nach Schwelas Tod, als Standortarzt nach Auschwitz; vgl. Klee, *Auschwitz*, S. 54.

Wenn die Nadel in der Eile nicht direkt in die Herzkammer traf, trat der Tod einige Sekunden später ein.« Der Ablauf der Tötungen wurde mit der Zeit organisatorisch ›optimiert‹, sodass binnen anderthalb bis zwei Stunden etwa fünfzig Häftlinge ermordet werden konnten. »Um einen Menschen umzubringen, genügten also im Durchschnitt 2 Minuten 22 Sekunden.«[22]

Der Häftlingsarzt Dr. Stanisław Suliborski berichtete 1947, dass sich die SS-Zentrale (RSHA) für die Tötungsversuche mit Phenolspritzen in Auschwitz interessiert habe. Im Sommer 1941 habe Dr. Dering die Leiche eines mittels Phenolspritze getöteten Häftlings im Beisein von zwei SS-Ärzten des Hygieneinstituts aus Berlin sezieren müssen. Polnische Hilfskräfte im Krankenbau hätten zuvor – ebenfalls im Beisein der SS-Ärzte – die Todesinjektionen unter Zwang verabreichen müssen.[23] Am 29. September 1942 besuchte Dr. Ernst Robert Grawitz, Reichsarzt der SS und Polizei und Präsident des Deutschen Roten Kreuzes, Auschwitz. Aus diesem Anlass selektierte der Lagerarzt 48 Kranke im Krankenblock Nr. 28, die am gleichen Tag mit Phenolspritzen getötet wurden.[24]

Die systematischen Tötungen mit Phenol begannen etwa im Oktober 1941 und dauerten bis April 1943. Die Todeszahlen waren in den ersten Monaten nicht hoch. Am 10. Oktober 1941 wurden im »Totenbuch« Namen von 15 gestorbenen Häftlingen mit dem Kryptonym »27w« markiert, was auf die Tötung mit Phenolspritze hindeutet; vier Tage später waren es sechs, am 15. Oktober zehn und einen Tag später sechzehn Häftlinge.[25] Im Jahre 1942 stiegen diese Zahlen merklich an und pendelten sich im Stammlager auf etwa dreißig bis sechzig totgespritzte Opfer täglich ein. Am 24. November 1942 berichtete der polnische Lagerwiderstand über die Situation im Krankenbau im Stammlager:

> Die natürliche Sterblichkeit etwa 30 Personen täglich, vor einem Jahr 80; durch Injektionen von 30-prozentigem Phenol ins Herz mit einer Spritze 10 cm kommen etwa 30 bis 60 [Personen; B. M.] täglich ums Leben, darunter 4 bis 6 Polen, wirklich [gesundheitlich; B. M.] hoffnungslos oder aus politischen Gründen. Juden sind leicht

---

22 Kłodziński, »Phenol«, S. 278.

23 Vernehmung Stanisław Suliborski vom 21.1.1947: AIPN, GK 196/131, Bl. 307 f.

24 Kłodziński, »Phenol«, S. 279.

25 Czech, *Kalendarium*, S. 128 f. und S. 131; Piotr Setkiewicz, »Selection in the Auschwitz Hospital«, in: *Medical Review Auschwitz: Medicine Behind the Barbed Wire. Conference Proceedings 2018*, Kraków 2019, S. 21–42, hier S. 28.

krank. Spritzen verabreicht SDG Klehr, [...] und Häftlingspfleger Pańszczyk – Kanaille. Tod tritt innerhalb von 15 Sekunden ein. Tuberkulose[kranke] werden gnadenlos ausgerottet.«[26]

Die Lagerärzte setzten die Phenolspritzen selbst eher selten. Friedrich Entress, Lagerarzt im KL Auschwitz von Dezember 1941 bis Oktober 1943, gestand in der US-amerikanischen Haft, zu Beginn seines Dienstes im KL Auschwitz etwa zehn Phenolspritzen verabreicht zu haben.[27] Er und andere Lagerärzte delegierten diese Morde an die ihnen unterstellten SS-Sanitäter, in erster Linie an Joseph Klehr, Emil Hantl, Hans Nierzwicki und Herbert Scherpe. Klehr war derjenige, der die Mordaktion im Auftrag des Standortarztes bzw. des zuständigen Lagerarztes leitete und koordinierte. Er behauptete später, diesen Auftrag habe er erst im Frühjahr 1942 erhalten. »Im Mai 1942 sagte mir Dr. Entreß: ›In Zukunft machen Sie das Spritzen selbst und holen auch das Phenol in der Apotheke ab.‹« Bis dahin haben laut Klehr Häftlinge die Tötungen mit Phenolspritzen vorgenommen. Klehr erwähnt dabei explizit einen Blockältesten, bei dem es sich offenbar um Peter Welsch handelte.[28]

Polnische Häftlingsärzte bestätigen, dass insbesondere der Blockälteste Peter Welsch im Auftrag von Lagerarzt Schwela Todesspritzen verabreicht habe.[29] Auch Bock verabreichte Todesspritzen. So tötete er am 14. August 1941 im Auftrag der Lagerführung den Ordenspriester und Verleger Maximilian Kolbe mit einer Spritze.[30]

Neben Bock und Welsch gaben auch manche Häftlingspfleger auf Befehl die tödlichen Injektionen. Unter ihnen waren der bereits erwähnte Mieczysław Pańszczyk, der dabei besonders eifrig gewesen sein

---

26 Kassiber Stanisław Kłodziński vom 24.11.1942, abgedruckt in: *Grypsy*, S. 13–17 (Zitat S. 13).

27 Bericht Charles W. Levy über die Befragung von Friedrich Entress am 30.7.1945: AIPN, GK 196/127, Bl. 230 f.

28 »Joseph Klehr«, in: Langbein, *Auschwitz-Prozeß*, Bd. 2, hier S. 709–712 (Zitat S. 711). Der Häftlingspfleger Kazimierz Hałgas, der im Dezember 1941 nach Bergen-Belsen verlegt worden war, berichtete, Klehr sei mit Unterstützung des Häftlingspflegers Pańszczyk bereits zu seiner Zeit mit den Tötungen per Phenolspritze befasst gewesen; vgl. Bericht Dr. med. Kazimierz Hałgas vom 13.12.1978: APMO, Oświadczenia, Bd. 89, Bl. 161–188, hier Bl. 168.

29 Rudolf Diem, »Wspomnienia lekarza więźnia z Oświęcimia«, in: *Przegląd Lekarski – Oświęcim* 28 (1988) 1, S. 134–147, hier S. 139 f. In seinen Memoiren »Wspomnienia« schreibt Diem auf S. 35, Welsch habe anfangs sogar eigenmächtig »unheilbar Kranke« selektiert und sie per Phenolspritze getötet. Siehe auch Dering, »Tajna Armia«, S. 50; Kłodziński, »Rola kryminalistów niemieckich«, S. 121 und S. 123, Fn. 31.

30 Czech, *Kalendarium*, S. 111.

soll,[31] ähnlich Alfred Stössel,[32] der ebenfalls bereits erwähnte Feliks Walentynowicz, der dies jedoch nach 1945 bestritt,[33] Jerzy Szymkowiak (alle vier polnische Häftlingspfleger) sowie Dr. Leon Landau.[34]

Als Helfer fungierten von 1942 an die beiden jüdischen Häftlinge Kalman Schwarz und Szaja Gelbhard. Sie mussten die Todeskandidaten auf einem Stuhl oder Hocker fixieren.[35] Die Leichen der »Abgespritzten« schleppte der polnische Häftling Żak in den Baderaum des Blocks 20. Manchmal kam es vor, dass ein Opfer nach Setzen der Spritze nicht sofort starb und versuchte, sich zu erheben. Daraufhin versetzte Żak bzw. Pańszczyk ihm mit einer eisernęn Stange den Todesstoß. Eines Tages verluden die Leichenträger die »abgespritzten« Leichen vom Baderaum auf den Leichenwagen, um sie zum Krematorium zu bringen. Auf einmal begann sich eine der »Leichen« zu wehren. Ohne die Fassung zu verlieren, knallten die Leichenträger den Kopf der »Leiche« mit voller Wucht gegen das große Rad des Leichenwagens und zertrümmern den Schädel des Unglücklichen. Anschließend verluden sie den Toten.[36]

Die meisten hier erwähnten Häftlinge wirkten an diesen »Aktionen« nicht freiwillig mit. Dr. Leon Landau, der Auschwitz überlebte, schildert den Ablauf einer dieser Mordaktionen wie folgt:

> Nun kommt der Oberscharführer Klehr – Schuhmacher [korrekt: Tischlergeselle; B.M.] von Beruf. Er kommt in den Block 20 [...]. Er nimmt seine »Instrumente«. Auch die »Selektierten« werden vom Block 28 unter starkem Begleitschutz in den Block 20 gebracht.

---

31 Vernehmung Dr. Władysław Tondos vom 1.10.1946: AIPN, GK 196/85, Bl. 174–180, hier Bl. 175.

32 Der habe sich freiwillig gemeldet, um jüdische Häftlinge zu töten. »Er tat dies in der Tat massenhaft und mit Eifer. Ständig hatte er zu wenig Juden und suchte sie auf eigene Faust auch unter denjenigen, die Chancen auf Genesung hatten« (Diem, »Wspomnienia«, S. 187).

33 Im Gerichtsverfahren wurde er von diesem Vorwurf, den er bestritt, freigesprochen; vgl. Urteil und Urteilsbegründung vom 29.10.1947: AIPN, Kr 502/995, u.a. Bl. 7f., Bl. 25f., Bl. 260f. und Bl. 270–273. Stanisław Kłodziński sagte am 17.7.1945 aus: »Walentynowicz verabreichte aufgrund des Befehls der SS Phenolspritzen [...] Aufgrund des Drucks der Lageröffentlichkeit hörte er jedoch mit diesen Aktivitäten auf, wobei er vorgab, krank oder beschäftigt zu sein« (ebenda, Bl. 17f.). Auch Dering berichtet, dass Walentynowicz einige Dutzend Todesspritzen verabreicht, sich später jedoch geweigert habe, dies weiterhin zu tun (ders., »Tajna Armia«, S. 131).

34 Czech, *Kalendarium*, S. 108; Langbein, *Menschen in Auschwitz*, S. 212f.

35 Kłodziński, »Phenol«, S. 278.

36 Jaworski, »Wspomnienia«, S. 180.

> Klehr zieht einen weißen Arztkittel an, darüber die Gummischürze, Gummihandschuhe – ein echter Chirurg. Ein Stuhl wird hingestellt. Die Verurteilten, die im Waschraum gedrängt warten, beginnen einzeln einzutreten. Einer der Häftlinge liest laut und deutlich die Nummer des Opfers vor. Klehr überprüft, ob die Nummer auf der Liste fehlerfrei eingetragen ist. Der Mensch wird hingesetzt.
>
> Hinter den Stuhl stellt sich ein Häftling aus dem Krankenbaupersonal, hebt den linken Arm des Verurteilten hoch und legt ihn auf dessen Nacken. Der Oberscharführer Klehr zieht die Injektionsspritze »Record« mit fünf Millilitern Phenol auf [...], stellt sich vor das Opfer und führt die Nadel von 10 cm Länge zwischen der dritten und der vierten Rippe ein – manchmal, eher selten, verfehlt er. In der Regel dringt die Nadel durch den Brustkorb direkt ins Herz. Blut kommt in die Spritze. Klehr drückt langsam ab. Die Spritze ist verabreicht.
>
> Manchmal wehrt sich ein Häftling. Er will leben. Er fleht um sein Leben. Er versichert, dass er noch arbeitsfähig sei. Manche weigern sich, sich auf den fatalen Stuhl zu setzen. Sie wehren sich. Dann greift Klehr nach einem Schürhaken und prügelt damit auf den Häftling ein. Er schlägt und massakriert. Und wenn der Unglückliche auf den Boden fällt, sticht ihm Klerk [korrekt: Klehr; B. M.] die Mordnadel ins Herz.
>
> Der Häftling, der hinter dem Stuhl steht, greift der Leiche unter die Arme. Der zweite wartet schon auf dem Flur – man muss sich beeilen –, und beide schleifen die Leiche eilig in den gegenüberliegenden Raum, den Duschraum.
>
> Jeden Tag werden mit Injektionen ins Herz 40 bis 60 Häftlinge ermordet.[37]

Dr. Landau soll zu denjenigen gehört haben, die unter Zwang Todesspritzen verabreicht haben. Seine Schilderung dieser Vorgänge weist Detailkenntnisse auf, die darauf hindeuten, dass er zumindest Augenzeuge dieser Tötungen gewesen ist. Aus nachvollziehbaren Gründen schwieg er sich in seinem Bericht dazu aus.

---

37 Landau, *Oskarżenie*, S. 52 f. Landau ließ seinen erschütternden Bericht bald nach dem Krieg aufschreiben. Zur Veröffentlichung entschied er sich jedoch erst Jahre später. Landaus Darstellung stimmt mit der Nachkriegsaussage Klehrs überein; vgl. Klee, *Auschwitz*, S. 217 f.

Es gibt keine zuverlässigen Angaben darüber, wie viele Todesspritzen die einzelnen SS-Sanitäter und Häftlingspfleger verabreicht haben. Besonders soll sich der SS-Sanitäter Josef Klehr dabei hervorgetan haben, der wie erwähnt die Durchführung dieser Morde im Auftrag des SS-Lagerarztes bzw. Standortarztes koordinierte und wohl ein Großteil dieser Todesinjektionen verabreichte oder beaufsichtigte. Außerdem zeigte er nach übereinstimmenden Berichten große Initiative. Er selbst suchte unter den kranken Häftlingen Todeskandidaten aus und tötete sie anschließend per Giftspritze.[38]

Die Angaben über die einzelnen Täter und ihre Opfer, die in den einschlägigen Publikationen genannt werden, basieren auf Berichten ehemaliger Insassen, die diese Vorgänge vom Hörensagen kannten.[39] Morde mit Giftspritzen gehörten jedoch zu den größten Geheimnissen des Krankenbaus und nur wenige Häftlinge waren darin direkt involviert. Die deutschen Täter hingegen vernichteten die einschlägigen Unterlagen, die sie ohnehin gefälscht hatten (Stichwort: Todesursachen), und behielten ihr Wissen für sich.[40]

Von Spätsommer 1941 bis zum Frühjahr 1942 fielen den Giftspritzen zumeist polnische Häftlinge aus dem Krankenbau zum Opfer – weil sie nach Auffassung der Lagerärzte total ausgezehrt (Muselmänner) oder unheilbar krank waren, beispielsweise an Tuberkulose litten. Auch sowjetische Kriegsgefangene und gelegentlich deutsche Häftlinge wurden mit Injektionen getötet.[41]

Juden gab es bis zum Frühjahr 1942 unter »abgespritzten« Gefangenen zunächst kaum. Das lag daran, dass zu diesem Zeitpunkt jüdische Lagerinsassen im Krankenbau stationär gar nicht behandelt werden durften. Zugleich erreichte kaum einer von ihnen das letzte Stadium der Hungeratrophie, denn die allermeisten von ihnen kamen nach nur wenigen Tagen oder Wochen im Lager ums Leben; zumeist wurden sie in der Strafkompanie oder in ihren Unterkünften ermordet.

---

38 Klee, *Auschwitz*, S. 217 f.

39 So wird etwa berichtet, Pańszczyk hätte damit geprahlt, dass er per Todesspritze 12 000 Insassen getötet habe; vgl. u.a. Langbein, *Menschen in Auschwitz*, S. 213. In einem sowjetischen Bericht über Auschwitz, der am 8.5.1945 in der Zeitung *Krasnaja Swiezda* (Nr. 106) veröffentlicht wurde, heißt es, Pańszczyk habe 12 000 Todesinjektionen und Stössel, der als Deutscher dargestellt wird, 10 000 verabreicht (u.a. AIPN, GK 196/90, Bl. 1–30, hier Bl. 8).

40 Kłodziński, »Phenol«.

41 Fejkiel, *Więźniarski szpital*, S. 170.

Etwa im April 1942 änderte sich die Zusammensetzung der Injektionsopfer jedoch grundlegend. Von nun an stellten die jüdischen Häftlinge die große Mehrheit unter ihnen dar. Außerdem wurden an ihre Tötung mit Phenolspritzen »großzügigere« Kriterien angelegt als im Falle der polnischen Opfer. Jerzy Tabeau, der vor seiner Flucht aus dem Lager im Oktober 1943 als Häftlingspfleger eingesetzt war, schildert in seinem Bericht Ende 1943/Anfang 1944 die Auswahl der Kandidaten für die Giftspritze im Krankenbau wie folgt:

> Der deutsche Arzt nahm prinzipiell alle Kranken auf [die sich im Krankenbau meldeten; B. M.], teilte sie dann aber in zwei Gruppen ein. Die erste Gruppe sollte im Krankenbau bleiben und behandelt werden; die zweite Gruppe, die zu Schwachen, chronisch Kranken, Ausgehungerten und Ausgezehrten, deren Behandlung zu lange dauern würde, wurden dazu verurteilt, mittels einer Phenolinjektion ins Herz zu sterben.
>
> Die Rasse spielte dabei eine große Rolle. Arier mussten schon in einem sehr schlechten Zustand sein, um zu einer Injektion verurteilt zu werden, während 80 – 90 Prozent der Juden, die sich im Krankenbau meldeten, durch Phenol starben. Viele von ihnen wussten das und meldeten sich, wenn sie sterben wollten, im Krankenbau, um nicht in den Elektrozaun laufen zu müssen. Dieser Zustand dauerte das ganze Jahr 1942 hindurch an [...].
>
> Aber nicht nur den Neuaufnahmen drohte im Krankenbau die Gefahr einer Injektion. Der deutsche Arzt inspizierte von Zeit zu Zeit (meistens einmal im Monat) den gesamten Krankenbau und kontrollierte jeden Patienten. Jeder Saalpfleger (meistens ein Arzt) war verpflichtet, ihm alle Kranken und die Krankenblätter, die sehr detailliert geführt werden mussten, vorzulegen. Wenn sich ein Kranker zu lange, z. B. länger als einen Monat, im Krankenbau aufhielt oder sehr geschwächt war, landete er auf der Liste der Verurteilten. Diese Krankenblätter bewahrte der Arzt bei sich auf, um Manipulationen durch die Häftlinge zu verhindern. Bei einer solchen Kontrolle kamen 200 – 400 Verurteilte zusammen, bei den täglichen Kontrollen der Neuzugänge 20 – 80.[42]

---

42 Bericht Jerzy Tabeau, o. D. [Dezember 1943/Januar 1944], hier zitiert nach *VEJ* 16, S. 306 f.

Neben kranken und ausgezehrten Häftlingen fielen auch Hunderte gesunde Insassen aus »politischen« Gründen Phenolinjektionen zum Opfer. Diese Todeskandidaten wurden von der Lagerleitung, meistens der Politischen Abteilung, oder SS- und Polizeibehörden im besetzten Polen bestimmt, die den jeweiligen Häftling dann zum Zwecke seiner Ermordung ins Lager einwiesen. In den meisten dieser Fälle handelte es sich um polnische Häftlinge.[43]

Unter den Opfern waren auch Kinder. Am 21. Januar 1943 wurden im Block 20 im Stammlager zwei polnische Jungen, Mieczysław Rycaj (zwölf Jahre alt) und Tadeusz Rycyk (neun Jahre alt), mit Phenolinjektionen ins Herz getötet. Als Todesursache gab der SS-Lagerarzt Friedrich Entress für Mieczysław Rycaj »Septische Angina« und für Tadeusz Rycyk »beiderseitige Lungenentzündung« an.[44]

Einen Monat später, am 23. Februar, wurden 39 weitere Kinder und Jugendliche aus der Region Zamość im Alter von dreizehn bis siebzehn Jahren auf dieselbe Art und Weise ermordet, am 1. März achtzig weitere. Die Todesinjektionen verabreichten die SS-Sanitäter Herbert Scherpe und Emil Hantl.[45] Kłodziński, der diese Mordaktion in seiner Abhandlung »Phenol« darstellt, schreibt: »Wer Zeuge dieses Verbrechens war, dem werden die Schreie der entsetzten, dahingemordeten Kinder – ›Warum tötest du mich?‹ – ein Leben lang in den Ohren bleiben.«[46] Scherpe selbst bestätigte diese Darstellung: »Zum Schluß müssen es aber doch einige Kinder, die draußen auf dem Flur standen, gemerkt haben, was vor sich ging; es gab nämlich eine Schreierei auf dem Gang. Diese Kinder haben dann auch noch im Zimmer, ehe sie abgespritzt

---

43 Rudolf Höß, »Die nichtärztliche Tätigkeit im K. L. Auschwitz«, o. D. [November 1946?]: AIPN, GK 196/103, Bl. 148 f.

44 Vernehmung Dr. Adam Zacharski vom 27.2.1947: AIPN, GK 196/131, Bl. 260–266, hier Bl. 264; Totenmeldungen betreffend Mieczyslaw Ryca und Tadeusz Rycyk vom 21.01.1943: AIPN, GK 196/173, Bl. 4. Diese und andere Totenmeldungen versteckte Zacharski, der vom 18.7.1941 bis 27.10.1944 in der Schreibstube des HKB beschäftigt war, zusammen mit seinem Lagerkameraden Franciszek Klenka. Nach der Befreiung des Lagers wurden die Dokumente aus dem Versteck geborgen.

45 Kłodziński, »Phenol«, S. 279. Laut Kłodziński führte SS-Sanitäter Scherpe die Todesinjektionen aus. Nach anderen Berichten hat neben Scherpe auch der SS-Sanitäter Hantl solche verabreicht. Vgl. Bericht über Auschwitz von Edward Ciesielski, verfasst im Jahre 1943 nach der erfolgreichen Flucht aus Auschwitz am 26.4.1943 gemeinsam mit Witold Pilecki: APMO, Wspomnienia, Bd. 178, Bl. 121–132, hier Bl. 131a.; Klee, *Auschwitz*, S. 161 (Hantl) und S. 351 (Scherpe). Ciesielski war ähnlich wie Kłodziński im Krankenbau im Stammlager als Häftlingspfleger eingesetzt.

46 Kłodziński, »Phenol«, S. 279; Jaworski, »Wspomnienia«, S. 179.

wurden, laut geschrien. Sie mußten mit Gewalt auf dem Stuhl festgehalten werden, ehe sie die Spritze bekamen.«[47]

Diese Mordaktion führte die Lagerleitung offenkundig eigenmächtig durch, ohne eine entsprechende Vollmacht oder Erlaubnis, geschweige denn einen Befehl der Zentrale zu haben. Initiiert haben soll sie der Leiter der Politischen Abteilung, Maximilian Grabner, in Absprache und mit Zustimmung des Lagerkommandanten, des SS-Lagerarztes Dr. Friedrich Entress und vor allem des Standortarztes Dr. Eduard Wirths.[48]

Grabner hatte keine Befehlsbefugnis gegenüber den SS-Sanitätern oder etwa den SS-Lagerärzten, erst recht nicht gegenüber dem Standortarzt. Wirths, der einige Monate zuvor zum SS-Hauptsturmführer befördert worden war, achtete peinlichst auf seine Selbständigkeit und ließ sich von einem SS-Untersturmführer Grabner nichts vorschreiben. Letzterer hat sich darüber laut Rudolf Höß sehr geärgert: »So ließ er [Dr. Wirths; B. M.] sich die Weisungen der Polit. Abt. Grabner über verschleierte Exekutionen grundsätzlich immer von mir persönlich bestätigen, eher er sie durchführte. Zum steten Ärger Grabners, der ihm dies sehr übelnahm.«[49]

Diese eigenmächtige und lagerintern koordinierte Mordaktion an den polnischen Kindern und Jugendlichen aus der Region Zamość verursachte »im Lager viel Aufregung«, berichtete Jerzy Tabeau ein Jahr später. Sie verlief auch nicht reibungslos. Tabeau: »Der damalige S.D.G. weigerte sich nämlich trotz Befehls, die Injektionen vorzunehmen (sie wurden dann von einem anderen S.D.G. ausgeführt), und meldete sich beim Standortarzt. Dort soll er erklärt haben, er sei SS-Mann und kein Kindermörder und würde den Befehl deshalb nicht befolgen.«[50]

Es handelte sich dabei offenkundig um den erwähnten SS-Sanitäter Scherpe. Langbein berichtete im Jahre 1962: »Ich erinnere mich noch, daß er mit einem erregten Gesichtsausdruck in das SS-Revier kam, um

47 Aussage Scherpe, AV [Auschwitz-Verfahren], Bl. 9694 ff., zitiert nach Klee, *Auschwitz*, S. 351.

48 Bericht über Auschwitz von Edward Ciesielski, verfasst im Jahre 1943 nach der erfolgreichen Flucht aus Auschwitz am 26. 4. 1943 gemeinsam mit Witold Pilecki: APMO, Wspomnienia, Bd. 178, Bl. 121–132, hier Bl. 131a.

49 Rudolf Höß über Dr. Eduard Wirths, o. D. [November 1946] (deutsch): AIPN, GK 196/103, Bl. 144–147 (Zitat Bl. 145); Beischl, *Wirths*, S. 49.

50 Bericht Jerzy Tabeau, o. D. [Dezember 1943/Januar 1944], hier zitiert nach *VEJ* 16, S. 307.

sich für die Kinderabspritzung außer Stande zu erklären. Ich erinnere mich noch mit Bestimmtheit, daß Scherpe von der weiteren Abspritzung von Kindern freigestellt wurde.«[51] Langbein betont, dass Scherpe wegen dieser Verweigerung keine nachteiligen Folgen in Kauf nehmen musste, geschweige denn deswegen bestraft worden wäre.[52]

Die Tötungsaktion an diesen Kindern soll der SS-Sanitäter Emil Hantl abgeschlossen haben, der später wiederum behauptete, dies hätten unter seiner Aufsicht Häftlinge getan.[53] Das bedeutet auch, dass Standortarzt Wirths den ihm unterstellten SS-Sanitätern den Befehl zu diesem Mord erteilt hatte. Hantls Behauptung bestätigte im Kern Władysław Fejkiel im Jahre 1946. Dieser berichtete nämlich, dass die Ermordung der Kinder und Jugendlichen aus Zamość mit Phenolspritzen der SS-Sanitäter Scherpe zusammen mit dem Häftlingspfleger Pańszczyk durchgeführt habe. »Das war die letzte Aktion, an der Pańszczyk mitwirkte. Die Tötung der Kinder hat ihn psychisch gebrochen. Ab diesem Zeitpunkt hatte er keine Phenolspritzen mehr ausgeführt.« Zwei Monate später wurde Pańszczyk mit einem Transport in ein Lager im Reich verlegt, so Fejkiel.[54] Bald danach kam er unter bis heute nicht geklärten Umständen ums Leben.

Nach Schätzungen polnischer Häftlingsärzte sind etwa 20 000 männliche und ab dem Frühjahr 1942 auch weibliche Lagerinsassen per Phenolspritze ermordet worden. Neueste Untersuchungen zeigen jedoch, dass diese Schätzungen vermutlich zu hoch gegriffen sind. Die Zahl dürfte eher im hohen vierstelligen Bereich gelegen haben. Im April 1943 wurden die »Abspritzungen« weitgehend eingestellt.[55] Danach setzte man Giftinjektionen nur noch vereinzelt ein, etwa bei den »medizinischen« Experimenten Josef Mengeles, von denen noch die Rede sein wird.[56]

---

51 Aussage Hermann Langbein vom 18.6.1962, AV [Auschwitz-Verfahren], Bl. 9694 ff., zitiert nach Klee, *Auschwitz*, S. 351.

52 Erklärung Hermann Langbein vom 21.12.1959: APMO, Oświadczenia, Bd. 10, S 63–65.

53 Klee, *Auschwitz*, S. 161; Langbein, *Auschwitz-Prozeß*, Bd. 2, S. 773–782. Klee meint, gestützt auf Fejkiels Aussage, irrtümlich, es habe sich um jüdische Kinder aus Zamość gehandelt.

54 Vernehmung Władysław Fejkiel vom 10.10.1946: AIPN, GK 196/89, Bl. 17–28, hier Bl. 20; übereinstimmend Jaworski, »Wspomnienia«, S. 179, sowie Vernehmung Stanisław Głowa vom 30.9.1946: AIPN, BU 2188/14, Bl. 21/13–21/15.

55 Kłodziński, »Phenol«, S. 277; Setkiewicz, »Selection«.

56 Nyiszli, *Im Jenseits*, S. 44–47.

Zyklon B

Etwa zeitgleich mit den Phenolversuchen erprobte die Lagerleitung unter der führenden Mitwirkung von Lagerärzten die Tötung mit Giftgas: zum einen, um weitere »effektive« Tötungsmethoden für die Liquidierung von »arbeitsunfähigen« Häftlingen vor Ort zu finden, was durchaus in den Kompetenzbereich der Lagerärzte fiel. Zum anderen ging es um die Exekution von sowjetischen Kriegsgefangenen, die als sowjetische Kommissare unmittelbar nach ihrer Ankunft im KL Auschwitz getötet werden sollten. Auch hier hatten die Lagerärzte die Lagerleitung mit ihrem medizinischen Fachwissen zu unterstützen.

In der zweiten Jahreshälfte 1941 wurden sowjetische Kriegsgefangene in steigender Zahl in das KL Auschwitz eingeliefert, bis Ende Oktober knapp 10 000 Mann.[57] Die Transporte mit sowjetischen Kriegsgefangenen vom Oktober 1941 gehen auf das bereits geschilderte Vorhaben zurück, in Auschwitz ein großes Kriegsgefangenenlager (KGL) zu errichten. Doch das änderte sich schnell. Sollte die Aufnahmekapazität von anfangs 50 000 Kriegsgefangenen bis Januar 1942 auf 150 000 gesteigert werden – zunächst im Stammlager, dann in Auschwitz-Birkenau[58] –, hatte Himmler bereits im Januar 1942 seine Pläne grundlegend geändert. Statt sowjetische Kriegsgefangene sollte das in Birkenau im Aufbau befindliche KGL nun jüdische Häftlinge (Männer und Frauen) aufnehmen.[59]

Zu diesem Zeitpunkt waren von den etwa 10 000 sowjetischen Kriegsgefangenen, die im Oktober 1941 nach Auschwitz gebracht wurden, nur noch etwa 2000 am Leben. Einen Monat später, am 1. Februar 1942, waren es noch 1017, am 1. März 1942 nur noch 945. »Sie waren erschlagen und erschossen worden. Sie verhungerten und sie erfroren.«[60] Insgesamt wurden in der Lagerevidenz 11 964 sowjetische Kriegsgefangene erfasst. Hinzu kamen etwa 3000, die – in größeren Transporten oder einzeln – ab dem Sommer 1941 zur sofortigen Liquidierung nach

---

57 Hałgas, »Die Arbeit im ›Revier‹«; Czech, *Kalendarium*, S. 160 (zur Zahl der registrierten sowjetischen Kriegsgefangenen); Kazimierz Smoleń, »Sowjetische Kriegsgefangene im KL Auschwitz«, in: *Sterbebücher von Auschwitz. Fragmente*, 3 Bde., hg. vom Staatlichen Museum Auschwitz-Birkenau, München u. a. 1995, Bd. 1: *Berichte*, S. 127–148.

58 *Początki obozu Birkenau*, S. 15–26.

59 Ebenda, S. 26–31.

60 Smoleń, »Sowjetische Kriegsgefangene«, S. 140.

Auschwitz verschleppt wurden. Sie gingen nie in die Lagerakten ein.[61] Von insgesamt 15 000 sowjetischen Kriegsgefangenen in Auschwitz erlebten den letzten Appell am 17. Januar 1945 nur noch 92.[62]

Im Zusammenhang mit diesen beiden Vorhaben – der Tötung »arbeitsunfähiger« Häftlinge sowie der zur unmittelbaren Ermordung vorgesehenen sowjetischen Kriegsgefangenen – begannen im Spätsommer 1941 im KL Auschwitz Versuche mit Zyklon B.

Zyklon B besteht aus Blausäure und wurde ab den 1920er Jahren in Form von Granulat als Schädlingsbekämpfungsmittel gehandelt und verwendet, hergestellt durch die Firma Degesch. Unter Luftzutritt verwandeln sich die Kristalle sofort in ein Gas, das bei Menschen in geschlossenen Räumen innerhalb von Minuten den Erstickungstod herbeiführt. Zyklon B wurde bereits vor dem Krieg zur Desinfektion von Massenunterkünften und Großanlagen, darunter Wehrmachtskasernen und Konzentrationslager der SS, genutzt. Die Firma Tesch & Stabenow aus Hamburg, die Zyklon B vertrieb, hatte für Wehrmacht und SS eine spezielle Anleitung zur Anwendung dieses Giftgases erstellt und darüber hinaus eigens Schulungen für den Umgang und Einsatz von Zyklon B organisiert.[63] Der Einsatz von Zyklon B durch unbefugte Personen war verboten. Im Mai 1941 erhielt jedoch die Waffen-SS per Erlass des Reichsministers für Ernährung und Landwirtschaft eine generelle »Befreiung von Reichsvorschriften« für die »Anwendung der Giftgase Blausäure, Äthylenoxid und Triotx zur Schädlingsbekämpfung«. Damit war die Waffen-SS für den Einsatz und die Ausbildung im Umgang mit Zyklon B nicht mehr auf die Hamburger Firma angewiesen.[64] Im Sommer 1941 wurde in Oranienburg eine eigene SS-Desinfektorenschule eingerichtet, in der SS-Desinfektoren unter anderem für den Einsatz von Zyklon B ausgebildet wurden.[65]

---

61 Piper, *Zahl der Opfer*, S. 150.

62 Gutachten »Das Konzentrationslager Auschwitz« von Kazimierz Smoleń, o. D. [1965/1966]: BStU, MfS HA IX/11 ZUV 84, Bd. 20, Bl. 5–52, hier Bl. 16; Smoleń, »Sowjetische Kriegsgefangene«, S. 138–142; *Początki obozu Birkenau*, S. 28.

63 Angelika Ebbinghaus, »Der Prozeß gegen Tesch & Stabenow. Von der Schädlingsbekämpfung zum Holocaust«, in: *1999. Zeitschrift für Sozialgeschichte des 19. und 20. Jahrhunderts* 13 (1998) 2, S. 16–71, hier S. 19 f.

64 Jürgen Kalthoff/Martin Werner, *Die Händler des Zyklon B. Tesch & Stabenow. Eine Firmengeschichte zwischen Hamburg und Auschwitz*, Hamburg 1998, S. 112.

65 Andrej Angrick, *»Aktion 1005«. Spurenbeseitigung von NS-Massenverbrechen 1942–1945*, 2 Bde., Göttingen 2018, Bd. 1, S. 182 f.

In Auschwitz wurde Zyklon B spätestens ab dem Frühjahr 1941 zur Ungezieferbekämpfung verwendet. Anfangs führten diese Maßnahmen Angestellte der Firma Tesch & Stabenow »unter größten Vorsichtsmaßnahmen« durch. Spätestens im Sommer 1941 wurden einige SS-Sanitäter im Umgang mit der Substanz ausgebildet, die dann als sogenannte Desinfektoren das Gas im Lager benutzen durften.[66] »Diese Desinfektoren wurden zu einer Unteroffiziers-Elite, und es gehörte zu den Aufgaben der Ärzte, erforderliche Maßnahmen zu ihrem Schutz vor Zyklon B zu ergreifen und sie nötigenfalls behandeln zu können, sollten sie dem Gas doch einmal ausgesetzt sein. Wir können also sagen«, so Lifton, »dass Zyklon B zu einer gefährlichen ›Tötungsmedizin‹ wurde, die nur von medizinisch geschultem Personal gehandhabt werden durfte.«[67]

Dem Standortarzt unterstand das Entwesungskommando, das sich aus SS-Desinfektoren und Häftlingen zusammensetzte und zur Aufgabe hatte, KL-Gebäude sowie Kleider und Wäsche der SS-Lagermannschaft und der Häftlinge in der sogenannten Entwesungskammer zu desinfizieren.[68] Somit hatten die Lager-SS und insbesondere die SS-Lagerärzte in Auschwitz Erfahrung im Umgang und Einsatz von Zyklon B, sie kannten dessen tödliche Wirkung und sie verfügten über geschultes SS-Personal für den Gebrauch des Gases. Im Spätsommer 1941 kamen sie nun auf die Idee, die sich angesichts der oben dargestellten Umstände beinahe aufdrängte: Zyklon B als Tötungstechnik zu erproben. Es ist nachvollziehbar, dass sich die daran mitwirkenden Täter nach dem Krieg, sofern sie überlebt hatten und verhaftet wurden, die Verantwortung dafür gegenseitig bzw. bereits verstorbenen Kameraden zuschoben. Vieles deutet jedoch darauf hin, dass der damalige SS-Lagerarzt Dr. Siegfried Schwela dabei eine Schlüsselrolle gespielt hatte, und zwar nicht nur als Experte für Tötungstechniken und den Einsatz vom Zyklon B, sondern auch als der eigentliche Urheber der Idee.

66 *Kommandant in Auschwitz*, S. 155.

67 Lifton, *Ärzte im Dritten Reich*, S. 190.

68 Vernehmung Ludwig Pyś vom 27.9.1947: AIPN, GK 196/144, Bl. 221–223; Vernehmung Kazimierz Wilanowski vom 26.9.1947: AIPN, GK 196/144, Bl. 219 f.; Dr. med. Horst Fischer, Eidesstattliche Versicherung vom 16.4.1966: BStU, MfS HA IX/11 ZUV 84, Bd. 2/2, Bl. 381–387, hier Bl. 385; Vernehmung Ludwik Nagraba vom 16.9.1947: AIPN, GK 196/144, Bl. 246–251. Nagraba kam am 15.2.1941 in Auschwitz an. Nach sechswöchiger Quarantäne wurde er dem Entwesungskommando und einige Monate später dem Sonderkommando in Birkenau zugeteilt. Dort setzte man ihn als Kapo ein.

In der bisherigen Forschung dominiert die Auffassung, die erste Vergasung mit Zyklon B gehe auf die Initiative des Schutzhaftlagerführers Karl Fritzsch zurück.[69] Diese These stützt sich auf eine einzige Aussage von Rudolf Höß in polnischer Haft: »Gelegentlich einer Dienstreise hatte mein Vertreter, der Hauptsturmführer Fritzsch, aus eigener Initiative Gas zur Vernichtung dieser russischen Kriegsgefangenen verwendet und zwar derart, dass er die einzelnen im Keller gelegenen Zellen mit den Russen vollstopfte und unter Verwendung von Gasmasken Cyclon B in die Zellen warf, und das den sofortigen Tod herbeiführte.«[70] Es ist jedoch wenig glaubhaft, dass Fritzsch persönlich Zyklon B in die Zellen einwarf, denn das durften eben nur geschulte SS-Desinfektoren tun.

Es ist auch bemerkenswert, dass Höß vor seiner Auslieferung nach Polen, noch in der Haft der Alliierten, die Umstände des Einsatzes von Zyklon B in Auschwitz anders dargestellt hatte. Am 9. April 1946 hatte er die Frage des amerikanischen Psychiaters Leon Goldensohn »Wer hat die Gaskammern erfunden?« folgendermaßen beantwortet: »Sie haben sich aus der Situation heraus entwickelt. Die Gerichte wiesen uns sehr viele Verurteilte zu, die erschossen werden mussten. Ich habe es stets abgelehnt, immer wieder dieselben Leute für die Erschießungskommandos einzusetzen. Während dieser Zeit kam eines Tages mein Lagerleiter Karl Fritzsch zu mir und fragte, ob ich nicht versuchen könnte, die Leute mit Zyklon B hinzurichten. Bis dahin wurde Zyklon B nur zur Desinfektion der Baracken eingesetzt, die voller Insekten, Flöhe und so weiter waren. Ich probierte es an einigen zum Tode Verurteilten im Zellengefängnis aus, und so hat es sich entwickelt. Ich wollte keine Erschießungen mehr, also benutzten wir stattdessen Gaskammern.«[71]

Darüber hinaus hatte Höß genug Gründe, die Verantwortung dafür seinem damaligen Stellvertreter anzulasten, den Höß in polnischer Haft sehr negativ darstellte und für die mörderischen Zustände in Auschwitz verantwortlich machte. Höß charakterisierte Fritzsch als »beschränkt,

69 Vgl. Wachsmann, *KL*, S. 315; *VEJ* 16, S. 16; *Kommandant in Auschwitz*, S. 155, Fn. 2.

70 *Kommandant in Auschwitz*, S. 155; Czech datiert die erste Probevergasung auf August 1941 (dies., *Kalendarium*, S. 117), durchgeführt von Fritzsch an sowjetischen Kriegsgefangenen. Sie stützt sich hierbei auf die oben angeführte Behauptung von Höß.

71 Leon Goldensohn, *Die Nürnberger Interviews. Gespräche mit Angeklagten und Zeugen*, Düsseldorf/Zürich 2005, S. 339–362 (Zitat S. 354).

aber sehr eigensinnig und streitsüchtig«.[72] Fritzsch konnte diese Anschuldigungen nicht mehr widerlegen oder bestreiten, da er am 2. Mai 1945 in Berlin gefallen bzw. verschollen war.

Polnische Häftlinge, die mit der ersten Probevergasung vom 3. September 1941 in Berührung kamen, sind sich einig, dass nicht Karl Fritzsch, sondern der damalige Lagerarzt Dr. Siegfried Schwela bei dem ersten Einsatz des Zyklon B die führende Rolle spielte. Es ist dabei anzumerken, dass jene keinen ersichtlichen Grund hatten, den inzwischen verstorbenen Schwela zu belasten und Fritzsch zu entlasten. Ludwig Banach, ab Ende August 1941 Häftling in der Strafkompanie, die zu diesem Zeitpunkt in Block 11 untergebracht war, sagte vor Gericht am 4. Dezember 1947 auf die Frage nach der Urheberschaft für die Vergasung der russischen Kriegsgefangenen Anfang September 1941 aus: »Das war die Idee von Dr. Schwela.«[73] Ähnlich Władysław Dering in seinen Erinnerungen: »Schwela führte als Erster die Tötung mit Giftgas ein. Die erste größere Probevergasung fand im September 1941 statt.«[74]

Roman Taul, ein polnischer Häftling aus Beuthen, der am 24. Juni 1940 nach Auschwitz eingeliefert worden war, arbeitete als Häftlingsschreiber in der Politischen Abteilung. Nach dem Krieg schilderte Taul in seiner Aussage die erste Vergasung mit Zyklon B und stellte fest: »Diese Aktion leitete Dr. Schwela als Standortarzt.«[75] Auch Władysław Fejkiel, der zu diesem Zeitpunkt als Häftlingspfleger im Krankenbau beschäftigt war, schreibt: »Im Herbst desselben Jahres [korrekt: am 3.9.1941; B.M.] wurden unter Aufsicht von Schwela etwa 600 sowjetische Kriegsgefangene zusammen mit 250 Kranken aus dem Krankenbau in die Kellerzellen des Blocks 11 hineingestopft.« Anschließend seien die Fensteröffnungen der einzelnen Zellen mit Sand zugeschüttet, die Türen abgedichtet und die Gefangenen mit Zyklon B liquidiert worden. Das sei bei dieser

72 Rudolf Höß über SS-Hauptsturmführer Karl Fritzsch, November 1946 (deutsch): AIPN, GK 196/103, Bl. 256–259, hier Bl. 256. Es ist bezeichnend, dass Höß in diesem Schriftstück die erste Probevergasung mit Zyklon B nicht Fritzsch anlastet.

73 Zeugenaussage Ludwig Banach vom 04.12.1947, Gerichtsverhandlung gegen die SS-Mannschaft des KL Auschwitz, der 10. Verhandlungstag: AIPN, GK 196/164, Bl. 59–63, hier Bl. 63. Banach hatte nach der Probevergasung mit anderen Lagerinsassen die Leichen der Ermordeten aus den Kellerräumen bergen müssen. Vgl. Vernehmung Ludwig Banach vom 18.7.1947: AIPN, GK 196/138, Bl. 81–84.

74 Dering, »Tajna Armia«, S. 79. Auch Dering wurde mit anderen Häftlingspflegern gezwungen, die Leichen der Vergasten aus den Kellerräumen des Blocks 11 zu bergen. Er schildert diese Bergung detailliert.

75 Vernehmung Roman Taul vom 10.9.1946: AIPN, GK 196/85, Bl. 98–108, hier Bl. 99.

Gelegenheit zum ersten Mal in Auschwitz zur Tötung angewendet worden.[76] Ähnlich stellt der damalige HKB-Schreiber Kazimierz Szczerbakowski, der einen sehr guten Einblick in diese Geschehnisse hatte und einen Monat später aus dem Lager entlassen wurde, Schwelas Rolle bei der ersten Vergasung dar.[77]

Maximilian Grabner behauptete in einer Niederschrift vom August 1945 ebenfalls, die erste Probevergasung hätten Rudolf Höß und »der damalige Arzt SS Hauptsturmführer Dr. Schweler [sic!]« in den Zellen des Blocks 11 an 300 Häftlingen durchgeführt, die zuvor im Krankenbau selektiert worden seien.[78] Weiter führte Grabner aus: »Da die Vergasungen scheinbar im Lagerarrest Block 11 nicht so klappten oder zu umständlich waren, sowie gesehen werden konnten, ließ Fritsch [sic!] auf Anordnung oder aus eigenem Interesse in den genannten Krematorien des Stammlagers in der Betondecke der Leichenhalle 3 Vierecke durchbrechen und verwendete die Halle dann als sogenannte Gaskammer zur ständigen Vergasung. Die Löcher an der Decke dienten dann zur Einführung des Gases. Und so begann die ständige Vergasung. Führend bei diesen Vergasungen war Dr. Schweler [sic!] unter der Oberaufsicht des Höß. Die Sanitätsgehilfen hatten stets das Gas einzugießen.«[79]

Übereinstimmend äußerte sich Grabner in späteren Niederschriften und Vernehmungen auch in polnischer Haft. So behauptete er am 17. September 1947 in einem Bericht über das Lager Auschwitz, dass »Dr. Schweler [sic!] [...] der eigentliche Urheber der Vergasungen in Auschwitz ist«.[80] Grabner hatte genug Gründe, die Verantwortung für

---

76 Fejkiel, *Więźniarski szpital*, S. 25. Laut Fejkiel reiste Schwela später oft nach Majdanek, wo er in dem dort entstehenden Konzentrationslager ähnliche Vernichtungsanlagen organisierte.

77 Bericht Kazimierz Szczerbakowsk vom 3.2.1969, aufgezeichnet von Stanisław Iwaszko: APMO, Oświadczenia, Bd. 67, Bl. 47–74, hier Bl. 57.

78 Niederschrift Obersturmbannführer Maximilian Grabner, o. D. [August 1945] (Abschrift): AIPN, GK 196/135, Bl. 120–140, Bl. 124.

79 Ebenda.

80 Maximilian Grabner, »Bericht über das Lager Auschwitz«, Krakau, 17.9.1947: AIPN, GK 196/135, Bl. 384–394, hier Bl. 282; vgl. auch Niederschrift Maximilian Grabner, Wien, vom 25.9.1945: AIPN, GK 196/135, Bl. 69 f. »Die ersten Versuche zur Massenvergasung führte der Lagerkommandant Höß mit dem Arzt Schwela durch« (ebenda, Bl. 70). Vgl. auch Niederschrift Maximilian Grabner, Wien, vom 26.9.1945: ebenda, Bl. 73–77: »Ich möchte hinzufügen, dass nach den ersten Vergasungsversuchen durch Dr. Schuhmann [sic!] außerhalb des Lagers und durch Höß und Schwela im Lager Auschwitz selbst eine besondere Kommission zusammengestellt wurde, die die Vergasungen mit Genehmigung Berlins kontrollierte und durchführte« (Bl. 75).

die Probevergasung Dr. Schwela und Rudolf Höß anzulasten. Seine diesbezüglichen Behauptungen decken sich allerdings mit den angeführten Aussagen der ehemaligen polnischen Häftlinge.

Als Lagerarzt hatte Dr. Schwela sowohl Erfahrung im Umgang mit Zyklon B als auch die nötige Fachkenntnis, was die tödliche Wirkung des Gases betraf. Ihm stand mit den SS-Desinfektoren geschultes Personal zur Verfügung, das er als der zuständige Lagerarzt zu beaufsichtigen und zu befehligen hatte. Des Weiteren hatte Schwela nach übereinstimmenden Berichten keine Skrupel, verschiedene Tötungsarten an Lagerinsassen zu erproben. Einer der polnischen Häftlingsärzte, der dessen Wirken als Lagerarzt aus eigener Erfahrung kennenlernte, meinte, Schwela sei ein »Erzschurke« gewesen. Unter den Häftlingen im HKB galt Schwela als »eleganter Mörder«.[81]

Siegfried Schwela wurde am 3. Mai 1905 in Cottbus geboren. Sein Vater Bogumił Šwjela (deutsch: Gotthold Schwela) war ein evangelischer Pfarrer und Aktivist der sorbischen Minderheit in der Niederlausitz, ähnlich wie der Großvater, Kito Šwjela (1836 – 1922). Bogumił Šwjela erwarb sich als Sprachforscher und Publizist große Verdienste um die Bewahrung der sorbischen Sprache und Kultur. Aus diesem Grund wurde er von der Gestapo verfolgt, die »zu dem Urteil« gelangte, dass »Šwjela ›als der hervorragende geistige Führer der Wendenbewegung‹ anzusehen sei«.[82] Bogumił Šwjela starb im Jahre 1948. In Cottbus wurde eine Straße nach ihm benannt.

Siegfried Schwela schlug den entgegengesetzten Weg ein, »was dem Vater das Herz gebrochen« haben soll.[83] Nach Erlangung der Mittleren Reife im Gymnasium in Cottbus machte Schwela in der Cottbuser Maschinenfabrik eine Schlosserlehre. Später holte er in Cottbus sein Abitur nach und studierte in Marburg und Heidelberg Medizin, wo er im Jahre 1934 »Über die Behandlung schmerzhafter Erkrankungen des Bewegungsapparates mittels Histamin-Iontophorese« promovierte. Be-

81 Dering, »Tajna Armia«, S. 88; Kłodziński, »Die erste Vergasung«, S. 265 (beide Zitate).

82 Peter Schurmann, »Zum 70. Todestag des Pfarrers, Publizisten und Sprachforschers Bogumił Šwjela/Gotthold Schwela«, 7.12.2018, aktualisiert am 12.6.2020, in: *Lausitz – Łužica – Łučyca. Aspekte der Beziehungs- und Verflechtungsgeschichte einer ost-mitteleuropäischen Brückenlandschaft*, https://tinyurl.com/yeyw32ab [Zugriff: 21.10.2021].

83 Dirk Wilking, »Sorben/Wenden und Rechtsextremismus«, in: *Einblicke V. Ein Werkstattbuch [= Demos – Brandenburgisches Institut für Gemeinwesenberatung]*, hg. von dems. und Michael Kohlstruck, Potsdam 2016, S. 171 – 197, hier S. 178 – 180 (Zitat S. 178).

reits 1929 trat Schwela in Marburg der NSDAP und drei Jahre später, am 15. Januar 1932, der SS bei. Nach Abschluss seines Medizinstudiums arbeitete er zunächst als Hilfsarzt im Arbeitsdienstlager Mannheim-Sandhofen (Hermann-Göring-Lager), um ein Jahr später nach Waltershausen im Kreis Gotha umzuziehen, wo er bis zum Kriegsausbruch lebte und als Arzt praktizierte.[84]

Im September 1939 wurde Schwela im Rang eines SS-Untersturmführers zur SS-Sanitätsabteilung eingezogen und am 22. Oktober 1939 als SS-Arzt zur Einwandererzentrale (EWZ) abkommandiert. Dort teilte man ihn der für die Volksdeutschen im Generalgouvernement zuständigen Kommission VIIIa der EWZ Konstancin bei Warschau zu, am 28. August 1940 nahm man ihn in die Kommission VIIIa Lublin auf. Schwela war kein Überflieger. Die SS schätzte Schwela im Jahre 1934 wie folgt ein: »28jähriger, durchschnittlich beurteilter Mann, der auf beiden Augen in mittlerem Grade kurzsichtig ist.«[85] Dering schilderte Schwelas äußere Erscheinung als Lagerarzt wie folgt: »Klein, pummelig, mit rötlichem, blondem Haar und auf den ersten Blick gutmütigem Gesicht.«[86]

Während seiner Tätigkeit bei der Einwandererzentrale kam Schwela mit den deutschen Germanisierungsprojekten im besetzten Polen in Berührung und wirkte in Lublin auch selbst daran mit. Dort muss er Odilo Globocnik kennengelernt haben, den späteren Initiator und Leiter der »Aktion Reinhardt«, wie die Ermordung der Juden im Generalgouvernement bezeichnet wurde. Etwa im April 1941 wurde Schwela als SS-Lagerarzt nach Auschwitz versetzt und übernahm als Nachfolger von Dr. Karl Wotke die Zuständigkeit für den Häftlingskrankenbau.[87]

Die Häftlingsärzte Rudolf Diem und Władysław Dering hatten täglich mit Schwela zu tun und unterstrichen dessen antipolnische Einstellung. Von seinen Fachkenntnissen hielten beide nicht viel. Diem bezeichnete ihn sogar als »beinahe einen Ignoranten«, der als Befürwor-

---

84 Lebenslauf Siegfried Schwela: BAB, R9361-III/190489; Schreiben betreffend Gutachten der Abteilung Erbkunde und Erbforschung vom 28.6.1934: ebenda. Vgl. auch Wilking, »Sorben/Wenden«, S. 178–180; Dissertationskatalog der Universitätsbibliothek Basel, bis 1980: https://tinyurl.com/mrxanx8n [Zugriff: 3.4.2021].

85 Schreiben vom 6.1. und 20.2.1936, NSDAP Gauleitung Thüringen: BAB, R/9361/92341; Kommission VIIIa an die Personalabteilung Lublin, 26.8.1940: ebenda, R/9361/III/556090; Fragebogen vom 1.6.1934: ebenda, R9361-III/190489; Lebenslauf Siegfried Schwela: ebenda; Schreiben betreffs Gutachten der Abteilung Erbkunde und Erbforschung vom 28.6.1934: ebenda (dort das Zitat).

86 Dering, »Tajna Armia«, S. 78.

87 Diem, »Wspomnienia«, S. 177.

ter der Homöopathie diese auch im Krankenbau anzuwenden versucht habe.[88] Auch Dering berichtet, Schwela habe als Homöopath das Prinzip »similia similibus«[89] befürwortet und praktiziert. Unter den im Lager herrschenden Verhältnissen habe sich der Zustand der Kranken dadurch nur verschlechtert.[90]

Die Probevergasung am 3. September 1941 hat Schwela nicht selbständig durchgeführt, sondern in Absprache mit der Lagerleitung, in erster Linie dem Kommandanten Rudolf Höß. Man muss zudem davon ausgehen, dass auch die SS-Zentrale informiert war und daran mitgewirkt hat. Ohne Kenntnis und Genehmigung der Zentrale hätten Höß und Schwela eine Mordaktion von diesen Dimensionen nicht durchgeführt, zumal hinsichtlich der Liquidierung der sowjetischen Kriegsgefangenen ein Befehl vorlag, wonach diese in Auschwitz zu erschießen seien. Grabner berichtete in diesem Zusammenhang von zwei Transporten mit jeweils tausend Gefangenen: »Sie waren ursprünglich zum Erschießen bestimmt, wurden aber auf Vorschlag von Höß und Dr. Schwela zur Vergasung bestimmt.«[91]

Auch Höß berichtet von zwei Transporten mit »russischen Gefangenen«, die nacheinander vergast worden seien, der erste »in den Arrestzellen des Block 11 [...] Ich selbst habe mir die Tötung, durch eine Gasmaske geschützt, angesehen [...] Stärker erinnerlich ist mir«, so Höß weiter, »die bald darauf erfolgte Vergasung von 900 Russen im alten Krematorium, da die Benutzung des Block 11 zuviel Umstände erforderlich machte. Es wurden einfach noch während des Entladens mehrere Löcher von oben durch die Erd- und Betondecke des Leichenraumes geschlagen.«[92]

Eine Erschießung der etwa 2000 sowjetischen Kriegsgefangenen, von denen am 3. September etwa 600 eingeliefert worden waren, hätte

88 Ebenda, S. 177 f. (Zitat S. 177).

89 »Gleiches [wird] durch Gleiches [geheilt].«

90 Dering, »Tajna Armia«, S. 78 f.

91 Niederschrift Maximilian Grabner vom 26.9.1945: AIPN, GK 196/135, Bl. 73–77, hier Bl. 75. Zwei Jahre später bestätigte Grabner seine diesbezügliche Aussage in polnischer Haft: »Im Winter 1941 – 1942 sollen 2 Transporte angeblich russischer Partisanen eingetroffen sein. [...] Die beiden Transporte wurden, wie ich in Erfahrung brachte, mit der Bestimmung dem Lager zugeführt, sie zu exekutieren. [...] Bei dieser Handlung soll der erste Vergasungsversuch gemacht worden sein« (Maximilian Grabner, »Bericht über das Lager Auschwitz«, Krakau, 17.9.1947: AIPN, GK 196/135, Bl. 384–394, hier Bl. 358).

92 *Kommandant in Auschwitz*, S. 122.

den Einsatz vieler SS-Männer erfordert und wäre innerhalb kurzer Zeit kaum zu bewältigen gewesen, zumal die sowjetischen Kriegsgefangenen nach Berichten polnischer Häftlinge in einer guten körperlichen Verfassung waren. Polnische Gefangene berichten auch, dass es Ende August 1941 unter den SS-Leuten Gerüchte über die Ankunft von sowjetischen Kommissaren gegeben habe, die liquidiert werden sollten. »Mit sichtlicher Nervosität wartete man auf den Transport.«[93] Der bereits zitierte Robert Taul bestätigte, dass Grabner an der diesbezüglichen Besprechung beim Kommandanten Höß teilgenommen habe, die im August 1941 stattfand. Danach habe Grabner seinen Untergebenen mitgeteilt, dass in Auschwitz ein Transport mit sowjetischen Kommissaren eintreffen werde, die vergast werden sollten.[94]

Gemeinsam mit den sowjetischen Kriegsgefangenen wurden am 3. September 1941 wie erwähnt etwa 300 polnische Häftlinge aus dem Krankenbau in den Kellerzellen des Blocks 11 vergast. An der Auswahl der Todeskandidaten wirkte Schwela als Lagerarzt führend mit. Im August 1941 befahl er dem Röntgenologen Dr. Czesław Gawarecki, Lagerinsassen zu durchleuchten und diejenigen mit offener Tuberkulose in die Infektionsabteilung in Block 15 einzuweisen. Am 2. September 1941 wurde auf Schwelas Befehl eine Liste mit 180 dort liegenden Tuberkulosekranken angefertigt.[95] Sie wurden tags darauf mit etwa hundert weiteren selektierten Kranken und den etwa 600 sowjetischen Kriegsgefangenen vergast.

In den Blöcken 20 (Innere Abteilung) und 16 (Chirurgische Abteilung) fand die Selektion etwa zur gleichen Zeit statt. Die Selektion im Block 16 schildert Dr. Kazimierz Hałgas, der damals dort als Häftlingspfleger in der Abteilung Septische Chirurgie tätig war, wie folgt:

> Am 2.9.1941 kamen gegen 10 Uhr einige SS-Ärzte in Begleitung einer Gruppe von SDG und der Blockältesten des »Reviers« zu einer überraschenden Inspektion der Kranken in das »Revier«. Unter den SS-Ärzten waren, glaube ich, Dr. Schwela und [Julius; B.M.] Jung. [...] An diesem Tag ordneten die SS-Ärzte nach ihrem Eintreffen an, alle Kranken in die linke Saalhälfte zu tragen und in der Mitte des Durchgangs einen Tisch aufzustellen, an dem sie Platz nahmen. Die Kranken gingen an ihnen im Gänsemarsch vorbei in

93 Kłodziński, »Die erste Vergasung«, S. 264.
94 Vernehmung Roman Taul vom 10.9.1946: AIPN, GK 196/85, Bl. 98–108, hier Bl. 99.
95 Kłodziński, »Die erste Vergasung«, S. 265.

> die andere Hälfte des Saals. [...] Die Kranken dachten, das wäre eine Untersuchungskommission, die sie von der Arbeit befreien oder zur Erholung in ein anderes Lager schicken sollte; deshalb waren sie bemüht, ihre Beschwerden zu übertreiben und sie so anschaulich wie möglich darzustellen. Die SS-Ärzte beurteilten die Kranken durch Augenmaß, ohne irgendjemanden eingehender zu untersuchen. Nur gelegentlich stellten sie dem Kranken eine Frage wie: »Lungenschmerzen? Nierenschmerzen?« und hießen einige Kranke, besonders die sehr geschwächten, zur Seite treten. Ich stand mit der Krankenkartei daneben, zog die entsprechende Karte heraus und reichte sie weiter, während der Sanitäter die mit Kopierstift auf der Brust der Häftlinge geschriebenen Nummern (damals waren die Häftlinge noch nicht tätowiert, das geschah erst ein Jahr später) notierte oder nachzog. Auf diese Weise wurden aus unserem Block 54 Kranke ausgesucht.[96]

Später wurden alle selektierten Kranken, insgesamt ungefähr 300, von den Häftlingspflegern in Block 11 geführt bzw. getragen. Priester Konrad Schweda arbeitete damals in Block 16 als Häftlingspfleger und war ebenfalls Augenzeuge dieser Selektion. Wenige Monate später schrieb er einen Kassiber, der aus dem Lager herausgeschmuggelt worden ist:

> Gegen 4 Uhr kam die Nachricht: Die Bögen der aufgeschriebenen Kranken sind in der Hauptschreibstube des Spitals abzugeben. [...] Plötzlich gegen 6 Uhr der Befehl: »Die von der Kommission Ausgewählten auf den Spitalhof führen!« Weil meine Kranken sehr geschwächt waren, renne ich nach einer Trage. Einen nach dem anderen tragen wir auf den Tragen zum Spitalhof, der nach kurzer Zeit voll ist. Ungefähr 300 Kranke in dünnen Hemden und Unterhosen stehen, sitzen, liegen und warten auf weitere Befehle. »In die Strafkompanie [Block 11; B. M.] führen!« – brüllte jemand ganz vorn. [...] Wir nehmen die Trage mit einem Kranken auf. Betreten den Flur der SK. Und von dort, oh Grausen, schicken sie uns runter, in den Bunker. [...] Wir legten das Unglückskind auf den kalten Beton. Auf ihn wurde sofort ein zweiter, ein dritter, ein vierter gelegt. Man häufte sie auf, stapelte sie bei lebendigem Leibe! In eine Zelle, die für einen

96 Hałgas, *Byłem w KL Gross-Rosen*, S. 38–41, zitiert nach Kłodziński, »Die erste Vergasung«, S. 266.

> Häftling gedacht war, packte man 30, 40, ja sogar 50 Menschen! [...] Die Schwächeren wurden hineingetragen, die Gesunden gingen allein.[97]

Wenige Stunden später kam im Lager unter starker Bewachung der angekündigte Transport mit etwa 600 sowjetischen Kriegsgefangenen an, die ebenfalls in die Kellerräume des Blocks 11 geführt und in die Zellen gepfercht wurden. Die Zellentüren wurden fest verschlossen. Die Kellerfenster waren bereits abgedichtet worden. In der Nacht vom 3. auf den 4. September warfen mit Gasmasken ausgestattete SS-Männer (sicherlich SS-Desinfektoren) Zyklon B in die Zellen. Erst zwei Tage später, am 5. September nachts, wurden die Leichen geborgen, in das Krematorium gebracht und nach und nach verbrannt. Diese grausige Arbeit mussten unter Aufsicht der SS-Männer polnische Häftlingspfleger verrichten, die später detailliert darüber berichteten.[98]

Die Kommission, die die oben dargestellten Selektionen im Krankenbau vornahm, setzte sich aus SS-Ärzten und SS-Sanitätern zusammen. Die jeweils verantwortlichen Häftlingspfleger (Block- und Saalälteste) mussten daran mitwirken, ohne dass sie das Ziel dieser Maßnahme kannten. Schwela gehörte der Kommission als leitender Lagerarzt an. Der Häftlingsarzt Stanisław Suliborski, der als Blockältester im Block 15 der Selektion beigewohnt hatte, berichtete, es sei auch ein ihm unbekannter SS-Offizier dabei gewesen: »Es waren drei SS-Ärzte: der damalige Lagerarzt, Homöopath der SS, Hauptsturmführer Schwela, *SS-Truppenarzt* Blaschke sowie ein dritter, den ich einige Male im Lager gesehen hatte, dessen Namen ich aber nicht kannte. Er war ein großer Mann mit dunklem Haar und großen, braunen Augen, ein gutaussehender SS-Mann, *Obersturmführer* [...]« Dieser SS-Mann, so Suliborski, trug eine Armbinde mit der Aufschrift »*SS-Standarte Adolf Hitler*«. »Die Selektion führte der mir unbekannte *SS-Obersturmführer* durch.«[99]

Das lässt sich durchaus als Indiz dafür auslegen, dass die Selektion im Krankenbau und die anschließende Vergasung im Rahmen der Aktion 14f13 stattfanden, denn in diesem Fall mussten zwingend T4-Ärzte anwesend sein. Anfang Dezember 1941 teilte der Inspekteur der Konzentrationslager den einzelnen Lagerkommandanten, darunter dem des KL Auschwitz, mit, dass eine Ärztekommission in der ersten Januarhälfte

---

97 Zitiert nach Kłodziński, »Die erste Vergasung«, S. 267.
98 Vgl. ausführlich ebenda, S. 269–274.
99 Zitiert nach ebenda, S. 268 (Hervorhebungen im Original).

einzelne Lager zur Musterung von Häftlingen aufsuchen werde, um »unheilbare« Häftlinge auszusuchen. »Nach Abschluss der Untersuchung ist dem Inspekteur der Konzentrationslager Bericht zu erstatten, dabei ist die Zahl der der Sonderbehandlung ›14 f 13‹ zugeführten Häftlinge zu melden.«[100]

Die Vollmacht für selbständige Selektionen im Rahmen der Aktion 14f13 habe die Lagerleitung des KL Auschwitz erst 1942 erhalten, so Maximilian Grabner in polnischer Haft. Dafür habe es, so Grabner, einen entsprechenden Befehl des Amtes D (WVHA) gegeben sowie »die nötigen Weisungen über die aktenmäßige Behandlung. So musste bzw. wurde vom Arzt eine unrechtmäßige Todesursache über solche Häftlinge ausgestellt, mit dem Geheimzeichen 14 f 13. Später ordnete das Amt D an, dass auch das Geheimzeichen zu entfallen habe.«[101]

Die erste Vergasung im Block 11 und die darauf folgende Optimierung dieser Massentötungstechnik hatten die Grundlage dafür geschaffen, dass sich Auschwitz von 1942 an zum größten Vernichtungslager der Weltgeschichte entwickelte. Diese ›Verdienste‹ gehen zum großen Teil auf das Konto der in Auschwitz eingesetzten SS-Ärzte, insbesondere Schwelas. Dessen Vorgesetzte würdigten dies Ende 1941 mit einer Versetzung als Erster Lagerarzt ins KL Natzweiler, was einer Beförderung gleichkam. Nur wenige Monate später aber, am 11. März 1942, erfolgte seine Rückversetzung nach Auschwitz, wo er zum Standortarzt ernannt wurde.[102]

Diese Versetzung und gleichzeitige Beförderung war wohl kein Zufall, denn am 23. März 1942 fand die erste Vergasung von kranken und »körperschwachen« Häftlingen in Auschwitz-Birkenau statt und bald darauf begann die systematische Vergasung von jüdischen Opfern. Ende März 1942 liefen die sogenannten RSHA-Transporte mit jüdischen Opfern im Rahmen der europäischen »Endlösung« nach Auschwitz

100 Der Inspekteur der Konzentrationslager, i. V. Liebehenschel, o. D. [vor dem oder am 12.12.1941] (Abschrift): AIPN, GK 196/119, Bl. 78 f.

101 Maximilian Grabner, »Bericht über das Lager Auschwitz«, Krakau, 17.9.1947: AIPN, GK 196/135, Bl. 384–394, hier Bl. 359.

102 Lasik, »Organisationsstruktur«, S. 285. Lasik schreibt, dass Schwela am 21.3.1942 nach Auschwitz versetzt worden sei. Es handelt sich dabei offensichtlich um einen Tippfehler. Vgl. BAB, NS 4-St/26, Bl. 412 f., enthält Versetzung des SS-Hauptsturmführers Siegfried Schwela, Lagerarzt des KL Stutthof nach KL Auschwitz am 11.3.1942. Für diesen Hinweis danke ich Dr. Annett Bresan. E-Mail an den Verfasser vom 12.4.2021. Laut Klee, *Auschwitz*, S. 373, war Schwela Ende 1941 Erster Lagerarzt im KL Natzweiler.

an.[103] Bei der Entwicklung zum Vernichtungslager brauchte man im KL Auschwitz einen erfahrenen und zugleich experimentierfreudigen Spezialisten für Massentötungen. Schwelas Zeit war allerdings begrenzt. Am 10. Mai, nur zwei Monate nach seiner Ankunft, verstarb er an Fleckfieber.[104]

103 Zur Datierung vgl. *Początki zagłady Żydów w KL Auschwitz w świetle materiałów źródłowych / The Beginnings of the Extermination of Jews in KL Auschwitz in the Light of the Source Materials*, hg. von Igor Bartosik u.a., Oświęcim 2014, S. 16 (Aussage Władysław Wieczorek vom 22. 11. 1944).

104 Sein Vater wusste offenkundig nichts über die Aktivitäten seines Sohnes in Auschwitz. Einem Bekannten schrieb der Vater nach dem Krieg: »[Mein] ältester Sohn Christian Božydar Siegfried ist im Krieg gefallen, [gest.] 1942 an Typhus; er sprach russisch und arbeitete deshalb als Arzt im Osten …« Zitiert nach Dr. Annett Bresan, E-Mail an den Verfasser vom 12. 4. 2021. Ähnlich ahnungslos waren bis vor Kurzem seine Familie und Nachbarn in Waltershausen; Dr. Clemens Heitmann in einer E-Mail an den Verfasser vom 13. 4. 2021.

Der Vernichtungskomplex Auschwitz

1942/43: Umbrüche

Die zweite Jahreshälfte 1941 und das Jahr 1942 standen im Zeichen tiefgreifender Veränderungen im KL Auschwitz, die das Lager zuerst in das größte Arbeitslager des Dritten Reiches und dann in die größte Mordstätte der Weltgeschichte verwandelten. Dieser Prozess hängt vor allem mit zwei weltgeschichtlichen Ereignissen zusammen: dem deutsch-sowjetischen Krieg sowie dem Entschluss der NS-Führung zur Ermordung der europäischen Juden. Im Folgenden wird diese Entwicklung skizzenhaft dargestellt, denn sie wirkte sich grundlegend auf den Lageralltag der Häftlinge in Auschwitz im Allgemeinen und auf das »Gesundheitswesen« samt Krankenbau und Häftlingspersonal im Besonderen aus.

Am 22. Juni 1941 überfiel NS-Deutschland seinen bisherigen Verbündeten, die Sowjetunion. Zunächst gingen Hitler und seine Generäle davon aus, dass der deutsch-sowjetische Krieg in wenigen Wochen siegreich beendet werden würde, ähnlich den bisherigen gegen Polen (1939), den Westen (1940) und Jugoslawien und Griechenland (1941). In den ersten Kriegswochen schienen diese Erwartungen in Erfüllung zu gehen. Bald jedoch schlug die Stimmung im Führerhauptquartier im Hinblick auf die militärische Lage im Osten um. Trotz der großen deutschen Geländegewinne und enormen sowjetischen Verluste an Kriegsmaterial, Soldaten und Offizieren kämpfte die Rote Armee weiter. Während die sowjetischen materiellen und menschlichen Reserven unerschöpflich zu sein schienen, gingen die deutschen bald zur Neige, weil sie auf eine Kriegsdauer von wenigen Monaten ausgelegt waren. Hitler und seine Generäle hatten sowohl die Kampfkraft der Roten Armee als auch die Produktionskapazitäten der sowjetischen Rüstungswirtschaft massiv unterschätzt – seit Anfang der 1930er Jahre hatte hier ein gewaltiger Auf- und Ausbau stattgefunden, um für einen langen Krieg gewappnet zu sein.

Propagandaminister Joseph Goebbels trug am 1. August 1941 in sein Tagebuch ein: »Man gibt auch offen zu, daß man sich in der Einschätzung der sowjetischen Kampfkraft etwas geirrt hat.« Zehn Tage später, am 10. August, konzedierte er: »Es wird noch sehr harter und blutiger Auseinandersetzungen bedürfen, bis die Sowjetunion zerschmettert am Boden liegt.«[1] Drei Monate später, am 10. November, äußerte Hitler Goebbels gegenüber: »Wie lange der Krieg gegen die Sowjetunion dauere, das könne man gar nicht sagen. Ob hier jemals überhaupt ein Frieden abgeschlossen werde, sei noch ganz unbestimmt. Unter Umständen könnte man noch *jahrelang* dort kämpfen [...].«[2]

Im Sommer 1941 wurde Hitler und seinen Generälen klar, dass die bis dahin so erfolgreiche Blitzkriegstrategie im Krieg gegen die Sowjetunion gescheitert war. Der sich stattdessen ankündigende Zermürbungskrieg erforderte einen stetigen Nachschub an Kriegsmaterial sowie die Mobilisierung von Männern für die Streitkräfte. Erschwerend kam hinzu, dass die deutschen Material- und Menschenverluste an der Ostfront nach wenigen Monaten die der bisherigen Kriege um ein Vielfaches übertrafen. Der anstehende Ausbau der Rüstungsindustrie zog zugleich einen steigenden Bedarf an Arbeitskräften nach sich. Diesen zu befriedigen, erwies sich als äußerst schwierig, denn die deutschen Rekrutierer mussten vom Herbst 1941 an auch auf Männer mittleren Alters zurückgreifen. Diese waren bis dahin vom Kriegsdienst freigestellt gewesen, »darunter eine große Zahl von Rüstungsarbeitern. In einer Zeit, in der das Reich dringend die Rüstungsproduktion steigern musste, war das eine schiere Katastrophe.«[3]

Ab dem Herbst 1941 war das »beherrschende Thema neben der Militärkrise von 1941/42 [...] die Frage der Arbeitskraft«, stellte Adam Tooze in seiner Studie über die deutsche Kriegswirtschaft fest. Das NS-Regime versuchte dieses Problem durch Mobilisierung der deutschen Frauen und massenhaften Einsatz von »Fremd«- und Zwangsarbeitern zu meistern, Letztere aus dem besetzten Polen und anderen osteuropäischen Gebieten. Aber auch KL-Häftlinge rückten bald ins Blickfeld der NS-Ent-

---

1 *Die Tagebücher von Joseph Goebbels,* Teil II: *Diktate 1941–1945,* 15 Bde., hg. von Elke Fröhlich, München u.a. 1995, Bd. 1: *Juli–September 1941,* S. 161 und S. 209.

2 Ebenda, Bd. 2: *Oktober–Dezember 1941,* Eintrag vom 10.11.1941, S. 263 (Hervorhebung B.M.).

3 Adam Tooze, *Ökonomie der Zerstörung. Die Geschichte der Wirtschaft im Nationalsozialismus,* München 2007, S. 591.

scheidungsträger und der deutschen Kriegswirtschaft.[4] Nunmehr galt für die Lagerführung der einzelnen Konzentrationslager die Richtlinie: *»Jeder gesunde Häftling ein Facharbeiter«.*[5]

Widersprüche: Sterblichkeit versus Arbeitseinsatz

Je kritischer sich die Lage an der Ostfront entwickelte, desto wichtiger wurde die Rolle, welche die Arbeitskraft der KL-Häftlinge in den Überlegungen des NS-Regimes spielte. Am 3. März 1942 ordnete Heinrich Himmler als Reichsführer der SS an: »Die größte Bedeutung hat neben der Wehrkraft heute die Arbeitskraft. Wenn wir uns mit voller Verantwortung bewusst sind, was es bedeutet, dass Deutschland diesen Krieg führt, dann haben wir konsequent jede Möglichkeit zu ergreifen, um auch die letzte Arbeitsstunde irgendeines Menschen für den Sieg nutzbar zu machen.«[6] Diese Anordnung geht offenkundig auf eine Besprechung im Führerhauptquartier zurück, in der beschlossen worden war, dass »Konzentrationslager in stärkerem Masse für die Rüstungsfertigungen eingespannt werden« sollten.[7]

Einige Tage später, am 16. März 1942, teilte Richard Glücks in einer Besprechung im Büro von Karl Sauer, dem Hauptdienstleiter von Rüstungsminister Albert Speer, mit, sechs Lager kämen für einen solchen Einsatz infrage, darunter »Auschwitz mit etwa 6000 Arbeitsfähigen«. Ferner erklärte Glücks: »Ende dieses Monats wird ein grösserer Zugang von Häftlingen erwartet. Aus diesen werden sämtliche Handwerker und verwandte Berufe aussortiert und denjenigen Lägern zugewiesen, die eine Rüstungsanfertigung übernehmen.«[8]

Die Bedürfnisse der deutschen Kriegswirtschaft sollten sich nach Richtlinien der Zentrale auf den Alltag der KL-Häftlinge auswirken. Die gewünschte Sklavenarbeit setzte naturgemäß eine bessere Behandlung

---

4 Ebenda, S. 591–598 (Zitat S. 591).

5 Allgemeine Dienstanweisung für die Schutzhaftlagerführer vom 7.11.1941, der Beauftragte für den Arbeitseinsatz, SS-Hauptsturmführer Burböck (Abschrift): AIPN, GK 196/117, Bl. 16–25, hier Bl. 21 (Hervorhebung im Original).

6 Der Chef des SS-WVHA, Oswald Pohl, Befehl Nr. 10 vom 13.3.1942: abgedruckt in: *Inspektion der Konzentrationslager*, S. 88.

7 Niederschrift über eine Besprechung im Büro Sauer am 16. März 1942: Nürnbg. Dok. NO-569.

8 Ebenda.

der Gefangenen voraus. In einer Dienstanweisung vom 7. November 1941 an die Schutzhaftlagerführer der Konzentrationslager, darunter auch des KL Auschwitz, heißt es dazu: »Hier sei kurz darauf hingewiesen, dass es heute darum geht, aus jedem Häftling die grösste Leistung herauszubekommen. Voraussetzung hierzu ist, dass die Unterbringung, Verpflegung und Bekleidung in einem Masse geregelt sind, dass die Leistung der Häftlinge nicht nur gehalten, sondern gesteigert werde.« Dabei sollten laut der Dienstanweisung KL-Insassen wegen des akuten Fachkräftemangels in erster Linie in Berufen des »Bauhandwerks« eingesetzt werden, wozu sie auch umgeschult werden sollten. »Maurer, Putzer, Zimmerer, Tischler« wurden gebraucht.[9]

Im KL Auschwitz dauerte es Monate, bis die Richtlinien zur besseren Behandlung der Lagerinsassen wenigstens teilweise griffen. Am 15. April 1942 erließ Lagerkommandant Rudolf Höß einen Befehl betreffend Sonntagsarbeit der männlichen und weiblichen Häftlinge, die von nun an »grundsätzlich entfällt«. Aus dem Inhalt des Befehls geht hervor, dass die oben erwähnten Richtlinien im KL Auschwitz insgesamt noch der Umsetzung harrten:

> Wenn eine volle Arbeitsleistung durch den Häftling erzielt werden soll, so ist es erforderlich, dass dieser auch genügend gekräftigt, ausgeruht und vorbereitet an das jeweilige Wochenarbeitspensum herangeht. Hierzu benötigt er den Sonntag zur Ruhe. Es ist in dieser Hinsicht schärfstens darauf zu achten, dass die Häftlinge in Zukunft unbedingt einmal wöchentlich baden, und dass der Ruhesonntag in Sonderheit dazu ausgenützt wird, die Wäsche und alle sonstigen Gegenstände des täglichen Gebrauchs, die der Häftling zu seiner persönlichen Pflege benötigt, instandgesetzt werden. […]
>
> Es wird erwartet, dass alle Maßnahmen getroffen werden, um hinsichtlich des zukünftigen Arbeitseinsatzes die vorstehend gegebenen Richtlinien durchzuführen.
>
> Wenn sich nicht alle Dienststellen bemühen, diese grundsätzlichen Dinge einzuhalten, so ist weiterhin mit schweren Ausfällen bezüglich der Arbeitskraft von Menschen und Tier zu rechnen, und es

9 Dienstanweisung für Schutzhaftlagerführer, Oranienburg, 7.11.1941 (Abschrift): AIPN, GK 169/117, Bl. 16–25, hier Bl. 20 und Bl. 24.

würde auch zukünftig durch eine Überbeanspruchung dieser zur Verfügung stehenden Kräfte fortlaufend große Ausfälle geben, die es unmöglich machen würden, die dem KL gestellten Aufgaben in einer Weise zu erfüllen, die uneingeschränkt kriegswirtschaftlichen Zielen dienen und mithelfen sollen, durch ihren Beitrag das Endziel des heutigen Ringens zu erreichen, nämlich den Sieg.[10]

Auch das Schlagen von Häftlingen wurde im Frühjahr 1942 offiziell untersagt, das Zu-Tode-Prügeln ebenfalls.[11] Da es dazu trotzdem kam, sah sich die Zentrale gezwungen, dies wiederholt anzumahnen. Spätestens im Jahre 1943 wurde sogar verboten, »den Häftling zu schlagen, zu stoßen oder nur zu berühren. [...] Das Antreiben hat nur mit dem Wort zu geschehen.«[12] Im März 1944 ordnete Höß' Nachfolger Arthur Liebehenschel überdies an, das Duzen der Häftlinge zu unterlassen, erinnerte an das Prügelverbot und warnte, sollte ein Kapo einen Häftling schlagen und dies im Krankenbau festgestellt werden, sei eine »Meldung« zu machen, auf die Ermittlungen und eventuell Bestrafung folgen würden.[13]

Die neuen Richtlinien zur Behandlung der KL-Häftlinge kamen einer Revolution gleich und veränderten nach und nach den Lageralltag der Häftlinge in Auschwitz. Das scheinbar sinnlose Morden, Totschlagen und Massakrieren, Hungertod und Erschießungen hatten das Leben der Gefangenen von Anfang an bestimmt. Bis Ende 1941 waren auf diese Weise etwa die Hälfte der bis dahin eingelieferten ethnischen Polen und fast alle jüdischen Häftlinge ums Leben gekommen. Witold Pilecki berichtete im Jahre 1945:

Das Bild von Auschwitz veränderte sich [im Frühjahr 1942; B. M.] grundlegend.

Zumindest im Stammlager sah man jetzt nicht mehr, wie den Menschen mit einem Spatel der Schädel eingeschlagen, ein Brett in die Eingeweide getrieben oder den hilflos am Boden Liegenden der

10 Sonderkommandantur-Befehl Nr. 1/42 vom 15. 4. 1942, Rudolf Höß (Abschrift): AIPN, GK 196/99, Bl. 113–115; abgedruckt in: *Standort- und Kommandanturbefehle,* S. 125 f.

11 Jaworski, »Wspomnienia«, S. 42.

12 Schreiben SS-WVHA, Amtsgruppenchef D, Konzentrationslager, an die Lagerkommandanten der Konzentrationslager, vom 8. 12. 1943 (Abschrift): AIPN, GK 196/117, Bl. 130.

13 Kassiber Józef Cyrankiewicz vom 22. 3. 1944, abgedruckt in: *Grypsy,* S. 188.

Brustkorb von den schweren Stiefeln der verkommenen Schlächter eingetreten wurde, die mit ihrem ganzen Gewicht darauf sprangen.[14]

Der Ton bei der Ankunft der polnischen »Zugänge«, die in der Regel als »Schutzhäftlinge« in das KL Auschwitz eingeliefert wurden, änderte sich ebenfalls. Czesław Jaworski traf mit einem Transport von 461 Gefangenen (»Schutzhäftlingen«) aus dem Warschauer Pawiak-Gefängnis am 18. April 1942 in Auschwitz ein. Ein SS-Mann »begrüßte« die Männer wie folgt: »Wenn ihr leben wollt, müsst ihr loyal arbeiten und alle Befehle ausführen. Wir wollen nicht euren Tod [...], sondern eure Arbeitskraft. Wer gut arbeiten wird, dem wird es gut gehen, und er kann sogar auf Entlassung aus dem Lager hoffen.« Ferner verkündete der SS-Mann den Neuzugängen, dass der ganze Transport Arbeitskommandos zugeteilt werde, die bei dem Aufbau der Buna-Werke eingesetzt seien.[15]

Kurz darauf begegnete Jaworski einem alten Bekannten aus Warschau, Dr. Rudolf Diem, der als Häftlingsarzt die Ambulanz leitete. Jaworski beklagte sich bei ihm, dass der Blockschreiber in seinem Block ihn verprügelt und dabei zwei Zähne ausgeschlagen habe. Diem klärte ihn daraufhin auf, dass solches Schlagen zum Lageralltag gehöre und man das nicht besonders ernst nehmen solle. »Solches Schlagen«, so Diem, »ist im Vergleich zu früher ein Fliegendreck. Ihr müsst wissen, dass in der letzten Zeit im Lager große Veränderungen zum Besseren stattgefunden haben. [...] Offiziell darf man beim Arbeitseinsatz nicht mehr schlagen, erst recht nicht töten, was früher ja an der Tagesordnung war.«[16]

Ähnliches bekamen auch andere Neuankömmlinge zu hören, beispielsweise der Häftlingsarzt Eddy de Wind, der im September 1943 nach Auschwitz deportiert wurde. In der Entwesungsanlage im Stammlager sprach de Wind einen dort eingesetzten jüdischen Häftling aus Polen an: »›Bist du denn schon lange hier?‹ Der Pole zeigte auf die Nummer auf seiner Brust. 62 000 und noch etwas. ›Ich bin schon seit anderthalb Jahren da und habe schlimme Zeiten miterlebt. Jetzt ist es hier wie im Sanatorium. Es wird fast niemand mehr geschlagen, und wenn man kein Muselmann wird, hat man nichts zu befürchten.‹«[17]

---

14 Pilecki, *Freiwillig*, S. 150.

15 Jaworski, »Wspomnienia«, S. 39 (Zitat); Czech, *Kalendarium*, S. 200.

16 Jaworski, »Wspomnienia«, S. 42 f.

17 Wind, *Ich blieb in Auschwitz*, S. 42. Es folgt die Schilderung der damals herrschenden Zustände durch den polnischen Juden namens Jacques (S. 42 f.).

Etwa im Herbst 1942 ordnete das RSHA – sicherlich Himmler persönlich – an, dass das willkürliche Ermorden polnischer KL-Häftlinge durch die Lager-SS und ihre Schergen einzustellen sei. Es handelte sich dabei um Tötungen, die weder vom RSHA genehmigt oder angewiesen worden waren noch auf das »Urteil« eines Polizeistandgerichts zurückgingen. Formalrechtlich hatte die Lager-SS nicht einmal das Recht, Prügelstrafen zu verhängen; dafür musste stets die Einwilligung des RSHA eingeholt werden. Die Prügelstrafe galt formalrechtlich als die härteste Lagerstrafe überhaupt.[18]

Allerdings hielt sich die Auschwitzer Lager-SS nicht an diese Richtlinien. Polnische KL-Häftlinge wurden nach wie vor regelmäßig ermordet. Im April 1943 wurde die bereits erwähnte Anweisung des RSHA, jeder KL-Insasse habe eines »natürlichen Todes« zu sterben, auf jüdische »Schutz-« und »Vorbeugehäftlinge« ausgeweitet.

Trotz der Richtlinien zur besseren Behandlung ging die Sterblichkeit der »registrierten« Häftlinge im KL Auschwitz im Jahre 1942 nicht zurück. Im Gegenteil. In absoluten Zahlen schnellte sie sogar in die Höhe. Nach den erhaltenen zeitgenössischen Unterlagen wurden in den acht Monaten vom 19. Januar bis zum 19. August 1942 insgesamt 37 424 Häftlinge und Kriegsgefangene in Auschwitz eingeliefert. Knapp 60 Prozent der »Zugänge«, 22 167 Lagerinsassen, starben in diesem Zeitraum binnen sieben Monaten.[19] Das bedeutete einen enormen Anstieg der Todesfälle im KL Auschwitz – in absoluten Zahlen ebenso wie prozentual. Zwischen dem 14. Juni 1940 und dem Jahresende 1941 hatte die Sterblichkeitsrate der Auschwitz-Insassen bei etwa 52 Prozent gelegen, die sowjetischen Kriegsgefangenen nicht mitgerechnet.[20]

Im ersten Halbjahr 1942 veränderte sich außerdem die ethnische Zusammensetzung der ums Leben Gekommenen. Bis April 1942 überwogen unter ihnen polnische Häftlinge, vom Mai 1942 an die jüdischen, deren Todesrate in absoluten Zahlen binnen weniger Wochen rasant anstieg. Vom 19. Januar bis zum 26. April 1942 belief sich der Anteil der

18 Schreiben des SS-WVHA, Amtsgruppe D (Konzentrationslager), an die Lagerkommandanten betreffend »Prügelstrafen« vom 24.12.1942, Der Chef der [sic!] Zentralamtes, Unterschrift unleserlich, Obersturmbannführer (Kopie): APMO, D-RF-9/WVHA/8/1 (Sammlung von Erlassen).

19 Auswertung der erhalten gebliebenen Bücher mit Einträgen zur Stärke beim Abendappell für die Zeit vom 19.1.1942 bis zum 19.8.1942: AIPN, GK 196/92, Bl. 1–118, hier Bl. 99.

20 Czech, *Kalendarium*, S. 159 f.

polnischen Häftlinge unter den Verstorbenen auf 59 Prozent (3155 Todesfälle), der der jüdischen auf 24 Prozent (1265 Todesfälle). Zwischen dem 25. April und dem 19. August 1942 kehrte das Zahlenverhältnis sich um: 66 Prozent der in dieser Zeit verstorbenen Häftlinge (insgesamt 20 698) waren jüdisch (10 126 Tote), 24 Prozent polnisch (3648 Tote).[21] Die Juden, die – unregistriert – gleich nach ihrer Ankunft in Gaskammern ermordet wurden, sind in dieser Statistik nicht erfasst.

Der enorme Anstieg der Sterbefälle im KL Auschwitz ab dem Frühjahr 1942 geht auf die Transporte von »arbeitsfähigen Juden« nach Auschwitz im Rahmen der »Endlösung der Judenfrage« zurück, die als sogenannte Transportjuden registriert und mit Nummern versehen wurden. Da für jeden ums Leben gekommenen Lagerinsassen ein Totenschein ausgestellt werden sollte, brachte die enorme Zunahme der Sterbefälle auch einen erhöhten Verwaltungsaufwand mit sich. Darüber hinaus hinterließ ein Totenschein, der üblicherweise an Familienangehörige und zuständige Behörden wie Standesämter verschickt werden sollte, verwaltungstechnische Spuren des Massenmordes. Wohl vor diesem Hintergrund ordnete Heinrich Himmler im November 1942 Folgendes an: »Todesfälle von Juden und Jüdinnen sind nur noch in einer Sammelliste (einfache Ausfertigung) zu erfassen. […] Soweit für Juden und Jüdinnen Schutz- bzw. Vorbeugehaft durch das Amt–IV C 2 oder Amt–V des Sicherheitshauptamtes angeordnet ist, sind in dieser Liste Namen der Betreffenden mit Rotstift zu unterstreichen und dabei die Haftnummer des Amtes IV bzw. V anzugeben.«[22]

Die Häftlingssterblichkeit war in allen Konzentrationslagern hoch, im KL Auschwitz aber weit überproportional. Allein im Juli 1942 kamen in allen deutschen Konzentrationslagern (mit Auschwitz) nach internen Angaben 8329 Häftlinge ums Leben, bei einer durchschnittlichen Belegstärke von 98 000 Häftlingen. Die Sterblichkeit lag somit im Schnitt bei

---

21 Auswertung der erhalten gebliebenen Bücher mit Einträgen zur Stärke beim Abendappell für die Zeit vom 19. 1. 1942 bis zum 19. 8. 1942: AIPN, GK 196/92, Bl. 1–118, hier Bl. 110 f. Außer polnischen und jüdischen Häftlingen starben im hier genannten Zeitraum 1087 Tschechen, 894 Erziehungshäftlinge (meistens sicherlich Polen), 315 Deutsche, 142 Franzosen, 40 Jugoslawen, 18 Russen, drei »Zigeuner«, ein Bulgare, ein Litauer und ein Lette. Sowjetische Kriegsgefangene wurden in dieser Statistik nicht berücksichtigt.

22 Schreiben SS-WVHA, Amtsgruppenchef D – Konzentrationslager, an die Lagerkommandanten der Konzentrationslager, vom 21. 11. 1942: APMO, D-RF-9/WVHA/8/1, Bl. 233 f. (Sammlung von Erlassen).

8,5 Prozent.[23] Die Hälfte dieser Todesfälle (4125) entfiel allerdings auf Auschwitz, wo zu dieser Zeit nur etwa 18 600 Häftlinge (circa 19 Prozent aller KL-Insassen) interniert waren. Für den Monat Juli 1942 ergibt das in Auschwitz eine Sterblichkeitsrate von 22 Prozent[24] – das Vierfache der durchschnittlichen Mortalität in den übrigen Konzentrationslagern, die im Juli 1942 ›nur‹ 5,2 Prozent betrug. Selbst im KL Mauthausen, das seiner Einstufung nach als KL zur Vernichtung durch Arbeit diente, lag die Sterblichkeit in diesem Monat mit 9,7 Prozent deutlich niedriger als in Auschwitz.[25]

Der Anstieg der Todesfälle von »registrierten« Häftlingen in den Konzentrationslagern im Jahre 1942 rief die zentralen SS-Behörden auf den Plan, denn damit wurde der geplante massenhafte Einsatz von KL-Häftlingen in der Kriegswirtschaft obsolet. Am 28. Dezember 1942 schrieb der Chef der WVHA-Amtsgruppe B, Georg Lörner, alarmiert an die 1. Lagerärzte der Konzentrationslager: »Von 136 000 Zugängen [sind] rund 70 000 durch Tod ausgefallen [...]. Mit einer derartig hohen Todesziffer kann niemals die Zahl der Häftlinge auf die Höhe gebracht werden, wie es der Reichsführer SS befohlen hat.«[26] Wie dargelegt, ging diese »hohe Todesziffer« zum großen Teil auf die Sterblichkeit im KL Auschwitz zurück.

Drei Tage später, am 31. Dezember 1942, rügte der Chef der Sicherheitspolizei und des SD in einem Schreiben an die Lagerkommandanten betreffend den »Einsatz von Häftlingen in Rüstungsbetrieben« explizit die Zustände im KL Auschwitz: »Ich möchte aber in diesem Zusammenhang noch darauf hinweisen, dass infolge der zahlreichen Todesfälle im einen KL trotz der in letzter Zeit in verstärktem Maße verfügten Einweisungen eine Erhöhung des Häftlings-Gesamtbestandes nicht zu

---

23 Gegenüberstellung der Todesfälle in den Konzentrationslagern im 2. Halbjahr 1942 und 1. Halbjahr 1943, SS-Wirtschafts-Verwaltungshauptamt, Amt D/III, Oranienburg, 22. 9. 1943 (Kopie): AIPN, GK 196/117, Bl. 124.

24 Auswertung der erhalten gebliebenen Bücher mit Einträgen zur Stärke beim Abendappell für die Zeit vom 19. 1. 1942 bis zum 19. 8. 1942: AIPN, GK 196/92, Bl. 1–118, hier Bl. 91–97.

25 Michel Fabréguet, »Entwicklung und Veränderung der Funktionen des Konzentrationslagers Mauthausen 1938 – 1945«, in: *Die nationalsozialistischen Konzentrationslager. Entwicklung und Struktur,* Bd. 1, hg. von Ulrich Herbert, Karin Orth und Christoph Dieckmann, Göttingen 1998, S. 193–214, hier S. 202.

26 Schreiben an die 1. Lagerärzte der Konzentrationslager vom 28. 12. 1942, SS-Wirtschaftsverwaltungshauptamt, Amtsgruppe B, SS-Brigadeführer und Generalmajor der Waffen-SS (Georg Lörner) (Abschrift): AIPN, GK, 196/94, Bl. 142 f.

erreichen war und dass bei anhaltender bzw. sogar ansteigender Sterblichkeit eine Besserung selbst bei erhöhten Einweisungen voraussichtlich nicht zu erreichen ist.«[27]

Und die Pläne waren ehrgeizig: Wollte man im Frühjahr 1942 den Häftlingsbestand des KL Auschwitz noch auf 60 000 »Transportjuden« vergrößern, redete Höß in einer internen Besprechung am 21. Mai 1943 von 100 000 »Transportjuden«, die »für die in der Nachbarschaft erwachsende Großindustrie« vorgesehen seien.[28]

Am 1. Dezember 1942 betrug die Lagerstärke laut den zuverlässigen Angaben des polnischen Lagerwiderstandes 22 391 männliche Häftlinge (davon 4719 in Birkenau) und 8232 weibliche. Die ethnische Zusammensetzung der männlichen Insassen war wie folgt: 7743 polnische, 395 deutsche, 3216 tschechische, 150 sowjetische Kriegsgefangene und 8588 jüdische Häftlinge. Die übrigen Häftlinge waren Franzosen, Holländer, Belgier, Jugoslawen, Russen und Ukrainer. Unter den weiblichen Insassen waren: »982 Polinnen, 623 Deutsche, 738 Ukrainerinnen und Russinnen, den Rest stellen Jüdinnen aus Polen, der Slowakei, Frankreich und Holland.«[29] Somit betrug die Zahl der jüdischen Insassen in Auschwitz zum 1. Dezember 1942 knapp 15 000 (männliche und weibliche), eine Zahl, die weit von der geplanten 100 000-Marke entfernt war. Die Sterblichkeit im KL Auschwitz betrug zu diesem Zeitpunkt (November/Dezember 1942) 120 bis 180 Häftlinge täglich, die Exekutionen und die in den Gaskammern ermordeten nicht registrierten Juden nicht mitgezählt.[30]

27 Schreiben Chef der Sicherheitspolizei und des SD an Lagerkommandanten vom 31.12.1942 (Abschrift): APMO, D-RF-9/WVHA/8/1 (Sammlung von Erlassen), Bl. 103.

28 Aktenvermerk vom 22.5.1943 über Besprechung mit Amtsgruppenchef C, SS-Brigadeführer und Generalmajor Dr. Ing. Kammler, am 21.5.1943, abgedruckt in: *VEJ* 16, S. 261–264, hier S. 262. Heinrich Schwarz, von November 1941 bis August 1943 Leiter der Abteilung Arbeitseinsatz im KL Auschwitz, berichtete gegenüber der I. G. Farben am 9. Juli 1942: »An ihre Stelle [die der polnischen Häftlinge; B. M.] treten Juden aus allen europäischen Ländern. Ihre Zahl soll auf etwa 100 000 gesteigert werden« (Wochenbericht der I. G. Farben Auschwitz Nr. 58/59 für die Zeit vom 29.6. bis 12.7.1942, Eintrag vom 9.7.1942, abgedruckt in: ebenda, S. 138).

29 Bericht der militärhistorischen Abteilung im Büro für Information und Propaganda beim Hauptkommando der Heimatarmee, Anfang Januar 1943, hier zitiert nach ebenda, S. 211.

30 Bericht der militärhistorischen Abteilung im Büro für Information und Propaganda beim Hauptkommando der Heimatarmee, Anfang Januar 1943: AAN, 202/III-8, Bl. 155, auch AIPN, GKAIPN, GK 196/155, Bl. 297–301; in deutscher Übersetzung veröffentlicht in: *VEJ* 16, S. 211 f., hier S. 211.

Trotz der oben erwähnten Richtlinien, Befehle und Rügen aus Berlin bzw. Oranienburg ging die Sterblichkeit auch im Frühjahr 1943 nicht zurück. Am 15. März 1943 meldete der polnische Lagerwiderstand an die Zentrale in Krakau: »Innerhalb von drei Monaten [vom 15. Januar bis zum 15. März 1943; B. M.] starben eines natürlichen und nicht natürlichen Todes offiziell 20 000 Menschen. Aus diesem Grund macht Berlin große Schwierigkeiten, und unsere Lagerführung bekam Ärger.«[31]

Die SS-Zentrale sah sich sogar veranlasst, Lagerkommandant Höß ausdrücklich daran zu erinnern, dass nach Auschwitz deportierte »arbeitsfähige Juden« am Leben bleiben und in der Rüstungsindustrie eingesetzt werden sollten. Arthur Liebehenschel, der damalige Chef des Zentralamtes beim WVHA, schrieb Höß am 2. März 1943: »Wie dort bekannt, beginnen am 1.3.43 die Judentransporte aus Berlin. Es wird nochmals darauf hingewiesen, daß sich bei diesen Transporten etwa 15 000 vollkommen arbeitsfähige, gesunde Juden befinden, die bisher in der Berliner Rüstungsindustrie gearbeitet haben. Auf ihre weitere Arbeitsverwendungsfähigkeit ist mit allen Mitteln Wert zu legen.«[32]

Die Lagerführung sah sich wiederholt gezwungen, Stellung zu nehmen. Lagerkommandant Höß und Standortarzt Dr. Wirths verwiesen beispielsweise in einer Besprechung mit ihren Vorgesetzten am 21. Mai 1943 auf die »objektiven« Umstände, auf die sie kaum Einfluss hätten. So klagte Höß: »Es sind für diese Lager [Birkenau, Monowitz und eine Reihe von kleineren Nebenlagern; B. M.] die primitivsten Grundlagen des Wohnens und der Hygiene mangels an Kontingenten nicht gewährleistet. Es gehen dadurch an Arbeitskräften für die Rüstungsindustrie, für die große, dem Lager angeschlossenen Landwirtschaft, für die Versuchsstation für Gummigewinnung usw. wöchentlich viele 100te verloren.«[33]

Standortarzt Dr. Wirths führte die hohe Sterblichkeit im KL Auschwitz in erster Linie auf Seuchen, allen voran auf Fleckfieber und Bauch-

---

31 Kassiber Stanisław Kłodziński vom 15.3.1943, abgedruckt in: *Grypsy*, S. 27. Über die Verbesserung des Lagerverhältnisse heißt es dort: »Bessere Ernährung. Einstellung von Morgenappellen. Darüber hinaus – Entspannung.«

32 Fernschreiben Nr. 1298 des WVHA Oranienburg, gez. SS-Obersturmbannführer Liebehenschel, Chef des Zentralamtes, an den Kommandanten K.L. Auschwitz, SS-Obersturmbannführer Höß, vom 2.3.1943 (beglaubigte Abschrift): APMO, D-Au-I-3a/85a, abgedruckt in: *VEJ* 16, S. 232.

33 Aktenvermerk vom 22.5.1943 über Besprechung mit Amtsgruppenchef C, SS-Brigadeführer und Generalmajor Dr. Ing. Kammler, am 21.5.1943, abgedruckt in: ebenda, S. 261–264, hier S. 263.

typhus, zurück, die mit den zur Verfügung stehenden Mitteln nur schwer zu bekämpfen seien:

> [...] die große Seuchengefahr [könne] durch die Zugänge aus dem Osten [»Transportjuden«; B. M.] und die geringen Bekämpfungsmöglichkeiten infolge Wassermangels und Fehlen der Kontingente für die notwendigen Entwässerungsanlagen nicht einwandfrei bekämpft werden [...]. Der Bedarf an Material für den Neubau als auch für die Unterhaltung ist sehr groß. [...] Für die notwendigsten Entlausungsanlagen fehlen die Kontingente, um eine systematische und erfolgverheißende Seuchenbekämpfung durchführen zu können. Für die frühere geringe Anzahl von Häftlingen war der Zustand der hygienischen Verhältnisse bereits schlecht, durch die vielen Neuzugänge und das bevorstehende Anwachsen auf über 100 000 ist ohne die Beistellung von Kontingenten die Gefahr von solchen Ausbrüchen in nicht absehbarer Weise gewachsen und kann eine Verantwortung kaum mehr getragen werden.[34]

Für die enorme Zunahme der Todesfälle im KL Auschwitz ab dem April 1942 waren allerdings nicht nur die tatsächlich im Lager grassierenden Seuchenkrankheiten, sondern zum großen Teil die systematische Ermordung von erkrankten und entkräfteten Häftlingen mit Gas und Phenol verantwortlich.

Sobald die SS-Zentrale solche Selektionen Ende April 1943 stoppte, gingen die Sterblichkeitsziffern zurück. Im Monat Mai halbierten sie sich sogar im Vergleich zum Vormonat. Hatte die Sterblichkeitsrate in den deutschen Konzentrationslagern im Januar 1943 8 Prozent (9839 Todesfälle) betragen und war bis März etwa konstant geblieben – im Februar lag sie bei 8,14 Prozent (11 650), im März bei 7,85 Prozent (12 112 Todesfälle) –, fiel sie im April auf 4,71 Prozent (8358 Todesfälle), einen Monat später auf 2,8 Prozent (5700 Todesfälle) und blieb in den darauffolgenden Monaten unverändert. Im Juni 1943 stieg sie leicht auf 2,85 Prozent (5650 Todesfälle).[35]

Wie in den Vorjahren kamen die meisten Lagerinsassen nach wie vor im KL Auschwitz ums Leben. Nach den bereits zitierten Angaben des pol-

34 Ebenda, S. 263 f.

35 Gegenüberstellung der Todesfälle in den Konzentrationslagern im 2. Halbjahr 1942 und 1. Halbjahr 1943, SS-Wirtschafts-Verwaltungshauptamt, Amt D/III, Oranienburg, 22. 9. 1943 (Kopie): AIPN, GK 196/117, Bl. 124.

nischen Lagerwiderstandes verstarben vom 15. Januar bis zum 15. März 1943 etwa 20 000 Lagerinsassen – bei insgesamt etwa 22 500 Todesfällen in allen deutschen Konzentrationslagern. Im August 1943 starben nach einer internen Aufstellung in allen deutschen Konzentrationslagern insgesamt 4699 Lagerinsassen (Frauen und Männer) bei einer Belegstärke von 224 000 Häftlingen, davon in Auschwitz 1442 Männer und 938 Frauen (51 Prozent aller Todesfälle) und im KL Lublin 882 Männer und 172 Frauen (22 Prozent aller Todesfälle). In allen anderen Konzentrationslagern beliefen sich die Todesziffern auf zweistellige bzw. untere dreistellige Werte.[36]

Aus Sicht der SS war die sinkende Sterblichkeit in den Konzentrationslagern ein großer Erfolg, den der Chef des SS-WVHA, SS-Obergruppenführer Oswald Pohl, seinem Vorgesetzten Heinrich Himmler am 30. September 1943 stolz meldete:

> Nachdem im Monat November 1942 die Sterblichkeit noch rd. 10 % betrug, ging sie bereits im Monat Januar 1943 auf 8 % herunter, um dann ständig abzusinken. In der Hauptsache wird dieses Absinken der Sterblichkeit darauf zurückgeführt, dass die schon lange geforderten hygienischen Maßnahmen nunmehr wenigstens zu einem großen Teil durchgeführt wurden. Ferner wurde auf dem Gebiet der Ernährung angeordnet, dass ein Drittel der Nahrung vor der Ausgabe in rohem Zustand in der nötigen Zerkleinerung dem gekochten Essen zugegeben wird. Totkochen wurde vermieden. Zusätzlich wurden Sauerkraut und ähnliche Nahrungsmittel ausgegeben.
>
> Bezüglich der Bekleidung wurde angeordnet, dass die Häftlinge im Winter den Mantel anbehalten durften, soweit sie nicht durch ihre Arbeit behindert werden.
>
> Ebenso wurde eine unnötige Ausdehnung der Zählappelle vermieden.
>
> Die Genehmigung, dass Häftlinge selbst Lebensmittel empfangen durften, hat sich außerordentlich günstig ausgewirkt.[37]

---

36 Tabelle: Todesfälle in den Konzentrationslagern im Monat August 1943, Amt D/III des SS-WVHA, September 1943: AIPN, GK 196/117, Bl. 125.

37 Schreiben Chef des SS-WVHA, Oswald Pohl, an den Reichsführer-SS, vom 30.9.1943: AIPN, GK 196/117, Bl. 122 f.

Himmler zeigte sich zufrieden und schrieb einige Tage später an den »lieben Pohl«:

> Ich habe Ihre Meldung vom 30.09.1943 über die Todesfälle in den Konzentrationslagern erhalten und kann hier nur abermals Ihnen und Ihren Mitarbeitern meinen Dank und meine Anerkennung für das erreichte Ergebnis aussprechen. Ich bin überzeugt, dass auch die letzten Schwierigkeiten in dem Masse [sic!] absinken werden, in welchem die Kanalisation und bessere sanitäre Anlagen technisch möglich sind.[38]

Die Bemühungen der SS-Führung, die Sterblichkeit der Häftlinge zum Nutzen der Rüstungsindustrie zu senken, fruchteten endlich auch in Auschwitz. Anfang Mai 1943 meldete der polnische Lagerwiderstand: »Allgemein weiterhin Entspannung. Besseres und mehr Essen. Etwa jeden 10. Tag Milch. Kranke bleiben im Krankenbau bis zur vollständigen Genesung und bis sie zu Kräften kommen. Das Antlitz des Lagers ändert sich. Morgenappelle wurden eingestellt. Es gibt nur Abendappelle. Wir schlafen von 21.30 bis 4.30 Uhr – ein bisschen wenig. Mittagspause von 12 bis 13 Uhr. Arbeitsende um 18.30 Uhr. Arbeitsbeginn 5.30 Uhr.«[39]

Einige Tage zuvor hatte der polnische Lagerwiderstand zudem ein Ende der Selektionen im Krankenbau vermeldet. Nichtsdestoweniger gingen das Massensterben und Morden im KL Auschwitz weiter. Im Jahre 1943 entwickelte sich das KL Auschwitz-Birkenau sogar zur größten Tötungsfabrik der Weltgeschichte, die ihren Betrieb erst im Herbst 1944 einstellen sollte.

Die Errichtung des Vernichtungslagers Auschwitz-Birkenau

Im Sommer 1941 hatten die Einsatzgruppen mit der Vernichtung von Juden in den eroberten sowjetischen Gebieten mittels Massenerschießungen begonnen – ab Anfang August 1941 nicht nur von jüdischen Männern, sondern auch von jüdischen Frauen und Kindern. Im Frühherbst 1941 fiel die Entscheidung, die Juden im Generalgouvernement und in

---

38 Schreiben Reichsführer-SS, Heinrich Himmler, an Oswald Pohl vom Okt. 1943 (Kopie): AIPN, GK 196/117, Bl. 127.

39 Geheimbericht Stanisław Kłodziński, o. D. [nach dem 1.5.1943], abgedruckt in: *Grypsy*, S. 46.

den annektierten polnischen Gebieten zu ermorden. Zwischen Oktober 1941 und Juli 1942 bauten die deutschen Besatzer dort vier Vernichtungslager zur systematischen Tötung der polnischen Juden.

Als erstes nahm Anfang Dezember 1941 das Vernichtungslager Kulmhof den Betrieb auf, in dem Juden aus dem Warthegau mit Abgasen in Lkw ermordet wurden. Es folgten die Vernichtungslager der »Aktion Reinhardt«: Mitte März 1942 das Vernichtungslager Belzec mit den ersten stationären Gaskammern, im Mai 1942 Sobibor und zwei Monate später, Mitte Juli, Treblinka. Im Rahmen der »Aktion Reinhardt« wurden bis Ende 1942 hauptsächlich polnische Juden aus dem Generalgouvernement umgebracht, etwa 1,7 Millionen der insgesamt zwei Millionen, die dort gelebt hatten.[40]

Als die organisatorischen und technischen Vorbereitungen zur Ermordung der polnischen Juden auf Hochtouren liefen, fiel Ende 1941 in Berlin die Entscheidung, nun alle europäischen Juden, die sich zu diesem Zeitpunkt im deutschen Machtbereich befanden, zu vernichten. Am 20. Januar 1942 tagten in einer Villa am Großen Wannsee in Berlin fünfzehn Vertreter der Reichsregierung und der SS-Behörden unter dem Vorsitz Reinhard Heydrichs, damals Chef der Sicherheitspolizei und des SD. Das Thema war die »Endlösung der Judenfrage«, d.h. die Deportation und Ermordung der europäischen Juden.[41]

Diese Tagung ging als Wannsee-Konferenz in die Geschichte ein. Ihr Ziel: die Vernichtung der Juden im deutschen Machtbereich organisatorisch vorzubereiten und zu koordinieren. Unter den zur Ermordung bestimmten europäischen Juden befanden sich viele »arbeitsfähige« Männer und Frauen, darunter Handwerker, technische Spezialisten, aber auch Ärzte und Angehörige anderer Berufe, die die deutsche Kriegswirtschaft dringend brauchte. Angesichts dessen beschloss man in Berlin, die »arbeitsfähigen« Juden »auszusondern«, sie vorübergehend zu verschonen und als Sklaven für die deutsche Kriegswirtschaft

---

40 Inspekteur für Statistik beim Reichsführer-SS, Richard Korherr, statistischer Bericht: Die Endlösung der europäischen Judenfrage, vom 10.4.1943 (kurze Fassung): NS-Archiv/Dokumente zum Nationalsozialismus, Onlinedatenbank: https://tinyurl.com/st87bwej [Zugriff: 8.9.2018].

41 Besprechungsprotokoll der »Wannsee-Konferenz« vom 20.1.1942, u.a. in der Onlinedokumentation der Gedenk- und Bildungsstätte Haus der Wannsee-Konferenz: https://tinyurl.com/58zh6yvh (Zugriff: 7.9.2020). Ausführlich zur Wannsee-Konferenz vgl. Norbert Kampe/Peter Klein, *Die Wannsee-Konferenz am 20. Januar 1942. Dokumente, Forschungsstand, Kontroversen*, Köln 2013.

arbeiten zu lassen.[42] Im Laufe der nächsten Monate einigte man sich darauf, das sich in Auschwitz-Birkenau im Aufbau befindliche Kriegsgefangenenlager (KGL) in die zentrale Mordstätte für die Vernichtung der europäischen Juden wie auch in das größte Zwangsarbeitslager des Dritten Reiches zu verwandeln. Ausschlaggebend dafür war die aus Sicht der Entscheidungsträger verkehrstechnisch günstige Lage des Lagers trotz seiner Entfernung zu Mittel- und Westeuropa. Rudolf Höß sagte während seines Gerichtsverfahrens vor einem polnischen Gericht am 11. März 1947 aus, Eichmann habe ihm gesagt, »dass es aus bahnverkehrstechnischen Gründen nicht möglich sei, eine größere Anzahl von Menschen in die Vernichtungsstätten im Osten zu bringen, und aus diesem Grund bestimmt der Reichsführer, die Kommunikationslage berücksichtigend, Auschwitz zur Vernichtungsstätte«.[43] Einen Tag später berichtete Höß vor dem polnischen Gericht über das diesbezügliche Gespräch mit Himmler, den er wie folgt zitiert: »Ich habe für diesen Zweck Auschwitz ausgewählt, denn: 1) liegt Auschwitz günstig hinsichtlich des Bahnverkehrs, und 2) besteht auf diesem großen Gebiet die Möglichkeit, diese Aktion zu tarnen.«[44]

Zur Bahnanbindung kamen weitere Gesichtspunkte hinzu: die oberschlesische Rüstungsindustrie, die ab 1941 massiv ausgebaut wurde und einen hohen Bedarf an Arbeitskräften hatte; ferner der sich im fortgeschrittenen Stadium befindliche Aufbau der Infrastruktur im KGL Auschwitz-Birkenau und sicherlich nicht zuletzt die im KL Auschwitz bereits eigenständig erprobte und bewährte Methode zur Massentötung mit Zyklon B.

Die erste Vergasung mit Zyklon B hatte, wie bereits dargestellt, am 3. September 1941 in den Kellerräumen des Blocks 11 im Stammlager Auschwitz stattgefunden. Etwa 600 sowjetische Kriegsgefangene und etwa 300 kranke (meistens polnische) Häftlinge aus dem HKB waren ihr zum Opfer gefallen. Ende September 1941 wurde die Leichenhalle im Krematorium des Stammlagers, das seit August 1940 in Betrieb war, in

42 Ausführlich Jan Erik Schulte, »Die Wannsee-Konferenz und Auschwitz. Rhetorik und Praxis der jüdischen Zwangsarbeit als Voraussetzung des Genozids«, in: Kampe/Klein, *Wannsee-Konferenz*, S. 216–238.

43 Stenographisches Protokoll des 1. Verhandlungstages des Gerichtsverfahrens gegen Rudolf Höß, Vernehmung Rudolf Höß vom 11.3.1947: AIPN, GK 196/105, Bl. 1–107, hier Bl. 99.

44 Stenographisches Protokoll des 2. Verhandlungstages des Gerichtsverfahrens gegen Rudolf Höß, Fortsetzung der Vernehmung Rudolf Höß am 12.3.1947: AIPN, GK 196/105, Bl. 108–143, hier Bl. 110.

eine Gaskammer umgebaut. Der Aufwand war nicht groß: Es wurden zwei neue solide Türen eingesetzt, in der Decke vier Öffnungen durchgebrochen und mit vier luftdichten Klappen abgedichtet, durch die das Zyklon B hineingeworfen werden sollte. Diese Gaskammer, in der in erster Linie sowjetische Kriegsgefangene, aber auch gelegentlich jüdische Opfer ermordet wurden, nahm Ende September bzw. Anfang Oktober 1941 ihren Betrieb auf. Die Zahl der hier getöteten Juden war allerdings noch vergleichsweise gering und betrug wohl einige Hundert. Wie viele Menschen bis Ende 1941 in dieser Gaskammer um ihr Leben gebracht wurden, lässt sich nicht feststellen, die Gesamtzahl geht aber in die Tausende.[45]

Massenvergasungen ließen sich in der zur Gaskammer umgebauten Leichenhalle jedoch nicht durchführen, dafür waren die Kapazitäten des Krematoriums I zu gering. Es war zwar technisch möglich, innerhalb von einigen Minuten bis zu 700 Menschen mit Zyklon B zu ersticken, ihre Einäscherung nahm aber mehrere Tage in Anspruch. Das Ausheben von Massengräbern vor Ort war hingegen ausgeschlossen. Außerdem ließen sich diese Morde nicht geheim halten, da sich die Gaskammer und das Krematorium innerhalb des Lagers und in unmittelbarer Nähe der Häftlingsbaracken befanden. Vor diesem Hintergrund traf die Lagerführung spätestens im Februar 1942 die Entscheidung, ein Bauernhaus in der unmittelbaren Nähe des im Aufbau befindlichen KGL in Auschwitz-Birkenau in eine gesonderte Gaskammer umzubauen. Die Opfer sollten in Gruben verscharrt werden, die in der Nähe ausgehoben wurden.

Auch diese Umbaumaßnahme ließ sich leicht bewältigen. Die polnischen Bewohner des Hauses waren genauso wie alle anderen aus der Umgebung schon Monate zuvor enteignet und vertrieben worden. In dem nun leer stehenden Haus wurden die Trennwände eingerissen, die Decke verstärkt, Fenster zugemauert und gasdichte Türen eingebaut. Die Gesamtkosten dieser Baumaßnahmen hielten sich in Grenzen und betrugen exakt 14 242 RM. Die SS-Männer nannten diese im März 1942 fertiggestellte Vernichtungsanlage »Bunker I«, für die Häftlinge war es das »rote Häuschen« *(czerwony domek)* nach den roten Ziegeln, aus denen

45 Die anschließende Schilderung folgt der zweisprachigen Dokumentation über die Entwicklung der Vernichtungsanlagen in Auschwitz in den Jahren 1942 bis 1943 unter dem Titel *Początki zagłady Żydów w KL Auschwitz;* vgl. auch Piotr Setkiewicz, *Krematoria i komory gazowe Auschwitz,* Oświęcim 2010.

das Haus gebaut war. Im Bunker I konnten jeweils bis zu 800 Menschen vergast werden.[46]

Bunker I wurde um den 23. März 1942 in Betrieb genommen. Die ersten dort vergasten Opfer waren zuvor selektierte kranke und »körperschwache« Häftlinge. Von Mitte Mai an wurden dort auch Juden aus Ghettos in Ostoberschlesien (Zagłębie Dąbrowskie) vergast und in den in der Nähe ausgehobenen Gruben verscharrt. Im Mai/Juni 1942 fiel die Entscheidung, das Lager Auschwitz-Birkenau zum Zentrum für die Ermordung nicht nur der oberschlesischen, sondern auch der europäischen Juden auszubauen. Da die Mordkapazitäten des Bunkers I für diese Zwecke nicht ausreichten, befahl Höß den Umbau eines zweiten Bauernhauses zu einer Vernichtungsanlage, einige Hundert Meter vom Bunker I entfernt. Die SS nannte die Anlage Bunker II, unter den Häftlingen hieß sie »weißes Häuschen« *(biały domek)*, weil die Außenwände weiß verputzt waren. Bunker II, in dem jeweils bis zu 1200 Menschen ermordet werden konnten, nahm seinen Betrieb nach dem 8. Juli 1942 auf.

Von Mitte Mai bis Mitte August 1942 wurden in den Bunkern I und II etwa 34500 Juden aus Oberschlesien ermordet. Die entsprechenden von Himmler angeordneten Selektionen je nach »Arbeitsfähigkeit« hatten bereits vor dem Abtransport nach Auschwitz-Birkenau in den Ghettos stattgefunden, in Auschwitz selbst gab es jedenfalls keine. Ab Ende März 1942 trafen auch die ersten Transporte mit Juden und Jüdinnen aus Frankreich und der Slowakei in Auschwitz ein. Es handelte sich um die ersten RSHA-Transporte, so genannt, weil das RSHA sie im Rahmen der »Endlösung der Judenfrage«, wie während der Wannsee-Konferenz festgelegt, organisierte. Bei diesen Transporten überwogen »arbeitsfähige« Juden, die registriert und ins Lager aufgenommen wurden.[47]

Der erste Familientransport mit 1004 jüdischen Frauen und Männern aus der Slowakei erreichte Auschwitz am 29. April 1942. Diese Menschen wurden gleich an der Bahnsteigrampe einer Selektion unterzogen, wobei 281 als »nicht arbeitsfähig« eingestuft und unmittelbar danach im Bunker I vergast wurden. Die übrigen wurden registriert und im Lager untergebracht.[48] Es handelte sich offenkundig um die erste Selektion eines RSHA-Transportes auf der Rampe unmittelbar nach der Ankunft in Auschwitz.

---

46 *Początki zagłady Żydów w KL Auschwitz*, S. 7–22; Setkiewicz, *Krematoria*, S. 13.

47 Vgl. u. a. *VEJ* 16, S. 18–22.

48 Vgl. u. a. ebenda, S. 20.

Bis zum Juli 1942 trafen nur unregelmäßig RSHA-Transporte in Auschwitz ein. Das änderte sich mit der Inbetriebnahme des Bunkers II am 8. Juli 1942. Von nun an rollten kontinuierlich Transporte mit jüdischen Frauen, Kindern und Männern aus Frankreich, den Niederlanden, Belgien und bald auch aus weiteren Ländern und Regionen an. All diese Menschen wurden bei ihrer Ankunft auf der Rampe selektiert. Wer nicht als »arbeitsfähig« galt, wurde unmittelbar danach in den Vernichtungsanlagen ermordet, während die anderen ins Lager gebracht, als »RSHA-Juden«/»Transportjuden« erfasst und danach für einige Wochen Quarantäne-Arbeitskommandos zugeteilt wurden.

Von März 1942 bis April 1943 ermordete die SS in den Bunkern I und II schätzungsweise 250 000 Menschen.[49] Ihre Leichen wurden zunächst, ähnlich wie die der sowjetischen Kriegsgefangenen, in dafür ausgehobenen Gruben verscharrt und ab Ende August 1942 auf Scheiterhaufen und in Verbrennungsgruben eingeäschert. Zeitgleich wurden die bis dahin angelegten Massengräber auf Befehl Himmlers freigelegt und die im fortgeschrittenen Verwesungsstadium befindlichen Leichen bis etwa November 1942 verbrannt. Einerseits ging es dabei darum, die Spuren der Massenmorde zu beseitigen, andererseits fürchtete man eine Verseuchung des Grundwassers durch den Verwesungsprozess so vieler Leichen.[50]

Im Juli 1942 wurde in Auschwitz-Birkenau außerdem mit dem Bau einer modernen, fabrikähnlichen Vernichtungsanlage begonnen, die sich aus einer integrierten Tötungs- und Verbrennungsstätte zusammensetzte (Krematorium II). Wenige Wochen später, im August, beschloss die SS, eine zweite bauidentische Vernichtungsanlage (Krematorium III) sowie zwei kleinere Einrichtungen (Krematorien IV und V) zu errichten. In den Letzteren sollten auch Leichen der in den Bunkern I (dem »roten Häuschen«) und II (dem »weißen Häuschen«) vergasten Opfer eingeäschert werden. Die Krematorien II und IV wurden im März 1943 fertiggestellt und in Betrieb genommen, das Krematorium V einen Monat später und Krematorium III im Juni 1943. Bei maximaler Auslastung erreichten die vier Vernichtungsanlagen eine tägliche »Verbrennungskapazität« von bis zu 8000 Leichen.[51]

Rudolf Höß ging sogar von knapp 10 000 Personen binnen 24 Stunden aus: »Das war das Maximum, dazu kam es übrigens nur einmal, als im Jahre 1943 an einem Tag, d.h. innerhalb von 24 Stunden, fünf Trans-

49 *Początki zagłady Żydów w KL Auschwitz*, S. 22.

50 Ebenda, S. 18 f.; vgl. ausführlich Angrick, *»Aktion 1005«*, Bd. 1, S. 176–225.

51 Vgl. u. a. *Początki zagłady Żydów w KL Auschwitz*, S. 19–22; *VEJ* 16, S. 22–24 und S. 29 f.

porte ankamen. Das waren auch keine vollen 10 000 Personen. In der Regel kamen während dieser Aktion zwei Transporte an.«[52] Im Jahre 1943 waren so große Transporte eher selten, überwiegend handelte sich um Transporte mit bis zu 1000 Menschen. Bunker I wurde 1943 abgetragen.[53]

Mit dem Bau der neuen Vernichtungsanlagen im Laufe des Jahres 1943 und der Schließung der Vernichtungslager im Generalgouvernement (Belzec im Dezember 1942, Treblinka im August 1943 und Sobibor im Oktober 1943) entwickelte sich Auschwitz-Birkenau zur zentralen Einrichtung für die Ermordung der europäischen Juden. Der Höhepunkt fiel auf die Zeit der sogenannten Ungarn-Aktion. Von Mitte Mai bis August 1944 kamen täglich vier Transporte mit ungarischen Juden in Auschwitz an, insgesamt rund 438 000 Menschen. Die allermeisten von ihnen wurden ermordet.[54]

Nach bisherigen Forschungen wurden etwa 1,1 Millionen jüdische Frauen, Männer und Kinder aus ganz Europa nach Auschwitz verschleppt, von denen etwa 960 000 ums Leben kamen. Etwa 200 000 wurden bei der Ankunft zunächst als »arbeitsfähig« selektiert, ins Lager eingewiesen und von der Lagerverwaltung als »RSHA-Juden«/»Transportjuden« registriert. Etwa 865 000 jüdische Kinder, Frauen und Männer, bei der Ankunft als »arbeitsunfähig ausgemustert« und unmittelbar danach vergast und anschließend verbrannt, fanden gar nicht erst Eingang in die Lagerstatistiken. Etwa 95 000 der Registrierten wurden später ebenfalls in den Vernichtungsanlagen ermordet.[55]

Der Ausbau des KL zum größten Arbeitslager des Dritten Reiches

Als Ende 1941 in Berlin der Beschluss zur Ermordung der europäischen Juden gefasst wurde, war von Beginn an vorgesehen, einen Teil der jüdischen Opfer, die »arbeitsfähigen«, zunächst in Konzentrationslager einzuliefern, um sie dort für die Kriegswirtschaft auszubeuten. Am

52 Stenographisches Protokoll des 1. Verhandlungstages des Gerichtsverfahrens gegen Rudolf Höß, Vernehmung Rudolf Höß vom 11.3.1947: AIPN, GK 196/105, Bl. 1–107, hier Bl. 100.

53 *VEJ* 16, S. 29.

54 Vgl. u.a. ebenda, S. 38–40; vgl. ausführlich Christian Gerlach/Götz Aly, *Das letzte Kapitel. Realpolitik, Ideologie und der Mord an den ungarischen Juden 1944/1945*, Stuttgart/Zürich 2002.

55 Piper, *Zahl der Opfer*, S. 151 und S. 166 f.; vgl. auch *VEJ* 16, S. 45.

26. Januar 1942 teilte Himmler dem Inspekteur der Konzentrationslager, Richard Glücks, per Fernschreiben mit:

> Nachdem russische Kriegsgefangene in der nächsten Zeit nicht zu erwarten sind, werde ich von den Juden und Jüdinnen, die aus Deutschland ausgewandert werden, eine große Anzahl in die Lager schicken. Richten Sie sich darauf ein, in den nächsten 4 Wochen 100 000 männliche Juden und bis zu 50 000 Jüdinnen in die KL. aufzunehmen. Große wirtschaftliche Aufgaben und Aufträge werde[n] in den nächsten Wochen an die Konzentrationslager herantreten. SS-Gruppenführer Pohl wird Sie im einzelnen unterrichten.[56]

Im Frühjahr 1942 erließ der Reichsführer-SS in diesem Zusammenhang eine Anordnung, wonach die »arbeitsfaehigen Juden und Juedinnen im Alter von 16 bis 32 Jahren bis auf weitere Weisung von Sondermaßnahmen auszunehmen« seien. »Diese Juden sind dem geschlossenen Arbeitseinsatz zuzufuehren. KZ oder Arbeitslager.«[57]

Im Frühjahr 1942 fielen in Berlin mehrere Beschlüsse, wonach das KL Auschwitz neben dem KL Lublin eine zentrale Rolle bei diesem Arbeitseinsatz spielen sollte. Wegen der bruchstückhaften Überlieferung der Ereignisse lässt sich die diesbezügliche Entscheidungsfindung nicht präzise rekonstruieren, sie hing aber unmittelbar mit dem Entschluss zusammen, in Auschwitz-Birkenau Vernichtungsanlagen zu errichten, in denen europäische Juden ermordet werden sollten.

Am 15. September 1942 fand in Berlin eine Besprechung statt, an der unter anderen der Chef der SS-WVHA, Oswald Pohl, und Rüstungsminister Albert Speer teilnahmen. Das Thema lautete: Rüstungsarbeiten und Bombenschäden. Einen Tag später berichtete Pohl an Himmler über die Ergebnisse dieses Treffens, darunter auch über den Arbeitseinsatz von »arbeitsfähigen« Juden: »Reichsminister Prof. Speer will [...] kurzfristig den Einsatz von zunächst 50 000 arbeitsfähigen Juden in geschlossenen vorhandenen Betrieben mit vorhandenen Unterbringungsmöglichkeiten gewährleisten. Die für diesen Zweck notwendigen

56 Heinrich Himmler an SS-Brigadeführer Glücks, Fernschreiben vom 26.1.1942, abgedruckt in: *Inspektion der Konzentrationslager*, S. 87.

57 Funkspruch RSHA Amtschef IV an Kommandeur der Sicherheitspolizei und des SD Litauen vom 18.5.1942: Endgültige Lösung der Judenfrage, abgedruckt in: *Deutsche Besatzungsherrschaft in der UdSSR 1941–1945. Dokumente der Einsatzgruppen in der Sowjetunion II*, hg. von Andrej Angrick u.a., Darmstadt 2013, S. 340.

Arbeitskräfte werden wir in erster Linie in Auschwitz aus der Ostwanderung [dem Programm zur Vernichtung der europäischen Juden; B. M.] abschöpfen [...].«[58]

Himmler präzisierte diese Pläne insofern, dass die »arbeitsfähigen Juden« nicht innerhalb der Vorkriegsgrenzen des Deutschen Reiches eingesetzt werden dürften. Anfang Oktober 1942 ordnete er an, dass »sämtliche im Reichsgebiet gelegenen KL judenfrei gemacht werden«.[59] Dies betraf etwa 1600 jüdische Häftlinge (»Vorbeuge-« bzw. »Schutzhäftlinge«), die ins KL Auschwitz überstellt werden sollten.[60] Ein knappes Jahr später wurde diese Anordnung angesichts des akuten Arbeitskräftemangels in der deutschen Rüstungsindustrie wieder aufgehoben.[61]

Die erwähnten Beschlüsse und Anordnungen führten dazu, dass sich das KL Auschwitz ab dem Sommer 1942 zu einem Lagerkomplex mit zahlreichen Nebenlagern entwickelte. Errichtet wurden sie in der Nähe von Industriebetrieben und Kohlegruben, in denen in erster Linie die sogenannten Transportjuden Sklavenarbeit leisten mussten. Die Zahl dieser Nebenlager wuchs bis zum Herbst 1944 auf 29.[62]

Mit Sicherheit spielte bei den diesbezüglichen Beschlüssen und Befehlen nicht nur die günstige bahnverkehrstechnische Lage von Auschwitz eine entscheidende Rolle. Rudolf Höß erläuterte während einer Besprechung am 21. Mai 1943 die Genese und Ziele des Ausbaus:

> Es erwies sich die Grenzlage zwischen Reich und G.G. [Generalgouvernement; B. M.] wegen der sich immer wieder zuspitzenden Lage als besonders günstig, da die Füllung des Lagers mit Arbeitskräften gewährleistet war. Dazu kam in letzter Zeit die Lösung der Judenfrage, wofür die Voraussetzung für die Unterbringung von zuerst

58 Schreiben Chef des SS-WVHA, Oswald Pohl, an Reichsführer der SS Heinrich Himmler, vom 16. 9. 1942, abgedruckt in: *Inspektion der Konzentrationslager*, S. 139–141.

59 Schreiben Chef des Amtes D II, SS-WVHA, Maurer, an die Kommandanten der KL vom 5. 10. 1942 (Abschrift): AIPN, GK 196/117, Bl. 75; Nürnbg. Dok. NO-3677-PS.

60 Schreiben Chef des Amtes D II an den Kommandanten des KL Auschwitz vom 5. 10. 1942, abgedruckt in: *VEJ* 16, S. 175 f.

61 Am 4. 9. 1943 teilte Gerhard Maurer, Chef des Amtes D II des SS-WVHA, der Lagerführung des KL Auschwitz mit, dass er beabsichtige, »Juden vom KL Auschwitz abzuziehen, um sie bei Rüstungsfertigungen im Reich einzusetzen« (Schreiben des Chefs des Amtes D II, Amtsgruppe D des SS-WVHA, an den Kommandanten Rudolf Höß, KL Auschwitz, vom 4. 9. 1943, abgedruckt u. a. in: ebenda, S. 292).

62 Ausführlich *Auschwitz 1940–1945*, Bd. 1: *Aufbau und Struktur des Lagers*, S. 118 und S. 124–145.

60 000 Häftlingen, die innerhalb von kurzer Zeit auf 100 000 anwuchsen, geschafft werden musste. Die Insassen der Lager sind überwiegend vorgesehen für die in der Nachbarschaft erwachsende Großindustrie. Das Lager selbst birgt in seinem Interessengebiet verschiedene Rüstungsbetriebe, wofür regelmäßig die Arbeitskräfte zu stellen sind.[63]

In der Nähe der übrigen Vernichtungslager (Belzec, Sobibor oder Treblinka) gab es keine Rüstungsbetriebe, geschweige denn »Großindustrie« wie die im Bau befindlichen Buna-Werke der IG Farben in Monowitz (IG Auschwitz) oder die oberschlesische Schwerindustrie in unmittelbarer Nähe von Auschwitz.

Der Wandel des KL Auschwitz in ein riesiges Arbeitslager nahm bis zum Sommer 1943 Formen an. Am 14. Juni 1943 berichtete Stanisław Kłodziński, Häftlingspfleger und Angehöriger des polnischen Lagerwiderstandes: »Langsam treten wir in das sehr wichtige Stadium des Umbaus des Lagers von einem reinen Konzentrationslager in ein Arbeitskonzentrationslager [...]. Es muss ein unglaublicher Arbeitskräftemangel herrschen. [...] Das Lager leiht Häftlinge zur Arbeit aus, wofür es ordentlich entlohnt wird. Gewöhnlicher Sklavenhandel.«[64] Kłodziński verweist dabei darauf, dass »Arbeitsämter« auf den Lageralltag der Häftlinge immer größeren Einfluss gewännen, und zwar auf Kosten der Politischen Abteilung, die bis dahin den Alltag der Häftlinge bestimmt hatte.

Im August 1943 betrug die durchschnittliche Belegstärke in allen deutschen Konzentrationslagern 224 000 Häftlinge (179 500 Männer und 45 500 Frauen), davon ein Drittel (74 000) im KL Auschwitz (48 000 Männer und 26 000 Frauen). Das zweitgrößte Lager nach Auschwitz war Sachsenhausen mit 26 000 Insassen.[65] Ein Jahr später (Stand: 1. August 1944) belief sich die Gesamtzahl der Insassen in allen Konzentrationslagern auf 524 286 (379 167 männliche und 145 119 weibliche Häftlinge).[66] Der Lagerwiderstand in Auschwitz meldete am 22. August 1944 eine

63 Aktenvermerk vom 22. 5. 1943 über Besprechung mit Amtsgruppenchef C, SS-Brigadeführer und Generalmajor Dr. Ing. Kammler, am 21. 5. 1943, abgedruckt in: *VEJ* 16, S. 261–264, hier S. 262.

64 Kassiber Stanisław Kłodziński vom 14. 6. 1943, abgedruckt in: *Grypsy*, S. 58.

65 Todesfälle Monat August 1943, SS-Wirtschafts-Verwaltungshauptamt, Amt D/III, Oranienburg, o. D. [September 1943] (Kopie): AIPN, GK 196/117, Bl. 125.

66 Häftlingsstärkemeldung und Übersicht an Häftlingsbekleidung »G« und »E« und Verfügungsbestände »G« vom 15. 8. 1944, SS-WVHA, Amtsgruppe D – Konzentrationslager: AIPN, GK 196/117, Bl. 150–152.

Gesamtzahl von 105169 Häftlingen, darunter 65943 Männer und 39234 Frauen. Hinzu kamen etwa 30000 ungarische Juden (Männer und Frauen), die in den Lagerstatistiken noch nicht erfasst waren.[67]

»Vom Tod ausgeborgt«: »Transport-« bzw. »RSHA-Juden«

Die durchschnittliche Lebensdauer der jüdischen Sklavenarbeiter betrug einige Monate – je nach Arbeitskommando, physischer Vitalität und psychischer Widerstandskraft. Als sogenannte Transport- bzw. RSHA-Juden hatten sie einen besonderen formalen Status, auch der Begriff »Schutzjude« wurde intern verwendet. Gleichwohl unterlagen sie anderen Regeln als die »Schutz-« und »Vorbeugehäftlinge«, die auf Anweisung der Sicherheitspolizei in das KL Auschwitz eingewiesen worden waren. Die Verhängung von »Schutz- bzw. Vorbeugehaft« wie auch die Entlassung daraus erfolgte damals aufgrund einer polizeilichen Anordnung, die keiner richterlichen Kontrolle unterlag. Schutzhaft wurde aus politischen, Vorbeugehaft aus kriminellen Gründen verfügt.[68] Wurden bis 1942 durchaus Entlassungen meist polnischer Auschwitzhäftlinge (etwa 2000) angeordnet, war dies spätestens ab dem Frühjahr 1943 verboten, abgesehen von Ausnahmen, die gesondert vom RSHA zu genehmigen waren. Dieses Verbot galt jedoch nur für Polen, nicht für »Schutz-« und »Vorbeugehäftlinge« anderer Nationalitäten.[69]

Der »rechtliche« Status der »Transport-« bzw. »RSHA-Juden« ist in der bisherigen Forschung nicht ganz geklärt. Sie waren jedoch nach dem Willen des NS-Regimes von Anfang an dem Tode geweiht. Die »Ausmusterung« an der Rampe in Auschwitz als »Arbeitsfähige« und der anschließende Einsatz als Zwangsarbeiter schob ihre Ermordung lediglich hinaus. Oswald Pohl, der Chef des SS-WVHA, schrieb Himmler in einem

67 Meldung des Militärrates Auschwitz vom 22.8.1944, unterzeichnet von »Rot« [Józef Cyrankiewicz], abgedruckt in: *Grypsy*, S. 405–414.

68 Vernehmung Rudolf Höß vom 14.11.1946: AIPN, GK 196/103, Bl. 67–75, hier Bl. 72 f.

69 Der Chef der Sicherheitspolizei und des SD, Dr. Kaltenbrunner, 4.5.1943 (Abschrift): APMO, D-RF-9/WVHA/8/1 (Sammlung von Erlassen). Hier heißt es: »Entlassungen polnischer Häftlinge aus den Konzentrationslagern finden während des Krieges nicht statt. Sofern in besonders gelagerten Fällen jedoch eine Entlassung von polnischen Schutzhäftlingen aus einem Konzentrationslager erfolgen soll, ist in jedem Einzelfall ein besonders begründeter Antrag beim Reichssicherheitshauptamt vorzulegen und die Entscheidung einzuholen.«

Bericht über den Einsatz von KL-Häftlingen in der Rüstungsindustrie am 16. September 1942: »Die für die Ostwanderung bestimmten arbeitsfähigen Juden werden also ihre Reise unterbrechen und Rüstungsarbeiten leisten müssen.«[70]

Wilhelm Boger aus der Politischen Abteilung im KL Auschwitz wurde als Angeklagter im Frankfurter Auschwitz-Prozess zu den als »arbeitsfähig« selektierten »RSHA-Juden« befragt. Boger: »Und insofern wurden sie dann aufgenommen ins Lager. Sie blieben aber unter dem Begriff als RSHA-Juden im Lager. Das hat rein verwaltungsgemäß eine kleine unterschiedliche Behandlung [bedeutet]. Sie wurden zum Beispiel nicht fotografiert wie die anderen Schutzhäftlinge, die mit Schutzhaftbefehl eingeliefert wurden. [...] Die blieben RSHA-Juden.« Daraufhin fragte einer der Richter: »Sie waren also weiter vogelfrei. [...] Sie konnten jederzeit weggegriffen werden und konnten getötet werden?« Boger: »So war es praktisch.« Der Richter: »Sie wurden also praktisch nur vom Tod ausgeborgt zum Arbeiten. [...] Also war gar nicht daran gedacht, dass sie das Lager überleben sollten?« Boger: »Nein, ich glaube kaum.«[71]

Diese Tatsache war den Häftlingen in Auschwitz nur allzu bekannt, auch den jüdischen. Dr. Lucie Adelsberger, Häftlingsärztin und Auschwitzüberlebende, schrieb im Jahre 1946: »Das Problem für uns in Auschwitz war nicht, ob Selektion, sondern wann und wie. Kein jüdischer Häftling rechnete damit, Auschwitz je lebend zu verlassen. Wir lebten nicht nur räumlich, sondern auch geistig im Schatten der Kamine. Der Kamin war das Alpha und Omega aller Gespräche.«[72] Rudolf Höß schrieb in seinem nach dem Krieg verfassten Bericht:

> Während die inhaftierten Juden der früheren Jahre [»Schutz-« und »Vorbeugehäftlinge«; B. M.] doch damit rechneten, daß sie eines Tages wieder entlassen würden und dadurch die Schwere der Haft ihnen psychisch doch viel leichter wurde, gab es für die Auschwitzer

70 Bericht Chef des SS-WVHA, Oswald Pohl, an Reichsführer der SS Heinrich Himmler vom 16.9.1942, abgedruckt in: *Inspektion der Konzentrationslager*, S. 139–141, hier S. 140.

71 1. Frankfurter Auschwitz-Prozess »Strafsache gegen Mulka u. a.«, 145. Verhandlungstag, Einlassung Angeklagter Boger vom 25.3.1965, 4 Ks 2/63 Landgericht Frankfurt a. M., Bl. 3; vgl. auch die Onlinedokumentation zum Auschwitz-Prozess auf der Website des Fritz Bauer Instituts: https://tinyurl.com/5n8tw6p9 [Zugriff: 24.10.2023].

72 Adelsberger, *Auschwitz*, S. 61.

> Juden [d.h. »Transportjuden«; B.M.] in dieser Hinsicht keine Hoffnung mehr. Sie wußten, ausnahmslos, daß sie zum Tode verurteilt waren [...][73]

Im Geheimbericht des polnischen Lagerwiderstandes vom 29. April 1944 heißt es: »In Nebenlagern werden Transportjuden erfasst, gesondert diejenigen, die von der Gestapo verhaftet worden waren [d.h. »Schutzhäftlinge«; B.M.]. Die Ersteren als sgr. [unbekannte Abkürzung; B.M.] werden vielleicht geradeaus ins Gas gehen, weil sie dafür im Voraus durch Berlin bestimmt worden waren.«[74]

Aus diesem Grund war unter den jüdischen Lagerinsassen der Status eines »Schutz-« bzw. »Vorbeugehäftlings« besonders begehrt, bot er doch zumindest theoretisch eine Überlebenschance. Die Zahlen waren jedoch im Vergleich zu denen der »Transportjuden« gering. Mitunter kam es vor, dass einzelne »RSHA«-Juden bzw. -Jüdinnen von der SS ›aufgewertet‹ wurden, wenn sie von besonderer Bedeutung für sie waren oder sich besondere »Verdienste« erworben hatten.[75]

Nach internen SS-Statistiken wurden vom 14. Juni 1940 bis zum 31. Dezember 1942 als »Schutz-«, »Vorbeugehäftlinge« oder »Sicherungsverwahrte« 4917 jüdische Männer ins KL Auschwitz eingeliefert. Von ihnen lebten Ende 1942 noch 1200, ums Leben gekommen waren 3716. Ein jüdischer Häftling, Maksymilian Fingerchut aus Warschau, wurde am 12. September 1941 entlassen.[76] Die Zahl der jüdischen Frauen, die als »Schutz-«, »Vorbeugehäftlinge« oder »Sicherungsverwahrte« zwischen März und Ende Dezember 1942 nach Auschwitz eingewiesen wurden,

---

73 *Kommandant in Auschwitz*, S. 110 f.

74 Geheimbericht Stanisław Kłodziński vom 29.4.1944, abgedruckt in: *Grypsy*, S. 266–268.

75 Vgl. dazu den Fall von Dr. Alina Brewda (siehe unten).

76 Maksymilian Fingerchut, geboren 1881 in Warschau, war Ingenieur und Spezialist für Erdölbohrungen. Er wurde im Mai 1940 verhaftet und am 14. Juni 1940 in das KL Auschwitz deportiert (Häftlingsnummer 646). Dank der Bemühungen des deutschen Geologieprofessors Alfred Bentz, den er aus der Vorkriegszeit kannte, wurde Fingerchut im September 1941 aus dem KL Auschwitz entlassen. Er überlebte den Krieg und starb 1955. Vgl. Adam Cyra, »Zwolniony z Auschwitz«, 02.06.2022, in: https://www.wprawnymokiemhistoryka.pl/index.php/2022/06/02/zyd-zwolniony-z-kl-auschwitz/. Der polnische Widerstand berichtete am 10.11.1942 an die polnische Exilregierung in London über die Zustände im KL Auschwitz: »Freilassungen: [...] Von den Juden wurde ein einziger freigelassen ...« Der Bericht ist u.a. veröffentlicht in: *VEJ* 16, S. 177–188, hier S. 180.

belief sich auf 932. Von ihnen lebten Ende 1942 noch 212. Entlassungen: keine.[77]

Im Unterschied zu den übrigen »Schutz-« bzw. »Vorbeugehäftlingen«, die nach ihrer Ankunft im KL Auschwitz in einer Personalkartei registriert wurden, auf der unter anderem die Haftursache und Dienststelle vermerkt waren, die den Haftbefehl erlassen hatte, wurden die »Transport-« bzw. »RSHA-Juden« nur noch kursorisch erfasst. Das war zuvor auch den polnischen Gefangenen aus dem GG, die auf Anweisung der deutschen Sicherheitspolizei nach Auschwitz deportiert worden waren, so ergangen.

Pery Broad, ab 1942 bis Januar 1945 als SS-Angehöriger der Politischen Abteilung im KL Auschwitz eingesetzt, bestätigt dieses Registrierungsverfahren von »RSHA-Juden« in seinem Bericht über Auschwitz vom 13. Juli 1945:

> Diejenigen [aus den RSHA-Transporten; B. M.], die als Häftlinge ins Lager zum Arbeitseinsatz eingeliefert worden waren, wurden in der Registratur der Abteilung II [der Politischen Abteilung/Lager-Gestapo; B. M.] erfaßt. Für diese Personen wurden Personalbögen oder nur Karteikarten ausgestellt. Hinter der Rubrik ›Einweisungsgrund‹ stand ›gemäß Erlaß des RSHA Nr. …‹ Die Nummer war abhängig von dem betreffenden Land, aus dem der Transport kam. Außerdem wurden die Neuaufgenommenen in einer Zugangsliste zusammengestellt, die nach Haftnummern geordnet war.[78]

In den ersten zwei Jahren erhielten die »RSHA-Juden« laufende Häftlingsnummern wie die anderen Insassen auch. Das änderte sich am 13. Mai 1944. Nun wurden die »Transportjuden« mit einer gesonderten

77 Insgesamt gab es in den deutschen Konzentrationslagern nach internen SS-Statistiken am Jahresende 1942 9127 jüdische Häftlinge mit dem Status eines »Schutz-« bzw. »Vorbeugehäftlings«, davon in Auschwitz 1412 (1200 Männer und 212 Frauen). Vgl. Bericht (geheime Reichssache) des Inspektors für Statistik beim Reichsführer SS, Richard Korherr, über die Endlösung der europäischen Judenfrage vom 23.3.1943, in: *VEJ* 6: *Deutsches Reich und Protektorat Oktober 1941 – März 1943*, bearb. von Susanne Heim, Berlin/Boston 2019, S. 622–634, hier S. 630 f.

78 »Bericht Pery Broad«, in: *Auschwitz in den Augen der SS: Rudolf Höß, Pery Broad, Johann Paul Kremer*, hg. vom Staatlichen Museum Auschwitz, Oświęcim 1997, S. 95–139, hier S. 134. Broad war SS-Oberscharführer. Seinen Bericht verfasste er in der britischen Gefangenschaft.

Nummernserie registriert, beginnend mit A-1 für männliche und weibliche »Transportjuden« und später mit B-1 für männliche Juden.[79]

Insgesamt wurden in Auschwitz etwa 205 000 jüdische Häftlinge erfasst, davon etwa 200 000 als »Transportjuden«. Die Hälfte davon kam im Lager ums Leben. Seit der Jahresmitte 1942 stellten die »Transport-« bzw. »RSHA-Juden« die zahlenmäßig größte und zugleich die in der Lagerhierarchie unterste Häftlingsgruppe dar. Sie wurden bei den schwersten Arbeitskommandos eingesetzt; in erster Linie unter ihnen suchten die SS-Ärzte die Opfer für ihre ›medizinischen‹ Experimente aus. Die Selektionen im Krankenbau wie im Lager trafen hauptsächlich Juden, von August 1943 an wurden nur noch »Transportjuden« für die Gaskammern »ausgesondert«. Im Gegensatz zu den »Schutz-« und »Vorbeugehäftlingen« wurde beim Ableben eines »RSHA-Juden« kein Totenschein ausgestellt, auch nicht ein gefälschter.

Eine Gruppe bereitete der SS-Führung allerdings Sorgen – jene, die nicht »durch natürliche Verminderung ausfallen wird«, wie der mit der »Endlösung der Judenfrage« beauftragte Reinhard Heydrich den Teilnehmern der Wannsee-Konferenz am 20. Januar 1942 erläuterte. »Der allfällig endlich verbleibende Restbestand wird, da es sich bei diesem zweifellos um den widerstandsfähigsten Teil handelt, *entsprechend behandelt* werden müssen, da dieser, eine natürliche Auslese darstellend, bei Freilassung als Keimzelle eines neuen jüdischen Aufbaues anzusprechen ist. (Siehe die Erfahrung der Geschichte).«[80]

Die Überzeugung, dass diejenigen »arbeitsfähigen« Juden, die die mörderische Sklavenarbeit überleben würden, besonders gefährlich seien, war unter den NS-Entscheidungsträgern offenkundig weit verbreitet. Man bezeichnete diese Juden sogar intern als »Makkabäer«, in Anlehnung an die jüdischen Freiheitskämpfer, die im zweiten Jahrhundert v. Chr. erfolgreich gegen das Seleukidenreich aufbegehrt hatten. So nahm etwa der Höhere SS- und Polizeiführer im Generalgouvernement, Friedrich-Wilhelm Krüger, in der Regierungssitzung des GG am 31. Mai 1943 in seinem Bericht über den Verlauf der »Aktion Reinhardt«, das heißt die Ermordung der Juden im GG, darauf Bezug:

---

79 Czech, *Kalendarium*, S. 773.

80 Besprechungsprotokoll der »Wannsee-Konferenz« vom 20.1.1942, abgedruckt u. a. in: Kampe/Klein, *Wannsee-Konferenz*, S. 40–54, hier S. 47 (Hervorhebung B. M.).

> Man habe von den Juden die physisch besseren Kräfte in Betrieb gelassen, die sogenannten Makkabäer, die ausgezeichnet arbeiteten, weiter auch weibliche Kräfte, von denen man festgestellt habe, dass sie physisch viel stärker seien als der Jude. Die gleiche Erfahrung habe man übrigens auch bei der Räumung des Ghettos in Warschau gemacht. Diese Aufgabe sei übrigens sehr schwierig gewesen. Der Verlust an Polizeikräften habe 15 Tote und 88 Verletzte betragen. Man habe festgestellt, daß auch dort Jüdinnen mit der Waffe in der Hand bis zum letzten gegen die Männer der Waffen-SS und Polizei gekämpft hätten.[81]

Himmler »wünsche« zwar, so Krüger, dass »die Beschäftigung dieser Juden aufhöre«. Dieser »Wunsch des Reichsführers SS [könne] wohl im Endeffekt nicht erfüllt werden«, bedauerte Krüger aber, denn es »gebe unter den jüdischen Arbeitskräften Spezialarbeiter, Feinmechaniker und sonstige qualifizierte Handwerker, die man heute nicht ohne weiteres durch Polen ersetzen könne«.[82]

Dies zeigt, dass die Täter von Anfang an geplant hatten, die vorübergehend ›verschonten‹ jüdischen Opfer zu vernichten, sobald die Kriegs- und Wirtschaftslage es zuließen, denn sie hielten diese »Makkabäer« für besonders gefährlich. Dass Zigtausende jüdische Verfolgte gleichwohl überlebten, war dem akuten Bedarf der deutschen Rüstungsindustrie an Arbeitskräften geschuldet – und schließlich der katastrophalen Niederlage des Dritten Reiches, insbesondere an der Ostfront.

---

81 Protokoll der Arbeitssitzung über die Sicherheitslage der Regierung des GG vom 31.5.1943, in Auszügen abgedruckt in: *Diensttagebuch*, S. 678–684, hier S. 682.

82 Ebenda.

Häftlingskrankenbau Auschwitz-Stammlager 1942–1945

Der Wandel von einem Konzentrationslager in ein Vernichtungs- und Arbeitslager schlug sich wie beschrieben in einem massiven Ausbau nieder. Ab 1942 wurden in Auschwitz zusätzliche Lager und Einrichtungen errichtet, die zunächst als Neben- bzw. Außenlager des KL Auschwitz fungierten: das Vernichtungs- und Arbeitslager Auschwitz-Birkenau (ab November 1943 Auschwitz II), das Nebenlager Buna (ab November 1943 Arbeitslager Monowitz bzw. Auschwitz III) und zahlreiche weitere kleinere Nebenlager. Das KL Auschwitz wurde im Jahre 1942 zum Zentrallager, das als Stammlager bzw. (ab November 1943) als Auschwitz I bezeichnet wurde.

Diese umfassenden Ausbaumaßnahmen gingen mit grundlegenden Veränderungen im Lagergesundheitswesen einher. Der Häftlingskrankenbau Auschwitz-Stammlager wurde zum Zentralkrankenbau für die im Entstehen begriffenen Außen- und Nebenlager. Das Häftlingspersonal für die Lagerspitäler und Krankenreviere in den Außen- und Nebenlagern stammte aus dem Zentralkrankenbau, der als Fachkräftereservoir für die neuen Einrichtungen fungierte. Parallel dazu erfolgte die Erweiterung des Krankenbaus im Stammlager um Fachabteilungen und Krankenblöcke. Auch verbesserte sich die Ausstattung merklich: mit Instrumenten, Geräten und Apparaten sowie Medikamenten, die aus den sogenannten Kanada-Beständen stammten.

Neue Personalpolitik im Lagergesundheitswesen

Die Entwicklung führte zu geradezu revolutionären Veränderungen in der Personalpolitik im Lagergesundheitswesen. Wie bereits ausführlich dargelegt, durften die Ärzte unter den Häftlingen generell nicht im Krankenbau beschäftigt werden, erst recht nicht als Häftlingsärzte. Diese Bezeichnung gab es nicht einmal. Stattdessen hatten im Krankenbau deutsche Kriminelle und auch Politische ohne medizinische Fachkenntnisse als Funktionshäftlinge das Sagen.

Das untere und mittlere Krankenbaupersonal, darunter die Pfleger, setzte sich aus polnischen Lagerinsassen zusammen, die ebenfalls oft fachfremd waren. Bei ihnen gab es jedoch viele Ausnahmen. So wurden von Anfang an polnische Häftlinge, die von Beruf Arzt waren, als Pflege- und Hilfskräfte beschäftigt. Sie behandelten kranke Häftlinge, sofern das bei dem Mangel an Medikamenten und medizinischer Ausstattung überhaupt möglich war. Diese Häftlingspfleger mussten, wie bereits dargelegt, ihre medizinische Expertise jedoch verschweigen. Auf diese Art und Weise erfolgte ab dem Herbst 1940 eine schrittweise Professionalisierung des Krankenbaupersonals – entgegen den Richtlinien der SS-Zentrale. Etwa im November 1941 wurde das Beschäftigungsverbot für professionelle Mediziner unter den Gefangenen für das »Gesundheitswesen« im KL Auschwitz aufgehoben.[1]

Diese Veränderungen gingen zeitlich und – zumindest teilweise ursächlich – mit dem Dienstantritt des neuen Lagerarztes Friedrich Entress einher, der auf den bisherigen Lagerarzt Siegfried Schwela folgte. Friedrich Karl Herrmann Entress, geboren 1914 in Posen, gehörte in der Zwischenkriegszeit der deutschen Minderheit in Polen an. In Posen besuchte er die Volksschule und das Gymnasium, anschließend studierte er an der dortigen Universität bis zu seinem Staatsexamen 1939 Medizin. Im Oktober 1939 trat Entress dem paramilitärischen Volksdeutschen Selbstschutz bei, am 22. November 1939 wurde er in die Waffen-SS übernommen. Nach einem Sanitätslehrgang und Dienst als Hilfsarzt bei der SS-Nachrichtenersatzabteilung in Unna wurde er am 3. Januar 1941 als Lagerarzt in das KL Groß-Rosen versetzt. Am 11. Dezember 1941 wechselte er als Lagerarzt nach Auschwitz. In dieser Zeit wurde er zum Obersturmführer der SS ernannt; im Jahre 1942 wurde ihm vom Kultusministerium aufgrund einer Verordnung »in Bezug auf Deutsche aus

1 Vernehmung Dr. Stanisław Suliborski vom 21.1.1947: AIPN, GK 196/131, Bl. 307 f.

dem Ostgebiet« der Doktortitel verliehen. Am 20. Oktober 1943, nach knapp zwei Jahren in Auschwitz, wurde Entress erneut versetzt, diesmal als SS-Arzt ins KL Mauthausen.[2]

Entress war ein junger, unerfahrener, aber lernbegieriger Arzt. Besonders großen Wert legte er dabei auf die Chirurgie, die er sich unter Anleitung polnischer Häftlinge mit chirurgischer Fachausbildung eifrig anzueignen versuchte, in erster Linie mithilfe von Dr. Władysław Dering. Lagerarzt Dr. Horst Fischer lernte Entress Ende 1942 in Auschwitz kennen: »Das Lager I wurde zu diesem Zeitpunkt von Dr. Entress versorgt, der selbst sehr an der Chirurgie interessiert war und auch im Krankenbau des Lagers I operierte. Vor allem las er häufig am Abend auf seinem Zimmer, er wohnte im selben Haus wie ich, in einem Lehrbuch für Chirurgie, das er sich in der Lagerbibliothek ausgeliehen hatte.«[3]

Dering beschreibt Entress wie folgt: »Fleißig, präzise und sauber in der chirurgischen Arbeit, verhielt sich Entress wie ein junger Arzt, der in eine Klinik kam, um dort zu lernen. [...] Dieser Umstand stärkte meine Position im Krankenbau sehr [...].« Entress habe ihn nicht nur bei bevorstehender Verlegung in andere Lager als »unentbehrlich« reklamiert, sondern sogar vor dem Zugriff der Warschauer Gestapo gerettet. Zugleich betonte Dering den Eifer, mit dem sich Entress unter den SS-Lagerärzten bei Selektionen von kranken Häftlingen für die Gaskammer hervorgetan habe.[4] In der Tat war Entress wegen seiner gnadenlosen Selektionen »arbeitsunfähiger« Häftlinge im Krankenbau geradezu berüchtigt.

Entress setzte ab dem Frühjahr 1942 generell immer mehr auf polnische Ärzte unter den Häftlingen und bot ihnen Rückhalt gegenüber den deutschen Funktionshäftlingen sowie ihren Günstlingen im Krankenbau. Der ehemalige Häftlingsarzt Czesław Jaworski führt dazu aus:

---

2 Friedrich Entress, Erklärung unter Eide vom 17.4.1947: BStU, MfS HA IX/11 ZUV 84, Bd. 12, Bd. 90–98, hier Bl. 90 f. Anfang August 1944 wurde Entress wieder als 1. Lagerarzt ins KL Groß-Rosen versetzt, wo er bis Anfang Februar 1945 verblieb. Danach diente er als chirurgischer Assistenzarzt bei der Sanitätskompanie der 9. Panzerdivision Hohenstaufen und geriet am 8.5.1945 in amerikanische Gefangenschaft. Am 13.5.1946 wurde er im Mauthausen-Prozess in Dachau zum Tode verurteilt und ein Jahr später hingerichtet. Siehe auch Klee, *Auschwitz*, S. 108 f.

3 Persönliche Niederschrift Dr. med. Horst Fischer vom 29.9.1965: BStU, MfS HA IX/11 ZUV 84, Bd. 8, Bl. 388–396, hier 389 f.

4 Dering, »Tajna Armia«, S. 100 f. (Zitat S. 101).

> Dr. Entress, Absolvent der Universität Posen, [...] hatte sich offenkundig eine gewisse Sympathie für die Universität und damit auch für seine ehemaligen Kollegen bewahrt – für polnische Ärzte. Er behandelte sie viel besser als gewöhnliche Pfleger (auch Deutsche), wobei er natürlich die offizielle Distanz wahrte. Er ließ sich von der ständigen Hetze auf Ärzte seitens des Krankenbauältesten Bock und der Blockältesten nicht beeinflussen. Im Gegenteil, er stützte sich in der Lagermedizin immer mehr auf die Ärzte.[5]

Zumindest in der Infektions- und der Chirurgischen Abteilung sowie in der Ambulanz hatten Häftlingsärzte bereits ab Mitte 1941 eine starke Position und bauten sie im Laufe des Jahres 1942 weiter aus. Entress hatte offensichtlich kein Problem damit, im Krankenbau auf die medizinischen Fachkompetenzen von polnischen und später auch von jüdischen Häftlingen zurückzugreifen. Krankenbauältester war jedoch nach wie vor der deutsche Funktionshäftling Hans Bock.

Nach der Aufhebung des Beschäftigungsverbots inhaftierter Ärzte wurde spätestens ab Anfang 1942 unter den Neuankömmlingen nach Medizinern für das Lagergesundheitswesen gesucht. Dr. Roman Szuszkiewicz, ein Zahnarzt aus Tarnów, wurde dort am 21. November 1941 als Geisel verhaftet und einige Wochen später, am 27. Dezember 1941, mit einem Transport von 59 polnischen Gefangenen nach Auschwitz deportiert. Nach der Aufnahme wurde er in die dreiwöchige Quarantäne eingewiesen. Anschließend befragte Schutzhaftlagerführer Hans Aumeier die Häftlinge nach ihren Berufen und teilte sie verschiedenen Kommandos zu. Als Szuszkiewicz erklärte, er sei Zahnarzt, schickte Aumeier ihn in die zahnärztliche Abteilung des Krankenbaus. Dort blieb Szuszkiewicz als Häftlingszahnarzt bis zur Räumung des Lagers im Januar 1945. Von seinem Transport überlebten nur drei Häftlinge, die übrigen kamen in Auschwitz ums Leben.[6]

Der bereits zitierte Militärarzt Czesław Jaworski wurde in der Nacht vom 30. auf den 31. Januar 1942 in Warschau von der Gestapo verhaftet. Nach etwa zweieinhalb Monaten im Pawiak-Gefängnis wurde Jaworski

---

5 Jaworski, »Wspomnienia«, S. 144.

6 Vernehmung Dr. Roman Szuszkiewicz vom 12. 11. 1945: AIPN, GK 196/89, Bl. 132–136; Häftlingskarte Roman Szuszkiewicz, KL Mauthausen: Arolsen Archives, 1.1.26.3/1798307/ITS Digital Archive; Vernehmung Roman Szuszkiewicz vom 20. 3. 1947, 9. Tag des Gerichtsverfahrens gegen Rudolf Höß: AIPN, GK 196/109, Bl. 2–11; Czech, *Kalendarium*, S. 158.

nach Auschwitz deportiert, wo er am 17. April 1942 eintraf. Im Lager begegnete er seinem Kollegen Rudolf Diem, der als leitender Häftlingsarzt in der Ambulanz beschäftigt war. Diem versprach dem herzkranken Jaworski, sich für seine Anstellung als Häftlingspfleger im Krankenbau einzusetzen. Zugleich warnte Diem Jaworski eindringlich, seine Herzerkrankung nicht zu erwähnen und stattdessen anzugeben, dass er vollkommen gesund und arbeitsfähig sei. Sonst werde ihn Lagerarzt Entress sofort ausmustern und per Phenolspritze töten lassen. Zunächst jedoch wurde Jaworski dem berüchtigten Arbeitskommando Buna zugeteilt.[7]

Nach wenigen Wochen erfuhr Jaworski von Diem, es gebe Schwierigkeiten mit Jaworskis Anstellung im Krankenbau, da die deutschen Lagerbehörden beabsichtigten, jüdische Insassen als Häftlingspfleger zu beschäftigen. Etwa zehn Tage später wurde Jaworski doch noch in den Krankenbau einbestellt und Lagerarzt Entress als Kandidat für eine Häftlingspflegerstelle vorgestellt, zusammen mit neun weiteren Ärzten und einem Sanitäter. Außer einem volksdeutschen Eigentümer eines orthopädischen Betriebes waren alle Polen. Mit Ausnahme des Sanitäters, der nicht Deutsch sprach, ließ Entress alle Kandidaten anstellen. Jaworski weiter:

> Anschließend nahm der Krankenbauälteste Bock die neuen Häftlingspfleger auf und hielt vor ihnen eine längere Ansprache, die auf Folgendes hinauslief: Wir werden im Krankenbau viele Sachen sehen, wir dürfen aber »nichts wissen und nichts erzählen, was im Krankenbau passiere«. Wer das vergessen sollte, dem drohe der Tod. Anschließend bekamen wir weiße Pfleger-Kleidung sowie Abzeichen mit den Buchstaben HKB, die wir auf den linken Ärmel aufnähen sollten. Wir wurden je nach Spezialisierung verschiedenen Abteilungen zugeteilt. Ich wurde der Ambulanz für das Anlegen von Verbänden zugeteilt.[8]

Mit dem Eintreffen der ersten RSHA-Transporte Ende März 1942 stellte sich auch die Frage nach der Anstellung von jüdischen Häftlingspflegern und -ärzten. Spätestens im Mai 1942 wurden im Krankenbau die ersten jüdischen Häftlingspfleger beschäftigt. Augenzeugenberichte deuten darauf hin, dass die im Lager ausgebrochene Fleckfieberepidemie die Einstellung weiterer jüdischer Häftlingspfleger im gewissen Sinne er-

---

7 Jaworski, »Wspomnienia«, S. 33 f. und S. 45–52.

8 Ebenda, S. 87 f. und S. 96 f. (Zitat).

zwang. Die Lagerbehörden sahen sich bei der Bekämpfung der äußerst gefürchteten Infektionskrankheit auf Mediziner unter den Häftlingen dringend angewiesen.

Dr. Vilém Jurkovič (Vito Jurkovic) traf am 23. April 1942 mit einem Transport mit 457 jüdischen Frauen und 543 jüdischen Männern aus der Slowakei in Auschwitz ein. Von den 543 Männern lebten 16 Wochen später (am 15. August) nur noch 41, darunter Jurkovič. Das verdankte er seinem Beruf. Denn wenige Wochen nach seiner Ankunft in Auschwitz brach die Epidemie aus. Die Lagerbehörden suchten deswegen auch unter den Neuzugängen nach Häftlingen mit medizinischer Fachkenntnis, in erster Linie nach Ärzten, aber auch nach Apothekern und Pflegern. »Im Auschwitzer Häftlingsrevier begann ich«, so Jurkovič, »als einer der ersten tschechoslowakischen Ärzte im Mai 1942 meine Tätigkeit und arbeitete in den Auschwitzer Häftlingskrankenbauen zweieinhalb Jahre [...].«[9] Ihm folgten bald weitere jüdische Ärzte.

Jakub Wolman, geboren im Jahre 1914, ein jüdischer Arzt aus Polen, hatte in Bratislava studiert und arbeitete auch dort. Am 29. April 1942 deportierten ihn slowakische Behörden mit einem Transport von 723 slowakischen Juden (423 Männer und 300 Frauen) nach Auschwitz. Am 15. August 1942 waren von den 423 jüdischen Männern nur noch zwanzig am Leben, darunter Wolman, ebenfalls aufgrund seines Berufs. Zunächst war er etwa zwei Wochen nach seiner Ankunft dem Buna-Kommando zugeteilt worden, wo er zusammen mit den anderen Häftlingen schwerste, für die meisten von ihnen ungewohnte Erdarbeiten auf den Baustellen der IG Auschwitz verrichtete. Nach wenigen Wochen baute Wolman stark ab und wurde zum »Muselmann«:

> Nach fünf Wochen im Buna-Kommando kam plötzlich an alle Blocks [die Anweisung], alle Ärzte und Sanitäter aufzuschreiben. Weil der Stubenälteste mich kannte, schrieb er mich auf. Wir rückten nicht zur Arbeit aus, wir wurden dem deutschen Lagerarzt vorgestellt, und einige von uns wurden aufgenommen. [...] Ich kam also in den Krankenbau. Und das war der erste Tag, an dem ich zu hoffen begann, das Lager vielleicht zu überleben.[10]

9 Vernehmung Prof. Dr. Vito Jurkovic vom 16.10.1973: HHStA Wiesbaden, 461/37976/18, Bl. 2–4; Czech, *Kalendarium*, S. 201; Ota Kraus/Erich Kulka, *Die Todesfabrik Auschwitz*, Berlin 1991, S. 107–118, hier S. 107 (Zitat).

10 Befragung Jakub Wolman vom 14.4.1945: AIPN, GK 196/87, Bl. 1–85, hier Bl. 16, Bl. 20 und Bl. 22 (Zitate).

Der rumänische Arzt Dr. Samuel Steinberg lebte und arbeitete vor dem Krieg in Paris. Im Juli 1941 verhafteten ihn zwei französische Polizisten auf der Straße, weil er Jude war. Anschließend wurde Steinberg nach Drancy[11] gebracht. Am 24. Juni 1942 kam er mit einem RSHA-Transport von 933 jüdischen Männern und 66 jüdischen Frauen in Auschwitz an. Einige Wochen später lebten von den 933 Männern nur noch 186, darunter Steinberg, der bei der Aufnahme als Beruf Arzt angegeben hatte. Zunächst wurde jedoch auch Steinberg dem Buna-Kommando zugeteilt. Nach einigen Wochen, am 24. Juli, rief man ihn in den HKB und setzte ihn als Häftlingspfleger in der Chirurgischen Abteilung in Block 21 des Stammlagers ein, weil aufgrund der Fleckfieberepidemie ein Mangel an Häftlingsärzten herrschte.[12]

Dr. Leon Landau, geboren 1906 im polnischen Radom, lebte und arbeitete vor dem Zweiten Weltkrieg in Frankreich. Am 15. September 1942 wurde er über Belgien aus dem Lager Malines zusammen mit seiner Frau und seinem kleinen Sohn nach Auschwitz verschleppt. Der RSHA-Transport mit 1048 Juden traf am 17. September 1942 in Auschwitz ein. Landaus Frau und Sohn wurden mit 715 anderen Deportierten als »arbeitsunfähig« selektiert und anschließend in den Gaskammern ermordet. Ihn selbst schickte man zusammen mit 229 anderen Männern und 101 Frauen als »arbeitsfähig« ins Lager, wo er die Häftlingsnummer 64063 erhielt. Einen Tag nach der Ankunft mussten sich die Neuankömmlinge vor ihrem Block aufstellen und ein SS-Angehöriger des Arbeitseinsatzes befragte jeden nach seinem Beruf. Als Landau erklärte: »Ich bin Arzt«, rief jener aus: »Die brauche ich gerade!« In seinem Block fanden sich sechs Ärzte.[13]

Zunächst wurde Landau jedoch mit anderen »Zugängen« in Außenkommandos zur körperlichen Schwerstarbeit eingesetzt. Er baute

11 Von diesem berüchtigten Sammel- und Durchgangslager nordöstlich von Paris aus wurden etwa 65 000 französische Juden in die deutschen Vernichtungslager im besetzten Polen, vor allem nach Auschwitz-Birkenau, deportiert. Vgl. u. a. Serge Klarsfeld (Hg.), *Die Endlösung der Judenfrage in Frankreich. Deutsche Dokumente 1941–1944*, Paris 1977.

12 Vernehmung Dr. med. Samuel Steinberg vom 4., 6., 9., 13., 17. und 19. 7. 1945 (französisch): AIPN, GK 196/130, Bl. 1–39, hier Bl. 7; Czech, *Kalendarium*, S. 234.

13 »Berck: Le docteur Léon Landau, de Berck, déporté parmi tant d'autres«, Onlinequelle: https://tinyurl.com/3zjnrxsa [Zugriff: 26. 8. 2021]; Stanisław Kłodziński, »SS Institute of Hygiene Lab. Human broth«, übers. von T. Bałuk-Ulewiczowa, in: *Medical Review – Auschwitz* vom 15. 7. 2019, https://tinyurl.com/5n76ahbs [Zugriff: 29. 7. 2022]; Czech, *Kalendarium*, S. 303; Landau, *Oskarżenie*, S. 33 (Zitat).

schnell ab und verlor binnen weniger Wochen 20 Kilogramm an Gewicht. »Eines Abends«, so Landau, »als für mich das alles unerträglich wurde, als ich dachte, es gibt keine Rettung für mich, hörte ich plötzlich, dass meine und einige andere Nummern aufgerufen wurden. Man befahl uns, uns beim Blockältesten zu melden, der unsere Namen und Berufe notierte. Am nächsten Tag wurden wir gleich nach dem Weckruf aufgefordert, uns anstelle zum Appell zum Friseur zu begeben. [...] Um 8.30 Uhr brachte man mich zum leitenden Lagerarzt. Ich wurde als Arzt der Lagerkrankenstube zugeteilt.«[14]

Diese Beispiele veranschaulichen die Veränderungen im Umgang mit den nach Auschwitz deportierten Ärzten. Wurde im Frühjahr 1942 gezielt zunächst unter den vorwiegend polnischen Häftlingen nach Menschen mit medizinischer Ausbildung für die Verwendung als Häftlingsärzte und -pfleger gesucht, galt dies ab April/Mai 1942 auch für jüdische Häftlinge. Diese durften jedoch weder leitende Posten bekleiden[15] noch »arische« Häftlinge behandeln.

Ein Jahr später, im Sommer (Juli bzw. Anfang August) 1943, kam sogar eine Anweisung heraus, wonach in den Auschwitzer Häftlingskrankenbauen und -revieren nur noch medizinisches Fachpersonal beschäftigt werden durfte.[16] Es handelte sich dabei offenkundig um eine Anordnung der Zentrale, Häftlinge mit medizinischen Berufen grundsätzlich im Lagergesundheitswesen einzusetzen. Standortarzt Dr. Wirths meldete am 16. Dezember 1943 in der Vierteiljahresmeldung über den Sanitätsdienst im KL Auschwitz: »Ebenso wurden sämtliche in das Lager als Zugänge eingelieferten Häftlingsärzte zum Sanitätsdienst herangezogen.«[17]

Die im Jahre 1903 geborene Sima Vaisman studierte zunächst Medizin in Bukarest und später Zahnmedizin in Paris, wo sie dann als Zahnärztin arbeitete. 1943 wurde sie von französischen Gendarmen verhaftet, im Lager Drancy interniert und am 20. Januar 1944 zusammen mit 1154 jüdischen Männern, Frauen und Kindern nach Auschwitz verschleppt. Der Transport traf zwei Tage später im Lager ein. Bei der Selektion auf der Rampe forderte ein SS-Mann alle Ärzte auf, vorzutreten. Letztlich wur-

14 Landau, *Oskarżenie*, S. 38 f.

15 Fejkiel, »Medycyna za drutami«, S. 527 f.

16 Zbigniew Pęckowski, *Dobre Komando. Wspomnienia pielęgniarza szpitali obozowych*, Kraków 1974, S. 38.

17 Vierteljahresmeldung über den San.-Dienst im KL Auschwitz, Standortarzt, 16.12.1943: GARF, f. 7021, op. 108, d. 32, Bl. 93–98, hier Bl. 94.

den 236 Männer und 55 Frauen als »arbeitsfähig« ins Lager eingewiesen, die übrigen Frauen, Männer und Kinder in den Gaskammern ermordet. Vaisman: »One day, three weeks after my arrival in the camp, they come to call me to the *Revier*, the sick-bay. Typhus is raging, many doctors are already dead, some still sick, they need reinforcement.«[18]

Die Überprüfung, ob die sich als Ärzte ausgebenden Häftlinge tatsächlich welche waren, erfolgte später im Lager. Lagerärzte, aber auch verantwortliche Funktionshäftlinge und später leitende Häftlingsärzte befragten die Neuankömmlinge. Wie das aussehen konnte, schildert Dr. André Lettich, der am 23. Juli 1942 mit einem RSHA-Transport von 827 jüdischen Frauen und Männern aus Frankreich in Auschwitz ankam. Eine Selektion auf der Rampe fand seinen Angaben nach nicht statt. Seine Frau, Dr. Edith Lettich, wurde jedoch später mit dem gemeinsamen fünfeinhalbjährigen Kind als »nicht arbeitsfähig« in den Gaskammern in Birkenau getötet. Ihn selbst schickte man ins Lager Birkenau. Einige Tage nach der Aufnahme und Registrierung ließ der Krankenbauälteste Peter Welsch alle Mediziner unter den »Zugängen« antreten. Welsch, wie erwähnt Nieter von Beruf, unterzog die versammelten Mediziner einer Eignungsprüfung, die sich darauf beschränkte, eine Frage auf Deutsch zu beantworten. »Nur weil wir«, so Lettich, »Deutschkenntnisse hatten, wurden wir als Pfleger eingeteilt.«[19]

Etwa 1943 übernahm Dr. Roman Zenkteler in Begleitung bzw. im Auftrag des Lagerarztes im Lager Birkenau die Befragung. Die Art, wie er dies tat, schockierte manche Prüflinge. Im September 1943 wurde Dr. Alfred Fiderkiewcz mit einer Gruppe anderer Kandidaten von Zenkteler examiniert. Dieser erkundigte sich zunächst: »Woher kommst du?« und »Was kannst du?« Dann folgten medizinische Fragen. »Wir antworten wie im ersten Jahr des Medizinstudiums. [...] Manche, die er als Dummköpfe bezeichnete, warf er raus, manche behielt er, ich war unter denen, die die Prüfung bestanden.«[20]

Dr. Otto Wolken traf ebenfalls auf Zenkteler, allerdings in Begleitung des Lagerarztes: »Eines Tages [im September 1943; B. M.] [...] wurde ich in die Ambulanz gerufen. Dort gab es außer dem Lagerarzt noch einen polnischen Arzt, den Dr. Senkteler [korrekt: Zenkteler; B. M.] aus Posen.

---

18 *A Jewish Doctor in Auschwitz*, S. 27, S. 29 und S. 35 (Zitat).

19 Lettich, *Trente-quatre mois*, S. 21 f.; Vernehmung André Lettich vom September (?)1945 (französisch, Kopie): AIPN, GK 196/130, Bl. 129–136; Czech, *Kalendarium*, S. 255.

20 Vernehmung Dr. Alfred Fiederkiewicz vom 31. 7. 1945: AIPN, GK 196/84, Bl. 157–210, hier Bl. 174.

[...] Ich wurde nach meinen Studien gefragt, und Dr. Senkteler prüfte mich auf der Stelle. [...] Meine Antworten bei der Prüfung schienen die Fragenden befriedigt zu haben, sie erklärten mir nämlich, dass ich als Arzt ins Quarantänelager B 2 a [B IIa; B. M.] versetzt werde.«[21]

Im Stammlager Auschwitz behielt sich der Lagerarzt die Überprüfung offenbar selbst vor, beschränkte sich dabei jedoch auf die Ausbildung und einige weitere kurze Fragen.[22] Die eigentliche Prüfung erfolgte erst im Krankenbau und hier waren nicht nur die Fachkompetenzen ausschlaggebend, sondern auch die Fähigkeit, sich schnell an die im Lager herrschenden Verhältnisse anzupassen.

Umstrukturierungen

Die neu angestellten Häftlingsärzte und -pfleger – sofern es sich nicht um Deutsche handelte, die im Lager gewisse Privilegien genossen –, verrichteten anfangs Hilfsarbeiten. Sie reinigten den Krankenblock und die Krankenstuben, entleerten Abortkübel, holten als »Kesselkommando« das Essen (Suppe, Ersatzkaffee) aus der Küche. Genuin ärztliche Aufgaben übernahmen sie erst nach und nach. Selbst Berthold Epstein, einem international anerkannten Medizinprofessor, blieb die »Probezeit« nicht erspart. Epstein traf am 1. Dezember 1942 mit einem RSHA-Transport aus Norwegen in Auschwitz ein. Bei der Aufnahme erkannte ihn sein ehemaliger Student Dr. Schattin, der als Häftlingsarzt im Krankenbau beschäftigt war. Dank dessen Fürsprache wurde Epstein gleich in den Krankenbau überstellt: »Ich musste Fußböden schrubben, Fenster putzen und den Krankenbaublock sauber machen. Die schwerste Arbeit war das Tragen der vollen 100-Liter-Kessel mit Essen. Die vollen Kessel trug ich mit einem anderen Häftling. Zurückbringen musste ich sie allein.«[23]

Insbesondere den neu eingestellten Häftlingsärzten und -pflegern drohte während der Probezeit die Entlassung aus dem Krankenbau, denn um diese Stellen herrschte erbitterte Konkurrenz. Es ging schließlich um das nackte Überleben. Dr. Diem, der seinem Arztkollegen Jaworski im Juni 1942 zu einer Häftlingsarztstelle verholfen hatte, riet ihm,

---

21 Bericht/Anhörung Dr. Otto Wolken vom 17.4.1945 (deutsch, Abschrift): AIPN, GK 196/88, Bl. 131–303, hier Bl. 215 f.

22 Wind, *Ich blieb in Auschwitz,* S 69 f.; Jaworski, »Wspomnienia«, S. 96.

23 Befragung Prof. Berthold Epstein vom 7.4.1945: AIPN, GK 196/99, Bl. 23–36, hier Bl. 25; Czech, *Kalendarium,* S. 347.

»alle mir übertragenen Arbeiten zu erfüllen, da seine Feinde jede Gelegenheit nutzen werden, um mich aus dem Häftlingskrankenbau zu vertreiben«.[24] Dr. Witold Tokarz verdankte eine Anstellung im Krankenbau ebenfalls Diems Fürsprache bei Lagerarzt Entress. »Etwa drei Monate arbeitete ich in der Ambulanz im Block 28 als Häftlingsarzt, offiziell aber als Häftlingspfleger. Bei dieser Gelegenheit überprüften die Kollegen Häftlingsärzte meine Fähigkeiten.«[25]

Ähnliche Erfahrungen machten auch andere jüdische Häftlingsärzte wie Eddy de Wind, der im Herbst 1943 mit mehreren Kollegen aus den Niederlanden im zentralen Krankenbau als Häftlingsarzt eingestellt wurde. Sie verrichteten zunächst als »Reservepfleger« verschiedene Hilfstätigkeiten.[26] Der erfahrene Mediziner Dr. Rudolf Weisskopf (nach dem Krieg Vitek) wurde im Juni 1943 mit etwa vierzig weiteren Häftlingsärzten und -pflegern in den Krankenbau im sogenannten Zigeunerlager in Birkenau verlegt. Zu diesem Zeitpunkt hatten dort polnische Häftlingspfleger mit »niedrigen Lagernummern« das Sagen. Mit langer Lager- und Krankenbauerfahrung hatten sie den Krankenbau aufgebaut. »Bald wurden wir«, so Weisskopf, »verschiedenen Hilfstätigkeiten zugeteilt, wie der Reinigung der Latrinen, der Verlegung von Kranken und anderen erniedrigenden Tätigkeiten. Zu der echten, der so notwendigen medizinischen Arbeit wurden wir nicht zugelassen.«[27]

Doch mit der Zeit besserte sich die Lage. »Wir erlangten«, so Weisskopf, »bald eine ›Position‹ dank unserer fachlichen und gewissenhaften Arbeit als Ärzte, selbstverständlich soweit es unter den herrschenden katastrophalen Verhältnissen möglich war.«[28] Vor allem der Umstand, dass Weisskopf einige Wochen später »persönlicher Assistent« des Lagerarztes Dr. Josef Mengele wurde, dürfte seine Position in der Krankenbauhierarchie wesentlich gefestigt haben.

Die wachsende Wertschätzung für Häftlingsärzte und -pfleger fand im Frühjahr 1942 auch darin Ausdruck, dass sie eine »Berufs«-Bekleidung bekamen, die sie von der Masse der übrigen Lagerinsassen abhob. Wa-

24 Jaworski, »Wspomnienia«, S. 97.

25 Bericht Dr. Witold Tokarz vom 28./29.12.1964: APMO, Oświadczenia, Bd 47, Bl. 100–123, hier Bl. 110 f.

26 Wind, *Ich blieb in Auschwitz*, S. 79–87.

27 Dr. med. Rudolf Vitek (Weisskopf), »Szpital w obozie cygańskim«, o. D. [1960er Jahre]: APMO, Opracowania, Bd. 69, Bl. 127–165, hier Bl. 130.

28 Ebenda, Bl. 140.

ren Häftlingsärzte und -pfleger anfangs von gewöhnlichen Häftlingen nicht zu unterscheiden gewesen, berichtete Witold Pilecki, dass die Häftlingspfleger im Sommer 1942 »an ihrer Uniform erkennbar waren, denn seit einigen Monaten trug das Sanitätspersonal weißes Leinenzeug mit einem roten Streifen auf dem Rücken und am Hosenbein [...]«.[29] Später kamen Armbinden hinzu: blaue mit weißer Aufschrift »HKB« für die Häftlingsärzte, mit roter Aufschrift für Häftlingspfleger.[30] Auch ihre Unterbringung verbesserte sich und war, gemessen an den Verhältnissen im KL Auschwitz, beinahe luxuriös. Häftlingsärzte und -pfleger schliefen nicht in ihren Krankensälen, sondern hatten einen gesonderten Schlafsaal im Block 28, der im Sommer 1942 etwa 60 Betten umfasste, außerdem Esstische sowie Schränke für persönliche Habseligkeiten und Lebensmittel.[31]

Ab dem Frühjahr 1942 diente der zentrale Häftlingskrankenbau wie erwähnt als Reservoir an Häftlingsärzten und -pflegern für die im Entstehen begriffenen Außen- und Nebenlager des KL Auschwitz. Dieses Personal wurde jeweils mit dem Auftrag verlegt, vor Ort – je nach Größe der Lager – Häftlingskrankenbaue, Krankenreviere und -stuben aufzubauen und zu betreiben. Zudem gab der Krankenbau Auschwitz I lagererfahrene Häftlingsärzte an andere Konzentrations- und Kriegsgefangenenlager ab. So wurden am 18. Februar 1942 vier polnische Häftlingsärzte ins KL Majdanek überstellt: Edward Nowak (Nr. 447), Romuald Sztoba (Nr. 10997), Stanisław Wrona-Merski (Nr. 13842) und Jan Nowak (Nr. 17380).[32] Dr. Jan Nowak berichtete im Jahre 1947: »Vom 26. Juli 1941 bis zum 18. Februar 1942 war ich im KZ Auschwitz. Am 18. Februar 1942 wurde ich mit anderen Ärzten in das KZ Majdanek verlegt, wo wir das Gesundheitswesen organisieren sollten. In diesem Lager blieb ich bis zum 9. April 1944.«[33] Die vier Häftlingsärzte hatte Max Popiersch angefordert, der im Oktober 1941 von Auschwitz in das gerade errichtete KL Majdanek als Standortarzt versetzt worden war.[34]

---

29 Pilecki, *Freiwillig*, S. 172. Häftlingsärzte und -pfleger in Auschwitz bekamen die »Pflegeuniform« vor April 1942; vgl. Jaworski, »Wspomnienia«, S. 29.

30 Bericht Dr. Witold Tokarz vom 28./29.12.1964: APMO, Oświadczenia, Bd. 47, Bl. 110–123, hier Bl. 112.

31 Jaworski, »Wspomnienia«, S. 122.

32 Czech, *Kalendarium*, S. 175.

33 Vernehmung Dr. Jan Nowak vom 11.9.1947: AIPN, GK 196/144, Bl. 161 f., hier Bl. 161.

34 Bericht Kazimierz Szczerbakowski vom 3.1.1969: APMO, Oświadczenia, Bd. 67, Bl. 47–60.

Es blieb nicht bei diesen vier Häftlingsärzten. Am 25. April 1943 berichtete der polnische Lagerwiderstand: »In letzter Zeit melden Kriegsgefangenenlager (Wehrmacht) bei uns Bedarf an Ärzten an, viele wurden schon überstellt.«[35] Auch andere Konzentrationslager ›bestellten‹ polnische Häftlingsärzte. Am 16. März wurde auf Anordnung des WVHA vom 8. März 1942 der polnische Häftling Józef Roszkowski als Häftlingsarzt in das KL Stutthof verlegt, um den dortigen Lagerarzt zu unterstützen. Am 23. März wurden, wiederum auf Anweisung des WVHA, Tomir Gajewski (Nr. 18849) und Bolesław Łuczak (Nr. 97451) als Häftlingsärzte in das Arbeitslager in Riga geschickt. Neun Tage später, am 5. April 1943, erhielt die Kommandantur Auschwitz von der WVHA-Amtsgruppe D den Befehl, dem Lagerarzt des KL Neuengamme unverzüglich zwei polnische Ärzte zur Verfügung zu stellen. Überstellt wurden Tadeusz Kowalski (Nr. 993197) und Janusz Okla (Nr. 41698).[36] Der ehemalige Häftling des KL Buchenwald und dann des KL Auschwitz Hermann Leonhardt berichtete: »Im September 1943 kam ich mit 12 weiteren Häftlingen mit einem Bahntransport vom KZ Buchenwald in das KZ Auschwitz. Von dem Lagerältesten des Krankenbaues im KZ Buchenwald, Ernst Busse, wurde uns gesagt, dass wir 12 Häftlinge gegen 12 Häftlingsärzte aus dem KZ Auschwitz ausgetauscht werden. Es war so, dass im KZ Buchenwald Häftlingsärzte benötigt wurden.«[37]

Diese Überstellungen polnischer Häftlingsärzte hingen einerseits mit dem Ärztemangel im Reich und andererseits mit der ethnischen und sozialen Häftlingsstruktur in den deutschen Konzentrationslagern zusammen. Unter den deutschen KL-Häftlingen fanden sich kaum Ärzte. Schließlich fiel diese Berufsgruppe nicht durch eine besonders oppositionelle Haltung gegenüber der NS-Regierung auf, geschweige denn als widerständig. Eher im Gegenteil. In den westlichen Ländern und in Tschechien wiederum zeigte sich die deutsche Besatzungspolitik vergleichsweise mild, der dortige antideutsche Widerstand war es entsprechend ebenfalls, sodass nur vereinzelt französische oder etwa tschechische Ärzte in KL-Haft gerieten.

---

35 Kassiber Stanisław Kłodziński vom 25.4.1943, abgedruckt in: *Grypsy*, S. 41.

36 Czech, *Kalendarium*, S. 443, S. 448 und S. 461.

37 Vernehmung Hermann Leonhardt vom 2.12.1965: BStU, MfS HA IX/11 ZUV 84, Bd. 14, Bl. 183–189; vgl. dazu Czech, *Kalendarium*, S. 611 (Eintrag 20.9.1943: »53 polnische Häftlinge werden aus dem KL Auschwitz in das KL Buchenwald überstellt«) und S. 613 (Eintrag 24.9.1943: »15 Häftlinge, die aus dem KL Buchenwald in das KL Auschwitz überstellt worden sind, erhalten die Nummern 152248 bis 152262«).

Für die Ärzte und Ärztinnen jüdischer Herkunft in all diesen Ländern traf dies nicht zu. Ab März 1942 wurden sie zu Hunderten mit anderen jüdischen Frauen, Männern und Kindern nach Auschwitz deportiert. Dort angekommen, wurden sie nicht selten als »arbeitsfähig« selektiert und ins Lager eingewiesen. Viele von ihnen fanden später Beschäftigung als Häftlingsärzte und -pfleger. Ab etwa 1943 gab es in Auschwitz sogar einen ›Überschuss‹ an polnischen, aber auch jüdischen Häftlingsärzten. Aus rassistisch-ideologischen Gründen durften die jüdischen Häftlingsärzte nicht in den Konzentrationslagern im Reich eingesetzt werden und wurden somit auch nicht dorthin verlegt. Die Lager im Reich hatten »judenrein« zu bleiben.

Die deutsche Besatzungspolitik in Polen unterschied sich sehr stark von der in den anderen Ländern, ausgenommen die besetzten sowjetischen Gebiete. Die polnischen Ärzte und Ärztinnen wurden als Angehörige der polnischen Intelligenz zur ›bevorzugten‹ Opfergruppe der deutschen Besatzer, deren erklärtes Ziel es war, die polnische Intelligenz als soziale Schicht physisch zu vernichten. Aus diesem Grund landeten viele polnische Ärzte und auch Ärztinnen in den deutschen Konzentrationslagern, allen voran in Auschwitz. Vor diesem Hintergrund beschlossen die deutschen Lagerbehörden, einen Teil der polnischen Häftlingsärzte aus Auschwitz in andere Lager zu überstellen und an ihrer statt die »überschüssigen« jüdischen anzustellen, wodurch diese in der Krankenbauhierarchie aufrückten. Ähnlich war es auch bei den anderen Funktionshäftlingen im Lager.[38]

Hinzu kommt, dass die steigende Zahl und der Einfluss der polnischen Häftlingsärzte im Lagergesundheitswesen die Lager-Gestapo beunruhigten. Nicht ohne Grund, denn der Häftlingskrankenbau im Stammlager entwickelte sich von 1941 an zur Zentrale des Lagerwiderstands, der von Witold Pilecki organisiert wurde. Manche Lagerspitzel und besonders gefürchtete Funktionshäftlinge starben dort, was die Lager-Gestapo in Rage brachte. Immer wieder wurden polnische Häftlingsärzte verhaftet, gefoltert und auch erschossen. Die konkreten Gründe dafür sind in den meisten Fällen nicht überliefert, da die Täter die allermeisten schriftlichen Beweise später vernichteten. In der Regel dürfte aber der Verdacht bzw. Vorwurf des antideutschen Widerstandes ausschlaggebend gewesen sein, wobei die bloße Zugehörigkeit zur pol-

38 Wind, *Ich blieb in Auschwitz,* S. 158 f. Wind datiert dies auf das Jahr 1944. Doch der Prozess setzte wie gezeigt schon früher ein.

nischen Intelligenz oder etwa eine Denunziation für diese Annahme ausreichte.[39]

Der Arbeitsalltag eines Häftlingsarztes im Sommer 1942

Häftlingsärzte und -pfleger gehörten unter der Masse der Auschwitzhäftlinge zwar zur Lagerprominenz. Ihr Lager- und Arbeitsalltag war jedoch alles andere als unbeschwerlich und gefahrlos. Anfangs machte man im Krankenbaualltag gar keinen Unterschied zwischen Häftlingsärzten und -pflegern, sofern es sich nicht um leitende Häftlingsärzte handelte. Dr. Jakub Wolman begann im Juni 1942, in der Chirurgischen Abteilung (Bock 21) des zentralen HKB als Häftlingspfleger zu arbeiten:

> Es gelang mir, gleich in eine Krankenstube zu kommen. Im großen Krankensaal, in dem im Durchschnitt 250 bis 350 kranke Häftlinge untergebracht waren, befanden sich dreistöckige Betten, in jedem von ihnen lagen 2-3-4 Kranke. Der Saal war in vier Teile aufgeteilt. Jeder Teil nannte sich Stube. Die Aufgaben eines Pflegers waren folgende: Morgens standen wir vor dem Gongschlag auf; im Sommer schlug der Gong um 4.30 Uhr. Im Block 21 gab es keine Waschräume. Sowohl im Sommer als auch im Winter mussten wir alle Kranken nur in Unterwäsche zum Waschen in einen anderen Block treiben, in dem sich Waschräume befanden. Es gab keine Handtücher, Kranke, nicht selten mit hohem Fieber, mussten nass zu ihrem Saal zurückkehren. Nach dem Waschen fegte ich die Stube, schrubbte den Steinboden, bis er glänzte, räumte die Betten auf, trug die Kübel [mit Fäkalien; B. M.] weg, bestreute sie mit Chlor, weil es im Block kein Klosett gab. Ich musste die Fenster putzen und waschen. Es musste im Saal deutsche Ordnung herrschen. Unter den Betten durfte nicht einmal ein kleinster Strohhalm zu finden sein. Die Strohsäcke waren alt, ohne Stroh, nur Strohhäcksel, die bei jeder Bewegung auf den Boden fielen. Die Bettlaken waren monatelang nicht gewechselt. Sie waren mit Eiter, Blut und Sekreten beschmutzt, es gab Läuse und Flöhe, aber der Fußboden musste sauber sein. Dann ging ich Kaffee [Ersatzkaffee; B. M.] holen. Das Frühstück musste verteilt werden. Bald begannen die Verbandswechsel. Sie fanden zwei Mal

39 Vgl. ausführlich Garliński, *Fighting Auschwitz.*

in der Woche von 8 bis 12 Uhr in der Ambulanz statt, die sich im Saal befand. Es handelte sich nur um schwere Fälle. Wir, 8 bis 10 Pfleger, hatten 300 bis 350 Kranken Verbände anzulegen. Unter uns gab es welche, die erst im Krankenbau gelernt hatten, Verbände anzulegen. Ein Teil arbeitete gut und es waren anständige Leute, aber wenn man 350 Verbände innerhalb von vier Stunden anlegt, dann kann man sich vorstellen, wie das aussah. Mittags holten wir Mittagessen, wir mussten 100-Liter-Kessel mit Suppe auf den ersten Stock bringen und sie verteilen.

Es war eine Katastrophe, wenn man irgendeinen kleinen Strohhalm unter einem Bett fand. Den ganzen Tag musste man Betten machen und fegen. Alle Pfleger mit Ausnahme der leitenden Ärzte mussten all diese Arbeiten verrichten, die Kessel mit Suppe schleppen, nach dem Mittagessen Brot auf Tragen (150 Laibe) heranbringen. [...] Ich durfte mich nicht hinlegen, sonst hätte man mich ins Lager rausschmeißen können, ich musste arbeiten, denn wir waren Konkurrenz für sie [die »alten« Häftlingspfleger; B.M.], weil wir Ärzte waren. Wenn wir das Brot aufgeteilt hatten, holten wir Kaffee zum Abendessen und wir mussten ständig aufräumen. [...] Der Appell, der nur fünf Minuten dauerte, wurde auf dem Block abgehalten und nicht auf dem Appellplatz. Am Abend fand ein weiterer Appell statt, danach wurden wir zur Arbeit in den Block 28 gebracht, zum Verladen von Leichen. Dort befand sich die Leichenhalle. Täglich gab es dort 150 – 250 Leichen. Dies war die sogenannte natürliche Sterblichkeitsrate im Lager. Wir verluden die Leichen auf Lastwagen oder Wagen, mit denen diese zum Krematorium transportiert wurden. [...]

Das Fieber musste aufgeschrieben werden, die Medikamente notiert, alles in schöner, leserlicher Schrift, gleichmäßig, und die Krankenkarte musste sauber sein, genauso wie der Fußboden. Der Kranke war nicht wichtig. So sah mehr oder weniger der Arbeitstag eines Häftlingspflegers aus.[40]

Der polnische Häftling Czesław Jaworski aus Warschau, ebenfalls Arzt, wurde etwa zeitgleich mit Wolman als Häftlingspfleger im Krankenbau eingestellt. Die ersten Tage arbeitete Jaworski in der Ambulanz im

40 Befragung Jakub Wolman vom 13./14.4.1945: AIPN, GK 196/87, Bl. 1–85, hier Bl. 24.

Block 28 und legte Verbände an. Unter den dabei eingesetzten Häftlingspflegern war er der einzige Arzt. Die anderen hätten sich ihm gegenüber »eher ablehnend« verhalten, so Jaworski. Nach neun Tagen kam der stellvertretende Blockälteste, ein Mann namens Blok, auf ihn zu und erklärte, Jaworski übernehme als Häftlingspfleger die Stube 9 im Block 28. Er habe dort Sauberkeit und Ordnung zu halten sowie die Kranken medizinisch zu betreuen. Blok teilte Jaworski auch mit, dass sein Vorgänger, ein tschechischer Arzt, gerade zur Strafkompanie geschickt worden sei, weil SS-Sanitäter Klehr in einem der Krankenbetten eine beschmutzte Unterhose gefunden habe.[41]

Die Stube 9 hatte 78 Betten und war mit etwa 90 Kranken belegt. Jaworski wurde gleich gewarnt, eine zu große Überbelegung sei für die Kranken gefährlich – der Lagerarzt werde die Belegstärke dann womöglich mittels einer Selektion ins Gas ›reduzieren‹. Bis acht Uhr müssten außerdem die Betten der Schwerkranken gemacht, der Fußboden geschrubbt, die Temperatur gemessen und in Krankenkarten eingetragen sein, weil der Blockälteste Welsch zur Kontrolle kommen konnte. Welsch überprüfte auch Diagnosen und Entlassungsvorschläge. Danach folgte die medizinische Untersuchung der Patienten. Jeder Kranke sollte mindestens jeden dritten Tag untersucht werden, die Diagnose war in der Krankenkarte festzuhalten. Als weitere Aufgaben kamen die Medikamentenausgabe, das »Kesselkommando« sowie die Fertigstellung der genauen Tagesberichte über den Krankenstand hinzu.[42]

Jaworski rekrutierte unter den gehfähigen Kranken und den Genesenden Helfer, die ihn bei diesen Arbeiten unterstützten. Dies wurde in den anderen Krankenstuben ähnlich gehandhabt. Unter den Helfern befanden sich auch Ärzte, von denen einige später als Häftlingspfleger in den Krankenbau übernommen wurden. Eines Tages, als Jaworski nach der morgendlichen Reinigung mit der Untersuchung der Kranken begann, meldete ihm der Stubendienst, der SDG Klehr sei auf dem Korridor.

> Ich greife nach einem Wischlappen und gebe vor, Fenster zu putzen. Klehr tritt herein in Begleitung des Krankenbauältesten Bock sowie des stellvertretenden Blockältesten Blok. Ich schreie »Achtung« und laufe Klehr entgegen. [...] Ich melde ihm die Nummer der Stube

41 Jaworski, »Wspomnienia«, S. 106 f., S. 110 f. und S. 114.

42 Ebenda, S. 113–115.

sowie die Belegung. Klehr sieht mich an, dann die Betten und den Fußboden, schreitet durch den Saal und kehrt mit Anzeichen der Zufriedenheit in seinem Gesicht zurück, weil alles in bester Ordnung ist. Bock, der verängstigt in die Augen von Klehr schaut, beruhigt sich in diesem Augenblick. [...] »Weiter machen!« – sagt Klehr und verlässt den Saal, hinter ihm folgen seine Hündchen. [...] Nachdem die Gäste den Saal verlassen hatten, setzte ich die Untersuchung der Kranken fort.[43]

Im Sommer 1942 übernahm Jaworski als Häftlingsarzt den Krankensaal 12 im Block 28. Es handelte sich um einen kleineren Saal für etwa vierzig Kranke und Jaworski befasste sich nur mit deren ärztlicher Behandlung. Für die anderen Aufgaben war ein Häftlingspfleger zuständig. Die Versorgung mit Medikamenten verbesserte sich in dieser Zeit wesentlich dank der »Kanada«-Bestände: »Viele Medikamente«, so Jaworski, »ermöglichten mir eine effektive ärztliche Behandlung der Kranken.«[44] Auch Diem weist darauf hin, dass die Medikamentenversorgung durch die »Kanada«-Bestände 1942 leichter geworden sei: »Die medizinische Behandlung wurde dadurch einfacher und ergab bessere Ergebnisse.«[45] Die Schilderungen anderer Häftlingsärzte und -pfleger ähneln denen Wolmans und Jaworskis.[46]

Die »Machtverhältnisse« im Häftlingskrankenbau

Der verantwortliche Lagerarzt bestimmte die Geschicke des Häftlingskrankenbaus, ihm unterstanden das Häftlingspersonal und die Kranken. Zur Seite standen ihm SS-Sanitäter, die den Lagerarzt während seiner Abwesenheit vertraten. Von Mitte Dezember 1941 bis März 1943 hatte diese Stellung Friedrich Entress inne. Als verantwortlicher SS-Sanitäter im Krankenbau fungierte bereits ab Anfang 1941 Josef Klehr – Spitzname: »Professor Klehr«. Dr. Roman Szuszkiewicz aus Tarnów, der von Januar 1942 bis zur sogenannten Evakuierung im Krankenbau als Häftlingszahnarzt eingesetzt war, sagte am 20. März 1947 aus: »Ich war von

43 Ebenda, S. 115 f.
44 Ebenda, S. 151–153 und S. 155. Vgl. auch Fejkiel, *Więźniarski szpital*, S. 123–138.
45 Diem, »Wspomnienia«, S. 28.
46 Vgl. u.a. Bericht Leon Gelberger, o. D.: ŻIH, 301/1699; Gelberger war Häftlingsarzt im HKB Birkenau. Vgl. auch Diem, »Wspomnienia«; Dering, »Tajna Armia«.

dem berüchtigten Professor Klehr abhängig. Das war ein Mensch, eher ein Tier in Menschenhaut, ein Mensch, der persönlich Phenolspritzen verabreichte.«[47] Klehr habe den Krankenbau terrorisiert, berichtet Langbein, und sei als »Folterknecht der Häftlingspfleger« gefürchtet gewesen, so ein anderer Auschwitzhäftling.[48] Klehr blieb bis 1943 im HKB.

1904 in Oberschlesien geboren, hatte der Mann, der sich in Auschwitz von Häftlingen als »Professor« titulieren ließ, eigentlich eine Tischlerausbildung durchlaufen und jahrelang in diesem Beruf sowie in den 1930er Jahren zeitweise auch als Pförtner, Pfleger und Hilfswachtmeister gearbeitet. Im Herbst 1932 trat Klehr der Allgemeinen SS bei und wurde vor Kriegsbeginn in die Waffen-SS eingezogen. Er diente in der Wachmannschaft im KL Buchenwald und später als Sanitätsdienstgrad (SDG) im KL Dachau. Ende Januar 1941 wurde er als SDG im Rang eines SS-Unterscharführers nach Auschwitz versetzt. In seiner Funktion als SS-Sanitäter beging Klehr unzählige Verbrechen; er war unter anderem für die Tötung von Häftlingen mit Phenolspritzen verantwortlich. Im Jahre 1943 übernahm er die Leitung des Desinfektionskommandos, zu dessen Aufgaben die Ermordung der Juden in den Gaskammern mit Zyklon B gehörte.[49]

Klehr gehörte zu den berüchtigtsten deutschen Tätern in Auschwitz und Władysław Fejkiel konstatierte, dass es angemessen wäre, »Klehr als den technischen Direktor für die Vergiftung von Menschen mit Gas und Phenol [im KL Auschwitz; B.M.] zu bezeichnen«. Klehr habe auch den Ehrgeiz gehabt, in Auschwitz »Arzt zu werden«, so Langbein: »So versucht er zum Beispiel Lumbalpunktionen […]. Ein schwieriger Eingriff, der sehr schmerzhaft ist, selbst wenn ihn ein geschickter Arzt vornimmt. Klehr versucht ihn an seinen Opfern, sticht und bohrt in ihrem Rücken herum, und wenn einer schreit, schlägt er ihn noch vor seinem Tod.«[50]

Ansonsten ›regierten‹ im Häftlingskrankenbau im Jahre 1942 nach wie vor der Krankenbauälteste Hans Bock mit seinem Stellvertreter Pe-

---

47 Langbein, *Auschwitz-Prozeß*, Bd. 2, S. 720–723 (Vernehmung Zeuge Fabian), Zitat S. 721; Vernehmung Roman Szuszkiewicz vom 20.3.1947, 9. Tag des Gerichtverfahrens gegen Rudolf Höß: AIPN, GK 196/109, Bl. 2–11, hier Bl. 7.

48 Langbein, *Menschen in Auschwitz*, S. 250; Jaworski, »Wspomnienia«, S. 115 f.

49 Zu biographischen Angaben zu Josef Klehr siehe u. a. Langbein, *Auschwitz-Prozeß*, Bd. 2, S. 709, sowie Onlinedokumentation des Fritz Bauer Instituts zum Auschwitz-Prozess: https://tinyurl.com/6b7ub2n8 [Zugriff: 29.8.2021].

50 Fejkiel, »Medycyna za drutami«, S. 482; Hermann Langbein, *Die Stärkeren. Ein Bericht aus Auschwitz und anderen Konzentrationslagern*, 2., überarb. Aufl., Köln 1982, S. 111.

ter Welsch und ihren Günstlingen. Es handelte sich dabei wie erwähnt oft um junge polnische Häftlinge, an denen sowohl Bock als auch Welsch Gefallen fanden. Sie verfügten über keine fachmedizinische oder auch nur Sanitäterausbildung und waren nicht selten durch die lange Haftdauer demoralisiert. Ihren Posten als Funktionshäftling, der ihnen das Überleben im Lager zwar nicht garantierte, aber bis dahin doch ermöglichte, verteidigten sie vehement – zumal gegen die fachkundigen Häftlingsärzte und -pfleger, die nun häufiger im HKB Anstellung fanden.[51]

Zu diesen einflussreichen Günstlingen gehörte Mieczysław Pańszczyk, ein junger polnischer Häftling, vor dem Krieg Student an der Kunstakademie in Krakau. Er kam mit dem ersten Transport mit polnischen und einigen jüdischen Häftlingen am 14. Juni 1940 nach Auschwitz und fand bald Beschäftigung im Häftlingskrankenbau. Mit der Zeit gewann er das Vertrauen des Krankenbauältesten Bock und später auch des SS-Sanitäters Klehr, dem er bei Tötungen mit Phenolspritzen zur Hand ging. Bald soll Pańszczyk auf Klehrs Anweisung selbständig den zuvor selektierten Häftlingen die Todesspritze verabreicht haben; er stieg zum stellvertretenden Blockältesten des Krankenblocks Nr. 20 auf, in dem er »selbstherrlich herrschte«, wie Jakub Wolman es formulierte.[52]

Pańszczyk führte sich im Block 20 als Chefarzt auf und ›praktizierte‹ als Chirurg; er stellte auch Diagnosen und legte die medizinische Behandlung der Kranken fest. Klehr soll ihm erlaubt haben, kleinere chirurgische Eingriffe vorzunehmen, was er denn auch tat. »Mit Vorliebe schnitt er Abszesse durch und durchtrennte dabei Sehnen und Gefäße«, berichteten später Fejkiel und Grabczyński.[53] Pańszczyk zeichnete sich außerdem durch Brutalität gegenüber anderen Häftlingen aus, insbesondere gegenüber Juden. Der jüdische Forscher Dr. med. Ludwik Fleck aus Lemberg wurde im Februar 1943 mit seiner Familie und engsten Mitarbeitern mit einem Sondertransport nach Auschwitz eingewiesen. Anfangs wurde er unter anderem als Leichenträger im Krankenbau eingesetzt und dabei von Pańszczyk misshandelt. Eines Tages trat Pańszczyk dermaßen heftig zu, dass er Fleck zwei Rippen brach. Diese Verletzung kostete Fleck wegen der nachfolgenden gesundheitlichen Komplikatio-

51 Dering, »Tajna Armia«, S. 15 und S. 17.

52 Befragung Jakub Wolman vom 13./14.4.1945: AIPN, GK 196/87, Bl. 1–85, hier Bl. 32.

53 Fejkiel, »Medycyna za drutami«, S. 483 (Zitat); Vernehmung Dr. Jan Grabczyński vom 30.9.1946: AIPN, GK 174/230/1, Bl. 1–4, hier Bl. 3.

nen beinahe das Leben.[54] Auch sonst soll Pańszczyk durch die Lagerverhältnisse vollkommen enthemmt worden sein.[55]

Die meisten der lagererfahrenen Häftlingspfleger gingen mit den fachkundigen Neuen nicht selten rabiat um. Jakub Wolman berichtete im April 1945: »Diese Leute fürchteten natürlich um ihre Stellen. Sie hatten Angst, diese Stelle zu verlieren. Sie unternahmen daher alles, um sich bei den SS-Männern beliebt zu machen, zeitgleich versuchten sie, die Konkurrenz zu vernichten, die ihre Stellen übernehmen könnte. Es handelte sich dabei vor allem um jene Sanitäter, die vor dem Krieg mit diesem Beruf nichts zu tun hatten. Im Lager hatten sie etwas gelernt und hielten sich für große Professoren. Im Lager war es so: Wenn es eine Chance gab, eine Arbeit unter Dach zu bekommen, dann meldete sich jeder. [...] Wir waren für sie Konkurrenz, weil wir von Beruf Ärzte waren.«[56]

Ähnliche Erfahrungen machte Czesław Jaworski als neu eingestellter Häftlingspfleger im Block 28. Dort herrschte der bereits erwähnte stellvertretende Blockälteste Zbigniew Blok, ein junger Häftling mit niedriger Lagernummer (1195) und ein Günstling des Blockältesten Peter Welsch. Er soll im Lager auch die Volksliste[57] unterschrieben haben. Volksdeutsche Häftlinge wurden besser behandelt als die polnischen Insassen, von den jüdischen gar nicht zu reden. Blok war am 25. Juni 1940 als 18-jähriger Schüler nach Auschwitz deportiert worden. Wiesław Kielar war sein Schulkamerad. »Zbyszek [Blok; B. M.], der in Chorzow verhaftet worden war, Sohn eines Apothekers in Lubaczow, war mir noch

54 Bericht Ludwik Fleck vom 12. 9. 1945: ŻIH Archiv, 301/1175. Seine Genesung verdankte Fleck dem polnischen Häftlingsarzt Lewkowicz aus Warschau, der ihm auch eigene Essensrationen zur Verfügung stellte. Nach seiner Genesung wurde Fleck in das SS-Hygiene-Institut verlegt und leitete das serologische Labor im Block 10; zu anderen Beispielen siehe Fejkiel, »Medycyna za drutami«, S. 483.

55 Vernehmung Nr. 16, Zeuge Zdzisław Ryndak, vom Juli 1948, Polski Instytut Źródłowy w Lund, https://tinyurl.com/2w62eaf4 [Zugriff, 30. 8. 2021]. Ryndak äußert sich darin folgendermaßen über Pańszczyk: »Da ich ihn länger kannte, habe ich bei ihm eine Reihe von Abartigkeiten beobachten können: Er trank Unmengen von Äther und war Morphinist. Er war auch für viele homosexuelle Vorfälle bekannt.« Ryndak war vom 24. 2. 1941 bis 27. 10. 1944 als politischer Häftling in Auschwitz; ab Ende 1941 arbeitete er als Häftlingspfleger im Krankenbau Auschwitz (später: Stammlager).

56 Befragung Jakub Wolman vom 13./14. 4. 1945: AIPN, GK 196/87, Bl. 1–85, hier Bl. 23.

57 In die Deutsche Volksliste wurden diejenigen Bürger des Vorkriegspolens aufgenommen, die deutschstämmig waren und sich zum Deutschtum bekannten. Wer in diese Liste aufgenommen wurde, erhielt die deutsche Staatsangehörigkeit bzw. ein späteres Anrecht darauf.

aus dem Gymnasium in Jaroslaw bekannt [...] Zuerst behandelte er mich korrekt, manchmal sogar herzlich, gewöhnlich bei den Erinnerungen an unsere schulischen Eskapaden mit den Kameradinnen aus dem Mädchengymnasium. Mit der Zeit stellte es sich aber heraus, daß die Macht manche Menschen verdirbt, vor allem solche, die jung, unerfahren, von großen, falsch verstandenen Ambitionen erfüllt sind. Das war auch mit Zbyszek so.«[58]

Jaworski hatte immer wieder Probleme mit Blok, der nach Vorwänden gesucht habe, um ihm zu schaden. Ähnliche Erfahrungen machten andere neu eingestellte Häftlingsärzte mit Blok: »Er schikanierte polnische Ärzte, die unserem Block zugewiesen worden waren. Einen schlug er ins Gesicht, einem anderen befahl er wegen eines angeblichen Vergehens, eine Woche lang den großen Korridor zu putzen und ihn ständig sauber zu halten.«[59] Zu den so Schikanierten gehörte Dr. Jan Gadomski, der im Block 20 die Abteilung der »Durchfallkranken« leitete. Gadomski erkrankte im Herbst 1942 an Fleckfieber. Der Fiebernde habe geahnt, dass er sterben würde, so Jaworski:

> Er bittet mich, im Falle seines Todes und meiner Entlassung aus dem Lager die Öffentlichkeit zu informieren, wie Blok mit Ärzten umging, insbesondere mit Gadomski. Er beklagt sich, dass Blok ihn besonders schikaniert habe. Interessanterweise dachte ich, dass Blok mich besonders schikanierte, und der Kollege Jakubowski dachte dasselbe in Bezug auf sich selbst. [...] Ich versuche, Blok zu verteidigen, indem ich sage, dass er sich mit vielen polnischen Kollegen gut verstehe, [...] und dass nur die Gruppe der »älteren Männer« bei ihm in Ungnade gefallen sei. Das hilft nichts, und Gadomski bittet mich noch einmal, ihm seinen letzten Wunsch zu erfüllen, denn er ahnte, dass er die Krankheit nicht überstehen wird. Und tatsächlich verlor er noch an diesem Abend das Bewusstsein und starb drei Tage später.[60]

58 Kielar, *Anus Mundi*, S. 56. Zbigniew Blok überlebte Auschwitz und wohnte nach dem Krieg in Chorzów, Oberschlesien. Er starb am 10.9.2015. Vgl. »Zmarł Zbigniew Blok, były więzień KL Auschwitz«, in: *Dzieje.pl* vom 10.9.2015, https://tinyurl.com/mr33w823 [Zugriff: 31.8.2021].

59 Jaworski, »Wspomnienia«, S. 131.

60 Ebenda, S. 170 und S. 174.

Es blieb jedoch nicht bei Schikanen. Andere Vorfälle waren ernster und es kam zu Intrigen, die für manche der Betroffenen mit dem Tode endeten.

Ende September 1942 machte Lagerarzt Entress in Begleitung eines anderen SS-Arztes Visite in Jaworskis Krankensaal. Die SS-Ärzte entdeckten dabei unter den Patienten zwei Häftlinge, die an Tuberkulose erkrankt waren. Jaworski hatte ihnen allerdings andere Diagnosen in die Krankenkarten geschrieben. Der Lagerarzt nahm die beiden Krankenkarten mit und die beiden Häftlinge wurden anschließend abgeholt und mit Phenolspritzen getötet. Der Blockälteste, ein deutscher Häftling, der wenige Wochen zuvor aus dem KL Dachau nach Auschwitz überstellt worden war, stellte Jaworski danach zur Rede.[61]

Drei Tage später erfuhr Jaworski nachmittags, er werde mit elf anderen Häftlingsärzten aus verschiedenen Krankenbaublocks entlassen und in das Feuerwehrkommando in Block 5a verlegt. Eine Viertelstunde später war es bereits so weit. Es stellte sich heraus, dass es sich um ein spezielles Kommando für strafversetzte Häftlingsärzte handelte. Zwei polnische und zehn jüdische kamen hier zusammen, darunter ältere und sogar gebrechliche Männer. Der Blockälteste, ein deutscher Häftling, bekam die Anweisung: »Aufpassen, dass keiner von ihnen entkommt. Sie müssen besonders gedrillt werden.« Unter den üblichen Schikanen hatten insbesondere die jüdischen Häftlingsärzte zu leiden, sie alle aber wurden bei Erdarbeiten außerhalb des Lagers eingesetzt, die ihre Kräfte weit überstiegen. Folglich bauten sie sehr schnell ab.[62]

Nach einigen Tagen nutzte der total erschöpfte Jaworski seine Beziehungen zu dem leitenden Häftlingsarzt Dr. Rudolf Diem und meldete sich in der Ambulanz als Kranker, um dort Lagerarzt Entress vorgestellt zu werden. Entress erkannte Jaworski und fragte, von wem und warum er als Häftlingsarzt entlassen worden sei. Jaworski konnte es sich nicht erlauben, darauf wahrheitsgemäß zu antworten, Diem ebenso wenig. Entress stellte daraufhin Blok zur Rede, während Jaworski als Patient in Block 20 (Infektionsabteilung) des HKB aufgenommen und dort im Saal für Fleckfieberkranke untergebracht wurde. Aus diesem Grund befürchtete Jaworski, dass der Lagerarzt ihn für die Todesspritze bestimmt haben könnte. Zwar versuchte Władysław Fejkiel, damals der leitende Häftlingsarzt des Blocks 20, ihn mit der Versicherung zu beruhigen, für

61 Ebenda, S. 155–157.

62 Ebenda, S. 158–163.

die Todesspritze seien in seinem Saal bislang nur jüdische Fleckfieberkranke ausgewählt worden. Trotzdem bekam Jaworski jedes Mal, wenn der Lagerarzt oder SDG Klehr den Saal betraten, Herzklopfen und begann am ganzen Körper zu zittern. Zwei Wochen später verlegte Fejkiel ihn in einen anderen Krankensaal.[63]

Als Ergebnis dieser Intrige untersagte Entress die Entlassung von Häftlingsärzten aus dem Krankenbau ohne seine Kenntnis. Von den Häftlingsärzten, die mit Jaworski strafversetzt worden waren, kam nur noch Dr. Lewin als Häftlingspfleger in den Krankenbau zurück und wurde später im SS-Hygiene-Institut beschäftigt. Dr. Więckowski, der zweite polnische Häftlingsarzt neben Jaworski, wurde einige Tage später wegen Phlegmonen in den Krankenbau aufgenommen und starb bald danach. »Und der Rest der Häftlingsärzte ging in dem Feuerwehrkommando zugrunde«, stellte Jaworski lakonisch fest.[64]

Jaworski mutmaßte, Blok sei für die Intrige verantwortlich gewesen. Dies mag für seine Verlegung zutreffen. Eine Entscheidung wie jene, insgesamt zwölf Häftlingsärzte, vornehmlich jüdische, aus den verschiedenen Krankenbaublocks zu entlassen und sie in eine Art Strafkommando zu stecken, konnte damals jedoch nur der Krankenbauälteste Hans Bock getroffen haben. Mit seinem Verbot, einen Häftlingsarzt ohne seine Genehmigung zu entlassen, hatte der Lagerarzt dieser Willkür einen Riegel vorgeschoben.

Dachauer Kommunisten im Krankenbau: ein Umsturzversuch und seine Folgen

In der zweiten Augusthälfte 1942 wurde eine Gruppe von 17 deutschen und österreichischen politischen Häftlingen als Verstärkung für den HKB aus dem KL Dachau nach Auschwitz überstellt. Es handelte sich dabei allesamt um Häftlingspfleger und Schreiber, meistens Kommunisten, aus dem Dachauer Krankenrevier, sämtlich ohne medizinische Ausbildung und Kompetenzen. Dennoch hatten sie im Dachauer Krankenrevier ›Doktor‹ spielen können. Entsprechend selbst- und machtbewusst traten sie auf, zumal sie in Auschwitz »rassische« Privilegien in Anspruch nehmen konnten, darunter Funktionsposten oder die Zu-

63 Ebenda, S. 164 f.
64 Ebenda, S. 165.

teilung zu besseren Kommandos. Unter ihnen befanden sich Hermann Langbein, Schauspieler von Beruf und kommunistischer Aktivist, und der bereits erwähnte Tischlergehilfe Ludwig Wörl aus München.[65]

Die Gruppe der Dachauer Häftlinge war untereinander gut vernetzt und gehörte, wenigstens zum Teil, nach ihren eigenen Angaben in Dachau einer »Widerstandsorganisation« an, deren Hauptaufgabe die folgende war: »Die Hilfe für unsere Genossen, das ist und bleibt die erste Aufgabe unserer Organisation.«[66] Daneben führten sie in Dachau »Klassenkampf«, unter anderem gegen die dort einsitzenden polnischen katholischen Priester und Ordensbrüder. Diesen »Kampf« setzten sie in Auschwitz fort, hier in erster Linie gegen angebliche polnische »Faschisten«, das heißt gegen polnische politische Häftlinge, die antideutsch und zugleich antisowjetisch eingestellt waren. Dieser Kategorie gehörten die meisten polnischen Häftlingsärzte an.

Nach ihrer Ankunft am 20. August 1942 zunächst verschiedenen Abteilungen und Bereichen im Krankenbau zugeteilt, um dort ein ›Praktikum‹ zu absolvieren, erhielten die 17 Dachauer Häftlinge bald exponiertere Stellungen. Langbein und sein Kamerad Karl Lill etwa wurden Schreiber in der HKB-Kanzlei. Wenige Wochen später stieg Langbein zum persönlichen Schreiber des neuen Standortarztes Dr. Wirths auf, den er noch aus Dachau kannte. Langbein gelang es mit der Zeit, ein Vertrauensverhältnis zu Wirths aufzubauen und auf diese Weise die Personalpolitik im Häftlingskrankenbau zugunsten seiner kommunistischen Genossen zu beeinflussen, wie er selbst berichtet.[67]

Der 1912 in Wien geborene Hermann Langbein war nach dem Abitur am Deutschen Volkstheater in seiner Heimatstadt als Schauspieler beschäftigt. 1933 schloss er sich der Kommunistischen Partei Österreichs an. Nach dem »Anschluss« Österreichs floh Langbein und kämpfte im Spanischen Bürgerkrieg in den Internationalen Brigaden bis zur Niederlage der Republikaner 1939. Langbein flüchtete erneut, diesmal nach Frankreich, wo er interniert wurde. Im Frühjahr 1941 entschloss er sich zur Rückkehr ins Reich. Kaum angekommen, landete er im KL Dachau, wo er bald im Häftlingsrevier als Schreiber beschäftigt wurde. Am 19. August 1942 überstellte man ihn nach Auschwitz. Langbein war ein glühender Anhänger des Bolschewismus, ein überzeugter Stalinist und betätigte sich auch nach 1945 als stalinistisch-kommunistischer

65 Czech, *Kalendarium*, S. 283; Langbein, *Die Stärkeren*, S. 86–88.

66 Langbein, *Die Stärkeren*, S. 78 (Zitat) und S. 134 f.

67 Ebenda, S. 122 f. und S. 133.

Funktionär, Propagandist und Publizist. Es sei hierbei angemerkt, dass eines der wichtigsten Instrumente der stalinistisch-kommunistischen Propaganda stets Denunziation war. Auch Langbein bediente sich dieser Waffe in seinen Nachkriegspublikationen gern. Daher sind seine Berichte und Kommentare betreffend Auschwitz mit besonderer Vorsicht zu behandeln. Erst nach der blutigen Unterdrückung des Aufstands in Ungarn im Jahre 1956 soll Langbein begonnen haben, den Stalinismus zu hinterfragen.[68]

Von Ludwig Wörl war bereits die Rede. Der Tischlergehilfe, der schon im KL Dachau in der Röntgenstation beschäftigt worden war, bekam auch in Auschwitz Gelegenheit, den Röntgenologen zu geben.[69] Ende Oktober 1942, nach zwei Monaten im Stammlager, wurde er von Standortarzt Wirths zum Ältesten des neu zu errichtenden Krankenbaus im Nebenlager Buna ernannt. Die genauen Umstände seiner Ernennung sind nicht überliefert. Die »Herrschaft« der deutschen kommunistischen Häftlinge, die er im dortigen Krankenbau etablierte, hatte für die Masse der Häftlinge fatale Folgen, worauf noch zu kommen sein wird. Aber auch im zentralen HKB spielte die kleine Gruppe der Dachauer Kommunisten ab dem Spätsommer eine immer größere Rolle. Entscheidend dafür waren nicht ihre Anzahl, sondern die Funktionsstellen, die sie ihrer deutschen Herkunft verdankten, sowie die Nähe zu den Lagerbehörden. Das gilt insbesondere für Hermann Langbein.

Im Herbst 1942 herrschte im Häftlingskrankenbau des Stammlagers trotz der steigenden Zahl und des wachsenden Einflusses der polnischen und auch jüdischen Häftlingsärzte und -pfleger nach wie vor Hans Bock mit seinen Vertrauten und Günstlingen. Aber ältere polnische Häftlingsärzte, allen voran Władysław Dering, dem die im Juni 1941 eingerichtete Abteilung Septische Chirurgie unterstand, bauten ihre Position weiter aus. Unter Derings Anleitung übten deutsche Lagerärzte, insbesondere der junge Lagerarzt Entress, operative Eingriffe. In der Ambulanz arbeitete als leitender Häftlingsarzt Dr. Rudolf Diem, der zu Entress ebenfalls ein vergleichsweise gutes Verhältnis hatte, weshalb er unter anderem einigen Kollegen eine Anstellung als Häftlingsarzt verschaffen konnte. Dennoch standen die polnischen Häftlingsärzte unter ständiger Beobachtung der Politischen Abteilung, die im Krankenbau die Zentrale der

---

68 Ebenda. Seine Memoiren wie auch seine politischen Aktivitäten nach 1945 belegen, dass Langbein während des Krieges und auch danach ein überzeugter Stalinist war.

69 Diem, »Wspomnienia«, S. 123.; Dering, »Tajna Armia«, S. 185; Jaworski, »Wspomnienia«, S. 155–157; Langbein, *Die Stärkeren*, S. 67.

polnischen Widerstandsorganisation vermutete. Dies führte beispielsweise im Sommer 1942 zu einer Erschießungs-»Aktion« im HKB, der auch mehrere polnische Häftlingsärzte zum Opfer fielen, darunter die Chirurgen Dr. Julian Kozioł, Dr. Stefan Żabicki, Dr. Wilhelm Türschmidt und Edward Witkowski aus Block 21.[70]

Mit dem HKB-Ältesten Bock kamen die älteren polnischen Häftlingsärzte und -pfleger relativ gut aus, da er sich in die ärztlichen Angelegenheiten wenig einmischte, sie – im Unterschied zu einigen seiner Günstlinge wie dem erwähnten Pańszczyk – weitgehend gewähren ließ und sie sogar unterstützte. Bock war auch nicht antisemitisch eingestellt und soll jüdischen Häftlingen geholfen haben.[71] Er genoss außerdem das Vertrauen von Lagerarzt Entress, SS-Sanitäter Klehr und offenkundig auch das der Lager-Gestapo. Seine Position schien gefestigt zu sein. Umso größer war die Überraschung, als er Anfang März 1943 (um den 3. herum) gestürzt wurde. Langbein schildert diese Ereignisse in seinem erstmals im Jahre 1948 erschienenen Buch *Die Stärkeren* wie folgt:

> Tadek, der Läufer, kommt zu uns herein. [...]
>
> »Wißt ihr schon? Ganz große Geschichte im Krankenbau. Wirths ist drinnen und Grabner auch, dicke Luft. Das ganze Pflegepersonal hat antreten müssen. Was da herausschauen wird? Ich sehe schwarz.« [...]
>
> Tadek kommt noch einmal, und wir erfahren: Sie haben auf dem Boden von Block 21 ein Zimmer entdeckt, das sich Bock eingerichtet hat. Dort haben sie Rauschgifte gefunden, sehr viele, sicher aus Kanada. Er ist als Lagerältester des Krankenbaus abgelöst und gleich nach Buna überstellt worden. Dort wird er als Blockältester eingesetzt, erfahren wir später. Ein paar Polen, darunter auch einige junge Burschen, die auf Block 21 zum Personal gehören, sind im Bunker. Grabner hat dem angetretenen Revierpersonal befohlen: »Alle Polen Hand in die Höh!« Es sind sehr viele Polen im Revierpersonal. Dann hat Grabner etwas gesprochen von Ausräuchern und: »Die Polenwirtschaft wird schon aufhören!« Jetzt ist deswegen Panik. Wörl, unser Freund aus Dachau, ist von Buna herein-

70 Fejkiel, *Więźniarski szpital*, S. 113.

71 Dies bestätigt auch Langbein, *Menschen in Auschwitz*, S. 249.

gebracht worden, und Wirths hat ihm die Binde des Lagerältesten gegeben.[72]

Ähnlich schilderten Fejkiel und Diem diese Geschehnisse einige Jahre später. Diem erwähnt, bei der Durchsuchung seien große Mengen Morphin bei Bock gefunden worden.[73] Tadeusz Hołuj, ein polnischer Häftlingspfleger im Block 21, berichtete, der Leiter der Politischen Abteilung Grabner habe alle polnischen Häftlingspfleger aus Block 21, darunter Hołuj selbst, in den Lagerarrest in Block 11 sperren wollen. Wirths habe sich dem jedoch mit der Begründung widersetzt, damit käme die medizinisch-pflegerische Arbeit in Block 21 zum Erliegen.[74]

Es ist sicher, dass Langbein über Bocks homosexuelle ›Umtriebe‹ Bescheid wusste, da er gezielt über die im Krankenbau herrschenden Verhältnisse »Material sammelte«, wie er es später formulierte: »Oft bin ich abends bei ihm [Bock; B. M.] auf seinem Zimmer. Denn ich will manches von ihm. [...] Bock ist sehr gefällig. Es kommt mir so vor, als ob er ein schlechtes Gewissen hätte. Sicher hat er's. Irgend etwas stimmt im Krankenbau nicht. Zu viele junge Burschen sind auf Block 21, wo er schläft, als Pfleger, als Putzer dergleichen.«[75] Desgleichen bestätigt Fejkiel, dass Langbein im Krankenbau »verdeckt ermittelt« habe. Einige Zeit vor der Aktion gegen Bock, so Fejkiel, habe ihn Langbein um ein Gespräch gebeten:

> Wir haben uns ziemlich lange unterhalten. Er stellte mir verschiedene Fragen, aus denen hervorging, dass er sich über mich eine eigene Meinung bilden wollte. Übrigens, er wusste schon viel. Er fragte mich über Polen aus, die in Block 20 und den anderen Blocks

72 Langbein, Die Stärkeren, S. 132 f. Wörl war nach eigenen Angaben bis zum 3.3.1943 Krankenbauältester im Nebenlager Buna und danach in gleicher Funktion im Stammlager beschäftigt; vgl. Vernehmung Ludwig Wörl vom 25.11.1958: HHStA Wiesbaden, 461/37638/3, Bl. 316–318.

73 Fejkiel, »Medycyna za drutami«, S. 486; Diem, »Wspomnienia«, S. 123.

74 Aussage Tadeusz Hołuj vom 27.11.1947, Gerichtsverfahren gegen Angehörige der SS-Mannschaft des KL Auschwitz, 4. Verhandlungstag: AIPN, GK 196/162, Bl. 99–121, hier Bl. 102

75 Langbein, *Die Stärkeren*, S. 127. Langbein behauptete dabei, er hätte im Krankenbau Informationen über Klehrs Verbrechen (Tötungen mit Phenolspritzen) gesammelt, um dessen Treiben mittels Standortarzt Wirths zu stoppen (S. 130 f.). Diese Ausführungen sind mehr als fragwürdig; schließlich war Wirths für eben diese Tötungen verantwortlich und beauftragte u. a. Klehr mit ihrer Durchführung. Langbein wusste das.

arbeiteten. Schließlich kam er auf Stössel und Pańszczyk zu sprechen. Er bezeichnete sie als »Tiere« und wollte wissen, wie ich zu denen stehe. Als er sich überzeugte, dass meine Meinung sehr wohl negativ war, erklärte er, dass deren Herrschaft nicht mehr lange dauern würde. Wie das geschehen sollte, habe ich nicht gefragt. Ich vermutete aber, dass man dabei eine gute Taktik anwenden müsste. Schließlich hatte Bock eine sehr starke Position in der Kommandantur.[76]

Alfred Stössel, ein polnischer Häftling, war zu diesem Zeitpunkt der Blockälteste des Krankenbaublocks 20 und Pańszczyk sein Stellvertreter. Beide genossen das Vertrauen Hans Bocks und des SS-Sanitäters Klehr. Stössel war schon Ende 1942, vermutlich im November, von der Lager-Gestapo verhaftet worden. Am 3. März 1943 erschoss man ihn in Block 11 zusammen mit 25 anderen polnischen und jüdischen Häftlingen. Pańszczyk wurde einige Tage später, wahrscheinlich am 10. März 1943, in das KL Neuengamme überstellt, wo er später ums Leben gekommen sein soll.[77]

Ferner berichtet Langbein, dass er sich mit Standortarzt Wirths über die im Krankenbau herrschenden Missstände – wohlgemerkt aus Sicht der Lagerbehörden – unterhalten habe, wobei die Initiative hierzu von Wirths ausgegangen sei. Langbein gibt dieses Gespräch wie folgt wieder:

»Sehr viele Polen gibt 's im Revierpersonal, Langbein.«

»Jawohl.«

»Das ist eine Clique, da hilft einer dem anderen. Glauben Sie nicht, daß die Polen eine Geheimorganisation im Revier haben?«

Langbein habe dies verneint, worauf Wirths erklärt habe: »Jedenfalls gibt's zu viele Polen im Revierpersonal. Das muß anders werden.«[78] Daraufhin seien Wirths und Langbein übereingekommen, dass Langbein dem Standortarzt Vorschläge für die Einstellung neuer Häftlingspfleger

---

76 Fejkiel, »Medycyna za drutami«, S. 486.

77 Czech, *Kalendarium*, S. 428; Jaworski, »Wspomnienia«, S. 153, über die Umstände von Stössels Verhaftung; Langbein, *Menschen in Auschwitz*, S. 214; zu Pańszczyk vgl. Klee, *Auschwitz*, S. 310. Am 10.3.1943 wurden 1001 polnische Häftlinge aus dem KL Auschwitz in das KL Neuengamme überstellt; vgl. Czech, *Kalendarium*, S. 437.

78 Langbein, *Die Stärkeren*, S. 133.

unterbreiten solle. Langbein habe dabei an »eine Reihe von Genossen« gedacht, »die wir in gute Kommandos unterbringen wollen«. Einen Tag später habe er Wirths eine entsprechende Liste ausgehändigt. »Alle werden aufgenommen«, so Langbein.[79]

Ärzte waren offenbar keine darunter, jedenfalls schweigt Langbein hierzu. Bereits bei Wörls Ernennung zum neuen Krankenbauältesten dürfte er die Finger im Spiel gehabt haben. Wirths habe sich nämlich am Vorabend der Ereignisse im Krankenblock 21 bei ihm über Wörl erkundigt, so Langbein.[80] Bocks Absetzung und sein sofortiger Ersatz durch Wörl legen jedenfalls die Vermutung nahe, dass die Aktion von langer Hand geplant war.

Vieles deutet darauf hin, dass die ›Palastrevolution‹ im HKB Langbeins Werk war, der für diesen Zweck den Standortarzt Wirths geschickt manipulierte. Fejkiel, der die ehemaligen kommunistischen Auschwitzhäftlinge im kommunistischen Polen nicht offen kritisieren durfte und ihnen außerdem seinen Aufstieg zum Krankenbauältesten verdankte, schrieb 1964: »Der Machtwechsel wurde unter Anwendung meisterhafter Taktik durchgeführt. Kommunisten besetzten den Krankenbau mit eigenen Leuten mittels der Hände der Gestapo. [...] Um Bock und vor allem seine üblen Handlanger zu beseitigen, wurden aus taktischen Gründen antipolnische Argumente angewandt.«[81]

Fejkiel lässt unerwähnt, dass Langbein dabei offenkundig auch homophobe ›Argumente‹ instrumentalisiert hatte. Diem war in dieser Hinsicht in seinen unveröffentlichten Erinnerungen deutlicher: Langbein und Wörl hätten den Vorwurf der »Päderastie und des Morphinismus« Bocks instrumentalisiert, um diesen zu denunzieren.[82]

Es sei hierbei angemerkt, dass homosexuelle Handlungen von deutschen Häftlingen auch im KL Auschwitz strafbar waren. Falls überführt, wurden die deutschen Betroffenen deswegen oft operativ sterilisiert, ihre polnischen oder jüdischen Liebhaber (»Burschen«) dagegen in Bunker gesperrt und erschossen. Das war im Lager allgemein bekannt, auch Langbein. Die Lagerbehörden waren bei der Ahndung dieser »Delikte«

79 Ebenda, S. 133 f. Langbein behauptet, er habe dabei französische und tschechische Genossen im Sinn gehabt. Im KL Auschwitz befanden sich kaum französische und tschechische Kommunisten, die man hätte im Krankenbau beschäftigen können. Pfleger, geschweige denn Ärzte waren nicht darunter.

80 Ebenda, S. 133.

81 Fejkiel, »Medycyna za drutami«, S. 486.

82 Diem, »Wspomnienia«, S. 123.

stets auf Denunziation angewiesen. Der Vorwurf oder Verdacht einer polnischen Verschwörung zog ebenfalls stets eine Intervention der Lager-Gestapo nach sich, was für die vermuteten polnischen Verschwörer in der Regel mit Folter und Tod endete. Auch dies war Langbein sehr wohl bekannt.[83]

Eine kommunistische Lagerorganisation dagegen gab es zum Zeitpunkt der ›Palastrevolution‹ im HKB noch nicht. Erst nach und nach holte Langbein einzelne Genossen aus den Nebenlagern ins Stammlager und verschaffte ihnen dort gute Kommandos – bis zu dessen Sturz auch mit tatkräftiger Hilfe Hans Bocks.[84] Seine einflussreiche Stelle als Häftlingsschreiber des Standortarztes und das Vertrauensverhältnis zu Wirths dienten ihm als Sprungbrett für die ›Machtübernahme‹ im Krankenbau, der sich mit der Zeit zur Zentrale der kommunistischen »Widerstandsorganisation« entwickeln sollte.

Dering, der zu Langbein zunächst ein durchaus gutes Verhältnis pflegte, übte später scharfe Kritik an dessen »Kampfmethoden«: »Der gerissene Hermann Langbein, österreichischer Kommunist, der Kopf, die graue Eminenz der Lagerkommunisten, [...] agierte aus dem Verborgenen heraus, mit bewährten Methoden.«[85] Es gibt Hinweise, dass Langbein vor allem die Waffe der Denunziation anwandte, um Konkurrenten um die ›Herrschaft‹ im Häftlingskrankenbau auszuschalten. Auch nach dem Krieg erhob er gegen seine Kontrahenten in Auschwitz falsche Beschuldigungen, um sie zu diskreditieren. Nun handelte es sich in erster Linie um den Vorwurf des Antisemitismus, die Methoden blieben dennoch dieselben.[86]

---

83 Langbein, *Die Stärkeren.* Auf S. 176 schildert Langbein so einen Fall, in dem ein deutscher Kapo operativ sterilisiert und sein Liebhaber, ein junger »Zigeuner«, erschossen wurde. Und auf S. 131 heißt es: »Die politische Abteilung hat panische Angst vor einer polnischen Geheimorganisation [...]«

84 Ebenda, S. 132. So habe Bock auf Langbeins Bitte Dr. Alfred Klahr im Krankenbau »versteckt« gehalten, um ihn vor Selektionen zu schützen. Klahr war ein prominenter österreichischer Kommunist.

85 Dering, »Tajna Armia«, S. 123 f.; Langbein, *Die Stärkeren,* S. 184 f.

86 Vgl. u. a. Langbein, *Die Stärkeren,* S. 110. Dort wirft Langbein dem polnischen Häftlingsarzt Rudolf Diem, einem der führenden Mitglieder des polnischen Lagerwiderstandes, vor: »Er stellt den Juden ungünstigere Aufnahmediagnosen, hofft so, Entreß abzulenken und kranke Polen zu retten. Das grausame Prinzip von Auschwitz beherrscht ihn: Einen anderen treten, nur damit man selber nicht ertrinkt.« In Wirklichkeit bedeutete eine »ungünstigere Aufnahmediagnose« für einen jüdischen Häftling eher das Gegenteil von »antisemitisch«, denn die Aufnahme in den HKB konnte für Juden rasch den Tod bedeuten. Siehe dazu das Kapitel »Selektionen«.

Nach Bocks Absetzung begannen Wörl und Langbein, Funktionsposten im HKB – vor allem die der Blockältesten – mit kommunistischen Häftlingen zu besetzen. Langbein behauptete später, ihm sei es darum gegangen, jüdische Häftlinge als Häftlingsärzte und -pfleger zu beschäftigen. Denen wären diese Stellen bislang verwehrt gewesen. Erst er habe ihre Einstellung durch geschicktes Taktieren erreicht.[87] Dies ist von Langbein frei erfunden, denn zu diesem Zeitpunkt waren jüdische Häftlinge wie dargelegt bereits seit einem Jahr im Lagergesundheitswesen tätig. Langbein und Wörl kümmerten sich in erster Linie um ihre Genossen, und zwar zum Nachteil der Häftlingsärzte und somit auch der Häftlinge, ob Juden oder nicht.

Denn für Langbein und Wörl waren die Einstellungskriterien klar definiert: Vor allem Parteigenossen und ihre Sympathisanten sollten im Krankenbau zum Zuge kommen. Medizinische Kompetenzen spielten keine Rolle, zumindest keine positive, während die Zugehörigkeit zu »faschistischen« Kreisen ein Ausschlusskriterium war. Darunter aber verstanden sie alle mit antikommunistischer und antisowjetischer Haltung. Da dies auf die meisten der leitenden polnischen Häftlingsärzte im HKB zutraf, war der Konflikt programmiert.

Hinzu kommt, dass sich Wörl gegenüber den lagererfahrenen polnischen Häftlingsärzten nicht nur »rassisch« und ideologisch überlegen fühlte, sondern auch fachlich. Er mischte sich in ärztliche Angelegenheiten ein, maßte sich Diagnosen an, bestimmte die medizinische Behandlung und betätigte sich als Radiologe – im Dachauer HKB hatte er den Röntgenapparat bedienen dürfen. Die Folgen seiner Selbstüberschätzung waren für die betroffenen Häftlinge fatal. Dering: »Wörl, gekleidet als Facharzt, ›untersuchte‹ Häftlinge und ›stellte‹ Diagnosen, die einem Todesurteil gleichkamen. [...] Als ich Wörl darauf hingewiesen hatte, dass seine Tuberkulose-Diagnosen falsch waren, warf er mich als mein Vorgesetzter aus der Röntgenstation raus.«[88] Ähnliche Erfahrungen machte der leitende Häftlingsarzt in der Ambulanz, Dr. Diem, der außerdem

87 So behauptet Langbein in seinem Buch *Menschen in Auschwitz* auf S. 98 f., er habe im März 1943 in einem Gespräch mit Dr. Wirths den Anstoß dazu gegeben, jüdische Ärzte aus den RSHA-Transporten in den Krankenbauen zu beschäftigen, um die Monopolstellung der polnischen Häftlingsärzte zu durchbrechen. Vgl. auch Langbeins Memoiren *Die Stärkeren*, S. 134.

88 Dering, »Tajna Armia«, S. 123. Dering meint, dass Wörl absichtlich falsche Diagnosen gestellt habe, wissend, dass die angeblich an Tuberkulose erkranken polnischen Häftlinge anschließend vergast werden würden.

auf Wörls Abneigung gegenüber der Intelligenz, insbesondere der polnischen, verweist. Wörl habe im Krankenbau die Macht erlangen wollen und sich die Häftlingsärzte unterzuordnen versucht, was zu Konflikten einerseits mit Langbein und andererseits mit den polnischen Häftlingsärzten geführt habe.[89]

»Wörl«, das bestätigt Langbein, »fühlte sich Medizinern überlegen und reagierte cholerisch, wenn er auf Widerspruch oder stille Ablehnung stieß.«[90] Ähnlich verhielten sich die von Wörl und Langbein geholten und als Funktionshäftlinge eingesetzten kommunistischen Häftlinge. Bolesław Sowul zufolge beanspruchten Wörl und die mit ihm gekommenen Häftlingspfleger für sich sogar das Recht, »Operationen durchzuführen. Selbstverständlich konnten die Häftlingsärzte damit nicht einverstanden sein.«[91] Fejkiel, der sich eines gewissen Vertrauens der deutschen und österreichischen Kommunisten im Lager erfreute, kritisierte in den 1960er Jahren Wörl und seine Genossen, wohl wegen kommunistischer Zensur, sehr vorsichtig. »Wörl mochte Polen nicht. Übrigens nicht nur er. Auch einige der aus Dachau gekommenen deutschen Häftlinge zeigten gewisse antipolnische Vorurteile. [...] Sie betrachteten jeden Polen als Faschisten bzw. als einen mit Faschismus Infizierten.«[92] Nach dem Zusammenbruch des Kommunismus in Polen und dem Ende der kommunistischen Zensur fiel seine Kritik an Wörl und dessen Kameraden viel schärfer aus:

> [Wörl] versuchte, im Krankenbau mit stalinistischen Methoden kommunistische Verhältnisse einzuführen. Willkürlich, ohne Abstimmung mit dem Ambulanzarzt, nahm er Kranke in den Krankenbau auf. Im Block 19 ernannte er Herbert [Heribert; B. M.] Kreuzmann[93] zum Blockältesten, der mit seinem Stellvertreter Zenon Różański und fast allen polnischen »Pflegern« im Block ständig stritt. Ungewollt »erledigte« Wörl auch den chirurgischen Block 21,

89 Diem, »Wspomnienia«, S. 151 f.

90 Langbein, *Menschen in Auschwitz*, S. 253.

91 Bericht Czesław Sowul vom 28.9.1971: APMP, Oświadczenia, Bd. 72, Bl. 160–181, hier Bl. 172.

92 Fejkiel, »Medycyna za drutami«, S. 487.

93 Heribert Kreuzmann, geb. 1912, österreichischer Kommunist, hielt sich 1934 bis 1937 in der Sowjetunion auf, danach kämpfte er im Spanischen Bürgerkrieg. Ab dem 4.5.1941 Häftling im KL Dachau, am 29.3.1943 nach Auschwitz überstellt. Nach 1945 Funktionär der KPÖ. Vgl. den Eintrag im Dokumentationsarchiv des österreichischen Widerstandes, https://tinyurl.com/3tjsb9tb [Zugriff: 13.9.2021].

indem er dort als Blockältesten seinen Dachauer Kollegen Karl Linhart einsetzte, der ein Spitzel war.[94]

Es verwundert daher nicht, dass Wörls ›Amtszeit‹ von heftigen Konflikten mit den polnischen Häftlingsärzten geprägt war. Auch Langbein gibt im Nachhinein zu, dass Wörl Konflikte mit »lagererfahrenen, selbstbewußten polnischen Pflegern und Ärzten« heraufbeschworen habe.[95]

Ein besonders angespanntes Verhältnis hatte Wörl zu den Ärzten Dering und Diem. Letzterer glaubte, Wörl habe ihn gemeinsam mit Langbein bei Standortarzt Wirths denunziert. Wörl habe ihm vorgeworfen, seine Bemühungen, die Arbeitsabläufe im Krankenbau zu verbessern, zu sabotieren, polnische Kranke vor den Lagerärzten zu verstecken und falsche Diagnosen zu stellen, um den hoffnungslosen Gesundheitszustand der Kranken zu vertuschen und diese so vor einer Selektion zu bewahren. Ferner bringe er andere Häftlingsärzte gegen die Lagerbehörden auf. Daraufhin versetzte Wirths Diem im August 1943 zur Strafe in das sogenannte Zigeunerlager in Birkenau, wo wegen des dort grassierenden Fleckfiebers besonders schlechte Bedingungen herrschten.[96] Diem war eine der führenden Figuren des polnischen Lagerwiderstandes.

Langbeins und Wörls Herrschaft im Krankenbau des Stammlagers war jedoch nur von kurzer Dauer und ging so zu Ende, wie sie begonnen hatte – mit einer Denunziation. Am 28. August 1943 verhaftete die Lager-Gestapo Hermann Langbein, Ludwig Wörl und Peter Weinhold, einen weiteren kommunistischen Häftling, Blockältester des Krankenblocks Nr. 20, und sperrte sie in den Bunker des Blocks 11. Der Vorwurf: Bildung einer kommunistischen Geheimorganisation im KL Auschwitz. Da alle drei reichsdeutsche »Schutzhäftlinge« waren, wurden sie weder gefoltert noch erschossen. Dieses ›Privileg‹ blieb allen anderen Häftlingsgruppen vorbehalten. Einige Wochen später wurden alle drei aus dem Lagerarrest entlassen, Langbein am 3. November, Wörl und Weinhold zwanzig Tage später.[97]

---

94 Fejkiel, *Więźniarski szpital*, S. 155.

95 Langbein, *Menschen in Auschwitz*, S. 253.

96 Diem, »Wspomnienia«, S. 124; Langbein behauptet, dass Wörl Diem bei der Politischen Abteilung denunziert und auf diese Weise Diem von seiner Stelle als leitender Ambulanzarzt entfernt habe (ders., *Menschen in Auschwitz*, S. 254). Die »zuständige« Stelle für diese Denunziation war jedoch der Standortarzt, der dann Diem in das Zigeunerlager strafversetzte. Die Politische Abteilung hatte in dieser Hinsicht keine Kompetenzen.

97 Czech, *Kalendarium*, S. 588; Langbein, *Die Stärkeren*, S. 161–183.

Dass eine Denunziation diese Verhaftungen ausgelöst hatte, steht außer Zweifel. Langbein machte später Karl Linhart dafür verantwortlich, einen österreichischen Häftling, den Wörl Anfang April 1943 zum Blockältesten ernannt hatte, ohne es mit Langbein abgesprochen zu haben. Der echauffierte sich deswegen: »Der Wörl! Immer seine Extratouren!« Während eines der Verhöre im Lagerarrest habe Langbein in einer Akte sehen können, dass Linhart sie angeschwärzt habe.[98] Fejkiel schrieb hingegen in den 1960er Jahren, im Krankenbau seien 1943 mehrere Spitzel der Politischen Abteilung aktiv gewesen. Sie hätten im Sommer 1943 eine Meldung gemacht, wonach es im Krankenbau eine kommunistische Organisation unter Leitung von Wörl und Langbein gebe.[99]

Zum Nachfolger des verhafteten Wörl ernannte Standortarzt Wirths den lagererfahrenen Häftlingsarzt und Leiter der Chirurgie Władysław Dering. Ähnlich wie Diem war Dering schnell in Konflikt mit Wörl geraten. Dering hatte seine Position im HKB aber inzwischen so gefestigt, dass die Versuche Wörls und seiner Kameraden, ihn aus dem Krankenbau zu entfernen oder ihn sich unterzuordnen, zum Scheitern verurteilt waren. Auch die Bemühungen des Machttaktikers Langbein, Dering für seine kommunistische Organisation zu gewinnen, liefen ins Leere.[100] Die Lagerärzte und auch Wirths wiederum schätzten Dering als geschickten Fachchirurgen, dessen Unterweisung in praktischer Chirurgie sie gern in Anspruch nahmen. Sie wussten ebenso wenig wie die Lager-Gestapo oder Langbein und Wörl, dass Dering seit Ende 1940 als führendes Mitglied der polnischen Geheimorganisation im Lager angehörte.[101]

Nach Langbeins Vorstellung war Dering ein »polnischer Faschist«, wie er im Buche steht. 1919 und 1920 hatte dieser als Sechzehnjähriger freiwillig gegen die Bolschewiken gekämpft. Danach ging er an die medizinische Fakultät in Warschau und schloss im Jahre 1928 im Alter von 25 Jahren sein Studium als Facharzt für Gynäkologie ab. Später schulte

---

98 Langbein, *Die Stärkeren,* S. 156 (Zitat) und S. 171 (zu seinem Vorwurf gegen Linhart). Später wiederholte Langbein diesen Vorwurf nicht mehr. In seinem Buch *Menschen in Auschwitz* kommt Linhart gar nicht mehr vor.

99 Fejkiel, »Medycyna za drutami«, S. 504 f. Dering suggeriert hingegen, dass er mit der Entmachtung Wörls und der »kommunistischen Zelle« im Krankenbau etwas zu tun gehabt hätte, ohne jedoch Details zu nennen (ders., »Tajna Armia«, S. 135 und S. 185).

100 Dering, »Tajna Armia«, S. 123. Langbein bestätigt, dass er zunächst ein gutes Verhältnis zu Dering gepflegt habe (ders, *Die Stärkeren,* S. 184 f.). Zwanzig Jahre später beschrieb er es in *Menschen in Auschwitz,* S. 256, als »leidlich«.

101 Vgl. u. a. Jaworski, »Wspomnienia«, S. 199.

sich Dering auch als Chirurg und übernahm 1939 als Hauptmann der polnischen Armee das Kommando über die Chirurgische Abteilung in Brest.[102]

Im September 1939 geriet Dering in sowjetische Gefangenschaft, aus der er jedoch entkommen konnte. Somit blieb ihm ein Genickschuss in Katyn oder anderswo erspart, das Schicksal, das fast alle polnischen Offiziere traf, die im September 1939 in sowjetische Gefangenschaft geraten waren. (Davon dürfte Dering spätestens im April 1943 erfahren haben – dafür sorgte die deutsche Propaganda.) Ende 1939 gelangte Dering zurück nach Warschau und wurde Mitglied der Polnischen Geheimarmee. Die Gestapo verhaftete ihn am 3. Juli 1940. In der deutschen Haft verriet Dering niemanden. Kurz darauf inhaftierte die Gestapo auch seine Ehefrau Krystyna Ossowska-Dering und schickte ihn selbst in einem großen Häftlingstransport von 1500 Inhaftierten Mitte August 1940 nach Auschwitz. Die ersten Wochen dort überlebte er knapp; dann machte er, wie bereits geschildert, im Krankenbau ›Karriere‹. Dering war einer der ersten Häftlinge, die Pilecki im Herbst 1940 für die polnische Widerstandsorganisation rekrutiert hatte, und gehörte zu dessen engsten Vertrauten im Lager.[103]

Vor diesem Hintergrund konnte Langbeins Werben um Dering kein Erfolg beschieden sein. Dering und seine Kameraden misstrauten sowohl den Deutschen als auch den kommunistischen Parteigängern. Langbein war aus ihrer Sicht beides.[104]

Derings Ernennung zum Krankenbauältesten krönte die ab Herbst 1940 fortschreitende Professionalisierung des Häftlingskrankenbaus im Stammlager Auschwitz, eine Entwicklung, die wohl nur in Auschwitz so weit vorangekommen war. In den übrigen deutschen Konzentrationslagern hatten reichsdeutsche, meistens politische Häftlinge ohne medizinische Ausbildung in den jeweiligen Krankenbauen und Häftlingsrevieren die Leitungsfunktionen inne – als ›Doktoren‹ und ›Oberärzte‹.[105]

---

102 Cyra, Einführung, S. 1–4, zu Dering, »Tajna Armia«.

103 Ebenda, S. 5.

104 Ebenda, S. 14, sowie Dering, »Tajna Armia«, S. 123 f.

105 Eugen Kogon schreibt, dass die Aufnahme von Häftlingsärzten in das Revierpersonal erst während des Krieges gestattet worden sei, und weiter: »Bis 1945 stieg die Zahl der Häftlingsärzte aller Nationen in Buchenwald unter 280 Pflegern immerhin auf etwa 70. Von Ende 1944 an gab es sogar eigene *Blockärzte,* die durch eine geschickte Organisation der internen Lagerleitung eingesetzt wurden« (ders., *Der SS-Staat. Das System der deutschen Konzentrationslager,* München 1946, S. 112 [Hervorhebung im Original]).

Dass Langbein und Wörl mit ihren Versuchen, diese Zustände auch im KL Auschwitz zu etablieren, im August 1943 scheiterten, hatte vielfältige Gründe.

Anders als von Langbein behauptet, handelte es sich bei Derings Ernennung zum Krankenbauältesten keineswegs um einen Tabubruch.[106] Bereits ab Ende Juni 1943 fungierte der polnische Häftling Stefan Budziaszek als Krankenbauältester im Nebenlager Buna und bemühte sich energisch und auch erfolgreich, die in dem dortigen Krankenbau herrschenden Missstände zu bereinigen. Missstände, die Ludwig Wörl und seine Genossen mitzuverantworten hatten. Budziaszek setzte dabei in Absprache mit dem Lagerarzt wie mit dem Standortarzt auf Fachärzte unter den Häftlingen und entließ zugleich kommunistische ›Doktoren‹. Die ersten Ergebnisse dieser völlig neuen Personalpolitik waren schon im August 1943 deutlich sichtbar. Seit dem Frühjahr 1943 wurden zudem im neu gegründeten SS-Hygiene-Institut in Auschwitz zahlreiche hochqualifizierte jüdische und polnische Wissenschaftler und Ärzte beschäftigt.

Etwa im Juli 1943 begann außerdem SS-Lagerarzt Dr. Josef Mengele mit Genehmigung Himmlers sein ›Forschungsteam‹ (als Außenstelle des KWI in Auschwitz-Birkenau) zusammenzustellen, und zwar ebenfalls unter Rückgriff auf hochqualifiziertes medizinisches Personal unter den Gefangenen, vor allem unter den jüdischen, aber auch unter den polnischen. Ab Mai 1943 hatte Dering mit den ihm unterstellten Häftlingsärzten – auf Anordnung des Standortarztes – bereits chirurgische Eingriffe an zuvor bestrahlten jüdischen Männern vorgenommen. Diese Eingriffe fanden im Rahmen eines »Forschungsauftrages« der Kanzlei des Führers statt, den Dr. Horst Schumann aus Halle ab November 1942 in Auschwitz durchführte.

Der Standortarzt selbst bediente sich inzwischen gern der Hilfe polnischer wie jüdischer Häftlingsärzte. Zu Letzteren zählte etwa Dr. Max Samuel, der im Mai 1943 auf Wirths' Anweisung hin vom Nebenlager Buna ins Stammlager verlegt wurde, wo Wirths ihn als Blockarzt von Block 10 einsetzte und zugleich mit der Leitung eines ›Forschungsprojekts‹ betraute, das er gemeinsam mit seinem Bruder Eduard und Prof. Hans Hinselmann aus Hamburg realisierte. Auch zu diesem ›Projekt‹ hatte Himmler die Genehmigung erteilt. Den polnischen Häftlingsarzt Fejkiel beauftragte Wirths 1943 mit Recherchen über Fleckfieber in

106 Langbein, *Menschen in Auschwitz*, S. 255.

Auschwitz; der Standortarzt wollte sie für eine eigene wissenschaftliche Arbeit nutzen.

Im Sommer 1943 hatten die Auschwitzer Lagerbehörden, insbesondere der Standortarzt und die Lagerärzte, sowie die SS-Zentrale mit Himmler an der Spitze ihre rassistisch-ideologischen Vorbehalte gegen die Beschäftigung von polnischen und jüdischen Ärzten im Lagergesundheitswesen also längst abgelegt. Sie taten das aus rein pragmatischen Gründen.

Wie Fejkiel ausführt, ging die Ernennung Derings zum Krankenbauältesten auf Wirths' Wunsch zurück, diese Schlüsselposition im Krankenbau mit einem Mediziner zu besetzten. Da kein reichsdeutscher Häftling diese Qualifikation hatte, fiel die Wahl auf den lagererfahrenen Dering. »Dering war bis 1941 Ambulanzarzt. Dann hatte er unter schwierigen Bedingungen die Chirurgische Abteilung organisiert, die er gut leitete«, schrieb Fejkiel nach 1945.[107] Unter Dering wurde die Chirurgische Abteilung zur wichtigsten Fachabteilung im Krankenbau.[108] Dieser Umstand stärkte die Stellung Derings und der polnischen Häftlingschirurgen insgesamt – gegenüber den SS-Ärzten und erst recht gegenüber den reichsdeutschen Funktionshäftlingen im Krankenbau.

Trotzdem soll Dering die Entscheidung, die Stelle des HKB-Ältesten im Krankenbau zu übernehmen, nicht leichtgefallen sein. Aleksander Górecki, der im Krankenbau als Häftlingspfleger eingesetzt und Mitglied des Lagerwiderstandes war, berichtete:

> Als die Lagerbehörden Dering die Stelle des Lagerältesten im Krankenbau vorgeschlagen hatten, wandte er sich an die polnische Organisation mit der Frage, was er tun solle. Nachdem er die Entscheidung der Organisation erhalten hatte, nahm er die Stelle unter der Voraussetzung an, dass man ihm bei der Führung des Krankenbaues helfe. Die Tatsache, dass dieser Posten mit einem polnischen Häft-

---

107 Fejkiel, »Medycyna za drutami«, S. 510 f. (Zitat S. 511). Eine Ausnahme stellte der Häftlingsarzt Dr. Franz Gralla aus Breslau dar, der jedoch der polnischen Minderheit in Deutschland angehörte und in den Augen der Politischen Abteilung als Vaterlandsverräter galt (ebenda). Czesław Sowul behauptete zwar, Dering habe im Jahre 1943 die Volksliste unterschrieben (Erklärung Czesław Sowul vom 4.10.1947: AIPN, BU 2188/14 Bl. 12/11), was bedeuten würde, dass Dering für die Lagerbehörden nicht mehr als Pole, sondern als deutscher Häftling galt. Dering bestritt jedoch vehement, diese Unterschrift geleistet zu haben, obwohl er deswegen unter Druck gesetzt worden sei; vgl. ders., »Tajna Armia«, S. 99.

108 Paczuła, »Organisation und Verwaltung«, S. 163.

ling besetzt wurde, war ein großer Erfolg im Lagerleben. Als Leiter des ganzen Häftlingskrankenbaues hat er viel Gutes getan.[109]

Wenige Wochen später wurde die polnische Geheimorganisation weitgehend zerschlagen. Die Lager-Gestapo setzte 74 polnische Häftlinge – darunter Fejkiel und Diem – unter dem Vorwurf der Zugehörigkeit zu jener Polnischen Militärischen Organisation fest, die Witold Pilecki Ende 1940 gegründet und die Kontakte zur Außenwelt aufgebaut und unterhalten hatte. Während der darauf folgenden Verhöre wurden die Verhafteten schwer gefoltert. Władysław Fejkiel und Rudolf Diem wurden wie einige andere in den nächsten Tagen und Wochen aus dem Lagerarrest entlassen, aber 54 Häftlinge, darunter führende Köpfe der Organisation, wurden erschossen. Dieses Schicksal traf auch drei polnische Häftlingspfleger. Entlassen wurden teils Polen, die deutsche Staatsbürger waren, teils solche, für die sich SS-Männer einsetzten. In Fejkiels Fall soll Standortarzt Wirths interveniert haben.[110]

Trotz dieses Desasters leitete Derings Ernennung zum Krankenbauältesten im Häftlingskrankenbau des Stammlagers eine Reihe von einschneidenden Veränderungen ein. Die Herrschaft der Grünen bzw. »asozialen« Häftlinge und ihrer Günstlinge im HKB war bereits im Frühjahr 1943 gebrochen, die der Dachauer Kommunisten im August 1943 weitgehend beendet worden. Seitdem hatten die Häftlingsärzte das Sagen – in Leitungsfunktionen allerdings nur polnische, denn jüdischen Häftlingsärzten war dies auf Anordnung der Lagerbehörden untersagt.[111]

Gratwanderungen: die polnischen HKB-Ältesten Dering und Fejkiel

Der frisch ernannte HKB-Älteste Dering führte nach übereinstimmenden Berichten eine strenge Arbeitsdisziplin ein und bekämpfte die herrschenden Missstände, machte sich dabei aber unter den Häftlingen auch viele Feinde.[112] Fejkiel etwa konstatierte, Dering habe zwar die Position

109 Schreiben Aleksander Górecki vom 27.9.1947: AIPN, BU 2188/14 Bl. 21/9 f.

110 Garliński, *Fighting Auschwitz*, S. 331–339; Fejkiel, *Więźniarski szpital*, S. 159.

111 Fejkiel, »Medycyna za drutami«, S. 527 f.

112 Schreiben Aleksander Górecki vom 27.9.1947: AIPN, BU 2188/14, Bl. 21/9 f.; Erklärung Czesław Sowul vom 4.10.1947: AIPN, BU 2188/14, Bl. 12/11; Pęckowski, *Dobre Kommando*, S. 47.

der Häftlingsärzte gestärkt, dies aber ohne Fingerspitzengefühl getan. »Oft war er apodiktisch und vorschriftshörig. Er stand morgens früh als Erster im Krankenbau auf, ging in die Pfleger-Stuben und jagte die Müßiggänger aus den Betten. Darüber hinaus kontrollierte er mit Vorliebe die Arbeit der Häftlingsärzte und machte dabei oft unhöfliche Bemerkungen. [...] Die meiste Zeit widmete er der Chirurgie. [...] Er operierte viel und leidenschaftlich.«[113]

Mit kranken Häftlingen soll er ebenfalls nicht gerade zimperlich umgegangen sein. Ethnische Vorurteile wie Antisemitismus dürften dabei allerdings keine Rolle gespielt haben. Stanisław Kłodziński, der Dering aus dem HKB sehr gut kannte, schilderte ihn wie folgt: »Er war ruppig im Umgang, [...] er zeigte sich einerseits diszipliniert, pflichtbewusst und gewissenhaft gegenüber den Kranken, andererseits blind gehorsam gegenüber den Anordnungen der Lagerführung. [...] [Als Lagerältester; B.M.] arbeitete [er] in Absprache mit geheimen Organisationen unter den Häftlingen und bemühte sich, Häftlingen zu helfen, jedoch im Rahmen der eigenen und persönlichen Möglichkeiten. Er versuchte daher, den Mangel an Arzneimitteln durch illegalen Schmuggel zu beheben; er half Gefangenen im Bunker und eilte ihnen nicht selten zu Hilfe, um sie dort herauszuholen.«[114]

Der bereits erwähnte Auschwitzhäftling Aleksander Górecki, 1942 als Patient in der Chirurgischen Abteilung, anschließend als Häftlingspfleger, berichtete:

> Dr. Derings Umgang mit Patienten war sachlich, ohne Rücksicht auf deren Nationalität oder Herkunft. Bei der Arbeit war er streng, pedantisch und dienstbeflissen. Die auffallende Eigenschaft seines Charakters war Ungestüm und zugleich die Fähigkeit zu Mitgefühl mit den Mithäftlingen wegen ihres tragischen Schicksals [...]. Vor dem Hintergrund der zahlreichen Bitten um Hilfe mit Lebensmitteln, um das Verbleiben im Krankenbau usw. gab es viele Konflikte zwischen kranken Häftlingen und Dering. Die Meinungen über Derings Kollegialität waren geteilt, die überwiegende Mehrheit war positiv eingestellt. [...] Als Leiter des ganzen Krankenhauses hatte er viel Gutes getan. [...] In meiner Anwesenheit hatte der SS-Mann Lachmann von der Politischen Abteilung im Operationssaal allen

113 Fejkiel, »Medycyna za drutami«, S. 511.

114 Vernehmung Stanisław Kłodziński vom 15.9.1947: AIPN, BU 2188/14, Bl. 21/24 f.

> Polen und auch Dr. Dering mit Erhängung gedroht, weil zu viele Spitzel [der Politischen Abteilung; B. M.] im Krankenbau starben.[115]

Derings schroffe Art hatte womöglich mit der langen Lagerhaft zu tun. Er war schon im August 1940 interniert worden. Auch andere ehemalige Häftlingsärzte weisen darauf hin, dass sie gegenüber kranken Häftlingen nicht selten harsch und grob auftreten mussten. Ferner ist zu bedenken, dass Dering sich vor den SS-Ärzten kaum als verständnisvoller und mitfühlender Mediziner geben durfte. Unter den in Auschwitz herrschenden Verhältnissen hätte er damit seine Kompetenzen als leitender Häftlingsarzt infrage gestellt. Als Mitglied des organisierten Widerstandes musste er umso mehr darauf achten, den SS-Männern nicht negativ aufzufallen.

Derings Amtszeit dauerte nicht lange. Am 25. Januar 1944 verließ er Auschwitz in Richtung Königshütte (Chorzów). Um seine Entlassung ranken sich Gerüchte: Er habe das Lager verlassen dürfen, weil er die Volksliste unterschrieben habe. Dering bestritt dies vehement. Tatsächlich habe er im Frühjahr 1943 eine 19-jährige »Zigeunerin« erfolgreich operiert, bei der er zuvor korrekt einen großen Bauchtumor diagnostiziert hatte, obwohl die Frau wegen Schwangerschaft eingeliefert worden war. Prof. Carl Clauberg, der damals im Stammlager jüdische Frauen zu Experimenten missbrauchte, habe davon erfahren und ihm vorgeschlagen, in seiner Klinik in Königshütte zu arbeiten. Auf Derings Erwiderung, er sei ein KL-Häftling, habe Clauberg geantwortet: »Ich bin zwar

115 Bericht Aleksander Górecki vom 27.9.1947: AIPN, BU 2188/14, Bl. 21/9f. Der deutsch-jüdische Häftlingsarzt Erwin Valentin warf Dering vor, er habe den Berliner Arzt Dr. Zellner bei einer Selektion mitnehmen lassen, obwohl dieser gesund gewesen sei: »So wurde auf Anordnung des polnischen volksdeutschen Häftlingsarztes auch der Berliner Arzt Dr. Zellner mitgenommen« (Bericht Dr. med. Erwin Valentin, Krakau, vom 17.2.1945 [deutsch]: GARF, f. 7021, op. 108, d. 33, Bl. 22–39, hier Bl. 28). Gemeint ist offenkundig Max Zellner, geb. 1876, der am 12.3.1943 aus Berlin nach Auschwitz deportiert worden war (vgl. die Website zu Stolpersteinen in Berlin, https://tinyurl.com/3jm43ds3 [Zugriff: 13.9.2021]. Langbein griff dies in *Menschen in Auschwitz* ohne weitere Quellenangabe auf: »Dr. Erwin Valentin bezeugte am 16. Mai 1945 mit frischem Gedächtnis, daß Dering als Lagerältester einen jüdischen Arzt namens Zelnner [korrekt: Zellner; B. M.] und einen Pfleger unvermittelt dem Lagerarzt vorgeführt hat, worauf die beiden einen Sanka [Sanitätswagen; B. M.] besteigen mußten und die Schreibstube beauftragt wurde, ihre Todesmeldung zu schreiben« (ebenda, S. 256). Dazu ist anzumerken, dass die im HKB beschäftigten Häftlingsärzte und -pfleger, ob jüdisch oder nicht, spätestens ab 1942 grundsätzlich nicht mehr für die Gaskammer selektiert wurden, auch nicht, wenn sie krank waren.

klein, kann aber viel bewirken.« Nach mehrmonatigen Bemühungen in Berlin habe Clauberg, der einen direkten Draht zu Himmler hatte, erreicht, dass Dering »auf Bewährung« für ein Jahr an Claubergs Klinik »ausgeliehen« worden sei.[116]

Die Entlassung auf »Bewährung« wird auch durch andere Zeugnisse bestätigt, etwa durch Alina Brewda im Jahre 1946: »Dr. Władysław Dering wurde aus dem Lager entlassen dank Bemühungen von Prof. Clauberg, die acht Monate dauerten. Er wurde auf Probe für ein Jahr entlassen und als privater Assistent von Prof. Clauberg in seiner Klinik in Königshütte beschäftigt.«[117] Ähnliches berichtete Fejkiel.[118] Vor der Abreise aus Auschwitz sei Dering gewarnt worden, dass eine Flucht für seine Ehefrau Krystyna, die seit drei Jahren im Pawiak-Gefängnis in Warschau einsaß, das Todesurteil bedeuten würde. Nach einem Jahr »Bewährung« habe er die Chance gehabt, aus dem KL Auschwitz auch formal entlassen zu werden.[119]

In Königshütte wohnte Dering in einem kleinen Zimmer auf dem Gelände des Knappschaftskrankenhaues St. Hedwigstift und musste sich jeden Tag bei der deutschen Polizei melden. Er arbeitete in der Abteilung für Geburtshilfe und Gynäkologie für Clauberg. Neun Monate später wurde die Abteilung nach Bad Königsdorff-Jastrzemb (Jastrzębie Zdrój) »evakuiert«, wo Dering etwa sechzig operierte und gebärende Frauen medizinisch zu behandeln hatte. Anders als in Auschwitz soll Clauberg laut Dering im Krankenhaus auf medizinische Experimente verzichtet haben. Bevor Clauberg am 19. Januar 1945 die Flucht ergriff, habe er Dering ›großzügig‹ die Freiheit geschenkt. Dering blieb bis zum Einmarsch der Roten Armee in Bad Königsdorff-Jastrzemb, wurde danach unter Spionageverdacht vom sowjetischen Geheimdienst NKWD verhaftet, jedoch nach einer Woche freigelassen.[120]

116 Dering, »Tajna Armia«, S. 99 f. und S. 106 f. (Zitate).

117 Vernehmung Alina Brewda vom 19.11.1946: AIPN, GK 196/99, Bl. 59–67, hier Bl. 65. Es ist bezeichnend, dass Brewda anlässlich des Auslieferungsgesuches der stalinistisch-kommunistischen Behörden in Polen am 20.3.1947 in dieser Hinsicht anders aussagte. Nun behauptete sie: »Wegen seiner Verdienste bei der Sterilisierung von Häftlingen wurde Dering die reichsdeutsche Staatsbürgerschaft verliehen und er wurde als freier Mann zur Verfügung von Prof. Clauberg als Leiter der privaten Geburtshilfeklinik für SS-Angehörige in Königshütte abkommandiert« (Vernehmung Dr. Alina Brewda vom 20.3.1947: AIPN, GK 164/271/1, Bl. 23 f.).

118 Fejkiel, »Medycyna za drutami«, S. 512.

119 Dering, »Tajna Armia«, S. 108–113.

120 Ebenda.

Zu Derings Nachfolger bestimmte Standortarzt Wirths den polnischen Häftlingsarzt Władysław Fejkiel, der im Lager die Volksliste unterschrieben hatte und daher offiziell als deutscher politischer »Schutzhäftling« geführt wurde. Der im Jahre 1911 geborene Fejkiel war lagererfahren und hatte das dortige Gesundheitswesen erst als Häftlingspfleger, später als leitender Häftlingsarzt kennengelernt. Im Gegensatz zu Dering genoss Fejkiel allgemein Anerkennung, sowohl unter den Lagerinsassen als auch unter den SS-Lagerärzten. Der Standortarzt, für den er wie erwähnt Forschungsarbeiten über Fleckfieber durchführte, hielt ebenfalls große Stücke auf ihn. Langbein behauptet, diese Ernennung sei auf seinen Rat hin erfolgt.[121] Fejkiel selbst beschreibt die Ereignisse wie folgt: »Der Standortarzt rief mich zu sich und befahl, sofort die Stelle des Lagerältesten des Krankenbaus zu übernehmen. Bei dieser Gelegenheit forderte er mich auf, vernünftig zu sein, denn er werde mir kein zweites Mal helfen können, sollte ich wieder etwas ›Unverantwortliches‹ tun. Ich nahm seine Anordnung zur Kenntnis und übernahm die Stelle.«[122]

Fejkiel bekleidete diese Schlüsselposition bis zur Räumung des Lagers am 19. Januar 1945. Unter seiner Ägide besserten sich die Zustände im HKB weiter, die mit denen der Vorjahre aber ohnehin nicht mehr zu vergleichen waren. Die Häftlingsärzte – polnische, aber auch jüdische – sorgten für die medizinische Expertise, die sogenannten Kanada-Bestände für Arzneimittel, medizinische Instrumente und Geräte, mit deren Hilfe Patienten spätestens ab 1943 sowohl stationär als auch ambulant durchaus behandelt werden konnten.

Im Jahre 1944 machte der Häftlingskrankenbau im Stammlager Auschwitz auf Neuankömmlinge einen vergleichsweise guten Eindruck. Der jüdische Arzt Mark Klein traf am 2. Juni 1944 mit einem RSHA-Transport aus dem französischen Drancy in Auschwitz ein. Er wurde zunächst der Lagerapotheke als Hilfskraft zugeteilt. Seine Aufgabe war es,

---

121 Häftlingspersonalbogen Wladislaus Fejkiel, Mauthausen: Arolsen Archives, 1.1.26.3/1434334/ITS Digital Archive; Langbein, *Die Stärkeren*, S. 196; Dering, »Tajna Armia«, S. 100. Fejkiels Mutter habe mit Mädchennahmen Schmidt geheißen, so Dering. Daher habe Fejkiel eingedeutscht werden können. Fejkiel selbst schwieg sich nach dem Krieg aus nachvollziehbaren Gründen dazu aus, denn ein solcher Schritt wäre als »Abfall von der polnischen Volkszugehörigkeit« strafrechtlich verfolgt worden.

122 Fejkiel, »Medycyna za drutami«, S. 513. Wirths spielte hier auf die Zerschlagung der polnischen Geheimorganisation im September 1943 an, in deren Zusammenhang Fejkiel mit Diem u. a. verhaftet worden war (siehe oben).

die konfiszierten Medikamente aus dem Effektenlager zu sortieren und an Krankensäle und Kommandos zu verteilen. In den Abendstunden versorgte er in der Ambulanz leichtere Krankheitsfälle und Verletzungen. Der Häftlingskrankenbau sei gut ausgestattet und hervorragend sauber gewesen, urteilte Klein, das Häftlingspersonal medizinisch kompetent, da die ursprünglich dort tätigen »Pfleger« nach und nach ersetzt worden seien. Das sei eine langsame Transformation gewesen und dem raffinierten Vorgehen des HKB-Lagerältesten Fejkiel zu verdanken. Dieser Arzt aus Lemberg, kultiviert und menschlich, habe es geschafft, sich mit den Häftlingen wie mit den SS-Lagerbehörden gut zu stellen.[123]

Der Standortarzt und die Lagerärzte unterstützten und förderten diese Entwicklung, um zum einen die hohe Sterblichkeit zu reduzieren, wie von der Zentrale immer wieder gefordert. Zum anderen zeichnete sich spätestens im Sommer 1943 die Niederlage Deutschlands deutlich ab. Selbst fanatische SS-Angehörige waren nicht mehr so siegessicher wie in den Vorjahren. Die Aussicht, sich für die begangenen Massenverbrechen doch irgendwann verantworten zu müssen, wirkte sich mildernd auf ihr Verhalten gegenüber den Lagerinsassen aus – zumal die Kommandantur im Auftrag Berlins die korrekte Behandlung der Häftlinge wiederholt anmahnte und Verstöße dagegen wie willkürliche Misshandlungen oder gar die Ermordung von Gefangenen zuweilen ahndete.

Außerdem hatte Fejkiel einen Weg gefunden, sich die SS-Sanitäter gewogen zu machen. Für seine Arbeit als Krankenbauältester war das entscheidend. Nach dem Krieg schilderte er, wie er sich diese aus heutiger Sicht zweifelhafte Wertschätzung erworben und sie aufrechterhalten hatte:

> [Ich] täuschte den SS-Ärzten und SS-Sanitätern vor, dass ich ihre Befehle und Anordnungen absolut getreu befolgte. Dies erforderte die Anwendung einer entsprechenden Taktik. Gegenüber den SS-Sanitätern wandte ich erfolgreich die Methode der materiellen und auch »moralischen« Korruption an. Ich schmeichelte diesen primitiven und beschränkten Individuen, die mich direkt zu beaufsichtigen hatten. Ich pries ihre Fachkompetenz und Intelligenz und fragte sie oft bei belanglosen und harmlosen Fragen um Rat. Sie waren hocherfreut, dass jemand sie ernst nahm, und ich wusste,

123 Klein, »Auschwitz I Stammlager«, S. 445 ff. (Zitat S. 446).

> dass ihre Meinung [über mich; B. M.] bei dem Standortarzt und bei der Lager-Gestapo ankommen würde. Für alle Fälle setzte ich auch andere, materielle Argumente ein. Ab und zu schenkte ich ihnen einige Wäschestücke, die ich von Kollegen aus der Effektenkammer erhalten hatte. Der Krankenbau-Schuster machte ihnen Schuhe und Schneider schneiderten ihnen Kleider. Alle SS-Sanitäter waren auf diese Sachen sehr scharf. [...]
>
> Das Jahr 1944 erlaubte auch – natürlich nur in manchen Fällen – einen neuen Umgang mit der SS. Ab und zu sagte ich beispielsweise zu Klehr und anderen, ohne dabei ins Stottern zu geraten, dass sie »sehr anständige Menschen« seien, dass die Häftlinge sie wegen ihres »menschlichen Umgangs« schätzen und ihnen dies nach dem Krieg mit Sicherheit nicht vergessen würden. »Nach dem Krieg« klang jetzt auch für SS-Männer anders, denn die Ostfront näherte sich und der Glaube an die »Wunderwaffe« schwand. Weil sich der Ertrinkende an jeden Strohhalm klammert, schluckte selbst Klehr, der persönlich Tausende Häftlinge mit Todesspritzen ermordet hatte, diese außergewöhnliche Einschätzung glatt und war vorbehaltlos bereit, an unsere Dankbarkeit »nach dem Krieg« zu glauben.[124]

Ähnlich gingen Dering und der Krankenbauälteste Budziaszek im Krankenbau Buna-Monowitz mit den deutschen Vorgesetzten um. Maßgebend bei solchen Positionen war es ja, den SS-Männern gegenüber den Eindruck absoluter Ergebenheit, Loyalität und auch Dankbarkeit zu vermitteln.[125] Die Zukunft des HKB und seiner Ältesten stand und fiel mit dem Verhältnis zum Standortarzt und dem jeweiligen Lagerarzt.

Geschenke taten ein Übriges. So überreichte Fejkiel Standortarzt Wirths ein Bild von dessen Familie, das ein Häftling, ein Maler aus Warschau, auf der Grundlage eines Fotos gemalt hatte – zusammen mit einem Rosenstrauß, der zuvor aus dem Garten der Familie Höß gestohlen worden war. Sehr hilfreich bei Wirths' ›Bearbeitung‹ erwies sich Langbein, mit dem Fejkiel gut auskam und zusammenarbeitete. Langbein

---

124 Fejkiel, »Medycyna za drutami«, S. 517.

125 Dering, »Tajna Armia«, S. 61, S. 64 f. und S. 82. Auf Seite 61 beschreibt Dering, wie er den Standortarzt mit Geschenken »korrumpierte«. Zu Budziaszek vgl. Bericht Dr. Stefan Buthner (Budziaszek) vom 2./3.2.1974, aufgezeichnet von Tadeusz Iwaszko: APMO, Oświadczenia, Bd. 88a, Bl. 1–61, hier Bl. 34.

habe unter anderem dieselbe Methode angewandt wie Fejkiel gegenüber Klehr und anderen SS-Sanitätern. So soll er Wirths erklärt haben, »›dass die Häftlinge nie die anständigen Leute in der SS vergessen werden‹, unter denen an der ersten Stelle natürlich Wirths« stehe.[126] Wirths selbst bestätigte später, Langbein habe »mit mir bis Sommer 1944 sehr eng und freundschaftlich zusammengearbeitet«.[127]

Weder Fejkiel noch seine Kameraden hegten irgendeinen Zweifel daran, dass Wirths führend und aktiv an Massenverbrechen mitwirkte, insbesondere an den Selektionen in den Krankenbauen und auf der Rampe sowie an den anschließenden Vergasungen. »Hingegen spielte sich Wirths gegenüber den nummerierten Häftlingen, insbesondere gegenüber den einflussreichen, als ein humaner Mensch auf«, konstatierte Fejkiel, »ja sogar als ein Opfer des Nationalsozialismus, der ihn zur Verletzung der ärztlichen Ethik gezwungen hätte. Für alle Fälle begehrte auch er höchstwahrscheinlich, wohlwollende Zeugen für den Notfall zu gewinnen.«[128] Der polnische Lagerwiderstand schätzte den Standortarzt ähnlich ein: »Das ist ein raffinierter und gerissener Mensch. Er sucht nach Absicherung für die Zukunft. Dabei ist er jedoch gezwungen, bestimmte Maßnahmen zu ergreifen, die den Häftlingen zugutekommen. Dies kann in den letzten Momenten oder bei der plötzlichen Evakuierung des Lagers nützlich sein.«[129]

Ähnlich wie Klehr nahm Wirths die Bekundungen der Häftlinge über seine angebliche »Menschlichkeit« für bare Münze. So hielt sich Wirths in seiner Rechtfertigungsschrift vom Sommer 1945 kurz vor seinem Selbstmord zugute: »Einige Dokumente, die ich von Gefangenen als Anerkennung meiner Arbeit und als Ansporn für mein Durchhalten bekommen habe, mögen neben dem persönlichen Zeugnis aller Gefangenen, die mich kennen und um meine Arbeit und meinen Willen wissen, ebenfalls die Wahrheit des Berichteten belegen.« Wirths führt in seiner Schrift eine Reihe von Namen auf, die seinen ›aufopferungsvollen Einsatz‹ für Auschwitzhäftlinge bezeugen würden, darunter: »Hermann Langbein, Schauspieler aus Wien«, »Dr. med. Fejkiel aus Polen«, »Dr. med. Dien [Diem; B.M.] aus Polen«, »Prof. Dr. med. Epstein«

126 Fejkiel, »Medycyna za drutami«, S. 518 f.

127 Rechtfertigungsschrift Dr. Eduard Wirths, o. D. [Sommer 1945] (Abschrift), abgedruckt in: Beischl, *Wirths*, S. 237–251, hier S. 250.

128 Fejkiel, »Medycyna za drutami«, S. 518.

129 Kassiber Józef Cyrankiewicz, o. D. [nach dem 13.12.1944], abgedruckt in: *Grypsy*. S. 574 f.

und andere.[130] Was Langbein anbetrifft, irrte sich Wirths nicht. Die von Wirths aufgeführten polnischen und jüdischen Häftlingsärzte zeigten hingegen wenig Dankbarkeit.

Bilanz: Entwicklung des Häftlingskrankenbaus vom Frühjahr 1942 bis Ende 1944

In den ersten zwei Jahren seiner Existenz hatte der Krankenbau laut Fejkiel lediglich »als Sammelstelle für Sterbende und Gestorbene und gleichzeitig als Einrichtung zur Ausstellung von fiktiven Krankengeschichten und Sterbeurkunden« gedient. »Dies änderte sich erst im Frühjahr 1942 [...]. Damals wurde der Begriff ›Häftlingsarzt‹ eingeführt, man begann die kranken Häftlinge medizinisch zu behandeln, deren Genesung schnelle Rückkehr zur Arbeit versprach. Hingegen wurden die Kranken, bei denen man keine schnelle Genesung und somit auch keine baldige Rückkehr zur Arbeit prognostizierte, per Todesspritze oder Gas vernichtet.«[131]

Fejkiel nahm korrekt an, dass diese Wende mit dem akuten Arbeitskräftemangel zusammenhing. Deswegen wurde in der Folgezeit auch der Häftlingskrankenbau mit seinen Fachabteilungen und anderen medizinischen Einrichtungen ausgebaut. Im November 1942 betrug die Belegstärke des Krankenbaus etwa 2000 kranke Häftlinge, die in den drei Krankenblöcken 20, 21 und 28 untergebracht waren. In Block 28 befanden sich die Ambulanz, die Innere Abteilung, Lagerräume und das Laboratorium, außerdem etwa 300 Kranke, im Block 21 mit etwa 600 Kranken die Chirurgische Abteilung mit Zahnstation, Operationssaal und HKB-Schreibstube. Block 20 beherbergte die Infektionsabteilung mit über 520 Kranken, die zumeist an (Hunger-)Durchfall und Fleckfieber oder an Paratyphus, Ruhr, Wundrose, Meningitis und Diphterie litten, sowie die »Schonung«. Dort hielten sich etwa 150 Genesende auf.[132]

Das Pflegepersonal setzte sich im November 1942 aus etwa 130 Häftlingen zusammen, darunter rund dreißig Häftlingsärzte. Die Medikamente waren knapp. Sie stammten zu 20 Prozent aus den offiziellen

---

130 Rechtfertigungsschrift Dr. Eduard Wirths, o. D. [Sommer 1945] (Abschrift), abgedruckt in: Beischl, *Wirths*, S. 237–251, hier S. 248–251 (Zitate S. 249 und S. 250 f.).

131 Vernehmung Władysław Fejkiel vom 10.10.1946: AIPN, GK 196/89, Bl. 17–28, hier Bl. 18.

132 Kassiber Stanisław Kłodziński vom 24.11.1942, abgedruckt in: *Grypsy*, S. 13 f.

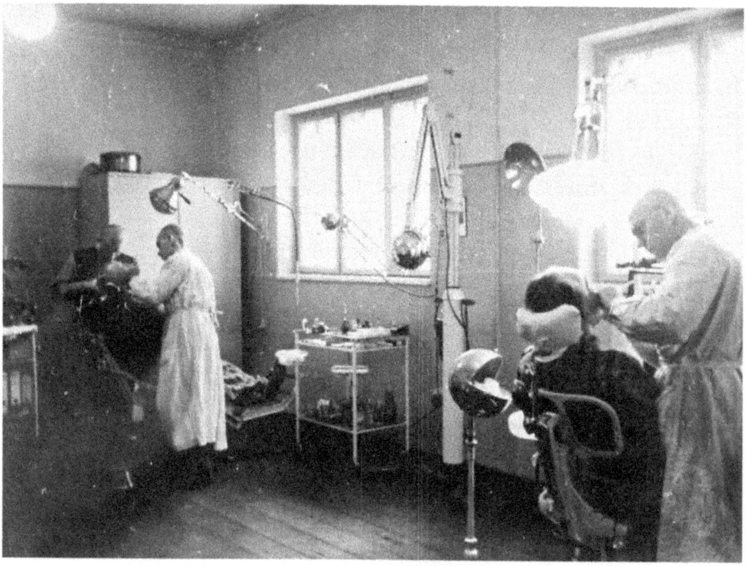

Abbildung 4 Zahnarztstation, Auschwitz I (Quelle: APMO)

Lagerzuteilungen, etwa 10 Prozent wurden im SS-Revier gestohlen und die restlichen 70 Prozent durch den polnischen Widerstand ins Lager geschmuggelt. Etwa die Hälfte der stationär Aufgenommenen waren polnische Häftlinge, um die 30 Prozent waren Juden. Allerdings ist der Großteil der jüdischen Kranken medizinisch gar nicht versorgt, sondern direkt in Block 20 durch Phenolinjektionen ermordet worden. Täglich kamen auf diese Weise etwa 30 bis 60 Häftlinge um – in geringer Zahl Polen, deren Zustand unter den im Lager herrschenden Verhältnissen als hoffnungslos galt oder die aus politischen Gründen ermordet werden sollten, die übrigen »abgespritzten« Opfer (rund 90 Prozent) waren Juden.[133]

Ansätze zu einer systematischen medizinischen Versorgung der Häftlinge – mit Ausnahme der jüdischen – gab es 1942. So hatten kranke polnische Insassen durchaus eine Chance auf ambulante oder stationäre Behandlung, wenn auch mit Einschränkungen. Schwerkranke wurden im Krankenbau selektiert und mit Phenol getötet, darunter alle Fleckfieber- und Tuberkulosekranken. Deutsche Insassen waren, von Einzel-

133 Ebenda.

fällen abgesehen,[134] ebenso wie nichtdeutsche Funktionshäftlinge von dieser Regelung ausgenommen. Diese Häftlingsgruppen hatten in medizinischen Belangen Vorrang und sie blieben von Selektionen grundsätzlich verschont.

Für die Mehrheit der jüdischen Häftlinge fungierte der Krankenbau hingegen als Mordstätte für Kranke und Ausgezehrte. Der Lagerarzt selektierte sie entweder gleich bei der Aufnahme oder in den Blöcken und veranlasste ihre Tötung durch Todesspritzen (später auch Vergasung). Darüber hinaus wurden für jüdische Kranke von Anfang an gesonderte Krankensäle eingeführt, die prinzipiell noch schlechter ausgestattet waren als die übrigen.

Dr. Witold Tokarz aus Przemyśl wurde am 13. November 1942 verhaftet und am 12. Januar 1943 nach Auschwitz deportiert. Dank Rudolf Diem, der sich bei Lagerarzt Entress für ihn eingesetzt hatte, wurde Tokarz der Ambulanz in Block 28 als Häftlingspfleger zugeteilt. Nach drei Monaten versetzte man ihn auf die Krankenstube 13 im selben Block, in der nur jüdische Kranke lagen. Der Stubenarzt war Jude. Gemeinsam machten sie sich daran, sanitäre Verbesserungen einzuführen, durch das Streichen von Betten und Wänden, neues Bettzeug etc. All diese Maßnahmen fruchteten. Die »Bedingungen verbesserten sich dermaßen, dass der Lagerarzt nach einer gewissen Zeit zu der Auffassung kam, dass die Krankenstube nun für jüdische Kranke zu gut sei und er ließ sie deswegen in eine andere verlegen. An ihre Stelle kamen arische Kranke.«[135] Unter »arischen« sind vor allem polnische Häftlinge zu verstehen.

Anfangs war es den polnischen Häftlingsärzten verboten, die als privilegiert geltenden deutschen Häftlinge zu behandeln. Später erhielten einige ausgewählte polnische Häftlingsärzte im Stammlager die Genehmigung dazu: Dr. Rudolf Diem, Władysław Fejkiel, Dr. Leon Wasilewski, Dr. Franz Gralla und Dr. Władysław Dering. Jüdischen Pflegern und Ärzten hingegen war jeder Kontakt zu deutschen und auch polnischen Kranken strikt verboten. Gegenüber Letzteren wurde dieses Verbot in der Praxis jedoch laxer gehandhabt. Ähnlich war es in anderen Krankenbauen und Häftlingsrevieren.[136]

---

134 Vgl. u. a. Jaworski, »Wspomnienia«, S. 168: »Anfangs wurden deutsche Häftlinge im Allgemeinen grundsätzlich weder ›vergast‹ noch ›gespritzt‹; später kam es bei kriminellen Häftlingen jedoch gelegentlich zu solchen Fällen.«

135 Bericht Dr. Witold Tokarz vom 28./29.12.1964: APMO, Oświadcznia, Bd. 47, Bl. 110–123, hier Bl. 111.

136 Dering, »Tajna Armia«, S. 65 f.; Diem, »Wspomnienia«, S. 124. Zu Birkenau schreibt Fiderkiewicz: »Außerdem durften jüdische Häftlingsärzte sie [die deutschen Häft-

Die hier dargelegten Zustände herrschten bis ins Frühjahr 1943. Ende April 1943 stoppte die SS-Zentrale die Selektionen kranker Häftlinge in Krankenbauen, Häftlingsrevieren und im Lager sowie deren anschließende Tötung. Infolgedessen schnellte die Anzahl der kranken Insassen, vor allem der jüdischen, die nun eines »natürlichen Todes« sterben sollten, in die Höhe. Hinzu kam, dass die Anzahl der Lagerinsassen durch die ständig eintreffenden Transporte von zumeist Juden stark und beständig anwuchs. Die Lagerleitung sah sich gezwungen, die medizinischen Kapazitäten durch Erweiterung des Krankenbaus auszubauen und zugleich interne Umstrukturierungen vorzunehmen.

Denn auch in Krankenbauen und Häftlingsrevieren wurden Krankensäle (in Birkenau auch Krankenblöcke) sowohl nach fachmedizinischen wie nach »rassischen« Grundsätzen aufgeteilt. Für die Infektionsabteilung im Block 20 etwa hieß das: nach Krankheiten (Fleckfieber oder etwa Ruhr) und »Rassenzugehörigkeit« unterschiedene Krankensäle. In der einen Krankenstube lagen deutsche und »prominente« Häftlinge, in einer anderen »arische« (Polen, Tschechen u.a.) und in einer weiteren jüdische. »Infolgedessen gab es unglaubliche Schwierigkeiten bei der Behandlung und Pflege«, klagte Fejkiel. »Darüber hinaus schürte dies einen furchtbaren Hass unter den Kranken, weil sie glaubten, dass dies die Häftlingsärzte zu verantworten hätten, während es von oben angeordnet und von den SS-Offizieren und -Unteroffizieren überwacht wurde.«[137]

Einige RSHA-Rundschreiben vom Dezember 1944 zeigen, wie kleinteilig noch zu diesem Zeitpunkt die Behandlung von jüdischen Häftlingen und der Einsatz von jüdischen Häftlingsärzten geregelt wurden.[138]

---

linge; B. M.] nicht behandeln. Diese Ärzte durften höchstens bestimmte Eingriffe vornehmen, und zwar unter der persönlichen Aufsicht eines ›arischen‹ Häftlingsarztes« (ders., *Brzezinki*, S. 113). Zum Nebenlager Jawischowitz vgl. Bericht Dr. Witold Tokarz vom 28./29.12.1964: APMO, Oświadcznia, Bd. 47, Bl. 110–123, hier Bl. 112: »[Von September 1943; B. M.] bis 1945 arbeitete ich im Häftlingsrevier als einziger Häftlingsarzt für arische Häftlinge. Offiziell hatte ich kein Recht, jüdische Häftlinge zu behandeln. Ich half ihnen aber, so gut ich konnte.«

137 Zeugenaussage Władysław Fejkiel vom 20.3.1947, Verfahren gegen Rudolf Höß, 9. Verhandlungstag: AIPN, GK 196/109, Bl. 101–118, hier Bl. 105.

138 Am 9.12.1944 ordnete Amtsgruppenchef D des SS-WVHA, Richard Glücks, an, dass jüdische Häftlinge bei dringenden Operationen in das nächstgelegene Krankenhaus überstellt werden sollten. Aber: »Die Überstellung darf nur erfolgen, wenn die durchzuführende Operation von einem jüdischen Arzt, der ebenfalls mit überstellt werden muss, durchgeführt wird« (Rundschreiben vom 9.12.1944 [Abschrift]: AIPN, GK 196/94, Bl. 143). Wenige Tage später änderte Enno Lolling, der Chef des Amtes D III des SS-WVHA, Glücks' Anweisung dahingehend ab, dass auch ein nichtjüdischer

Sie bestätigen Fejkiels Ausführungen, dass die oben dargestellten Bestimmungen von den SS-Behörden zentral festgelegt worden waren. Diese Regeln galten für alle Krankenbaue und Häftlingsreviere im KL Auschwitz; sie wurden jedoch in der Praxis nicht immer eingehalten.

Darüber hinaus wurde der Häftlingskrankenbau Auschwitz I im Laufe des Jahres 1943 um weitere Krankenblöcke erweitert. Ferner verbesserte sich wie erwähnt die Ausstattung mit medizinischen Instrumenten, Geräten, Apparaten und Medikamenten erheblich. Dies war weitgehend den sogenannten Kanada-Beständen zu verdanken, die sich im Zuge der andauernden Deportationen beständig füllten. Außerdem schmuggelte der polnische Widerstand weiterhin Arzneimittel ins Lager.

Mit den Erweiterungsmaßnahmen vervielfachte sich auch das im HKB beschäftigte Ärzte- und Pflegepersonal: von rund 130 Männern, darunter etwa 30 Häftlingsärzten, im November 1942 auf über 360 Ende 1943/Anfang 1944. Unter den über 360 Männern waren etwa 60 Häftlingsärzte, 20 Häftlingsschreiber und 280 Häftlingspfleger bei einer Belegstärke von etwa 2500 stationär behandelten Kranken. Ethnisch setzte sich das Pflegepersonal Anfang 1944 wie folgt zusammen: etwa 200 polnische Häftlinge, circa 18 deutsche, einige tschechische und die übrigen jüdische Häftlinge.[139]

Dieser große Apparat wurde vom deutschen Lagerarzt und zwei SS-Sanitätern geleitet und überwacht. Der Lagerarzt hielt sich ein bis zwei Stunden täglich im Krankenbau auf. Der diensthabende SS-Sanitäter wurde meist von den leitenden Häftlingsärzten mit Geschenken »bestochen« und mischte sich in die medizinischen Angelegenheiten kaum ein. Es sei hier angemerkt, dass der berüchtigte SS-Sanitäter Klehr im Frühjahr 1943 das Kommando über das Desinfektionskommando übernommen hatte und dadurch hauptsächlich mit Vergasungen in Birkenau beschäftigt war. Zwischen Abend- und Morgenappell befanden sich außer gelegentlichen Nachtkontrollen keine SS-Männer mehr auf dem HKB-Gelände.[140]

Zu den bestehenden Krankenbaublöcken 20, 21 und 28 kamen im Laufe des Jahres 1943 zwei weitere hinzu, zunächst Block 19 als »Schonungsblock« für die sogenannten Hungerkranken, das heißt für Häft-

---

Häftlingsarzt die erwähnten Operationen durchführen dürfe, »unter keinen Umständen« jedoch »ein Arzt eines Zivilkrankenhauses« (Rundschreiben vom 14.12.1944 [Abschrift]: ebenda, Bl. 144).

139 Dering, »Tajna Armia«, S. 24 f. und S. 82.

140 Ebenda, S. 82.

linge, die sich im letzten Stadium der Hungeratrophie befanden. 1943 verbesserte sich die Ernährungssituation im Stammlager endlich, sowohl durch die »Kanada«-Bestände als auch durch die »Heimatpakete«, die vor allem polnische Häftlinge von ihren Familienangehörigen erhielten. Daher ging die Zahl der sogenannte Muselmänner zurück und in Block 19 wurde eine zweite Internistische Abteilung eingerichtet. Personell war sie mit erfahrenen Häftlingsärzten sehr gut besetzt. Darüber hinaus verfügte sie über einen eigenen Operationsraum, in dem der erfahrene Chirurg Szczepan Kruczek aus Krakau operierte.[141]

Die jüdischen Häftlinge profitierten von diesen Verbesserungen jedoch kaum und mit der erwähnten – übergangsweisen – Aufhebung der regelmäßigen Selektionen in den Krankenblöcken schnellte die Zahl der »Hungerkranken« unter ihnen in die Höhe. Etwa im Frühsommer 1943 wurde daher im Erdgeschoss von Block 9 erneut eine »Schonungs«-Abteilung eingerichtet. Im Herbst 1943 kamen im selben Block ein Ambulanzraum für leichte chirurgische Eingriffe sowie ein Raum für »physikalische Behandlung« hinzu.[142]

Die Eindämmung der Fleckfieberepidemie war 1943 neben dem Hunger ebenfalls von großer Bedeutung. Dies wurde durch die Einführung von »Läuse- und Fieberkontrollen« erreicht, wofür Häftlingsärzte verantwortlich waren, sowie durch »laufende Entlausung und Desinfektion sämtlicher Lagerblöcke«, wofür ein Entlausungskommando zuständig war.[143] Die Maßnahmen griffen und der Rückgang der Fallzahlen machte die zur Epidemiebekämpfung eingesetzten personellen und medizinischen Kapazitäten für andere medizinische Bereiche frei.

Der HKB expandierte. Bestehende Krankenbaublöcke wurden ausgebessert, häufig auf Initiative der leitenden Häftlingsärzte, die zu diesem Zweck handwerklich versierte Mithäftlinge im Krankenbau formal als Pflegepersonal beschäftigten. Baustoffe wurden »organisiert«. So erhielt Block 28 (Innere Station und Ambulanz) beispielsweise eine ver-

---

141 Fejkiel, *Więźniarski szpital*, S. 81 f. Im Dezember 1943 meldete der Standortarzt: »Die Möglichkeit des Empfanges von Heimatpaketen wirkt sich gut auf den Gesundheitszustand der Häftlinge aus« (Vierteljahresmeldung über den San.-Dienst im K.L. Auschwitz I., Standortarzt des KL Auschwitz, 16.12.1943: GARF, f. 7021, op. 108, d. 32, Bl. 93–98, hier Bl. 96).

142 Feijkiel, *Więźniarski szpital*, S. 82; Vierteljahresmeldung über den San.-Dienst im K.L. Auschwitz I., Standortarzt des KL Auschwitz, 16.12.1943: GARF, f. 7021, op. 108, d. 32, Bl. 93–98, hier Bl. 94.

143 Vierteljahresmeldung über den San.-Dienst im K.L. Auschwitz I., Standortarzt des KL Auschwitz, 16.12.1943: GARF, f. 7021, op. 108, d. 32, Bl. 93–98, hier Bl. 95.

besserte Warmwassereinrichtung für den Duschraum.[144] Die Fachabteilungen bekamen meist aus den »Kanada«-Beständen weitere Instrumente, Geräte und Medikamente.

Darüber hinaus entstanden weitere Fachstationen, etwa ein Labor in der Infektionsabteilung in Block 20. Die Zuteilung eines Mikroskops besorgte der Lagerarzt, die übrigen Ausrüstungsgegenstände ließen die dort eingesetzten Häftlingsärzte herbeischaffen.[145] Im Herbst 1943 gab es im zentralen Häftlingskrankenbau folgende Fachstationen: Röntgenraum, chemisches Laboratorium, HNO-Station, Optikerwerkstatt, Lichtstation, Kräuterapotheke, Diätküche und Zahnstation.[146]

Das Herzstück aber war die Chirurgie in Block 21 mit den Erweiterungen in Block 19 und den Ambulanzräumen in den Blöcken 9 und 28.[147] Der Ausbau der ambulanten chirurgischen Behandlung und Versorgung erfolgte mit dem Ziel, Krankheiten nach Möglichkeit in der Frühphase medizinisch zu behandeln und auszuheilen. Dadurch reduzierte man die Zahl der Einweisungen in den Krankenbau, denn dort bestand von August 1943 an für jüdische Häftlinge wieder die Gefahr, als »arbeitsunfähig« selektiert und in den Gaskammern ermordet zu werden. Den nichtjüdischen Kranken drohte dies nicht mehr, jüdischen »Schutz-« und »Vorbeugehäftlingen« ebenso wenig. Doch deren Anteil unter den jüdischen Häftlingen war gering.

Von Mitte September bis Mitte Dezember 1943 wurden in der Chirurgischen Abteilung insgesamt 1800 Patienten behandelt. Es wurden 314 größere aseptische Operationen vorgenommen, darunter 102 Herniotomien (Bruchoperationen), 89 Hodenamputationen,[148] 30 Antrotomien und 30 Tonsillektomien (Mandelentfernungen). Die Zahl der septischen Eingriffe belief sich hingegen auf 2135 Fälle. Es handelte sich

144 Ebenda, Bl. 94.

145 Fejkiel, *Więźniarski szpital*, S. 91.

146 Vierteljahresmeldung über den San.-Dienst im K. L. Auschwitz I., Standortarzt des KL Auschwitz, 16.12.1943: GARF, f. 7021, op. 108, d. 32, Bl. 93–98, hier Bl. 94.

147 Tätigkeitsbericht der chirurgischen Abteilung des Häftl.-Krankenbaues des KL Auschwitz I für die Zeit vom 16.9.1943 bis 15.12.1942, 16.12.1943: GARF, f. 7021, op. 108, d. 32, Bl. 103 f.

148 Hodenamputationen wurden teils im Rahmen der Schumann-»Experimente« durchgeführt, von denen noch die Rede sein wird, teils waren Verletzungen durch Misshandlungen von Kapos sowie von den Lagerbehörden angeordnete Sterilisierungen deutscher Häftlinge dafür verantwortlich; vgl. Fejkiel, *Więźniarski szpital*, S. 115.

dabei um die chirurgische Behandlung von Phlegmonen, Vereiterungen usw.[149] Nicht mitgerechnet sind kleinere Eingriffe in der chirurgischen Ambulanz in den Blöcken 28 und 9, die sicherlich in die Tausende gingen.

Die Heilungstendenz der postoperativen, aseptischen Wunden verlief zu 95 Prozent *per primam* (glatte Wundheilung) und zu 5 Prozent *per secundam* (unter Bildung von Granulationen). Die aseptischen Operationen wurden mit einer Äthernarkose oder mit einer zweiprozentigen Novocainbetäubung vorgenommen. Bei kleineren septischen Eingriffen verwendete man eine Chloräthyllösung, jedoch wohl nicht in allen Fällen, denn: »In der Berichtszeit machte sich ein Mangel an narkotischen Mitteln für kurz andauernde Narkosen (Chloräthyl) empfindlich bemerkbar.« In der Berichtszeit starben 56 Patienten, das heißt 3,01 Prozent aller stationär behandelten Kranken – ein sehr gutes Ergebnis angesichts des Schweregrads der Erkrankungen und Verletzungsfälle sowie der in Auschwitz herrschenden Zustände. So beklagte der zuständige Lagerarzt, dass das Fehlen eines Wundversorgungsraums in der aseptischen Abteilung sich äußerst nachteilig auf die Behandlung der postoperativen Fälle auswirke und ihre Heilung erschwere. Auch befinde sich die Operationswäsche »infolge ständigen Gebrauches und wegen Mangels an Austauschmöglichkeiten in sehr schlechtem Zustand«.[150]

Ansonsten aber war die Ausstattung des Operationssaales der aseptischen Chirurgie in Block 21 im Frühjahr 1943 für KL-Verhältnisse hervorragend, sie »unterschied sich nicht von der durchschnittlichen Ausstattung eines Provinzspitals in der damaligen Zeit«.[151] Hinzu kamen die erfahrenen Häftlingsfachchirurgen, deren Expertise sich die deutschen Lagerärzte auch zu Übungszwecken nur zu gern bedienten. Die Chirurgische Abteilung im KL Auschwitz stellte eine Ausnahme im deutschen Lagerkosmos dar.

Die meisten dort durchgeführten chirurgischen Eingriffe betrafen Phlegmonen und Abszesse (»schmutzige« Chirurgie), womit sich die deutschen SS-Lagerärzte wenig oder gar nicht befassten. Laut den Einträgen in den Operationsbüchern der Chirurgischen Abteilung wurden von 1941 bis zum 22. Februar 1944 exakt 11246 chirurgische Eingriffe

149 Tätigkeitsbericht der chirurgischen Abteilung des Häftl.-Krankenbaues des KL Auschwitz I für die Zeit vom 16.9.1943 bis 15.12.1942, 16.12.1943: GARF, f. 7021, op. 108, d. 32, Bl. 103 f.

150 Ebenda, Zitat Bl. 104.

151 Vernehmung Dr. Jan Grabczyński vom 15.12.1965: BStU, MfS HA IX/11 ZUV 84, Bd. 12, Bl. 250–260, hier Bl. 257.

vorgenommen, davon 9684 (86 Prozent) wegen Phlegmonen und Abszessen (septische Eingriffe) und 1561 aseptische Operationen (darunter 502 Leistenbrüche und 147 Blinddarmvorfälle).[152] Für die Häftlinge war die Behandlung von Phlegmonen und Abszessen deswegen so bedeutend, weil unbehandelte eitrige Wunden im fortgeschrittenen Stadium dazu führen konnten, bei Selektionen als arbeitsunfähig »ausgemustert« und ermordet zu werden.[153] Dank der Chirurgischen Abteilung wurden allein im Stammlager mehrere Tausend Häftlinge – zumindest vorübergehend – vor dem sicheren Tod gerettet.

Die Chirurgische Abteilung baute im Wesentlichen der Häftlingsarzt Władysław Dering auf, der sie ab dem Sommer 1941 leitete und auch der Hauptoperateur war. Indem er sich das starke Interesse des neuen Lagerarztes Friedrich Entress für die Chirurgie zunutze machte, konnte Dering die anfangs primitive und notdürftige Ausstattung des Operationssaals der Aseptischen Chirurgie im Block 21 (später: 16) von 1942 an technisch und auch personell Stück für Stück ausbauen. Es wurden chirurgische Instrumente und orthopädische Geräte ergänzt bzw. neu angeschafft, genauso wie ein neuer Operationstisch und ein Autoklav für die Sterilisierung von chirurgischen Instrumenten.[154]

Nach Derings Entlassung aus dem Lager übernahm der Häftlingsarzt und Fachchirurg Jan Grabczyński aus Tarnów die Leitung der Chirurgischen Abteilung. Zwei Monate später, am 30. März 1944, wurde auch er aus dem Lager entlassen. Sein Nachfolger wurde Tadeusz Orzeszko, gleichfalls ein Fachchirurg aus Tarnów, der die Abteilung dann bis zur sogenannten Evakuierung leitete. Obwohl in der Abteilung eine Reihe von jüdischen Häftlingsärzten beschäftigt war, darunter Chirurgen, war ihnen das Operieren dort auf Anweisung des Lagerarztes untersagt.[155]

Ende 1944 setzte sich das Häftlingspflegepersonal des zentralen HKB mehrheitlich aus jüdischen Häftlingsärzten und -pflegern zusammen. Die Schlüsselstellen waren nach wie vor mit wenigen deutschen Häftlingen besetzt. Der Lagerälteste Fejkiel war formal ein deutscher Häftling, für die Blockältesten galt dies ebenfalls. Deren Stellvertreter aber waren

152 Fejkiel, *Więźniarski szpital*, S. 114.

153 Friedrich Entress, Erklärung unter Eid vom 17.4.1947 (Abschrift): BStU, MfS HA IX/11 ZUV 84, Bd. 12, Bl. 90–98, hier Bl. 95.

154 Fejkiel, *Więźniarski szpital*, S. 112.

155 Ebenda, S. 113 f. und S. 176.; Verzeichnisse vom 15.12.1944 und 15.1.1945, Pflegepersonal der Blöcke 19, 20, 21 und 28: APMO, D-AuI-5/1-7.

polnische Häftlingsärzte mit Ausnahme von Horst Gaca im Block 28, der zwar Reichsbürger, aber polnischer Herkunft war. Die jüdischen Häftlingsärzte waren meistens als Stubenärzte (auch leitende) eingesetzt. Insgesamt waren Anfang Januar 1945 im Stammlager 57 Häftlingsärzte, drei Zahnärzte und ein Optiker sowie weiteres Pflege-, Fach- und Hilfspersonal beschäftigt.[156]

Die sanitären und medizinischen Bedingungen im Häftlingskrankenbau waren 1944 im Vergleich zu den Vorjahren hervorragend. Sie waren dermaßen gut, dass die deutschen Behörden verschiedene »internationale« Kommissionen aus den deutschen Satellitenstaaten nach Auschwitz schickten, damit diese sich vor Ort über die dort herrschenden Bedingungen informierten. Auf diese Weise versuchte Berlin der angeblichen alliierten »Gräuelpropaganda« über Auschwitz entgegenzuwirken. Lagerkommandant und Standortarzt präsentierten diesen »internationalen« Gästen stolz das ›Geleistete‹: einen Häftlingskrankenbau mit fünf Fachabteilungen und 2000 Betten, in dem eine Armee von hochqualifizierten Ärzten die kranken Lagerinsassen behandelte und betreute.[157]

---

156 Verzeichnisse vom 15.12.1944 und 15.1.1945, Pflegepersonal der Blöcke 19, 20, 21 und 28: APMO, D-AuI-5/1-7; Horst Gaca, geb. 20.10.1913 in Marienwerder, Ankunft in Auschwitz – 4.9.1942, Ankunft in Mauthausen – 25.1.1945: Häftlingspersonalbogen Horst Gaca, Mauthausen: Arolsen Archives, 1.1.26.3/1448187/ITS Digital Archive.

157 Fejkiel, »Medycyna za drutami«, S. 514. Kłodziński berichtet hingegen, dass es sich dabei um deutsche Kommissionen handelte, zusammengesetzt aus Vertretern der NSDAP, der SS und auch Zivilisten (Zeugenaussage Stanisław Kłodziński vom 20.3.1947, Gerichtsverhandlung gegen Rudolf Höß, der 9. Verhandlungstag: AIPN, GK 196/109, Bl. 80–94, hier Bl. 93). Fejkiel als Krankenbauältester hatte jedoch einen genauen Ein- und Überblick in und über die Geschehnisse im Krankenbau, während Kłodziński im Krankenbau als Häftlingspfleger beschäftigt war.

Das Arbeits- und Vernichtungslager Auschwitz-Birkenau

Wie bereits dargestellt, war das Lager Auschwitz-Birkenau ursprünglich als Kriegsgefangenenlager (KGL) geplant. Im Januar 1942 traf Himmler die Entscheidung, das im Bau begriffene KGL in ein Zwangsarbeitslager für jüdische Frauen und Männer umzuwidmen. Anfang März waren die ersten Baracken bezugsfertig und mit ersten Gefangenen belegt. Währenddessen liefen die Arbeiten am Auf- und Ausbau des Lagers weiter. In der Folgezeit wurden nach und nach weitere Blocks und Lagerabschnitte fertiggestellt und mit männlichen und von August 1942 an auch weiblichen Insassen belegt. Dieser Aufbau-und-Ausbau-Prozess zog sich faktisch bis zum Spätsommer 1944 hin, als die Lagerleitung die Arbeiten einstellte und die ersten Räumungsmaßnahmen einleitete. Das im Oktober 1941 auf dem Gebiet des Dorfes Birkenau (Brzezinka) abgesteckte künftige Lagergelände hatte man in drei Bauabschnitte aufgeteilt, die nach und nach entstehen sollten. Die Belegung wechselte wie folgt:

- Bauabschnitt I: ursprünglich als Quarantänelager geplant, später in die Abschnitte B Ia und B Ib unterteilt. Im Abschnitt B Ib war von März 1942 bis Juli 1943 das Männerlager untergebracht, im Abschnitt B Ia von August 1942 an das Frauenlager, dem Ende Juli 1943 auch der Abschnitt B Ib eingegliedert wurde.
- Bauabschnitt II (Lager I) wurde in der Folgezeit in zehn Abschnitte unterteilt. Die Insassen belegten die Abschnitte B IIa bis B IIf: Das Männerlager befand sich von Juli 1943 an im Abschnitt B IId, das Männerquarantänelager von September 1943 bis November 1944 im Abschnitt B IIa, Abschnitt B IIe fungierte von Februar 1943 bis August 1944 als sogenanntes Zigeunerlager, Abschnitt B IIb von September 1943 bis Juli 1944 als Theresienstädter Familienlager.

- Bauabschnitt III (Lager II): B III befand sich im Jahre 1944 noch in der Aufbauphase und diente als Durchgangslager für Juden (genannt »Mexiko«).

Die Gesamtbelegstärke des Lagers Auschwitz-Birkenau fluktuierte stark – nicht nur wegen der hohen Sterblichkeit der Insassen, sondern auch wegen der wechselnden Belegung der einzelnen Abschnitte. Der Häftlingsstand des Männerlagers in Auschwitz-Birkenau beispielsweise lag Ende 1942 bei knapp 5000, im Sommer 1944 bei rund 20000 überwiegend jüdischen Insassen.

Das Männerlager

Der Bau des Lagers in Auschwitz-Birkenau verlief nicht planmäßig. Starker Frost im Winter 1941/42 und kriegsbedingte Schwierigkeiten bei der Belieferung mit Baustoffmaterial verzögerten die Arbeiten. Anfang März 1942 war erst der Abschnitt Ib teilweise belegfertig. Die 945 nach am Leben gebliebenen sowjetischen Kriegsgefangenen wurden am 1. März zusammen mit etwa 50 Häftlingen, hauptsächlich deutschen Kriminellen, die als Funktionshäftlinge wie Kapos und Blockälteste vorgesehen waren, dorthin verlegt. In den nächsten Wochen erreichten weitere Häftlingstransporte aus dem Stammlager Auschwitz-Birkenau, um den Ausbau des Lagers voranzutreiben. Die ersten Kranken – etwa 1200 – schickte man am 13. März aus dem Krankenbau im Stammlager in die Baracke 4 im Abschnitt B Ib. Seitdem fungierte der Abschnitt B Ib als das Männerkonzentrationslager Auschwitz-Birkenau bzw. Männerlager Auschwitz-Birkenau; im Juli 1943 folgte dessen Verlegung in den fertiggestellten Abschnitt B IIb.

Der erste Transport mit Gefangenen, der direkt das Männerlager Auschwitz-Birkenau zum Ziel hatte, traf am 30. März 1942 ein. Es handelte sich um 1112 jüdische Männer aus dem Lager Compiègne in Frankreich. Von nun an wurden jüdische Männer aus den RSHA-Transporten in das Männerlager Auschwitz-Birkenau weitergeleitet. Im April kamen sechs große RSHA-Transporte mit jüdischen Häftlingen an, weitere folgten. Ab April 1942 stellten »RSHA-Juden« die Mehrheit der Insassen im Männerlager Auschwitz-Birkenau.

Eingesetzt wurden die Häftlinge in den ersten Monaten beim Bau von weiteren Baracken in den Abschnitten B Ia und B Ib sowie beim generellen Ausbau des Lagers Birkenau. Im Sommer 1942 waren die

Abschnitte B Ia und Ib belegfertig, sodass sich die Arbeiten auf die Abschnitte B II und dann B III verlagerten. Während die Abschnitte B I und B II bis zum Frühjahr 1944 weitgehend fertiggestellt und mit Häftlingen belegt waren, blieb der Abschnitt III bis zur sogenannten Evakuierung unvollendet. Im Sommer 1944 wurde er teilweise in Betrieb genommen.

Im Männerlager Auschwitz-Birkenau waren am 1. Dezember 1942 exakt 4719, im Stammlager 17 672 Männer interniert. Fünf Monate später, am 25. April 1943, stieg die Zahl im Männerlager Birkenau auf 11 671, während sie im Stammlager mit 17 038 Häftlingen nahezu konstant blieb. Am 12. Juli 1944 betrug die Belegstärke des Birkenauer Männerlagers 19 711, die des Stammlagers 14 386 Häftlinge. An diesen Zahlen änderte sich in den nächsten Monaten kaum etwas, sie beliefen sich am 22. August 1944 jeweils auf 19 424 (Auschwitz-Birkenau) und 15 971 (Stammlager). Hinzu kamen zu diesem Zeitpunkt noch etwa 30 000 jüdische Häftlinge im Birkenauer Durchgangslager (»Mexiko«), die nicht registriert waren.[1] Die Gefangenen im Frauenlager, im »Zigeunerlager« und im Theresienstädter Familienlager sind in diesen Zahlen nicht enthalten.

Die Zustände im Männerlager waren in jeder Hinsicht katastrophal, noch miserabler als im Stammlager. Auch die Todeszahlen und -raten lagen von Anfang an höher. Im April 1942 kamen im Männerlager Birkenau 1381 Häftlinge sowie 193 sowjetische Kriegsgefangene ums Leben, im Männerlager Auschwitz-Stammlager 618 Insassen. Zwischen dem 1. und dem 19. August 1942 betrug die durchschnittliche tägliche Sterblichkeit im Männerlager Birkenau 133, im Stammlager 83 Häftlinge.[2]

Diese im Vergleich zum Stammlager viel höhere Sterblichkeit hing einerseits mit den in Birkenau herrschenden fatalen hygienischen Zuständen und andererseits mit der Tatsache zusammen, dass die Mehrheit der Insassen jüdisch war. Juden wurden noch schlechter behandelt als die übrigen Häftlinge und kaum waren sie nach den Kriterien der SS-Lagerärzte »arbeitsunfähig« geworden, hatten sie aus der Sicht der Täter ihr vorübergehend verschontes Leben verwirkt. Auf ihre »Ausmus-

1 Strzelecka/Setkiewicz, »Bau, Ausbau und Entwicklung«, S. 99–102; Belegstärke zum 1.12.1942 nach: Bericht der militärhistorischen Abteilung im Büro für Information und Propaganda beim Hauptkommando der Heimatarmee, Anfang Januar 1943: AAN, 202/III-8, Bl. 155, auch AIPN, GK 196/155, Bl. 297–301, in deutscher Übersetzung veröffentlicht in: *VEJ* 16, S. 211 f., hier S. 211; Kassiber Stanisław Kłodziński, o. D. [nach dem 15.4.1943], abgedruckt in: *Grypsy*, S. 44 f.; Czech *Kalendarium*, S. 821 und S. 860.

2 Czech, *Kalendarium*, S. 205; dies., »Rolle«, S. 27–29.

terung« durch die Lagerärzte oder deren Beauftragte folgte unweigerlich die Ermordung.

Die täglichen Todeszahlen der jüdischen Häftlinge im KL Auschwitz beliefen sich zwischen dem 19. Januar 1942 und Anfang März 1942 auf einstellige Werte und erhöhten sich dann auf niedrige zweistellige. Von April bis Mitte Juni 1942 stiegen sie auf mittlere bis hohe zweistellige Werte. Am 19. Juni betrug die Todeszahl der jüdischen Häftlinge nach internen Angaben 118 Tote, bis Anfang August 1942 täglich hohe zweistellige bis niedrige dreistellige Werte und blieb dann durchgehend dreistellig. Am 18. August 1942 kamen 323 jüdische Häftlinge im Lager Auschwitz ums Leben, die meisten von ihnen in Birkenau. Diese für einzelne Tage genannten Todeszahlen spiegeln nicht die Wirklichkeit wider. Opfer von größeren »Mordaktionen« wurden über mehrere Tage vom Lagerbestand »abgeschrieben«, um sie in der Lagerstatistik als »natürliche« Todesfälle kaschieren zu können. Daher geben diese Zahlen eher den statistischen Durchschnitt wieder, der weitgehend korrekt sein dürfte, da es sich um interne Angaben handelt.[3]

Die Mortalität unter den jüdischen Häftlingen aus den RSHA-Transporten überstieg die in Auschwitz ohnehin sehr hohen Sterbezahlen bald um ein Vielfaches. Jüdischen Häftlingsärzten in Birkenau gelang es, die entsprechenden Zahlen für die Zeit vom 19. April bis zum 17. Juli 1942 illegal schriftlich zu dokumentieren und die diesbezüglichen Angaben zu verstecken. Nach der Befreiung des Lagers stellte Dr. Wolken diese Aufzeichnungen der polnischen Untersuchungskommission zur Verfügung. Es handelt sich um Angaben über das Schicksal von fünfzehn RSHA-Transporten, die in der Zeit vom 15. April bis zum 17. Juli 1942 in Auschwitz-Birkenau eintrafen, insgesamt 9683 jüdische Männer aus der Slowakei, Frankreich und den Niederlanden. Von diesen 9683 Häftlingen lebten am 15. August 1942 nur noch 2710 (knapp 28 Prozent).[4] Als Beispiele seien hier Angaben zu den ersten drei Transporten zitiert:

3 Protokoll der Auswertung der Sterbebücher und anderen Aufzeichnungen betreffend Sterblichkeit im KL Auschwitz im Zeitraum 19.1. bis 18.8.1942, 24.6.1946: AIPN, GK 196/92, Bl. 111–118.

4 Vernehmung Dr. Otto Wolken vom 22.6.1945: AIPN, GK 196/88, Bl. 79–100 und Bl. 114–122, hier Bl. 88 f. und Bl. 114–116 (Tabellen); vgl. auch Czech, *Kalendarium*, S. 199–202, S. 204, S. 215, S. 223, S. 232, S. 237 f., S. 243 und S. 247 (mit Fußnoten zum Stand 15.8.1942).

Transport I. Zugegangen am 15.IV.1942 aus der Slowakei, umfassend 973 Häftlinge. Am vorerwähnten Stichtag, dem 15. August 42 waren von ihnen 885 getötet und nur mehr 88 (9 %) am Leben.

Transport II. Zugegangen am 19.IV.1942 aus der Slowakei, umfassend 464 Häftlinge. Am Stichtag lebten von ihnen nur mehr 10 (2 %).

Transport III. Zugegangen am 23.IV.1942 aus der Slowakei, umfassend 543 Häftlinge. Am Stichtag lebten 41 (7, 5 %).[5]

Die Todeszahlen polnischer Häftlinge blieben in dem Zeitraum vom 19. Januar bis 15. August 1942 hingegen vergleichsweise konstant. Sie waren zweistellig, gelegentlich erreichten sie dreistellige Werte wie beispielsweise am 15. März (189), am 22. März (170) und am 29. März (122). Insgesamt kamen zwischen dem 19. Januar und dem 15. August 1942 nach internen Angaben im KL Auschwitz 20 696 männliche Häftlinge ums Leben, darunter 11 391 jüdische, 6803 polnische, 1087 tschechische, 894 Erziehungshäftlinge (meistens Polen) und 313 deutsche.[6] Diese Zahlen machen deutlich, dass der ab April 1942 sprunghafte Anstieg der Todeszahlen im KL Auschwitz in erster Linie auf die Sterblichkeit der jüdischen Häftlinge zurückging. Ab diesem Zeitpunkt bis zur Räumung des Lagers im Januar 1945 stellten sie das Gros der Opfer im KL Auschwitz.

In der Aufbauphase des Männerlagers Auschwitz-Birkenau spielten polnische Häftlinge mit »alten« Nummern als Funktionshäftlinge eine wichtige Rolle. Die wichtigsten Funktionsposten wie Oberkapos oder Lagerälteste besetzten die Lagerbehörden zwar nach wie vor mit deutschen Häftlingen, die mittleren Ränge (Blockälteste, Kapos, Schreiber u. Ä.) jedoch vorwiegend mit polnischen Insassen.

Dies änderte sich im Frühjahr 1943, als mehrere Tausend polnische Häftlinge aus dem KL Auschwitz in andere Konzentrationslager im Reich verlegt wurden, darunter die meisten Funktionshäftlinge aus dem Männerlager Birkenau. Im Block 12 des Männerkrankenbaus war zu die-

---

5 Vernehmung Dr. Otto Wolken vom 22. 6. 1945: AIPN, GK 196/88, Bl. 116 f. (Hervorhebungen im Original).

6 Protokoll der Auswertung der Sterbebücher und anderen Aufzeichnungen betreffend die Sterblichkeit im KL Auschwitz im Zeitraum 19.1. bis 18. 8. 1942, 24. 6. 1946: AIPN, GK 196/92, Bl. 104–111. In der Gesamtzahl sind außerdem 142 französische, 40 jugoslawische, 18 russische und sechs Häftlinge anderer Nationalitäten enthalten, nicht aber die sowjetischen Kriegsgefangenen und die Insassinnen des Frauenlagers.

sem Zeitpunkt Wiesław Kielar als Schreiber beschäftigt. »In der ersten Märzhälfte«, so Kielar in seinen Memoiren, »begannen große Häftlingstransporte aus Auschwitz und Birkenau in andere Lager abzugehen. Hauptsächlich die Polen wurden fortgeschickt. Auf einer der Transportlisten befand sich die Mehrheit des Personals aus unserem Krankenbau, darunter auch ich. Am nächsten Morgen mußten wir nach Auschwitz ausrücken, von wo man uns angeblich in das Lager Neuengamme bringen sollte.«[7]

Der damalige Interims-Krankenbauälteste und Blockälteste im Block 8 des Männerkrankenbaus Auschwitz-Birkenau, Bernacik, intervenierte bei dem zuständigen Lagerarzt Dr. Bruno Kitt. Man ziehe die besten Fachkräfte aus dem Krankenbau ab. Dr. Kitt erreichte, so Kielar, bei der Kommandantur, dass Bernacik einige der zum Abtransport bestimmten Häftlingspfleger und -ärzte für sich reklamieren konnte. Der Blockälteste ging dabei zweigleisig vor: Er suchte sich einerseits Personal aus, auf das er bauen konnte, und entledigte sich gleichzeitig sogenannter Prominenter, die wie der Welsch-Günstling Jureczek/Jurek oder der Blockälteste im Krankenbaublock 12, Roman Gabryszewski, unter Häftlingsärzten und -pflegern einen schlechten Ruf genossen.[8]

Kielar blieb, zunächst als Schreiber, und wurde bald sogar Blockältester. Kranke polnische Häftlinge sowie ein Teil des polnischen Pflegepersonals und einige polnische Fachkräfte wurden ebenfalls in Birkenau zurückbehalten. Auf die Funktionsposten im Männerlager, die bis dahin von polnischen Insassen besetzt gewesen waren, rückten nun hauptsächlich jüdische nach, teils auch tschechische.[9] Ähnlich wie in Birkenau war es in den Nebenlagern. Eine Ausnahme stellte der Männerkrankenbau Birkenau dar: Dort hatten weiterhin polnische Häftlinge, obwohl in der Minderheit, wichtige Funktionsposten inne.

»Isolierstation« und Krankenbau

In den ersten Wochen seines Bestehens gab es im Männerlager Birkenau noch kein Häftlingsrevier. Für die »medizinische« Betreuung der sowjetischen Kriegsgefangenen, die am 1. März 1942 nach Auschwitz-Birkenau verlegt worden waren, war der polnische Häftlingsarzt Dr. Marian Cie-

7 Kielar, *Anus Mundi*, S. 214.

8 Ebenda, S. 216.

9 Vernehmung Kazimierz Smoleń vom 14.4.1945: AIPN, GK 196/82, Bl. 29–82, hier Bl. 76.

pielowski aus Warschau verantwortlich.[10] Die etwa 1200 Rekonvaleszenten und Kranken, die wie erwähnt am 13. März nach Auschwitz-Birkenau verlegt wurden, brachte man in Block 4 im Abschnitt B Ib unter. Im Stammlager hatten sie im »Schonungsblock« in Block 19 leichte Arbeiten wie das Ausbessern von Strümpfen verrichten müssen. Die Männer, die nun in Birkenau ankamen, waren ausnahmslos »Muselmänner«.[11]

Diese Häftlinge, die meisten von ihnen Polen, sollten in Auschwitz-Birkenau einer »Sonderbehandlung« unterzogen werden. Dass bedeutete konkret: schnellstmöglich »liquidiert« werden. Hier wurde offenkundig die Aktion 14f13 fortgesetzt, also die Tötung »unheilbar kranker und arbeitsunfähiger« Häftlinge.

In Block 4 des Männerlagers Birkenau geschah dies auf bestialische Art und Weise. SS-Männer und Funktionshäftlinge setzten die Todeskandidaten schwersten Misshandlungen aus und erschlugen sie. Am 20. April, etwa fünf Wochen nach ihrer Ankunft, waren von den 1200 Menschen nur noch etwa vierzig am Leben. Hinzu kamen 200 überlebende sowjetische Kriegsgefangene.[12] An diesem Tag wurden erneut etwa 200 Muselmänner aus dem »Schonungssaal« (Block 20) des Stammlagers in Baracke 4 im Abschnitt B Ib überstellt, die einige Tage später in Baracke 7 umnummeriert wurde. Die Häftlinge nannten sie »Isolierstation«. Zu den Neuankömmlingen zählte Adolf Gawalewicz, der ab Januar 1941 in Auschwitz inhaftiert war. Gawalewicz, der zu den wenigen Überlebenden der Isolierstation gehört, berichtete im Jahre

---

10 Gawalewicz, *Überlegungen*, S. 85 f. Gawalewicz schreibt, dass Ciepielowski nach einigen Berichten 1943 an Fleckfieber gestorben sein soll. Anderen zufolge, so Gawalewicz weiter, habe er den Krieg hingegen überlebt und sei im Ausland geblieben. Dr. Roman Zenkteler berichtete 1968 und 1972, er sei nach seiner Verlegung in das Lager Birkenau im Frühjahr 1942 in der dortigen Ambulanz einem polnischen Arzt unterstellt gewesen, an dessen Namen er sich nicht erinnere. Nach dessen Tod habe er die Leitung von Ambulanz und Krankenbau übernommen. Vgl. Vernehmung Dr. Roman Zenkteler vom 19.10.1968: IPN Krakau, S 51/05/Zn, Bd. 19, Bl. 3619–3623, hier Bl. 3619 f.; Vernehmung Dr. Roman Zenkteler vom 26. 6. 1972: ebenda, Bl. 3624–3627, hier Bl. 3624. Dieser Arzt dürfte Marian Ciepielowski gewesen sein. Da Zenkteler die Leitung spätestens im Frühherbst 1942 übernahm, müsste Ciepielowski demzufolge bereits 1942 verstorben sein.

11 Vernehmung Adolf Gawalewicz vom 30.12.1946: AIPN, GK 196/99, Bl. 97–101, hier Bl. 98; Czech, »Rolle«, S. 21; 1. Frankfurter Auschwitz-Prozess, »Strafsache gegen Mulka u. a.« 4 Ks 2/63, 54. Verhandlungstag, Vernehmung Adolf Gawalewicz vom 11. 6. 1964, Bl. 5 f., https://tinyurl.com/ycypjd9u [Zugriff: 20. 6. 2021].

12 Vernehmung Adolf Gawalewicz vom 30.12.1946: AIPN, GK 196/99, Bl. 97–101, hier Bl. 99; Czech, »Rolle«, S. 21.

1946, dass der Blockälteste des Blocks 4 den Neuankömmlingen offen erklärt habe,

> dass wir nach Birkenau zur Vernichtung gekommen sind, dass es für uns keine Rettung gebe, dass man verboten habe, uns irgendwelche ärztliche und medizinische Hilfe zu gewähren. Es täte ihm leid, dass er mit uns so umgehen müsse. Er habe aber solche Anweisungen, und die müsse er befolgen. Am Tag standen wir vom Morgenappell bis spät abends in Fünferreihen vor dem Block. Stehappell gab es auch jede zweite Nacht. Nach dem ersten nächtlichen Stehappell gab es 14 tote Häftlinge. [...] In der nächsten Nacht blieben wir im Block, wo der Blockhenker Waśka, ein sowjetischer Kriegsgefangener, 36 Häftlinge aufgehängt hat. Sowohl Waśka als auch seine Kumpane waren betrunken.[13]

Zur Arbeit wurden die Insassen des Blocks 4 nicht eingeteilt. Die Essensrationen waren knapper als die im übrigen Lager und wurden zudem nur unregelmäßig ausgegeben. An einigen Tagen gab es gar nichts zu essen, so Gawalewicz. »An den Tagen eingeschränkten Hungerns erhielten wir ein wenig Suppe, 1 Liter für drei bis fünf Häftlinge. [...] Ausnahmsweise, vielleicht drei- bis viermal höchstens im Laufe jener zwei Wochen, erhielten wir eine minimale Brotration. Ein kleiner Laib von 1400 Gramm für 8 bis 10 Häftlinge.«[14] Die Häftlinge selbst sollten das Brot untereinander aufteilen, sodass es dabei stets zu Prügeleien kam.[15]

»Mit Hunger und tage- und nächtelangem Stehen«, so Gawalewicz an anderer Stelle, »war das Programm zur Liquidation dieser kranken und gequälten Menschen noch nicht ausgeschöpft.« SS-Männer und Funktionshäftlinge misshandelten die Insassen und prügelten viele von ihnen zu Tode. Zusätzliche Probleme bereitete das Verbot jeglicher medizinischen Hilfe: »Schwindsucht, Typhus, Blutdurchfälle, Phlegmonen und Läuse – das waren die meistverbreiteten Krankheiten, die so ungefähr jeder von uns durchmachte [...] Was es im Krankenblock [im

---

13 Vernehmung Adolf Gawalewicz vom 30.12.1946: AIPN, GK 196/99, Bl. 97–101, hier Bl. 99; vgl. auch 1. Frankfurter Auschwitz-Prozess, »Strafsache gegen Mulka u.a.«, 4 Ks 2/63, 54. Verhandlungstag, Vernehmung Adolf Gawalewicz vom 11.6.1964, Bl. 4 f., https://tinyurl.com/ycypjd9u [Zugriff: 20.6.2021].

14 Ders., *Überlegungen*, S. 83.

15 Vernehmung Adolf Gawalewicz vom 30.12.1946: AIPN, GK 196/99, Bl. 97–101, hier Bl. 99.

Stammlager; B. M.] gab: Kohle, Papierverband und Läusepaste, davon konnte man hier nur träumen.« Nach zwei Wochen lebten in der Baracke nur noch etwa 25 bis 30 Häftlinge,[16] darunter Gawalewicz:

> Ich lebte. Warum? Weil ich durchhalten wollte. Dabei half mir der Doktor Ciepielowski und mein elender, aber vorher bereits abgehärteter Organismus. [...]
>
> Dieser Arzt verdient, daß man sich ewig an ihn erinnert. Bei Todesstrafe war es dem Doktor Ciepielowski verboten, sich uns Häftlingen überhaupt nur zu nähern, wenn er bei den sowjetischen Gefangenen Visite machte.
>
> Dieser Arzt unternahm alles, was in seiner Macht stand, um uns zu helfen. Jedesmal schmuggelte er einige Portionen Brot und Medizin herein. [...]
>
> Mir ist klar, daß Doktor Ciepielowski auch meinen anderen Kameraden geholfen hat. So gelangte schließlich dank seiner die zweifellos nicht allein von Doktor Ciepielowski organisierte Hilfe selbst in diesen verfluchten Block.[17]

Die beschriebenen primitiven Liquidierungsmethoden wurden Anfang Mai 1942 eingestellt. An ihre Stelle trat ein ›effizienteres‹ Tötungsverfahren,[18] das die Lagerleitung in den nächsten Monaten organisatorisch weiter modifizierte. Die deutschen Lagerärzte spielten dabei von Anfang an die Schlüsselrolle.

In den ersten Maitagen 1942 setzte die Lagerleitung den Stehappellen in der Isolierstation ein Ende. Zugleich traf erneut eine größere Häftlingsgruppe aus dem Stammlager ein, während die wenigen noch verbliebenen Kriegsgefangenen in einen anderen Block verlegt wurden. Auch begann man mit der regelmäßigen Ausgabe von Suppe und Brot an die Insassen von Block 4.[19]

---

16 Ders., *Überlegungen*, S. 84–86 (Zitate S. 84 f.). In seiner Aussage von 1946 nennt Gawalewicz die Zahl von etwa 60 Häftlingen (Vernehmung Adolf Gawalewicz vom 30.12.1946: AIPN, GK 196/99, Bl. 97–101, hier Bl. 100).

17 Ders., *Überlegungen*, S. 86 f.

18 So Adolf Gawalewicz in der Vernehmung vom 11.6.1964, 1. Frankfurter Auschwitz-Prozess »Strafsache gegen Mulka u. a.« 4 Ks 2/63, 54. Verhandlungstag, Bl. 7, https://tinyurl.com/ycypjd9u [Zugriff: 20.6.2021].

19 Vernehmung Dr. Leon Głogowski vom 4.2.1966: BStU, MfS HA IX/11 ZUV 84, Bd. 12, Bl. 215–218.

Am 4. Mai 1942 fand im Männerlager Birkenau die erste »Ausmusterung« von Lagerinsassen zur Vergasung statt. Die »Ausgemusterten« wurden anschließend in die Isolierstation eingewiesen, wo ein SS-Sanitäter eine weitere Selektion vornahm. Gawalewicz schildert den Vorgang wie folgt:

> Am 4. Mai wurde Antreten vor dem Block befohlen. Man informierte uns:
>
> Ein Teil von euch kehrt wieder in normale Arbeitsblocks zurück, der Rest geht zur leichten Arbeit.
>
> Langsam, im Gänsemarsch gehen wir an dem SDG vorbei. Links steht ein Lastwagen. Der ist für jene, die zur leichten Arbeit gehen. Der SDG macht ein Zeichen – er deutet auf die, die nach links gehen, zum Auto. [...] Die Funktionshäftlinge führen Aufsicht. [...] Wir rücken zum Schreiber vor, der die Nummern notiert.[20]

Gawalewicz entging der »Ausmusterung« dank der Hilfe polnischer Funktionshäftlinge, weil er ein alter Häftling war. Etwa 90 Prozent der Mithäftlinge aus Block 4 aber wurden auf den bereitstehenden Lastwagen verladen, zum Bunker I gefahren und dort mit Zyklon B vergiftet. Zahlreiche Insassen hatten versucht, sofern sie noch imstande waren, Widerstand zu leisten und sich dem Abtransport durch Flucht in benachbarte Blocks zu entziehen.[21]

Block 4 war damit aufgelöst und wurde mit dem gegenüberliegenden Block verbunden, indem man den Hof zwischen den beiden Gebäuden mit zwei Ziegelmauern schloss. Aus Block 4 wurde nun Block 7, der zweite Block bekam die Nummer 8. Zusammen wurden sie zum Häftlingskrankenbau des Männerlagers Birkenau. Ende 1942 kam Block 12 hinzu, sodass der Männerkrankenbau im Juni 1943 aus drei Blöcken bestand.[22]

Das Häftlingspersonal des neu gegründeten Lagerspitals setzte sich anfangs vorwiegend aus polnischen Häftlingsärzten und -pflegern

---

20 Gawalewicz, *Überlegungen*, S. 87 f. (Hervorhebung im Original); vgl. auch 1. Frankfurter Auschwitz-Prozess »Strafsache gegen Mulka u. a.«, 4 Ks 2/63, 54. Verhandlungstag, Vernehmung Adolf Gawalewicz vom 11. 6. 1964, Bl. 23, https://tinyurl.com/ycypjd9u [Zugriff: 20. 6. 2021].

21 Czech, »Rolle«, S. 21 f.

22 Ebenda, S. 23 f. und S. 41.

sowie Funktionshäftlingen zusammen. Mit dem Auftrag, im Männerlager Birkenau einen Häftlingskrankenbau aufzubauen, hatte die Lagerleitung bereits im April den Häftlingsarzt Dr. Leon Głogowski aus dem Stammlager nach Birkenau verlegt.[23] Dort befanden sich schon Häftlingsärzte, die Anfang März mit den sowjetischen Kriegsgefangenen zu deren medizinischer Betreuung überstellt worden waren. Dazu zählten der bereits erwähnte Dr. Ciepielowski und als Assistenzarzt Dr. Roman Zenkteler. Ferner trafen am 3. Mai mehrere polnische Krankenpfleger und Funktionshäftlinge aus dem Stammlager ein, darunter der Blockälteste Wiktor Mordarski, Blockschreiber Piasecki und andere.[24]

Zum Krankenbauältesten wurde Peter Welsch bestimmt, der seinerseits seinen Günstling Jurek/Jureczek zu seinem Stellvertreter machte. Dazu, wie sie sich in diesen Funktionen verhielten, ist wenig überliefert. »Welsch«, so Langbein, »wurde im Februar 1943 in den Bunker [Lagerarrest; B.M.] gesperrt. Nach seiner Entlassung dürfte er seine Funktion nicht wieder im HKB ausgeübt haben, obwohl er bis November 1944 in Auschwitz blieb.«[25] Wiesław Kielar, der zu diesem Zeitpunkt als Schreiber im Birkenauer Männerkrankenbau tätig und somit nah am Geschehen war, berichtete, dass Peter Welsch »wegen Frauen«, das heißt strengstens verbotenen Kontakten mit weiblichen Häftlingen, in die Strafkompanie eingewiesen worden sei.[26] Auf jeden Fall ging die Karriere des Nieters Peter Welsch als »Chefarzt« im KL Auschwitz im Frühjahr 1943 zu Ende.

Sein Nachfolger als Krankenbauältester wurde vorübergehend Józef Bernacik, der zugleich Blockältester im Block 8 war und unter den Häftlingen einen guten Ruf genoss.[27] Sein Stellvertreter im Block 8 war

---

23 Vernehmung Dr. Leon Głogowski vom 4.2.1966: BStU, MfS HA IX/11 ZUV 84, Bd. 12, Bl. 215–218. Nach Beendigung der Aufbauphase kehrte Głogowski im Juli 1942 in die Infektionsabteilung des Stammlagers zurück und arbeitete dort bis zu seiner Entlassung aus dem Lager am 21.12.1942. Der in Breslau geborene Głogowski gehörte zur dortigen polnischen Minderheit; Häftlinge mit diesem ethnischen Hintergrund wurden von 1942 an zuweilen entlassen. Vgl. ebenda.

24 Gawalewicz, *Überlegungen,* S. 87; Vernehmung Dr. Roman Zenkteler vom 26.6.1972: IPN Krakau, S 51/05/Zn, Bd. 19 Bl. 3624–3627, hier Bl. 3625.

25 Langbein, *Menschen in Auschwitz,* S. 251; Fejkiel, *Więźniarski szpital,* S. 14; Kielar, *Anus Mundi,* S. 190; Bericht Wiesław Kielar vom 29.9.1959: APMO, Oświadczenia, Bd. 8, Bl. 1155–1162, hier Bl. 1161.

26 Kielar, *Anus Mundi,* S. 216.

27 Józef Bernacik aus Posen, Kaufmann, geb. 1898, wurde am 22.3.1940 ins KL Dachau deportiert, von dort am 6.5.1941 ins KL Auschwitz. Vgl. Häftlingspersonalbogen Josef Bernacik, Mauthausen: Arolsen Archives, 1.1.26.3/1355351/ITS Digital Archive.

Waldemar Nowakowski, wie Bernacik ein polnischer Häftling mit langer Lagererfahrung. Die mag Bernacik geholfen haben, als es im März 1943 wie geschildert darum ging, zu verhindern, dass polnische Angehörige des Krankenbaupersonals in andere Lager verlegt werden. Seine Position im Krankenbau konnte Bernacik dadurch festigen.

Vermutlich noch im selben Monat ernannte der Lagerarzt mit Hans Dennstädter einen deutschen Kommunisten zum neuen Krankenbauältesten. Kielar beschrieb ihn als »einen gutmütigen Menschen mit ruhigem Gemüt, der aber sehr wenig ›auf Draht‹ war. Der ›Papa‹ [Bernacik; B. M.], energisch, schlau, arbeitsam, vorsorglich, spielte auf dem Revier die erste Geige«, so Kielar. »In kurzer Zeit also hatte er fast alle wichtigsten Stellungen im Krankenbau mit Polen besetzt. Die Deutschen [Häftlinge; B. M.] hatten hier nicht viel zu sagen. Zu Wort kamen die Juden, welche die Mehrheit des ärztlichen Personals bildeten.«[28]

Im Block 8 wurden eine Ambulanz und mehrere Krankensäle für Insassen eingerichtet, deren gesundheitlicher Zustand eine schnelle Genesung versprach. In der ersten Jahreshälfte 1943 lagen dort im Schnitt 250 Kranke – denen allerdings medizinisch kaum geholfen werden konnte, da es den Häftlingsärzten an Medikamenten und Verbandsmaterial fehlte. Viele kranke oder entkräftete Häftlinge profitierten gesundheitlich jedoch allein schon von einem Aufenthalt im Krankenbau oder einem ärztlichen Attest auf leichte Arbeit (»Schonung«).[29]

Trotz der miserablen Situation hatten die Häftlingsärzte auf Anordnung der Lagerärzte den Auftrag, den Schein eines normalen Krankenhausbetriebes aufrechtzuerhalten. Sie erstellten Krankheitsgeschichten und (meist) gefälschte Totenscheine, legten Fiebertabellen an und führten sie, verfassten Diagnosen und zahlreiche Berichte. In der Ambulanz im Block 8 töteten SS-Sanitäter mit Todesspritzen Insassen, die an Fleckfieber und Malaria erkrankt waren. Angehörige des Häftlingspflegepersonals waren gezwungen, direkt und indirekt (u. a. durch Erstellung von falschen Totenscheinen) daran mitzuwirken.[30]

Wessen Gesundheitszustand sich im Krankenbau verschlechtert hatte, der wurde »ausgemustert«. In Block 8 taten dies auf Anordnung

---

28 Kielar, *Anus Mundi*, S. 216 (1. Zitat) und S. 235 (2. Zitat); Bericht Wiesław Kielar vom 29.9.1959: APMO, Oświadczenia, Bd. 8, Bl. 1155–1162, hier Bl. 1162; Czech, »Rolle«, S. 45. Hans Dennstädter wurde im Oktober 1943 ins Lager Buna und am 28.10.1944 nach Flossenbürg verlegt; vgl. ebenda.

29 Czech, »Rolle«, S. 23 f.

30 Ebenda.

des Lagerarztes die jeweiligen Stubenärzte, das heißt Häftlingsärzte. »In der Regel wählte man dabei Insassen aus, die sterbenskrank waren«, berichtete Kazimierz Smoleń, der ab dem Frühjahr 1943 im chirurgischen Saal im Block 8 als Schreiber eingesetzt war. Seinen Saal leitete in dieser Zeit der jüdische Häftlingsarzt Dr. Chaim Krause aus Kielce, der kranke Insassen »eifrig behandelte«, so Smoleń, »sobald sie ihm Essen gaben«.[31]

Die »Ausgemusterten« landeten in Block 7. Bereits ab Anfang Mai 1942 galt dies auch für Häftlinge, die in den Unterkunftsbaracken des Männerlagers als arbeitsunfähig galten. Dabei handelte es sich in den meisten Fällen um total entkräftete »Muselmänner«. Sobald der Block überfüllt war, ließ man die Schwächsten unter ihnen auf dem Hof vor Block 7 liegen, ohne Rücksicht auf das Wetter und die Jahreszeit; die Stärkeren durften hingegen »unter Dach« im Block bleiben. Die durchschnittliche Belegung des Blocks 7 betrug im Jahre 1942 etwa 1000, zeitweise 1500 Insassen.[32]

Die Kranken im Block 7 wurden medizinisch und ärztlich nicht behandelt, da sie von Anfang an dem Tode geweiht waren. Denn Block 7 fungierte als Sammelstelle für sterbende, schwerkranke und vollkommen entkräftete Häftlinge, als »Warteraum zum Gas«. Hatten die in der Nähe befindlichen Vernichtungsanlagen freie ›Kapazitäten‹, brachte man die Blockinsassen mit einem Lastwagen zur Vergasung dorthin. Bis zur Selektion und zum Abtransport, die manchmal zweimal wöchentlich stattfanden, starben viele der Insassen eines »natürlichen« Todes, das heißt an Entkräftung und Krankheiten, ab dem Sommer 1942 besonders viele an Fleckfieber. »Die Sterblichkeit [im Block 7; B. M.] war so erschreckend, daß die Selektionen lediglich das beschleunigten, was sowieso nach einigen Stunden unvermeidlich geschehen mußte«, so Kielar.[33] Alfred Wetzler, der im Frühjahr 1943 als Schreiber in Block 7 beschäftigt war, berichtete nach seiner Flucht aus Auschwitz im Jahre 1944: »Der wöchentliche Ausfall in Block 7 war um die 2000, hie[r]von etwa 1200, die ›natürlichen Todes‹ starben[,] und etwa 800, die durch Selektionen [in Gaskammern; B. M.] starben.«[34]

31 Vernehmung Kazimierz Smoleń vom 14.4.1945: AIPN, GK 196/82, Bl. 29–82, hier Bl. 74.

32 Czech, »Rolle«, S. 23.

33 Kielar, *Anus Mundi,* S. 216.

34 Bericht von Rudolf Vrba und Alfred Wetzler [1944], abgedruckt in: *London wurde informiert … Berichte von Auschwitz-Flüchtlingen,* hg. von Henryk Świebocki, Oświęcim 1997, S. 181–293, hier S. 208.

Als Blockältester im Block Nr. 7 fungierte Wiktor Mordarski. Ab August 1940 in Auschwitz, zählte er zu den »alten« Häftlingen. Sein Überleben verdankte er einer Anstellung als Häftlingspfleger im HKB. Mordarski habe im Rahmen seiner Möglichkeiten zahlreichen Insassen geholfen, auch versucht, einige von ihnen vor dem Abtransport in die Gaskammern zu bewahren. »Manchmal kam es vor«, so Kielar in seinen Memoiren, »daß ein Kranker, der bereits für das Gas bestimmt war, gerettet wurde. Das war ein Verdienst des Blockältesten Viktor M. [Mordarski; B. M.], der unangenehm im Umgang und ungleichmäßig war, der sich aber manchmal zu einer wahrhaft menschlichen Tat aufraffen konnte.« Im Zivilberuf war Mordarski Staatsanwalt in Nowy Sącz. Er überlebte Auschwitz, die Räumung Ende Januar 1945 und anschließend das KL Mauthausen. Nach dem Krieg ließ er sich in Großbritannien nieder.[35]

Wiesław Kielar schildert in seinen Memoiren eine der in den Blöcken 7 und 8 regelmäßig stattfindenden Selektionen vom Frühjahr 1943. Eines Tages betrat der Lagerarzt Dr. Kitt in Begleitung des SDG und des Häftlingsarztes Dr. Roman Zenkteler den Block. Auch der Blockälteste Mordarski musste dabei sein.

> Endlich kamen sie heraus. Sie stellten sich vor den Block und beratschlagten eine Weile. Viktor [Mordarski; B. M.] hielt in der Hand einen dicken Packen von Krankenkarten, einen anderen Packen von Karten hatte der SDG. Man wußte, daß dies die Karten derer waren, die für das Gas ausgewählt waren. Dr. Kitt erklärte Viktor etwas sehr lange, und dieser schlug jeden Augenblick die Absätze zusammen, wobei er verständnisvoll nickte und energisch rief:
>
> »Jawohl, jawohl, Herr Obersturmführer! Jawohl!«
>
> Auf einen Befehl Viktors begann die Bedienung des Blocks, die Kranken vor den Block zu führen. Unterdessen begaben sich Dr. Kitt und Zengteller [korrekt: Zenkteler; B. M.] mit »Papa« [Bernacik; B. M.] an der Spitze in unseren Block [8; B. M.]. Sollte es auch bei uns zu einer Selektion kommen? [...] Der Hof füllte sich langsam mit Kranken. Diejenigen, die noch stehen konnten, versammelten sich zu einer

35 Häftlingspersonalbogen Wiktor Mordarski, Mauthausen: Arolsen Archives, 1.1.26.3/1639382/ITS Digital Archive; Vernehmung Kazimierz Smoleń vom 14. 4. 1945: AIPN, GK 196/82, Bl. 29–82, hier Bl. 75; vgl. auch den Facebook-Post zu Mordarski https://tinyurl.com/3jmx5ra8 [Zugriff: 24. 6. 2021]; Kielar, *Anus Mundi*, S. 216 (Zitat).

engen Gruppe in einer Ecke des Hofes. Viele setzten sich oder legten sich einfach auf die feuchte Erde, vollkommen gleichgültig gegenüber dem, was um sie herum geschah. Und aus dem Block wurden immer neue herausgeführt. [...]

Einige hundert Kranke wurden aus Block 7 herausgeführt, und kein Ende war abzusehen. Der SDG zählte die Karten in seiner Hand genau und ging wieder zurück auf Block 8, von wo er lange nicht mehr zurückkam, was darauf schließen ließ, daß er jetzt die Schwerstkranken, die soeben von Dr. Kitt angezeigt worden waren, mit Spritzen tötete.[36]

Bald fuhren vor dem Krankenbautor Lastwagen vor. Angehörige des Krankenbaupersonals führten die versammelten Kranken aus dem Hof hinaus und verluden sie unter der Aufsicht des SDG auf die Lastwagen. »Das Personal des Blocks 7 nutzte die Unaufmerksamkeit des SDG und holte schnell seine Bekannten und Verwandten vom Platz weg, die es zurück auf den Block führte [...].« Der Blockälteste Mordarski schaffte es gemeinsam mit dem Blockältesten Bernacik, einige Krankenkarten der bereits zum Gas Selektieren gegen Krankenkarten der vor Kurzem Ermordeten zu tauschen. So ließen sich einige Insassen vorübergehend vor der Vergasung retten. Insgesamt wurden knapp 700 Kranke auf Lastwagen verladen und anschließend vergast.[37]

Die bei dieser Selektion ermordeten Kranken waren wohl mehrheitlich griechische Juden. »Die schwere Arbeit und die Lagerverhältnisse nicht gewohnt, wurden sie schnell zu Muselmännern«, schreibt Kielar. »Sie hauptsächlich bildeten die Mehrheit der Patienten in den Blocks 7 und 8« im Frühjahr 1943.[38] Kielar hatte als Schreiber in Block 8 einen guten Überblick über die Geschehnisse im Krankenbau. Im April 1943 wurden die Selektionen und anschließende Ermordung in den Gaskammern eingestellt, im August 1943 jedoch wieder aufgenommen.

Die Gesamtzahl der Opfer, die von Block 7 in die Gaskammern gebracht und getötet wurden, lässt sich nicht ermitteln. Gawalewicz

36 Kielar, *Anus Mundi*, S. 220 f.

37 Ebenda, S. 221–223 (Zitat S. 222). Kazimierz Smoleń berichtet ebenfalls, dass die beiden Blockältesten zahlreiche Insassen auf diese Art und Weise wenigstens vorläufig gerettet hätten (Vernehmung Kazimierz Smoleń vom 14.4.1945: AIPN, GK 196/82, Bl. 29–67, hier Bl. 75).

38 Kielar, *Anus Mundi*, S. 218.

schätzte, dass von Anfang Mai 1942 bis zu seiner Verlegung aus Block 7 in das Stammlager am 19. September 1942 etwa 10 000 Häftlinge auf diese Art und Weise ermordet wurden.[39] Alfred Wetzler, der bis zum Frühjahr 1943 in Block 7 als Schreiber tätig war, berichtete von insgesamt 50 000 Insassen, die entweder im Block 7 eines »natürlichen Todes« starben oder von dort in die Gaskammern gebracht und erstickt wurden.[40] Die Schätzungen Wetzlers wie auch Gawalewiczs widersprechen einander nicht und erscheinen glaubwürdig, sie lassen sich aber nicht verifizieren. Eines dürfte aber sicher sein: Die große Mehrheit dieser Opfer war jüdisch.

Roman Zenkteler: der »Wolf« von Auschwitz-Birkenau

Ende 1942 wurde der Männerkrankenbau Auschwitz-Birkenau um den Block 12 mit Ambulanz, Aufnahmestube und 70 Krankenplätzen für »prominente« Häftlinge sowie leicht Erkrankte erweitert.[41] Als »prominent« galten in erster Linie deutsche Insassen sowie nichtdeutsche Funktionshäftlinge (Kapos, Blockälteste, Schreiber).

Als Chefarzt von Block 12 fungierte Dr. Roman Zenkteler, der auch die Ambulanz leitete. Zenkteler genoss bei den Häftlingsärzten einen schlechten Ruf, galt aber bei den SS-Lagerärzten als vertrauenswürdig, weshalb er stetig weiter ›aufstieg‹: vom leitenden Häftlingsarzt im Ambulatorium zum »Chefarzt« des Männerkrankenbaus Auschwitz-Birkenau und im März 1944 sogar zum Krankenbauältesten. In den Jahren 1943/44 prägte Zenkteler nachhaltig die Funktionsweise des Birkenauer Männerkrankenbaus und ging in die Geschichte als »Wolf« von Auschwitz-Birkenau ein.

Geboren im Jahre 1889 in Buk bei Posen, nahm Zenkteler als deutscher Offizier und Feldarzt am Ersten Weltkrieg teil. Im Vorkriegspolen war Zenkteler polnischer Militärarzt im Range eines Oberleutnants, beteiligte sich im Jahre 1939 am Krieg gegen Deutschland und geriet am 18. September in deutsche Gefangenschaft. In den ersten Monaten als kriegsgefangener Militärarzt behandelte er verletzte polnische Soldaten, im Frühjahr 1940 kam er ins Offizierslager Neu-Brandenburg. Von ei-

---

39 1. Frankfurter Auschwitz-Prozess »Strafsache gegen Mulka u. a.«, 4 Ks2/63, 54. Verhandlungstag, Vernehmung Adolf Gawalewicz vom 11. 6. 1964, Bl. 11, https://tinyurl.com/ycypjd9u [Zugriff: 20. 6. 2021].

40 Bericht von Rudolf Vrba und Alfred Wetzler [1944], abgedruckt in: *London wurde informiert,* hier S. 208 f.

41 Czech, »Rolle«, S. 24.

nem Volksdeutschen denunziert, wurde Zenkteler von der Gestapo dort verhaftet und entgegen der Genfer Konvention am 5. September 1941 ins KL Auschwitz eingewiesen. Als Grund für die Verhaftung stand »(Intelligenzpole) Polit. Pole« in den Papieren.

Nach etwa zwei Monaten in Auschwitz wurde Zenkteler als Häftlingspfleger im »Russenlager« für sowjetische Kriegsgefangene in Auschwitz eingeteilt. Im März 1942, als das KGL im Stammlager aufgelöst wurde, wurde Zenkteler als Häftlingsarzt nach Birkenau geschickt. Dort war er nach eigenen Angaben zunächst als Assistenzarzt eines polnischen Häftlingsarztes – vermutlich Marian Ciepielowski – tätig, der die Ambulanz in Block 8 leitete. »Nach dem Tod dieses Arztes«, so Zenkteler im Jahre 1968, »übernahm ich die Leitung des Ambulatoriums und des Krankenreviers.«[42] Dies geschah spätestens im Frühherbst 1942.[43]

Zenkteler erwarb sich nach und nach das Vertrauen der SS-Lagerärzte. Infolgedessen bildete sich im Verlauf des Jahres 1943 im Männerkrankenbau ein duales ›Machtsystem‹ heraus. Als Krankenbauälteste fungierten nach wie vor deutsche Funktionshäftlinge, für die sanitätsmedizinischen Belange war jedoch Zenkteler als »Chefarzt« verantwortlich und baute seine Position mit der Zeit aus. Kielar schreibt über die Verhältnisse im Sommer 1943: »Der Lagerälteste war weiterhin Hans [Dennstädter; B. M.], jetzt vollkommen unterjocht durch den machtgierigen Dr. Zengteller [Zenkteler; B. M].«[44]

Zenkteler sei schlimmer als die deutschen Lagerärzte gewesen, meinten manche seiner Häftlingsarztkollegen, er habe als »Wolf« von Birkenau gegolten. Er habe Kranke und Kollegen beschimpft und ge-

---

42 U.Häftlings-Personal-Karte, KL Buchenwald, Roman Zenkteler: AIPN, BU-VI-55141-51(2)/15; Dr. Kazimierz Hałgas, Anmerkungen zur 3. Auflage des Buches von Wiesław Kielar »Anus Mundi«: APMO, Oświadczenia Bd. 95, Bl. 231–247, hier Bl. 239; Vernehmung Dr. Roman Zenkteler vom 19.10.1968: IPN Krakau, S 51/05/Zn, Bd. 19, Bl. 3619–3623 (Zitat Bl. 3619 f.); Vernehmung Dr. Roman Zenkteler vom 26.6.1972: ebenda, Bl. 3624–3627; Schreiben Dr. Leon Teresiński vom 29.1.1968: AIPN, BU 2188/266, Bl. 50.

43 Waldemar Nowakowski, der Ende September bzw. Anfang Oktober 1942 an Fleckfieber erkrankte, wurde von Dr. Zenkteler in den Krankenbau aufgenommen und gerettet, weil dieser statt Fleckfieber eine Grippeerkrankung diagnostizierte. Zu diesem Zeitpunkt wurden Fleckfieberkranke liquidiert. Nach seiner Genesung blieb Nowakowski im Krankenbau, zunächst als Schreiber, später als Blockältester. Vgl. Vernehmung Waldemar Nowakowski vom 27.8.1947: AIPN, GK 196/137, Bl. 131–134.

44 Kielar, *Anus Mundi*, S. 233. Ähnlich Lettich, dem zufolge im Krankenbau neben Welsch Dr. Zenkteler geherrscht habe: »Mit der Zeit wurde Zenkteler der mächtigste Mann im Krankenbau, dem die SS vertraute« (ders., *Trente-quatre mois*, S. 21 f.).

schlagen, auch Häftlinge zur Vergasung selektiert.[45] Andere verweisen darauf, dass Zenkteler für die Durchsetzung der Disziplin gesorgt habe, letztlich zum Nutzen der Patienten. Der polnische Häftlingsarzt Dr. Alfred Fiderkiewicz schilderte Zenkteler wie folgt:

> Das war ein Mensch mit einem merkwürdigen Charakter. Er war immer zornig, er schimpfte immer, er war nie zufrieden, er hasste Menschen. […] Jeder hatte Angst vor ihm, er schlug mit der Faust so fest zu, dass man sich kaum auf den Beinen halten konnte. Manchmal bediente er sich eines Schlagstocks. […] Er war schrecklich unterwürfig gegenüber dem Lagerarzt und den SS-Männern, er war der Schrecken nicht nur der Häftlingsärzte und -pfleger, sondern auch der Kranken. Äußerst fleißig und geschäftig. In den frühen Morgenstunden stürzte er in die Blocks herein und überprüfte, ob alle [Angehörigen des Pflegepersonals; B. M.] aufgestanden waren; er stürzte auch nachts herein, um zu überprüfen, ob alles nach den Vorschriften ablief. Er fand immer etwas, was ihn unzufrieden machte, immer beschimpfte er oder verprügelte dabei jemanden. Man hatte vor ihm mehr Angst als vor dem Lagerarzt oder vor den SS-Männern. Unsere größte Angst als Ärzte war, dass seine Beschimpfungen in Krankensälen jede ärztliche Autorität zunichte machten, die wir gegenüber den Kranken hatten, Autorität, die in den Krankenblöcken so notwendig war.[46]

Fiderkiewicz fügt gleichwohl hinzu: »Ich verdanke ihm aber das Leben.«[47] Vergleichbar kritisch über Zenkteler äußerten sich andere wie der Häftlingsarzt Jakub Gordon oder der Funktionshäftling Kazimierz Smoleń. Letzterer erwähnte ebenfalls, dass er Zenkteler sein Leben zu verdanken habe.[48] Es ist auch überliefert, dass Zenkteler als leitender Häftlingsarzt

---

45 Vgl. u. a. Vernehmung Guillome Grab vom 7.12.1945 (deutsch): AIPN, GK 196/130, Bl. 183–203, hier Bl. 200 (der Wolf von Birkenau); Aussage Dr. Henri Goldstein, Häftlingsarzt in Birkenau, vom 20.6.1945: AIPN, GK 196/129, Bl. 170–185, hier Bl. 172; Lettich, *Trente-quatre mois*, S. 22 f.

46 Vernehmung Dr. Alfred Fiderkiewicz vom 31.7.1945: AIPN, GK 196/84, Bl. 157–210, hier Bl. 181.

47 Ebenda, Bl. 174.

48 Vernehmung Jakub Gordon vom 17./18.5.1945: AIPN, GK 165/50/1, Bl. 59–77, hier Bl. 67; ähnlich Vernehmung Dymitr Wasilewski vom 18.6.1945: AIPN, GK 165/50/2, Bl. 214–223, hier Bl. 221; Vernehmung Kazimierz Smoleń vom 14.4.1945: AIPN, GK 196/82, Bl. 29–67, hier Bl. 44 f.

einiges riskierte, um kranken Häftlingen das Leben zu retten. So diagnostizierte er Fleckfieberkranke fälschlicherweise mit Grippe, um sie vor der Tötung in den Gaskammern bzw. mit Phenol zu bewahren.[49]

Bei näherer Betrachtung bezieht sich die meiste Kritik auf Zenktelers grobe Umgangsformen, und zwar insbesondere gegenüber den ihm unterstellten Häftlingsärzten und -pflegern, weniger gegenüber den Patienten.[50] Zenkteler hatte als Militärarzt an zwei blutigen Kriegen teilgenommen, auch in der Zwischenkriegszeit als Militärarzt in den polnischen Streitkräften gedient. Dort herrschten andere Töne als im Zivilleben. Hinzu kam die Lagerhaft, die Zenkteler ebenfalls stark geprägt haben dürfte. Neuankömmlinge, insbesondere aus dem bürgerlichen Milieu, die – wie wohl die meisten Ärzte im Lager – mit solchen Umgangsformen zum ersten Mal konfrontiert waren, zeigten sich stets schockiert. Dies lässt sich an ihren Nachkriegserinnerungen auch ablesen.

Zenktelers rüde Manieren standen in krassem Gegensatz zu dem äußerlich zumeist korrekten und gar kultivierten Auftreten der SS-Lagerärzte, etwa dem von Dr. Mengele, Zenktelers direktem Vorgesetzten, oder Dr. Eduard Wirths. Mengele legte großen Wert darauf, im Lager »einen besonders kultivierten Eindruck zu machen«.[51] Dr. Wolken, der Zenkteler sehr kritisch darstellte, sagte dagegen 1972 über Mengele: »Mengele ist mir als eine durchaus sympathisch wirkende, elegante Erscheinung von eher zierlicher Gestalt in Erinnerung.«[52] Nach übereinstimmenden Berichten gaben sich die meisten SS-Ärzte auch im Lager gesittet und zuweilen freundlich, selbst dann, wenn sie Tausende Kinder, Frauen und Männer als »arbeitsunfähig« selektierten und zur Vergasung

49 Zenkteler rettete auf diese Weise den polnischen Häftling Waldemar Nowakowski; vgl. Vernehmung Waldemar Nowakowski vom 27.8.1947: AIPN, GK 196/137, Bl. 131–134.

50 Philip Goldstein meldete sich in der Ambulanz und wurde dabei von Dr. Zenkteler untersucht: »He treated me[,] more or less, correctly. He examined me and said there's nothing he can do and that there is nothing wrong.« Vgl. Oral-History-Interview mit Philip Goldstein vom 2.6.1992: USHMM, RG-50.233.0037, Oral History, Accession Nr. 1992.A.0125.37, einsehbar unter https://tinyurl.com/53a8cbph [Zugriff: 21.11.2023]; ähnlich Vernehmung Kazimierz Smoleń vom 14.4.1945: AIPN, GK 196/82, Bl. 29–67, hier Bl. 44 f.

51 Vernehmung Lili Majerczyk vom 5.12.1972: HHStA Wiesbaden, 461/37976/13, Bl. 38–42 (Zitat Bl. 41).

52 Vernehmung Dr. Otto Wolken vom 24.11.1972: HHStA Wiesbaden, 461/37976/12, Bl. 210–213, hier Bl. 212.

schickten. Die meisten SS-Lagerärzte in Auschwitz waren gut erzogene, kultivierte Männer aus gutbürgerlichen Familien und verhielten sich entsprechend – Zenkteler nicht.

Es werden aber auch andere, schwerer wiegende Vorwürfe gegen ihn erhoben.

Laut dem Häftlingsarzt Fiderkiewicz hatte Zenkteler durch seine Methoden der Fleckfieberbekämpfung mehrere Hundert Menschen auf dem Gewissen. Im Winter 1943/1944 grassierte in Auschwitz-Birkenau das Fleckfieber. Im Januar 1944 lagen im mittlerweile umgezogenen und erweiterten Männerkrankenbau (siehe unten) bis 400 Fleckfieberkranke, die auf drei Krankenblöcke aufgeteilt waren, darunter Block 9, wo Alfred Fiderkiewicz der leitende Arzt war. Dr. Zenkteler, so Fiderkiewicz, bekam vom Lagerarzt den Auftrag, das Fleckfieber im Männerkrankenbau zu bekämpfen, und führte diesen aus.[53]

Zenkteler wandte dabei folgendes Verfahren an: Alle Patienten und das ganze Pflegepersonal des Blocks 9 mussten sich nackt ausziehen und bei starkem Frost zum Baderaum gehen. Gleichzeitig wurden Bettwäsche, Decken und andere Sachen zur Desinfektion abgegeben. Im Block blieben nur Bettgestelle und Matratzen zurück. Im Baderaum wurden die Insassen zunächst einer Ganzkörperrasur unterzogen, sie badeten und wurden anschließend mit einer nicht näher definierten Desinfektionsflüssigkeit bespritzt. Danach mussten die Kranken und das Pflegepersonal stundenlang im Waschraum warten, während ihr Block mit Zyklon B desinfiziert wurde. Zahlreiche Schwerkranke überstanden diese Zeit im Waschraum nicht. Erst nach vielen Stunden wurde der Block freigegeben. Die Kranken und das Pflegepersonal kehrten zurück und erhielten dort später ihre desinfizierte Kleidung und Bettwäsche. Nach demselben Verfahren verlief die »Entlausungsaktion« in den übrigen Krankenbaublocks.

Nach dieser »Entlausungsaktion« gab es im Männerkrankenbau Birkenau keine Läuse, Flöhe und anderes Ungeziefer mehr, so Fiderkiewicz, die Zahl der Mäuse und Ratten war ebenfalls zurückgegangen. Aber auch etwa zwanzig kranke Häftlinge aus Block 9 hatten die Tortur nicht überlebt. Ähnlich sei es in den übrigen Krankenblocks zugegangen. Fiderkiewicz konstatierte: »Auf Kosten von einigen hundert Menschen hatte Zenkteler das Fleckfieber bekämpft, und bis zur Evakuie-

53 Vernehmung Dr. Alfred Fiderkiewicz vom 31.7.1945: AIPN, GK 196/84, Bl. 157–210, hier Bl. 196 f.

rung des Lagers trat Fleckfieber in unserem Lager nur noch vereinzelt auf.«[54]

Der hier erhobene Vorwurf ist gravierend. Fiderkiewicz lässt jedoch die Alternative unerwähnt. Zenkteler als leitender Häftlingsarzt des Krankenbaus hätte rein hypothetisch den Befehl verweigern können und damit seine Stelle und sein Leben aufs Spiel gesetzt. Angesichts dieser hypothetischen Befehlsverweigerung hätte der damalige Lagerarzt Dr. Mengele mit großer Wahrscheinlichkeit andere Maßnahmen zur Fleckfieberbekämpfung ergriffen – Maßnahmen, die er nur wenige Wochen zuvor im benachbarten Frauenlager angewandt hatte. Tausende Frauen waren deshalb gestorben. Dies war Zenkteler und auch Fiderkiewicz mit Sicherheit bekannt. Dr. Margita Schwalbová, eine jüdische Häftlingsärztin aus der Slowakei, schildert den Verlauf dieser »Aktion« im Frauenlager wie folgt:

> Ende 1943 übernahm Dr. Mengele die Leitung des Krankenbaues [im Frauenlager; B. M.]. [...] Im Dezember 1943 ordnete Dr. Mengele im Krankenbau und im Lager eine der schrecklichsten Selektionen an, die siebentausend Frauen erfasste. Sie wurden in zwei Blocks zusammengetrieben. Man sagte, dass Mengele diese Selektion aus Furcht vor der um sich greifenden Fleckfieber-Epidemie auf eigene Verantwortung durchführte. Wegen des Umfangs der Selektion wartete Mengele auf Bestätigung seiner Anordnung aus Berlin. Fast 14 Tage lang warteten siebentausend Frauen auf ihren Tod, zusammengepfercht in einem Raum, in dem sogar die Luft zum Atmen knapp war. Eine Menge von halb bewusstlosen Lebewesen erwartete in jedem Augenblick den Tod, hungrig, durstig, misshandelt, wahnsinnig vor Angst. Sie warteten Minuten, Stunden, Tage, Nächte, Wochen auf den Befehl »Gas«! Der Abtransport dauerte zwei Tage. Die vor Angst halbwahnsinnigen Frauen versteckten sich zwischen den Blöcken; die SS ordnete eine Treibjagd auf sie an. [...] Halbtot, blutend, mit zerschlagenen Schädeln, krochen sie auf dem Schnee, bis sie ihren Tod fanden.[55]

54 Ebenda.

55 Bericht Dr. med. Margita Schwalbová, »Szpital Kobiecy«, o. D. [1960er Jahre]: APMO, Opracowania, Bd. 96, Bl. 76–112, hier Bl. 98 f.; vgl. auch Vernehmung Dr. Margita Schwalbová vom 7. 2. 1967: IPN Krakau, S 51/05/Zn, Bd. 5, Bl. 825–847.

Die Zahl der bei dieser »Maßnahme« ermordeten, sicherlich in erster Linie jüdischen Frauen mag hier überhöht angegeben sein. Danuta Czech schreibt von 4247 Frauen, die im Dezember 1943 nach einer Selektion im Frauenlager vergast wurden.[56] Der Ablauf dieser von Mengele durchgeführten »Fleckfieberbekämpfung« dürfte hingegen unbestritten sein. Es ist auch anzunehmen, dass Mengele im Falle von Zenktelers Weigerung im Männerlager dieselbe Methode angewandt hätte. Auf jeden Fall mussten der leitende Häftlingsarzt und all seine Kollegen davon ausgehen.

Darüber hinaus wurde Zenkteler vorgeworfen, selbständig Selektionen im Krankenbau durchgeführt zu haben. Entgegen einigen Nachkriegsberichten sprach das Krakauer Bezirksgericht Zenkteler im Jahre 1948 von diesen und anderen Vorwürfen jedoch frei.[57] Hierbei ist anzumerken, dass polnische Nachkriegsgerichte Kollaborateure der Deutschen keineswegs mit Samthandschuhen anfassten.

Nichtsdestoweniger ist es wahrscheinlich, dass Zenkteler auf Anweisung des Lagerarztes vorselektierte. Damit wäre er in Auschwitz keine Ausnahme. Auch sein Nachfolger, Prof. Berthold Epstein aus Prag, soll das getan haben. Der ehemalige Häftlingsarzt im Birkenauer Männerkrankenbau Dr. Naum Wortman berichtete nicht nur von Zenktelers Unbeliebtheit. Da dieser weder mit polnischen noch mit jüdischen Häftlingen korrekt umgegangen sei, habe er keine Freunde im Lager gehabt. Wortman sprach auch davon, Zenkteler habe Selektionen durchgeführt. »Wenn man ihn fragte«, so Wortman, »warum er das tue, antwortete er, dass er weniger Menschen in Gaskammern schicken würde als ein deutscher Arzt.«[58]

Als Militärarzt, der an zwei Weltkriegen teilgenommen hatte, hatte Zenkteler gelernt, Entscheidungen zu treffen, mit denen Ärzte im Zivilleben nur in Ausnahmesituationen konfrontiert werden: Menschen zu opfern, die unter den gegebenen Umständen kaum überleben werden, um anderen mit besseren Aussichten zu helfen. Die in Birkenau herrschenden Zustände waren mit denen eines Krieges in keiner Hinsicht zu vergleichen. Birkenau war kein Schlachtfeld, sondern ein Vernichtungslager.

---

56 Czech, *Kalendarium*, S. 691.

57 Vgl. AIPN, BU 2188/265; vgl. u. a. Klee, *Auschwitz*, S. 448 f.

58 Bericht Dr. Naum Wortman, aufgenommen am 7.5.1969 in Haifa: USHMM, Onlinedatenbank, Accession Nr. 1996.A.0309, Dr. Naum Wortman Papers, Deposition 1969, hier S. 3, https://tinyurl.com/53e7p7np [Zugriff: 20.11.2023].

Zenktelers Kritiker erzählten jedoch ebenfalls übereinstimmend von dessen außerordentlichem Fleiß und energischem Auftreten. Auf Arbeitsdisziplin, insbesondere auf die Einhaltung von Disziplin und Ordnung im Krankenbau, habe er strengstens geachtet. So habe er Diebstahl von Lebensmitteln durch das Häftlingspersonal zulasten der Patienten entschieden bekämpft. Fiderkiewicz beschreibt, wie er Neuzugänge ärztlich untersuchte, denen die in Auschwitz herrschenden Zustände noch nicht klar waren. So gab er einem von ihm untersuchten Häftling eine Einweisung in einen Krankenblock, die Zenkteler, der »wie ein Ochse schuftet«, als leitender Arzt unterschreiben musste. Zenkteler zeichnete solche Einweisungen erst ab, nachdem er die Patienten selbst untersucht hatte, wobei er diese anschrie: »›Steh gerade, du Hurensohn!‹ Jemand opponiert. Zenkteler beruhigt diesen mit einem Satz: ›Leise, sonst kriegst du eine in die Fresse!‹« Zenkteler beschimpfte auch Häftlingsärzte, wenn sie die Patienten nicht sorgfältig genug untersuchen. »Endlich verlässt er fast im Laufschritt den Krankenblock.«[59]

Diese Vorgehensweise dürfte den kranken Häftlingen grundsätzlich eher zugutegekommen sein. Tadeusz Stabholz hatte als Häftlingsarzt im Männerkrankenbau viel mit Zenkteler zu tun. In seinen Erinnerungen schildert er unter anderem folgende Begebenheit:

> An mich tritt Zbyszek Szawłowski heran, er beugt sich zu mir herüber und flüstert mir ins Ohr: »Gib Acht auf den Alten [Zenkteler; B.M.], falls er im Saal ist, bemühe dich, schnell zu arbeiten, und, Gott bewahre, unterhalte dich mit niemandem. [...] Der Alte ist unberechenbar. Er schlägt zu, tritt und weist einen in die Strafkompanie ein. Er hat schon viele Ärzte erledigt. [...] »Sämtliche Pfleger antreten«. Zenkteler hält eine Ansprache. Selbstverständlich ist er mit uns unzufrieden. Auf den Krankenblocks ist es schmutzig. Die Krankenkarten werden nicht sorgfältig geführt und, das Wichtigste, die Betten der Pfleger sind nicht sorgfältig gemacht. Zenkteler warnt uns, er warnt uns zum letzten Mal. Wir wissen, dass alle seine Vorwürfe absurd sind, aber es hilft nichts. Der Alte ist für uns der Herr über Leben und Tod.[60]

---

59 Fiderkiewicz, *Brzezinki*, S. 122–124 und S. 236 (Zitate).

60 Tadeusz Stabholz, *Siedem Piekieł*, Stuttgart 1947, Auszüge, S. 202: AIPN, BU 2188/266, Bl. 30.

Diese Schilderungen lassen an den militärischen Drill dieser Zeit denken. Es sei in diesem Zusammenhang außerdem an die teilweise problematische Arbeitsdisziplin des Pflegepersonals erinnert, die vor allem in den ersten Jahren im KL Auschwitz zu beobachten war. Auch Władysław Kielar, der ebenfalls als Häftlingspfleger in Birkenau tätig war und nach eigenen Angaben seine diesbezüglichen Pflichten nicht besonders ernst nahm, geriet deswegen mit Zenkteler in Konflikt.[61]

Zenkteler trat im Männerkrankenbau als ›starker Mann‹ auf und führte dieselbe strenge Arbeitsdisziplin ein, die er sich selbst abverlangte. Er beschimpfte und schlug Häftlingsärzte und -pfleger, die den von den Lagerärzten festgelegten Anforderungen nicht genügten und/oder gegen Lagervorschriften verstießen. Als er eines Tages in einem Krankensaal einen Häftling mit einer Zigarette überraschte, versetzte Zenkteler dem Raucher, einem »Professor«, ebenso einen Schlag ins Gesicht wie dem verantwortlichen Stubendienst und dem Stubenarzt.[62] Das Rauchen war den Häftlingen im Krankenbau strengstens verboten, die Lager-SS bestrafte dies gewöhnlich mit der Strafkompanie.

In besonders krassen Fällen – wohlgemerkt aus seiner Sicht – meldete Zenkteler die Betroffenen beim Lagerarzt, was gewöhnlich deren Entlassung aus dem Krankenbau zur Folge hatte. Dieses Schicksal ereilte den jüdischen Häftlingsarzt Goldberg, der im Herbst 1943 im Infektionsblock (Nr. 8) eingesetzt war, in dem etwa 400 schwerkranke Häftlinge lagen. Sie waren offenkundig medizinisch gar nicht behandelt worden. Zenkteler warf Goldberg Schlamperei und Faulheit vor und meldete diese »Missstände« dem Lagerarzt, der Goldberg in ein Nebenlager bei einer Kohlegrube strafversetzte. Zum Nachfolger bestimmte Zenkteler Fiderkiewicz, der berichtete:

> Als ich auf den Block kam, musste ich alles von Anfang an machen. Die Patienten lagen ohne Diagnose und waren deswegen medizinisch gar nicht behandelt. Ich engagierte zwei Ärzte, die als Patienten im Block waren, und begann mit der Arbeit. Nach einigen Tagen hatte ich die Hälfte der Kranken auf dem Block detailliert beschrieben, die zweite Hälfte befand sich in Arbeit. Zenkteler kam täglich auf den Block und schimpfte andauernd mit mir, dass zu wenig

---

61 Kielar, *Anus Mundi*, S. 233–305.

62 Tadeusz Stabholz, *Siedem Piekieł*, Stuttgart 1947, Auszüge, S. 202: AIPN, BU 2188/266, Bl. 30.

gemacht worden sei. Er versuchte in einigen Fällen, die Diagnosen infrage zu stellen, sodass wir ständig in Konflikt gerieten.[63]

Ein ähnliches Schicksal wie Goldberg ereilte auch andere Häftlingsärzte. So soll Dr. Aron Bejlin einen Fehler bei der Führung von Krankenkarten begangen haben. Zenkteler habe ihn daraufhin als Hochstapler und Betrüger beschimpft. Kurz danach sei Bejlin vom Lagerarzt in das »Zigeunerlager« verlegt worden. Bejlin überlebte Auschwitz und arbeitete nach dem Krieg im israelischen Gesundheitsministerium.[64] Der jüdische Häftlingsarzt Leon Gelberger wurde hingegen vom Lagerarzt Thilo zur Strafkompanie versetzt, weil er eine für die medizinische Behandlung bedeutungslose, aber komplizierte Laboruntersuchung vernachlässigt haben soll.[65]

Zenktelers Dienstbeflissenheit wurde allerdings nicht nur negativ beurteilt. Mieczysław Krzemiński, der von Dezember 1943 bis Oktober 1944 im Männerkrankenbau Birkenau als Häftlingsarzt tätig war, berichtete im Jahre 1947: »Zenkteler leistete in gewissem Sinne eine positive Arbeit, weil er streng und dienstbeflissen war und Vorschriften sowie Ordnung strikt einhielt. Er war ein großer Rigorist. Er hat aber [bei der Bekämpfung der Epidemie; B. M.] ein positives Ergebnis erzielt, und das ist aus der Sicht des Patienten das Wichtigste.«[66] Dank der Eindämmung der Fleckfieberepidemie blieben Tausende Lagerinsassen, vor allem jüdische, zumindest vorläufig am Leben, die andernfalls von den Lagerärzten direkt ins Gas geschickt worden wären.

Zurück zum Männerkrankenbau im Abschnitt B Ib im Frühjahr 1943. In den Blöcken 8 und 12 wurden kranke Häftlinge ambulant und stationär behandelt, Block 7 diente als Sammelstelle für schwerkranke Häftlinge,

63 Vernehmung Dr. Alfred Fiderkiewicz vom 31.7.1945: AIPN, GK 196/84, Bl. 157–210, hier Bl. 192 f. Fiderkiewicz geht auf den Fall des Häftlingsarztes Goldberg auch in seinen Memoiren *Brzezinki* ein. Dort schreibt er auf S. 122: »Goldberg hatte lediglich Häftlingssanitäter zur Verfügung, die ihm ohnehin nur ungern halfen.« Ferner war der Blockälteste ein krimineller Häftling, der Goldberg als Juden verfolgt habe. Unter diesen Umständen, so Fiderkiewicz, habe Goldberg mit der Arbeit im Block nicht fertig werden können, sodass »ein gewisser Teil der Patienten keine ausgefüllten Krankenkarten hatte. Und das war schließlich das Wichtigste im Lager« (ebenda).

64 Tadeusz Stabholz, *Siedem Piekieł*, Stuttgart 1947, Auszüge, S. 202: AIPN, BU 2188/266, Bl. 30; Klee, *Auschwitz*, S. 41.

65 Bericht Leon Gelberger, o. D. [1945/46]: ŻIH, 301/1699.

66 Vernehmung Mieczysław Krzemiński vom 14.4.1947: AIPN, GK 164/687, t. 2, Bl. 12 f.; ähnlich der Häftlingspfleger Stanisław Ducio in seiner Vernehmung vom 16.4.1947: ebenda, Bl. 17 f.

in erster Linie jüdische, die dem Tode geweiht waren. Sobald Block 7 voll war, führte der zuständige Lagerarzt eine Selektion durch. Dabei wurden die meisten Insassen als unheilbar krank »ausgemustert« und anschließend in Gaskammern ermordet. Solche Selektionen fanden regelmäßig statt, manchmal zweimal wöchentlich. Auf diese Art und Weise hielt Standortarzt Dr. Wirths den Krankenstand im Männerlager trotz einer wachsenden Zahl an Neuzugängen und Kranken relativ konstant, ohne die Kapazitäten des Krankenbaus erhöhen zu müssen.

Dieses Verfahren zur ›Regulierung‹ des Krankenstands durch systematisches Ermorden von in erster Linie jüdischen Insassen wurde im April 1943 gestoppt, als die Zentrale die Liquidierung schwerkranker Lagerinsassen mittels Zyklon B und Todesspritze einstellen ließ. Infolgedessen gingen zwar die Todeszahlen zurück, die der Schwerkranken aber schnellten in die Höhe.[67] Mitte Mai 1943 waren 10 000 Häftlinge in Birkenau krankgemeldet und befanden sich in »Behandlung«, ohne dass dafür auch nur »die primitivsten hygienischen Einrichtungen« gegeben seien, wie Wirths am 22. Mai 1943 in einer Besprechung beklagte. Gleichzeitig sollte die Belegstärke des KL Auschwitz in naher Zukunft auf 100 000 Häftlinge gesteigert werden.[68]

Zu diesem Zweck mussten neue Krankenblöcke und zusätzliche Einrichtungen geschaffen werden. Vor diesem Hintergrund wurde das Lager Auschwitz-Birkenau, dass sich ohnehin im Ausbau befand, im Juli 1943 umorganisiert. Dabei wurden die einzelnen Lagerabschnitte teilweise neu belegt.

Häftlingskrankenbau B IIf

Das Männerlager Auschwitz-Birkenau wurde vom 9. bis 12. Juli 1943 von Abschnitt B Ib in das inzwischen halbwegs fertiggestellte Arbeitslager im Abschnitt B IId verlegt. Daher stammt die oft verwendete Abkürzung Lager B IId. Der Häftlingskrankenbau im Abschnitt B Ib zog zwei Wochen später, am 23. Juli, in den Bauabschnitt B IIf um. Von nun an hieß er Häftlingskrankenbau Lager B IIf. Gebräuchlich waren auch die Abkürzungen HKB-B IIf, KB-B IIf und Lager B IIf. Der nun frei gewordene

67 Czech, »Rolle«, S. 39 f.

68 Aktenvermerk vom 22.5.1943 über Besprechung mit Amtsgruppenchef C, SS-Brigadeführer und Generalmajor Dr. Ing. Kammler, am 21.5.1943, abgedruckt in: *Początki zagłady Żydów w KL Auschwitz*, S. 244–247, und *VEJ* 16, S. 261–264, hier S. 263 f. (Zitat S. 263).

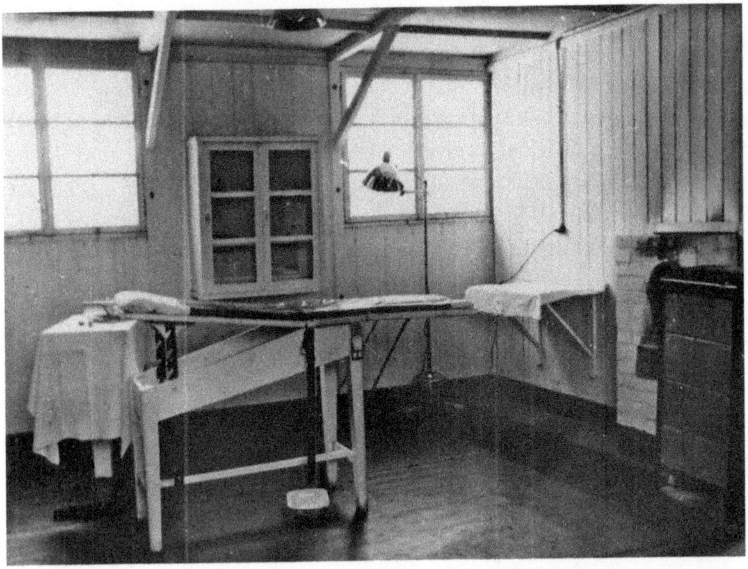

Abbildung 5 Operationsstube, Männer-HKB, Auschwitz II (Quelle: APMO)

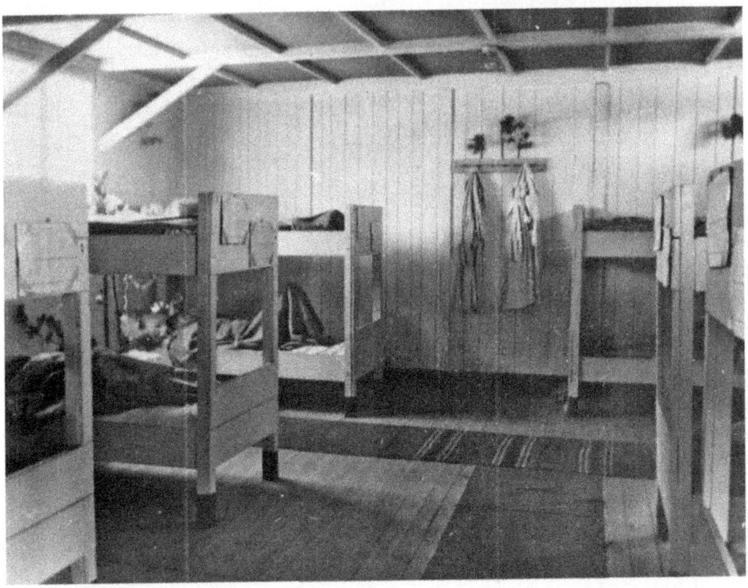

Abbildung 6 Häftlingskrankenstube für »Prominente«, Männer-HKB, Auschwitz II (Quelle: APMO)

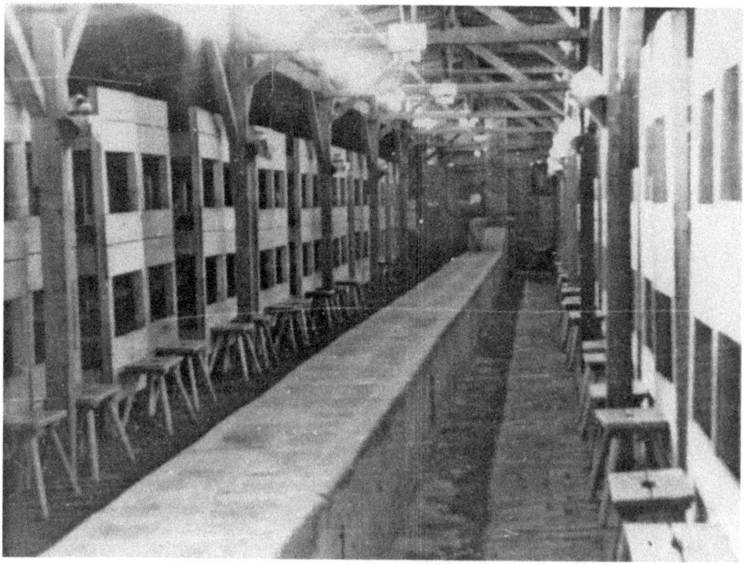

Abbildung 7 Häftlingskrankenstube, Männer-HKB, Auschwitz II (Quelle: APMO)

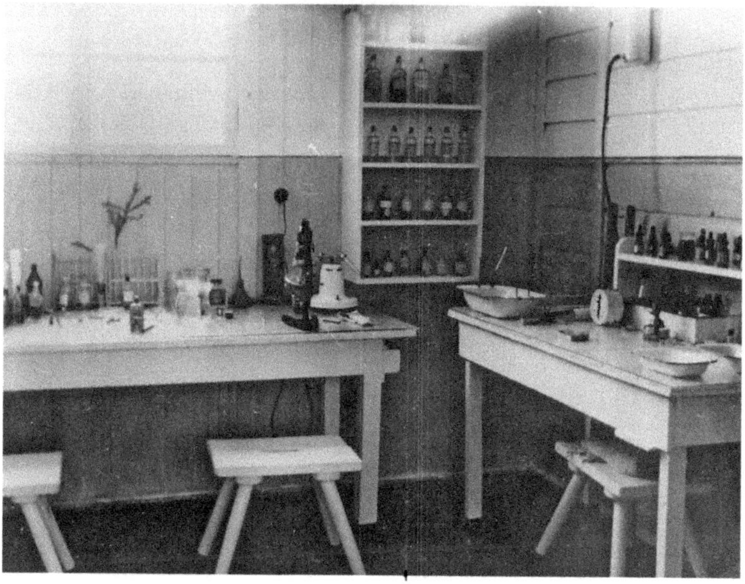

Abbildung 8 Laborraum, Männer-HKB, Auschwitz II (Quelle: APMO)

Abschnitt B Ib wurde dem Frauenlager eingegliedert.[69] Auf dem Gelände des neuen Krankenbaus standen im Juli 1943 fünfzehn Holzbaracken, die man wegen des sumpfigen Geländes auf aufgeschütteten Hügeln gebaut hatte. In vier der laufend nummerierten Blöcke 1 bis 15 konnten jeweils etwa 400 Kranke, in den elf übrigen jeweils 88 Kranke untergebracht werden. Insgesamt betrug die Kapazität des Häftlingskrankenbaus B IIf über 2500 Betten, ein Vielfaches des aufgelösten Krankenbaus im Abschnitt B Ib. Das Gelände des neuen Krankenbaus war durch einen Stacheldrahtzaun von den übrigen Lagerteilen abgetrennt. Die Lagerstraßen wurden erst im Laufe der nächsten Monate fertiggebaut, ebenso wie drei weitere Blöcke mit den Nummern 16 bis 18. Die Einteilung der einzelnen Krankenblöcke sah wie folgt aus:

- Block 1: Krankenbauschreibstube, Apotheke und Laboratorium;
- Blöcke 2 und 3: Chirurgie; im Herbst 1944 ließ Mengele in Block 2 ein Zimmer für Abtreibungen einrichten, die auf seine Anweisung hin die Häftlingsärzte Herman, Stern und Cohen durchführen mussten;
- Blöcke 4, 5 und 6: Innere Abteilung für »arische« Häftlinge;
- Block 7: Innere Abteilung für deutsche Häftlinge;
- Block 8: Infektionsabteilung;
- Blöcke 9, 10 und 11: Tuberkulosekranke;
- Block 12: »Durchfall«-Kranke und Innere Abteilung für jüdische Häftlinge; dort befanden sich außerdem die Leichenhalle sowie später das Untersuchungszimmer für Zwillinge;
- Block 13: Unterkunft für Pflegepersonal, Bekleidungskammer und Diätküche;
- Block 14: jüdische Häftlinge mit Hautkrankheiten;
- Block 15: »arische« Häftlinge mit Hautkrankheiten; Röntgen-, Zahn- und Augenstation; später wurden in dem Block auch die männlichen Zwillinge untergebracht;
- Block 16: Wasch- und Baderaum;
- Block 17: Innere Abteilung für »arische« Häftlinge und Tuberkulosekranke;
- Block 18: »Schonungsblock« für »arische« Häftlinge.[70]

69 Czech, »Rolle«, S. 41–43.
70 Ebenda.

Auffallend ist die geringe Anzahl an Krankenplätzen für jüdische Häftlinge, obwohl sie die große Mehrheit der Insassen im Arbeitslager Birkenau stellten. Deutsche Häftlinge hingegen erhielten mit Block 7 einen eigenen Bereich, wurden außerdem besser und ausreichend verpflegt. Sie bekamen Suppe nach Belieben, zwei- oder dreimal wöchentlich Zulage in Gestalt von Brot (einem Drittel oder gar halben Laib) und »dicke Wurst (2 bis 4 Zentimeter)«. Die deutschen Häftlinge »waren wirklich Herren unter den Kranken. Alle hatten Angst vor ihnen.«[71]

Angesichts der drastisch gestiegenen Anzahl an kranken und somit auch »nicht arbeitsfähigen« Häftlingen nahm die Lagerleitung im August 1943 – sicherlich nach Absprache mit der Zentrale – die »Ausmusterungen« in den Krankenbauen und im Lager wieder auf. Allerdings waren dieses Mal ausschließlich »Transport«- bzw. »RSHA-Juden« davon betroffen. Die »arischen« Häftlinge wie auch jüdische »Schutz«- und »Vorbeugehäftlinge« waren davon ausgenommen.

Als Todesblock fungierte im Männerkrankenbau B IIf der Block 12. 600 bis 1200 Kranke vegetierten dort vor sich hin, jüdische Häftlinge aus dem Arbeitslager, die an »Hunger-Durchfall« und anderen »unheilbaren« Krankheiten litten. Nur wenige von ihnen genasen in Block 12. Sie lagen auf Pritschen ohne Strohsäcke und starben eines »natürlichen« Todes im eigenen Kot, sofern sie nicht zuvor »ausgemustert« und vergast wurden. Der Gestank war unerträglich. Jeden Morgen trug man Dutzende Leichen in die Leichenhalle, die ebenfalls in dem Block untergebracht war.[72]

Sobald Block 12 trotz der dort herrschenden extrem hohen Sterblichkeit überfüllt war, fuhren Lastwagen vor, mit denen die zuvor »ausgemusterten« jüdischen Häftlinge zu den Gaskammern transportiert wurden. Anschließend wurde der Block gereinigt und mit neuen Kranken belegt. Das Verfahren wiederholte sich, sobald der Block wieder voll war. Diese »Ausmusterungs-Aktionen« führte die Lagerleitung mit Vorliebe am Sabbat oder an hohen jüdischen Feiertagen wie Jom Kippur durch.[73]

»Ausmusterungen« fanden auch am Lagertor beim Ausmarsch der Kommandos zur Arbeit statt. SS-Männer suchten willkürlich unter

---

71 Vernehmung Dr. Alfred Fiderkiewicz vom 31.7.1945: AIPN, GK 196/84, Bl. 157–210, hier Bl. 190 f (Zitat Bl. 191).

72 Fiderkiewicz, *Brzezinki*, S. 121; Vernehmung Dr. Alfred Fiderkiewicz vom 31.7.1945: AIPN, GK 196/84, Bl. 157–210, hier Bl. 197.

73 Ebenda (beide).

den ausmarschierenden Häftlingen schwächere aus und leiteten die Betroffenen in den noch nicht fertiggestellten Block 18 um. Es kam vor, dass Häftlinge die Gefahr am Lagertor bemerkten und sich daraufhin in »Aborten, Müllhaufen und überall versteckten, wo das möglich war. SS-Männer und Blockpersonal fingen sie ein und brachten sie in den Block 18.« Dort hielt man die Insassen ohne Essen und Trinken fest – manchmal mehrere Tage –, sodass viele von ihnen starben, ehe nach etwa zwei bis drei Tagen die Lastwagen eintrafen. Wer noch gehen konnte, wurden von SS-Männern auf die Ladefläche getrieben. Die anderen mussten dafür »mobilisierte« Häftlingspfleger verladen.[74]

Die übrigen Krankenbaublöcke waren grob medizinischen Fachbereichen zugeordnet. In den chirurgischen Blöcken wurden an Kranken mit Abszessen, Geschwüren, Verletzungen, Furunkulose und Phlegmonen leichtere Eingriffe vorgenommen. Auch Verbände legte man hier an.

Häftlingschirurgen operierten die Kranken ohne Betäubung, selbst wenn ein Patient mehrere Eingriffe gleichzeitig zu erleiden hatte. »Der Eiter floss in Strömen«, berichtete Fiderkiewicz, »die Patienten schrien aus Leibeskräften«. Die Instrumente wurden in eine Sagrotanlösung eingetaucht und galten damit als sterilisiert. Andere Möglichkeiten gab es nicht. Trotzdem verzeichnete man kaum postoperative Infektionen, worüber sich die Häftlingsärzte wunderten. (Über mögliche Gründe geben die Quellen keinen Aufschluss.)

Sobald die Wunden einigermaßen verheilt waren, entließ der Lagerarzt die Patienten ins Arbeitslager, zurück zur schweren Arbeit. Nach wenigen Tagen oder Wochen starben sie eines »natürlichen« Todes oder kamen krank in den Block zurück. Dies wiederholte sich immer wieder, bis der Patient aus dem einen oder anderen Grund starb. Der leitende Chirurg unter den Häftlingsärzten war Dr. Herman, ein junger jüdischer Chirurg aus Warschau.[75]

Nichtsdestoweniger erzielten auch hier gerade die chirurgisch einfachen Eingriffe große Wirkungen. Der tschechoslowakische Häftlingsarzt Vilém Jurkovič führte nach 1945 aus: »Die Behandlung von kleinen Wunden, Eiterungen, Geschwüren und auch einfache chirurgische Eingriffe retteten Tausenden von Häftlingen das Leben, denn eine nicht behandelte Wunde – und war es auch nur eine geringfügige Abschür-

74 Bericht Dr. Jakub Gordon vom 17./18.5.1945: AIPN, GK 165/50/1, Bl. 59–77, hier Bl. 67 f.

75 Fiderkiewicz, *Brzezinki*, S. 100 f.

fung – führte schnell zu einer eitrigen Entzündung, der die untergrabene Gesundheit und die ungenügende Widerstandskraft des Häftlings erlagen.«[76] Hinzu kommt, dass jüdische Häftlinge mit solchen eiternden Wunden bevorzugt zur Vergasung »ausgemustert« wurden.

Im Herbst 1943 ordnete der junge und unerfahrene Lagerarzt Dr. Erwin von Helmersen die Einrichtung eines Operationsblocks im Block 2 an, weil er die Kunst der Großchirurgie erlernen wollte. Der Operationsblock unterschied sich von den anderen nur durch die weiß gestrichenen Innenwände. Es gab dort ein paar kleine Schränke mit chirurgischen Instrumenten und zwei Operationstische, außerdem ein paar Schüsseln und einen »blechernen Sterilisator«. Im Operationsblock wurden Laparotomien durchgeführt, die allerdings nicht immer medizinisch notwendig waren, sondern Übungszwecken dienten. Anfangs nahm man dort Blinddarm- und Gallenblasenoperationen vor, später auf von Helmersens Anweisung sogar komplizierte Magenoperationen. Helmersen bereitete sich auf diese Operationen wie ein Chirurg vor, obwohl die Eingriffe Dr. Herman, assistiert von dem jüdischen Häftlingsarzt Kohn (Cohn) aus Frankreich, durchführte. Helmersen selbst griff nicht zum Skalpell, sondern beobachtete und kommentierte den Verlauf der Operationen, so Fiderkiewicz.[77]

Von den internistischen Krankenblöcken waren einige auf bestimmte Krankheiten spezialisiert, je nach Verbreitung der im Lager auftretenden Seuchen. In Krankenblock 8 wurden Infektionskrankheiten behandelt, in Krankenblock 15 Hautkrankheiten. »Dort boten Menschen mit Geschwüren und Eiterbläschen einen furchtbaren Anblick, die sich kratzten oder den Eiter aus dem Schorf oder den Furunkeln ausdrückten. Die Krätzekranken stellten dort die Mehrheit der Patienten.« Die Krätze grassierte überall in Krankenbau und Lager, schwere Fälle aber wurden in Block 15 eingewiesen. Während die »arischen« Krätzekranken dort durchaus medizinisch behandelt wurden, erwarteten die jüdischen Selektion und Vergasung.[78]

Bis zum März 1943, als die Lagerleitung auf Wunsch der Zentrale polnische Häftlingsärzte und -pfleger an andere KL abgab, spielten polnische Insassen als Funktionshäftlinge und Häftlingsärzte im Männerkrankenbau die Schlüsselrolle. Doch auch danach gab es noch polnische Funktionshäftlinge und Häftlingsärzte im Krankenbau. Lagerarzt von

---

76 Kraus/Kulka, *Todesfabrik Auschwitz*, S. 109 f.
77 Fiderkiewicz, *Brzezinki*, S. 96.
78 Ebenda, S. 101.

Helmersen, der unter den polnischen Häftlingen als besonders polenfeindlich galt, beschloss, dies zu ändern. Im Herbst 1943 ließ er alle Schreiber (etwa zwei Dutzend) antreten und stellte fest, dass sie fast alle Polen waren. Er ließ ihre Häftlingsnummer aufschreiben und verlegte die meisten von ihnen ins Arbeitslager.[79] Daraufhin musste die Verwaltung im Krankenbau neu organisiert werden. Unter den Kranken wurden neue Schreiber rekrutiert. Es handelte sich dabei um jüdische Häftlinge, die ihre Sache bald gut gemacht hätten, so Fiderkiewicz. In dieser Funktion waren sie vor Selektionen geschützt.[80]

Kaum hatte er die polnischen Schreiber entlassen, beorderte der Lagerarzt die etwa vierzig Häftlingsärzte zum Appell: »Alle polnischen Ärzte heraustreten.« Nur fünf traten vor. Helmersen war überrascht über diese kleine Zahl, so Fiderkiewicz, und fragte: »Ist das möglich, dass ihr nur fünf seid?« Die übrigen Häftlingsärzte waren Juden und aus verschiedenen Ländern Europas, darunter viele aus Polen, »die dank ihres Arztberufes und Einsatzes im Krankenbau ihr Leben gerettet hatten«. Daraufhin habe Helmersen den polnischen Häftlingsärzten befohlen: »Abtreten«. Sie konnten im Krankenbau bleiben.[81]

Das galt ebenfalls für einige polnische Funktionshäftlinge wie Waldemar Nowakowski, den Blockältesten der Blöcke 4, 6 und 7, Kazimierz Smoleń, der als Blockältester der Blöcke 10 und 11 von Dezember 1943 bis November 1944 die Nachfolge von Hans Bock antrat, oder den Lagerkapo Józef Bernacik.[82] Im Herbst 1943 wurde der Lagerälteste Dennstädter nach Monowitz versetzt. Die Einführung seines Nachfolgers Heinrich Schuster schildert Fiderkiewicz in seinen Memoiren wie folgt:

> Am ersten Tag ordnete er einen Appell an. Wir stellten uns wie immer vor dem Block 1 auf. Er stand vor uns, neben ihm der SDG, der ihn als den neuen Krankenbauältesten vorstellte und uns ermahnte, dass wir ihm zu absolutem Gehorsam verpflichtet seien. Danach ergriff Schuster das Wort; er sprach lange [...]. Wir haben gleich

79 Ebenda, S. 94 f.; Vernehmung Kazimierz Smoleń vom 14.4.1945: AIPN, GK 196/82, Bl. 27–65, hier Bl. 62. Der Blockschreiber Smoleń fungierte auch als Maler, um der Entlassung aus dem Krankenbau zu entgehen.

80 Fiderkiewicz, *Brzezinki*, S. 94 f.

81 Ebenda, S. 95.

82 Vernehmung Waldemar Nowakowski vom 30.10.1947: AIPN, Kr 502/1395, Bl. 87 f.; Vernehmung Kazimierz Smoleń vom 14.4.1945: AIPN, GK, 196/82, Bl. 27–65, hier Bl. 62.

erkannt, dass er sich mit den Lagerangelegenheiten auskennt. Er warnte, dass er jedes Verbrechen bestrafen werde, und forderte von den Blockältesten die Einhaltung absoluter Ordnung auf den Blöcken und von den Ärzten die sorgfältigste medizinische Betreuung der Kranken.[83]

Fiderkiewicz, der sich nach eigenen Angaben mit Schuster angefreundet hatte, stellte ihn in seinen Erinnerungen als »intelligenten und klugen Menschen« dar. Schuster habe Fiderkiewicz auch geraten, manchmal Stubendienste und Kranke anzuschreien: »Die Hitleristen mögen diejenigen, die Untergebene anschreien, und lassen sie dann in Ruhe. Ich werde dich auf dem Block auch anschreien, mach dir aber nichts daraus. Das erleichtert die Lagerkonspiration.«[84] Andere beurteilen Schuster hingegen viel kritischer. Guillome Grab, der am 25. Juni 1943 in Auschwitz die Häftlingsnummer 126 001 erhielt, schrieb:

> Der damalige Lagerälteste unter ihm [Dr. Erwin von Helmersen; B. M.], ein Österreicher Häftling Namens [sic!] Dr. Schuster, spielte den Arzt und machte von früh bis nachts Untersuchungen, traf Verordnungen über Behandlungsmethoden und Arzneien und die wirklichen Ärzte als Häftlinge in den Baracken mussten sich fügen. Fehl-Diagnosen spielten keine Rolle, das Lager war ja zum Krepieren da und kein Sanatorium. Dieser Dr. Schuster war dann ab Mai [korrekt: März; B. M.] 1944 Arzt bei den Frauen und Lagerältester und dann stellte sich heraus, dass er ein Elektrotechniker war. [...] Ich habe einen Spezialbericht über ihn verfasst. Dr. Helmersen hat sein Vertrauen diesem Betrüger gegeben zum größten Bedauern der Insassen.[85]

Heinrich Schuster, geboren 1907 in Voitsberg in der Steiermark, wurde im Jahre 1940 in Klagenfurt verhaftet und am 1. Mai 1942 nach Auschwitz gebracht. Im Oktober 1942 wurde er in das neu gegründete Häftlingsrevier im Nebenlager Monowitz verlegt, im März 1943 ins Nebenlager Jawischowitz und im Sommer 1943 ins sogenannte Zigeunerlager. Im November 1943 ernannte ihn Lagerarzt von Helmersen zum Kranken-

83 Fiderkiewicz, *Brzezinki*, S. 99.

84 Ebenda, S. 128.

85 Einlassung Guillome Grab über SS Obersturmführer Dr. von Helmersen aus Berlin, o. D. [1945 oder 1946]: AIPN, GK 196/130, Bl. 187 und Bl. 207 (dort die französische Übersetzung).

bauältesten des Krankenbaus B IIf. Im März 1944 erfolgte seine Verlegung ins Frauenlager, ebenfalls als Krankenbauältester.[86]

Unter Eid sagte Schuster 1947 aus, er sei österreichischer Polizeibeamter und vor dem »Anschluss« als Nachrichtenoffizier der Steirischen Sicherheitsdirektion tätig gewesen. Im KL Auschwitz sei er zunächst, unmittelbar nach der Einlieferung, als »Flucht-Verdächtiger« der Strafkompanie zugeteilt, im Sommer 1942 dann »vollkommen erschöpft« in den Krankenbau aufgenommen worden. »Nach langsamer Genesung wurde ich allmählich zum Krankenpflegedienst herangezogen« und im Herbst 1942 ins Nebenlager Monowitz verlegt, um dort den Krankenbau aufzubauen.«[87]

Spätestens dort begann Schuster, sich als Arzt auszugeben. Im Gegensatz zu den deutschen Lagerärzten erkannten die Häftlingsärzte, die direkt mit ihm zu tun hatten, schnell, dass er ein Hochstapler sein musste. Nach dem Krieg hielt Schuster sich zugute, als Arzt verschiedene Seuchen und Missstände aufopferungsvoll und erfolgreich in Auschwitz bekämpft zu haben, darunter Noma im »Zigeunerlager«: »Unter größten Anstrengungen, im Verein mit polnischen und tschechischen Häftlingsärzten, gelang es mir, diese Seuchen zu bekämpfen.«[88]

In Wirklichkeit hatte der ›Chefarzt‹ Schuster mindestens mehrere Hundert Häftlinge auf dem Gewissen, indem er etwa im März 1943 falsche Fleckfieberdiagnosen stellte, die Lagerarzt Dr. Fischer bestätigte. Alle Insassen des betroffenen Blocks wurden vergast. Davon wird noch die Rede sein.

Nach Schusters Verlegung ins Frauenlager im März 1944 wurde der bereits geschilderte Dr. Zenkteler zum Krankenbauältesten ernannt. Wie lang er diese Funktion innehatte und warum er sie verlor, ist unklar. Nach eigenen Angaben bekleidete er diesen Posten vom März bis September bzw. August 1944.[89] Mengele ersetzte ihn, laut Danuta Czech im

86 Vgl. u.a. Czech, »Rolle«, S. 45, Fn. 59; Häftlingspersonalbogen Heinrich Schuster, Dachau: Arolsen Archives, 1.1.6.2/10294350/ITS Digital Archive. Auch nach 1945 gab sich Schuster als Arzt aus; vgl. Vernehmung Heinrich Schuster vom 11. 6. 1946: AIPN, GK 196/99, Bl. 42 f.

87 Heinrich Schuster, Erklärung unter Eid vom 13.10.1947, Nürnbg. Dok. NI-11862: BStU, MfS HA IX/11 ZUV 84, Bd. 16, Bl. 225–233 (Abschrift).

88 Heinrich J. Schuster, »Kurzer Tatsachenbericht eines Augenzeugen über einen Teil der Ereignisse im K.Z. Auschwitz« vom 2. 6. 1945: AIPN, GK 196/99, Bl. 44–51, hier Bl. 47 f.

89 Vernehmung Dr. Roman Zenkteler vom 10.10.1968: IPN Krakau, S 51/05/Zn, Bd. 19, Bl. 3619–3623; Vernehmung Dr. Roman Zenkteler vom 26. 6. 1972: ebenda, Bl. 3628 f.

Dezember 1944, durch Prof. Epstein.[90] Epstein selbst schwieg in seinen Nachkriegsaussagen darüber, wie es zu dieser Ernennung kam.

Die Besetzung der wichtigsten Funktionsposten im Männerkrankenbau Auschwitz-Birkenau, die stark fluktuierte, lässt sich wegen der schlechten Quellenlage nicht vollständig rekonstruieren. Es ist aber sicher, dass spätestens im Jahr 1943 die Mehrzahl der Häftlingsärzte und -pfleger im Männerkrankenbau jüdisch war, so wie Juden auch die große Mehrheit der Lagerinsassen ausmachten. »Rassengrenzen« wurden wie erwähnt auch in den Krankenbauten gezogen: Jüdische Häftlingsärzte durften keine »arischen« Kranken, ihre polnischen Kollegen keine jüdischen Häftlinge behandeln.

Im Oktober 1943 belief sich die Gesamtzahl der Häftlingsärzte und -pfleger im Männerkrankenbau B IIf auf etwa 170 Männer – etwa fünfzig Häftlingsärzte und 120 Häftlingspfleger. Sie hatten im Durchschnitt 2000 Kranke medizinisch zu versorgen und zu behandeln. Medikamente, Verbandszeug usw. erhielten sie weitgehend aus den sogenannten Kanada-Beständen.[91]

Die Ambulanz im Quarantänelager (B IIa): Otto Wolken

Neuankömmlinge unterlagen grundsätzlich einer Zugangsquarantäne, die wenige Wochen bis mehrere Monate dauern konnte. Das wurde von Beginn an so gehandhabt, erst im KL Auschwitz, dann ebenso in Birkenau und den entstehenden Nebenlagern. Bis zum Juli 1943 fungierten im Abschnitt B Ib die Baracken 19 bis 22 sowie 26 als Quarantäne des Männerlagers (B Ib).[92] Im Rahmen der Lagerreorganisation und der damit verbundenen Verlegung des Männerlagers richtete die Lagerleitung in Abschnitt B IIa im August 1943 ein gesondertes Quarantänelager ein. Hier fand außerdem eine gründliche Durchsiebung der Neuankömmlinge nach »Arbeitsfähigen« statt. Von den 19 Holzbaracken des Ab-

Möglicherweise wurde Zenkteler im Zuge von Mengeles Strafaktion gegen polnische Häftlingsärzte im August 1944 abgesetzt.

90 Czech geht davon aus, dass Zenkteler mit zwei weiteren polnischen Häftlingsärzten, darunter Dr. Zbigniew Szawłowski, im Dezember 1944 aufgrund einer Denunziation strafweise nach Buchenwald verlegt wurde. Die drei hätten im für Rekonvaleszenten vorgesehenen Block 18 Genesene als Kranke zurückgehalten (dies., »Rolle«, S. 30 f.). Zu Epstein siehe ebenda, S. 45, Fn. 91.

91 Levy, »Auschwitz II (Birkenau)«, S. 462 f.

92 Irena Strzelecka, »Das Quarantänelager für männliche Häftlinge in Birkenau (BIIa)«, in: *Hefte von Auschwitz* 20 (1997), S. 68–132, hier S. 68–72.

schnitts B IIa dienten 14 als Häftlingsunterkünfte, drei als Waschräume und Latrinen. In Baracke 16 befand sich die Ambulanz.[93]

Im Schnitt war das Quarantänelager in den ersten Monaten mit etwa 7000 Häftlingen belegt. Anfang 1944 gingen die Häftlingszahlen zurück, im Verlauf der nächsten Monate zeitweise auf einige Hundert, um von August 1944 an wieder anzusteigen. Anfang November 1944 wurde das Quarantänelager aufgelöst. Mindestens die Hälfte aller Quarantänehäftlinge waren jüdisch, ungefähr 11000 Mann in der Zeit vom 21. Oktober 1943 bis Anfang November 1944. Die zweitgrößte Häftlingsgruppe bildeten die polnischen Gefangenen. Darunter befanden sich 8000 Männer und Jungen sowie etwa 1000 Frauen aus Warschau, die nach dem Ausbruch des Warschauer Aufstandes im August und September 1944 nach Auschwitz verschleppt wurden. Die meisten von ihnen wurden später in andere Lager verlegt. Hinzu kamen etwa 2000 verschleppte Weißrussen, etwa 1000 sowjetische Kriegsgefangene und einige Hundert Jugoslawen.[94]

In der Krankenbaukanzlei des Quarantänelagers wurden insgesamt 32000 weibliche und männliche Neuzugänge registriert. Außerdem wurden hier Frauen, Männer und auch Kinder untergebracht, die gar nicht erst als Quarantänehäftlinge registriert wurden. Bei ihnen handelte es sich um sogenannte Depothäftlinge,[95] die teils nach einiger Zeit in den Gaskammern getötet wurden. Über ihre Zahl ist nichts bekannt.[96]

Funktionshäftlinge für das Quarantänelager rekrutierte die Lager-SS unter lagererfahrenen Insassen – deutschen, polnischen und jüdischen, wobei die polnischen zahlenmäßig überwogen. Einige von ihnen verhielten sich gegenüber den Quarantänehäftlingen für die in Auschwitz herrschenden Verhältnisse korrekt und teilweise hilfsbereit, andere wiederum misshandelten, drangsalierten oder erschlugen die Neuzugänge sogar.[97]

Nach Aufzeichnungen und Berechnungen von Dr. Wolken, Häftlingsarzt im Quarantänelager, kamen dort zwischen dem 20. September

93 Ebenda, S. 71.

94 Ebenda, S. 80–84.

95 Als »Depothäftlinge« wurden unregistrierte Häftlinge bezeichnet, für die Auschwitz teils nur als Durchgangslager auf dem Weg zur Verlegung in andere Konzentrations- und Arbeitslager im Reich diente.

96 Ebenda, S. 86.

97 Ausführlich ebenda, S. 86–92.

1943 und dem 1. November 1944 exakt 1902 Häftlinge ums Leben. Dies ist eine Mindestzahl. Die Menschen starben eines »natürlichen« Todes, begingen Selbstmord, wurden von SS-Angehörigen und Funktionshäftlingen erschossen oder erschlagen.[98] Hinzu kamen die Opfer der Selektionen.

Dr. Wolken machte detaillierte Aufzeichnungen. Nach seinen Unterlagen fanden vom 29. August 1943 bis zum 29. Oktober 1944 im Quarantänelager 15 Selektionen statt, bei denen insgesamt 3824 jüdische Quarantänehäftlinge »ausgemustert« wurden. Am 24. April 1945 berichtete er gegenüber der polnischen Untersuchungskommission zum Vernichtungslager Auschwitz:

> Im Lager B IIa wurden Selektionen von den SS-Ärzten Helmersen, Thilo, König und Mengele vorgenommen. Das spielte sich folgendermaßen ab: Alle Häftlinge mussten aus dem Block heraustreten, sich in Fünferreihen aufstellen, dann suchte der vor der ersten Reihe auf und ab gehende Arzt aus dieser diejenigen Häftlinge aus, die ihm aus irgendeinem Grund nicht gefielen. Im Verlauf von 10 Minuten »untersuchte« so ein Arzt die Häftlinge eines Blocks, d. h. durchschnittlich 500 Personen. Es genügte, dass jemand ein Geschwür hatte oder einen Verband trug, um ihn ins Gas zu schicken, oder weil er eine Narbe von einer Blinddarmoperation hatte. Neben diesen Selektionen wurde auch bei der Kontrolle der Blöcke selektiert. Der Häftlingsarzt, der die kranken Häftlinge im Block medizinisch betreute, musste dem SS-Arzt, der die Kontrolle durchführte, Krankheitsfälle melden. Ich erinnere mich, wie ich Thilo gemeldet hatte, dass ich im Block Kinder habe, die an Scharlach erkrankt waren. Sofort bestimmte Thilo diese Kinder zur Vergasung und ließ sie noch an demselben Nachmittag in die Gaskammern wegschicken.[99]

In Block 16 behandelten Häftlingsärzte die sich meldenden Kranken ambulant. Schwere Fälle wiesen sie in den Häftlingskrankenbau B IIf ein, dem die Ambulanz organisatorisch angeschlossen war. Entsprechend wurde sie von dem jeweiligen Lagerarzt des Abschnitts B IIf beaufsichtigt. Der Lagerarzt des Quarantänelagers war Dr. von Helmersen, der im Dezember 1943 von Dr. Heinz Thilo abgelöst wurde. Als leitender Häft-

98 Ebenda, S. 108.

99 Vernehmung Dr. Otto Wolken vom 24. 4. 1945: AIPN, GK 196/88, Bl. 1–36, hier Bl. 12; Übersetzung teilweise nach Strzelecka, »Quarantänelager«, S. 107.

lingsarzt fungierte der bereits geschilderte Dr. Zenkteler, der auch die Ambulanzen in den Abschnitten B IId und B IIf unter sich hatte. Zenkteler untersuchte die sich in der Ambulanz meldenden Häftlinge teilweise persönlich. Ferner »examinierte« er Häftlingsärzte, die dort eingesetzt werden sollten, auf ihre Eignung.[100]

Zum Oberarzt der Ambulanz bestimmte Zenkteler im Frühjahr 1944 Dr. Nusem (Nussen) Kleinberg, einen jüdischen Internisten um die Dreißig aus Zgierz. Blockältester im Block 16 war ein französischer Jude russischer Herkunft, Gorin Awrum; Dr. Wolken aus Wien wurde zunächst als Häftlingsarzt, dann als Ambulanzschreiber und anschließend als stellvertretender Oberarzt der Ambulanz eingesetzt.[101] Dank der von ihm und seinen Mitstreitern unter Lebensgefahr gesammelten Aufzeichnungen, Unterlagen, Abschriften von Dokumenten und Berichte lassen sich die im Quarantänelager herrschenden Zustände und die dort begangenen Massenverbrechen vergleichsweise gut rekonstruieren.[102]

Der promovierte Mediziner, geboren am 27. April 1903 in Wien, hatte in seiner Geburtsstadt eine eigene Arztpraxis betrieben. Im März 1938 wurde Wolken von der Gestapo verhaftet und nach mehrmonatiger Untersuchungshaft 1939 wegen angeblicher illegaler Abtreibungen und einer angeblichen Vergewaltigung zu sechs Jahren Zuchthaus verurteilt. Dabei habe sich die Anklage auf falsche Zeugenaussagen gestützt, so Wolken. Dazu sei angemerkt, dass es wenig wahrscheinlich ist, dass ein Angeklagter jüdischen Glaubens im Wien des Jahres 1939 ein faires Gerichtsverfahren bekommen konnte.

---

100 Strzelecka, »Quarantänelager«, S. 109; Häftlingspersonalbogen Nusen Kleiberg, Mauthausen: Arolsen Archives, 1.1.26.3/1535437/ITS Digital Archive.

101 Strzelecka, »Quarantänelager«, S. 109; Häftlingspersonalbogen Nusen Kleiberg, Mauthausen: Arolsen Archives, 1.1.26.3/1535437/ITS Digital Archive; Vernehmung Dr. Otto Wolken vom 24.4.1945: AIPN, GK 196/88, Bl. 1–36, hier Bl. 2.

102 Bericht/Anhörung Dr. Otto Wolken vom 17.4.1945 (deutsch, Abschrift): AIPN, GK 196/88, Bl. 131–303, hier Bl. 223 und Bl. 250 f. Dr. Wolken: »[Bl. 223] Die Notizen wurden unter sehr schweren Umständen gemacht, mussten vor den SS-Männern versteckt werden. Als der Befehl zur Vernichtung der Materialien erteilt wurde, habe ich sie versteckt, und sie sind in meinem Besitz. Das, was ich besitze, sind authentische Dokumente, sie beziehen sich auf die Arbeiten in meiner Funktion als Ambulanzschreiber des Quarantänelagers. [...] [Bl. 250 f.] Diese Daten sind ganz sicher, auf Grund von Notizen, welche ich besitze und welche man kontrollieren kann. Ich habe ganz genaue Daten, weil ich verpflichtet war, dem Lagerarzt täglich über Transporte, welche kamen und gingen, Bericht zu erstatten; ich erstattete auch Wochen-, Monats- und Quartalsberichte. Um in Ordnung zu sein, führte ich seine Statistik, wo ich auch alle nicht interessierenden Einzelheiten notierte.«

Bis zum Frühjahr 1943 war Wolken in mehreren Gefängnissen und Lagern – St. Pölten, Wien, Stein an der Donau, Mauthausen, Papenburg, Zweibrücken – inhaftiert. Ende Mai 1943 wurde er als »Schutzhäftling« ins KL Auschwitz überstellt, wo er nach mehrwöchigem Gefangenentransport Anfang Juli 1943 eintraf und am 9. Juli mit der Häftlingsnummer 128 828 registriert wurde.[103] Nach einer vierwöchigen Quarantäne im Stammlager wurde Wolken in das Männerlager Birkenau (B IId) überstellt, einem Außenkommando zugeteilt und kurz darauf dem Blockdienst, wo er auch als Nachtwache eingesetzt wurde. Einige Wochen später, am 2. Oktober 1943, folgte die Verlegung in das Quarantänelager B IIa.[104] Wolken selbst schildert die Umstände seiner Einstellung als Häftlingsarzt wie folgt:

> Eines Tages [...] wurde ich in die Ambulanz [im Abschnitt B IId; B. M.] gerufen. Dort gab es ausser dem Lagerarzt noch einen polnischen Arzt, den Dr. Senkteler [korrekt: Zenkteler; B. M.] aus Posen. Dr. Senkteler war schrecklicher als der Lagerarzt selbst. Ich wurde über meine Studien gefragt und Dr. Senkteler prüfte mich auf der Stelle. [...] Meine Antworten bei der Prüfung schienen die Fragenden befriedigt zu haben, sie erklärten mir nämlich, dass ich als Arzt ins Quarantänelager B IIa versetzt werde. [...] Zwei Tage später wurde ich ins Lager B IIa, Quarantänelager[,] versetzt.[105]

Im Quarantänelager traf Wolken auf Häftlinge, die Krankheiten nichts mehr entgegenzusetzen hatten:

> Mangel an Reinlichkeit, Mangel an Wäsche, die primitiven Wohnverhältnisse [...] und vor allem mangelhafte Ernährung führten zu einer Schwäche des Organismus, [so] dass er nicht mehr die Widerstandsfähigkeit besass, gegen die in Massen auftretenden Krankheiten anzukämpfen. Furunkulose, Pyodermie, Scabies, Phlegmonen, Panaritien traten in Massen auf, an internen Erkrankungen Unterernährung, oftmals mit schweren Ödemen und Durchfall (Hungertyphus) einhergehend, Lungenentzündungen, Rippenfellentzündun-

103 Vernehmung Dr. Otto Wolken vom 24.4.1945: AIPN, GK 196/88, Bl. 1–36, hier Bl. 2; Czech, *Kalendarium*, S. 541.

104 Bericht/Anhörung Dr. Otto Wolken vom 17.4.1945 (deutsch, Abschrift): AIPN, GK 196/88, Bl. 131–303, hier Bl. 157 f., Bl. 172–179, Bl. 202, Bl. 205 und Bl. 207.

105 Ebenda, Bl. 215.

> gen, [...] rund 30 % aller Lagerinsassen standen in ambulatorischer Behandlung. Dazu kam noch ein großer Mangel an Medikamenten. Lagereigene Medikamente, d.h. solche, die von der Lagerleitung für die Behandlung der Kranken bereitgestellt wurden, gab es nur wenige und es wurde hauptsächlich das ausgegeben, was man an Medikamenten den ankommenden Transporten abgenommen hatte.[106]

In der Ambulanz wurden täglich 500 bis 700 kranke Häftlinge untersucht und behandelt, nur ein kleiner Teil von ihnen, 20 bis 25 täglich, wurde in den Krankenbau B IIf eingewiesen, insgesamt 4032 Häftlinge nach Wolkens Aufzeichnungen. Misshandlungen waren für 3,6 Prozent der behandelten Krankheitsfälle verantwortlich.

> Hierher gehörten durch Stockschläge verursachte schwere Quetschungen und Blutergüsse am ganzen Körper, Knochenbrüche und Gesäßphlegmonen, die unter unsäglichen Qualen schließlich zum Tode führten. Ihre Entstehung ist so zu erklären, dass mit den schweren Stockschlägen Staub und Schmutz aus der Kleidung gewaltsam durch die Haut hindurch in das Gewebe gepresst wurden. Die darin enthaltenen Bakterien fanden in den durch das Schlagen entstandenen Blutergüssen einen guten Nährboden und vermehrten sich so rasend rasch im Original, dass oft schon nach 2 Tagen nach der Züchtigung die Phlegmone voll entwickelt war. Es kam nun im weiteren Verlauf zur Vereiterung und Auflösung der Gesäßmuskulatur und Freilegung der Beckenknochen und zum Tod infolge Blutvergiftung. Diese Entwicklung ging besonders dann stürmisch vor sich, wenn der Unglückliche gerade ein Furunkel am Gesäß hatte, das dann breitgeklopft und damit der Eiter sozusagen in den Muskel hineinmassiert wurde. Oft auch wurde in mörderischer Absicht gerade auf die Nierengegend hineingedroschen, was nicht selten zu schweren Nierenquetschungen und tödlichen Nierenblutungen führte.[107]

Ende 1943 übernahm Wolken de facto die Leitung der Ambulanz und der medizinischen Betreuung des Quarantänelagers, »als sich unser leitender Arzt«, so Wolken, »im Dezember 1943 in ein junges Mädchen aus dem

---

106 Ebenda, Bl. 216.
107 Ebenda, Bl. 258 f.

Tschechenlager verliebt hat, mir alle Arbeit überließ und ich hilfsbereite Mitarbeiter fand«.[108] Gemeint ist hier Lagerarzt Dr. Thilo, der sein Amt erst im Dezember angetreten hatte. Wolken nutzte die Gelegenheit, um die fatalen medizinisch-hygienischen Zustände in der Ambulanz und im Quarantänelager anzugehen:

> Ich konnte nun endlich die Betreuung der Häftlinge so organisieren, wie ich es für notwendig fand und meine Mitarbeiter nahmen die Mehrarbeit gerne auf sich. So kam es, dass unser Lager im Vergleich zu den anderen Abschnitten nahezu ein Paradies wurde. Wir trachteten, das Los der Häftlinge zu verbessern, wir sorgten für die Reinheit des Lagers und für allgemeine Hygiene, Kostzulagen etc. Eines Tages gelang es mir sogar ein Kind vor dem Gastode zu retten. Meine Mitarbeiter halfen mir das Kind zu verstecken und es dann in einen später angekommenen Transport hineinzuschmuggeln, tätowieren zu lassen und seinen Aufenthalt im Lager zu legalisieren.[109]

Ende 1943 wüteten im Quarantänelager die Krätze, »die ewige Lagerplage«, so Wolken, und eine schwere Fleckfieberepidemie. Wolken, dem der verliebte »Chefarzt [...] die ganze Ambulatoriumsarbeit überließ«, ergriff »freudig« die Chance, die Seuchen einzudämmen:

> Jedem Block habe ich 2 Ärzte als Pfleger zugeteilt. Ich habe persönlich aufgepasst, dass sie die Fleckfieber- und Läusekontrolle regelmäßig und gründlich durchführten. Ich habe mir eine Liste der Krätzekranken angelegt, um die Behandlung zu kontrollieren[,] und in kurzer Zeit verschwanden diese zwei Epidemien fast gänzlich. Nach jeder Transportankunft untersuchte ich alle Häftlinge des Transportes, isolierte die Kranken, um Lagerepidemien vorzubeugen. Ich sorgte dafür, dass die Leute, welche außen arbeiteten, im Lager gut behandelt wurden. Ich stieß auf große Schwierigkeiten, aber ich fand auch Leute, welche mich verstanden und unterstützten. [...] Es gelang mir auf diese Weise[,] den Gesundheitszustand im Lager doch etwas zu bessern.[110]

---

108 Ebenda, Bl. 212 und Bl. 253. Zu Thilo vgl. Strzelecka, »Quarantänelager«, S. 109.
109 Bericht/Anhörung Dr. Otto Wolken vom 17.4.1945 (deutsch, Abschrift): AIPN, GK 196/88, Bl. 131–303, hier Bl. 212.
110 Ebenda, Bl. 251 f.

Während sich die Krätzeepidemie vergleichsweise leicht in den Griff bekommen ließ, da wirksame Gegenmittel vorhanden waren, erforderte die Bekämpfung des Fleckfiebers viel größeren organisatorischen Aufwand, zumal für die Lagerinsassen keine Impfstoffe zur Verfügung standen. Wolken musste sich daher auf technische und organisatorische Maßnahmen sowie auf die Durchsetzung von Disziplin beschränken.

> Es gelang mir auch, den Lagerarzt zu überzeugen, dass die Aufstellung eines Desinfektionskessels in unserem Lager eine unbedingte Notwendigkeit sei[,] und es wurde auch ein solcher bei uns aufgestellt. [...] Mit einem Stabe von Pflegern ließ ich alle neuangekommenen Transporte gewissenhaft auf das Vorhandensein von Läusen untersuchen[,] und wurden nur wenige gefunden, dann schickte ich den ganzen Transport zurück zur Sauna zur abermaligen Desinfektion. Ich zog mir dadurch den Hass des Leiters der Sauna, SS-Oberscharführer Clair [korrekt: Klehr; B. M.] zu, der mir mit dem Erschießen drohte, aber Dr. Thilo deckte mich, denn ich hatte den Flecktyphus aus unserem Lager verbannt.[111]

Die von Wolken vorgelegten Erkrankungszahlen sprechen für sich. Von September 1943 bis Februar 1944 gab es im Quarantänelager 401 Erkrankungen an Fleckfieber, von März bis August 1944 nur noch 180 und von da an bis November 1944 lediglich einen Fall. Ohne Autorisierung durch Lagerarzt Thilo hätte Wolken die von ihm angekurbelten Maßnahmen nicht umsetzen können. Wolken: »Wäre ich indes vom Chefarzt nicht autorisiert worden, ihn zu vertreten, so hätte ich ja keine Befehlsgewalt und könnte nichts machen.«[112]

Dieses Beispiel zeigt, dass erfahrene und entschlossene Häftlingsärzte selbst unter den in Auschwitz herrschenden Umständen »viel Böses vermeiden und Gutes schaffen« konnten, wie es Wolken formulierte, sobald sie über medizinische Erfahrung, Einsatzbereitschaft und entsprechende Rückendeckung verfügten. Grundsätzlich waren die deutschen Lagerärzte dazu bereit, denn sie »fürchteten sich vor Infektionen und billigten und unterstützten daher jede Maßnahme, die solche verhindern konnte im eigenen Interesse«, so Wolken.[113]

---

111 Ebenda, Bl. 252 f.

112 Ebenda, Bl. 253.

113 Ebenda.

Auch gegen Missstände bei der Ausgabe der ohnehin unzureichenden Lebensmittel an Häftlinge ging Wolken, ähnlich wie Zenkteler im Krankenbau B IIf, vor:

> Eine grobe Unsitte der Blockältesten im Lager war es, einen Teil der für die Häftlinge bestimmten Lebensmittelrationen für sich zu behalten und an die Häftlinge arg verkürzte Portionen auszugeben. Das ging sogar so weit, dass einzelne Blockälteste manchmal überhaupt keine Zulagen zum Brot ausgaben. Sie kauften für die so zurückgehaltenen Wurst- und Margarineportionen Zigaretten und Schnaps, bewirteten damit sich und die SS-Leute, während die Häftlinge verhungerten. Ich wagte es[,] gegen solche Blockältesten Anzeigen zu machen, und wenn diesen auch nichts geschah, so schuf das immerhin eine Atmosphäre der Unsicherheit und sie legten sich bei den Diebstählen immerhin etwas Zurückhaltung auf.[114]

Bei der Schilderung seiner medizinischen Aktivitäten lässt Wolken unerwähnt, dass er dabei moralisch-ethisch schwierige Entscheidungen treffen musste und auch traf. So wurden zwar die Krätzekranken im Quarantänelager ambulant behandelt, nicht jedoch Patienten mit Verdacht auf Fleckfieber oder tatsächlicher Erkrankung. Letztere mussten in den Krankenbau B IIf überstellt werden,[115] wo man mit ihnen wie mit allen anderen Fleckfieberfällen verfuhr. Sie wurden zunächst auf Infektionsblöcken isoliert, aber keineswegs gleich behandelt. Die »arischen« Kranken wurden stationär aufgenommen und hatten damit zumindest eine Chance auf Genesung. Die jüdischen Häftlinge – wohl die meisten Fälle – hingegen wurden »ausgemustert« und anschließend in den Gaskammern getötet.

Im Zeitraum 7. bis 31. Januar 1944 diagnostizierte Wolken mit seinen Mitarbeitern 66-mal Fleckfieber oder Fleckfieberverdacht und schickte die Betroffenen in den Krankenbau B IIf. Für die meisten von ihnen bedeutete dies den Tod. So erfuhr Wolken nach einiger Zeit, dass vier der Überstellten an der Krankheit gestorben, 35 hingegen »ausgemustert« und am 21. Januar mit Zyklon B getötet worden seien.[116] Es ist davon auszugehen, dass es sich bei den Letzteren um jüdische Häftlinge handelte.

114 Bericht/Anhörung Dr. Otto Wolken vom 17.4.1945 (deutsch, Abschrift): AIPN, GK 196/88, Bl. 131–303, hier Bl. 252.

115 Ebenda, Bl. 252 f.

116 Vernehmung Dr. Otto Wolken vom 24.4.1945: AIPN, GK 196/88, Bl. 1–36, hier Bl. 24.

Diese Beispiele zeigen, dass es zwar möglich war, selbst Epidemien wie Fleckfieber im Lager weitgehend einzudämmen. Die damit beauftragten Häftlingsärzte aber wurden dabei vor Entscheidungen gestellt, die darauf hinausliefen, Menschen zu opfern. Otto Wolken traf diese Abwägung in der geschilderten Weise. Roman Zenkteler war im Männerlager ebenso verfahren.

Im Frühjahr endete die Praxis, kranke Häftlinge aus dem Quarantänelager automatisch in den Krankenbau B IIf einzuweisen. Über 4000 Quarantänehäftlinge waren diesen Weg ab dem 20. September 1943 laut Wolkens Aufzeichnungen gegangen. Die meisten von ihnen hatten den Aufenthalt nicht überlebt; die Genesenen und Rekonvaleszenten wurden als »arbeitsfähig« in das Männerlager B IId oder eines der Nebenlager bzw. in einen »Schonungsblock« überstellt.[117]

Im Frühjahr 1944 trafen mehrere Häftlingstransporte mit Männern und Frauen aus dem geräumten KL Majdanek im Quarantänelager ein, unter denen sich viele Schwerkranke befanden. Vor diesem Hintergrund ließ die Lagerleitung im April 1944 im Quarantänelager einen Übergangskrankenbau zur stationären »Behandlung« einrichten, der zeitweise zwölf Baracken umfasste. Einweisungen in den Krankenbau B IIf erübrigten sich damit. Am 19. April 1944 betrug die Belegstärke des Quarantänelagers 4449 männliche und weibliche Insassen, wobei die meisten von ihnen schwer krank waren und im Übergangskrankenbau lagen.

In drei Baracken des Übergangskrankenbaus waren bis Anfang Mai Frauen untergebracht, die Männer in den übrigen. Drei Baracken waren für Tuberkulosekranke bestimmt, zwei für Menschen mit Hungerdurchfall, eine diente als »Schonungsblock« für Genesende; in einer Baracke waren die Chirurgische und die Innere Abteilung untergebracht. Die Ambulanz befand sich nach wie vor im Block 16, hinzu kam hier die Infektionsabteilung. Mitte Mai 1944 setzte sich das Häftlingspersonal des Übergangskrankenbaus aus 38 Häftlingsärzten und 54 Häftlingspflegern, vier Apothekern und einem Zahntechniker zusammen.[118]

Nach wenigen Wochen ging die Zahl der Kranken und auch der Krankenbaubaracken im Quarantänelager langsam zurück. Im Juni waren es noch sechs Baracken, einen Monat später drei. Im Oktober

---

117 Strzelecka, »Quarantänelager«, S. 114 f.

118 Ebenda.

1944 bestand der Übergangskrankenbau nur noch aus einer Baracke (16), in der einige Dutzend Häftlinge mit ansteckenden Krankheiten lagen. Auch die Ambulanz hielt dort bis zur Auflösung des Quarantänelagers im November 1944 den Betrieb aufrecht.[119]

Das Frauenlager

Das Jahr 1942 brachte eine weitere wichtige Änderung im KL Auschwitz: den Aufbau des Frauenlagers. Am 26. März 1942 traf ein Transport mit 999 weiblichen Gefangenen aus dem Frauenkonzentrationslager (FKL) Ravensbrück in Begleitung von sieben SS-Aufseherinnen im Stammlager Auschwitz ein. Der Transport setzte sich aus deutschen Frauen zusammen, die als kriminelle, »asoziale« und – einige wenige – politische »Schutz-« bzw. »Vorbeugehäftlinge« inhaftiert waren. Sie sollten den Grundstock des Kaposystems in dem neu zu errichtenden Frauenlager bilden, ähnlich wie ihre männlichen deutschen Kollegen im Männerlager.[120]

Das Frauenlager (FL) wurde in den Blöcken 1 bis 10 des Stammlagers eingerichtet. Vom übrigen Lager wurden sie mit einer Mauer abgetrennt. Zunächst fungierte das Frauenlager organisatorisch als Filiale des KL Ravensbrück, ehe es im Juli 1942 auch organisatorisch ins KL Auschwitz eingegliedert wurde. Die erste Lagerführerin war Johanna Langefeld, die Rudolf Höß am 8. Oktober 1942 durch Maria Mandel ablösen ließ. Mandel blieb bis Ende Oktober 1944 in Auschwitz Oberaufseherin, bis zum Sommer 1943 faktisch als Lagerführerin. Am 23. August 1943 wurde Franz Hössler zum Schutzhaftlagerführer des Frauenlagers ernannt.[121]

Die Errichtung des Frauenlagers hängt eng mit den Plänen zusammen, in Auschwitz ein Vernichtungslager für europäische Juden aufzubauen. Dabei sollten, wie oben dargestellt, die »arbeitsfähigen« jüdischen Frauen und Männer ausgesondert und vorerst verschont werden, um sie als Arbeitssklaven in der Rüstungsindustrie einzusetzen.

119 Strzelecka, »Quarantänelager«, S. 114–120.

120 Czech, *Kalendarium,* S. 189; Vernehmung Maria Mandel vom 19.5.1947: AIPN, GK 196/139, Bl. 73–81, hier Bl. 77; Irena Strzelecka, »Die Frauenabteilung im Stammlager«, in: *Hefte von Auschwitz* 20 (1997), S. 7–67.

121 Vernehmung Maria Mandel vom 19.5.1947: AIPN, GK 196/139, Bl. 73–81, hier Bl. 77 f.; Klee, *Auschwitz,* S. 183 (Hössler), S. 249 (Langefeld) und S. 268 (Mandel); Strzelecka/Setkiewicz, »Bau, Ausbau und Entwicklung«, S. 102.

Höß schrieb: »[d]ie Notwendigkeit, ein Frauenlager in Auschwitz zu errichten, entstand erst durch diesen Befehl«.[122]

In polnischer Haft beurteilte Rudolf Höß die aus dem FKL Ravensbrück überstellten weiblichen Häftlinge sehr negativ. Die wenigen SS-Aufseherinnen seien, so Höß, mit der Situation überfordert gewesen: »Und je größer das Lager wurde, je unübersichtlicher für die Aufseherinnen, je stärker trat die Selbstregierung der Häftlinge in Erscheinung. Da nun in dieser Regierung die ›Grünen‹ vorherrschten und auch gerissener und skrupelloser waren, waren *sie* es, die eigentlich im Frauenlager herrschten [...]. Die Anweiserinnen – so wurden die weiblichen Capos bezeichnet – waren zumeist ›Grüne‹ oder ›Schwarze‹. So nur ist es möglich geworden, daß im FL stets die miserabelsten Zustände herrschten.«[123]

Die katastrophalen Zustände im Frauenlager und vor allem die Massenverbrechen an den weiblichen Insassen lagen jedoch nicht in der Verantwortung der Kapos, sondern jener der Lager-SS mit Rudolf Höß an der Spitze. Höß' Ausführungen sind klassische Schutzbehauptungen, ähnlich wie im Fall der männlichen Funktionshäftlinge, für deren Auswahl Höß und seine Männer persönlich verantwortlich waren. An anderer Stelle schreibt Höß: »Im Frauenlager waren in jeder Hinsicht stets die schlechtesten Verhältnisse. Schon gleich von Anfang an, als es noch ein Teil des Stammlagers war. Bei Beginn der Juden-Transporte aus der Slowakei war es in wenigen Tagen bis unter die Dachböden vollgestopft. Wasch- und Abortanlagen waren kaum für ein Drittel zum Äußersten ausreichend. Um eine rechte Ordnung in diesen durcheinanderwimmelnden Ameisenhaufen hineinzubringen, hätte es anderer Kräfte bedurft, als sie mir in den wenigen Aufseherinnen [...] zur Verfügung standen.«[124]

Auschwitzhäftlinge beurteilten die Mehrheit der deutschen weiblichen Kapos ebenfalls negativ. Dr. Wolken berichtete, dass die SS als weibliche Kapos im Frauenlager meist »geheime Prostituierte[...]« eingesetzt habe, welche die anderen weiblichen Häftlinge besonders schlecht behandelten: »Sie stahlen rücksichtslos die Verpflegung der ihnen anvertrauten Häftlinge und setzen sie in Alkohol und Rauchware um, feierten damit Orgien mit der SS Bewachungsmannschaft und es gab somit keine Möglichkeit einer Beschwerdeführung, einer wirk-

122 *Kommandant in Auschwitz*, S. 158.
123 Ebenda, S. 115 (Hervorhebung im Original).
124 Ebenda, S. 114.

samen Anzeige.«[125] Die polnische Schriftstellerin und Angehörige des polnischen Widerstandes Zofia Kossak wurde im Oktober 1943 nach Auschwitz eingeliefert und schilderte ihre Erfahrungen dort wie folgt:

> Es gab nur wenige deutsche Frauen, die als politische Gefangene ins Lager eingewiesen worden waren. [...] Diese wenigen deutschen Frauen mit dem roten Winkel fühlten sich unglücklich und vereinsamt, weil der Rest ihrer Landsfrauen nur grüne und schwarze Winkel waren, also Kriminelle und Prostituierte. Es ist schwierig, ihre Brutalität, ihren Zynismus, ihren Hass auf alles und jeden zu beschreiben. Man musste ihnen aus dem Wege gehen wie einem wütenden Büffel. [...] Sie nahmen alles mit Gewalt weg, was ihnen gefallen hat. [...] Das war offener Raub, Raubüberfall, Plünderung. Deutsche Frauen nahmen Lebensmittelpakete weg, beraubten unglückliche jüdische Frauen aus Saloniki ihrer Kleider.
>
> Wenn hier und da im Lager ein erschütternder Schrei ertönte: »Hilfe!! Hilfe! Raubüberfall!« – dann gab es keinen Zweifel, dass es deutsche Frauen waren, die eine Mitgefangene ausraubten. Gleichzeitig konnte man sicher sein, dass keine Kapo-Frau den Schrei hörte und sich für das Geschehen interessierte.[126]

Der Transport mit weiblichen Häftlingen aus dem FKL Ravensbrück erreichte Auschwitz am Vormittag des 26. März 1942. »Zwei Stunden nach unserem Eintreffen«, berichtete die damit eingelieferte Gerda Schneider, »kam das erste Tausend Jüdinnen aus der Slowakei in das Land.« Ihre Aufnahme verlief laut Schneider wie folgt: Sie mussten sich entkleiden, dann wurden sie »entlaust«, das heißt, ihnen wurden die Haare abgeschnitten. Anschließend bekamen sie Häftlingskleidung und wurden auf ihre Blöcke verwiesen.[127] Die deutschen Frauen durften ihre Haare behalten.

In den nächsten Wochen und Monaten kamen laufend weitere Transporte an, bis Ende Juli 1942 etwa 16 000 Frauen, meist jüdische (überwiegend aus der Slowakei), aber auch Polinnen und andere, Letz-

---

125 Bericht Dr. Otto Wolken, »Frauen- und Kinderschicksale«, vom 27.4.1945: AIPN, GK 196/88, Bl. 48–53, hier Bl. 49.

126 Kossak, *Z otchłani*, S. 148 f.

127 Bericht Gerda Schneider und Wanda Jakubowska, Berlin, vom 4.10.1945 (deutsch): AIPN, GK 196/98, Bl. 53–64, hier Bl. 54. Schneider erhielt die Häftlingsnummer 586.

tere jedoch in kleineren Transporten. Die nichtdeutschen Gefangenen wurden meist in Außenkommandos zu landwirtschaftlichen und Gärtnerarbeiten herangezogen, später auch in Rüstungsbetrieben eingesetzt. Die schwere körperliche Arbeit, mangelhafte Bekleidung und vor allem unzureichende Ernährung machten sich bald bemerkbar. Im Mai 1942 führte Standortarzt Freiherr von Bodmann die ersten Selektionen durch. Zunächst wurden Gruppen von etwa 60 bis 200 Frauen als arbeitsunfähig »ausgemustert« und anschließend vergast. Die großen Selektionen mit einigen Tausend Frauen folgten später, nach dem Umzug nach Auschwitz-Birkenau.[128]

Prof. Dr. med. Johann Paul Kremer von der Universität Münster leistete von Ende August bis Mitte November 1942 vertretungsweise Dienst als Lagerarzt in Auschwitz. Er wirkte dabei an zahlreichen Selektionen mit. Als »besonders unangenehm« empfand er die Vergasung von etwa 800 ausgezehrten weiblichen Häftlingen, die ebenfalls als »Muselmänner« bezeichnet wurden. Die Selektion und anschließende Vergasung fanden am 5. September 1942 statt. Kremer: »Als ich in die Nähe des Bunkers [Gaskammer; B.M.] kam, saßen sie angekleidet auf der Erde. Da sie in abgetragener Lagerkleidung waren, wurden sie nicht in die Ausziehbaracke gelassen, sondern zogen sich im Freien aus. Aus dem Benehmen dieser Frauen schloß ich, daß sie sich darüber klar waren, welches Schicksal sie erwartete, da sie bei den SS-Männern um ihr Leben flehten und weinten; jedoch wurden sie in die Gaskammern gejagt und vergast.«[129]

Der Umzug nach Auschwitz-Birkenau begann am 6. August 1942. Dort befanden sich im Bauabschnitt B Ia dreißig Unterkunftsbaracken, in denen das Frauenlager eingerichtet wurde. Die eine Hälfte der Baracken war aus Ziegelsteinen gemauert, die anderen Blöcke waren hölzern, notdürftig umgebaute Pferdebaracken. In den neuen Unterkünften gab es weder fließendes Wasser noch Strom oder Kanalisation; für die Notdurft standen lediglich Kloakengruben im Freien zur Verfügung. Das Lager befand sich ohne Abwassersystem auf sumpfigem Grund. Nach Regenfällen stand überall Schlamm.[130]

---

128 Bericht Gerda Schneider und Wanda Jakubowska, Berlin, vom 4.10.1945 (deutsch): AIPN, GK 196/98, Bl. 53–64, hier Bl. 54.

129 »Tagebuch Johann Paul Kremer«, in: *Auschwitz in den Augen der SS*, S. 141–207, hier S. 154, Fn. 31 (Zitat); Vernehmung Prof. Dr. med. Johann Paul Kremer vom 18.7.1947: AIPN, GK 196/142, Bl. 13–21, hier Bl. 20.

130 Ciesielska, *Szpital obozowy dla kobiet*, S. 16 f.

Franziska Schmid-Badura aus dem ersten Ravensbrück-Transport stellte den Umzug nach Birkenau wie folgt dar: »Wir kamen vom Regen in die Traufe. Es waren leere Pferdeställe und die Straßen Morast und Sumpf, überall trat man auf Leichen, grauenhaft. Es dauerte Wochen, ja Monate, bis wir Betten, Strohsäcke und Decken bekamen. Die Straßen wurden von uns drei Jahre gebaut und waren noch immer nicht in Ordnung, es fehlte an allem. Täglich gab es bis 1000 Leichen.«[131] Diese katastrophalen sanitären Zustände und die enorme Überbelegung führten zum Ausbruch verschiedener Seuchen, vor allem Fleckfieber, denen Tausende Frauen zum Opfer fielen. Der Hunger forderte ebenfalls viele Opfer.[132]

Bis Ende 1942 wurden 27905 Frauen ins Frauenlager Auschwitz eingeliefert und in den Lagerbestand aufgenommen. Die Sterblichkeit unter ihnen war sehr hoch und übertraf noch die im Männerlager. Am 31. Dezember 1942 waren nur noch 5367 weibliche Gefangene am Leben. Mithin waren knapp 80 Prozent der Frauen (etwa 22500 an der Zahl), die zwischen dem 26. März 1942 und dem Jahresende nach Auschwitz eingeliefert und als Häftlinge erfasst worden waren, zu Tode gekommen. Verlegungen in andere Lager und Entlassungen gehörten im Jahre 1942 zu den Ausnahmen und jüdische Frauen waren generell davon ausgenommen.[133]

Dr. Ella Lingens, eine nichtjüdische Ärztin aus Österreich, wurde am 20. Februar 1943 als weiblicher »Schutzhäftling« ins Lager eingeliefert und mit der Häftlingsnummer 36088 registriert. Sie berichtete: »Von den 36087 Frauen, die vor mir gekommen waren, waren damals noch rund 13000 am Leben. Von den deutschen Frauen mit den Nummern 1 bis 1000, die vom Lagerarzt in Ravensbrück als ›besonders kräftig‹ ausgesucht worden waren und fast alle bevorzugten Stellungen bekleideten, lebten noch 160.«[134]

Von den insgesamt 131560 weiblichen Häftlingen, die bis Ende 1944 in Auschwitz eingeliefert und als Lagerinsassen des Frauenlagers registriert, das heißt mit Nummern versehen wurden, stellten die jüdischen

131 Bericht Franziska Schmid-Badura, »Die Hölle Europas – Auschwitz-Birkenau«, o. D. [1945 oder 1946] (Abschrift): AIPN, GK 196/98, Bl. 27–29.

132 Ciesielska, *Szpital obozowy dla kobiet,* S. 16 f.; Bericht Franziska Schmid-Badura, »Die Hölle Europas – Auschwitz-Birkenau«, o. D. [1945 oder 1946] (Abschrift): AIPN, GK 196/98, Bl. 27–29.

133 Piper, *Zahl der Opfer,* S. 156.

134 Lingens, *Gefangene der Angst.* S. 137.

mit wohl über 100 000 das größte Kontingent (mindestens 76 Prozent) dar.[135] Unter ihnen herrschte die größte Sterblichkeit, denn durchschnittlich machten sie nur etwa 60 Prozent der gesamten Belegstärke aus.[136] Rudolf Höß schreibt in seinen Memoiren, dass die Sterblichkeit unter den jüdischen Lagerinsassen generell viel höher gewesen sei als unter den anderen Häftlingsgruppen. Aber: »Bei den jüdischen Frauen war dies noch viel deutlicher festzustellen.«[137]

Der polnische Lagerwiderstand berichtete Ende 1942 über die im Frauenlager herrschenden Zustände:

> Die Bedingungen im Frauenlager sind schlimmer als im Männerlager. Polinnen und Deutsche leben in Holzbaracken, die wärmer sind als die gemauerten, in denen die Jüdinnen untergebracht sind. Erstere haben Betten, die Jüdinnen schlafen auf Pritschen, die in Form von dreistöckigen Kaninchenställen an der Mauer befestigt sind. Der Wind wütet in diesen Baracken wie im Freien. Statt Fußböden gibt es festgestampfte Erde. Kein Wunder, dass der Typhus das Lager dezimiert. Das Frauenlager bietet einen schrecklichen Anblick. Halbtote und sterbende Frauen liegen völlig verdreckt im Schlamm. Vor den Blocks und in den Blocks überall Leichen.[138]

1943 gingen das große Sterben und Morden – vor allem durch Vergasungen – im Frauenlager weiter, wie aus einer Tabelle des polnischen Lagerwiderstands hervorgeht. In der Tabelle wird bei den jüdischen Opfern nach »natürlichen« Todesfällen und Vergasung unterschieden.

135 Piper, *Zahl der Opfer*, S. 102.

136 Vernehmung Włodzimierz Bilan vom 11.11.1946: AIPN, GK 196/99, Bl. 139–157, hier Bl. 148. Bilan war als SS-Angehöriger der Politischen Abteilung vom Frühjahr 1943 bis Oktober 1944 im Frauenlager eingesetzt.

137 *Kommandant in Auschwitz*, S. 111.

138 Bericht der militärhistorischen Abteilung im Büro für Information und Propaganda beim Hauptkommando der Heimatarmee, Anfang Januar 1943, hier zitiert nach *VEJ* 16, S. 211 f.

Tabelle 4 **Todesfälle im Frauenlager von Februar 1943 bis zum 15. Januar 1944**[139]

Monat	gesamt	Polinnen	Jüdinnen	andere	Jüdinnen Vergasung
Febr. 43	1359	627	467	265	1690
März 43	2189	935	736	518	1802
Apr. 43	1587	445	439	703	277
Mai 43	1237	222	251	764	0
Juni 43	1624	153	439	1032	0
Juli 43	1073	91	476	506	0
Aug. 43	1035	98	374	563	498
Sep. 43	690	8	169	513	1171
Okt. 43	724	32	187	505	1545
Nov. 43	1603	91	908	604	0
Dez. 43	4684	1081	2717	886	4247[140]
bis 15.1.1944	1961	500	845	616	700
gesamt	**19 766**	**4283**	**8008**	**7475**	**11 930**

Nach diesen Angaben starben im Frauenlager vom Februar 1943 bis zum 15. Januar 1944 insgesamt 19 766 weibliche Häftlinge eines »natürlichen« Todes, davon 8008 Jüdinnen, 4283 Polinnen und 7475 andere. Hinzu kamen 11 930 jüdische Frauen, die im Krankenbau und in den Unterkunftsblöcken als »arbeitsunfähig« selektiert und anschließend vergast wurden. Insgesamt kamen laut diesen Angaben vom Februar 1943 bis zum 15. Januar 1944 exakt 31 969 Frauen ums Leben, davon 19 938 (62 Prozent)

139 Kassiber Stanisław Kłodziński vom 23.1.1944, abgedruckt in: *Grypsy*, S. 148.

140 Das war offenkundig die größte Selektion zur Vergasung im Frauenlager, durchgeführt von SS-Lagerarzt Mengele. Nach der erfolgten Selektion ließ Mengele die Frauen in zwei Blöcken unterbringen, in denen sie etwa zehn Tage bis zur Vergasung ausharren mussten. Vgl. u. a. Vernehmung Dr. Margita Schwalbová vom 7.2.1967: IPN Krakau, S 51/05/Zn, Bd. 5, Bl. 825–847; Bericht Dr. med. Margita Schwalbová, »Szpital kobiecy«, o. D. [1960er Jahre]: APMO, Opracowania Bd. 69, Bl. 76–112, hier Bl. 99 f.

Jüdinnen. Die im Winter 1942/43 und 1943/44 erhöhte Sterblichkeit geht in erster Linie auf die Fleckfieberepidemie zurück, die im Frauenlager besonders verheerend grassierte. Bis zu 300 Frauen gingen täglich daran zugrunde.[141]

Bis zum 6. Februar 1944 wurden insgesamt 75 200 Frauen in das Frauenlager Auschwitz eingeliefert. Die Belegstärke belief sich zu diesem Zeitpunkt nach Angaben des polnischen Widerstandes auf 15 450 weibliche Gefangene, davon 5492 Polinnen, 994 Deutsche, 3522 Russinnen, 4805 Jüdinnen und 637 andere. Ums Leben gekommen waren nach diesen Angaben bis Anfang Februar 1944 exakt 55 017 Frauen.[142] In diesen Zahlen sind die Frauen aus dem sogenannten Zigeunerlager, von denen von Februar 1943 bis zum 2. August 1944 etwa 11 000 ums Leben kamen, jedoch nicht enthalten. Sie starben entweder eines »natürlichen Todes« oder wurden vergast.[143]

Etwa ab dem Frühjahr 1944 ging die Mortalität im Frauenlager merklich zurück, genaue Zahlen liegen aber nicht vor. Am 22. August 1944 betrug die Belegstärke des Frauenlagers nach Informationen des polnischen Lagerwiderstandes exakt 39 234 weibliche Häftlinge. Bis dahin waren im Frauenlager insgesamt 112 071 Gefangene erfasst und registriert worden. Somit fehlten in der Statistik 72 837 Frauen, von denen einige Tausend in andere Lager verlegt worden waren. Die übrigen, etwa 70 000, überlebten das Lager nicht.[144] Daraus lässt sich schließen, dass von Anfang Februar bis zum 22. August 1944 etwa 15 000 Frauen im Frauenlager ums Leben kamen.

Neben der Sterblichkeit war auch der Krankenstand im Frauenlager wesentlich höher als im Männerlager. So kamen im Monat Dezember 1943 im KL Auschwitz 8931 weibliche und 5748 männliche Häftlinge ums Leben, obwohl die Frauen nach dem Stand vom 31. Dezember 1943 nur 25 Prozent aller Lagerinsassen (85 298) ausmachten. Am 31. Dezember 1943 belief sich die Zahl der männlichen Lagerinsassen auf 55 785 und die der weiblichen auf 29 513. Darunter waren 11 433 Männer (20,5 Pro-

141 Vernehmung Stanisława Rachwał vom 25.7.1945: AIPN, GK 196/84, Bl. 87–152, hier Bl. 93 f. Stanisława Rachwał wurde am 13.10.1942 in Auschwitz eingeliefert und blieb dort bis zur Räumung am 18.1.1945 inhaftiert.

142 Meldung des polnischen Lagerwiderstandes, o. D. [nach dem 6.2.1942], abgedruckt in: *Grypsy*, S. 160 f.

143 Piper, *Zahl der Opfer*, S. 102.

144 Zahlen nach Czech, *Kalendarium*, S. 858. Auch hier sind die 11 000 ums Leben gekommenen Frauen aus dem Zigeunerlager nicht mitgerechnet.

zent) und 8266 Frauen (28 Prozent) als krank und »arbeitsunfähig« eingestuft.[145]

Von den 39 234 Gefangenen, die sich nach Angaben des polnischen Lagerwiderstandes Mitte August 1944 im Frauenlager befanden, machten jüdische Frauen mit 68 Prozent (26 734 Insassinnen) den Löwenanteil aus. Rund 7300 Gefangene waren Polinnen (18,6 Prozent), 4100 »Russinnen« (10,4 Prozent), 800 nichtjüdische Deutsche (2 Prozent), die übrigen verteilten sich auf andere Nationalitäten und Gruppierungen.[146]

Aus den oben dargelegten Zahlen ergibt sich, dass im Frauenlager Auschwitz insbesondere jüdische Frauen regelrecht ausgerottet wurden. Während nichtjüdische Frauen von April 1943 an zwar massenweise, aber meist eines »natürlichen Todes«, verursacht durch Hunger und Krankheiten, starben, wurden Jüdinnen in regelmäßigen Abständen »ausgemustert« und als »arbeitsunfähig« in den Gaskammern ermordet. Dieses Schicksal blieb ihren nichtjüdischen Mitgefangenen ab April 1943 weitgehend erspart.

Krankenbau im Frauenlager

Der Krankenbau für weibliche Gefangene wurde zunächst in Block 3 im Stammlager Auschwitz unter Leitung des SS-Arztes Dr. Franz von Bodmann eingerichtet, der sich in kurzer Zeit den Ruf eines gnadenlosen, brutalen Mörders erwarb. Von Bodmann leitete das Frauenrevier bis zum Umzug des Frauenlagers nach Auschwitz-Birkenau im August 1942.

Anfangs, als die Zahl der weiblichen Häftlinge noch nicht hoch war, untersuchte und behandelte der Lagerarzt die sich krankmeldenden Frauen selbst. Als im Frauenlager Meningitis ausbrach, tötete er die Erkrankten per Phenolinjektion. Mit verletzten Frauen soll er ebenso verfahren sein. Ähnlich brutal löste Bodmann das Problem der schwangeren Frauen. Er führte persönlich, auch bei weit fortgeschrittenen Schwangerschaften, Schwangerschaftsabbrüche mit nicht sterilisierten Instrumenten durch. Infolgedessen starben die betroffenen Frauen später an Sepsis, berichtete Margita Schwalbová. Sie gehörte damals zu den wenigen jüdischen Häftlingspflegerinnen im Krankenbau.[147]

---

145 Ebenda, S. 691.

146 Meldung des Militärrates Auschwitz vom 22. 8. 1944, unterzeichnet von »Rot« [Józef Cyrankiewicz], abgedruckt in: *Grypsy.* S. 405–414, hier S. 405.

147 Vernehmung Dr. Margita Schwalbová (Švalbova) vom 7. 2. 1967: IPN Krakau, S 51/05/Zn, Bd. 5, Bl. 825–847, hier Bl. 830 f. Schwalbová musste ihrer Aussage nach

Das Krankenbaupersonal setzte sich aus deutschen politischen Gefangenen aus dem ersten Ravensbrück-Transport sowie drei slowakischen Jüdinnen zusammen: Margita Schwalbová, Božena Teichnerová und Tamara Grünbergová. Sie alle waren als Häftlingspflegerinnen eingesetzt. Nach einiger Zeit kamen deutsche freie Schwestern als Zivilarbeiterinnen hinzu, die den sanitätsmedizinischen Dienst im Auftrag des Lagerarztes zu verrichten hatten, analog zum SS-Sanitäter (SDG) im Männerlager.[148]

Manche der deutschen und österreichischen Krankenschwestern, so die Historikerin Irena Strzelecka, »wurden nach kurzer Zeit zum Schrecken für die weiblichen Häftlinge«. Zu ihnen gehörte eine gewisse Frieda Schirdemann, die zwar sehr nett gewesen sein soll, zugleich aber sehr grausam. Sie erkrankte später an Ruhr und wurde in ein anderes Lager verlegt. Danach sei sie Stationsschwester in einem Kinderheim in Oberschlesien geworden. »Diese Schwester«, so die freie Schwester Maria Stromberger in ihrer Nachkriegsaussage, »hat für immer unsere Schwesternkleidung entehrt.«[149] Ähnlich berüchtigt war Schwester Klara. Laut Margita Schwalbová »machte sie häufig Rundgänge durch das Lager und holte ältere oder kranke Häftlinge aus den Blocks. Dann erschien der schwarze Krankenwagen im Lager – der Schrecken des Lagers. Die ausgewählten Frauen wurden in den Wagen geladen und ins Krematorium gebracht. Bekanntlich wählte auch Schwester Klara Opfer unter den Kranken aus, die sich beim Krankenbau meldeten.«[150]

Der Krankenbau hatte wegen Bodmanns ständiger Selektionen unter den kranken weiblichen Häftlingen einen sehr schlechten Ruf – er galt bald als »Mordzentrale des Barons von Bodemann [sic!]«. Die Frauen fürchteten sich nicht ohne Grund. Im Allgemeinen meldeten sich im Krankenbau nur diejenigen Frauen, die nicht mehr anders konnten, weil sie sehr schwer erkrankt waren, hohes Fieber hatten, nicht in der

---

die Leichen der von ihm »abgespritzten« Frauen wegbringen. Vgl. auch Bericht Dr. med. Margita Schwalbová, »Szpital kobiecy«, o. D. [1960er Jahre]: APMO, Opracowania, Bd. 69, Bl. 76–112, hier Bl. 88–92.

148 Strzelecka, »Frauenabteilung«, S. 39 f.; Aussage Maria Stromberger vom 25.3.1947, Prozess gegen Rudolf Höß: AIPN, GK 196/111, Bl. 50–73; Bericht Dr. med. Margita Schwalbová, »Szpital kobiecy«, o. D. [1960er Jahre]: APMO, Opracowania, Bd. 69, Bl. 76–112.

149 Strzelecka, »Frauenabteilung«, S. 40; Aussage Maria Stromberger vom 25.3.1947, Prozess gegen Rudolf Höß: AIPN, GK 196/111, Bl. 50–73, hier Bl. 54 f. (Zitat Bl. 54).

150 Zitiert nach Strzelecka, »Frauenabteilung«, S. 40.

Lage waren, zur Arbeit auszumarschieren. Ihre Begutachtung übernahm normalerweise Bodmann persönlich.[151]

Die Verlegung des Frauenlagers nach Auschwitz-Birkenau nahm der Standortarzt zum Anlass, im Krankenbau die bis dahin größte Selektion durchzuführen. Die Mehrzahl der kranken Frauen sowie eine Gruppe älterer Frauen wurden dabei »ausgemustert« und anschließend vergast. Die übrigen »hospitalisierten« kranken Frauen zogen mit dem Krankenbaupersonal im August 1942 um. Im Lager Birkenau wurde der Frauenkrankenbau zunächst in zwei Baracken untergebracht und bald um drei weitere erweitert. Es handelte um die Blocks Nr. 22, 23, 24, 25 und 26.[152]

Einige Wochen nach dem Umzug, etwa im September 1942, ordnete das RSHA an, freie deutsche Krankenschwestern aus den Konzentrationslagern abzuziehen, weil dieser Dienst für deutsche Frauen zu belastend sei.[153] Die im Frauenlager Auschwitz beschäftigten deutschen Krankenschwestern waren ohnehin mit ihren Aufgaben völlig überfordert.

Dr. Wirths, der Anfang September 1942 als Standortarzt nach Auschwitz verlegt worden war, fand dort »unvorstellbare Verhältnisse für die Gefangenen vor«. Es fehlte an »jeglichen hygienischen und sanitären Einrichtungen«. In seinem Bericht vom Sommer 1945 schilderte Wirths die vorgefundenen Zustände in Auschwitz-Birkenau und insbesondere im Frauenlager wie folgt:

> Es gab kein fließendes Wasser, keine ordentlichen Aborte, keine Bademöglichkeit. Die Baracken, in welchen die Gefangenen untergebracht (waren), waren unheizbar, überfüllt, es fehlten Betten, teilweise nur Holzbänke, auf welchen die Gefangenen bis zu 8 Personen in 3 Etagen übereinander liegen mussten, waren vorhanden. Läuse liefen buchstäblich massenhaft auf den Fußböden, Kleidern, Körpern der Menschen. Die Wände waren schwarz von Flöhen. Die Menschen in unvorstellbarem Zustand, abgemagert bis zum Gerippe, von Ungeziefer zerbissen, zwischen Lebenden und Sterbenden lagen Tote. Täglich wurden Hunderte von Verstorbenen weggebracht; oft blieben sie auch tagelang zwischen den Lebenden liegen. Es gab keine Decken, keine Kleider, nur Fetzen und Lumpen, mit welchen die armen Menschen oft kaum ihren Körper bedecken

151 Ebenda, S. 41 f.

152 Czech, »Rolle«, S. 30.

153 Vernehmung Maria Stromberger vom 25.3.1947, Prozess gegen Rudolf Höß: AIPN, GK 196/111, Bl. 50–73, hier Bl. 55.

> konnten. Die Krankenräume waren überfüllt, ohne jegliche Hygiene, kein oder nur wenig ärztliches Personal unter den Gefangenen. Die Kranken mussten ebenso wie die Gesunden in völlig unzureichenden Baracken hausen (Pferdestallbaracken). In den zur Verfügung stehenden Betten lagen oft 3 Personen.[154]

»Da ich«, so Wirths, »die furchtbarsten Zustände im Frauenlager antraf, begann ich dort mit meiner Arbeit.«[155] Im Oktober 1942 wurde eine Gruppe polnischer Häftlingsärzte und -pfleger sowie Handwerker ins Frauenlager abkommandiert, um den Frauenkrankenbau neu zu organisieren, ihn faktisch neu aufzubauen. Der polnische Häftlingsarzt Bolesław Zbozień hatte die Leitung, daher nannte man sie die Zbozień-Gruppe. Die Verhältnisse, die sie dort vorfanden, erschütterten die Männer.[156] Wiesław Kielar gehörte dazu. In seinen Memoiren schildert er seine ersten Eindrücke von Baracke 23:

> Auf den dreistöckigen Pritschen, die eng an den beiden Wänden der langen Baracke aufgestellt waren, lagen Hunderte von abgezehrten Gestalten, die sich kaum von Skeletten unterschieden. Einige Frauen hockten auf ihren Pritschen und suchten nach Läusen.
>
> Andere versuchten verbissen die Läuse in den Decken zu fangen, die an Lumpen erinnerten. Andere wiederum bewegten sich nackt zwischen den Betten und versuchten, so nah wie möglich an einen einzelnen Ofen zu gelangen, der mit seinem Umfang den Mittelteil der Baracke einnahm, in der trügerischen Hoffnung, hier wenigstens ein wenig Wärme zu bekommen. Unter ihren nackten Füßen blubberte Dreck, der an einen Misthaufen erinnerte. Lebende Skelette mit hängenden Brüsten, mit eingefallenen Leibern, mit schmutzigen schwärenden Körpern. Die Leichenhalle des Blocks 28 im Männerlager sah besser aus! Ich hatte Tausende von Leichen gesehen, unzählige Mengen von Muselmännern, an deren Anblick ich mich sogar gewöhnen konnte, aber diese kranken, ausgehungerten,

---

154 Rechtfertigungsschrift Dr. Eduard Wirths, o. D. [Sommer 1945] (Abschrift), abgedruckt in: Beischl, *Wirths*, S. 237–251, hier S. 239. Dass Wirths hierbei die Zustände in Auschwitz-Birkenau schilderte, lässt sich aus dem Inhalt schließen, etwa dem Hinweis auf »Pferdestallbaracken«, die es zu diesem Zeitpunkt nur dort gab.

155 Ebenda, S. 240.

156 Ciesielska, *Szpital obozowy dla kobiet*, S. 20 f.

verdreckten und im Sterben begriffenen Wesen machten auf mich einen furchtbaren Eindruck. [...]

Beim Block lag ein Haufen von Leichen, der aus einem Dutzend nackter weiblicher Körper bestand, die achtlos aufeinander geworfen waren und unter denen schon große Ratten herumsprangen.[157]

In den Krankenbaublöcken hatten deutsche Prostituierte die wichtigsten Funktionsposten inne. Sie herrschten im Krankenbau und kümmerten sich nicht um die Kranken, sondern bestahlen sie, so Kielar.[158] Władysław Dering, der ebenfalls zur Zbozień-Gruppe gehörte, schreibt:

In den Krankenbaublöcken herrschte unglaubliches Chaos. Hier regierten als Blockälteste demoralisierte deutsche Prostituierte und Berufsverbrecherinnen. Gekleidet in Seidenkleider, die aus den jüdischen Transporten »organisiert« worden waren, geschminkt und parfümiert, boten sie sich fast öffentlich Männern an, die im Lager bei irgendwelchen Reparaturarbeiten oder zum Aufbau des Krankenbaues – wie wir – eingesetzt waren. [...] Um Oberwasser zu behalten, schlugen die ekelhaften deutschen Weiber polnische und nichtpolnische Häftlinge [...] und nahmen ihnen Essen weg. Sie kümmerten sich überhaupt nicht um irgendwelche Ordnung. Sie halfen den SS-Aufseherinnen bei der Ausrottung der Gefangenen durch grausames Vorgehen, Schlagen und Aushungern. [...] Ich traf dort auch ein paar Ärztinnen an, die Fäkalienkübel entleeren mussten. Von medizinischer Betreuung konnte keine Rede sein. Diese lag in den Händen der »Oberärztin« Enna, einer hübschen jungen slowakischen Jüdin, Medizinstudentin im fünften Semester. Diese freche, hübsche Intrigantin und komplette medizinische Ignorantin hat mit ihren Reizen den SS-Lagerarzt Rhode umgarnt. [...] Auf Rhodes Anordnung hatte Enna ein gesondertes, mit Teppichen ausgelegtes Zimmer.[159]

157 Kielar, *Anus Mundi*, S. 185; unabhängig davon, aber übereinstimmend Dering, »Tajna Armia«, S. 85 f., ähnlich Ciesielska, *Szpital obozowy dla kobiet*, S. 20–22.

158 Kielar, *Anus Mundi*, S. 187; übereinstimmend der Bericht von Jerzy Tabeau, Krakau, o. D. [Dezember 1943/Januar 1944]: AIPN, GK 196/156, Bl. 307–334, hier Bl. 332.

159 Dering, »Tajna Armia«, S. 86 f.

Auch anderen Berichten zufolge hatte Weiß großen Einfluss auf Lagerarzt Rhode und fungierte bis zum Schluss als »Chefärztin« im Krankenbau des Frauenlagers.[160] »Intrigieren« musste sie schon deshalb, um ihren Posten und damit ihre Chance, zu überleben, zu behalten. Auch die Nähe zu den deutschen Lagerärzten war in dieser Funktion obligatorisch; Weiß musste sie bei den in regelmäßigen Abständen stattfindenden Selektionen im Krankenbau begleiten, ohne diese verhindern zu können.[161]

Enna Weiß gehörte zu den ersten Transporten mit jüdischen Frauen aus der Slowakei, die ab dem 26. März 1942 in Auschwitz eintrafen. Nur wenige der Deportierten überlebten die ersten Monate im Lager. Ende des Jahres waren es noch etwa hundert. Ihnen war es gelungen, neben den deutschen Frauen eine Stelle im Kaposystem zu ergattern. Weibliche jüdische Häftlinge bekleideten in den Blöcken und Arbeitskommandos mittlere und untere Funktionsposten als Blockälteste, Läuferinnen oder Ähnliches und waren in Schreibstuben, darunter der der Politischen Abteilung, beschäftigt.[162] Ausreichend qualifizierte deutsche Gefangene standen dafür nicht in ausreichender Menge zu Verfügung.

»Eine besondere Stellung nahmen die Slowakinnen ein«, schreibt Ella Lingens. »Diese Überlebenden der ersten tausend Jüdinnen [...] hatten teilweise beherrschende Stellungen im Lager inne. [...] Die zwei ›Königinnen‹ des Lagers, die zwei der einflussreichsten Posten bekleideten – den der Rapportschreiberin im Lager und den der Chefärztin im Revier –, waren slowakische Jüdinnen.«[163] Sie waren keine Ausnahmen. Langbein schreibt: »Im Frauenlager sind Jüdinnen aus der Slowakei mit niedrigen Nummern zu einer Art Aristokratie aufgerückt.«[164]

Zofia Kossak erklärte diesen vermeintlichen »Aufstieg« einiger Dutzend slowakischer Jüdinnen in der Lagerhierarchie wie folgt:

> Die Mehrzahl der Funktionshäftlinge waren jüdische Frauen, was nicht zu ihrer Beliebtheit beitrug. Die jüdischen Frauen waren Opfer des Systems, die man mit unmenschlicher Grausamkeit ausrottete.

160 Vgl. u.a. Vernehmung Stanisława Rachwał vom 15.7.1945: AIPN, GK 196/84, Bl. 87–152, hier Bl. 98.

161 Vgl. u.a. Lingens, *Gefangene der Angst*, S. 250 f.

162 Vgl. u.a. Marcin Witkowski, »Przed obliczem wadowickej Temidy (cz. 1). Edith Grünwald – ciekawa historia«, in: *Wadoviana. Przegląd historyczno-kulturalny* 16, 2013, S. 139–166; Bericht Dr. med. Margita Schwalbová, »Szpital kobiecy«, o. D. [1960er Jahre]: APMO, Opracowania, Bd. 69, Bl. 76–112, hier Bl. 88 und Bl. 92.

163 Lingens, *Gefangene der Angst*, S. 243 f.

164 Langbein, *Menschen in Auschwitz*, S. 199.

Sie waren zugleich intelligenter, in verwaltungstechnischer Hinsicht begabter als deutsche Gefangene. Daher wurden sie als Funktionshäftlinge eingesetzt. Die Lagerleitung erwartete, dass angesichts des Gespensts des unvermeidlichen Todes in der Gaskammer die ausgewählten Personen eifrig ihre Befehle ausführten und gehorsam blieben. Dazu kam der Sadismus, eine ureigene Eigenschaft aller Funktionshäftlinge, der sich auch bei Personen entwickelte, die zuvor ganz normal waren, und die nachvollziehbare Trauer, Verbitterung und Verzweiflung beim Anblick des Massenmordes in ihren Landsfrauen. Diese Gefühle entluden sich in unkontrollierbarem Zorn, in Unmut, der sich gegen alle richtete, die den Selektionen nicht unterlagen und nicht in Massen durch den Schornstein gingen.[165]

Polnische weibliche Häftlinge beklagten sich, die jüdischen Funktionshäftlinge aus der Slowakei hätten sie zugunsten der jüdischen Frauen benachteiligt.[166] Lingens berichtete sogar von einem Versuch der »Polinnen«, Weiß als »Chefärztin« durch Lingens zu ersetzen. Sie habe sich jedoch geweigert, an dieser »antisemitischen Intrige« mitzuwirken. Sie bestätigte zugleich, dass Weiß und die Rapportschreiberin Katja Singer jüdische Gefangene bevorzugten: »Der Vorrang, den sie Jüdinnen bei ihren Hilfestellungen einräumten, entsprach nur deren wesentlich größerer Gefährdung.«[167] Es ist zu erwähnen, dass ähnliche Vorwürfe gegenüber polnischen Gefangenen erhoben wurden, die im Kaposystem aufgestiegen waren und ihrerseits polnische Frauen bevorzugt behandelt haben sollen – beispielsweise Stanisława Starostka aus Tarnów, die im Sommer 1943 Lagerälteste im Frauenlager wurde.[168]

Nach dem Umzug nach Birkenau wurde in Baracke 27 ein gesonderter Krankenblock für jüdische Kranke eingerichtet. Etwa tausend Schwerkranke waren dort auf engstem Raum zusammengepfercht. Essen gab es kaum, Medikamente gar nicht. Täglich starben Hunderte von ihnen, der Gestank war unerträglich, da die Toten manchmal tagelang bis zum Abtransport liegen blieben. Weil die Baracke keine Fenster hatte,

165 Kossak, *Z otchłani*, S. 148.

166 Vernehmung Stanisława Rachwał vom 15. 7. 1945: AIPN, GK 196/84, Bl. 87–152, hier Bl. 97 f.; Dering, »Tajna Armia«, S. 87.

167 Lingens, *Gefangene der Angst*, S. 244 (Zitat) und S. 250 f.

168 Vernehmung Stanisława Rachwał vom 25. 7. 1945: AIPN, GK 196/84, Bl. 87–152, hier Bl. 97.

konnte man im Halbdunkel manchmal schwer unterscheiden, wer bereits verstorben und wer nur bewusstlos war. Am 3. Oktober 1942 wurden alle kranken Frauen aus Block 27 in die Gaskammer gebracht und ermordet. Bald danach kam die Anordnung, dass jüdische Frauen nicht stationär in den Krankenbau aufgenommen werden durften. Kranke und »arbeitsunfähige« jüdische Frauen wurden unmittelbar in die Gaskammer geschickt. Aus diesem Grund gingen kranke Frauen, die noch laufen konnten und Lebenswillen hatten, trotzdem arbeiten – oder starben in ihren Baracken. Erst im Frühjahr 1943 ließ Lagerarzt Dr. Bruno Kitt im Frauenlager jüdische Kranke wieder in den Krankenbau aufnehmen.[169]

Der war mittlerweile von der Zbozień-Gruppe instand gesetzt worden. Die Zimmermänner, Tischler, Ofensetzer usw. hatten den Auftrag, die Revierbaracken im Frauenlager auszubessern und wohnlicher zu machen. So entstanden eine Ambulanz mit Fenstern, Öfen und Fußboden sowie eine Beobachtungsabteilung. Häftlingshandwerker installierten in den Revierbaracken elektrische Beleuchtung und Wasserleitungen, dichteten Dächer und Türen ab, reparierten Pritschen, Tische und Hocker, bauten Öfen ein und zimmerten Einrichtungsgegenstände für den Krankenbau. Nebenbei schmuggelten sie Medikamente und Lebensmittel ins Lager, knüpften persönliche Kontakte und auch Liebesbeziehungen an.[170]

Zeitgleich begann die Suche nach medizinischen Fachkräften unter den weiblichen Häftlingen. Dr. med. Janina Węgierska, ab dem 25. August 1942 in Auschwitz, übernahm die Leitung der Ambulanz. Für innere Krankheiten war Dr. Stefania Kościuszko zuständig, die am 27. Juli 1942 in Auschwitz eingeliefert worden war; sie verstarb jedoch im Januar 1943. »Seltenere« Krankheiten behandelte man im Krankenbau im Männerlager, auch chirurgische Eingriffe wurden dort ausgeführt.[171]

Die Zbozień-Gruppe samt Häftlingspflegern und -ärzten war bis zum Februar 1943 im Frauenlager tätig. Nach ihrem Abzug wurden im Krankenbau ausschließlich Häftlingsärztinnen eingesetzt, gleichgültig welcher Herkunft, meist jedoch Jüdinnen und Polinnen, da sie die

169 Bericht Dr. med. Margita Schwalbová, »Szpital kobiecy«, o. D. [1960er Jahre]: APMO, Opracowania, Bd. 69, Bl. 76–112, hier Bl. 86 und Bl. 93.

170 Vgl. u. a. Kielar, *Anus Mundi*, S. 190–203; Dering, »Tajna Armia«, S. 86–88; Ciesielska, *Szpital obozowy dla kobiet*, S. 23.

171 Dering, »Tajna Armia«, S. 88. Dering verwechselte hier Stefania Kościuszko mit Janina Kościuszko, die Ende Januar 1943 nach Auschwitz deportiert wurde. Ciesielska, *Szpital obozowy dla kobiet*, S. 23, S. 117–119, S. 122 f. und S. 132 f.

größten Häftlingsgruppen darstellten. Sofern sie nicht Krankheiten zum Opfer fielen, bewahrte eine solche Anstellung insbesondere die jüdischen Häftlingsärztinnen vor dem sicheren Tod. Lingens schreibt von etwa vierzig Häftlingsärztinnen, die zu ihrer Lagerzeit (Februar 1943 bis Januar 1945) verstarben.[172]

Maryzel Sulamit-Wilekin, eine damals 34-jährige jüdische Ärztin aus Polen, wurde im Januar 1943 nach Auschwitz deportiert und als »arbeitsfähig« einem Straßenbaukommando zugeteilt. In der Folgezeit baute sie körperlich schnell ab, erkrankte und landete im jüdischen Revierblock. Dort wurde sie von der Blockältesten auf Anweisung des Lagerarztes selektiert und in den Todesblock verlegt. Drei Tage später fand der Abtransport von dort in die Gaskammer statt. Es handelte sich um einige Hundert Frauen. »Ich bin durch einen deutschen Arzt zufällig aus dieser Gruppe herausgenommen worden«, berichtete sie später:

> Nur ich überlebte von dieser Gruppe. Dieser Arzt fragte mich nach meinem Beruf. Nach dieser Wunderrettung wurde ich [als Häftlingsärztin; B.M.] ins jüdische Revier verlegt. Weil ich nach einiger Zeit erkrankte, wurde ich in einen arischen Block verlegt. Dort herrschten dieselben Bedingungen wie im jüdischen Block, es gab aber keine Selektionen. [...] Ich möchte noch hinzufügen, dass es im arischen Block doch ein bisschen besser war. Die Blocks waren beheizt, es gab eine Reihe von Decken usw. Schmutzig war es aber genauso, Medikamente gab es wenig, die Ernährung war völlig unzureichend.[173]

Dr. Janina Kowalczyk, eine hochqualifizierte Wissenschaftlerin aus Krakau, wurde am 18. Januar 1943 verhaftet und elf Tage später in das Lager Auschwitz eingewiesen. Nach wenigen Wochen im Quarantäneblock setzte man sie als Häftlingsärztin in Block 24 ein, neben drei jüdischen Ärztinnen aus Berlin. Eine von ihnen verlor jedoch bald den Verstand und wurde vergast, die beiden anderen starben an Fleckfieber.[174] In Block 24 standen etwa 700 Betten. Es wurden nur Kranke aufgenommen, die über 39 Grad Celsius Fieber hatten. In der Holzbaracke gab es

172 Lingens, *Gefangene der Angst*, S. 145.

173 Vernehmung Maryzel Sulamit-Wilenki vom 15. 1. 1947: AIPN, GK 196/163, Bl. 4 f.

174 Zeugenaussage Dr. Janina Kowalczykowa vom 20. 3. 1947, Gerichtsverhandlung im Fall Höß: AIPN, GK 196/109, Bl. 36–69, hier Bl. 40; Ciesielska, *Szpital obozowy dla kobiet*, S. 120 f.

elektrisches Licht, kleine Fenster im Dach, die Betten waren dreistöckig. Auf einem Bett lagen zwei, manchmal drei und sogar vier kranke Frauen. Ohne Bettwäsche, sehr oft nackt, weil die Kranken ihre Lagerkleidung bei der Aufnahme abgeben mussten und nicht immer Krankenhemden erhielten. Die Verlausung war »unglaublich«. Einmal zählte Kowalczyk die Läuse, die auf ihren Ärmeln krabbelten. Auf dem einen kam sie auf 73, auf dem anderen gab sie das Zählen auf. Die Patientinnen im Block 24, so Kowalczyk, litten

> in erster Linie an Fleckfieber und auch an »Lagerdurchfall«. Es handelte sich dabei um Gärungsdurchfall, verursacht durch schlechtes Lageressen, der oft mit Ruhr oder etwa Bauchtyphus auftrat. Das war akute Magen-Darm-Blutung, Gastroenteritis acuta hemoragica, verursacht durch Avitaminose der Gruppe B 2 [...] [dagegen; B. M.] halfen weder Tannalbin noch Kohle [...]. Man konnte sie aber heilen, wenn es Lebensmittelpakete von zu Hause gab und andere Nicht-Lager-Kost, Nahrungsmittel, die ausreichend für den Lebenserhalt waren.
>
> In dieser Zeit [Februar bis Mai 1943; B. M.] gaben wir in den Krankenbaustatistiken nicht an, dass wir Fleckfieberkranke in den Blöcken hatten. An dem Tag, als ich in den Block 24 gekommen war, wurde eine junge Jüdin durch Herzspritze getötet, bei der der deutsche Lagerarzt Fleckfieber diagnostiziert hatte. In dieser Zeit haben wir [aus diesem Grund; B. M.] Fleckfieberkranke nicht angegeben. Es hieß, dass sie an Durchfall oder Grippe oder Lungenentzündung erkrankt wären. Erst später haben wir das gemeldet, als eine [unabhängige; B. M.] Untersuchung der Kranken wahrscheinlich war.
>
> Die Krankenbaukost war schlechter als im Lager, weil es keine Zulage für Arbeitende gab. Die hygienischen Bedingungen waren genauso wie im Lager, ohne Waschmöglichkeit. [...] Es gab sehr viele Ratten im Frauenlager. [...] Eines Morgens musste ich einer Fleckfieberkranken einen Verband anlegen, [...] der die Ratten an den Beinen die Haut und Muskeln angefressen hatten. Die von den Ratten zerbissene Kranke lebte noch drei Tage.
>
> Medikamente gab es nicht, außer einfachen wie Aspirin, Kohle, manchmal Taninal. Es gab keine kardialen Medikamente. Wenn wir einige Medikamente zur Verfügung hatten, dann dank unserer Kameraden aus dem Männerlager, die uns diese unter Lebensgefahr brachten, oder durch Arbeiter, die ins Frauenlager kamen. [...]

Die deutschen Ärzte wussten, dass wir keine Medikamente hatten. Sie befahlen uns, Krankengeschichten zu schreiben, die von Anfang bis Ende erlogen waren. Eines Tages fragte mich Dr. Kitt, warum ich die medizinische Behandlung der an verschiedenen Krankheiten – in diesem Fall ging es konkret um akute Blasenentzündung – leidenden Kranken nicht aufschriebe. Daraufhin erwiderte ich: »Ich schreibe das nicht, weil es keine Medikamente gibt.« Er schaute mich unangenehm an.

Als ich im Block 24 war, wurden auch Kinder geboren. Eines Tages, nach der Geburt eines Kindes, kam ich in die Stube der Blockältesten, dort war Schwester Klara die Hebamme, und sah Folgendes: Schwester Klara ertränkte das neugeborene Kind in einem Eimer mit Wasser. Ich fragte sie: »Was machst du, Klara?« Klara begann zu weinen und sagte: »Soll die Mutter vergast werden?« In dieser Zeit war bekannt, dass die Geburt eines Kindes und die offizielle Meldung darüber an die Lagerleitung einem Todesurteil gleichkamen, nicht nur für das Kind, sondern auch für die Mutter. Klara ertränkte daher die Kinder, statt ihre Geburt offiziell zu melden. Später war es besser, man musste die Neugeborenen nicht mehr töten, sie durften geboren werden und leben. Natürlich nur, solange sie in diesen Verhältnissen überleben konnten. [...] Eine junge Jüdin gebar ein Kind. Das Kind lebte etwa eine Woche ohne einen Tropfen Milch. [...] Ich wollte dem Kind helfen [...] Daher bat ich die Tschechin[175] um Hilfe. Da kam Dr. Rhode [der Lagerarzt; B. M.] und fragte: Was hat das Kind? [...] Und ich antworte darauf: »Haben Sie Kinder? Das Kind verhungert!« Rohde ging weg. Die Blockälteste erklärte mir, dass ich wegen dieser Antwort in den Bunker käme. Rohde kam nach einer Stunde zurück und brachte Milch in einer Flasche. Er sagte dabei, er könne nicht mehr machen, aber solange das Kind lebe, werde er Milch mitbringen, weil das seine Milchzuteilung als Lagerarzt sei. Die Milch war jedoch nicht mehr nötig, weil das Kind einen Tag später starb. [...] Das war in der Zeit, als ich bemerkt habe, dass ich selbst schwanger bin.[176]

175 Gemeint ist hier offenkundig Enna Weiß, die aber Slowakin, nicht Tschechin war.
176 Zeugenaussage Dr. Janina Kowalczykowa vom 20.3.1947, Gerichtsverhandlung gegen Rudolf Höß: AIPN, GK 196/109, Bl. 36–69, hier Bl. 41–44.

Dr. Kowalczyk wurde im April 1943 in den Experimentierblock 10 im Stammlager verlegt, um dort als Histopathologin im Labor Untersuchungen für das SS-Hygiene-Institut in Rajsko durchzuführen. Drei Monate später, am 1. August 1943, wurde die hochschwangere Kowalczyk nach Krakau überstellt, von wo aus sie weiterhin für das SS-Hygiene-Institut arbeiten musste.[177]

Im April 1943 kam es zu Veränderungen im Krankenbau, der nun – analog zu den Entwicklungen, die im Sommer 1940 im HKB des Stammlagers stattgefunden hatten – zu einer autonomen Einrichtung innerhalb des Frauenlagers wurde. Damit unterstand er nicht mehr den SS-Aufseherinnen, sondern unmittelbar dem Lagerarzt (Standortarzt), was den im Krankenbau beschäftigten Häftlingen wie den »hospitalisierten« Kranken zugutekam. Sie waren nicht mehr den Misshandlungen und Launen der SS-Aufseherinnen ausgesetzt, brauchten auch nicht mehr zu den Appellen zu erscheinen. Noch wichtiger war, dass von nun an im Krankenbau des Frauenlagers nur Lagerärzte für Gaskammern selektieren durften. »Daher hatten SS-Männer aus dem Lager keine Macht mehr über das Häftlingspersonal im Krankenbau. Das war für uns eine große Errungenschaft«, berichtete Margita Schwalbová später.[178]

Zu diesem Zeitpunkt wurden im Krankenbau immer mehr weibliche Häftlinge mit medizinischer Ausbildung eingestellt, darunter einige Ärztinnen. Als die polnische Ärztin Dr. Białówna im April anstelle von Dr. Kowalczyk in Block 24 kam, arbeiteten dort – unter der Ägide von Enna Weiß – bereits die Häftlingsärztinnen Dr. Janina Węgierska, Dr. Ella Klein und Dr. Zdena Nedvedova.[179] In erster Linie wurden Polinnen sowie Jüdinnen aus verschiedenen europäischen Ländern beschäftigt, aber es gab mit Ella Lingens auch eine Österreicherin und einige wenige Russinnen. Die deutschen Lagerärzte blieben ihnen gegenüber skeptisch. Selbständig durften die zum Teil hochqualifizierten und zumeist erfahrenen Ärztinnen keine Behandlung durchführen.

Gleichwohl konnte von nun an von Ansätzen einer medizinischen Behandlung im Frauenlager gesprochen werden, sofern das angesichts

---

177 Ciesielska, *Szpital obozowy dla kobiet*, S. 119–121; Kassiber Stanisław Kłodziński, o. D. [nach dem 1.5.1943], abgedruckt in: *Grypsy*, S. 46 f.

178 Ciesielska, *Szpital obozowy dla kobiet*, S. 61; Bericht Dr. med. Margita Schwalbová, »Szpital kobiecy«, o. D. [1960er Jahre]: APMO, Opracowania, Bd. 69, Bl. 76–112, hier Bl. 93 f. (Zitat).

179 Ciesielska, *Szpital obozowy dla kobiet*, S. 61.

des akuten Mangels an Medikamenten, der fatalen sanitären Bedingungen, der hoffnungslosen Überbelegung und der deswegen grassierenden Seuchenkrankheiten wie Fleckfieber und Bauchtyphus überhaupt möglich war. Vor allem die Fleckfieberepidemie kostete viele Opfer. Sie klang erst im März/April 1944 ab, genauso wie – dank Mitigal – die grassierende Krätze.[180]

Im März 1944 wurde Heinrich Schuster zum Krankenbauältesten im Frauenkrankenbau ernannt. Zu diesem Zeitpunkt war Dr. Mengele der Lagerarzt im Frauenlager. Wie bereits ausgeführt, war Schuster ein österreichischer Hochstapler, der sich in Auschwitz als Arzt ausgab und als solcher eingesetzt wurde. Ella Lingens:

> Es hieß [...] plötzlich, der Standortarzt oder sonst irgendwer habe festgestellt, die weiblichen Häftlingsärzte seien nicht in der Lage, die Arbeit mit der ungeheuer großen Zahl von Kranken zu bewältigen und einen Überblick über sie zu behalten. Infolgedessen gäbe es viele Frauen, die in Wahrheit schon ganz gesund wären und nicht aus dem Revier entlassen würden. Zur »Unterstützung unserer Arbeit« und zur Kontrolle würde ein männlicher Kollege kommen und unsere Krankenblocks inspizieren.
>
> Tatsächlich kam dann ein wohlgenährter und gut gekleideter etwa 35–40-jähriger Häftling daher, an dessen Namen ich mich allerdings nicht mehr erinnern kann. [...] Dieser Mann behauptete also Arzt zu sein, gab Anordnungen, wie verschiedene Kranke behandelt werden sollten, und notierte zahlreiche Nummern von Kranken, die seiner Meinung nach gesund waren und in das Lager entlassen werden sollten. Ich erinnere mich, dass darunter z. B. eine Kranke war, die rein oberflächlich gesehen nicht ganz so schlecht aussah, bei der aber die Herz- und Kreislaufverhältnisse ganz elend waren. Es gelang mir mit Mühe, den SS-Lagerarzt zu überreden, dass sie doch im Revier bleiben konnte.[181]

Dr. Lingens war im Krankenblock für »arische« weibliche Häftlinge als Häftlingsärztin beschäftigt. Hier fanden ab April 1943 keine Selektionen mehr statt, es sei denn, es handelte sich um »Geisteskranke«. Ähnlich

180 *A Jewish Doctor in Auschwitz,* S. 49.
181 Schreiben Dr. Ella Lingens an das Landgericht/Untersuchungsrichter III, Frankfurt/Main, vom 15.4.1969: Fritz Bauer Institut, 4 Js 798/64, Bd. 2, Bl. 345 f.

wie Lingens schilderte die Häftlingsärztin Adélaïde Hautval den neuen »Chefarzt«:

> Unter dem Vorwand, dass die Frauen medizinisch nicht auf der Höhe sind [...], setzen sie [die deutschen Lagerärzte; B. M.] uns [im März 1944; B. M.] einen deutschen Häftling, Arzt mit »grünem Winkel«, vor die Nase, der der oberste Chef wird. Schwatzhaft, eingebildet, zählt er seine zahlreichen Talente und unzählige Aktivitäten auf. [...] Er schaut sich die Kranken an, gibt Befehle. [...] Wir wissen bald genau, dass er nicht Arzt ist, aber das bedeutet nichts, sie haben jemand Sicheren auf diesem Posten.[182]

Der selbst ernannte Doktor hat seine Verlegung ins Frauenlager später wie folgt begründet: »[Ich] wurde [...] ins Frauenlager verlegt, da dort die Fleckfieber-Epidemie ihren Höhepunkt erreichte und die weiblichen Häftlingsärzte diesem Zustand nicht gewachsen waren.«[183]

Der »Todesblock«

Eine besondere Rolle spielte bis Ende 1943 der Block 25 im Frauenlager. Die auch als »Todesblock« bezeichnete Baracke war gemauert, bettenlos und unbeheizt. Dorthin wurden jene Frauen verlegt, die durch SS-Lagerärzte (oder in ihrem Auftrag) als »unheilbar« krank oder »körperschwach« selektiert worden waren. Manchmal wurden auch gesunde Frauen als Strafmaßnahme in Block 25 eingewiesen. Sobald sich etwa 500 Frauen darin aufhielten, wurde der Block »geräumt«, das heißt, die dort untergebrachten Frauen wurden mit Lastwagen in die Gaskammern abtransportiert und ermordet. Die Inbetriebnahme der Vernichtungsanlagen, die für mehrere Hundert Opfer ausgelegt waren, musste sich ›lohnen‹.[184]

Bis dahin waren die »aussortierten« Frauen in der Regel mehrere Tage unter furchtbarsten Bedingungen dahinvegetiert, ohne jegliche

182 Hautval, *Medizin gegen die Menschlichkeit*, S. 40 f.

183 Heinrich J. Schuster, »Kurzer Tatsachenbericht eines Augenzeugen über einen Teil der Ereignisse im K.Z. Auschwitz« vom 2. 6. 1945: AIPN, GK 196/99, Bl. 42–51, hier Bl. 47 f.

184 Ciesielska, *Szpital obozowy dla kobiet*, S. 19. In den Jahren 1942 und 1943 kamen die RSHA-Transporte mit jüdischen Opfern, die grundsätzlich für die Vergasung bestimmt waren, nicht immer tagtäglich an, sodass die Vernichtungsanlagen nicht durchgehend in Betrieb waren.

medizinische Behandlung, Essen und Wasser gab es kaum. Viele von ihnen starben im Block. Am Tage des Abtransports kamen SS-Männer und SS-Aufseherinnen und verluden die Frauen auf die Lastwagen. Oft mussten sie dabei Gewalt anwenden, weil die Frauen wussten, was sie erwartete. Die nicht »Gehfähigen« wurden von Angehörigen des Sonderkommandos auf die Lastwagen verladen. Die jüdische Blockälteste, so eine Überlebende, habe zusehen müssen, wie ihre Mutter und Schwester so abtransportiert wurden.[185] Ende 1943 wurde der Todesblock aufgelöst. Die Lagerleitung ließ eine Sauna für Krätzekranke darin einrichten.[186]

Doch die Selektionen gingen weiter. Teils wurden die Opfer nun direkt in die Gaskammer geschickt, teils wurden sie in einen – gewöhnlich für jüdische weibliche Häftlinge vorgesehenen – Block gepfercht, der für einige Tage in eine große Gefängniszelle für 350 bis 600 »Ausgemusterte« umfunktioniert wurde. Der Block wurde streng isoliert, niemand durfte ihn betreten, ausgenommen das Häftlingspersonal. Die Blockälteste haftete persönlich für die vollständige Zahl der »ausgemusterten« Jüdinnen. Wenn eine von ihnen entkommen sollte, musste eine der Frauen aus dem Blockpersonal sie ersetzen. »It's not the person that counts, it's the number ...«, berichtete die jüdische Häftlingsärztin Sima Vaisman.[187] Es ist nachvollziehbar, dass das Blockpersonal sehr darauf achtete, dass keine der Todgeweihten sich dem Abtransport zu den Gaskammern entziehen konnte.

Der Krankenbau selbst erstreckte sich im Frühjahr 1943 auf fünf Baracken für jeweils 700 bis 900 kranke Frauen. Die Mortalität war nach wie vor sehr hoch, in der Fleckfieberbaracke starben in den Monaten März und April 1943 zwischen 20 und 30 Frauen täglich.[188] Im Laufe des Jahres 1943 wurde der Krankenbau um weitere Baracken erweitert und wuchs bis 1944 auf zwölf an.[189] Die durchschnittliche Belegung des Frauen-

185 Vernehmung Halina Lipińska vom 6.12.1946: AIPN, GK 164/748, Bd. 2, Bl. 19–26, hier Bl. 22; Vernehmung Jadwiga Magnuszewska vom 11.12.1946: AIPN, GK 196/171, Bl. 1–3, hier Bl. 2.

186 Vernehmung Włodzimierz Bilan vom 11.11.1946: AIPN, GK 196/99, Bl. 139–157, hier Bl. 149.

187 *A Jewish Doctor in Auschwitz*, S. 45.

188 Vernehmung Stanisława Rachwał vom 15.7.1945: AIPN, GK 196/84, Bl. 87–152, hier Bl. 98.

189 Ciesielska, *Szpital obozowy dla kobiet*, S. 52. Kossak schreibt, Ende 1943 habe der Krankenbau acht bis neun Baracken gezählt (dies., *Z otchłani*, S. 215). Vgl. auch Verneh-

reviers betrug etwa 2000 Kranke und stieg in den Wintermonaten bis auf 7000 an. Anfang Februar 1944 betrug die Belegstärke des Frauenkrankenbaus nach Angaben des polnischen Widerstandes 3510, darunter 2981 »arische« Kranke. Letztere waren zumeist Polinnen.[190]

An »Fachabteilungen« gab es Ende 1943 folgende: die Röntgen- und Zahnstation in Block 5, die Abteilung für Kranke mit offener Tuberkulose in Block 6, die Ambulanz und die Augenabteilung für »arische« Patientinnen in Block 7, die Abteilung für Infektionskrankheiten in Block 8, die Tuberkuloseabteilung in Block 9, Block 10 war für Kinder und reichsdeutsche Kranke reserviert, die Durchfallabteilung befand sich in Block 24, der Selektionsblock für jüdische Frauen in Block 25, das Ambulatorium für jüdische Frauen in Block 32 und die Chirurgische Abteilung in Block 33.[191]

Im November 1944 wurde der Krankenbau des Frauenlagers in den Abschnitt B IIe in Auschwitz-Birkenau verlegt. Die Abteilung Inneres befand sich nun in Block 16, »Durchfall« in Block 18, die Chirurgie war in Block 20 untergebracht, Inneres für jüdische Frauen in Block 22, Inneres für reichsdeutsche Frauen, Kinder und weibliche Lagerprominenz (Kapos usw.) in Block 24, die Ambulanz und Gynäkologie befanden sich in Block 28, die Abteilung für Tuberkulose in Block 30, Infektionskrankheiten in Block 32.[192]

Wie aus der oben dargestellten Aufzählung hervorgeht, galt die Unterteilung nach rassistischen Gesichtspunkten auch im Krankenbau des Frauenlagers. Die vergleichsweise besten Bedingungen herrschten im Revier für deutsche Frauen. Dort war es sauber, warm, die kranken Frauen hatten Krankenhemden und Einzelbetten zur Verfügung. Die ärztliche Betreuung und die Versorgung mit Arzneien waren relativ gut. Auch gab es dort keine Selektionen.[193]

---

mung Włodzimierz Bilan vom 11.11.1946: AIPN, GK 196/99, Bl. 139–157, hier Bl. 148 f. Bilan zufolge war der Krankenbau bis auf zwölf Baracken angewachsen.

190 Vernehmung Włodzimierz Bilan vom 11.11.1946: AIPN, GK 196/99, Bl. 139–157, hier Bl. 148 f.; Kassiber an Teresa Lasocka, o. D. [um den 7.2.1944], abgedruckt in: *Grypsy*, S. 160 (hier die Zahl der Kranken Anfang Februar 1944 und die Information, dass die höchste Zahl der weiblichen Kranken 6603 betragen habe). Lingens schreibt von mindestens 2000 kranken Frauen im Krankenbau, bis zu 7000 während der Epidemien in den zwei Wintern, die sie in Auschwitz miterlebte (dies., *Gefangene der Angst*, S. 139).

191 Bericht Dr. Otto Wolken vom 22.6.1945: AIPN, GK 196/88, Bl. 79–97, hier Bl. 91.

192 Ebenda.

193 Ciesielska, *Szpital obozowy dla kobiet*, S. 61.

In den »arischen« Krankenbaublöcken und denen für Jüdinnen dagegen war es schmutzig, mehrere Kranke lagen auf einem Bett, oft ohne Krankenhemden und verlaust. Es gab kaum Medikamente. Die »arischen« Blöcke blieben allerdings ab April 1943 von Selektionen zur Vergasung verschont.[194]

Das »Zigeunerlager«

Im Februar 1943 wurde in Auschwitz-Birkenau in Abschnitt B IIe ein spezielles Lager für Roma und Sinti aus dem Reich (Deutschland und Österreich), den deutsch besetzten Gebieten (Polen und Tschechien) sowie anderen Ländern wie der Slowakei, Ungarn und Kroatien eingerichtet. Der erste Transport in dieses sogenannte Zigeunerlager traf am 26. Februar 1943 in Birkenau ein, der zweite drei Tage später. Weitere folgten bald. Am 25. April waren im »Zigeunerlager« bereits etwa 12 000 Sinti und Roma »interniert«, so die offizielle Bezeichnung. Insgesamt wurden 22 969 Frauen, Kinder und Männer nach Auschwitz verschleppt, die im Unterschied zu den anderen Lagerinsassen als ganze Familien untergebracht wurden. Eine Ausnahme stellte ein Transport aus der Region Białystok von etwa 1700 Personen Ende Februar/Anfang März 1943 dar: Sie alle wurden wenige Tage nach der Ankunft vergast, weil unter ihnen Fleckfieberkranke entdeckt wurden.[195]

Die Insassen des »Zigeunerlagers« wurden teils bei der Fertigstellung des Bauabschnitts B IIe eingesetzt, teils in internen Kommandos zur Versorgung des Lagers. Die Mehrzahl der Internierten wurde jedoch nicht zum Arbeitseinsatz eingeteilt. Die Sterblichkeit unter ihnen war trotzdem sehr hoch – oder vielmehr gerade deshalb. Denn ohne die für Arbeitskräfte vorgesehenen Zulagen, und waren sie auch noch so dürftig, fielen die Essensrationen so mager aus, dass der Hunger umso verheerender wütete.[196] Etwa 12 000 Roma und Sinti, mehr als die Hälfte der Eingesperrten, gingen bis Ende Juli 1944 an Krankheiten, Seuchen (allen

194 Vernehmung Włodzimierz Bilan vom 11.11.1946: AIPN, GK 196/99, Bl. 139–157, hier Bl. 149.

195 Strzelecka/Setkiewicz, »Bau, Ausbau und Entwicklung«, S. 104–107; Szymański/Szymańska/Śnieszko, »›Spital‹«, S. 207; Czech, *Kalendarium*, S. 476 f.

196 Strzelecka/Setkiewicz, »Bau, Ausbau und Entwicklung«, S. 105 f.; Szymański/Szymańska/Śnieszko, »›Spital‹«, S. 199.

voran Fleckfieber) und der Mangelernährung zugrunde. Am 2. August 1944 wurde das »Zigeunerlager« aufgelöst. Wer bis zu diesem Datum überlebt hatte und im Lager geblieben war, wurde – Männer, Frauen und Kinder – in den Gaskammern ermordet.[197]

Die im »Zigeunerlager« herrschenden Verhältnisse unterschieden sich wesentlich von denen in den übrigen Lagerabschnitten. Der Häftlingsarzt Prof. Berthold Epstein, der am 25. August 1943 vom Krankenbau Buna in den Krankenbau im »Zigeunerlager« verlegt wurde, schilderte seinen ersten Eindruck so: »Es kam mir vor, als ob ich mich nicht in Europa befände, sondern im Sudan, irgendwo im tiefen Afrika.«[198] Laut Dr. Rudolf Weisskopf lebten in den einzelnen Blöcken jeweils etwa 650 Menschen auf engstem Raum. Es habe ein unbeschreiblicher Lärm geherrscht. Ganze Familien und gar »Sippen« hätten sich auf dreistöckigen Pritschen ohne jegliche Privatsphäre gedrängt, Großeltern, Söhne, Töchter, Eheleute und zahlreiche Kinder – dazwischen die Habe der Familien.[199]

Zum ersten Lagerältesten im »Zigeunerlager« ernannte die Lagerleitung Bruno Brodniewitsch. Im Oktober 1943 wurde er durch den deutschen politischen Häftling Hermann Diamanski abgelöst. Über die Art und Weise, wie sie ihre Posten ausfüllten, lässt sich nichts sagen. An den SS-Leuten im Lager fiel allerdings auf, dass sie sich tolerant und gar herzlich gegenüber den Inhaftierten zeigten, so Weisskopf, während sie Lagerinsassen ansonsten üblicherweise wie Banditen behandelten. Einige SS-Männer hätten sich sogar mit dort internierten Frauen eingelassen, obwohl dies verboten war.[200]

Auch Rudolf Höß berichtet, das Verhältnis zwischen der Lager-SS und den internierten Roma und Sinti habe sich von dem zu anderen Lagerinsassen unterschieden. Die »Zigeuner« seien gegenüber der Lager-SS »zutraulich« gewesen. »Ich habe bei den Zigeunern nie finstere, haßerfüllte Blicke beobachtet.« Gleichwohl machte Höß klar, dass ein Himmler-Befehl zur Vernichtung der Roma und Sinti vorlag. Den hätten außer ihm selbst nur die SS-Lagerärzte gekannt. Diese Ärzte, so Höß,

197 Vgl. u. a. Czech, *Kalendarium*, S. 837 f.; Szymański/Szymańska/Śnieszko, »›Spital‹«, S. 206.

198 Anhörung Prof. Dr. Berthold Epstein vom 7. 4. 1945: AIPN, GK 196/99, Bl. 23–36, hier Bl. 29.

199 Bericht Dr. med. Rudolf Vitek (Weisskopf), »Szpital w obozie cygańskim«, o. D. [1960er Jahre]: APMO, Opracowania, Bd. 69, Bl. 127–165, hier S. 127–134.

200 Ebenda.

»hatten laut RFSS-Befehl die Kranken, besonders die Kinder unauffällig zu beseitigen«.[201]

Zuvor sollten jedoch »Arbeitsfähige« unter ihnen ausgesondert und in andere Lager verlegt werden. Ferner gab es die Anordnung, nach einer Überprüfung diejenigen aus dem Lager zu entlassen, die eigentlich nicht nach Auschwitz hätten deportiert werden sollen, hochdekorierte Wehrmachtssoldaten beispielsweise, die während des Fronturlaubs aufgegriffen und nach Auschwitz verschleppt worden waren. Auch ein altes NSDAP-Mitglied sei unter den Deportierten gewesen.[202]

Nach Angaben der polnischen Häftlingsärzte befanden sich unter den Roma und Sinti in Auschwitz-Birkenau etwa hundert deutsche Wehrmachtssoldaten, die aus ihren Einheiten herausgezogen worden waren. Viele von ihnen trugen hohe militärische Auszeichnungen, der Kapo des Bekleidungsmagazins Josef Weis beispielsweise acht noch aus dem Ersten Weltkrieg. Außerdem gab es Roma- und Sinti-Frauen samt Kindern im Lager, deren »reinrassige« deutsche Ehemänner im Fronteinsatz standen.[203]

Im März 1943 wurde im »Zigeunerlager« ein Krankenbau aus anfangs zwei Baracken errichtet. In Baracke 30 wurden Frauen und Kinder, in Baracke 32 Männer und männliche Jugendliche untergebracht. Bald kamen weitere Blöcke hinzu. Den Grundstock des Krankenbaupersonals bildeten fünf polnische Häftlingsärzte und 23 Hilfskräfte aus dem zentralen Krankenbau Auschwitz. Weitere Häftlingsärzte und -ärztinnen stießen dazu, wie noch im März Dr. André Lettich aus Frankreich, der jedoch nur elf Tage blieb. Am 13. April 1943 wurden aus dem FKL Ravensbrück zehn weibliche Häftlinge als Krankenpflegerinnen überstellt, am 21. Mai drei jüdische Ärztinnen aus Breslau dem Krankenbau als Häftlingsärztinnen zugewiesen, die zwei Tage zuvor mit einem RSHA-Transport aus Berlin in Auschwitz-Birkenau eingetroffen waren. Es handelte sich um Dr. Lucie Adelsberger und zwei Berliner Kinderärztinnen, Dr. Erna Davidsohn (1897 – 1943) und Dr. Paula Heymann (1890 – 1943). Während Dr. Adelsberger das Lager überlebte, starben die beiden anderen bald an Fleckfieber.[204]

Im Juni 1943 folgte weiteres Personal aus dem Krankenbau des Stammlagers. In dieser Gruppe befand sich der bereits erwähnte

---

201 *Kommandant in Auschwitz,* S. 104 – 107 (Zitate S. 106 f).

202 Ebenda, S. 106; Szymański/Szymańska/Śnieżko, »›Spital‹«, S. 207.

203 Szymańsk/Szymańska/Śnieżko, »›Spital‹«, S. 200.

204 Ebenda; Vernehmung Dr. med. André Lettich, o. D. [1945/46]: AIPN, GK 196/130, Bl. 129 – 136; Adelsberger, *Auschwitz,* S. 32 f. und S. 174.

Dr. Weisskopf. Ludwig Wörl, der damalige Krankenbauälteste im zentralen Lagerspital, wählte aufs Geratewohl vierzig Männer unter den versammelten Häftlingsärzten und -pflegern aus. »Wir wussten noch nicht, was das bedeutet«, so Weisskopf. Nach der Erfassung wurden sie umgehend zu Fuß nach Auschwitz-Birkenau in Marsch gesetzt, begleitet von einem SS-Sanitäter.

> Ich habe davon [dem Zigeunerlager; B. M.] zum ersten Mal gehört. Augenblicke später begann unsere schriftliche Erfassung. Ich habe noch von Weitem das abgemagerte und graue Gesicht meines Sohnes gesehen. Er war der Einzige, der aus meiner ganzen Familie noch am Leben geblieben war. Ich konnte ihm noch zuwinken, wir waren aber bereits hinter dem Lagertor. [...] Nach einigen Formalitäten beim Lagertor [in Auschwitz-Birkenau; B. M.] hatte uns der SS-Sanitäter einem SS-Mann höheren Ranges übergeben, der uns zum Lagerkrankenbau, der sich aus vier Baracken zusammensetzte, führte. [...]
>
> Dort begegnete ich einigen mir bekannten polnischen Insassen, mit denen wir im Krankenbau im Stammlager zusammengearbeitet hatten. Das waren überwiegend bereits ältere Häftlinge mit eintätowierten niedrigen Lagernummern. Sie hatten hier alle irgendwelche besseren Stellen, auf denen man auf die Gnade eines unbekannten Kapos oder Wachmanns nicht angewiesen war. Die Polen waren ausgezeichnet organisiert und beinahe allmächtig. Der Krankenbau-Älteste war ein junger Pole, der uns selbstverständlich nicht besonders herzlich empfing. Am ersten oder zweiten Tag nach unserer Ankunft bezichtigte er einen Wiener Arzt eines Diebstahls und befahl ihm, den sogenannten »Sport« zu machen, [...] bis zur völligen Erschöpfung.
>
> Bald wurden wir verschiedenen Hilfstätigkeiten zugeteilt, wie Reinigung der Latrinen, Verlegung von Kranken und anderen erniedrigenden Arbeiten. Zu der echten, der so notwendigen medizinischen Arbeit wurden wie nicht zugelassen.[205]

---

205 Dr. med. Rudolf Vitek (Weisskopf), »Szpital w obozie cygańskim«, o. D. [1960er Jahre]: APMO, Opracowania, Bd. 69, Bl. 127–165, hier Bl. 130.

Diese missliche Lage änderte sich bald und Weisskopf wurde im Infektionsblock als Häftlingspfleger eingesetzt. Bald gab es aber mit Heinrich Schuster einen neuen Krankenbauältesten, der, wiewohl medizinischer Hochstapler, Weisskopfs Kameraden zumindest nicht mehr drangsalierte. Wie im gesamten Lager herrschten im Krankenbau des »Zigeunerlagers« als Funktionshäftlinge zunächst oft kriminelle Häftlinge, die nicht selten antisemitisch waren. Es handelte sich dabei, so Weisskopf, um wenig oder gänzlich ungebildete Menschen, welche die Angehörigen der Intelligenz hassten, somit auch Ärzte und insbesondere Juden. »Blockälteste und Kapos waren allmächtig, sie intrigierten ständig; sie entschieden im Jahre 1943 in vielen Fällen mit über das Schicksal und das Leben der Insassen in den Baracken.«[206] Doch die Lage der jüdischen Häftlingsärzte besserte sich mit der Zeit, so Weisskopf:

> Wir kamen in das Lager nackt und ausgehungert, unsere einzige Waffe war die Bildung und der Wunsch sowie die Bereitschaft zur Arbeit als Ärzte. Wir erarbeiteten uns daher bald Anerkennung dank unserer fachlichen und gewissenhaften ärztlichen Arbeit, selbstverständlich soweit es unter den herrschenden katastrophalen Verhältnissen möglich war. Durch unsere Arbeit verschafften wir uns sowohl den Respekt unserer polnischen Kollegen als auch die Zuneigung der Kranken. [...] Dadurch verbesserte sich auch unsere allgemeine Lebenssituation.[207]

Weisskopf wurde überdies bald nach seiner Ankunft im »Zigeunerlager« persönlicher Assistent des Lagerarztes Josef Mengele. Das stärkte seine Position im Krankenbau. Weisskopf wirkte zudem an dessen verschiedenen ›Forschungsprojekten‹ mit. Damit stand er nicht allein. Von den im Schnitt etwa 40 Häftlingsärzten und -ärztinnen im »Zigeunerlager« mussten viele dem Lagerarzt bei dessen Experimenten zur Hand gehen.[208]

---

206 Ebenda, Bl. 139 f.

207 Ebenda, Bl. 139–141.

208 Szymański/Szymańska/Śnieżko, »›Spital‹«, S. 201. Die hier erwähnten 30 Häftlingsärzte werden im polnischen Original namentlich aufgelistet: dies., »O ›szpitalu‹ w obozie rodzinnym dla Cyganów w Oświęcimiu-Brzezince«, in: *Przegląd Lekarski – Oświęcim* 5 (1965), S. 90–99, hier S. 98 f. Diese Liste ist jedoch nicht vollständig; es fehlen u. a. die oben erwähnten Häftlingsärztinnen Adelsberger, Davidsohn und Heymann.

Die jüdischen Häftlingsärzte im Krankenbau stammten aus Tschechien, Deutschland, Österreich, den Niederlanden, Belgien und Jugoslawien. Die polnischen Häftlingsärzte aber, die meist längere Lagererfahrung aufwiesen, dominierten das Geschehen. Im Oktober 1943 wurde Dr. Rudolf Diem sogar die Leitung des Krankenbaus übertragen. Er löste damit den berüchtigten Krankenbauältesten Heinrich Schuster ab und konnte sich in dieser Funktion bis zur Auflösung des »Zigeunerlagers« halten.

Die tatsächliche Macht lag selbstverständlich bei den SS-Lagerärzten. Über die Tätigkeit der ersten beiden, Dr. med. Benno Adolph und Dr. Heinz Orth, ist wenig überliefert – umso mehr dagegen über die Josef Mengeles, der am 30. Mai 1943 auf Orth folgte. Mengele, der rasch an Fleckfieber erkrankte, wurde während seiner Rekonvaleszenz durch die SS-Ärzte Dr. Thilo und Dr. von Helmersen vertreten. Nach seiner Genesung im November 1943 nahm er die Zügel wieder in die Hand. Von seinen tödlichen »Forschungen« wird im nächsten Teil die Rede sein.[209]

Die im Juni 1943 erfolgte Erweiterung des Krankenbaus hing mit der Fleckfieberepidemie zusammen. Die ersten Fleckfieberfälle diagnostizierten polnische Häftlingsärzte in einem Transport mit Roma aus Białystok. Alle Deportierten aus diesem Transport wurden wie erwähnt einige Tage später vergast. Diese »Mordaktion« dämmte die Fleckfieberepidemie jedoch nicht ein.[210] Die Ausbreitung der Seuche war bei den katastrophalen sanitären Verhältnissen und der Überbelegung in den Baracken gar nicht zu vermeiden. Während sich die Zahl der Fleckfieberkranken Ende Mai 1943 auf etwa 600 belief, stieg sie im Juli/August 1943 auf rund tausend.[211]

Die Insassen des »Zigeunerlagers« starben massenweise, nicht nur am Fleckfieber selbst, sondern auch an den Komplikationen, die bei den meisten Erkrankten auftraten. Es handelte sich um »Hirnhautreizung (Meningismus), Herzinsuffizienz mit Hypotonie, ausgedehnte Phlegmone der Haut und des Unterhautgewebes, tiefe und ausgedehnte Entzündungen der Mundhöhlenschleimhaut und Entzündungen der Ohrspeicheldrüse«. Da es kaum Medikamente gab, um diese Erkrankungen wirksam zu behandeln, konnte man das Leiden der Kranken nur lin-

---

209 Klee, *Auschwitz*, S. 15 (Adolph), S. 170 (von Helmersen) und S. 306 (Orth); Vernehmung Heinrich J. Schuster vom 2. 6. 1946: AIPN, GK 196/99, Bl. 44–51, hier Bl. 46.

210 Szymański/Szymańska/Śnieżko, »›Spital‹«, S. 202 f.

211 Adelsberger, *Auschwitz*, S. 48.

dern, indem man ihnen Wasser gab und sie einigermaßen pflegte. Angesichts der Vielzahl an Erkrankten und der Knappheit an Pflegepersonal blieben die Erfolge bescheiden.[212] Die Häftlingsärztin Lucie Adelsberger schreibt:

> Die Ärzte, gute und schlechte, anständige und unanständige, erfahrene Praktiker und blutige Laien ohne Schulung, waren machtlos. Sie hatten Hunderte von Patienten zu versorgen und für alle ausführliche Krankenblätter zu schreiben, die tadellos geführt werden mußten, alle drei Tage mit einem Nachtrag. Das allein hätte sie vollauf beschäftigt. [...]
>
> Alles, was die Ärzte für die Kranken tun konnten, die[,] zu Skeletten abgemagert oder durch Hungerödeme aufgeschwollen, sich in Fieberdelirien wälzten, war, sie zu trösten und ihnen gut zuzureden. Davon wurde den Patienten nicht besser; sie starben wie die Fliegen. Unter das Stöhnen der Schwerkranken und das klagende Jaah der Sterbenden mengte sich immer wieder der Ruf der Zigeuner: Mulo, Mulo, ein Toter, ein Toter.
>
> Die Leichen wurden aus den Kojen gerissen und so wie sie waren, verdreckt und mit Kot beschmiert, auf dem lehmigen Gang zwischen den Betten und dem Ofen nach hinten geschleift und in eine Ecke des Blocks geworfen. Dort blieben sie liegen, bis das Leichenkommando den hochgetürmten Haufen allabendlich abholte. [...]
>
> Mulo, Mulo, ein Toter, ein Toter, nichts als Tote. Zwanzig, dreißig an einem Tag, in einem Block, in allen Blocks.[213]

Falls die Kranken die schlimmste Fleckfieberphase überstanden, erkrankten sie an Hungerdurchfall. »Dieser Hungerdurchfall entstand dadurch, daß dem Organismus während des Fleckfiebers und infolge ungenügender Ernährung während der Rekonvaleszenz die Proteine entzogen wurden.« Infolge dieser Umstände belief sich die Sterblichkeit der an Fleckfieber erkrankten Roma und Sinti auf 30 bis 40 Prozent. Erst zum Jahresende 1943 klang die Epidemie langsam ab, weil fast alle Lagerinsassen – 80 bis 90 Prozent nach Einschätzung des Häftlingsarztes

212 Szymański/Szymańska/Śnieżko, »›Spital‹«, S. 203.
213 Adelsberger, *Auschwitz*, S. 39 f.

Epstein – die Krankheit durchgemacht hatten und die Überlebenden damit natürliche Immunität erlangt hatten.[214]

Das Fleckfieber wütete auch unter dem Häftlingspersonal im Krankenbau, das ohnehin unter hoher Fluktuation litt, weil so viele starben. Das lag nicht nur am Fleckfieber,[215] aber die Seuche war vermutlich die Hauptursache. Sie traf auch Dr. Adelsberger und ihre zwei Kolleginnen. Nur Adelsberger überstand wie erwähnt die Erkrankung:

> Die eine meiner Kolleginnen bekam zu ihrem Fleckfieber als Komplikation eine Gehirnentzündung, in ihrer Art so entsetzlich, daß ich nur mit Schaudern daran zurückdenke. In grauenhafter Unruhe warf sie sich wie ein Perpetuum mobile in ständiger Bewegung hin und her. Decken und Kissen schleuderte sie von sich [...] und schob den abgezehrten Körper in schlangenhaften Windungen, die Arme übergelenkig kreisend, in den Betten umher, nicht Mensch mehr, sondern enthirntes Tier. Dabei schluchzte sie, schrie mit heiserer Stimme und stammelte in abgerissenen Worten unzusammenhängende Brocken eines Gebetes. Erst kurz vor dem Tode wurde sie ruhig und starb, zum Gerippe abgemagert, mit entstellten Zügen. Die zweite bekam zu ihrem Fleckfieber noch Bauchtyphus hinzu mit Durchfall und Venenentzündung. Mit den bis zu den Knien geschwollenen Beinen konnte sie sich nicht schnell genug zur Toilette schleppen und wurde unter dem Gespött der Zigeunerpflegerinnen und eines polnischen nichtjüdischen Kollegen, der sie in höhnischen Versen verulkte, halbtotgeschlagen. Zuletzt lag sie auf der Durchfallstation in ihrem eigenen Schmutz und barmte nach Kartoffeln und Vitaminen, die ihr keiner bringen konnte, bis auch sie elendiglich zugrundeging. Der nächste war ein Kollege aus Agram [Zagreb; B. M.]. Er war kurz vorher zur Strafe von der SS auf das Leichenauto mitten unter die Haufen von Toten geworfen und beinahe erdrückt worden. Nur durch Zufall wurde er von einem früheren Bekannten gerettet und davor bewahrt, lebend ins Krematorium zu kommen. Bald darauf erwischte ihn das Fleckfieber und eine Herzschwäche löschte seine Qualen aus.[216]

---

214 Szymański/Szymańska/Śnieżko, »›Spital‹«, S. 203; Bericht Prof. Bertold Epstein vom 11. 3. 1945: GARF, f. 7021, op. 108, d. 46, Bl. 35–40, hier Bl. 37 f.

215 Dr. med. Rudolf Vitek (Weisskopf), »Szpital w obozie cygańskim«, o. D. [1960er Jahre]: APMO, Opracowania, Bd. 69, Bl. 127–165, hier Bl. 130.

216 Adelsberger, *Auschwitz*, S. 48 f.

Andere hatten mehr Glück. Auch Prof. Epstein erkrankte und rang »sechs Wochen mit dem Tode«.[217] Adelsberger: »September 1943 wurde er hochfieberhaft in die Isolierbaracke verlegt. Er lag da mit einem sozusagen eleganten Fleckfieber, ohne Zerstörung der Gehirnzellen, ohne Durchfall, mit der stoischen Ruhe dessen, der seinem Tod unbeeindruckt entgegensieht.«[218] Von den insgesamt etwa 160 Angehörigen des Pflegepersonals im Krankenbau des »Zigeunerlagers« fielen etwa 60 der Seuche zum Opfer.[219]

Neben Fleckfieber war es die Krätze, die den Insassen des »Zigeunerlagers« am meisten zusetzte. Sie war hier stärker verbreitet als in den anderen Lagerteilen. Krätzekranke wurden zunächst mit Wilkinsonsalbe und Mitigal ambulant behandelt, beides war jedoch sehr knapp. Mengele setzte auf eine andere Methode: Er ließ zwei auszementierte Becken bauen. Das eine wurde mit Natriumthiosulfatlösung und das andere mit einer verdünnten Salzsäurelösung gefüllt, in denen nun die Kranken gebadet wurden. Insbesondere das letzte Bad verursachte große Schmerzen, besonders bei Kranken mit großen und tiefen Wunden. Infolge dieser rabiaten Behandlungsmethoden starben zahlreiche Kranke, obwohl die Krätze unter normalen Umständen nicht tödlich ist.[220]

An Krätze erkrankten auch fast alle Häftlingsärzte und -pfleger. Bei ihnen waren jedoch die Verläufe milder, denn sie hatten Zugang zu Heilmittel und behandelten die Krätze im Anfangsstadium. Erst im März/April 1944 bekam der Krankenbau eine ausreichende Menge an Mitigal, sodass die Krätze nun erfolgreich bekämpft und eingedämmt werden konnte.[221]

Die Lagerinsassen starben überdies massenhaft an Hungerkrankheiten und Bauchtyphus. Darüber hinaus trat im »Zigeunerlager« die in Europa kaum bekannte Krankheit Noma (Wasserkrebs) auf, vor allem bei Kindern. Betroffene oder Insassen mit Verdacht auf Noma wurden in der Baracke 22 untergebracht, die dafür dem Krankenbau eigens an-

---

217 Bericht Prof. Bertold Epstein vom 11.3.1945: GARF, f. 7021, op. 108, d. 46, Bl. 35–40, hier Bl. 37 f.

218 Adelsberger, *Auschwitz*, S. 49 f.

219 Vernehmung Michel Scheckter [Michel Schokter] vom 21.6.1945 (französisch): AIPN, GK 196/129, Bl. 81–93, hier Bl. 86.

220 Szymański/Szymańska/Śnieżko, »›Spital‹«, S. 204; Vernehmung Alfred Galewski vom 24.5.1945: AIPN, GK 196/83, Bl. 20–25, hier Bl. 21 f.

221 Vernehmung Alfred Galewski vom 15.4.1945: AIPN, GK 196/83, Bl. 20–25, hier Bl. 22

geschlossen wurde. Lagerarzt Mengele ließ hier in Absprache mit dem in Berlin-Dahlem ansässigen Kaiser-Wilhelm-Institut für Anthropologie ein »Forschungsinstitut« einrichten, in dem Häftlingsärzte unter Epsteins Leitung die Erkrankung in seinem Auftrag untersuchten.[222]

Am 2. August 1944, nach der erfolgten »Durchsiebung« und Verlegung »arbeitsfähiger« Sinti und Roma in andere Lager, wurde das Zigeunerlager »aufgelöst«. Das heißt: Alle seine Insassen, vor allem Kinder, Frauen und Alte, wurden in die Gaskammern geschickt. Die konkreten Vorbereitungen zu dieser »Mordaktion« begannen im Juni 1944. Am Monatsanfang wurden Sinti und Roma deutscher Herkunft sowie junge Frauen und Männer herausgesucht, insgesamt 2300 Menschen, und Ende Juli in andere Konzentrationslager verlegt.[223] Mitte Juni überstellte die Lagerleitung alle weiblichen Angehörigen des Pflegepersonals ins Frauenlager, einen Monat später eine Gruppe Häftlingspfleger ins Stammlager. Am 2. August 1944 befanden sich im »Zigeunerlager« nur noch 2897 Frauen, Männer und Kinder.[224]

An diesem Tag befahl Lagerarzt Mengele allen polnischen Häftlingsärzten und -pflegern, während des Abendappells hervorzutreten, und wies sie sofort in die Strafkompanie ein.[225] Er warf den polnischen Häftlingsärzten und -pflegern vor, sie seien durch gröbste Vernachlässigung für die »Verseuchung« des »Zigeunerlagers« verantwortlich, deshalb müsse das »Zigeunerlager« nun »liquidiert« werden.[226] Im Lager selbst verblieben nur noch jüdische Häftlingsärzte und -pfleger unter Leitung von Prof. Epstein.

Nach dem Abendappell wurde im ganzen KL Auschwitz-Birkenau Lagersperre, im »Zigeunerlager« Blocksperre angeordnet. Um 20.30 Uhr begann die »Auflösung« des »Zigeunerlagers«. Der jüdische Häftlings-

222 Szymański/Szymańska/Śnieżko, »›Spital‹«, S. 204.

223 Aus dem Zigeunerlager wurden insgesamt 4183 »arbeitsfähige« Sinti und Roma in andere Konzentrationslager verlegt: Am 9. November 1943 circa 300 Personen, am 15. April 1944 waren es 1357, 226 Personen am 24. Mai 1944 und 2300 Anfang Juli 1944. Von diesen Transporten wurden etwa 1800 Personen als »arbeitsunfähig« nach Auschwitz zurückgeschickt und unmittelbar nach ihrer Ankunft in den Gaskammern ermordet. Tatsächlich gelangten also 2383 Personen in andere Lager. Vgl. ebenda, S. 207.

224 Ebenda, S. 206 f.; Czech, *Kalendarium*, S. 839.

225 Czech, *Kalendarium*, S. 839; Vernehmung Dr. Tadeusz Śnieszko vom 26. 10. 1966: IPN Krakau, S 51/05/Zn, Bd. 17, Bl. 3482–3486, hier Bl. 3483.

226 Heinrich J. Schuster, »Kurzer Tatsachenbericht eines Augenzeugen über einen Teil der Ereignisse im K.Z. Auschwitz« vom 2. 6. 1946: AIPN, GK 196/99, Bl. 44–51, hier Bl. 50; Szymański/Szymańska/Śnieżko, »›Spital‹«, S. 206; Vernehmung Dr. Rudolf Diem vom 8. 8. 1966: IPN Krakau, S 51/05/Zn, Bd. 16, Bl. 3080–3081v.

arzt Iancu Vexler wurde mit seinen Kameraden Zeuge: »Wir sahen das Kommando der Juden, die das Krematorium unter sich hatten, begleitet von bewaffneter SS. [...] Das Kommando leerte die Blocks.«[227] Die Opfer wurden mit Gewalt aus den Blöcken getrieben, auf Lastwagen verladen und zu den Gaskammern gefahren. Auch die im Krankenbau verbliebenen jüdischen Häftlingsärzte mussten bei der Verladung mithelfen. Mengele war die ganze Zeit zugegen.[228] Noch einmal Vexler:

> Ich sah ein kleines Mädchen von circa 12 Jahren, das sich an Doktor Mengele wandte, weinend und flehend, und welches sagte: »Onkel Mengele, Onkel Mengele.« Das Mädchen sagte weiterhin: »Mein Brüderchen weint, dass er sterben müsse?« Doktor Mengele antwortete diesem Mädchen in freundlichem, vertrautem Ton: »Willst du wohl deine Klappe halten?«[229]

2897 Roma und Sinti wurden in der Nacht vom 2. auf den 3. August vergast und in der Grube neben dem Krematorium verbrannt.[230] Insgesamt starben von Februar 1943 bis August 1944 schätzungsweise 12 000 Sinti und Roma eines »natürlichen« Todes und 7903 wurden vergast – insgesamt etwa 20 000 Frauen, Kinder und Männer. Hinzu kamen 2897 Personen, die dauerhaft in andere Lager verlegt wurden. Über ihr Schicksal ist wenig bekannt. Die meisten von ihnen dürften den Krieg überlebt haben.[231]

Nach der Liquidierung des »Zigeunerlagers« fungierte der Abschnitt B IIe zunächst als Durchgangslager für Juden aus Łódź, Theresienstadt, Ungarn und anderen Ländern, die anschließend in andere Lager und Industriebetriebe im Reichsinneren überstellt werden sollten, von November 1944 an als Frauenkrankenbau.[232]

Die meisten der polnischen Häftlingsärzte, die Mengele in die Strafkompanie eingewiesen hatte, blieben dort nicht lange. Sie wurden

---

227 Vernehmung Dr. med. Iancu Vexler vom 13.3.1973: HHStA Wiesbaden, 461/37976/15, Bl. 5–8, hier Bl. 8.

228 Vernehmung Alfred Galewski vom 24.5.1945: AIPN, GK 196/83, Bl. 20–25.

229 *Vernehmung Dr. med. Iancu Vexler vom 13.3.1973: HHStA Wiesbaden, 461/37976/15, Bl. 5–8, hier Bl. 8.*

230 Czech, *Kalendarium*, S. 838. Den Verlauf der Vergasung schildert Müller, *Sonderbehandlung*, S. 241–244.

231 Szymański/Szymańska/Śnieżko, »›Spital‹«, S. 206 f.

232 Strzelecka/Setkiewicz, »Bau, Ausbau und Entwicklung«, S. 106 f.; Czech, »Rolle«, S. 16[a] (Lagerskizze).

bald in andere Lager im Reich oder innerhalb des KL Auschwitz verlegt. Dr. Diem gelangte beispielsweise mithilfe von Kollegen ins Weberei-kommando. Dort erblickte ihn eines Tages Mengele, der überrascht anhielt und gefragt haben soll: »Du lebst noch? Du wirst mir noch eine Erklärung unterschreiben müssen, dass durch euch [die polnischen Häftlingsärzte; B. M.] die Zigeuner zu Muselmännern geworden waren und daher vernichtet werden mussten.« Im Oktober 1944 erkrankte Diem an Paratyphus und landete später im Krankenbau im Stammlager, wo er bis zur Räumung des KL Auschwitz blieb.[233]

Das Theresienstädter Familienlager

Für Juden aus dem Ghetto Theresienstadt wurde im September 1943 im Lagerabschnitt B IIb das Theresienstädter Familienlager errichtet. Von September 1943 bis Mai 1944 trafen hier insgesamt 17 517 jüdische Männer, Frauen und Kinder ein, ohne bei der Ankunft selektiert worden zu sein. Die meisten von ihnen waren tschechische Juden. Im Gegensatz zum »Zigeunerlager« lebten Frauen und Männer hier in getrennten Blocks. Sie wurden aber wie die Insassen des »Zigeunerlagers« meist nicht zur Arbeit in Arbeitskommandos herangezogen. Unter den Deportierten befanden sich zahlreiche Kinder, auch Zwillinge, für die ein Kinderblock als eine Art Tageshort bzw. Schule für ältere Kinder eingerichtet wurde. Sonst lebten die Kinder bei ihren Müttern oder Vätern.[234]

Die Sterblichkeit im Familienlager war hoch. Von den 5007 Menschen, die im September 1943 in das Lager verschleppt worden waren, starben binnen sechs Monaten etwa 1100. In der Nacht vom 8. auf den 9. März 1944 wurden 3791 Insassen in den Gaskammern ermordet. Anfang Juli 1944 ließ die Lagerleitung im Zuge einer großangelegten Selektion etwa 3000 bis 3500 Frauen und Männer als »arbeitsfähig« aussondern und zum Arbeitseinsatz in andere Konzentrationslager überstellen. Die verbliebenen 6500 bis 7000 Insassen wurden am 11. und 12. Juli 1944 vergast. Ausgenommen davon waren die Zwillinge, die Josef Mengele

233 Vernehmung Dr. Rudolf Diem vom 8.8.1966: IPN Krakau, S 51/05/Zn, Bd. 16, Bl. 3080–3081v.

234 Miroslav Kárný, »Das Theresienstädter Familienlager (BIIb) in Birkenau (September 1943 – Juli 1944)«, in: *Hefte von Auschwitz* 20 (1997), S. 133–237.

für sein »Forschungsprojekt« benötigte, und die Häftlingsärzte.[235] Das Theresienstädter Familienlager hörte auf zu existieren.

Auch im Theresienstädter Familienlager gab es einen Häftlingskrankenbau. Er bestand aus drei Blöcken: Block 28 war für Frauen vorgesehen, Block 30 für Männer und in Block 32 befanden sich die Ambulanz, eine zahnmedizinische Station, eine kleine Chirurgie und eine Schonungsstation.[236] Das Häftlingspersonal rekrutierte sich aus den Deportierten. Als Krankenbauältester und mithin Chefarzt fungierte Dr. Otto Heller,[237] die Infektionsabteilung leitete Dr. Alfred Mílek. Darüber hinaus waren unter anderen die Chirurgen Dr. Jiří Langer und Dr. Valtr Bardach, der Frauenarzt Dr. Kurt Grünwald, der Dermatologe Dr. Julius Samek und der Internist Bohumil Bloch im Krankenbau tätig. Offenbar gab es keine ärztliche oder pflegerische Unterstützung aus dem Stammlager oder anderen Birkenauer Lagerabschnitten in Auschwitz-Birkenau. Über die eigentliche Arbeit im Krankenbau ist aufgrund dürftiger Quellenlage kaum etwas bekannt.[238]

---

235 Czech, *Kalendarium*, S. 735–737; Kárný, »Theresienstädter Familienlager«; Zdeněk und Jiří Steiner, »Zwillinge in Birkenau«, in: *Auschwitz. Zeugnisse und Berichte*, hg. von H. G. Adler, Hermann Langbein und Ella Lingens-Reiner, Hamburg 1994, S. 126–128; Vernehmung Kazimierz Smoleń vom 14.4.1945: AIPN, GK 196/82, Bl. 27–65, hier Bl. 61.

236 Bericht Dr. Otto Wolken vom 22.6.1945: AIPN, GK 196/88, Bl. 79–97, hier Bl. 91.

237 Dr. Otto Heller (1895–1945) starb am 25.2.1945 in Buchenwald. Als Todesursache wurde eingetragen: »Herzschwäche bei Ruhr«; vgl. Häftlingspersonalbogen Otto Heller, Buchenwald: Arolsen Archives, 1.1.53/6080338/ITS Digital Archive.

238 Kárný, »Theresienstädter Familienlager«, S. 171.

Das Nebenlager Buna/ Arbeitslager Monowitz

Die Entstehung des Nebenlagers Buna[1] hängt eng mit dem Aufbau von zwei kriegswichtigen Werken durch die IG Farben zusammen. Im Frühjahr 1941 fällte deren Konzernleitung den Beschluss, in Monowitz, einem Dorf bei Auschwitz, sowohl synthetischen Kautschuk (Buna) als auch synthetischen Treibstoff herzustellen. Ausschlaggebend für die Ortswahl waren die verkehrstechnisch günstige Lage, ein ausreichendes Maß an Steinkohleförderung in der Gegend, eine gesicherte Rohstoffbasis für das Hydrierungsverfahren, Wasservorkommen, Schutz vor alliierten Luftangriffen und ein großes Angebot an Arbeitskräften, unter anderem durch die Aussicht auf den Einsatz polnischer KL-Häftlinge. In diesem Zusammenhang hatte sich die Konzernleitung schon früh an Himmler gewandt. Dem zu errichtenden Buna-Werk maß Berlin überragende Bedeutung für die deutsche Kriegswirtschaft bei, weshalb Hermann Göring als Beauftragter für den Vierjahresplan dem Bauprojekt absoluten Vorrang vor anderen Projekten eingeräumt hatte.

Vor diesem Hintergrund wies Himmler Kommandant Höß im März 1941 an, das KL Auschwitz für eine Belegstärke von 30 000 Häftlingen zu erweitern und auszubauen, von denen 10 000 beim Bau des Buna-Wer-

1 Die Forschungslage zum Arbeitslager Monowitz ist mit umfassenden Studien, Beiträgen und Erinnerungsliteratur vergleichsweise gut. Auch der dortige Häftlingskrankenbau wurde zum Gegenstand wichtiger Publikationen, siehe u. a. Bernd C. Wagner, *IG Auschwitz. Zwangsarbeit und Vernichtung von Häftlingen des Lagers Monowitz 1941–1945*, München 2000; Piotr Setkiewicz, *Z dziejów obozów IG Farben Werk Auschwitz 1941–1945*, Oświęcim 2006; Makowski, »Organisation«; Bacon, *Saving Lives.* Antoni Makowski war selbst Häftlingsarzt im HKB Monowitz, Bacon ist die Tochter des HKB-Ältesten in Monowitz Stefan Budziaszek.

kes eingesetzt werden sollten. Ferner bestimmte Himmler SS-Gruppenführer Karl Wolff, den Chef seines persönlichen Stabes, zum Verbindungsmann »zwischen dem Reichsführer SS und dem Werk Auschwitz«, um die Zusammenarbeit mit der Konzernleitung zu koordinieren.[2] Kommandant Höß sagte der Konzernleitung für das Jahr 1941 ein Kontingent von 1000 und für das Jahr 1942 von rund 3000 Häftlingen zum Einsatz auf der Buna-Baustelle zu. Diese Häftlinge sollten im Sommer zehn und im Winter neun Stunden täglich arbeiten. Die IG Auschwitz hatte für jeden Hilfsarbeiter pro Tag drei RM und für jeden Facharbeiter vier RM an das Lager zu zahlen; für Unterkunft, Ernährung und Bewachung der Sklavenarbeiter musste die Lager-SS aufkommen.[3]

Die Erdarbeiten auf dem Gelände des künftigen Buna-Werks begannen in der zweiten Aprilhälfte 1941. Von Anfang an kamen dabei Auschwitzhäftlinge zum Einsatz. Am 21. April wurde das erste Kommando von zwanzig Häftlingen unter einem deutschen Kapo nach Monowitz in Marsch gesetzt. Wenige Wochen später, Anfang Mai, arbeiteten auf dem Gelände bereits 256 Mann, davon 150 Auschwitzhäftlinge. Es handelte sich dabei um polnische Häftlinge, die unter Aufsicht deutscher Kapos und SS-Posten schwerste Erdarbeiten unter Schlägen und Misshandlungen zu verrichten hatten. Darüber hinaus mussten die Häftlinge jeden Tag etwa anderthalb Stunden zu ihrer Arbeitsstätte marschieren und zehn Stunden später erschöpft zurück. Sechs Kilometer betrug die Strecke. Die SS-Posten überwachten den An- und Rückmarsch wie auch den Arbeitseinsatz der Häftlinge und schossen auf jeden, den sie der Fluchtabsicht verdächtigten. Am 29. Juli 1941 kam es zu einer Änderung: Von nun an wurden die Häftlinge täglich mit Güterwaggons zwischen Monowitz und dem Lager Auschwitz hin und her transportiert.[4]

Die Zahl der in Monowitz eingesetzten Auschwitzhäftlinge wuchs kontinuierlich. Anfang August waren es 816 und 1350 im Oktober 1941. Wegen des kalten Wetters reduzierte sich ihre Anzahl im Dezember auf etwa 1000. Sie waren schlecht ernährt und gekleidet. Die Folge waren Entkräftung, Frostbeulen, Erfrierungen und ein Anstieg der Sterblichkeit. Im Januar 1942 stellte man die Erdarbeiten in Monowitz wegen starken Frosts ganz ein. Erst im März 1942 wurden in Monowitz wieder Auschwitzhäftlinge beschäftigt, erst nur hundert; im April waren es be-

2 Wagner, *IG Auschwitz*, S. 57–59 (Zitat S. 58).
3 Ebenda, S. 63.
4 Ebenda, S. 64–67 und S. 69; Strzelecka/Setkiewicz, »Bau, Ausbau und Entwicklung«, S. 126.

reits 750, im Mai 1600. Das entsprach knapp 20 Prozent aller im Mai an den Baustellen in Monowitz tätigen insgesamt 8750 Arbeitskräfte.[5]

Dr. med. Tadeusz Śnieszko wurde am 5. April 1941 in Szczucin bei Tarnów wegen Mitwirkung am polnischen Widerstand von der deutschen Polizei verhaftet. Nach einem Jahr im Gefängnis Tarnów deportierte man ihn am 14. April 1942 nach Auschwitz, wo er nach einer mehrtägigen Quarantäne in Block 11 dem Buna-Kommando zugeteilt wurde. Das Kommando zählte zu diesem Zeitpunkt etwa 1000 Mann, unterteilt in zehn Gruppen unter Aufsicht von Vorarbeitern. Die Häftlinge begaben sich nach dem Morgenappell um etwa 6 Uhr zur Arbeitsstätte und kehrten oft erst nach 22 Uhr in ihre Lagerunterkünfte zurück. Die Arbeit war für die unzureichend ernährten Häftlinge sehr erschöpfend:

> Wir arbeiteten oft im Morast, ständig angetrieben durch Vorarbeiter, Kapos und SS-Männer, und sogar Mitarbeiter der [dort im Auftrag der IG Auschwitz tätigen; B. M.] italienischen Firma, für die wir diese Arbeiten zu verrichten hatten. Die Häftlinge wurden mit Schlagstöcken geschlagen, getreten und misshandelt. Sie wurden furchtbar geschlagen, nicht nur durch Vorarbeiter oder etwa SS-Männer, sondern auch durch Aufseher der erwähnten italienischen Firma. Unter diesen Umständen mussten beinahe täglich viele vollkommen entkräftete Häftlinge nach Arbeitsende ins Lager geführt werden und darüber hinaus nicht selten bis zu 18 während des Arbeitseinsatzes verstorbene oder getötete Häftlinge ins Lager getragen werden. Die so ausgefallen Arbeitskräfte wurden im Lager durch die sogenannten »Zugänge« ersetzt.[6]

Viele Häftlingen des Kommandos begingen Selbstmord bzw. ließen sich durch SS-Posten bei »Fluchtversuchen« erschießen. Jakub Wolman, der im Mai/Juni 1942 im Buna-Kommando eingesetzt war, berichtete im April 1945:

> Die schlimmsten Tage waren die Regentage. An Regentagen gab es die meisten Selbstmorde. Stellen Sie sich vor: Ein ausgehungerter, schwacher und schlecht bekleideter Mensch. Es beginnt zu regnen. Du stehst in diesem Regen, du stehst 10 Stunden, und es regnet ohne

---

5 Wagner, *IG Auschwitz*, S. 69, S. 72–78 und S. 93.

6 Vernehmung Dr. Tadeusz Śnieszko vom 31.1.1966: BStU, MfS HA IX/11 ZUV 84, Bd. 16, Bl. 134–137, Zitat Bl. 137.

> Unterbrechung. Du bist komplett durchnässt, das Hemd klebt am Rücken, es ist kalt, feuchte Erde klebt an der Schaufel, die feuchte Schaufel rutscht aus der Hand. Der Mensch gibt nun auf, wirft die Schaufel zur Seite und geht weg, um sich erschießen zu lassen.[7]

Georg Burth, ein deutscher Angestellter der IG Auschwitz in Monowitz, bestätigte diese Geschehnisse in einem Privatbrief vom 30. Juli 1942 an seinen ehemaligen Vorgesetzten. Darin berichtete Burth unter anderem über den Arbeitseinsatz von Auschwitzhäftlingen in Monowitz, die »sogenannten Strafgefangenen aller Schattierungen«, die er als »›engste Mitarbeiter‹« verspottet. »Daß dabei die jüdische Rasse eine besondere Rolle spielt, können Sie sich denken. Die Verpflegung und Behandlung dieser Sorte von Menschen ist zweckentsprechend. Irgendwelche Gewichtszunahmen dürften wohl hier kaum zu verzeichnen sein. Daß bei einem geringsten Versuch, eine Luftveränderung vorzunehmen, die Kugel pfeift, ist eine ebenso feststehende Tatsache wie die, daß schon viele infolge ›Hitzschlag‹ abhanden kamen.«[8]

Der oben erwähnte Dr. Śnieszko, der durch den einjährigen Gefängnisaufenthalt sehr geschwächt war, erkrankte und wurde in den Krankenbau aufgenommen, aus dem er jedoch bald wegen einer bevorstehenden Selektion entlassen wurde. Mithilfe von Mithäftlingen kam Śnieszko im Kartoffelkommando, das als ein gutes Kommando galt, unter. Im Sommer 1942 versetzte man ihn als Häftlingsarzt in den Krankenblock, in die Aufnahme. Einige Wochen später, am 20. September, übernahm er die Leitung der Infektionsabteilung in Block 28, im April 1943 verlegte man ihn als Häftlingsarzt in das »Zigeunerlager«. Nach dessen Liquidierung wurde Śnieszko am 5. August 1944 ins Nebenlager Barth des KL Ravensbrück überstellt, wo er Anfang Mai 1945 von der Roten Armee befreit wurde. Śnieszko erwähnt die Mithäftlinge, die ihm auf seinem Weg vom Buna-Kommando in den Krankenbau geholfen haben, zwar nicht namentlich, dort waren zu diesem Zeitpunkt aber mehrere Häftlingsärzte eingesetzt, die aus Tarnów und der Region stammten. Śnieszko dürfte sie als Kreisarzt in Szczucin noch vor dem Krieg kennengelernt haben.[9]

---

7 Befragung Jakub Wolman vom 14.4.1945: AIPN, GK 196/87, Bl. 1–85, hier Bl. 18 f.

8 Schreiben Georg Burth an Dr. Gustav Küpper vom 30.7.1942, abgedruckt in: *VEJ* 16, S. 141–143, hier S. 142.

9 Vernehmung Dr. Tadeusz Śnieszko vom 31.1.1966: BStU, MfS HA IX/11 ZUV 84, Bd. 16, Bl. 134–137; Eugeniusz Niedojadło, »Dr. Tadeusz Śnieszko«, Nachruf, in: *Przegląd Lekarski – Oświęcim* 1988, S. 175–177, englische Übersetzung von Teresa

Im Juli 1942 kam der Einsatz der Auschwitzhäftlinge auf den Baustellen der IG Auschwitz erneut zum Erliegen, diesmal wegen der im Lager ausgebrochenen Fleckfieberepidemie. Am 23. Juli 1942 hatte Lagerkommandant Höß eine vollständige Lagersperre angeordnet, um die Ausbreitung der Epidemie außerhalb des Lagers zu verhindern. Damit durften auch die an den Baustellen der IG eingesetzten Häftlinge das Lager nicht mehr verlassen. Da die IG aber in Monowitz auf die Sklavenarbeit angewiesen war, fiel die Entscheidung, in Monowitz ein gesondertes Nebenlager des KL Auschwitz zu errichten.[10]

Die Verhandlungen und Vorbereitungen für den Aufbau eines firmeneigenen Häftlingslagers hatten bereits im März 1942 begonnen und wurden nun intensiviert. Die Baukosten in Höhe von etwa fünf Millionen RM übernahm die IG Auschwitz. Anfang September 1942 war das Nebenlager Buna – das Ende November 1943 in Arbeitslager Monowitz bzw. Auschwitz III umbenannt wurde – mit etwa acht Baracken bis auf eine doppelte Umzäunung mit Stacheldraht und elektrisch geladenem Draht weitgehend fertiggestellt. Eröffnet wurde das Lager samt eigenem Krankenbau am 28. Oktober 1942 und vorerst mit etwa 600 Häftlingen belegt, die aus dem KL Buchenwald und aus den Niederlanden gekommen waren. Unter den Neuankömmlingen aus dem KL Buchenwald befanden sich bis zu hundert Funktionshäftlinge. Bald trafen im Lager Monowitz weitere Transporte ein, sodass das Lager bald überfüllt war. In jede Lagerbaracke, in der ursprünglich 55 Zivilarbeiter unterkommen sollten, wurden 190 Häftlinge gepresst, »später waren dort im Durchschnitt etwa 250 Häftlinge untergebracht«.[11]

Im Dezember 1942 setzte im Lager, das inzwischen mit etwa 3800 Häftlingen belegt war, das Massensterben ein. In den zwei darauffolgenden Monaten kam etwa die Hälfte der knapp 4000 Häftlinge ums Leben, entweder auf den Baustellen oder im Lager selbst. Darüber hinaus lagen viele Lagerinsassen im Krankenbau; am 12. Februar 1943 befanden sich nur noch 1450 Häftlinge im Arbeitseinsatz. Durch die neuen Transporte stieg die Anzahl der Insassen trotz des Massensterbens im April wieder an. Zum Monatsende war das Lager mit über 3300 Häftlingen belegt, im Sommer 1943 durch Einweisung neuer Trans-

---

Bałuk-Ulewiczowa in: *Medical Review – Auschwitz* vom 26. 4. 2021, https://tinyurl.com/dnj4yfu8 [Zugriff: 24. 7. 2021].

10 Czech, *Kalendarium*, S. 254 f.; vgl. auch Wagner, *IG Auschwitz*, S. 80 und S. 94–96, der allerdings den 20. Juli nennt.

11 Wagner, *IG Auschwitz*, S. 91–102 (Zitat S. 97).

porte mit 5000. Auch das Massensterben klang langsam ab, sodass das Lager erweitert und ausgebaut werden musste. Bis Ende 1943 wuchs die Lagerstärke auf etwa 7000 Insassen an und blieb bis Mai 1944 etwa konstant.[12]

Zu diesem Zeitpunkt setzten die sogenannten Ungarn-Transporte ein, mit denen Tausende ungarische Juden auch nach Monowitz deportiert wurden. Am 1. August 1944 betrug die Belegstärke 11 350 Insassen, davon 9650 im Arbeitseinsatz. In den nächsten Wochen und Monaten pendelte sich die Lagerstärke auf etwa 10 000 Häftlinge ein, von denen zwischen 8000 und 9000 zur Zwangsarbeit herangezogen wurden. Die Auschwitzhäftlinge stellten nach wie vor etwa 20 Prozent aller an den IG-Baustellen in Monowitz eingesetzten Arbeitskräfte, wobei dieser Anteil leicht variierte.[13] Neben Häftlingen, deutschen Angestellten und Facharbeitern waren in Monowitz polnische und ukrainische Zwangsarbeiter eingesetzt, ferner sogenannte Fremdarbeiter aus Italien, Tschechien, Frankreich und anderen Ländern sowie britische Kriegsgefangene.

In der Anfangsphase bis zum Frühjahr 1942 dominierten unter den KL-Häftlingen auf den IG-Baustellen polnische Insassen, während unter den Funktionshäftlingen deutsche kriminelle und politische Häftlinge die Mehrheit stellten. Ab April 1942 wurden in Monowitz zunehmend auch jüdische Häftlinge eingesetzt. Am 13. Mai 1942 funkte das KL Auschwitz an die Zentrale in Oranienburg: »K.L.-Auschwitz meldet Judentransport aus Berlin. Eingang am 13.5.42[.] Gesamtstärke 964 Juden. Zum Arbeitseinsatz kamen 218 Männer u. 147 Frauen. Die Männer wurden nach Buna überstellt. Gesondert wurden 126 Männer u. 473 Frauen u. Kinder untergebracht.«[14]

Als das Buna-Kommando im Juli 1942 aufgelöst wurde, machten die jüdischen Häftlinge darin bereits fast 60 Prozent aus. In dem im Oktober 1942 neu errichteten Nebenlager Buna stellten sie mit rund 75 Prozent die große Mehrheit. Dieser Anteil wuchs in den nächsten Monaten weiter an. Mitte August 1944 waren 95 Prozent aller Lagerinsassen in Monowitz Juden, polnische Häftlinge gab es nur noch etwa 200 (von

---

12 Ebenda, S. 99 f. und S. 333; Kassiber Stanisław Kłodziński, o. D. [nach 25.4.1944], abgedruckt in: *Grypsy*, S. 44–46.

13 Wagner, *IG Auschwitz*, S. 101 und S. 333.

14 Funk-Spruch vom 13.5.1942, KL Auschwitz an SS Wirtschafts-Verwaltungshauptamt, Amtsgruppe D, Oranienburg: AIPN, GK 196/94, Bl. 174. »Gesondert untergebracht« bedeutete, dass diese Männer, Frauen und Kinder in Gaskammern ermordet wurden.

etwa 10 000). Am 13. Januar 1945 betrug die Lagerstärke 9806 Häftlinge, 9054 (92,3 Prozent) davon waren jüdisch.

Das Arbeitslager Monowitz mit seinen Nebenlagern, die von November 1943 an dem Lager zugeschlagen wurden, fungierte in erster Linie als Lager für jüdische Sklavenarbeiter aus ganz Europa, von denen die meisten aus dem besetzten Polen, aus Ungarn, Frankreich und den Niederlanden stammten.[15]

»Der Tod beginnt bei den Schuhen«

Mit der Einrichtung des Nebenlagers Buna hatten sich die Arbeitsbedingungen für Häftlinge auf den IG-Baustellen keineswegs verbessert. Sie arbeiteten nach wie vor zehn Stunden täglich bzw. neun in den Wintermonaten. Entfallen war jedoch die lange An- und Rückfahrt, sodass sich die Häftlinge wenigstens länger erholen konnten. Ferner bekamen die arbeitenden Häftlinge von der IG Auschwitz zusätzliche Lebensmittelrationen, vor allem die sogenannte Buna-Suppe. Trotzdem blieben die Rationen angesichts der schweren Arbeit völlig unzureichend und führten meist binnen drei Monaten zu totaler Entkräftung und Auszehrung. Die Folgen waren dieselben wie im Stammlager und in Birkenau: Hungeratrophie mit den damit einhergehenden Krankheiten und letztlich der Tod.

Der Arbeitsalltag eines KL-Häftlings in Monowitz war mörderisch. Arnest Tauber, ein tschechischer Häftling, der Ende Oktober 1942 in das Nebenlager Buna eingewiesen worden war, schilderte ihn nach dem Krieg so:

> Die schwerste Arbeit, die ich in Buna zu verrichten hatte, war das Tragen von Zementsäcken, 100 Pfund schwer, im Laufschritt. Diese Arbeit, erzwungen von den Kapos, wurde auf Initiative des Meisters durchgeführt und war allgemein Brauch. [...] Wenn ein Häftling bei der Arbeit zusammenbrach, wurde er getreten und geschlagen, um

15 Strzelecka/Setkiewicz, »Bau, Ausbau und Entwicklung«, S. 131; Meldung des Militärrates Auschwitz vom 22. 8. 1944, unterzeichnet von »Rot« [Józef Cyrankiewicz], abgedruckt in: *Grypsy*, S. 405–414; Meldung des polnischen Widerstandes im Lager Auschwitz vom 21. 8. 1944, abgedruckt in: ebenda, S. 403 f.; Vernehmung Prof. Berthold Epstein vom 7. 4. 1945: AIPN, GK 196/99, Bl. 23–36; Belegstärke Lager Monowitz, 13. 1. 1945, abgedruckt in: Makowski, »Organisation«, S. 132.

> festzustellen, ob er noch lebe. War er tot, kamen die Leichenträger entweder sofort oder er wurde sonst erst abends auf den Schultern seiner Kameraden ins Lager getragen.
>
> Ein großer Prozentsatz von Toten ist auch auf Unfälle und ungenügende Schutzkleidung, ungenügende Sicherheitsvorrichtungen seitens I. G. Farben Auschwitz zurückzuführen. [...] Es gab im Winter kaum einen Kameraden, bei dem nicht täglich Erfrierungen vorkamen. An einem schweren Wintertage waren 30 Tote nichts Außergewöhnliches.[16]

Prof. Epstein, der von Dezember 1942 bis August 1943 in Monowitz als Häftlingsarzt eingesetzt war, berichtete im April 1945, die Häftlinge, zu 80 Prozent Juden, seien oft geschlagen und misshandelt worden. Die Arbeit sei sehr schwer gewesen, die Bekleidung miserabel, zu leicht für den Winter. Es habe an Wäsche gefehlt, an Schuhwerk nur Holzpantinen gegeben, die die Füße verletzten, die Verpflegung sei unzureichend und schlecht gewesen. Unter diesen Umständen hätten die Gefangenen drei bis vier Monate durchhalten können und seien danach an Erschöpfung und Übermüdung gestorben.[17]

Der polnische Jude Noach Treister wurde im Jahre 1939 aus politischen Gründen verhaftet und ins KL Buchenwald eingeliefert. Im Oktober 1942 folgte die Deportation nach Auschwitz, und zwar nach Monowitz. Nach Tätigkeiten in Außenkommandos und dann in der Wäschedesinfektion gelangte er 1943 als Hilfspfleger in den Krankenbau.[18] Im Mai 1947 erklärte er an Eides statt:

> Im Außenkommando musste ich schwere Arbeit leisten, z. B. Ziegel abladen oder Zementsäcke tragen. Ein Kommando von 100 Mann verlor täglich etwa 10 Häftlinge. Die Häftlinge starben an Unterernährung, an den Folgen von Betriebsunfällen usw. Die Verpflegung war schlecht und die Kleidung unzureichend. [...] Gegen die Kälte

16 Arnest Tauber, Erklärung unter Eid vom 12.5.1947 (deutsch, Abschrift): AIPN, GK 151/460, Bl. 363–365, hier Bl. 363 f.

17 Vernehmung Prof. Berthold Epstein vom 7.4.1945: AIPN, GK 196/99, Bl. 23–36, hier Bl. 26 f.

18 Noach Treister [Trajster], Erklärung unter Eid vom Mai 1947, Nürnbg. Dok. NI-4827 (Abschrift): AIPN, GK 151/460, Bl. 375–377; Häftlingspersonalbogen Noach Trajester, Buchenwald: Arolsen Archives, 1.1.53/7292533/ITS Digital Archive.

wickelten sich die Häftlinge Papier um die Füße und Beine. [...] Hose und Hemd wurden nur einmal in 6–8 Wochen an die Häftlinge ausgegeben. Manchmal wurden noch Pullover verteilt. Strümpfe wurden jede 6–8 Wochen ausgegeben. Waschmöglichkeiten und Seife, um die Kleidung sauber zu halten, gab es nicht. Die Wäsche, die ich ausgab, kam von den Vergasten in Birkenau. [...] Mäntel und Handschuhe bekamen die Häftlinge erst im Jahre 1943. Die Häftlinge bekamen keine Lederschuhe, sondern nur Holzpantoffeln. Die Meister der I.G. Farben sahen täglich, vor ihren Augen, dass die Häftlinge, die unter ihnen arbeiteten, nur Fetzen anhatten. Auch mussten die Häftlinge Eisen und Ziegel auf dem I.G.-Werkgelände ohne Handschuhe abladen.[19]

Der britische Soldat George Harry Londgen, der im Juni 1942 in Tobruk gefangenen genommen und über Italien nach Deutschland gebracht worden war, wurde im September 1943 in Auschwitz-Monowitz eingeliefert. Dort leistete er mit etwa 200 britischen kriegsgefangenen Kameraden ebenfalls Zwangsarbeit für die IG Auschwitz.

Ich war bei der I.G. Farben Fabrik in Auschwitz mit Bauarbeiten beschäftigt. Während meiner dortigen Tätigkeit kam ich mit europäischen Arbeitern verschiedener europäischer Länder, und auch Konzentrationslager-Häftlingen, in Berührung. Die Häftlinge waren am schlimmsten dran. Sie machten einen totenähnlichen Eindruck, und bestanden nur aus Haut und Knochen. Als ich einmal ein Brausebad nahm und einige von ihnen nackt sah, war es mir unverständlich, wie sie weiterleben konnten. Ihre Schenkel waren so dünn wie meine Arme. Dort, wo ihr Magen sein sollte, waren Höhlen. Alles, was sie an Kleidung besassen, war kaum etwas mehr als ihre gestreiften Anzüge. Sie trugen Holzschuhe. Einige hatten Zement-Säcke statt Strümpfe an ihren Füssen. Alle arbeiteten sehr lange Stunden und verrichteten schwere körperliche Arbeit allgemeiner Art. Einmal sah ich, wie ein Häftling von einem Gebäude herunterfiel, und als er auf den Boden schlug, hinderten die Deutschen gewaltsam seine Kameraden daran, ihm aufzuhelfen. Obgleich es sehr kalt war, liessen sie ihn dort bis Arbeitsschluss liegen. Als sie ihn

19 Noach Treister [Trajster], Erklärung unter Eid vom Mai 1947, Nürnbg. Dok. NI-4827 (Abschrift): AIPN, GK 151/460, Bl. 375–377, hier S. 375 f.

wegbrachten, war er steif und sah tot aus. Zu anderen Zeiten sah ich oft Gestreifte während ihrer Arbeit in der Fabrik zusammenbrechen. [...] In Auschwitz war der Zustand der Konzentrationslager-Häftlinge so schlimm, dass jedem, der in die Fabrik kam, sofort die gelblich-bleiche, totenähnliche Beschaffenheit der Haut der Gestreiften und ihre skelettgleiche Erscheinung auffiel.[20]

Die Folgen dieser Zustände waren absehbar: steigende Krankenzahlen und bald auch ein Massensterben. Die Häftlinge litten an Hungeratrophie mit Durchfall und Ödemen, an Lungenentzündungen, Tuberkulose und besonders oft an septischen Erkrankungen.[21] Dr. Friedrich Entress, von März bis Oktober 1943 SS-Lagerarzt in Monowitz, berichtete in der britischen Haft:

In Monowitz war der Prozentsatz an Phlegmonekranken groß. Der Grund hierfür war die mangelhafte Fußbekleidung. Die Häftlinge trugen Holzschuhe und hatten vielfach, da das IG-Werksgelände sehr ausgedehnt war, täglich 8 – 10 km zu Fuß zurückzulegen. Man kann sagen, dass in manchen Fällen das Tragen von Holzschuhen einem Todesurteil für den betreffenden Häftling gleichkam. Die Häftlinge wandten sich oft nicht rechtzeitig an den Lagerarzt oder konnten nicht rechtzeitig behandelt werden, weil die Anzahl der Kranken in Monowitz zu groß war. Wenn der Krankheitsverlauf im fortgeschrittenen Stadium war und Aussicht auf Heilung in absehbarer Zeit nicht bestand, kam der betreffende Häftling ins Stammlager Auschwitz zurück und von da durch eine Selektion zur Vergasung.[22]

Häftlingsarzt Dr. Weisskopf, von Dezember 1942 bis etwa März 1943 im Krankenbau Buna eingesetzt, machte das ungeeignete Schuhwerk sogar für die meisten der Todesfälle verantwortlich: »Wenn ein Häftling eigene Schuhe besaß, wurden ihm diese von der SS oder den Häftlingsfunktionären abgenommen, und er bekam dafür die üblichen Holländer-Pantinen. Das genügte auch meist, sich die Füße wund zu laufen. Er

20 George Harry Londgen, Eidesstattliche Erklärung vom 17.7.1947, Nürnbg. Dok. NI-11703 (deutsch, Abschrift): AIPN, GK 151/460, Bl. 366 f.

21 Bericht Prof. Berthold Epstein vom 11.3.1945: GARF, f. 7021, op. 108, d. 46, Bl. 36–40.

22 Friedrich Entress, Erklärung unter Eid vom 17.4.1947: BStU, MfS HA IX / 11 ZUV 84, Bd. 12, Bl. 90–98, hier Bl. 95.

bekam einen Abszess oder eine Phlegmone, sein Organismus hatte keine Widerstandskraft, und nach völliger Entkräftung ging er als Muselmann in das Gas.«[23] Ähnliches berichten andere ehemalige Häftlinge.[24] Primo Levi, als italienischer Jude ebenfalls Gefangener in Monowitz, schreibt in seinem autobiografischen Roman *Ist das ein Mensch?*:

> Man glaube nicht, daß den Schuhen im Lagerleben eine untergeordnete Bedeutung zukommt. Der Tod beginnt bei den Schuhen. Für die meisten von uns haben sie sich als wahre Marterwerkzeuge erwiesen, weil sie schon nach wenigen Stunden Marsch schmerzende Wunden verursachen, die sich unweigerlich infizieren. [...] Füße schwellen an, und je mehr sie anschwellen, desto unerträglicher wird die Reibung am Holz und am Leinen der Schuhe. So bleibt dann nichts anderes als der Krankenbau. Doch mit dem Befund »dicke Füße« in den Krankenbau zu kommen, ist äußerst gefährlich, denn alle, besonders aber die SS, wissen sehr wohl, daß man dieses Leiden hier nicht loswerden kann.[25]

Infektionskrankheiten wie Fleckfieber spielten hingegen in Monowitz nur eine im Vergleich zum Stammlager und Birkenau untergeordnete Rolle, und zwar aus folgendem Grund: Alle Neuzugänge im Nebenlager Buna wurden für einige Wochen in einen streng isolierten Quarantäneblock, der zum Krankenbau gehörte, untergebracht. Wurde ein Fall von Fleckfieber oder der Verdacht darauf diagnostiziert, wurden üblicherweise alle Häftlinge aus der Quarantäne nach Birkenau bzw. ins Stammlager zurückgeschickt und wohl in den meisten Fällen in den Gaskammern oder, handelte es sich um kleinere Transporte, per Phenolspritze getötet.[26] Auf diese radikale Art und Weise verhinderten die Lagerärzte, dass sich Fleckfieber unter den Insassen des Nebenlagers Buna verbreitete.

---

23 Vernehmung Dr. med. Rudolf Vitek (Weisskopf) vom 20.1.1966: BStU, MfS HA IX/11 ZUV 84, Bd. 17, Bl. 114–124, hier Bl. 123.

24 Laut Lajzer Sylman, der als Häftlingsschreiber im Krankenbau beschäftigt war, wurden 80 Prozent der Krankheiten durch Fußverletzungen hervorgerufen; vgl. Leon Stasiak [vor 1945: Lajzer Sylman], Erklärung unter Eid vom 3.9.1947 (deutsch): AIPN, GK 151/460, Bl. 325–335, hier Bl. 327: AIPN, GK 151/460, Bl. 325–335, hier Bl. 326.

25 Levi, *Mensch*, S. 32 f.

26 Vgl. u.a. Bericht Felix Rausch vom Januar 1949: APMO, Oświadczenia, Bd. 7, Bl. 1060–1076, hier Bl. 1069.

Der Häftlingskrankenbau als »rote Insel«

Angesichts der im Lager Monowitz herrschenden Verhältnisse, die einige Wochen nach der Eröffnung des Lagers in Massenerkrankungen und -sterblichkeit resultierten, spielte die sanitätsmedizinische Grundversorgung der Häftlinge eine umso wichtigere Rolle. Mit vergleichsweise einfachen Mitteln ließen sich viele Krankheiten im Anfangsstadium heilen bzw. vermeiden und dadurch ließ sich die Sterblichkeit wenigstens teilweise senken. Standortarzt Wirths und die zuständigen Lagerärzte verfolgten jedoch im Hinblick auf den Krankenbau eine Personalpolitik, die genau das Gegenteil bewirkte. Statt auf die Expertise und Erfahrung der zahlreichen Mediziner unter den Lagerinsassen zu setzen, entschieden sie sich aus rassistisch-ideologischen Gründen auch hier für deutsche Häftlinge, meist kommunistische, ohne medizinische Ausbildung und Fertigkeiten. Die Folgen waren wahrhaft tödlich.

Bis zur Errichtung des Nebenlagers Buna wurden die auf den Baustellen der IG Auschwitz eingesetzten Insassen von Häftlingspflegern an der Arbeitsstätte behandelt. Vom Herbst 1941 bis zum Frühjahr 1942 hatte unter anderen Konrad Schweda, ein polnischer katholischer Priester, diese Rolle im Buna-Kommando eingenommen.[27] Vor dem Ausmarsch wurden regelmäßig geschwächte und kranke Häftlinge aus dem Kommando herausgenommen und in den Krankenbau im Stammlager eingewiesen. Am Ende des Arbeitstages brachten jene Häftlinge, die noch gehen konnten, Kameraden, die dazu nicht mehr in der Lage waren, und die Toten ins Lager zurück. Die ›Ausfälle‹ wurden stets durch neue Insassen, meist Neuzugänge, ersetzt.

Mit der Eröffnung des Nebenlagers Buna änderte sich diese Praxis. Das Lager hatte von Anfang an einen eigenen Krankenbau, für den Ende Oktober 1942 fünf Häftlinge aus dem Stammlager abgestellt wurden: Dr. Eitinger, Kurt Bergheim, ein polnischer Häftling namens Panitz sowie Ludwig Wörl. Der Name des fünften ist unklar.[28] Krankenbau-

27 Konrad Szweda, »W oświęcimskim szpitalu obozowym w latach 1940 – 1941«, in: *Przegląd Lekarski – Oświęcim* 14 (1974) 1, S. 130 – 134.

28 Vernehmung Hans Wiener vom 8. 11. 1965: BStU, MfS HA IX/11 ZUV 84, Bd. 17, Bl. 161 – 169, hier Bl. 162. Wiener nennt noch Dr. Sperber, bei dem es sich um Dr. Karel Sperber handeln soll. Sperber kam jedoch erst im Dezember 1942 nach Auschwitz. Vgl. Vernehmung Dr. Karel Sperber, o. D. [Dezember 1945] (Auszug, polnische Übersetzung): AIPN, GK 196/98, Bl. 174 – 214, hier Bl. 174 und Bl. 205; Oszkár Betlen, *Leben auf dem Acker des Todes*, Berlin 1962, S. 56. Zu den fünf Häftlingspflegern soll nach eigenen Angaben auch Heinrich Schuster gehört haben (Heinrich Schuster, Erklärung

ältester wurde Wörl. Von dem politischen Häftling aus München, Schreinergehilfe von Beruf, war hier bereits die Rede. Die Umstände seiner Ernennung sind nicht überliefert, die ausschlaggebende Rolle dürfte aber seine deutsche Herkunft gespielt haben.

Wörl setzte beim Aufbau des Krankenbaus auf kommunistische, zumeist deutsche Häftlinge mit langer Lagererfahrung und versorgte sie mit den wichtigsten Funktionsposten. So wurde im Dezember 1942 Stefan Heymann, geboren 1896 in Mannheim, Bankangestellter und KPD-Mitglied, zum 1. Krankenbauschreiber. Heymann, ab 1936 als jüdischer »Schutzhäftling« in Konzentrationslagern interniert, war am 17. Oktober 1942 aus dem KL Buchenwald mit 400 anderen Insassen ins Stammlager Auschwitz überstellt worden. Zwei Tage nach ihrer Ankunft führten Lagerärzte unter den Neuankömmlingen eine Selektion durch, der etwa hundert ältere und schwächere Häftlinge zum Opfer fielen. Sie wurden später vergast. Die übrigen Buchenwald-Häftlinge, darunter Heymann, wurden ins Nebenlager Buna weitergeleitet. In den ersten Wochen in Monowitz arbeitete er beim Straßenbau, ehe er als Schreiber im Krankenbau Beschäftigung fand.[29]

Stefan Heymann baute seine Position dort zum Hauptschreiber aus und hatte somit großen Einfluss darauf, wer hier Funktionsposten bekam.[30] Heymann und Wörl betrachteten den Krankenbau in erster Linie als Netzwerk und Versorgungseinrichtung für ihre kommunistischen Kameraden und Sympathisanten, wie sie es aus dem KL Buchenwald kannten.[31] Nur wenige Monate später sollten Hermann Langbein und Wörl dies wie geschildert auch im Stammlager versuchen.

---

unter Eid, o. D., Nürnbg. Dok. NI-11862 (Abschrift): BStU, MfS HA IX/11 ZUV 84, Bd. 16, Bl. 225–233, hier Bl. 228).

29 Vernehmung Stefan Heymann vom 12.1.1963: BStU, MfS HA IX/11 ZUV 84, Bd. 13, Bl. 43–47; Häftlingspersonalbogen Stefan Heymann, Buchenwald: Arolsen Archives, 1.1.53/6096465/ITS Digital Archive; als Biogramm siehe den Eintrag »Heymann Stefan 14.3.1986 – 4.5.1967« der Bundesstiftung Aufarbeitung, Onlinequelle: https://tinyurl.com/2p8h3yyx [Zugriff: 1.11.2021].

30 Stefan Budziaszek, sein Rivale im Kampf um die Macht im Krankenbau, schilderte Heymann als einen macht- und rachsüchtigen, auch intriganten deutschen Kommunisten. »Er war etwa 50 Jahre alt, verbittert, hatte ein Augenleiden, schämte sich seiner jüdischen Herkunft und beantragte bei der Lagerleitung seine ›Arisierung‹, weil er ein Mischling sei« (Vernehmung Stefan Budziaszek vom 5.3.1948: AIPN, GK 164/179/4, Bl. 29–40, hier Bl. 35).

31 Vernehmung Dr. med. Stephan [sic!] Buthner vom 3.5.1960: Fritz Bauer Institut, 4 Js 798/64, Bd. 7, Bl. 1456–1463, hier Bl. 1459 f.; Betlen, *Leben,* S. 56 f., S. 99 und S. 319. Betlen auf Seite 56: »In Buchenwald war das Revier eine rote Hochburg gewesen, wo

Nach dem Krieg verklärten Mitglieder dieses Netzwerks ihren Zusammenschluss zur Widerstandszentrale im Lager Monowitz.[32] In Wirklichkeit unternahmen sie wenig gegen die SS-Lagerleitung und -mannschaft. Im Gegenteil, ihre Macht im Krankenbau und auch im Lager stützte sich ausschließlich auf die enge Kooperation mit der Lager-SS. Der Verteilungskampf um Überlebenschancen wurde als Klassenkampf verbrämt, Widerstand im Wesentlichen als Kameradenhilfe verstanden. Wer dieser im Weg stand – medizinisches Fachpersonal etwa –, wurde als »reaktionär« (im Falle der Polen) oder »Zionisten« abqualifiziert, auch denunziert. In ihrer Ablehnung der in Auschwitz zusammengetriebenen Angehörigen der nationalen Elite Polens waren sich die Kommunisten im Lager mit den Nationalsozialisten ausnahmsweise einig.

Zum ›Klassenkampf‹ im Lager gehörte es auch, die meisten Schreiberstellen im Arbeitslager Monowitz mit kommunistischen Häftlingen zu besetzen. Dadurch hatten sie einen guten Überblick über die Zustände im Lager selbst wie auch in den Nebenlagern, die im November 1943 dem Arbeitslager Monowitz verwaltungsmäßig zugeordnet wurden, und konnten so die Zuteilung der Häftlinge in »gute« oder »schlechte« Kommandos und Nebenlager tatsächlich beeinflussen.[33]

Die besten Kommandos, zu denen der Krankenbau gehörte, waren kommunistischen Genossen und ihren Sympathisanten vorbehalten, die schlechtesten den politischen Gegnern. Besonders gefürchtet waren Nebenlager bei Kohlegruben. In vielen Fällen kam eine solche Zuteilung einer Entscheidung über Leben und Tod gleich. »Die Angehörigen der Gruppe der Buchenwald-Häftlinge kümmerten sich vor allem um ihre Kameraden. Sie vertraten den Standpunkt, dass nur ›wertvolle‹ Menschen das Recht zum Überleben haben, daher war ihnen das Schicksal der übrigen Häftlinge gleichgültig«, konstatierte Stefan Budziaszek, der im Juni 1943 als Krankenbauältester in den HKB versetzt wurde und die Entwicklung in Monowitz entscheidend prägen sollte.[34]

---

kommunistische Pfleger entkräftete Kameraden versteckt hielten und wieder zu Kräften brachten.« Makowski, »Organisation«, S. 121 f.; Wagner, *IG Auschwitz*, S. 164 f.

32 Vgl. u. a. Vernehmung Curt Posener vom 10. 10. 1968: Fritz Bauer Institut, 4 Js 798/64, Bd. 2, Bl. 283–286, hier Bl. 283 f.; Betlen, *Leben*.

33 Ebenda, S. 169–172.

34 Bericht Dr. Stefan Buthner (Budziaszek) vom 2./3. 2. 1974, aufgezeichnet von Tadeusz Iwaszko: APMO, Oświadczenia, Bd. 88a, Bl. 1–61, hier Bl. 43 f.

Bis zu diesem Zeitpunkt traten vor allem kommunistische Funktionshäftlinge im Krankenbau als »Ärzte« auf. Sie untersuchten die Häftlinge, stellten Diagnosen und griffen auch zum Skalpell. Sie nahmen chirurgische Eingriffe wie das Ausschneiden von Eiterbeulen vor und wagten sich sogar an septische Operationen.[35]

Erich Markowitsch, KPD-Funktionär und Expedient von Beruf, wurde im Dezember 1942 in der Ambulanz des Krankenbaus als leitender Häftlingspfleger eingeteilt. Er berichtete nach dem Krieg: »Wir versuchten [...] den Häftlingen im Rahmen der laufenden Ambulanz mit sehr ungenügenden Mitteln – mit Papierbinden, einfachen Sektionen, kleinen Operationen – Hilfe zu geben.«[36] Ein anderer Häftlingspfleger, der ungarische Kommunist Oszkár Betlen, schreibt:

> [...] der Oberpfleger [Heinrich Schuster; B.M.] [...] teilt mich als Pfleger in eine der Revierbaracken ein. Ich lege Verbände an, gebe Spritzen, schneide Furunkel auf. Manche Patienten reden mich mit »Doktor« an. Ich lache und erkläre ihnen, daß ich Drahtschuster [eine Verballhornung von Elektriker; B.M.] sei. Meine Kollegen mißbilligen es. Es sei besser, meinen sie, wenn mich die Patienten für einen Arzt hielten. Besser für die Patienten.
>
> Das Revierpersonal ist jetzt ein gutes Kollektiv. [Wörl; B.M.] hat sich die Leute mit Umsicht ausgesucht.[37]

Felix Rausch, ein politischer (kommunistischer) Häftling aus Wien, kam ebenfalls im Oktober 1942 aus dem KL Buchenwald nach Auschwitz und wurde wenige Tage später ins Nebenlager Buna verlegt. Dort wurde er als Häftlingspfleger im Quarantäneblock beschäftigt. Rausch bezeichnete den Krankenbau in Monowitz als »rote Insel« im Gegensatz zum

---

35 Makowski, »Organisation«, S. 121; Vernehmung Dr. med. Stefan Buthner (Budziaszek) vom 22.7.1971: Fritz Bauer Institut, 4 Js 798/64, Bd. 7, Bl. 1270–1292, hier Bl. 1272.

36 Stenographisches Protokoll der Hauptverhandlung gegen Horst Fischer, 6. Verhandlungstag, Zeugenaussage Erich Markowitsch vom 17.3.1966: BStU, MfS HA IX/11 ZUV 84, Nr. 84, Bd. 171, Bl. 1–14, hier Bl. 5.

37 Betlen, *Leben*, S. 99. Betlen anonymisierte die meisten Namen; hier benennt er als Krankenbauältesten Peter Welsch (statt Wörl) und als »Oberpfleger« einen Mann namens Schneider (statt Schuster).

Stammlager, wo deutsche, kriminelle und »asoziale« Häftlinge als Funktionshäftlinge herrschten.[38]

Entgegen ihren eigenen, sich selbst verherrlichenden Nachkriegsberichten konnten die »Oberärzte« und »Doktoren« wie Wörl, Schuster oder Betlen kranken Häftlingen wenig helfen, dafür massiv schaden. Oft endeten solche Behandlungen mit dem Tode, wie der Fall des »Oberarztes« Heinrich Schuster zeigt. Schuster löste im März 1943 Wörl als Krankenbauältesten in Monowitz ab. Wörl selbst stieg damals zum Krankenbauältesten (»Oberarzt«) des zentralen HKB im Stammlager auf. Schuster gab sich in Auschwitz als promovierter Mediziner aus. Dr. Weisskopf, der dem Nebenlager Buna im November 1942 als Hilfsarzt im Quarantäneblock zugeteilt wurde, berichtete später:

> Lagerältester war damals [im März 1943; B. M.] ein gewisser Schuster, nach dem Dialekt zu urteilen ein Österreicher. Über den Doktorgrad dieses Schusters waren ich und die anderen Ärzte des KL sehr im Zweifel, da er in der Praxis große Unzulänglichkeiten in fachlicher Hinsicht aufwies.
>
> Dr. Schuster stellte dem Lagerarzt Dr. Fischer[39] zwei Patienten vor, die hohes Fieber hatten. Ich selbst habe vorher bei diesen Patienten eine Lungenentzündung festgestellt. Dr. H. Fischer und Dr. Schuster konsultierten sich und kamen zu der Diagnose, dass die beiden flecktyphusverdächtig sind. An Ort und Stelle entschied Dr. Fischer, dass der gesamte Quarantäneblock zu evakuieren sei. Daraufhin traten alle Patienten des Quarantäneblocks in Viererreihen vor der Lagerschreibstube an, wurden vom Bestand abgeschrieben und nach dem Lager Birkenau überführt, was deren Ermordung in den Gaskammern und Verbrennung in den Krematorien bedeutete. Die Anzahl der Opfer bei dieser ersten Selektion bewegte sich zwischen 60–70 Personen. Ähnliche Selektionen dieses Ausmaßes wiederholten sich noch 2 bis 3 mal, wobei die Anzahl der an die Quarantänestation überwiesenen Häftlinge ständig stieg. Der leitende Häftlingsarzt Dr. Schuster hatte selbst nicht die Vollmacht, über

38 Bericht Felix Rausch vom Januar 1949: APMO, Oświadczenia, Bd. 7, Bl. 1060–1076, hier Bl. 1068.

39 Lagerarzt Dr. Horst Fischer wurde nach eigenen Angaben im März 1943 »auch mit der nichtständigen Betreuung des neuerrichteten Konzentrationslagers Buna-Monowitz betraut« (Hauptverhandlung gegen Horst Fischer, 1. Verhandlungstag, 10.3.1966: BStU: MfS HA IX/11 ZUV 84, Bd. 164, Bl. 23).

das weitere Vorgehen zu entscheiden, ob der Patient zur Arbeit geht oder eine andere Maßnahme durchgeführt wird. Er konnte nur Empfehlungen geben, aber entscheidend war die Meinung des Lagerarztes, in diesem Falle Dr. Fischers. Er ließ auch dann wegen Verdacht von Flecktyphus den Quarantäneblock räumen und die Patienten nach Birkenau in die Gaskammern überweisen, wenn es sich um ganz harmlose Hautausschläge handelte. Das konnte ich selbst als Spezialist für Hautkrankheiten einwandfrei feststellen und das um so mehr, da ich 1914 als Kriegsgefangener in Skopje in Serbien eine Flecktyphus-Epidemie durchgemacht habe.

Bei der von mir oben geschilderten Selektion konsultierten sich Dr. Fischer, Horst, mit mir und Dr. Schuster und fragte uns, ob wir derselben Meinung sind wie er, dass es sich bei dem Patienten, der eine Pneumonie mit hohem Fieber hat, um einen Fall von Flecktyphus handelt. Als ich auf meinem Standpunkt beharrte, dass es sich um eine Lungenentzündung mit einem bedeutungslosen Hautausschlag handelt, versetzte mich Dr. Fischer vom Quarantäneblock in ein schlechteres Arbeitsgebiet, nämlich in den Block für Ruhrkranke (den sogenannten Scheißerblock).[40]

Im März 1943 setzte sich der Krankenbau in Monowitz aus drei Krankenblöcken zusammen, in denen etwa zwanzig, zumeist fachfremde Häftlinge beschäftigt waren. In den Blöcken befanden sich die Krankenschreibstube, die Ambulanz, ein Block war für Infektionskrankheiten vorgesehen. Es gab auch den erwähnten »Scheißerblock«, in den Weisskopf strafversetzt wurde. 1947 fasste er die Behandlungsmethoden und Diagnosen der »Doktoren« dort so zusammen:

Durchfall. Dieser wurde allgemein als Scheißerei bezeichnet und der Durchfallsblock am Krankenbau hieß Scheißerblock. Hier leitete die ärztliche Arbeit der Buchdrucker [Franz; B.M.] Klimek (Wiener Sozialdemokrat), der sich nicht wenig auf seine originellen Methoden der Durchfallsbekämpfung einbildete. Eine Diagnose auf Dysentrie, Typhus, Paratyphus etc. wurde nie gestellt, sondern jeder Durchfall schlechthin als Scheißerei abgetan.[41]

---

40 Vernehmung Dr. med. Rudolf Vitek (Weisskopf) vom 20.1.1966: BStU, MfS HA IX/11 ZUV 84, Bd. 17, Bl. 114–124, hier Bl. 115 f.

41 Zitiert nach Wagner, *IG Auschwitz*, S. 165.

Wie Weisskopfs Schilderungen zeigen, hatten tatsächliche Ärzte unter dem Häftlingspersonal des Krankenbaus wenig zu sagen und waren ohnehin nur dünn gesät, obwohl es unter den Lagerinsassen viele hochqualifizierte Mediziner gab. Die schufteten im Zweifelsfall in Außenkommandos. An Ärzten fanden sich – neben Weisskopf – im HKB Buna im Frühjahr 1943 zeitweise etwa Dr. Max Samuel, ein jüdischer Frauenarzt aus Köln, der Pädiater Prof. Berthold Epstein, der Chirurg Dr. Tadeusz Rutkowski sowie Hugo Orenstein, Szymon Lubicz, Vaclav Pejsa und Tadeusz Śliwiński.[42]

Die oben beschriebene Personalpolitik führte dazu, dass von einer ärztlichen Grundversorgung im Krankenbau keine Rede sein konnte. Dabei hätte der adäquate Einsatz der im Lager vorhandenen medizinischen Fachkräfte einem Teil der kranken Häftlinge wenigstens vorübergehend das Leben retten können, etwa durch fachgerechte einfache chirurgische Eingriffe bei den massenhaft auftretenden Abszessen und Phlegmonen.

Stattdessen »stiegen die Todesziffern auf ein bis dahin unbekanntes Niveau: Von den knapp 4000 Menschen, die an der Jahreswende 1942/43 in Monowitz untergebracht waren, lebte im Februar [1943; B.M.] nur noch etwa die Hälfte.«[43] Das rief die Leitung der IG Auschwitz auf den Plan, »da auf der Baustelle die gerade erst zugeteilten Häftlingsarbeiter schon wieder fehlten«,[44] darunter Hunderte Ingenieure und Techniker.[45]

Die IG Auschwitz intervenierte unter anderem bei Standortarzt Dr. Wirths. An einer der daraufhin im Frühjahr 1943 stattfindenden Besprechungen nahm auch SS-Lagerarzt Friedrich Entress teil, der von März 1943 an das Nebenlager Buna in medizinischer Hinsicht mitbetreute:

> Anwesend waren außer mir und, wenn ich mich recht erinnere, Standortarzt Wirths, Dr. Walter Dürrfeld und Oberingenieur [Max; B.M.] Faust von der IG-Farben Auschwitz, sowie Gerhard Maurer, verantwortlich für den Arbeitseinsatz K.L. Auschwitz. Ich er-

---

42 Vgl. u.a. Makowski, »Organisation«, S. 121 f.; Bericht Felix Rausch vom Januar 1949: APMO, Oświadczenia, Bd. 7, Bl. 1060–1076, hier Bl. S. 1069.

43 Wagner, *IG Auschwitz*, S. 163–165 (Zitat S. 165).

44 Ebenda, S. 165 f. (Zitat S. 165).

45 Vernehmung Stefan Budziaszek vom 5.3.1948: AIPN, GK 164/179/4, Bl. 29–39, hier Bl. 30.

innere mich an folgende Besprechungspunkte: Erweiterung des Krankenbaues in Monowitz und Arbeitseinsatz der Häftlinge für IG Auschwitz. Von seiten der IG/Walther Dürrfeld wurde bei dieser Besprechung im Gegensatz zu der Meinung von uns Ärzten darauf gedrungen, den Krankenbau in Monowitz möglichst klein zu halten, da die IG besonderen Wert darauf legte, möglichst viele arbeitsfähige Häftlinge in Monowitz zu haben. Aus dieser Besprechung ergab sich später in der Praxis, dass zwar alle Häftlinge, die krank waren, in den Krankenbau Monowitz aufgenommen wurden, dort jedoch nur eine bestimmte Zeit verblieben und – wenn ihr Kranksein zu lange dauerte/3–4 Wochen – in das Stammlager Auschwitz zurückgeführt wurden, um von dort aus zum größten Teil nach Birkenau zur Vergasung geschickt zu werden. Die Anzahl der in Monowitz vorhandenen Krankenblocks im Verhältnis zu der Belegung des gesamten K.L. Monowitz ergab praktisch, dass nicht mehr als etwa 5% der Häftlinge Aufnahme finden konnten. Es wurden Tabellen über den Krankenstand geführt. Wenn der Krankenstand über die genannten 5% anstieg, musste der Lagerarzt Selektionen vornehmen.[46]

Das Prozedere, »überzählige« Kranke mittels Ermordung im Stammlager oder in Birkenau aus dem Krankenbau zu ›entfernen‹, musste Ende April 1943 modifiziert werden, als die SS-Zentrale anordnete, die Selektion und Tötung »arbeitsunfähiger« Häftlinge einzustellen. Zugleich bekamen die Lagerärzte Befehle und Anweisungen aus der Zentrale, die Massensterblichkeit im KL Auschwitz dringend zu reduzieren.

Denn bislang war das Problem lediglich in das Stammlager bzw. nach Birkenau verschoben worden. Vor diesem Hintergrund sah sich Standortarzt Wirths offenkundig genötigt, den Krankenbau in Monowitz radikal zu reorganisieren. Als Erstes krempelte er die bisherige Personalpolitik komplett um und suchte nach einem neuen Krankenbauältesten.

46 Friedrich Entress, Erklärung unter Eid vom 17.4.1947: BStU, MfS HA IX/11 ZUV 84, Bd. 12, Bd. 90–98, hier Bl. 94 f. Die Konzernleitung soll sich auch an die SS-Zentrale in Oranienburg gewandt haben. Vgl. Bericht Dr. Stefan Buthner (Budziaszek) vom 2./3.2.1974, aufgezeichnet von Tadeusz Iwaszko: APMO, Oświadczenia, Bd. 88a, Bl. 1–61, hier Bl. 25.

Reorganisation und Professionalisierung: Stefan Budziaszek

Seine Wahl fiel auf Stefan Budziaszek, einen jungen polnischen Häftlingsarzt im Nebenlager Jawischowitz. Dies kam einer Revolution gleich: ein polnischer Häftlingsarzt als »Oberarzt« eines Krankenbaus, in dem zahlreiche deutsche Häftlinge beschäftigt waren.

Stefan Budziaszek, geboren 1913 in Andrychów nahe Auschwitz, hatte in Krakau Medizin studiert. Sein Absolutorium erhielt er im Jahre 1938, die letzten Prüfungen legte er während der deutschen Besatzung konspirativ ab. 1940 fand er eine Beschäftigung in der Klinik des Heiligen Lazarus in Krakau. Von Anfang an war er im antideutschen Widerstand aktiv. Im Jahre 1941 musste er deswegen Krakau fluchtartig verlassen und untertauchen, wurde am 23. Juni 1941 jedoch im südpolnischen Jarosław von der Gestapo gefasst und ins Krakauer Gefängnis Montelupich gebracht. Dort wurde er schwer gefoltert. Von Oktober 1941 an war er im Gefängnis zuweilen als Häftlingsarzt tätig, am 10. Februar 1942 wurde er mit 22 anderen Gefangenen ins Lager Auschwitz eingeliefert. Die SS-Männer »begrüßten« die Neuankömmlinge, unter denen sich mehrere polnische katholische Priester befanden, mit Gebrüll, Schlägen und Tritten. Beim Baden stürzte der geschwächte Budziaszek und brach sich einen Arm. Lagerarzt Entress untersuchte anschließend die »Zugänge« und Budziaszek meldete ihm seine Verletzung. Entress wies Budziaszek in den Krankenbau ein.[47]

Im Krankenbau traf er auf Dr. Bolesław Zbozień und Stefan Żabicki, Kollegen aus Krakau, die dort als Häftlingsärzte bzw. -pfleger beschäftigt waren und ihm halfen. Budziaszek blieb etwa zwei Wochen im Krankenbau und fand dann eine Beschäftigung im Labor in Block 28. Er erkrankte bald an Fleckfieber. Nach seiner Genesung wurde er im Mai 1942 dem Buna-Kommando zugeteilt, allerdings der Gruppe »Materialkontrolle«, sodass ihm die kräftezehrenden schwersten Arbeiten erspart blieben. Außerdem gelang es ihm, mit seinen Eltern, die in Auschwitz wohnten, illegal Kontakt aufzunehmen. Sie halfen ihm unter anderem mit Lebensmitteln. Ende Juli 1942, als das Buna-Kommando wegen der Fleckfieberrpidemie aufgelöst wurde, verhalfen Zbozień und Żabicki ihm zu einer Stelle als Häftlingspfleger in der Chirurgischen Abteilung

47 Vernehmung Stefan Budziaszek vom 5.3.1948: AIPN, GK 164/179, Bd. 4, Bl. 29–40; Bericht Dr. Stefan Buthner (Budziaszek) vom 2./3.2.1974, aufgezeichnet von Tadeusz Iwaszko: APMO, Oświadczenia, Bd. 88a, Bl. 1–61; Czech, *Kalendarium*, S. 173.

des Stammlagers. Żabicki selbst wurde wenige Wochen später, am 20. August 1942, in Block 11 erschossen.[48]

Etwa um den 17. September 1942 ordnete der neue Standortarzt Dr. Wirths im Krankenbaublock einen Appell aller Häftlingsärzte an. Wirths befragte die Angetretenen der Reihe nach, wer sie seien. Anschließend wies er Budziaszek an: »Sie kommen mit. Alles mitnehmen. Sanka [Sanitätswagen; B. M.] ist unten. Verlegung nach Jawischowitz.« Das Nebenlager Jawischowitz war gerade erst, im August, angelegt worden. Die dort inhaftierten Häftlinge hatten in der Kohlegrube Brzeszcze-Jawischowitz unter Tage Zwangsarbeit zu verrichten. Die zwei mit in das Nebenlager verlegten Häftlingsärzte, jüdische Gefangene, waren als solche »eingeschüchtert«, so Budziaszek, und »kamen mit der Führung des Häftlingsreviers nicht zurecht«. Nun sollte Budziaszek die Leitung übernehmen. Als Revierältester verband Budziaszek berufliche Qualifikation offenkundig mit organisatorischem Talent und baute innerhalb weniger Monate ein für Auschwitzer Lagerverhältnisse sehr gut funktionierendes Krankenrevier auf. Budziaszek nahm dort auch Operationen vor, Blinddarmresektionen, die erfolgreich verliefen. Dies fiel auch SS-Standortarzt Wirths auf, der das Nebenlager dienstlich regelmäßig inspizierte.[49]

Im Juni 1943 erfuhr Budziaszek, er werde demnächst in den Krankenbau in Monowitz verlegt. Einige Tage später, am 22. Juni, brachte der Standortarzt ihn persönlich mit seinem Pkw von Jawischowitz dorthin. Unterwegs ließ er ihn wissen, der ehemalige Krankenbauälteste aus dem Stammlager Hans Bock sei dort als Pfleger beschäftigt, habe aber nichts zu sagen. Anders der bisherige Krankenbauälteste Heinrich Schuster, den Budziaszek nun ablöste. »Er lief im weißen Kittel herum und horchte mit dem Stethoskop Patienten ab – mit einem Wort, er

48 Bericht Dr. Stefan Buthner (Budziaszek) vom 2./3.2.1974, aufgezeichnet von Tadeusz Iwaszko: APMO, Oświadczenia, Bd. 88a, Bl. 1–61, hier Bl. 9–17; Vernehmung Stefan Budziaszek vom 5.3.1948: AIPN, GK 164/179, Bd. 4, Bl. 29–40; als Biogramm zu Stefan Żabicki siehe https://tinyurl.com/3nkuwpj8 [Zugriff: 30.7.2021].

49 Bericht Dr. Stefan Buthner (Budziaszek) vom 2./3.2.1974, aufgezeichnet von Tadeusz Iwaszko: APMO, Oświadczenia, Bd. 88a, Bl. 1–61, hier Bl. 18–26 (Zitat Bl. 20); Vernehmung Dr. Stephan [sic!] Buthner vom 22.7.1971: Fritz Bauer Institut, 4 Js 798/64, Bd. 7, Bl. 1270–1292, hier Bl. 1272; Vernehmung Stefan Budziaszek vom 5.3.1948: AIPN, GK 164/179/4, Bl. 29–40; Erklärung Dr. Bolesław Zbozien vom 12.5.1946: AIPN, GK 164/179/4, Bl. 60. Darin heißt es: »Dr. Budziaszek hat im Jahre 1942/43 im Nebenlager Jawischowitze ein vorbildlich funktionierendes Krankenrevier organisiert.« Siehe auch Bacon, *Saving Lives*, S. 51–72.

gab vor, Arzt zu sein. [...] Schuster wurde einige Tage nach meiner Ankunft nach Birkenau (Krankenbauabschnitt) verlegt.«[50] Hans Bock erging es bald genauso; er wurde Blockältester im dortigen Männerkrankenbau.[51]

Die Zustände, die Budziaszek im Krankenbau in Monowitz vorfand, waren laut seinen Nachkriegsaussagen »unhaltbar«, die Sterblichkeit hoch. Budziaszek:

> Um nun in Monowitz im HKB eine Besserung der Situation entsprechend den Wünschen von Buna herbeizuführen, wurde ich von der SS-Lagerleitung [...] nach Monowitz versetzt, wo ich diese Herrschaft der Kommunisten, welche keine Ärzte waren, im HKB vorfand. Nachdem ich wenige Wochen die Lage in Monowitz beobachtet hatte und mit den beiden [dort beschäftigten; B.M.] Ärzten [Bronisław; B.M.] Rutkowski und Epstein Verbindung aufgenommen hatte, unterbreitete ich dem SS-Arzt Dr. Entress Reformvorschläge, die sich etwa unter das Motto bringen lassen: Zum Krankenbau gehören Ärzte. Mir war bekannt, dass in Jawischowitz überreichlich Ärzte vorhanden waren, und ich bat demgemäß darum, dass von dort 2 Ärzte nach Monowitz versetzt würden, und zwar waren dies Dr. [Leon; B.M.] Cuenca und Dr. [Adalbert; B.M.] Robert. Weiterhin drang ich darauf, dass sämtliche bisherigen Blockältesten im HKB abgelöst werden sollten. Dies geschah auch.[52]

Das Netzwerk um Heymann musste um seine Pfründe fürchten. Dank ihrer guten Verbindungen hatten die Männer schon einige Tage im Voraus von Budziaszeks geplanter Versetzung erfahren und gingen von Anfang an auf Konfrontationskurs. Als Erstes ließen sie Budziaszek vom ersten Tag an »beschatten«. Den Auftrag dafür erhielt Adolf Lindenbaum, Gärtner von Beruf, der im Krankenbau als »Hauptpfleger« in der Inneren Abteilung tätig war. Nach wenigen Tagen entlarvte Budziaszek den Spitzel und stellte ihn zur Rede. Lindenbaum wurde zwar beschimpft,

50 Bericht Dr. Stefan Buthner (Budziaszek) vom 2./3.2.1974, aufgezeichnet von Tadeusz Iwaszko: APMO, Oświadczenia, Bd. 88a, Bl. 1–61, hier Bl. 23 f.; Vernehmung Stefan Budziaszek vom 5.3.1948: AIPN, GK 164/179/4, Bl. 29–40, hier Bl. 34, zum Datum der Verlegung nach Monowitz.

51 Czech, »Rolle«, S. 54.

52 Vernehmung Dr. med. Stephan [sic!] Buthner (Budziaszek) vom 22.7.1971: Fritz Bauer Institut, 4 Js798/64, Bd. 7, Bl. 1270–1292, hier Bl. 1273.

doch ansonsten passierte ihm nicht viel. Er durfte im Krankenbau bleiben, allerdings nicht mehr in leitender Position. Später absolvierte er im Stammlager einen Pflegerkurs.[53]

Lindenbau zufolge ersetzte ihn die »Widerstandsgruppe« um Heymann durch einen anderen Spitzel,[54] außerdem denunzierte sie Budziaszek wiederholt bei der Politischen Abteilung, jedoch ohne durschlagenden Erfolg. Auch unter den Häftlingen im Lager blieben die Männer nicht untätig und verbreiteten diffamierende Gerüchte über Budziaszek. Hier trafen sie auf mehr Resonanz, weil sie im Lager viel größeren Einfluss hatten.[55]

Letztlich blieben ihre Bemühungen fruchtlos. Während Lindenbaum bleiben durfte, mussten andere selbst ernannte »Doktoren« ihre Stellen räumen. Budziaszek: »Ich begann die Aufräumarbeiten im Krankenbau mit der Entlassung der bisherigen Blockältesten und Ernennung von Häftlingsärzten auf diese Stellen.«[56] Der gelernte Elektriker Oszkár Betlen, zuletzt »Chefarzt« eines der Krankenbaublöcke, wurde entlassen und einem Arbeitskommando auf dem Buna-Gelände zugeteilt. Im Sommer 1944 kam er als Schreiber in den Krankenbau zurück. Hans Wiener, KPD-Mitglied und Tapeziermeister von Beruf, leitete als Häftlingspfleger den Krankensaal in Block 28. Im Juli 1943 wurde er in das Nebenlager Eintrachthütte bei Schwintochlowitz (Świętochłowice) versetzt, ebenfalls als Häftlingspfleger. Der Klempner Adam König, in Monowitz als Häftlingspfleger tätig, wurde im August 1943 als Dachdecker eingesetzt.[57] Es ist nachvollziehbar, dass einige von ihnen Budziaszek noch lange grollten, wie Betlen, der Budziaszek nach dem Krieg als Kriegsverbrecher denunzierte.[58]

Unter den Medizinern, die Budziaszek mit Zustimmung des Lager- und des Standortarztes in den Krankenbau holte, befanden sich Kapazi-

---

53 Wagner, *IG Auschwitz*, S. 195; Vernehmung Adolf Lindenbaum vom 16. 2. 1966: Fritz Bauer Institut, 4 Js 798/64, Bd. 1, Bl. 50–55; Vernehmung Adolf Lindenbaum, o. D. [1966]: ebenda, Bl. 201 ff.

54 Vernehmung Adolf Lindenbaum, o. D. [1966]: ebenda, 201 ff.

55 Vernehmung Dr. Stephan [sic!] Buthner vom 3. 5. 1960: Fritz Bauer Institut, 4 Js 798/64, Bd. 7, Bl. 1456–1463, hier Bl. 1461; Wagner, *IG Auschwitz*, S. 195 f.

56 Bericht Dr. Stefan Buthner (Budziaszek) vom 2./3. 2. 1974, aufgezeichnet von Tadeusz Iwaszko: APMO, Oświadczenia, Bd. 88a, Bl. 1–61, hier Bl. 27.

57 Vernehmung Oszkar Betlen vom März 1966: BStU, MfS HA IX/11 ZUV 84, Bd. 169, Bl. 16–32; Vernehmung Hans Wiener vom 8. 11. 1965: ebenda, Bd. 17, Bl. 161–169; Vernehmung Dr. Adam König vom 11. 1. 1966: ebenda, Bd. 84, Bl. 84–89.

58 Vgl. u. a. Betlen, *Leben*, S. 188 f.

täten wie der bereits erwähnte Dr. Leon Cuenca aus Saloniki.[59] Cuenca, geboren 1899 in Saloniki, hatte 1916 in Lausanne ein Medizinstudium aufgenommen, das er im Jahre 1922 mit Diplom abschloss. Anschließend bildete er sich in Wien und Paris zum Facharzt für Laryngologie weiter. Nach seiner Rückkehr nach Saloniki arbeitete er als Facharzt für Laryngologie und leitete ab 1940 die entsprechende Abteilung im Krankenhaus Regina Margherita. Im März 1943 wurde er mit seiner Ehefrau – die Ehe blieb kinderlos – mit einem Transport von 1901 jüdischen Männern, Frauen und Kindern aus dem Ghetto Saloniki nach Auschwitz verschleppt. Der Transport traf in Auschwitz am 25. März 1943 ein. An der Rampe wurden 459 Männer und 236 Frauen als »arbeitsfähig« selektiert und ins Lager eingewiesen, darunter Cuenca und seine Ehefrau. Die übrigen Deportierten, 1206 jüdische Frauen, Kinder und Männer wurden in den Gaskammern getötet.[60]

Nach der Quarantäne wurde Cuenca in das Nebenlager Jawischowitz überstellt und im Häftlingsrevier als Häftlingsarzt beschäftigt. Hier hatte Budziaszek ihn kennengelernt. Nach seiner Verlegung nach Monowitz etablierte Cuenca im Krankenbau in Block 17 eine HNO-Abteilung. Im Sommer 1944 wurde sie auf zwei Säle erweitert. Die Abteilung verfügte über dreißig Betten, die im Schnitt mit vierzig Kranken belegt waren. Behandelt wurden sie auch operativ. Dr. Cuenca »entfernte Nasenpolypen, schnitt Mandelabszesse«, hinzu kamen komplizierte Eingriffe etwa am Trommelfell. Cuenca operierte im Operationssaal in Block 18 und Budziaszek assistierte ihm dabei. Später operierte Budziaszek selbst unter Assistenz von Cuenca.[61]

Dieses Beispiel zeigt, dass Budziaszek viel Wert darauf legte, sich im Lager chirurgisch weiterzubilden. Cuenca selbst schrieb an das Landgericht Frankfurt am Main im Jahre 1968:

> Dr. Stephan [sic!] Budziaszek war der Chef des Häftlingskrankenbaus in Buna, als ich in dieses Lager kam [...]. Doktor Stephan [sic!] Budziaszek war damals ein junger Arzt, der wissenshungrig war und der sein Möglichstes tat, um sich die besten Ärzte und sogar

59 Bericht Dr. Stefan Buthner (Budziaszek) vom 2./3.2.1974, aufgezeichnet von Tadeusz Iwaszko: APMO, Oświadczenia, Bd. 88a, Bl. 1–61, hier Bl. 28 f.

60 Bericht der Police municipale Commune de Lausanne vom 9.2.1971 über Léon Cuenca betreffend dessen Einbürgerungsantrag: Privatarchiv Sandra Modiano, Lausanne; Czech, *Kalendarium*, S. 449 f.

61 Makowski, »Organisation«, S. 163.

Professoren auszusuchen, die unter den Häftlingen des Lagers waren. Durch diese Tatsache ließ er den Kranken die beste Pflege zukommen, wobei er sich selbst trotzdem weiterbildete. Zur gleichen Zeit hat er durch alle möglichen Mittel das Krankenhaus, das für die Kranken bestimmt war, sehr gut ausgestattet. Man kann sagen, dass das Krankenhaus von Buna von allen Krankenhäusern der Konzentrationslager dasjenige war, das am besten ausgestattet war, vom wissenschaftlichen und von anderen Standpunkten aus.[62]

Budziaszek hatte vom Lagerarzt die Vollmacht bekommen, aus Arbeitskommandos oder ankommenden Transporten die Fachleute zu rekrutieren, die er benötigte. Am 10. Oktober 1943 traf mit einem Transport aus Straßburg Prof. Dr. med. Robert Waitz im Lager Monowitz ein. Der Häftlingsarzt Dr. Simon Lubicz setzte sich bei Budziaszek für Waitz ein, um ihm eine Stelle zu verschaffen. Genauso intervenierte Lubicz im Fall von Dr. Schinazi aus Bordeaux und von Dr. Leon Kindenberg, Chefarzt am renommierten Krankenhauses Beaujon nordwestlich von Paris. In all diesen Fällen willigte Budziaszek ein. »Ohne Buthners [Budziaszeks; B.M.] Verständnis wären diese Deportierten den Arbeitskommandos zugeteilt worden.«[63]

Budziaszek selbst schätzte, dass er auf diese Art und Weise über 40 Ärzte im Krankenbau einstellen und arbeiten ließ. Diese Zahlen dürften stimmen. Etwa sechs von ihnen waren Polen, die übrigen jüdisch, darunter hochqualifizierte Mediziner mit langjähriger Berufserfahrung.[64] Die meisten dieser Häftlingsärzte überlebten dank ihrer Beschäftigung im Krankenbau die KL-Haft. Persönliche Spannungen konnte dieser Umstand jedoch nicht immer überdecken. Budziaszek: »Leider hat Dr. Waitz es mir nach dem Krieg mit Undankbarkeit statt mit Dankbarkeit heimgezahlt.« Die beiden waren im Lager nicht gut miteinander ausgekommen.[65]

---

62 Schreiben Dr. Leon Cuenca an das Landgericht Frankfurt am Main vom 2.2.1968: Fritz Bauer Institut, 4 Js 798/64, Bd. 2, Bl. 208 f.

63 Vernehmung Dr. med. Simon Lubicz vom 4.11.1970: ebenda, Bd. 6, Bl. 933–936 (Zitat Bl. 933); Bericht Dr. Stefan Buthner (Budziaszek) vom 2./3.2.1974, aufgezeichnet von Tadeusz Iwaszko: APMO, Oświadczenia, Bd. 88a, Bl. 1–61, hier Bl. 29 (betreffend »Vollmacht« und Prof. Waitz).

64 Vernehmung Dr. Stefan Budziaszek vom 5.3.1948: AIPN, GK 164/179/4, Bl. 29–40, hier Bl. 30; Tabelle: Verzeichnis des Ärztepersonals im Häftlings-Krankenbau in Monowitz, in: Makowski, »Organisation« S. 177 f.

65 Bericht Dr. Stefan Buthner (Budziaszek) vom 2./3.2.1974, aufgezeichnet von Tadeusz Iwaszko: APMO, Oświadczenia, Bd. 88a, Bl. 1–61, hier Bl. 29. Der Häftling Ser-

Gleichzeitig baute Budziaszek den Krankenbau energisch aus, selbstverständlich auch hier mit Zustimmung und gar Unterstützung von Lagerärzten und Lagerleitung. Hierbei zeigte er ein bemerkenswertes Organisationstalent unter den außergewöhnlichen Bedingungen, die in einem Konzentrationslager herrschten. Bei seiner Ankunft in Monowitz setzte sich der Krankenbau aus drei Baracken zusammen, die nur primitiv ausgestattet waren. Innerhalb eines Jahres wurden daraus zehn Baracken mit zwei gut ausgestatteten Operationssälen, Desinfektionskammer, Wäscherei, Bad und Küche. Darüber hinaus wurden die Krankenbaubaracken mit fließendem Wasser und Kanalisation ausgestattet.

All diese Auf-, Ausbau- und Wartungsarbeiten führten Häftlinge aus, die dafür teils formal als Häftlingspfleger beschäftigt wurden; die Baumaterialien wurden auf dem Gelände der Buna-Werke »organisiert«. Bauholz gab es genug, Ziegelsteine brachten Häftlinge einzeln von den Baustellen ins Lager, genauso wie Zement, Waschbecken, Abortschüsseln, Rohre usw. Die bestehenden Krankenbaugebäude wurden regelmäßig renoviert, »Wände, Fussböden und Betten wurden angemalt. Die Farbe brachten die als Maler beim Bau des Kombinats beschäftigten Häftlinge mit.« Lagerärzte und Lagerführung tolerierten dies stillschweigend und leisteten teilweise sogar Unterstützung, obwohl Diebstahl im Lager grundsätzlich schwer bestraft wurde.[66] Exemplarisch hierfür ist der Vorfall mit der Lokomobile.

Im Sommer 1943 »entdeckte« der SS-Sanitäter Gerhard Neubert auf dem IG-Fabrikgelände eine Lokomobile zur mechanischen Nutzung von Dampf. Budziaszek wusste, wie man diese Maschine im Krankenbau einsetzen konnte. Er stellte ein Kommando von etwa zwanzig Häftlin-

---

gej Kaplan beschrieb die Beziehung zwischen Waitz und Budziaszek wie folgt: »Persönliche Beziehungen zu Buthner waren nicht die besten, auf med. Gebiet waren sie sogar ausgesprochen schlecht. Die beiden Ärzte haben keinen kollegialen Respekt voreinander gehabt. Ich habe als Techniker eine Operation mitgemacht, wobei Buthner operierte und Waitz sein Operationsassistent war. Dabei hat sich Waitz, der kein Chirurg war, sondern ein Internist, ganz bestimmt blamiert. Den aufbrausenden Charakter von Buthner kennend, ist es kein Wunder, dass er Waitz nach der Operation ausgeschimpft hat. Ich könnte mir vorstellen, dass Waitz dies sehr persönlich genommen hat« (Vernehmung Sergej Kaplan vom 4.8.1968: Fritz Bauer Institut, 4 Js 798/64, Bd. 3, Bl. 485–488, hier Bl. 487).

66 Bericht Dr. Stefan Buthner (Budziaszek) vom 2./3.2.1974, aufgezeichnet von Tadeusz Iwaszko: APMO, Oświadczenia, Bd. 88a, Bl. 1–61, hier Bl. 31 f.; Makowski, »Organisation«, S. 118–120 (Zitat S. 120).

gen zusammen, das die Lokomobile ins Lager bringen sollte. »In der Früh meldete sich das Kommando vorschriftsmäßig zum Ausmarsch. Es gelangte tatsächlich zu dem Platz, wo die Dampfmaschine stand. Ohne Behinderung durch den Werkschutz wurde die Maschine hinausgerollt und ins Lager gebracht.« Das Kommando führte der SS-Sanitäter Neubert mit Kenntnis der Lagerführung an. Später versuchte die Werksleitung, die im »Husarenstreich« erbeutete Lokomobile zurückzubekommen – vergeblich.[67]

Budziaszek ließ die Dampfmaschine im hinteren Teil des Krankenbaus aufstellen, damit sie nicht auffiel, und von eigenen Fachkräften an das Heizungssystem anschließen. Dank dem nun ausreichend erzeugten Dampfdruck konnten unter anderem eine Desinfektionskammer und ein Bad im Krankenbau eingerichtet und betrieben werden. »Der Lagerarzt«, so Budziaszek, »war deswegen sehr zufrieden, genauso wie der Lagerführer.«[68]

Der Krankenbau war »der wichtigste Umschlagplatz für die in der Buna verübten Diebstähle«, schreibt Primo Levi, der selbst daran mitgewirkt hatte:

> Von der Suppe, die der KB bekommt, werden täglich für den Ankauf der verschiedensten Artikel von den Spezialisten im vorhinein gute zwanzig Liter als Diebstahlfonds bereitgestellt. Man stiehlt dünnen Gummischlauch, der im KB für die Enteroklysen und Magensonden verwendet wird; man bietet Bleistifte und farbige Tinten an, die für die komplizierte Rechnungsführung der KB-Furierstelle gebraucht werden; und ebenso Thermometer und Glasartikel und chemische Reagenzien, die aus den Depots der Buna in die Taschen der Häftlinge wandern und als sanitäre Artikel im KB Verwendung finden.

67 Bericht Dr. Stefan Buthner (Budziaszek) vom 2./3.2.1974, aufgezeichnet von Tadeusz Iwaszko: APMO, Oświadczenia, Bd. 88a, Bl. 1–61, hier Bl. 31 f.; Bericht Felix Rausch vom Januar 1949: ebenda, Bd. 7, Bl. 1060–1076, hier Bl. 1068 (»Husarenstreich«); Notiz über das Gespräch mit Leon Stasiak [vor 1945: Lajzer Sylman], August 1969: ebenda, Bd. 92, Bl. 194; Vernehmung Gerhard Neubert vom 21.7.1971: Fritz Bauer Institut, 4 Js 798/64, Bd. 7, Bl. 1261–1269, hier Bl. 1263. Felix Rausch stellt diese Aktion so dar, als sei dieser »Husarenstreich« dem Netzwerk um Heymann zuzurechnen. Er blendet dabei sowohl Budziaszeks als auch Neuberts Rolle aus.

68 Bericht Dr. Stefan Buthner (Budziaszek) vom 2./3.2.1974, aufgezeichnet von Tadeusz Iwaszko: APMO, Oświadczenia, Bd. 88a, Bl. 1–61, hier Bl. 31 f.

Und es sei nicht unbescheiden, wenn ich hinzufüge, daß von uns, nämlich von Alberto und mir, die Idee stammt, Millimeterpapier-Rollen von den Thermographen der Trocknungsabteilung zu entwenden und dem leitenden Arzt des KB mit dem Vorschlag anzubieten, sie für die Puls- und Temperaturdiagramme zu benutzen.

Alles in allem: Der Diebstahl in Buna wird von der zivilen Direktion geahndet, aber von der SS autorisiert und begünstigt [...].[69]

Budziaszek richtete im Krankenbau Schuh-, Schneider- und Elektrowerkstätten ein, in denen Dienstleistungen für den Krankenbau, aber auch für SS-Männer vorgenommen wurden. Die Ausstattung der einzelnen Fachabteilungen mit medizinischen Instrumenten, Geräten und Apparaten »organisierte« Budziaszek zum großen Teil im Effektenlager »Kanada«, genauso wie Medikamente, denn die offiziellen Zuteilungen waren sehr knapp.

Jüdische Ärzte, die nach Auschwitz verschleppt wurden, hatten ihre medizinischen Instrumente, Geräte und gar Apparate sowie Medikamente mitzunehmen. Diese wurden ihnen mit allen anderen mitgebrachten Habseligkeiten bei der Ankunft in Auschwitz abgenommen, im Effektenlager gesammelt und dann weiterverwertet. Ein Teil dieser medizinischen Güter ging in die Zentralapotheke im Stammlager. Dort hatte Budziaszek Freunde, die den Krankenbau mit den nötigen Instrumenten und Geräten versorgten. Medikamente, insbesondere Impfstoffe gegen Fleckfieber, beschaffte Budziaszek außerdem über seinen Vater, der in Auschwitz wohnte und als Eisenbahnbeamter arbeitete.[70]

Olga Lengyel aus Cluj in Siebenbürgen, die mit ihrem Ehemann, dem Arzt Nicholas Lengyel, und ihren Eltern im April 1944 nach Auschwitz deportiert wurde, berichtete:

---

69 Levi, *Mensch*, S. 82 f.; Makowski, »Organisation«, S. 128, schreibt über die »Reserven in der Krankenbauküche, mit denen Häftlinge des Lagers für ihre dem Krankenbau geleisteten Dienste – wie z. B. das Einschmuggeln von Farben, technischem und anderem Material [–] belohnt werden konnten.«

70 Bericht Dr. Stefan Buthner (Budziaszek) vom 2./3. 2. 1974, aufgezeichnet von Tadeusz Iwaszko: APMO, Oświadczenia, Bd. 88a, Bl. 1–61, hier Bl. 30 f.; Schreiben Stefan Buthner (Budziaszek) an Antoni Makowski vom 7. 5. 1968: ebenda, Bd. 92, Bl. 165–175.

> Wenn Häftlinge in Auschwitz ankamen, mussten die, welche Ärzte waren, eine besondere Reihe bilden, und die Instrumente, Apparate und ärztlichen Vorräte, die sie hatten mitbringen müssen, mit sich nehmen. All diese ärztlichen Geräte wurden dann gesammelt und an verschiedene Lagereinheiten verteilt. Ein großer Teil dieser medizinischen Instrumente und Geräte kamen zur »Farben«-Buna-Fabrik und ins Lager Monowitz. [...] Er [der Ehemann; B. M.] erzählte mir auch, dass er, während er für Farben in deren Buna-Fabrik und im Lazarett No. 13 arbeitete, medizinische Instrumente und Geräte bekam und benutzte, die er als Eigentum von befreundeten Ärzten – die ihm Patienten in sein Sanatorium in Cluj geschickt hatten – wiedererkannte.[71]

Außerdem wurden Apparate aus »organisierten« Bestandteilen zusammengebaut. Dafür ließ Budziaszek versierte Techniker und Ingenieure im Krankenbau beschäftigen, etwa den jüdischen Häftling Sergej Kaplan aus den Niederlanden, einst leitender Ingenieur der Forschungsabteilung der Philipswerke. Im März 1944 wurde er im Krankenbau als Elektriker eingestellt und bastelte bald verschiedene medizinische Gerätschaften zusammen, darunter ein Elektroschockgerät. »Danach beschäftigte ich mich mit Versuchen der elektrischen Narkose, weil keine Narkosemittel mehr zur Verfügung standen. [...] Später, etwa im September 44, wurde ich beauftragt, eine Röntgeninstallation zu bauen. Diese wurde etwa Ende November, Anfang Dezember fertig.«[72]

Vorbeugung und ambulante Versorgungsstrukturen

Die oben beschriebene Aktion mit der Lokomobile und ihr Einsatz im Krankenbau fanden im Rahmen vorbeugender Maßnahmen gegen Seuchen statt. Budziaszek selbst erklärte, dass er Prävention für ebenso wichtig erachtete wie medizinische Behandlung, wenn nicht wichti-

71 Olga Lengyel, Eidesstattliche Erklärung vom 23.7.1947, Übersetzung, Nürnbg. Dok. NI-10932 (Abschrift): BStU, MfS HA IX/11 ZUV 84, Bd. 14, Bl. 173–182, hier Bl. 175.

72 Vernehmung Sergej Kaplan vom 4.8.1969: Fritz Bauer Institut, 4 Js 798/64, Bd. 3, Bl. 485–488, hier Bl. 486; Makowski, »Organisation«, S. 124 f.; Jolanda Bakker, »Eindhovense Philipsingenieur Sergej Kaplan overleefde concentratiekampen«, 22.8.2017, Onlinequelle: https://tinyurl.com/32xcantz [Zugriff: 8.8.2021].

ger.[73] Das galt erst recht mit Blick auf Fleckfieber, kamen die Insassen im Arbeitslager Monowitz auf den Baustellen der IG Auschwitz und später auch im Werk selbst doch ständig mit Zivilarbeitern in Berührung. Daher war den Lagerärzten und der Lagerführung umso mehr daran gelegen, eine Ausbreitung der Seuche im Lager zu unterbinden.

Zwischen Dezember 1942, als das Massensterben an Fleckfieber im Nebenlager Buna begann, und dem Sommer 1943 wurden alle in Monowitz diagnostizierten Fleckfieberkranken und Verdachtsfälle in den HKB des Stammlagers oder Birkenaus überstellt und zumeist anschließend mit Phenol oder Gas ermordet. Mindestens zweimal wurde der ganze Quarantäneblock geräumt, nach Birkenau rücküberstellt und dort offenkundig getötet, weil sich vereinzelt Fleckfieberkranke unter den Eingelieferten befanden. Mehr als 500 Gefangene dürften dieser erbarmungslosen Seuchenpolitik zum Opfer gefallen sein.[74]

Während Standortarzt Wirths und die Lagerärzte Häftlinge als tatsächliche oder mögliche Ansteckungsquellen ›vorbeugend‹ töten ließen, setzte Budziaszek bei Läusen als Überträgern des epidemischen Fleckfiebers an. Er führte im gesamten Lager rigorose »Läuseappelle« und auch Krätzekontrollen ein, der sich alle Lagerinsassen unterwerfen mussten. Häftlingsärzte und -pfleger führten diese »Läuseappelle« an den Sonntagen in den Wohnblocks durch; »man kontrollierte die Sauberkeit wie auch die Unterwäsche und suchte nach Kleiderläusen«. Häftlinge, bei denen dieses oder anderes Ungeziefer gefunden wurde, mussten zur Desinfektion. Dort wurden sie entkleidet, gebadet und mit dem Entwesungsmittel Cuprex eingerieben, ihre Kleidung und Wäsche währenddessen in der mit der Lokomobile betriebenen Entwesungskammer gründlich desinfiziert. Budziaszek: »Im Zuge dieser Bemühungen wurde seinerzeit auch eine Lokomobile organisiert, damit die Möglichkeit bestand, den Dampfdruck für die Entlausungszwecke zu erhöhen.«[75]

---

73 Vernehmung Dr. Stefan Budziaszek vom 5.3.1948: AIPN, GK 164/179/4, Bl. 29–40, hier Bl. 43.

74 Makowski, »Organisation«, S. 159–161; Bericht Felix Rausch vom Januar 1949: APMO, Oświadczenia, Bd. 7, Bl. 1060–1076, hier Bl. 1069.

75 Vernehmung Dr. Stefan Budziaszek vom 4.3.1948: AIPN, GK 164/179/4, Bl. 29–40, hier Bl. 31; Bericht Dr. Stefan Buthner (Budziaszek) vom 2./3.2.1974, aufgezeichnet von Tadeusz Iwaszko: APMO, Oświadczenia, Bd. 88a, Bl. 1–61, hier Bl. 31 f.; Vernehmung Dr. Stephan [sic!] Buthner vom 22.7.1971: Fritz Bauer Institut, 4 Js 798/64, Bd. 7, Bl. 1270–1939, hier Bl. 1278 (2. Zitat); Makowski, »Organisation«, S. 165 (1. Zitat).

Die sachgemäße Entwesung, die erst durch den Einsatz der Lokomobile möglich war, erwies sich als das wichtigste Instrument, »um das Fleckfieber zu bekämpfen«. Auf diese Weise gelang es, das Lager Monowitz seuchenfrei zu machen und auch zu halten.[76] Dies bezog sich sowohl auf Fleckfieber als auch auf die Krätze. Allerdings konnten nicht alle Häftlinge, insbesondere die, die später ins Lager kamen, in diesen rigorosen Maßnahmen einen Sinn erblicken. Primo Levi, der Ende Februar 1944 als jüdischer Häftling im Lager Monowitz Sklavenarbeit leisten musste, schrieb: »Endlos und unergründlich sind die zu befolgenden Riten: [...] abends muß man sich auf Läuse und auf gewaschene Füße untersuchen lassen; [...] sonntags muß man sich der allgemeinen Krätzekontrolle [...] unterziehen [...] Heute ist ›Arbeitssonntag‹. Bis dreizehn Uhr wird gearbeitet, dann geht es zurück ins Lager zur Dusche, zum Scheren und zur allgemeinen Krätze- und Läusekontrolle.«[77]

Wie oben erwähnt, führte das schlechte Schuhwerk zu zahlreichen Verletzungen, die sich unter den Lagerbedingungen verheerend entwickeln konnten. Aus diesem Grund wurden im Lager Monowitz auch Schuhkontrollen eingeführt. »Wenn einem ein Schuh Schmerzen verursacht, muß man abends die Zeremonie des Schuhumtausches mitmachen«, so noch einmal Levi.[78]

Ein nicht unwesentlicher Anteil behandlungsbedürftiger Verletzungen ging jedoch auf Misshandlungen der Häftlinge durch Kapos zurück. Zwar wurden diese im Laufe des Jahres 1943 verboten, sie blieben trotzdem auf der Tagesordnung, sodass jeden Tag zahlreiche Insassen deswegen stationär behandelt werden mussten. Budziaszek ließ daraufhin eine Aufstellung über die Zahl der Arbeitsstunden, die dadurch verloren gingen, ausarbeiten und legte sie dem für den Arbeitseinsatz der Häftlinge zuständigen SS-Offizier (Arbeitsführer) vor. Dieser sei wegen der Tausenden entgangenen Arbeitsstunden entsetzt gewesen und habe den Befehl durchgesetzt, jede Körperverletzung zu untersuchen und zu bestrafen. Eine Woche später seien mehrere Kapos öffentlich auf dem Appellplatz mit jeweils 25 Stockhieben bestraft worden. »Von da an hörte das bis dahin weitverbreitete Schlagen auf und kam nur noch

76 Vernehmung Dr. Stephan [sic!] Buthner vom 14.8.1962: Fritz Bauer Institut, 4 Js 798/64, Bd. 7, Bl. 1464–1470, hier Bl. 1466 (Zitat); Bericht Felix Rausch vom Januar 1949: APMO, Oświadczenia, Bd. 7, Bl. 1060–1076, hier Bl. 1068. Rausch: »Es gelang uns, das Lager seuchenfrei zu machen.«

77 Levi, *Mensch*, S. 32 und S. 121.

78 Ebenda, S. 32.

sporadisch vor.«[79] Damit ging auch die Zahl der entsprechenden Verletzungen wesentlich zurück. Die im Arbeitslager Monowitz bestehenden Verhältnisse erschienen im Vergleich zu denen, die im Lager Birkenau oder etwa im Stammlager Auschwitz herrschten, geradezu vorbildlich.[80]

Im März 1943 einigten sich die IG-Leitung und der Standortarzt laut Entress darauf, dass der Anteil der kranken Häftlinge, die im Krankenbau stationär behandelt wurden, 5 Prozent der Lagerbelegstärke nicht überschreiten durfte. Budziaszek berichtete in diesem Zusammenhang von 10 Prozent. Sobald der Anteil überschritten war, führte der Lagerarzt in Absprache mit dem Standortarzt eine Selektion durch. Die dabei »ausgemusterten« Kranken wurden anschließend zur »Sonderbehandlung« nach Birkenau überstellt und durch neue »arbeitsfähige« Häftlinge ersetzt.[81]

Außerdem habe es mit der IG Auschwitz die Regelung gegeben, dass kranke Häftlinge nicht länger als drei Wochen stationär behandelt werden durften, so Budziaszek und Horst Fischer übereinstimmend. Entress berichtet hingegen von drei bis vier Wochen. Die Einhaltung dieser Richtlinien oblag dem jeweiligen Lagerarzt. Alle Kranken, die nach drei Wochen noch nicht genesen waren, wurden in den Krankenbau in Birkenau geschickt, wo regelmäßig Selektionen für die Gaskammern stattfanden. Ähnlich war es mit Häftlingen, die operiert werden mussten. Sie wurden in den Krankenbau im Stammlager verlegt, wo es eine gut funktionierende chirurgische Abteilung gab. Aber auch dort fanden in regelmäßigen Abständen Selektionen ins Gas statt, denen viele Häftlinge zum Opfer fielen.[82]

---

79 Vernehmung Dr. Stefan Budziaszek vom 5.3.1948: AIPN, GK 164/179/4, Bl. 29–39, hier Bl. 34 f. (Zitat Bl. 35); Bericht Dr. Stefan Buthner (Budziaszek) vom 2./3.2.1974, aufgezeichnet von Tadeusz Iwaszko: APMO, Oświadczenia, Bd. 88a, Bl. 1–61, hier Bl. 49–51.

80 Bericht Felix Rausch vom Januar 1959: APMO, Oświadczenia, Bd. 7, Bl. 1060–1076. »Das beste Lager des ganzen Bereiches war Monowitz«, so Rausch, wobei er diesbezügliche Verdienste ausschließlich der »Widerstandsgruppe« um Heymann zuschreibt (ebenda, Bl. 1068).

81 Vernehmung Dr. Stefan Budziaszek vom 5.3.1948: AIPN, GK 164/179/4, Bl. 29–39, hier Bl. 33; Bericht Dr. Stefan Buthner (Budziaszek) vom 2./3.2.1974, aufgezeichnet von Tadeusz Iwaszko: APMO, Oświadczenia, Bd. 88a, Bl. 1–61, hier Bl. 37; Friedrich Entress, Erklärung unter Eid vom 17.4.1947: BStU, MfS HA IX/11 ZUV 84, Bd. 12, Bd. 90–98, hier Bl. 94 f.

82 Vernehmung Dr. Stefan Budziaszek vom 5.3.1948: AIPN, GK 164/179/4, Bl. 29–39, hier Bl. 32; Vernehmung Dr. Horst Fischer vom 1.12.1964: BStU, MfS HA IX/11 ZUV

Aus diesem Grund endete die Überstellung eines Kranken nach Birkenau oder in das Stammlager für die Betroffenen oft mit dem Tod in der Gaskammer. Angesichts dessen setzte Budziaszek neben Vorbeugung auf den Ausbau der ambulanten Behandlungs- und Versorgungsstrukturen, um schwere Erkrankungen so weit als möglich zu verhindern. Budziaszek: »Entscheidenden Wert legte ich mit meinen Kollegen in Monowitz darauf, die erkrankten Häftlinge möglichst frühzeitig zu bekommen, um rechtzeitig die Behandlung beginnen zu lassen, und zwar in geeigneten Fällen sogar ambulant behandeln zu können.« Aus diesem Grund wurden Häftlinge im Lager immer wieder darauf hingewiesen, dass sie auch mit kleinen Verletzungen zum Arzt gehen sollten.[83]

Dies setzte den Ausbau der Ambulanz mit medizinisch-technischer Ausrüstung und vor allem die Ausstattung mit medizinischen Fachkräften voraus, die es in Auschwitz unter den jüdischen und polnischen Häftlingen mehr als genug gab. In wenigen Monaten entstanden chirurgische, internistische, dermatologische, laryngologische und augenärztliche Fachambulanzen. Der leitende Häftlingsarzt der Ambulanz war bis August 1943 Prof. Berthold Epstein, ihm folgte Dr. Jonas Silber aus Frankreich. Die internistischen Fälle behandelten Dr. Simon Lubicz, Prof. Robert Waitz und Prof. Michael Kindberg, die chirurgischen die Chirurgen Dr. Bronisław Rutkowski, Dr. Hugo Orenstein aus Frankreich und – ab dem Sommer 1944 – Dr. Nicholas Lengyel, die laryngologischen Dr. Leon Cuenca und die augenärztlichen der Augenarzt Dr. Aladar Sternberg.[84]

Die Ambulanzärzte untersuchten die sich meldenden Häftlinge und entschieden über die weitere Behandlung, insbesondere, ob diese ambulant oder stationär erfolgen sollte. Die Kranken, die in den Krankenbau eingewiesen wurden, begaben sich am Tag darauf zur Aufnahme, wo sie

---

84, Bd. 5, Bl. 82–84. »Entsprechend einer Weisung des SS-Standortarztes vom Sommer oder Herbst 1943 hatte ich als Lagerarzt darüber zu wachen, dass die erkrankten und arbeitsunfähigen Häftlinge im Lager Monowitz nur eine begrenzte Zeit, meiner Erinnerung nach 21 Tage, im Häftlingskrankenbau liegen und nach Überschreitung dieser Zeit für die Gaskammer ausgesondert werden sollten« (ebenda, Bl. 83). Übereinstimmend Vernehmung Dr. Horst Fischer vom 2.9.1965: BStU, MfS HA IX/11 ZUV 84, Bd. 4, Bl. 240–247, hier Bl. 244. Friedrich Entress, Erklärung unter Eid vom 17.4.1947: BStU, MfS HA IX/11 ZUV 84, Bd. 12, Bd. 90–98, hier Bl. 94 f.

83 Vernehmung Dr. Stephan [sic!] Buthner vom 22.7.1971: Fritz Bauer Institut, 4 Js 798/64, Bd. 7, Bl. 1270–1292, hier Bl. 1278 (Zitat); Vernehmung Dr. Stefan Budziaszek vom 5.3.1948: AIPN, GK 164/179/4, Bl. 29–39, hier Bl. 31 f.

84 Makowski, »Organisation«, S. 150; Bericht Dr. Stefan Buthner (Budziaszek) vom 2./3.2.1974, aufgezeichnet von Tadeusz Iwaszko: APMO, Oświadczenia, Bd. 88a, Bl. 1–61, hier Bl. hier Bl. 29 f.

noch einmal untersucht und gegebenenfalls in die entsprechende Fachabteilung eingewiesen wurden. Die Zahl der ambulanten Behandlungen stieg von täglich 500 im Juni 1943 auf 1200 im Juni 1944, die der stationär Behandelten Häftlinge von 380 im Juni 1943 über 800 im Dezember 1943 und 880 im Juni 1944 auf 1120 im Dezember 1944.[85]

Besonderen Stellenwert hatte die chirurgische Ambulanz, da Phlegmonen, Abszesse, Furunkel, andere eiternde Wunden, Verletzungen und Knochenbrüche infolge von Arbeitsunfällen und auch Misshandlungen die Häftlinge massenhaft quälten. »Sehr zahlreiche Häftlinge erkrankten an Eiterprozessen, sei es auf Grund geringfügiger Verletzungen an den Händen, die bei der Arbeit entstanden, oder an den Füßen auf Grund des mangelhaften Schuhwerkes. So traten vor allem Phlegmonen und Abszesse in Erscheinung«, erläuterte der ehemalige Lagerarzt Dr. Horst Fischer im Jahre 1965.[86] Ähnlich Budziaszek im Jahre 1974: »Phlegmonen waren eine der häufigsten Erkrankungen unter den Häftlingen im Konzentrationslager Auschwitz III.«[87]

Ausgedehnte Phlegmonen und andere eiternde, schlecht heilende Wunden waren für die Lagerärzte stets ein Grund, die davon betroffenen Häftlinge »auszumustern« und sie in die Gaskammern zu schicken, je nach Prognose der Heilungsdauer. Dasselbe galt für Verletzungen, Knochenbrüche und andere schwere Verwundungen. Eine frühzeitige und medizinisch fachgemäße Behandlung erhöhte somit die Überlebenschancen der betroffenen Häftlinge enorm. Ab August 1943 betraf dies ausschließlich jüdische Häftlinge, da nur sie noch selektiert wurden. In der chirurgischen Ambulanz wurden täglich Hunderte Häftlinge mit leichteren Verletzungen versorgt. Die übrigen chirurgischen Fälle wurden in die Chirurgische Abteilung eingewiesen, dort operiert und anschließend in der postoperativen Abteilung behandelt. Eine Überweisung ins Stammlager war nicht mehr notwendig.[88]

Parallel zum Aus- und Aufbau der ambulatorischen Behandlungs- und Versorgungsstrukturen kümmerte sich Budziaszek um den Aufbau von Fachabteilungen und die Erweiterung des Krankenbaus durch weitere Krankenblöcke. Vom Sommer 1943 an entstanden folgende Ab-

85 Makowski, »Organisation« S. 143 und S. 150.

86 Vernehmung Dr. Horst Fischer vom 29.11.1965: BStU, MfS HA IX/11 ZUV 84, Bd. 5, Bl. 76–78. hier Bl. 77.

87 Bericht Dr. Stefan Buthner (Budziaszek) vom 2./3.2.1974, aufgezeichnet von Tadeusz Iwaszko: APMO, Oświadczenia, Bd. 88a, Bl. 1–61, hier Bl. 55.

88 Makowski, »Organisation«, S. 151.

teilungen: eine Chirurgische und, gesondert davon, eine Postoperative, eine Abteilung für Septische Chirurgie (im Sommer 1944), eine Innere Abteilung, eine für Hautkrankheiten und eine Zahnstation. Sie alle verfügten über Bade- und Waschräume und waren relativ gut ausgestattet, insbesondere die Chirurgische Abteilung. In die Krankenbaublöcke wurden wie erwähnt Waschgelegenheiten und Aborte eingebaut, hinzu kamen Wirtschafts- und Hilfsabteilungen wie ein Baderaum mit warmem Wasser und Duschen, ein Desinfektionsraum für Kleidung, Lebensmittelmagazine sowie eine Krankenbauküche. Außerdem ließ Budziaszek rings um den Krankenbau einen Gemüsegarten anlegen.[89]

Ein Jahr nach Budziaszek ›Amtsantritt‹ funktionierte der Krankenbau geradezu vorbildlich im Vergleich zu jenen in den anderen deutschen Konzentrationslagern. Am 1. Mai 1944 traf ein Transport mit 120 Häftlingen aus dem Nebenlager Brünn in Monowitz ein. Unter ihnen befand sich der Häftlingsarzt Czesław Jaworski, den Budziaszek aus dem Stammlager kannte. Einen Tag nach der Ankunft im Lager stellte Budziaszek seinem Kollegen den Krankenbau vor:

> Dr. Budziaszek zeigt mir die Einrichtungen des Krankenbaus, die er weitgehend selbst aufgebaut hat, zwar nicht mit eigenen Händen, jedoch ausschließlich dank seiner persönlichen Bemühungen und seiner geschickten Organisation. Ich bestaune die organisatorisch einfallsreiche Einrichtung des Verband-Saales für die ambulant Behandelten. Sie ermöglicht, etwa einem Dutzend Patienten, von denen es in den Abendstunden Hunderte gab, zeitgleich Verbände anzulegen bzw. zu wechseln. Ich bewundere den Operationsraum, der einem erstklassigen Krankenhaus gleichkommt. Er ist seine [Budziaszeks; B.M.] größte Sorge und der größte Stolz zugleich. Hier nimmt er unter Assistenz von hochqualifizierten Chirurgen komplizierte Operationen vor. Er hat bereits einige Schädeltrepanationen und schwere Magenoperationen hinter sich, die erfolgreich ausgingen (Operierte leben), nicht mitgerechnet Hunderte andere Eingriffe wie Blinddarm- und Leistenbruchoperationen und andere kleine Eingriffe. Er zeigt mir noch das Thermo- und Elektrotherapie-Kabinett. Hier ist das Königreich des Doktor Zenon Drohocki, eines Polen, der aus einem Lager in Frankreich hergebracht wurde.

89 Bericht Dr. Stefan Buthner (Budziaszek) vom 2./3.2.1974, aufgezeichnet von Tadeusz Iwaszko: APMO, Oświadczenia, Bd. 88a, Bl. 1–61, hier Bl. 29 f.; Makowski, »Organisation«, S. 118–120.

> Er befasste sich vor dem Krieg in der Schweiz und in Frankreich mit Untersuchungen über elektrische Ströme, die durch das Gehirn gebildet werden, sowie mit der Behandlung von psychisch Kranken mit Hilfe von Elektroschocks. Er hat sogar im Lager einen entsprechenden Apparat gebaut und führt weitere Arbeiten in dieser Richtung durch.[90]

Wie Jaworski andeutet, widmete sich Budziaszek mit besonderer Leidenschaft der Chirurgie. Zunächst wurden sterile Eingriffe im kleinen Saal des Ambulanzblocks Nr. 18 durchgeführt. Im Herbst 1943 ließ Budziaszek dort einen gut ausgestatteten Operationsraum einrichten. Lagerarzt Fischer war damit nicht nur einverstanden, sondern unterstützte das Vorhaben und soll dafür sogar einen Operationstisch aus dem SS-Lazarett besorgt haben. Die notwendigen Umbaumaßnahmen ließ Budziaszek in eigener Regie durchführen, die Instrumente und Geräte wurden aus den »Kanada«-Beständen »organisiert«.[91]

Ab dem Sommer 1943 operierten in der Chirurgischen Abteilung die Chirurgen Dr. Tadeusz Rutkowski und Dr. Max Grossmann, während Budziaszek assistierte. Im Frühjahr 1944 änderte sich die Rollenverteilung. Nun operierte auch Budziaszek selbst unter Assistenz der beiden Chirurgen. Im Sommer 1944 kam der erfahrene jüdische Chirurg Dr. Nicholas Lengyel aus Siebenbürgen in die Chirurgische Abteilung, der sogar komplizierte Eingriffe wie Magenoperationen vornehmen konnte. Lengyel hatte in Cluj ein eigenes Privatsanatorium mit siebzig Betten betrieben und war im April 1944 mit seiner Ehefrau Olga nach Auschwitz verschleppt worden. Anfangs hatte er dort schwerste Sklavenarbeit in den Bergwerken verrichten müssen, ehe er als Häftlingschirurg in den Krankenbau nach Monowitz geholt wurde.[92]

Für die Anästhesie bei den septischen Operationen waren die Häftlingsärzte Antoni Makowski, Hugo Orenstein und Karel Sperber zuständig. Einfache chirurgische Eingriffe (Inzisionen) wurden auch ohne Betäubung vorgenommen, da Betäubungsmittel wie Ethylchlorid sehr

---

90 Jaworski, »Wspomnienia«, S. 252 f.

91 Makowski, »Organisation«, S. 153 f.; persönliche Niederschriften Dr. med. Horst Fischer vom 31.7. und 14.8.1965: BStU, MfS HA IX/11 ZUV 84, Bd. 8, Bl. 229–231 (Operationstisch) und Bl. 442–444.

92 Makowski, »Organisation«, S. 153–157; Olga Lengyel, Eidesstattliche Erklärung vom 23.7.1947, Übersetzung, Nürnbg. Dok. NI-10932 (Abschrift): BStU, MfS HA IX/11 ZUV 84, Bd. 14, Bl. 173–182, hier Bl. 175 f.

knapp waren. Da es bis zum Spätherbst 1944 keinen Röntgenapparat gab, legten die Ärzte gebrochene Gliedmaßen ohne Röntgenkontrolle in Gips.[93]

Im Sommer 1944 ließ Budziaszek eine zweite chirurgische Abteilung einrichten, die ebenfalls gut ausgestattet war. Die erste leitete zu diesem Zeitpunkt Dr. Grossmann, die zweite ein jüdischer orthopädischer Chirurg aus Ungarn, der wahrscheinlich Eugen Keleti hieß. Operiert und behandelt wurden in erster Linie neben den bereits genannten Geschwüren, Phlegmonen und ausgedehnten Abszessen ernsthafte Quetschungen und Verwundungen durch die zahlreichen Arbeitsunfälle, Leistenbrüche, Blinddarmentzündungen und – im Winter – Erfrierungen.[94]

Zu den unzähligen Häftlingen, die in Monowitz operiert worden sind, gehörte nach eigenen Angaben Elie Wiesel, der spätere Friedensnobelpreisträger:

> Gegen Mitte Januar [1945; B. M.] bekam ich Frostbeulen am Fuß. Da ich nicht mehr auftreten konnte, ging ich zur Sprechstunde. Der Arzt, ein großer jüdischer Arzt, Gefangener wie wir, meinte eindeutig: »Wir müssen operieren! Wenn wir warten, werden wir die Zehen, vielleicht sogar das Bein abnehmen müssen.«
>
> [...] Der Arzt hatte beschlossen zu schneiden, es gab kein Wort mehr darüber zu verlieren. [...]
>
> Man legte mich in ein Bett mit weißen Laken. Ich hatte vergessen, dass man normalerweise in weißen Laken schläft.
>
> Die Lazarettbehandlung war gar nicht so schlecht: man hatte Anrecht auf Weißbrot und eine dickere Suppe. Auch kein Läuten, kein Antreten, keine Arbeit. [...]
>
> Der Arzt kündigte mir an, dass ich am darauf folgenden Tag operiert werden würde. [...]
>
> Gegen zehn Uhr morgens führte man mich ins Operationszimmer. »Mein« Arzt war anwesend, das tröstete mich. [...]
>
> Die Operation dauerte eine Stunde. Man hatte mich nicht betäubt.[95]

93 Makowski, »Organisation«, S. 156 f.

94 Ebenda, S. 153 f.

95 Elie Wiesel, *Die Nacht. Erinnerung und Zeugnis*, 5. Aufl., Freiburg i. Br. 2013, S. 111–113.

Der Eingriff verlief ohne Komplikationen, und nach wenigen Tagen konnte Wiesel wieder gehen.[96] Noch anderthalb Jahre zuvor waren Häftlinge mit vergleichbaren Erkrankungen als »nicht arbeitsfähig« selektiert und in den Gaskammern getötet worden.

Wie bereits erwähnt legte Budziaszek großen Wert darauf, sich neben seinen Aufgaben als Krankenbauältester zum Chirurgen ausbilden zu lassen. Dafür nutzte er die entsprechenden Einrichtungen und Möglichkeiten, die er selbst geschaffen hatte. Der ehemalige Häftlingsarzt Makowski berichtete im Jahre 1966:

> Unabhängig von seiner Verwaltungstätigkeit arbeitete Dr. Budziaszek als Chirurg. Ich war bei sehr vielen Operationen zugegen (einige Hunderte), bei denen ich die Narkose [bzw.] Betäubung verabreichte. [...] Dr. Budziaszek hat in seinem Bestreben, seine chirurgischen Fähigkeiten zu vertiefen, gute Bedingungen für die Durchführung der Eingriffe geschaffen: an den Lagerbedingungen gemessen einen sehr guten Operationssaal, eine gute instrumentale Ausrüstung, entsprechende Bedingungen und postoperative Betreuung, die Auswahl erfahrener Chirurgen. Ich sah oftmals, wie sich Budziaszek auf die geplanten Eingriffe anhand von Büchern vorbereitete. Anfänglich assistierte er lediglich bei den Operationen anderer Chirurgen und operierte dann, nachdem er Erfahrung gesammelt hatte, persönlich unter Assistenz von erfahrenen Chirurgen. Die Operationen wurden immer nach ärztlichen Anweisungen durchgeführt. In manchen Fällen hätte man zwar in der Freiheit keine Operation bei einer Magenkrankheit vorgeschlagen, doch hätten solche Kranken unter den Lagerbedingungen geringere Überlebenschance infolge mangelnder Diät, Medikamente und außergewöhnlich schwerer Lebensbedingungen. Bei solchen Kranken mit Magen- und Zwölffingerdarmgeschwüren führte Dr. Budziaszek die Operation der Magenresektion durch, wobei nicht ausgeschlossen ist, dass er dadurch auch chirurgische Erfahrung sammeln wollte. Dr. Budziaszek kümmerte sich besonders um die operierten Kranken und verschaffte ihnen für die Lagerverhältnisse sehr gute Lebensbedingungen. Diese Menschen blieben gewöhnlich einige Monate im Krankenbau, erhielten Diäternährung und arbeiteten nicht.[97]

---

96 Ebenda, S. 116.

97 Vernehmung Antoni Tadeusz Makowski vom 23.5.1970: Fritz Bauer Institut, 4 Js 798/64, Bd. 5, Bl. 818–822, hier Bl. 820 f.

Im Sommer 1944 kamen viele ungarische Juden ins Arbeitslager Monowitz, »unter denen viele Magen- und Zwölffingerdarmgeschwüre sowie Bruch hatten und an anderen Erkrankungen litten, die sie für die Lagerarbeit unfähig machten«, berichtete der Häftlingsarzt Jaworski. »Dr. SS-Arzt befahl, diese Kranken ins Gas zu schicken. Auf eine Bitte des Dr. Budziaszek hin, der sich bereit erklärte, alle diese kranken Häftlinge zu operieren und auf diese Weise arbeitsfähig zu machen, stimmte der SS-Arzt dem Vorschlag zu, diese Häftlinge im Krankenbau zu behalten. Die Kranken wurden dann tatsächlich von Dr. Budziaszek, unter Assistenz von Häftlingsärzten, Professoren aus Frankreich, mit einem guten Ergebnis operiert.«[98]

Makowski schätzt, dass im Monowitzer Krankenbau von Sommer 1943 bis Januar 1945 etwa 600 »sterile Eingriffe« vorgenommen worden sind. Die Sterblichkeit sei »verhältnismäßig minimal« gewesen; etwa fünf bis sechs Todesfälle nach Eingriffen, einige wenige, weil die Operierten zu spät eingeliefert worden seien. Ferner gab es zwei Todesfälle wegen postoperativer Komplikationen. »Die Operationswunden heilten in den meisten Fällen per primam«, so Makowski, wozu »die sorgfältige nachoperative Pflege beitrug«.[99]

Da das Überleben der Gefangenen nicht vom erfolgreichen Verlauf einer Operation, sondern auch von der Heilungsdauer abhing, habe Budziaszek großen Wert auf die nachoperative Pflege gelegt, so Makowski.[100] Wie er zuweilen dabei vorging, illustrieren die folgenden beiden Beispiele.

Am 20. August 1944 wurden die Buna-Werke durch alliierte Flugzeuge bombardiert. Bei dem Angriff kamen etwa 300 Häftlinge zu Schaden; 44 starben. Die Verletzten wurden im Krankenbau behandelt, darunter einige Dutzend Schwerverletzte.[101] Unter den Letzteren befand sich Alfred Ehrlich, ein jüdischer Ingenieur aus Prag, der später berichtete: »Ich erlitt einen komplizierten Bruch beider Knochen des linken Unterschenkels. Als mich meine Kameraden in den Hof des Krankenhauses getragen und hingelegt hatten – meine Wunde war in Zeitungspapier gehüllt – kamen einige Ärzte, um mich anzusehen und

98 Vernehmung Czesław Wincenty Jaworski vom 20.9.1966: Fritz Bauer Institut, 4 Js 798/64, Bd. 1, Bl. 175–182, hier Bl. 181.
99 Makowski »Organisation«, S. 154 f.
100 Ebenda, S. 155 f.
101 Ebenda, S. 157–159; Wagner, *IG Auschwitz*, S. 260 f., mit höheren Zahlen.

machten eine winkende Handbewegung mit der Bemerkung ›Leichenkammer‹.«[102]

Zugegen war auch sein Freund Karel Minc, der im Krankenbau als Leichenträger tätig war. »Das Bein hing an einem Stückchen Sehne«, berichtete Minc und weiter: »Ich wusste, dass dies Fußamputation bedeutet. Ehrlich wusste, dass er nach der Amputation von Dr. Fischer zur Vergasung ausgewählt werden würde.« Ehrlich gab jedoch nicht auf und bat Minc, »etwas für ihn zu tun und sich bei Dr. Budziaszek einzusetzen, um das Bein zu retten«. Minc hat daraufhin »mit Dr. Budziaszek gesprochen und er hat mir gesagt, dass er es versuchen will«. Budziaszek hielt sein Versprechen. »Die Operation hat Dr. Rutkowski, ein Chirurg aus Warschau und Mithäftling, und ich glaube auch Dr. Budziaszek vorgenommen.«[103]

Die komplizierte Operation verlief erfolgreich, das Bein wurde gerettet. Die Heilung der Wunde nahm jedoch viel Zeit in Anspruch. Daher musste Ehrlich vor dem Lagerarzt versteckt werden. »Für das Häftlingspersonal und den Häftlingsarzt Budziaszek begann eine schwere Zeit«, berichtete Ehrlich Jahre später.[104] »Soweit es noch in meiner Erinnerung ist«, so Minc, »wurde das so gemacht, dass wir Ehrlich jedes Mal auf ein anderes Bett legten, ja sogar auf ein anderes Zimmer, damit Fischer die Orientierung verliert.«[105]

Genauso erging es dem jüdischen Häftlingsarzt Dr. Voss aus Ungarn. Auch er war bei dem Bombenangriff schwer verletzt worden. Voss wurde operiert und musste später vor dem Lagerarzt versteckt werden, weil seine postoperativen Wunden nicht schnell genug heilten. Etwa acht schwerverletzte Häftlinge, denen man im Krankenbau nicht helfen konnte, ließ Lagerarzt Fischer am 4. September 1944 nach Birkenau verlegen, wo sie vergast wurden.[106]

Aus dem hier Dargestellten geht hervor, dass sich Budziaszek für die operierten Kranken einsetzte und versuchte, sie vor Selektionen zu bewahren, was naturgemäß nicht in allen Fällen gelingen konnte.

102 Vernehmung Alfred Ehrlich vom 20.5.1968: Fritz Bauer Institut, 4 Js 798/64, Bd. 2, Bl. 248 f.

103 Vernehmung Karel Minc vom 20.5.1968: ebenda, Bl. 244 f. (Zitate Bl. 245).

104 Vernehmung Alfred Ehrlich vom 18.1.1966: BStU, MfS HA IX/11 ZUV 84, Bd., 86, Bl. 28–39, hier Bl. 31.

105 Vernehmung Karel Minc vom 17.1.1966: ebenda, Bd. 15, Bl. 28–45, hier Bl. 44.

106 Vernehmung Czesław W. Jaworski vom 20.9.1966: Fritz Bauer Institut, 4 Js 798/64, Bd. 1, hier Bl. 180; Makowski, »Organisation«, S. 158 f.

Nichtsdestoweniger warf später einer der ehemaligen Häftlingsärzte, Salomon Samuelides, ihm genau das Gegenteil vor, wobei er sich offenkundig auf Ehrlich bezog, ohne diesen jedoch namentlich zu nennen: »Stefan [Budziaszek; B. M.] hat ihn gewissenhaft gepflegt. Als er geheilt war, zumindest als er in der Lage war, sich auf Krücken fortzubewegen, wurde er selektioniert und in den Tod geschickt. Stefan hat ihn dazu bestimmt.«[107] Dies entspricht jedoch nicht den Tatsachen, denn Ehrlich wurde nicht selektiert und überlebte Auschwitz.

Während der Räumung des Arbeitslagers Monowitz am 19. Januar 1945 blieben Ehrlich und Dr. Voss mit über 800 anderen nicht transportfähigen Häftlingen im Krankenbau zurück. Nach der Befreiung durch die Rote Armee wurde Ehrlich mit dem Häftlingsarzt Czesław Jaworski, der ebenfalls als nicht marschfähig im Lager zurückgelassen worden war, von dem polnischen katholischen Priester Józef Kmiecik aus Poręba Wielka aufgenommen, um sich bei ihm zu erholen. Kmiecik war ein Freund von Budziaszek. »Nach vier schönen Monaten« bei Priester Kmiecik, so Ehrlich in einem Brief an Budziaszek, kehrte er nach sechs Jahren am 25. Mai 1945 nach Prag zurück.[108]

Es kann durchaus sein, dass Samuelidis, nicht wissend, dass in dem postoperativen Krankensaal tatsächlich einige Häftlinge vor der Selektion gerettet worden waren, in gutem Glauben Gerüchte weiterverbreitete. Dass Mitglieder der »Widerstandsgruppe« um Heymann, insbesondere Heymann selbst, wissentlich immer wieder ähnliche falsche Vorwürfe gegenüber dem verhassten Budziaszek in die Welt setzten, ist allerdings überliefert.[109]

Die Leistungen von Budziaszek und seinem Team spiegeln sich auch in der sinkenden Sterblichkeit im Lager Monowitz im Verhältnis zur Belegstärke wider (die Selektionen nicht mitgerechnet). Es handelt sich hier um Todesfälle, die im Arbeitslager oder (in den meisten Fällen) in dessen Krankenbau registriert wurden. Im Monat Januar 1943 be-

107 Vernehmung Dr. med. Salomon Samuelides vom 29.6.1971 (Übersetzung aus dem Französischen): Fritz Bauer Institut, 4 Js 798/64, Bd. 7, Bl. 1252–1256. »Es handelte sich«, so Samuelides, »um einen jungen Mann, dem die Beine bei einem Bombenangriff zerschmettert worden waren« (ebenda, Bl. 1255). Auch an anderer Stelle warf Samuelides Budziaszek vor, er hätte im Krankenbau selbständig selektiert (ebenda, Bl. 1254).

108 Jaworski, »Wspomnienia«; Brief Alfred Ehrlich an Dr. Stefan Budziaszek vom 25.10.1945: AIPN, GK 164/179/4, Bl. 68.

109 Vgl. u. a. Vernehmung Adolf Lindenbaum vom 16.2.1966: Fritz Bauer Institut, 4 Js 798/64, Bd. 1, Bl. 50–55, hier Bl. 51.

trug die Sterblichkeit 3,86 Prozent der Belegstärke, im Mai 1943 lag sie bei 1,08 Prozent, im Oktober 1943 bei 0,21 Prozent. Im Dezember 1943 stieg die Mortalität auf 2,07 Prozent und im Januar 1944 kurzfristig auf 3 Prozent an. Diese Zunahme war durch den harten Winter und die mörderischen Arbeitsbedingungen bedingt. Von Februar 1944 an ging die Mortalität wieder zurück und pendelte sich ab Juni auf etwa 0,3 Prozent der Belegstärke ein, mit Ausnahme der Monate August und September mit den 44 Opfern des Bombenangriffs vom 20. August 1943.[110]

Die meisten Häftlinge kamen jedoch nicht im Lager selbst oder auf den Baustellen und in den Werken der IG Auschwitz ums Leben, sondern in den Gaskammern in Birkenau (die meisten) oder im Stammlager, wo sie per Phenolspritze getötet wurden. Nach neuesten Schätzungen wurden von November 1942 bis Dezember 1944 mindestens 10 000 Häftlinge aus Monowitz nach Birkenau oder ins Stammlager überstellt, von denen anschließend etwa 8000 als »arbeitsunfähig« ermordet wurden.[111]

Im Verhältnis zur Belegstärke betrug der Anteil der »Ausgemusterten« im Dezember 1942 rund 16 Prozent, im Januar 1943 waren es 26 Prozent, im Februar 36, im März 18, im April 26, im Mai 14, im Juni 5,8 und im Juli 3,7 Prozent. Bis Oktober lag er konstant bei etwa 3 Prozent, stieg im November auf 6,3 Prozent, ging im Dezember wieder auf 2,4 Prozent zurück und stieg im Januar 1944 erneut, nun auf 10,4 Prozent. Im Februar 1944 fiel er wieder auf 2,3 Prozent und bewegte sich in den nächsten Monaten etwa um ein Prozent, mit Ausnahme des Monats Oktober (3,9 Prozent). Im Januar und Oktober 1944 hatten zwei große Selektionen stattgefunden, denen jeweils mehrere Hundert Häftlinge zum Opfer fielen.[112]

Die hier dargelegten Zahlen zeigen, dass die Zahl der Selektionen und vor allem ihr Umfang (auch in absoluten Zahlen) stark zurückgingen, nachdem Budziaszek im Juni 1943 zum Krankenbauältesten ernannt worden war. Der Anstieg der Todesfälle und der Überstellungszahlen in den Wintermonaten 1943 / 44 dürfte in erster Linie den rauen Witterungsbedingungen geschuldet sein, denen die völlig unzureichend gekleideten und ausgestatteten Häftlinge nichts entgegenzusetzen hatten.

---

110 Zahlen ermittelt nach Makowski, »Organisation«, S. 143 und S. 146 (Tabellen 2 und 3) sowie S. 158.

111 Setkiewicz, *Z dziejów obozów IG Farben*, S. 153–163; Wagner geht hingegen von insgesamt 7295 Häftlingen aus, die selektiert und nach Birkenau bzw. ins Stammlager überstellt wurden (ders., *IG Auschwitz*, S. 187).

112 Diese Zahlen stützen sich auf Angaben in: Makowski, »Organisation«, S. 143 (Tabelle 2) und S. 181 (Tabelle). Es handelt sich um Schätzungen.

Die Folgen waren absehbar: Lungenentzündungen, Erfrierungen, ein Anstieg von Arbeitsunfällen und die Beschleunigung der Hungeratrophie, die zu totaler Entkräftung, Ödemen und »Hungerdurchfall« führte.

Der Anteil der sogenannten Muselmänner an den »überstellten« Häftlingen war im Arbeitslager Monowitz stets groß und dürfte auch vor Budziaszeks Eintreffen mehr als die Hälfte ausgemacht haben. Gesamtzahlen liegen nicht vor.[113] Prof. Epstein, der von Januar bis August 1943 im Krankenbau in Monowitz als Häftlingsarzt tätig war, zählte folgende Gründe für die »Überstellung« nach Birkenau auf: Phlegmonen, septische Erkrankungen, Tuberkulose und Durchfall (Hungerdurchfall) sowie viele Fälle von »allgemeiner Dystrophie« und Ödemen, bedingt durch extreme Unterernährung.[114]

Ab Sommer 1943 dürften die sogenannten Muselmänner die absolute Mehrheit der in Monowitz »ausgemusterten« Häftlinge ausgemacht haben. Nach Meldung des polnischen Lagerwiderstands vom März 1944 wurden 11 547 Häftlinge wegen »Körperschwäche« aus dem Lager Monowitz ins Stammlager und nach Birkenau überstellt; 95 Prozent seien vergast worden oder verstorben.[115] Diese Zahlen mögen überhöht sein, sie geben aber offenkundig den damaligen Wissensstand wieder, wonach im Frühjahr 1944 im Arbeitslager Monowitz faktisch nur »Körperschwache« selektiert wurden.

Gegen die Hungeratrophie mit ihren Begleiterscheinungen wie Hungerödemen und -durchfall konnten die Häftlingsärzte, so auch Budziaszek, faktisch nichts unternehmen. Sie waren die Folge der unzureichenden Ernährung und der kräftezehrenden Arbeit. Die Häftlingsärzte waren in diesem Fall im Wesentlichen macht- und ratlos. Nur in Ausnahmefällen konnten sie helfen. So ließ Budziaszek im Januar 1944 in Block 22 einen »Schonungsblock« für Rekonvaleszenten und »Körperschwache« einrichten, wo diese leichte Arbeit verrichteten und zugleich bessere Verpflegung bekamen. Eingewiesen wurden in den Block meis-

---

113 Wagner, *IG Auschwitz*, S. 332 (Tabelle 2), dort Angaben über die Diagnosen von 4901 Häftlingen, die im HKB Monowitz selektiert wurden: »Körperschwäche« – 37,10 Prozent, »Diarrhöe« (meistens Hungerdurchfall) – 5,69 Prozent, Verletzungen – 5,60 Prozent, Ödeme (meistens Folge der vorangeschrittenen Hungeratrophie) und Phlegmone – 18,42 Prozent, Pneumonie und andere Atemwegerkrankungen – 20,95 Prozent, Tuberkulose – 4,06 Prozent, Erfrierungen – 2,81 Prozent und Typhus (Fleckfieber) – 5,22 Prozent.

114 Bericht Prof. Berthold Epstein vom 11.3.1945: GARF, f. 7021, op. 108, d. 46, Bl. 36–40.

115 Meldung (Kassiber) Józef Cyrankiewicz vom 25.3.1944, abgedruckt in: *Grypsy*, S. 231–234.

tens die »Muselmänner«.[116] Auf diese Art und Weise konnte jedoch nur einem kleinen Teil der betroffenen Häftlinge geholfen werden.

Budziaszek, der im Arbeitslager Monowitz eine herausragende Stellung erlangte, genoss das Vertrauen des Standortarztes und der jeweiligen Lagerärzte wie auch der Lagerleitung. Horst Fischer bescheinigt ihm große organisatorische Fähigkeiten und fachliche Kompetenz und war auch von seiner Loyalität gegenüber der Lagerführung überzeugt. Ähnliches berichten einige Häftlinge, etwa Dr. Leon Cuenca: »Er folgte buchstabengetreu Anweisungen der medizinischen SS-Autoritäten des Lagers, wenn es sich darum handelte, Kranke für die Gaskammer zu selektieren. Er tat das vielleicht aus Angst davor, seinen privilegierten Posten zu verlieren, oder aus Angst, dass man ihn wegen Fehlverhaltens ins Strafkommando schicken würde.«[117]

Vom genauen Ablauf der Selektionen wird im folgenden Teil die Rede sein. Es sei jedoch daran erinnert, dass Budziaszek wegen Zugehörigkeit zum polnischen Widerstand verhaftet und deswegen auch nach Auschwitz verschleppt worden war. Er musste – wie viele polnische Häftlinge – jederzeit damit rechnen, erschossen zu werden. Nichtsdestoweniger engagierte er sich nach eigenen Angaben in Auschwitz von Anfang an im polnischen Lagerwiderstand. Nach seiner Verlegung in das Arbeitslager Monowitz übernahm er den Auftrag, Kontakt mit der Außenwelt herzustellen und aufrechtzuerhalten. Er tat dies über Verbindungsleute unter den polnischen Zivilarbeitern, die in den Buna-Werken beschäftigt waren. »Die Post [Meldungen und Berichte; B.M.] nach außen ging durch meine Hände«, so Budziaszek. »Auf demselben Weg erlangte ich wertvolle Impfstoffe gegen Fleckfieber aus dem Bujwid-Institut in Krakau sowie andere wertvolle Medikamente.« Eine wichtige Rolle spielte dabei sein Vater, der in Auschwitz wohnte und als Eisenbahnbeamter regelmäßig nach Krakau fuhr.[118]

Diese Angaben werden von anderen Häftlingen bestätigt, darunter Józef Cyrankiewicz, der ab etwa 1943 zu den Anführern des Lagerwider-

116 Vernehmung Dr. Stefan Budziaszek vom 5.3.1948: AIPN, GK 164/179/4, Bl. 29–39, hier Bl. 45; Makowski, »Organisation«, S. 119.

117 Schreiben Dr. Léon Cuenca an Displaced Person Commission Security Division in Frankfurt am Main, Athen, 30.12.1951: Privatarchiv Sandra Modiano, Lausanne.

118 Vernehmung Dr. Stefan Budziaszek vom 5.3.1948: AIPN, GK 164/179/4, Bl. 29–39, hier Bl. 35; Bericht Dr. Stefan Buthner (Budziaszek) vom 2./3.2.1974, aufgezeichnet von Tadeusz Iwaszko: APMO, Oświadczenia, Bd. 88a, Bl. 1–61, hier Bl. 41–45.

standes in Auschwitz zählte: »Durch die ganze Zeit seines Lageraufenthaltes stand er im Kontakt zur geheimen Organisation der Häftlinge, indem er die Verbindung mit der Außenwelt aufrechterhielt.«[119] Budziaszek selbst hatte Gelegenheit, aus dem Lager zu fliehen, entschied sich aber dagegen, weil er damit das Leben seiner Eltern aufs Spiel gesetzt hätte. Angehörige polnischer Auschwitzhäftlinge, die aus dem Lager geflüchtet waren, konnten als Vergeltung verhaftet und ins KL Auschwitz verschleppt werden. Stattdessen unterstützte Budziaszek die Fluchtpläne anderer Häftlinge. Im Sommer 1944 wandte sich der Häftling Henryk Machała, der einen Fluchtplan mit drei Kameraden vorbereitete, mit folgendem Anliegen an Budziaszek:

> Es ging uns um die Beschaffung des Zyankalis aus dem Krankenbau, das wir brauchten, um im Falle einer gescheiterten Flucht dieses Mittel einzunehmen. [...] Da wir volles Vertrauen zu Budziaszek hatten, eröffneten wir ihm unsere Fluchtpläne und baten ihn, uns 3 Ampullen mit Zyankali zu geben, da wir zu dritt flüchteten, und zwar der Dipl. Ing. Henryk Roman, Tadeusz Stasik und ich. Als Budziaszek von den Fluchtplänen und ihrem Datum erfuhr, äußerte er keinen Widerspruch oder Staunen; er befahl uns nur einfach, 3 Tage vor der Flucht das Zyankali zu holen. Zu dem Zeitpunkt erhielten wir von ihm bei dem nächsten Treffen mit Budziaszek die Ampullen mit Zyankali mit seinen Wünschen für eine erfolgreiche Flucht.[120]

Diese Aktivitäten widerlegen die Behauptung, Budziaszek hätte blindlings die Anweisungen der Lager-SS ausgeführt. Im Arbeitslager Monowitz selbst gab es keine Widerstandsorganisation, die ein konkretes Programm und Ziel gehabt, etwa Fluchtvorbereitungen organisiert, geschweige denn einen bewaffneten Widerstand vorbereitet hätte. Budziaszek hatte aber Kontakte zur Widerstandsgruppe im Stammlager. Was die Gruppe der Buchenwald-Häftlinge um Stefan Heymann angehe, so Budziaszek, hätten sich diese hauptsächlich um ihre kommunistischen Kameraden gekümmert. Das Schicksal der Masse der Häftlinge sei ihnen gleichgültig gewesen.[121]

---

119 Bescheinigung Józef Cyrankiewicz vom 8.5.1946: Fritz Bauer Institut, 4 Js 798/64, Bd. 1, Bl. 16.

120 Vernehmung Henryk Machała vom 30.9.1966: Fritz Bauer Institut, 4 Js 798/64, Bd. 1, Bl. 166–169, hier Bl. 167.

121 Bericht Dr. Stefan Buthner (Budziaszek) vom 2./3.2.1974, aufgezeichnet von Tadeusz Iwaszko: APMO, Oświadczenia, Bd. 88a, Bl. 1–61, hier Bl. 44.

Die Nebenlager

Die ab dem Sommer 1942 an kriegswichtigen Industriebetrieben und Kohlegruben des oberschlesischen Reviers angesiedelten Nebenlager wurden mit der Umstrukturierung des KL Auschwitz im November 1943 der Kommandantur des Arbeitslager Monowitz unterstellt, das von nun an als Zentrallager von Auschwitz III fungierte. Zu diesem Zeitpunkt gab es (mit Monowitz) neun solcher Nebenlager, 1944 kamen 19 weitere hinzu.[1]

Die Belegstärke der einzelnen Nebenlager schwankte zwischen wenigen Hundert und mehreren Tausend Häftlingen. Im Juli 1944 belief sich die Gesamtbelegstärke des KL Auschwitz III ohne das Arbeitslager Monowitz auf etwa 16 000 Häftlinge; bis Anfang Januar 1945 stieg sie auf ungefähr 25 000 an. Zu den größeren Nebenlagern gehörte das Nebenlager Jawischowitz, das am 15. August 1942 bei der Kohlegrube Brzeszcze-Jawischowitz eingerichtet wurde. Im September 1942 hausten hier 500 Gefangene, im November 1943 waren es etwa 1500, im Juli 1944 rund 2500 Häftlinge. Die meisten Lagerinsassen in diesem Nebenlager (88 Prozent) waren jüdisch.[2] Ähnlich sah die Verteilung der Häftlinge in den übrigen Nebenlagern aus.

Besonders gefürchtet waren unter den Auschwitzhäftlingen Nebenlager bei den Kohlegruben und der Arbeitseinsatz unter Tage wie in Jawischowitz. Die für die allermeisten Häftlinge ungewohnte Schwerstarbeit unter extrem gefährlichen und ungewohnten Arbeitsbedingungen führte zu einer großen Zahl an schweren Verletzungen und tödlichen Unfällen. Hinzu kamen die unzureichende Ernährung, Misshandlungen

---

1 Strzelecka/Setkiewicz, »Bau, Ausbau und Entwicklung«, S. 118–155.

2 Ebenda; Makowski, »Organisation«, S. 166; ausführlich Andrzej Strzelecki, »Das Nebenlager Jawischowitz«, in: *Hefte von Auschwitz* 15 (1975), S. 183–250 (zur Lagerstärke S. 199 f.).

seitens der Funktionshäftlinge, der SS-Bewacher und auch der zivilen Aufseher (Hauer und Steiger), die schlechte Unterkunft und mangelhafte medizinische Versorgung. Die Folgen waren eine hohe Sterblichkeitsrate und eine steigende Anzahl an »arbeitsunfähigen« Häftlingen.[3]

Für die sanitätsmedizinischen Belange in den Nebenlagern waren der Standortarzt und die Lagerärzte verantwortlich. Sie delegierten SS-Sanitäter in die Nebenlager und überstellten Häftlingsärzte und -pfleger, die für eine elementare Versorgung zu sorgen hatten. Sie sollten in größeren Nebenlagern Häftlingsreviere und in den kleineren Revier- oder Krankenstuben einrichten und betreiben. In den Letzteren waren meistens einzelne Häftlingsärzte oder -pfleger eingesetzt. Sie konnten nur leichtere Krankheitsfälle und Verletzungen behandeln und versorgen. Die schwereren Fälle mussten in den Zentralkrankenbau im Stammlager oder nach Birkenau überstellt werden, ab Ende 1943 auch in den Krankenbau in Monowitz.[4] Der Lagerarzt bzw. Standortarzt inspizierte regelmäßig die einzelnen Nebenlager und führte dort auch Selektionen durch.

Wurde das Häftlingspflegepersonal für die Nebenlager anfangs im Stammlager und in Birkenau rekrutiert, so diente ab November 1943 der Krankenbau in Monowitz als Reservoir an Fachpersonal. Mindestens sechzehn erfahrene Häftlingsärzte wurden von hier aus in neun Nebenlager geschickt, um dort die Krankenstuben zu leiten. Sie verfügten somit nicht nur über medizinische Fachkenntnis, sondern auch über die so wichtige spezifische Lagererfahrung.[5]

In den Nebenlagern war der Professionalisierungsgrad der medizinischen Belegschaft von Anfang an – mit der geschilderten Ausnahme Buna – weit fortgeschritten. Ab Juli 1943 durften in Krankenbauen und -revieren ohnehin nur noch Häftlinge mit medizinischen Kenntnissen beschäftigt werden.

Da die Quellen- und Forschungslage zu den Nebenlagern ungünstig sind, werden hier als Beispiel lediglich zwei Krankenreviere skizzenhaft dargestellt: das Krankenrevier im Nebenlager Jawischowitz und das Krankenrevier im Nebenlager Eintrachthütte. Das Nebenlager Jawischo-

3 Strzelecki, »Nebenlager Jawischowitz«, S. 200–219; ausführlich über Zustände und Misshandlungen im Nebenlager Jawischowitz u. a. das Urteil im Gerichtsverfahren Paul Ferdinand Barteldt vor dem Landgericht Bochum, 2 Ks 1/50, 12.5.1950 (Abschrift): BStU, MfS Ast 35 Js 294/50, Bd. 2, Bl. 81–117.

4 Makowski, »Organisation«, S. 166 f.

5 Ebenda.

witz wurde am 15. August 1942 gegründet. Die beiden zunächst dorthin verlegten jüdischen Häftlingsärzte hatten wie bereits geschildert offenkundig keine Lagererfahrung und kamen mit dem Aufbau des Krankenreviers nicht zurecht. Ende September 1942 verlegte Standortarzt Wirths daher Stefan Budziaszek als leitenden Häftlingsarzt nach Jawischowitz, der dort binnen weniger Monate ein für Lagerverhältnisse sehr gut funktionierendes Krankenrevier aufbaute, in dem einige jüdische Häftlingsärzte tätig waren. Nach neun Monaten, am 22. Juni 1943, wurde Budziaszek ins Nebenlager Buna verlegt und konnte wie erwähnt zwei hochqualifizierte jüdische Häftlingsärzte dorthin mitnehmen.

An ihre Stelle wurden bald andere Häftlingsärzte gesetzt, darunter für die »arischen« Häftlinge der polnische Häftlingsarzt Witold Tokarz sowie mehrere jüdische Kollegen. Unter ihnen waren Łucjan Gąsiorowicz aus Polen, Camchi aus Griechenland, Jenö Kiraly und Partós aus Ungarn, Katz aus Frankreich, Aladar Österreicher aus Tschechien und der jüdische Zahnarzt Dr. Walter Mosbach aus Frankfurt am Main.[6] Mosbach war im Juni 1941 von der Gestapo verhaftet worden, befand sich sechs Monate in Untersuchungshaft, wurde wegen Hörens von Auslandssendern zu zwei Jahren Zuchthaus verurteilt und im März 1942 in das KL Esterwege eingewiesen. Später erfolgte seine Verlegung ins Zuchthaus Bruchsal. Anfang Januar 1943 wurde er mit einem Transport nach Auschwitz deportiert. Nach einer zweiwöchigen Quarantäne gelangte er ins Nebenlager Jawischowitz, wo er als Häftlingszahnarzt bis zur Auflösung des Nebenlagers im Januar 1945 beschäftigt war.[7]

Aladar Österreicher war in Theresienstadt inhaftiert gewesen und wurde von dort Anfang November 1942 nach Auschwitz verschleppt. Zunächst als Leichenträger und Häftlingspfleger im Krankenbau des Stammlagers beschäftigt, wurde er am 7. Januar 1943 in das Nebenlager Jawischowitz strafversetzt, wo er in der dortigen Grube arbeiten sollte. Einen Tag nach seiner Ankunft wurde er jedoch dem Krankenrevier zugeteilt. Im Nebenlager war die Ruhr ausgebrochen und die Lagerleitung brauchte unbedingt Häftlingsärzte, um die Erkrankungen einzudämmen. Österreicher blieb Häftlingsarzt in Jawischowitz, bis das Lager am 18. Januar 1945 geräumt wurde.[8]

---

6 Strzelecki, »Nebenlager Jawischowitz«, S. 212.

7 Vernehmung Dr. Walter Mosbach vom 22.4.1959 (Abschrift): BStU, MfS HA IX/11 ZUV 84, Bd. 15, Bl. 90–93.

8 Vernehmung Vladimir Orlický (vorher: Aladar Österreicher) vom 21.1.1966: BStU, MfS HA IX/11 ZUV 84, Bd. 15, Bl. 150–157.

Das Häftlingsrevier im Nebenlager Jawischowitz verfügte über eine Ambulanz, einen Operationssaal, eine Apotheke und eine Zahnstation, einen »Schonungsblock« (ab 1944) sowie gesonderte Wohnräume für das Revierpersonal. Ferner gab es zwei Krankenstuben für stationär behandelte Häftlinge, eine für »arische« und eine für jüdische. Das Krankenrevier war mit medizinischen Instrumenten und Geräten nur rudimentär ausgestattet, auch Medikamente waren knapp. Die »arischen« Häftlinge versorgten erst Budziaszek und später Tokarz; die jüdischen Kranken wurden von den jüdischen Häftlingsärzten betreut. Tokarz war es zwar verboten, jüdische Häftlinge zu behandeln, trotzdem unterstützte er seine Kollegen. Die meisten Krankheitsfälle betrafen die Chirurgie, bedingt durch Arbeitsunfälle unter Tage sowie Phlegmone. Wegen fehlender Betäubungsmittel mussten chirurgische Eingriffe oft ohne Anästhesie durchgeführt werden.[9]

Der Anteil der kranken, stationär behandelten Häftlinge im Revier durfte sechs Prozent der Belegstärke nicht überschreiten, der tatsächliche Anteil lag jedoch höher. Der Aufenthalt im Revier war auf zwei Wochen beschränkt. In regelmäßigen Abständen – etwa zweimal im Monat – führte der zuständige Lagerarzt Selektionen im Häftlingsrevier durch. Auch im Lager insgesamt fanden einige Selektionen statt. Die »ausgemusterten« Häftlinge wurden ins Lager Birkenau überstellt und dort in den meisten Fällen in Gaskammern getötet. Es wird geschätzt, dass zwischen Ende Oktober 1942 und Dezember 1944 im Nebenlager Jawischowitz etwa 1800 Häftlinge »ausgemustert« und »als nicht mehr einsatzfähig« nach Birkenau zurückgeschickt wurden.[10]

Das Nebenlager Eintrachthütte wurde im Mai 1943 bei dem gleichnamigen Rüstungsbetrieb in Schwientochlowitz (Świętochłowice) errichtet. Die höchste Belegstärke erreichte das Nebenlager im August 1944 mit 1374 überwiegend jüdischen Häftlingen. Die meisten von ihnen waren

9 Strzelecki, »Nebenlager Jawischowitz«, S. 212–215; Bericht Dr. Witold Tokarz vom 28./29.12.1964: APMO, Oświadczenia, Bd. 47, Bl. 110–123.

10 Strzelecki, »Nebenlager Jawischowitz«, S. 214–217. Nach Aladar Österreicher wirkte an den Selektionen Stefan Budziaszek bis zu seiner Versetzung nach Monowitz aktiv mit, danach tat das sein Nachfolger Witold Tokarz (Vernehmung Vladimir Orlický [vorher: Aladar Österreicher] vom 21.1.1966: BStU, MfS HA IX/11 ZUV 84, Bd. 15, Bl. 150–157, hier Bl. 152 f.). Dr. Walter Mosbach berichtete hingegen, dass alle Revierangehörigen bei den Selektionen anwesend sein mussten: »Bei diesen Selektionen in Jawischowitz musste ich als Revierangehöriger wie sämtliche Revierangehörige dabei sein« (Vernehmung Dr. Walter Mosbach vom 22.4.1959 [Abschrift]: BStU, MfS HA IX/11 ZUV 84, Bd. 15, Bl. 90–93, hier Bl. 93).

bei der Herstellung von Flugabwehrgeschützen eingesetzt. Im Sommer 1943 wurden aus dem Krankenbau in Monowitz die beiden Häftlingsärzte Dr. Sperber und Dr. Eidinger sowie drei Häftlingspfleger dorthin verlegt, um das Krankenrevier aufzubauen und zu führen. Das Krankenrevier befand sich in einer Baracke und in der Krankenstube lagen im Durchschnitt zehn bis fünfzehn kranke Häftlinge. Die Häftlingsärzte legten großen Wert darauf, die Zahl der stationär behandelten Häftlinge niedrig zu halten und stattdessen so viele kranke Häftlinge wie möglich ambulant zu behandeln. Auf diese Weise versuchten sie, den Umfang und die Häufigkeit der Selektionen zu reduzieren. Viele Häftlinge litten unter Furunkulose und Hungerödemen, ein Teil von ihnen starb deswegen im Krankenrevier. Der Lagerarzt, meistens Horst Fischer, selektierte regelmäßig schwache und entkräftete Häftlinge und ließ sie nach Birkenau überstellen, wo sie wohl in den meisten Fällen vergast wurden. Im Januar 1945 wurde das Nebenlager Eintrachthütte vor der herannahenden Roten Armee geräumt.[11]

11 Strzelecka/Setkiewicz, »Bau, Ausbau und Entwicklung«, S. 135; Vernehmung Hans Wiener vom 8.11.1965: BStU, MfS HA IX/11 ZUV 84, Bd. 17, Bl. 161–169. Wiener war einer der dort eingesetzten Häftlingspfleger.

Mörderische Medizin: Häftlingsärzte unter Zugzwang

Selektionen

Im Juli 1941 wurde der Häftlingskrankenbau zu dem Ort, an dem die Lagerbehörden aus der Masse der Häftlinge »arbeitsunfähige« und »unheilbar« Kranke »ausmusterten«, um sie anschließend zu töten. Es wird geschätzt, dass auf diese Weise bis Oktober 1944, als die Selektionen mit dem Näherrücken der Front eingestellt wurden, etwa 100 000 Häftlinge, meistens Juden, ermordet worden sind.[1] Die Organisation und Durchführung dieser Morde gehörten zu den wichtigsten Aufgaben der Lagerärzte im KL Auschwitz. Sie griffen dabei, insbesondere in der späteren Phase, auch auf die Mithilfe der ihnen unterstellten Häftlingsärzte und -pfleger zurück.

Anfangs waren die Opfer vorwiegend polnische Häftlinge. Im April 1941 wurde wie bereits geschildert in den Konzentrationslagern die zentral organisierte und geleitete »Aktion 14f13« in Gang gesetzt, ein Tarnbegriff für die Ermordung von invaliden, ausgezehrten, schwerkranken und somit »arbeitsunfähigen« Lagerinsassen in den Euthanasieanstalten der »Aktion T4«. Am 28. Juli 1941 verließ ein Transport mit 575 Häftlingen das KL Auschwitz Richtung Pirna-Sonnenstein. In der Euthanasieanstalt wurden die Menschen einen Tag später vergast. Die Auswahl der Opfer hatte eine von der Zentrale delegierte Ärztekommission vorgenommen. Weitere Transporte dieser Art gab es nicht, da sich die Lagerführung bald als sehr ›einfallsreich‹ erwies, was Tötungsmethoden und Tötungseinrichtungen in Auschwitz selbst anging. Vor allem Lagerarzt Dr. Siegfried Schwela sorgte dafür, dass das KL in dieser Hinsicht sogar Vorreiter wurde.

Im Sommer 1941 erprobten die Lagerärzte in Auschwitz die Anwendung tödlicher Injektionen und am 3. September 1941 wurde zum ersten

1 Setkiewicz, »Selection«, S. 41.

Mal Zyklon B zur Massentötung von Menschen eingesetzt. An diesem Tag wurden neben etwa 600 sowjetischen Kriegsgefangenen auch knapp 300 polnische kranke Häftlinge vergast. Deren Selektion hatte zuvor eine Ärztekommission unter Beteiligung eines von der Zentrale delegierten SS-Arztes durchgeführt. Federführend scheint jedoch Lagerarzt Schwela gewesen zu sein. Danach ist keine Tätigkeit einer Ärztekommission aus Berlin zur »Ausmusterung« kranker Häftlinge in Auschwitz mehr überliefert.

Spätestens im Oktober 1941 begannen die Lagerärzte, allen voran Dr. Schwela, in Auschwitz selbständig kranke, ausgezehrte und damit »arbeitsunfähige« Insassen per Phenolspritze zu ermorden. Die Zahl der Getöteten war generell nicht hoch und bewegt sich im einstelligen und niedrigen zweistelligen Bereich – pro Tag. Die Opfer waren zumeist polnische Häftlinge in der Endphase der Hungeratrophie. Im Laufe des Jahres 1942 stieg die Zahl der Ermordeten an und pendelte sich auf etwa 30 bis 60 Opfer täglich ein. Ab März 1942 wurden größere Gruppen in Gaskammern erstickt, etwa ab Mai handelte es sich dabei mehrheitlich um Juden.

Für all diese Morde, zumindest für die »Aktionen« größeren Umfangs, holte die Lagerführung wohl jeweils eine Genehmigung der Zentrale ein. Im Laufe des Jahres 1942 soll sie von dort zur selbständigen Durchführung der sogenannten Aktion 14f13 bevollmächtigt worden sein. In der Praxis scheint dies bereits weitgehend ab Herbst 1941 so gehandhabt worden zu sein. Im April 1943 stellte die Zentrale die Aktion 14f13 ein, so auch in Auschwitz. Vier Monate später wurden Selektionen kranker und ausgezehrter Häftlinge und ihre anschließende Ermordung durch Vergasung im KL Auschwitz mit seinen damaligen Nebenlagern wieder aufgenommen. Zum Opfer fielen ihnen von nun an ausschließlich jüdische Häftlinge, die sogenannten Transportjuden.

Häftlingspfleger und -ärzte wurden bei diesen Mordaktionen stets als Hilfskräfte eingesetzt. Das Spektrum der erzwungenen Beteiligung reichte von passiver und auch aktiver Mitwirkung an Selektionen bis zum Setzen von Phenolspritzen. Einiges deutet darauf hin, dass anfangs vor allem die Häftlingspfleger auf Befehl des Lagerarztes Todesspritzen verabreichten, insbesondere Hans Bock, Peter Welsch und Mieczysław Pańszczyk. Bald jedoch übernahm auf Anordnung des Lagerarztes der SS-Sanitäter Klehr das Kommando bei diesen Morden, der sich dabei stets einer Reihe von Häftlingspflegern bediente. Der Häftlingsarzt Michel Scheckter wurde durch Überrumpelung dazu gebracht, bei einer Gelegenheit ebenfalls Spritzen zu setzen.

Die Selektion der Opfer oblag grundsätzlich dem jeweiligen Lagerarzt. Dabei wurde folgendes Verfahren erarbeitet und angewandt. In der Aufnahme in Block 28 des zentralen HKB meldeten sich die sogenannten Arztvorsteller, das heißt kranke Häftlinge, zur Begutachtung durch den Lagerarzt. Der leitende Ambulanzarzt Dr. Rudolf Diem nahm die erste Untersuchung vor, stellte Diagnosen und ließ für jeden Kranken von den Ambulanzschreibern eine Ambulanzkarte mit Angaben wie Häftlingsnummer und Diagnose erstellen. Als Nächstes wurde der kranke Häftling gebadet und ausgezogen.[2]

Auf die Nachricht »Der Lagerarzt kommt!« führten Häftlingspfleger die Arztvorsteller in den Ambulanzraum 9, stellten sie dort in einer Reihe auf und drückten ihnen ihre Ambulanzkarten in die Hand. Es kam oft vor, dass die Kranken so schwach waren, dass sie kaum gehen und stehen konnten. Häftlingspfleger führten sie dann in den Raum und versuchten sie zu ermuntern: »›Halte durch! Steh gerade!‹« Meist leider vergeblich – in diesem Zustand wurden sie ohne Zögern für die Todesspritze bestimmt, so Diem, der die Arztvorstellung folgendermaßen schilderte:

> Jeder Häftling trat mit seiner Ambulanzkarte krampfhaft in der Hand der Reihe nach an den Lagerarzt heran, während ich neben dem Lagerarzt stand. Ich nahm die Ambulanzkarte aus der Hand des Häftlings entgegen, las die Diagnose vor, und der Lagerarzt entschied, wie mit dem Kranken weiter zu verfahren sei: Aufnahme in den Krankenbau (für wie viele Tage), in die sogenannte Schonung (Verbleiben im Unterkunftsblock, ohne zur Arbeit ausrücken zu müssen), welche Diät und wie lange, und mit Kopfnicken oder Fingerzeichen zeigte der Lagerarzt dem auf seiner rechten Seite stehenden SS-Sanitäter, wer getötet werden sollte.[3]

Bei der Arztvorstellung spielte die »Nationalität« der Kranken anfangs keine Rolle, da es sich beinahe ausschließlich um polnische Häftlinge handelte. Die relativ wenigen deutschen Häftlinge unterlagen diesen Selektionen in der Regel nicht, während die jüdischen stationär gar nicht erst behandelt werden durften. Dies änderte sich im Frühjahr 1942 mit dem Eintreffen der großen Transporte mit Juden, aber auch Nichtjuden

---

2 Diem, »Wspomnienia«, S. 43.

3 Ebenda.

aus verschiedenen Ländern. Die Lagerärzte wiesen nun die Häftlingsärzte an, bei der Arztvorstellung der Kranken neben der Diagnose stets deren »Nationalität« laut zu benennen. Es kam danach nicht selten vor, dass der Lagerarzt alle jüdischen Kranken ungeprüft für die Tötung mit Phenol bzw. mit Gas bestimmte, wie das etwa Lagerarzt Werner Rohde tat.[4]

Weitgehend übereinstimmend schilderten dieses Verfahren andere, darunter Prof. Dr. Johann Paul Kremer von der Universität Münster. Kremer war von Ende August bis Anfang November 1942 im KL Auschwitz als Lagerarzt eingesetzt und führte in dieser Zeit zahlreiche Selektionen durch. Klehr assistierte dem Lagerarzt dabei. Kremer betonte, dass man bei der Arztvorstellung diejenigen Häftlinge für die Todesspritze oder Vergasung ausgewählt habe, bei denen »allgemeine Körperschwäche« diagnostiziert worden war.[5] Gemeint waren die sogenannten Muselmänner. Ähnlich schilderte Klehr den Verlauf solcher Selektionen.[6]

Außerdem wurde vom Frühjahr 1942 bis zum Oktober 1944 in regelmäßigen Abständen in den Krankensälen selbst »ausgemustert«. Bei diesen Anlässen visitierte der Lagerarzt die Krankensäle in Begleitung eines SS-Sanitäters, der Häftlingsärzte, der jeweiligen Blockältesten und Blockschreiber. Der Lagerarzt kontrollierte die Krankengeschichten und Fieberkurven aller Kranken, befragte den verantwortlichen Häftlingsarzt nach den Diagnosen und traf die Entscheidungen. Die Kranken selbst untersuchte er nur in Ausnahmefällen. »Ausgesondert« wurden grundsätzlich größere Gruppen im dreistelligen Bereich, die dann nach Birkenau gebracht und in den Gaskammern ermordet wurden.[7]

---

4 Diem, »Wspomnienia«, S. 40.

5 Vernehmung Johann Paul Kremer vom 30.7.1947: AIPN, GK 196/142, Bl. 22–26, hier Bl. 23.

6 Langbein, *Auschwitz-Prozeß*, Bd. 2, S. 709–712, hier S. 709 f.: »Im Oktober 1941 wurden im HKB bereits ständig Aussonderungen vorgenommen, und zwar von den Ärzten. Die Arztvorsteller – also die Häftlinge, die sich krank gemeldet hatten – mußten sich in der Ambulanz im Block 28 einfinden. Sie wurden dort von einem Häftlingsarzt untersucht und karteimäßig erfaßt. Dann wurden sie in einen Nebenraum abgeschoben, bis der SS-Arzt kam. Dr. Entreß hat sich die Kartei und die Häftlinge angeschaut und bildete drei Gruppen: krank, schonungskrank und Aussonderung [...] wenn der SS-Arzt jemanden ausgesondert hatte, dann gab er dessen Karteikarte nicht mehr an den Häftlingsarzt zurück, sondern an den Häftlingsschreiber. Das bedeutete, daß der Häftling zur Injektion ausgesucht war.« Vgl. auch Diem, »Wspomnienia«, S. 176 f.

7 Vgl. u.a. Vernehmung Stanisław Kłodziński vom 26.10.1959 (Kopie): BStU, MfS HA IX/11 ZUV 84, Bd. 84, Bl. 63–82, hier Bl. 73 f.; Bericht Friedrich Entress, »Infor-

Józef Cyrankiewicz, Häftlingspfleger in Block 20 des zentralen HKB, schilderte im März 1944 in einem Kassiber den Verlauf einer dieser Selektionen im Krankenbau wie folgt: »Man hätte sehen müssen, wie jeder Kranke an den Herren über Leben und Tod der Reihe nach herantrat. Er strengte sich dabei an, so gut wie möglich gesund auszusehen, geradestehend, Kopf hochhaltend, die meistens dünne Brust nach vorne streckend. Mit Entsetzen in den Augen versuchte er, die Waagschale des Lebens auf seine Seite zu bringen.«[8]

Lagerarzt Fischer machte in der DDR-Haft detaillierte Aussagen zu zwei »Aussonderungen kranker Häftlinge« im Krankenbau in Monowitz, die er im Winter 1943/44 vorgenommen hatte:

> Nachdem ich den SS-Sanitätsdienstgrad und den Revierältesten über die Durchführung der Aussonderung informiert hatte, [...] begaben wir uns gemeinsam in die Krankenbaracken. [...] Beim Betreten der Krankenbaracke wurde mir von dem zuständigen Häftlingsarzt gemeldet, und er rief in die Baracke »Achtung« hinein. Die kranken Häftlinge, die in den Liegegestellen lagen, mussten daraufhin ihr Gesicht jeweils dem Gang zuwenden und die Hände am Körper ausgestreckt auf die Decke legen. Ich erinnere mich noch des Bildes, dass viele von den kranken Häftlingen schon so schwach und apathisch waren, dass sie nicht mehr die Kraft hatten, den Kopf zur Seite, zum Gang hin, zu wenden. [...]
>
> In Begleitung des SS-Sanitätsdienstgrades, des Revierältesten und des zuständigen Häftlingsarztes ging ich in jedem Gang von Bett zu Bett, das heißt von Liegegestell zu Liegegestell, und sah mir die kranken Häftlinge an.
>
> Die Aussonderung der erkrankten Häftlinge geschah auf folgende Weise: Ich trat an das dreistöckige Liegegestell heran und betrachtete mir den Häftling, das heißt, dass ich mir zunächst einen Eindruck verschaffte, wie der allgemeine Zustand des Häftlings war. Der Körper des Häftlings blieb dabei unter der Decke. Der zuständige Häftlingsarzt gab mir auf Befragen Auskunft über die Diagnose, das heißt die Krankheitsbezeichnung, und die Dauer seines Aufenthalts

---

mation of my activity in the Concentration Camp Auschwitz«, Gmunden, 31.7.1945: AIPN, GK 196/127, Bl. 234–235, hier Bl. 234.

8 Kassiber Józef Cyrankiewicz vom 22.3.1944, abgedruckt in: *Grypsy*, S. 192–214, hier S. 193.

im Krankenbau. Im allgemeinen habe ich nach diesem Betrachten des Häftlings und nach den erhaltenen Angaben des Häftlingsarztes schon eine Entscheidung getroffen und dem SS-Sanitätsdienstgrad gesagt: »Schreiben Sie auf« oder ihm durch ein Zeichen, indem ich mit der Hand die Bewegung des Schreibens andeutete, angewiesen, die Häftlingsnummer des Häftlings auf dem von ihm mitgeführten Schreibblock zu notieren. Das bedeutete, dass der Häftling von mir für die Vernichtung in der Gaskammer vorgesehen war.

Wenn ein Häftling noch nicht völlig apathisch und ausgezehrt in dem Liegegestell lag und ich in meiner Entscheidung noch nicht sicher war, sah ich ihn mir näher an. Ich forderte den kranken Häftling auf, den Körper freizumachen, das heißt, die Decke zurückzuschlagen und das Hemd von Bauch und Brust zu entfernen. Ich betrachtete dann seinen entblößten Körper, beurteilte seinen allgemeinen Kräfte- und Ernährungszustand und stellte fest, ob eine Schwellung der Beine vorlag. Auf Grund dieser körperlichen Besichtigung traf ich meine Entscheidung, ob der SS-Sanitätsdienstgrad die Häftlingsnummer notieren sollte oder nicht. Bisweilen ließ ich mir auch nur die Beine des erkrankten Häftlings zeigen.

Häufig waren die Häftlinge schon so schwach, dass sie nicht selbst in der Lage waren, ihren Körper zu entblößen. In diesen Fällen habe ich den Sanitätsdienstgrad angewiesen, ohne mir den Körperzustand anzusehen, die Häftlingsnummer aufzuschreiben. [...]

In der geschilderten Weise ging ich von Liegegestell zu Liegegestell innerhalb der ersten und der zweiten Baracke und gab dem SS-Sanitätsdienstgrad jeweils an, welche Häftlinge er zu notieren hatte, die von mir ausgesondert waren. Ich erinnere mich daran, dass von dem jeweiligen Häftlingsarzt kranke Häftlinge auf Grund meiner Befragung dahingehend eingeschätzt wurden, ihr weiterer Aufenthalt im Krankenbau sei nur von kurzer Dauer, und er mir so zu verstehen gab, den Häftling nicht auszusondern. [...]

Im Durchschnitt weilte ich bei den einzelnen Häftlingen etwa 15 bis 60 Sekunden und traf danach meine Entscheidung. Wie ich bereits ausführte, genügte häufig ein einziger Blick, um festzustellen, dass unter den in Monowitz gegebenen Bedingungen hinsichtlich Ernährung und Pflege nicht mit einer Wiederherstellung der Gesundheit und schon gar nicht einer Arbeitsfähigkeit zu rechnen war. [...]

Ausschlaggebend für die Aussonderung der kranken Häftlinge für die Vernichtung war der Ernährungs- und Kräftezustand des Häftlings. So entschied ich für die Vernichtung des Häftlings, wenn diesem von vornherein anzusehen war, dass bei ihm das höchste Stadium der Auszehrung vorlag. Dies sah ich an den tief in den Augenhöhlen liegenden Augen, den eingefallenen Wangen, die kein Fettpolster mehr aufwiesen, sowie an der völlig ausgetrockneten Haut. Diese Häftlinge konnten sich kaum oder nur noch mit großer Mühe bewegen und lagen völlig teilnahmslos in ihren Liegegestellen. Ein weiterer Gesichtspunkt waren die Angaben des Häftlingsarztes über die Zeitdauer des Aufenthaltes im Krankenbau beziehungsweise die Diagnose. Meiner Erinnerung nach sonderte ich Häftlinge, die länger als 21 Tage im Krankenblock lagen, für die Vernichtung aus, wobei bei den kürzere Zeit im Krankenblock weilenden Häftlingen die Diagnose mit entscheidend war. Häftlinge, bei denen mir vom Häftlingsarzt zu den Anzeichen einer Auszehrung der Verdacht oder die Symptome von Erkrankungen der Atmungsorgane, Herz- und Kreislaufschwäche sowie Störungen der Ausscheidungsorgane (Nieren) genannt wurden, wurden ebenfalls von mir ausgesondert. Ferner überzeugte ich mich durch eigene Betrachtung, ob am Körper des Häftlings Hungerödeme zu sehen waren. Häftlinge mit diesen Anzeichen wurden von mir ausgesondert.

Häftlinge, deren Ernährungs- und Kräftezustand noch eine Besserung erwarten ließ, bei denen noch Spuren von Unterhautfettgewebe zu erkennen waren und die an keiner anderen Erkrankung gelitten hatten, verblieben bis zur nächsten Selektion im Krankenbau.[9]

Willkür und Kriterien

Doch so eng gefasst, wie Fischer die Selektionskriterien hier schildert, waren sie längst nicht immer und überall. Für die beteiligten Häftlingsärzte ließen sie wenig Spielraum. Die Lagerärzte hingegen interpretierten sie mal so, mal so, was sich auch in den Zahlen der »ausgemuster-

9 Vernehmung Dr. Horst Fischer vom 2.9.1965: BStU, MfS HA IX/11 ZUV 84, Bd. 4, Bl. 240–247 (Hervorhebungen B. M.); übereinstimmend schilderte Horst Fischer den Ablauf der Selektionen bei anderen Vernehmungen, vgl. Vernehmung Dr. Horst Fischer vom 15.12.1965: ebenda, Bd. 6, Bl. 223–230.

ten« Häftlinge widerspiegelt. Tadeusz Paczuła, Rapportschreiber in der Krankenbauschreibstube, berichtete im Jahre 1959:

> Die Zahl der selektierten Häftlinge war sehr unterschiedlich. Dies hing aber im allgemeinen nicht von dem mehr oder weniger guten oder schlechten Gesundheitszustand der Häftlinge ab, sondern ausschließlich von der Laune und Willkür des betr. Arztes. So kam es beispielsweise vor, dass Dr. Rohde von etwa 400 Häftlingen »nur« 20 Mann zum Abspritzen auswählte, wobei er vor allem die arischen Häftlinge schonte. Demgegenüber bestimmte Dr. Entress etwa bei durchaus vergleichbarem Gesundheitszustand von 400 Häftlingen 60 – 80 und manchmal noch mehr Häftlinge zum Abspritzen.[10]

Zu den nach »gesundheitlichen« Kriterien selektierten und anschließend ermordeten Häftlingen kamen Insassen, die aus politischen Gründen auf Anweisung der Politischen Abteilung per Phenolspritze bzw. in den Gaskammern zusammen mit den Kranken getötet wurden. Nicht nur durch Erschießungen in Block 11, sondern auch auf diese Weise wurden willkürliche »Todesurteile« der Lagerführung meist an polnischen Häftlingen vollzogen.[11]

»Ausmusterungen« fanden, wenn auch seltener, zudem im Lager selbst, in den Unterkunftsbaracken, statt. Dies erwies sich aus Sicht der Lagerführung aus folgenden Gründen als notwendig: Viele erschöpfte und ausgezehrte Häftlinge weigerten sich aus Angst vor Selektionen, sich im Krankenbau krankzumelden. Stattdessen schleppten sie sich zur Arbeit, »bis sie entweder dort zusammenbrachen, tot umfielen oder von ihren Mithäftlingen nach Arbeitsende völlig erschöpft in das Lager zurückgebracht werden mussten und dann doch in den Krankenbau kamen«.[12] Die Selektionen im Lager hatten zum Ziel, diese Häftlinge frühzeitig zu töten.

Während für die Durchführung der Selektionen in Krankenbauen und Häftlingsrevieren die Lagerärzte verantwortlich waren, gingen in den Unterkunftsblöcken die jeweiligen Lager- und Blockführer weitgehend selbständig vor. Sie waren dabei oft sehr rigoros und selektierten

---

10 Vernehmung Dr. Tadeusz Paczuła vom 27./28.10.1959 (Kopie): ebenda, Bd. 85, Bl. 36 – 47, hier Bl. 41.

11 Vgl. u.a. Vernehmung Stanisław Kłodziński vom 26.10.1959 (Kopie): ebenda, Bd. 84, Bl. 63 – 82, hier Bl. 74.

12 Vgl. u.a. Vernehmung Dr. Horst Fischer vom 8.9.1965: ebenda, Bd. 4, Bl. 257 – 261, hier Bl. 258.

auch Häftlinge, die noch arbeiten konnten, so Horst Fischer im Jahre 1965.[13] Diese »Missgriffe« trieben die ohnehin exorbitanten Sterblichkeitsraten im KL Auschwitz, welche die Zentrale ab 1942 immer wieder anmahnte, noch in die Höhe und entzogen der deutschen Kriegswirtschaft weitere Arbeitskräfte.

Ähnliches ereignete sich in anderen Konzentrationslagern, was das WVHA auf den Plan rief. Am 28. März 1942 verschickte Arthur Liebehenschel, der damalige Chef der Amtsgruppe D (Konzentrationslager), an die Lagerkommandanten folgendes Rundschreiben:

> Durch die Meldung eines Lagerkommandanten wurde bekannt, daß von 51 für die Sonderbehandlung 14f13 ausgemusterten Häftlingen 42 dieser Häftlinge nach einiger Zeit »wieder arbeitsfähig« wurden und somit der Sonderbehandlung nicht zugeführt werden brauchten. Hieraus ist ersichtlich, daß bei der Auswahl dieser Häftlinge nicht nach den gegebenen Bestimmungen verfahren wird. Es dürfen der Untersuchungskommission nur solche Häftlinge zugeführt werden, die den gegebenen Bestimmungen entsprechen und vor allen Dingen nicht mehr arbeitsfähig sind.
>
> Um die den Konzentrationslagern gestellten Arbeitsaufgaben durchführen zu können, muß jede Häftlingsarbeitskraft dem Lager erhalten werden. Die Lagerkommandanten der Konzentrationslager werden gebeten, hierauf ihr besonderes Augenmerk zu richten.[14]

Nun sah sich auch Standortarzt Wirths genötigt, zu handeln. Fischer erinnert sich an eine der in diesem Zusammenhang stattfindenden Besprechungen so:

> Meiner Erinnerung nach legte Dr. Wirths dabei fest, dass in Zukunft die Aussonderung der Häftlinge an der Bahnrampe sowie

13 Ebenda, Bl. 259; Friedrich Entress, »Information of my activity in the Concentration Camp Auschwitz«, Gmunden, 31.7.1945 (Abschrift): AIPN, GK 196/127, Bl. 234 f. So war es auch im Frauenlager in Birkenau, wo Rottenführer Taube, u. a. in Begleitung der SS-Aufseherin Drexler, im Frühjahr 1943 Selektionen in den Unterkunftsbaracken durchführte. Vgl. Vernehmung Eugenia Halbreich vom 27.4.1945: AIPN, GK 165/50/1, Bl. 78–102, hier Bl. 85.

14 Rundschreiben Arthur Liebehenschel, SS-WVHA, Amtsgruppe D (Konzentrationslager), vom 28.3.1942 (Abschrift): AIPN, GK 196/119, Bl. 120. Es handelte sich dabei um »Ausmusterung« im KL Groß-Rosen, vgl. dazu: Lagerkommandant Rödl an SS WVHA, ohne Datum (nach dem 25.03.1942), (Abschrift): AIPN, Kr 502/2248, Bl. 159.

der sogenannten Muselmänner in den einzelnen Lagerteilen von den SS-Ärzten durchgeführt werden soll. Diese Besprechung fand etwa im Frühsommer 1943 statt. [...] Auf Grund dieser Anordnung des SS-Standortarztes Dr. Wirths war ich seit diesem Zeitpunkt wie alle anderen Lagerärzte für die Selektion der »Muselmänner« in meinem Aufgabenbereich, dem Lager Auschwitz III [...] und den dazugehörenden Außenlagern, verantwortlich.[15]

Wirths bestätigte Fischers Ausführungen in britischer Haft: »Und damit es dabei zu keinen Missgriffen kam und die Zahl der Arbeitsfähigen so groß wie irgend möglich ausfiel, habe ich wiederholt angeordnet und auch darauf bestanden, dass diese Selektionen ausschließlich von medizinischem Personal durchgeführt werden.«[16] Der Standortarzt setzte sich damit durch und die Lagerärzte hatten nun bei allen Selektionen sowohl auf der Rampe als auch in den Krankenbauen und im Lager das letzte Wort.

In den Krankenbauen delegierten die jeweiligen Lagerärzte diese Aufgabe indes auch an andere. So kam es nicht selten vor, dass im HKB des späteren Stammlagers SS-Sanitäter Joseph Klehr Selektionen vornahm. Der polnische Lagerwiderstand berichtete im Frühjahr 1944: »Die Auswahl-Aktion fürs Gas und für die Nadel der sogenannten ›unheilbar Kranken‹ führte mit dem für ihn typischen Sadismus der Lagerarzt Untersturmführer Entress durch [...]. Wenn Dr. Entress keine Zeit hatte, vertrat ihn der Unterscharführer Klehr, der die Kranken nach Inaugenscheinnahme auswählte.«[17]

---

15 Vernehmung Dr. Horst Fischer vom 8.9.1965: BStU, MfS HA IX/11 ZUV 84, Bd. 4, Bl. 257–261, hier Bl. 259. Fischer sagte in seinen späteren Aussagen übereinstimmend aus, dass die Selektionen auf der Rampe bis zum Frühjahr 1943 der Lagerführer vorgenommen habe. Vgl. u.a. Vernehmung vom 13.9.1965: ebenda, Bl. 267–272, hier Bl. 270; Vernehmung vom 14.9.1965: ebenda, Bl. 273–280, hier Bl. 275.

16 Verhör Wirths durch Colonel Draper, 15.9.1945, abgedruckt in: Ulrich Völklein, *Der Judenacker. Eine Erbschaft*, Gerlingen 2001, S. 74–90, hier S. 76.

17 Kassiber Józef Cyrankiewicz vom 22.3.1944, abgedruckt in: *Grypsy*, S. 192–214, hier S. 193. Vgl. auch Vernehmung Dr. Tadeusz Paczuła vom 27./28.10.1959 (Kopie): BStU, MfS HA IX/11 ZUV 84, Bd. 85, Bl. 36–47, hier Bl. 41: »Im Allgemeinen wurden nur Häftlinge abgespritzt, die durch den Lagerarzt ausgewählt worden waren, Klehr jedoch nahm in eigener Machtvollkommenheit regelrechte Selektionen vor und spritzte die aussortierten Häftlinge auch selbst ab. [...] In den 2 Jahren, in welchen Klehr Abspritzungen vornahm, wurden von ihm manchmal bis zu 200 Häftlinge, zeitweilig auch mehr, getötet.«

Klehr selektierte aber auch ohne Auftrag oder Vollmacht, eines Tages in betrunkenem Zustand offenkundig willkürlich und irrtümlich im »ukrainischen Saal« (Nr. 5) des Krankenblocks 20. Anschließend beabsichtigte er, die von ihm »ausgemusterten« Ukrainer »abzuspritzen«. Beim »ukrainischen Saal« handelte es sich um einen Krankensaal, in dem politische ukrainische Häftlinge, Angehörige der Bandera-Bewegung, untergebracht waren. Als ehemalige Verbündete Deutschlands hatten sie den Status von »Ehrenhäftlingen« und unterlagen grundsätzlich keinen Selektionen. Die ukrainischen Häftlinge argwöhnten nun, dass es sich bei Klehrs Vorgehen um eine »polnische Intrige« handele, und beschwerten sich bei der Lagerführung. Die selektierten Ukrainer wurden nicht getötet.[18]

Dann wieder suchten sich Häftlingspfleger Opfer aus, die sie anschließend »abspritzten« oder als »arbeitsunfähig« einem Transport mit zuvor »selektierten« Opfern zuschlugen. In diesem Zusammenhang sei an den »Streich« eines Häftlingspflegers erinnert, dem Adolf Gawalewicz beinahe zum Opfer gefallen war (siehe oben). Rudolf Diem berichtete über Tötungen, die Peter Welsch im Auftrag des Lagerarztes Schwela vorgenommen hatte. Diem habe ihn daraufhin zur Rede gestellt: »Das Gespräch war […] lang. Welsch hielt die Haltung des deutschen Arztes für richtig angesichts des Mangels an Medikamenten, die man nur denjenigen geben sollte, die eine Chance auf Genesung hätten. […] Ich rief Bock zu Hilfe, der zwar nicht so deutlich, jedoch grundsätzlich die Auffassung von Welsch teilte.«

Mehrere solche Gespräche seien ohne Erfolg verlaufen, so Diem. Welsch argumentierte dabei, er begehe einen Gnadenakt und töte nur diejenigen, die nicht zu retten seien, »denn warum sollen sie sich quälen?« Diem weiter: »Welsch war sehr dienstbeflissen – der Befehl des Arztoffiziers war für ihn heilig, darüber hinaus suchte Welsch selbständig in den Krankensälen Kranke für die Tötung aus.« Es habe sich dabei um »Muselmänner« gehandelt, denen Welsch nach eigenen Bekundungen den »Gnadentod« gewährte.[19]

Es wird auch überliefert, dass Alfred Stössel, ein polnischer Häftlingspfleger, Blockältester und Vertrauter von Hans Bock, auf Befehl des Lagerarztes bzw. des SS-Sanitäters Klehr Todesspritzen verabreicht habe. Diem zufolge soll Stössel sich dafür sogar freiwillig gemeldet

---

18 Adam Cyra, »Banderowcy w koncentracionnom lagere Auschwic«, in: *Žurnal rossijskich o vostočnoevropejskich istoričeskich issledovanija* (2010) 2/3, S. 18–37, hier S. 21–24.

19 Diem, »Wspomnienia«, S. 35 f. (Zitat S. 35) und S. 178 f.

haben, um speziell jüdische Häftlinge »abspritzen« zu können. Ferner habe der Blockälteste eigenmächtig jüdische Opfer zur Ermordung ausgesucht. Nach einem großen Streit mit Diem deswegen habe Stössel diese willkürlichen Selektionen eingestellt und später ganz aufgehört, Todesspritzen zu setzen.[20]

Aus anderen Berichten geht hervor, dass Stössel polnische Häftlinge vor Selektionen bewahrte, etwa Jerzy Tabeau. Tabeau, Häftlingspfleger im späteren Stammlager, erkrankte im August 1942 an Fleckfieber. Bei einer der häufigen Selektionen wählte ihn der Lagerarzt zur Vergasung aus, ohne dass dies Tabeau überhaupt ins Bewusstsein drang. Am Tag des Abtransports in die Gaskammern habe Stössel, damals Blockältester in Block 20, sich jedoch geweigert, Tabeau herauszugeben, und im letzten Augenblick bei dem zuständigen SS-Sanitäter die Streichung Tabeaus von der Selektionsliste erwirkt. »Das ist der einzige Fall«, so Tabeau nach seiner Flucht aus Auschwitz, »dass jemand, der bereits auf der Transportliste stand, gerettet wurde.«[21] Stössel gehörte ab dem Herbst 1940 dem Lagerwiderstand an, den Pilecki im KL Auschwitz aufbaute. Am 29. Oktober 1942 wurde er verhaftet und schwer gefoltert, verriet aber Pilecki und seine Kameraden nicht. Am 3. März 1943 wurde er in Block 11 erschossen.[22]

Józef Cyrankiewicz, Häftlingsschreiber im zentralen Krankenbau, berichtete im März 1944, manche polnischen Häftlingsärzte hätten in ihrem Hass auf Juden freiwillig bei Selektionen geholfen und jüdische Häftlinge aus Verstecken herausgezerrt, um sie dem Lagerarzt vorzuführen. Dies habe der Häftlingsarzt Szczepan Kruczek aus Krakau getan.[23] Es scheint jedoch, dass Cyrankiewicz diesen Vorwurf auf der Grundlage von Gerüchten formuliert hatte, die sich später als falsch herausstellten. Cyrankiewicz selbst relativierte seinen Vorwurf später insofern, als er behauptete, Kruczek hätte sich als Blockältester im Krankenblock 19 passiv bei Selektionen verhalten und nicht versucht, wenigstens einige der Opfer zu retten. Kruczek argumentierte hingegen, er habe als Blockältester keinen Einfluss auf die Selektionen nehmen können. Die Abteilungsärzte hätten die kranken Häftlinge dem Lagerarzt vorstellen

20 Ebenda, S. 186 f.

21 Bericht Jerzy Tabeau, Krakau, o. D. [Dezember 1943/Januar 1944]: AIPN, GK 196/156, Bl. 307–334, hier Bl. 330.

22 Garliński, *Fighting Auschwitz*, S. 235 f. und S. 427 f.

23 Kassiber Józef Cyrankiewicz vom 22. 3. 1944, abgedruckt in: *Grypsy*, S. 192–214, hier S. 193.

müssen. In Block 19 seien diese Positionen zu diesem Zeitpunkt überwiegend mit Juden besetzt gewesen.[24]

Obwohl die Selektionen im Rahmen der Aktion 14f13 zentral und einheitlich geregelt in den einzelnen Konzentrationslagern von eigens delegierten Ärzten der Aktion vorgenommen werden sollten, begannen Lagerärzte in Auschwitz im Herbst 1941, selbständig »auszumustern«. Ob sie dazu überhaupt befugt waren, ist nicht klar. Erst im Laufe des Jahres 1942 soll laut Maximilian Grabner die Lagerleitung, hier insbesondere der Standortarzt und die Lagerärzte, solche Vollmachten erhalten haben.[25] Dies dürfte spätestens mit dem Beginn der RSHA-Transporte und den Selektionen bei deren Ankunft in Auschwitz im Juli 1942 erfolgt sein.

Doch so einheitlich, wie die Kriterien vorgeblich waren, wurden sie nicht angewendet. Polnische Häftlinge wurden in der Regel »ausgemustert«, wenn ihr gesundheitlicher Zustand »hoffnungslos« bzw. sie an Tuberkulose oder Fleckfieber erkrankt waren. Als »hoffnungslose« Fälle galten in erster Linie Häftlinge im letzten Stadium der Hungeratrophie. Ähnliche Kriterien dürften für die zahlenmäßig kleineren Gruppen nichtjüdischer Häftlinge aus anderen Ländern gegolten haben. Deutsche Häftlinge wurden allerdings nur in Einzelfällen für die Tötung mit Phenolspritzen ausgewählt, zumal sie aufgrund ihrer besseren medizinischen Versorgung eher selten an »allgemeiner Körperschwäche« litten.

Für die jüdischen Häftlinge galten dagegen breiter gefasste und zugleich vage Kriterien. Es genügte die Einschätzung des Lagerarztes, dass der Betroffene binnen höchstens drei Wochen nicht genesen sein werde, um ihn als »arbeitsunfähig« einzustufen und anschließend ermorden zu lassen. Dasselbe galt für jüdische Tuberkulose- und Fleckfieberkranke.[26]

Welche Spielräume die SS-Lagerärzte bei der Selektion jüdischer Häftlinge hatten, zeigt der Fall des jüdischen Arztes und Chirurgen

---

24 Vernehmung Dr. Władysław Fejkiel vom 6.5.1950: AIPN, Kr 502/2467, Bl. 41 f.; Vernehmung Dr. Szczepan Kruczek vom 17.7.1950: ebenda, Bl. 67–70; Vernehmung Dr. Jan Zielina vom 31.5.1950: ebenda, Bl. 51 f. Zielina, der mit Kruczek im Block 19 als Häftlingsarzt und nach Kruczek als Blockältester beschäftigt war, bestätigt dessen Ausführungen. Das Ermittlungsverfahren gegen Kruczek stellte die Staatsanwaltschaft Krakau am 28.7.1950 ein. Vgl. Einstellung der Ermittlungsverfahren gegen Dr. Szczepan Kruczek vom 28.7.1940: ebenda, Bl. 3–6.

25 Maximilian Grabner, »Bericht über das Lager Auschwitz« vom 17.9.1947: AIPN, GK 196/135, Bl. 384–394, hier Bl. 359.

26 Friedrich Karl Kaul, *Ärzte in Auschwitz*, Berlin 1968, S. 161; Kłodziński, »Phenol«.

Dr. Erwin Valentin aus Berlin. Er wurde am 20. Mai 1943 als »Schutzhäftling« in Auschwitz eingeliefert und einen Tag später mit der Häftlingsnummer 122 660 registriert. Nach dreiwöchiger Quarantäne kam er zum Straßenbaukommando, in dem er binnen weniger Monate von 86 auf 40 Kilo abmagerte. Schwerkrank gelangte er für vier Monate in den Krankenbau, wo er wiederholt zur Selektion vorgeführt wurde:

> Der Lagerarzt Rohde, ein selten roher SS-Patron, liess den bereits erhobenen Daumen, dessen Fall nach links den Tod bedeutete, nach rechts sinken, als ihm der damalige Saalarzt Dr. Horwitz aus Berlin, als ich nackt vor ihm stand, gesagt hatte: »Herr Lagerarzt, ich kenne den Mann aus Berlin, der war Athlet und wird sich wieder erholen. Und ausserdem ist er Chirurg und wir brauchen einen Chirurgen!« Somit war ich für diesesmal und für die folgenden Male gerettet und wurde als »Pfleger«, denn Ärzte gibt es keine unter den Häftlingen, eingesetzt und erhielt die Ambulanz des Krankenbaublockes Nr. 9 als mein Betätigungsfeld.[27]

Dr. Valentin überlebte Auschwitz als Häftlingsarzt und praktizierte in den 1950er Jahren als Chirurg in Bruchsal. Weniger Glück hatte sein Retter, Dr. med. Hermann Horwitz. Der langjährige und gefeierte Mannschaftsarzt des Berliner Fußballclubs Hertha BSC, ab dem 19. April 1943 in Auschwitz (Häftlingsnummer 116 761),[28] starb nach Valentins Angaben im Februar 1944 aufgrund andauernder Schikanen des Funktionshäftlings Paul Gründel im Kesselkommando.[29]

Im Laufe des Jahres 1942 erging eine Anweisung des RSHA an die KL, wonach »entgegen den bei den Juden angewandten Maßnahmen Polen

---

27 Scheiben Dr. med. Erwin Valentin an Rechtsanwalt Dr. Otto Stahmer vom 9.4.1946, zitiert nach Lars Reichardt, »Ein Mann mit Vergangenheit«, in: *Süddeutsche Zeitung Magazin vom* 20.9.2013, https://tinyurl.com/584pn33u [Zugriff: 27.10.2023]. Vgl. auch Vernehmung Dr. Erwin Valentin vom 23.4.1959: HHStA Wiesbaden, 461/37638/7, Bl. 850–852, hier Bl. 879.

28 Vgl. den Eintrag zu Dr. Hermann Horwitz, geb. am 27.12.1885 in Berlin, in: *Niemals vergessen! Das Online-Lexikon verfolgter jüdischer Fußballer,* https://tinyurl.com/4ynrsk47 [Zugriff: 27.10.2023]; Czech, *Kalendarium,* S. 472.

29 Vernehmung Dr. Erwin Valentin vom 23.4.1959: HHStA Wiesbaden, 461/37638/7, Bl. 850–852, hier Bl. 879. Zu Paul Gründel vgl.: Vernehmung Paul Gründel, 22.10.1959: HHStAW Bestand 461/37638/17, Bl. 2499–2502; Häftlingspersonalbogen Paul Gründel, Buchenwald, 1.1.53/6023072/ITS Digital Archive, Arolsen Archives.

eines natürlichen Todes sterben müssen«[30] – es sei denn, es gab »Todesurteile« oder Tötungsbefehle des RSHA und anderer Stellen. Es ist nicht klar, wann diese Anweisung erging. Sicher ist aber, dass Auschwitzer Lagerärzte weiterhin polnische Häftlinge aus »gesundheitlichen« Gründen für den Phenol- oder Gastod selektierten. Auch Angehörige der Politischen Abteilung setzten – offenkundig willkürlich – die Ermordung polnischer Gefangener fort. Wegen des geschilderten Zwangs zu fingierten Todesurkunden ließen sich diese Morde vor der Zentrale relativ einfach verbergen.

Für nichtjüdische Häftlinge wurden Selektionen in den Krankenbauen Anfang 1943 »fast ungefährlich«. Es habe sich dabei um eine Anordnung aus Berlin gehandelt, wonach nichtjüdische Insassen zu verschonen seien, so Häftlingsarzt Dr. Dering.[31] Ende April 1943 ordnete das WVHA schließlich die Einstellung aller Selektionen an.

Die zweite Phase: August 1943 bis Oktober 1944

Der Stopp war jedoch nur von kurzer Dauer. Spätestens im August 1943 nahmen die Lagerbehörden die »Ausmusterungen« in den Krankenbauen und im Lager wieder auf. Am 19. September 1943 meldete der polnische Lagerwiderstand knapp: »Die alten Methoden der Vergasung von Juden sind zurückgekehrt. Vor Kurzem wurden 5000 im Lager ausgewählt, die meisten von ihnen Frauen. Durchgeführt von deutschem Arzt. Viele gesunde. Es genügt Leistenbruch.«[32]

In der Tat wurden am 21. August 1943 im Frauenlager in Birkenau 498 jüdische Frauen für die Gaskammer selektiert; am 29. August folgten ihnen im Männerquarantänelager 462 und im Männerlager B IId etwa 4000 jüdische Häftlinge, die noch am selben Tag mit Zyklon B getötet wurden. Am 3. September wurden – wieder im Frauenlager – mehrere Hundert jüdische Frauen »aussortiert« und anschließend ermordet.[33] Daraus ergibt sich, dass die angeführte Meldung des polnischen Lager-

30 Bericht zum Transport von 644 Polen ins Arbeitslager Auschwitz am 10.12.1942, Heinrich Kinna, SS-Untersturmführer, Zamosc, den 16.12.1942 (Abschrift): AIPN, GK 196/131, Bl. 209 f.

31 Dering, »Tajna Armia«, S. 30 und S. 141.

32 Kassiber Józef Cyrankiewicz vom 19.9.1943, abgedruckt in: *Grypsy*, S. 80.

33 Czech, *Kalendarium*, S. 579 f., S. 588 f. und S. 595.

widerstandes insofern nicht präzise war, als die meisten selektierten Opfer nicht jüdische Frauen, sondern jüdische Männer waren.

In der Zeit von August 1943 bis Oktober 1944 wurden ausschließlich die sogenannten Transport- bzw. RSHA-Juden selektiert und anschließend jeweils in größeren Gruppen vergast – in regelmäßigen Abständen in den Krankenbauen und Häftlingsrevieren, seltener im Lager. »Ausmusterungen« bei der Arztvorstellung spielten nur noch eine untergeordnete Rolle. Tötungen mit Phenolspritzen wurden nicht wieder aufgenommen, Totenscheine nicht erstellt.[34]

Ausgenommen von diesen Selektionen waren die jüdischen »Schutz-« und »Vorbeugehäftlinge«. Daher mussten die Lagerärzte Listen mit den von ihnen selektierten Opfern erstellen lassen, die dann der Politischen Abteilung vorgelegt wurden, die unter Heranziehung von Häftlingsunterlagen den Häftlingsstatuts der einzelnen »Ausgemusterten« überprüfte. Gegebenenfalls »unrechtmäßig« selektierte Opfer waren von der Liste zu streichen, was »auch vorkam«, wie Lagerarzt Fischer einräumte.[35]

Die Häftlingsärztin Ella Lingens aus dem Frauenlager drückte es nach dem Krieg so aus:

> Es gab für Juden nur zwei Möglichkeiten, dem Schicksal der Vergasung »legal« zu entgehen: Sie mussten entweder silberne Löffel gestohlen oder für eine illegale Bewegung gearbeitet haben. In beiden Fällen wurden sie nämlich verhaftet, waren »karteimäßig« erfasst und wurden von einer Stelle des Justizapparates »in Evidenz gehalten«. Deshalb durften sie nicht einfach beseitigt werden. Diejenigen, die sich nichts hatten zu Schulden kommen lassen und nie gegen die Nazis agiert hatten, entkamen dem Schicksal nur durch Zufall. [...] Auch bei Selektionen im Lager waren diese »karteimäßigen« Juden, wie wir sie nannten, immer geschützt. Selbst wenn ihre Nummern zur Vergasung aufgeschrieben waren, wurden sie im letzten Augenblick gestrichen – ein Vorzug, der außer ihnen nur noch den Ärzten und dem Pflegepersonal zugebilligt wurde.[36]

---

34 Vernehmung Dr. Horst Fischer vom 6.9.1965: BStU, MfS HA IX/11 ZUV 84, Bd. 4, Bl. 248–253, hier Bl. 252: »Totenscheine habe ich von diesen Häftlingen nicht ausfüllen müssen.«

35 Vgl. u.a. Friedrich Entress, »Information of my activity in the Concentration Camp Auschwitz«, Gmunden, 31.7.1945 (Abschrift): AIPN, GK 196/127, Bl. 234 f.; Vernehmung Dr. Horst Fischer vom 22.2.1966: BstU, MfS HA IX/11 ZUV 84, Bd. 2/2, Bl. 201–217, hier Bl. 210.

36 Lingens, *Gefangene der Angst*, S. 168 f.

Emil de Martini, deutscher Häftling und Blockältester des Krankenbaublocks 21 im Stammlager, berichtete im Jahre 1946: »Im Häftlingskrankenbau von den SS-Lagerärzten durchgeführte Selektionen für die Gaskammer wurden stets listenmäßig der Polit-Abteilung bezw. Grabner gemeldet und von diesem genehmigt und oft mit der zynischen Randbemerkung versehen: ›Können fahren!‹ (Gemeint war ›Fahren in die Gaskammer‹).«[37]

Den Grund für diese Überprüfungen konkretisierte Eugenia Halbreich. Sie war am 18. Januar 1943 mit einem Transport mit Gefängnisinsassen aus Krakau in Auschwitz eingetroffen, als jüdischer »Schutzhäftling« registriert und bald darauf als Häftlingsschreiberin in der Politischen Abteilung eingesetzt worden. Alle jüdischen Häftlinge, die als politisch Verdächtige ins Lager Auschwitz eingewiesen wurden, so schilderte sie es im April 1945, seien »karteimäßig« als »Schutzhäftlinge« erfasst und im Lagerjargon »karteimäßige« Juden genannt worden. Zunächst habe man in der Behandlung der »karteimäßigen« und der »RSHA-Juden« keinen Unterschied gemacht, auch die Ersteren seien selektiert und vergast worden. Ungefähr im Sommer 1943 habe sich das aber geändert: Damals habe sich herausgestellt, dass ein »karteimäßiger« Juden, der eine Aussage vor deutschen Behörden außerhalb des Lagers machen sollte, inzwischen vergast worden war. Daraufhin sei aus Berlin die Anordnung gekommen, jüdische »Schutzhäftlinge« dürften nicht vergast werden.[38]

Zu den »karteimäßigen« Juden gehörte auch Golda Freundlieb. Sie war im Juni 1941 in Łódź (Litzmannstadt) verhaftet und zu zwei Jahren Gefängnis verurteilt worden. Nach Ablauf der Strafe wurde Freundlieb nach Auschwitz-Birkenau deportiert. Etwa zwei Monate nach ihrer Ankunft im Lager fand eine Selektion statt, die Lagerarzt Mengele durchführte. Freundlieb versteckte sich, wurde jedoch entdeckt und »aussortiert«. Bei der Überprüfung stellte man fest, dass sie als »Schutzhäftling« in Auschwitz sei und daher zu ihrem Block zurückkehren durfte. An ihrer statt sei ein anderes jüdisches Mädchen in die Gaskammer geschickt worden, damit die Zahlen stimmten. Später wurde Freundlieb noch einmal von Mengele zur Vergasung »aussortiert«, jedoch wieder als

37 Anzeige Emil de Martini gegen Maximilian Grabner vom 18. 2. 1946: AIPN, GK 196/135, Bl. 113–117.

38 Vernehmung Eugenia Halbreich vom 27. 4. 1945: AIPN, GK 165/50/1, Bl. 78–102, hier Bl. 101.

»Schutzhäftling« herausreklamiert. Golda Freundlieb überlebte Auschwitz und wurde Ende Januar 1945 von der Roten Armee befreit.[39]

Die Ermordung von »arbeitsunfähigen« jüdischen Häftlingen im KL Auschwitz geht auf einen Befehl Heinrich Himmlers zurück. Rudolf Höß berichtete in diesem Zusammenhang in einer seiner Vernehmungen in polnischer Haft: »Um klarzustellen, weise ich darauf hin, dass nach Befehl von Himmler alle im Arbeitslager festgehaltenen Juden vernichtet werden sollten, für die aufgrund einer Krankheit keine Aussicht auf Genesung innerhalb von vier Wochen bestand. Ich betone ausdrücklich, dass dies nur für Juden galt. Das Verfahren und die Richtlinien dafür erließ der Reichsarzt SS Grawitz.«[40]

Standortarzt Wirths besprach mit den Lagerärzten die Kriterien. »Nach diesen Besprechungen«, so Horst Fischer, »ergaben sich im wesentlichen folgende Merkmale zur Voraussetzung für Selektionen. Das waren Hungerödeme, das völlige Fehlen von Fettgewebe in den Gesäßbacken, der Verdacht auf Tbc [...], Unfälle mit Knochenbrüchen und schwere Eiterungen. Das waren in etwa die Fälle, in denen Selektionen angebracht erschienen.«[41]

Auch der Beruf des Häftlings spielte eine wichtige Rolle. So waren jüdische Häftlingspfleger und Häftlingsärzte von Selektionen grundsätzlich ausgenommen. Später kamen andere Berufe dazu, die unter »Denkmalschutz« standen, wie Höß es formulierte. Das eröffnete zahlreiche Rettungsmöglichkeiten, wie sich im Krankenbau in Monowitz zeigte. Dort besorgten der Krankenbauälteste Budziaszek und seine Kollegen bei Buna-Meistern Bescheinigungen, wonach die Selektionsgefährdeten als Fachkräfte für das Werk unabkömmlich seien.[42] Ähnlich war es im Stammlager. Fejkiel zufolge selektierte dort SS-Lagerarzt Fritz Klein gerne und oft:

> Mit manischer Beharrlichkeit schnüffelte er in Krankensälen herum und suchte Kranke fürs Gas aus. Es kostete uns viel Mühe und Arbeit, seinen Eifer zu bremsen. [Ab dem Frühjahr 1944; B. M.] konnten

---

39 Bericht Golda Freundlieb vom 20.2.1945: GARF, f. 7021, op. 108, d. 33, Bl. 5–7.

40 Vernehmung Rudolf Höß vom 9.1.1947: AIPN, GK 196/103, Bl. 124–141, hier Bl. 140 f.

41 Vernehmung Dr. med. Horst Fischer vom 22.2.1966: BStU, MfS HA IX/11 ZUV 84, Bd. 2/2, Bl. 201–217, Bl. 209.

42 Vernehmung Dr. Stefan Budziaszek vom 5.3.1948: AIPN GK 164/179/4, Bl. 29–39, hier Bl. 34.

> wir öfter das Argument einbringen, dass die selektierten Kranken Fachkräfte seien, nach denen man im Lager suche. [...] Eines Tages wählte er etwa ein Dutzend Kranke fürs Gas aus, [...] wir schafften es nicht, ihn davon abzubringen. Daraufhin habe ich [dem Standortarzt; B. M.] gemeldet, dass Klein zur Vergasung eine Reihe von Metalldrehern und Schweißern ausgewählt habe, die damals dringend gesucht waren. Das Ergebnis war, dass sich Klein gegenüber seinem Chef ausführlich erklären musste, und die Kranken wurden in Ruhe gelassen.[43]

Standortarzt Wirths befahl bzw. genehmigte eine Selektion, sobald der jeweilige Krankenbau bzw. das Häftlingsrevier überfüllt war. Friedrich Entress führte in US-amerikanischer Haft aus: »As the overcrowding of the hospital increased, orders were issued to select those least likely to recover in a reasonable time and have them transferred to Birkenau. This was my sad task, and I endeavored to fulfill it by selecting those least likely to recover.«[44] Die Lagerärzte wurden dabei auch von sich aus aktiv. Horst Fischer etwa berichtete: »Ich habe in der Folgezeit [ab dem Herbst 1943; B. M.] Selektionen in den HKB's in den Nebenlagern dort durchgeführt, wo ein hoher Krankenbestand zu verzeichnen war, wie zum Beispiel in Goleszow. Dies geschah auf Anordnung des SS-Standortarztes beziehungsweise bei einer Überbelegung des Krankenbaus auf meine Initiative.«[45]

Den Häftlingsärzten war bekannt, dass eine Selektion drohte, sobald der Krankenbau überfüllt war. Sie bemühten sich daher, den Krankenstand so niedrig wie möglich zu halten, indem sie Kranken die stationäre Aufnahme verweigerten oder Patienten aus dem Krankenbau ins Lager entließen, obwohl diese noch nicht genesen waren. Dabei durften sie den Betroffenen den wahren Grund für diese Maßnahmen nicht benennen, es sei denn, es handelte sich um Häftlinge, denen sie vertrauten. Die Folge war oft Missstimmung unter den von diesen Maßnahmen betroffenen Kranken.

Rudolf Diem berichtete, wie belastend die Voruntersuchungen in der Ambulanz für ihn waren. Aus Erfahrung und Beobachtung der ein-

---

43 Fejkiel, »Medycyna za drutami«, S. 522.

44 Friedrich Entress, »Information of my activity in the Concentration Camp Auschwitz«, Gmunden, 31.7.1945 (Abschrift): AIPN, GK 196/127, Bl. 234 f., Zitat Bl. 234.

45 Vernehmung Dr. Horst Fischer vom 14.2.1966: BStU, MfS HA IX/11 ZUV 84, Bd. 81, Bl. 12–23, hier Bl. 14.

zelnen Lagerärzte wusste er, wann der Lagerarzt mehr Häftlinge »ausmustern« würde und welche Krankheitsfälle dafür insbesondere infrage kämen. »Man sagte dann zu dem einen oder anderen Kranken, hier hast du Medizin, gehe zurück ins Lager. Komm morgen wieder. Nicht jeder verstand das und klagte: ›Wenn mich der deutsche Arzt sehen würde, dann würde er mich in den Krankenbau aufnehmen, denn ich bin wirklich sehr krank.‹ So einem zu erklären, dass es gerade darum gehe, dass ihn der deutsche Arzt nicht sieht, war gefährlich. Daher beendete man das Gespräch schnell und nicht besonders höflich«, so Diem. »Wie oft hörte ich dann Vorwürfe: ›So ein unmenschlicher Arzt‹. Lagererfahrene Häftlinge dagegen verstanden und verließen, selbst auf allen Vieren, die Ambulanz. Am schlimmsten war es mit Neuankömmlingen, die lautstark klagten, dass eine solche Krankheit in der Freiheit eine sichere Aufnahme ins Krankenhaus bedeute.«[46]

Ähnliche Erfahrungen machten andere Häftlingsärzte.[47] Mark Klein, Häftlingsarzt im Stammlager, berichtete:

> Eine gewisse Anzahl von Häftlingen bezweifelte den guten Willen der Häftlingsärzte, als diese vor bevorstehenden Selektionen Kranke nicht aufnehmen wollten. Manchmal setzten Häftlingsärzte kranke Häftlinge brutal vor die Tür, weil sie von der bevorstehenden Selektion wussten. Jedoch durften sie das den kranken Häftlingen wegen der absoluten Schweigepflicht nicht offen sagen. Einige der kranken Häftlinge haben sich sogar festgekrallt, um doch in den HKB aufgenommen zu werden. Einige von ihnen wurden dann selektiert. Es war wichtig für die Häftlingsärzte, die Anzeichen für die bevorstehende Selektion zu erkennen. Man musste verhindern, dass neue Kranke aufgenommen werden, und andere mussten vorzeitig aus dem HKB entlassen werden.[48]

»Die einzige Aussicht«, so auch Häftlingsarzt Makowski, »einen gewissen Teil der Kranken vor einer Auslese durch den SS-Arzt und vor der Vergasung zu retten, war, sie aus dem Krankenbau auszuschreiben und als Gesunde zur Arbeit zu leiten. Natürlich durfte das Krankenbaupersonal den kranken Häftlingen den Grund solcher Entlassung aus dem Krankenbau nicht erklären. Ein Häftlingsarzt setzte sich also, indem er

46 Diem, »Wspomnienia«, S. 40 und S. 112.

47 Dering, »Tajna Armia«, S. 29; Jaworski, »Wspomnienia«, S. 130.

48 Klein, »Auschwitz I Stammlager«, S. 447.

ihnen das Leben rettete, verschiedenen Protesten, Beschimpfungen und Drohungen aus.«[49] Oszkár Betlen gibt in seinen Erinnerungen folgendes Gespräch mit einem Neuankömmling aus einem ungarischen Transport im Lager Monowitz im Sommer 1944 wieder:

> »Sagen Sie, mein Herr«, redete mich einer an, »gibt es hier eine ärztliche Untersuchung?«
>
> Die Anrede »Herr« paßte so gut ins Lager wie etwa ein Zylinderhut zu der gestreiften Lagerkluft.
>
> »Hier duzen wir einander«, mache ich den Mann aufmerksam. »Wozu willst du dich übrigens untersuchen lassen?«
>
> »Ich bin krank und möchte um leichte Arbeit bitten.«
>
> »Du, merk dir«, sage ich mit allem Nachdruck, »hier ist man nicht krank.«
>
> Er begreift nicht und wiederholt stur:
>
> »Ich bin wirklich krank. Herzleidend. Das wird mir jeder Arzt bescheinigen.«
>
> »Und ich sage dir, höre auf meinen Rat. Er ist gut gemeint. Hier bist du nicht krank. Versteh doch: Hier hat jeder gesund zu sein.«
>
> »Wenn ich aber wirklich krank bin«, beharrt der Unbelehrbare.
>
> Was sollte ich tun? Ich konnte ihm doch nicht rundheraus erklären, daß im Lager Herzleiden mit Gas kuriert werden. Ich wollte ja nicht am nächsten Tag in der Vernehmungszelle der Gestapo in Grabners Händen sein.[50]

Betlen habe noch versucht, dem Neuankömmling mit Andeutungen die Arztmeldung auszureden, aber vergeblich. Der Mann habe sich dann tatsächlich mit seinem Herzleiden beim Arzt gemeldet und sei kurz darauf »weggebracht« worden, so Betlen.[51]

Im Stammlager führten die Selektionen meistens der Lagerarzt durch, nicht selten aber auch SS-Sanitäter, die sich die Kranken häufig

---

49 Makowski, »Organisation«, S. 170 f.
50 Betlen, *Leben*, S. 164 f.
51 Ebenda, S. 165 f.

gar nicht anschauten, sondern anhand der Krankenkarten vorgingen. Vor diesem Hintergrund, so Mark Klein, versuchten die Häftlingsärzte zum einen wie geschildert kranke Häftlinge nur dann aufzunehmen, wenn es absolut notwendig war, und zum anderen Konsultationen und größere Behandlungen zu vermeiden, damit diese Angaben nicht in die Krankenkarte eingetragen werden mussten. Waren solche Behandlungen doch unvermeidlich, bemühten sie sich, die Betroffenen so schnell wie möglich zu entlassen.[52]

Ähnlich gingen auch Budziaszek und seine Kollegen in Monowitz vor. Über den Ablauf der Selektionen dort von November 1942 bis Juni 1943 gibt es kaum Berichte. Die »Ausmusterungen« im Krankenbau führte der SS-Lagerarzt in Begleitung des SS-Sanitäters und der jeweiligen Funktionshäftlinge durch. Es ist sicher, dass der Krankenbauälteste (Wörl und später Schuster) sowie die Blockältesten daran mitwirkten. Die Beteiligten schwiegen sich dazu nach dem Krieg jedoch aus.

In zumindest einem Fall hatte eine falsche Diagnose des »Chefarztes« Schuster über angebliche Fleckfieberfälle unter Quarantänehäftlingen fatale Folgen. Der von ihm unterrichtete Lagerarzt bestätigte dessen falsche Diagnose und ließ alle Insassen des Quarantäneblocks nach Birkenau »überstellen«, wo sie vergast wurden (siehe oben). Auch Wörl hatte durch falsche Tuberkulosediagnosen wie geschildert den Tod von Häftlingen zu verantworten. In der ›Amtszeit‹ dieser beiden vermeintlichen Chefärzte überstieg die Zahl der Selektierten monatlich weit über 20 Prozent der Lagerinsassen. Die jeweiligen Lagerärzte dezimierten damals die Belegschaft des Arbeitslagers Monowitz regelrecht.

Friedrich Entress, der dort als verantwortlicher Lagerarzt von März bis Oktober 1943 Selektionen durchführte, berichtete in der alliierten Gefangenschaft im April 1947: »Selektionen in Monowitz fanden im Krankenbau durch den Lagerarzt statt. Vor meiner Tätigkeit als verantwortlicher Lagerarzt für Monowitz selektierte Dr. Hellmuth Vetter. Nachdem ich Monowitz im Oktober 1943 verlassen hatte, selektierte mein Nachfolger Dr. Fischer. Die selektierten Häftlinge wurden in das Stammlager Auschwitz gebracht und in den meisten Fällen nach Birkenau zur Vergasung.«[53]

Entress selektierte vom Sommer 1943 an hauptsächlich bei der Aufnahme in den Krankenbau. Der Krankenbauälteste Budziaszek stellte

---

52 Klein, »Auschwitz I Stammlager«, S. 447.

53 Friedrich Entress, Erklärung unter Eid vom 17.4.1947 (Abschrift): BStU, MfS HA IX/11 ZUV 84, Bd. 12, Bl. 90–98, hier Bl. 95.

ihm die Kranken mit ihren Ambulanzkarten (»Arztvormeldung«) und Diagnosen vor und Entress entschied über ihr weiteres Schicksal. Die Häftlingsnummern derjenigen, die der Lagerarzt für die Überstellung bestimmte, notierte er selbst.[54] Entress selektierte im Krankenbau in Monowitz nach demselben Muster wie im Stammlager.[55]

Entress' Nachfolger Fischer selektierte anfangs nach demselben Verfahren, später jedoch auch im Krankenbau selbst.[56] Der Spielraum der Häftlingsärzte war bei solchen Selektionen eng. Nur in Einzelfällen konnten sie versuchen, die Entscheidung des Lagerarztes zu beeinflussen, was sie dann aber auch taten. Der Krankenbauälteste und/oder der jeweilige Häftlingsarzt bemühten sich beispielsweise in einzelnen Fällen um die Genehmigung einer längeren Genesungsdauer der Betroffenen. Budziaszek berichtet von einigen Dutzend Fällen, in denen dies erreicht worden sei. Eine oft angewandte Methode bestand außerdem darin, in den Krankenkarten das Aufnahmedatum des Patienten zu fälschen.[57] Gleichwohl war auch dies nur bei einer geringen Anzahl von Häftlingen möglich, damit der Lagerarzt nicht misstrauisch wurde. Darüber hinaus bestand immer die Gefahr einer Denunziation, kein seltenes Vorkommnis in Auschwitz.

Die Häftlingsärzte konnten eine Selektion nicht verhindern, durchaus aber ihre Häufigkeit und ihren Umfang indirekt beeinflussen. In erster Linie sind hier vorbeugende Maßnahmen wie die rigorosen »Läuse-« und »Krätzekontrollen« zu erwähnen, um Infektionskrankheiten wie Fleckfieber zu bekämpfen, sowie der Ausbau der ambulanten und chirurgischen Behandlungsmöglichkeiten, um Häftlinge im Anfangsstadium von Erkrankungen oder bei Verletzungen, Erfrierungen und Phlegmonen frühzeitig medizinisch zu versorgen. Darauf legten Budziaszek und sein Team sehr großen Wert; der Lagerarzt wie auch die Lagerführung unterstützten diese Bemühungen. Ohne Zusammenarbeit mit den Lagerärzten wären die Häftlingsärzte an diesem Vorhaben gescheitert.

So aber gelang es ihnen, sowohl die durchschnittliche Heilungsdauer als auch den Anteil schwerkranker und stationär aufgenommener

54 Vernehmung Antoni Tadeusz Makowski vom 6.6.1970: Fritz Bauer Institut, 4 Js 798/64, Bd. 4, 786–791, hier Bl. 788.

55 Langbein, *Auschwitz-Prozeß*, Bd. 2, S. 709.

56 Vernehmung Antoni Tadeusz Makowski vom 6.6.1970: Fritz Bauer Institut, 4 Js 798/64, Bd. 4, 786–791, hier Bl. 788.

57 Vernehmung Dr. Stefan Budziaszek vom 5.3.1948: AIPN GK 164/179/4, Bl. 29–39, hier Bl. 34.

Häftlinge erheblich zu senken. Folglich ging die Zahl der Selektionsopfer im Verhältnis zur Lagerstärke vom Sommer 1943 an auf etwa ein Zehntel der bisherigen Werte zurück: von durchschnittlich rund 25 Prozent monatlich in der Zeit von Dezember 1942 bis Mai 1943 auf etwa 3 Prozent ab dem Sommer 1943 und etwa ein Prozent im Jahre 1944 mit Ausnahme der Wintermonate. Abertausende Häftlinge konnten so vor dem Vergasungstod bewahrt werden, ohne dass die »Verschonten« das überhaupt realisiert hätten.

Einmal gelang es zudem, am Vortag einer erwarteten Selektion den Anteil der Krankenbaupatienten an der Lagerstärke dadurch zu drücken, dass alle Gehfähigen ins Lager entlassen wurden. Dies hätten »deutsche Häftlinge (meistens Kapos)« allerdings verraten, klagte Budziaszek im Jahre 1948. Daraufhin wurde im ganzen Lager eine Selektion durchgeführt.[58] Ob die mit Budziaszek verfeindete Heymann-Gruppe hinter dieser Denunziation steckte, ist unklar. Ein weiteres Mal konnten sich die Häftlingsärzte in Monowitz ein solches Vorgehen allerdings nicht erlauben – zumindest nicht in nennenswertem Umfang.

Delegierung der Selektionen an Häftlingsärzte: Dilemmata

1942 schnellte die Zahl der Kranken in die Höhe und damit auch die »Arbeitsbelastung« der Lagerärzte, die nicht selten Hunderte von Häftlingen täglich zu begutachten und »auszusortieren« hatten. Spätestens zu diesem Zeitpunkt übernahm SS-Sanitäter Klehr das Kommando zur Tötung mit Phenolspritze, das er aus den im Krankenbau beschäftigten Häftlingspflegern zusammenstellte. So brauchte sich der Lagerarzt nicht mehr selbst um die Verabreichung der Todesspritzen zu kümmern. Spätestens 1943 versuchten die jeweiligen Lagerärzte, die Durchführung der Selektionen nicht nur an die SS-Sanitäter, sondern auch an die Häftlingsärzte zu delegieren, die ohnehin daran mitwirken mussten, indem sie etwa zusammen mit Häftlingspflegern die Selektierten auf die bereitstehenden Lastwagen verluden.[59] Selektionen im Namen der Pei-

58 Ebenda.

59 Vgl. u.a. Bericht Roman Mucha vom 13.3.1964: APMO, Oświadczenia, Bd. 47, Bl. 124–130. Mucha, Zahnarzt von Beruf, war von September 1943 bis Juni 1944 Pfleger im Monowitzer Krankenbau. Im genannten Bericht schildert Mucha die Verladung von etwa 250 kranken Häftlingen, die zuvor durch Lagerarzt Fischer und SS-Sanitäter Neubert selektiert worden waren. »Das Krankenbaupersonal führte die

niger warfen viel schwerer wiegende moralische Fragen auf. Diese Form der ›Beteiligung‹ gehört zu den nach 1945 umstrittensten und in höchstem Maße tabuisierten Themen, wenn es um die Rolle der Häftlingsärzte im Lager-»Gesundheitswesen« in Auschwitz geht.

Womit er sich konfrontiert sah, schildert beispielsweise Dr. Rudolf Diem, damals leitender Häftlingsarzt in der Ambulanz des Stammlagers (Block 28). Eines Tages bestellte Lagerarzt Entress ihn in sein Dienstzimmer ein und händigte ihm eine Liste mit etwa 300 Kranken aus. Entress wies Diem an, diese Kranken zu untersuchen, was ohnehin zu seinen Pflichten gehörte, und zu bestimmen, wer von ihnen bald und wer nicht innerhalb von drei Wochen genesen würde. Diem war schockiert:

> Ich fand mich in einer ausweglosen Situation. Die Entscheidung war für mich sehr schwierig. Schließlich beschloss ich, die Durchsicht vorzunehmen. Von den 300 Kranken, die sich auf der Liste befanden, schrieb ich die Nummern von etwa 200 Kranken auf, die innerhalb von drei Wochen genesen würden. Entress ordnete die Versammlung dieser beiden Gruppen an und nahm persönlich die Durchsicht der beiden Gruppen vor. Er befahl, einige Kranke aus der ersten Gruppe (Kranke mit Genesungsprognose innerhalb von drei Wochen) in die zweite zu übertragen und nahm die beiden Listen mit.[60]

Noch am selben Tag wurden die etwa hundert Kranken aus der zweiten Gruppe mit Lastwagen nach Birkenau abtransportiert. »Nach meinem Gewissen«, so Diem, »fühle ich mich nicht verantwortlich für die Durchführung der Selektion der Kranken für ihre Tötung. Vielmehr habe ich nicht wenige Häftlinge gerettet, die durch die SS-Ärzte bedroht waren. Mir ist es gelungen, das größere Übel zu verhindern, indem ich mich für das kleinere entschieden habe.«[61]

Dr. Otto Wolken will eine ähnliche Anordnung Ende 1943 indirekt sabotiert haben, indem er nur etwa dreißig Todeskandidaten aus-

---

kranken Häftlinge zu den Lastwagen mit Anhängern, auf die wir sie verluden. Die Lastwagen [und Anhänger; B. M.] waren natürlich solche mit offener Ladefläche. Ich selbst führte zusammen mit anderen Kollegen und Ärzten untergehakt die Kranken zu den stehenden Lastwagen. Etwa 80 bis 100 Häftlinge konnten auf einen Lastwagen mit Anhänger verladen werden« (ebenda, Bl. 126 f.).

60 Diem, »Wspomnienia«, S. 36.

61 Ebenda.

wählte, worauf der erboste Lagerarzt Dr. Helmersen selektierte und über 300 Häftlinge zur Vergasung bestimmte. Andere Häftlingsärzte haben Wolken deswegen kritisiert und meinten, hätte Wolken etwa 100 Häftlinge als »nicht arbeitsfähig« ausgewählt, hätte sich Helmersen damit zufriedengegeben. Auf diese Weise wären etwa 200 Häftling verschont geblieben.

Um diese dramatische und traumatische Erfahrung reicher, nahm Wolken später im Krankenrevier des Quarantänelagers im Auftrag des Lagerarztes offenkundig Vorselektionen vor, indem er unter anderem genesene Häftlinge ins Lager entließ bzw. in die sogenannte »Schonung« einwies – »Vorselektionen« deshalb, weil die eigentliche Entscheidungsgewalt nach wie vor bei den Lagerärzten lag. Wolken ging dabei nach Auffassung des Lagerkapos Hans Clasen aus Hamburg zu lasch vor, der ihn deswegen bei Lagerarzt Dr. Thilo denunzierte: Wolken würde zu viele genesene Häftlinge in die »Schonung« einweisen, statt sie als »arbeitsfähig« ins Arbeitslager zu entlassen. Das weitere Geschehen fasste Wolken zeitnah und knapp wie folgt zusammen: »Lagerarzt ließ sich die Schonungskranken [von Wolken; B. M.] vorstellen. Schonungskranke wurden vergast.«[62] Thilos »Disziplinierungsmaßnahme« fielen Anfang Oktober 1944 insgesamt fünfzehn »Schonungskranke« zum Opfer, darunter die Jugendlichen Leon Nisaim (geb. 9.4.1927) und Józef Burak (geb. 17.7.1929). Es blieb jedoch nicht dabei. Bereits zwei Tage zuvor hatte Thilo eine Nachselektion im Quarantänelager durchgeführt und zwanzig jüdische Häftlinge »ausgemustert«. Insgesamt kosteten die beiden »Disziplinierungsmaßnahmen« Dr. Thilos, die durch eine Denunziation von Hans Clasen ausgelöst worden waren, 35 jüdische Häftlinge das Leben.[63] Andere Häftlingsärzte berichten von ähnlichen Denunziationen; besonders gern habe »Oberarzt« Ludwig Wörl solche Vorwürfe erhoben, um damit seine polnischen Kontrahenten anzuschwärzen.

Andere Häftlingsärzte weigerten sich nach eigenen Angaben hingegen, solche Vorselektionen vorzunehmen. Die französische Häftlingsärztin Adélaïde Hautval lehnte es ab, den von ihr im Auftrag des Lagerarztes untersuchten Frauen, die im Lager »wahnsinnig« geworden seien, die Diagnose »nicht arbeitsfähig« zuzuschreiben, weil dies für diese Gefangenen das Todesurteil bedeutet hätte. Sie sei auch dann standhaft geblieben, als sie der Lagerarzt Rohde unter Druck gesetzt habe.

---

62 Aussage Dr. Otto Wolken vom 24.4.1945: AIPN, GK 196/88, Bl. 1–37, hier Bl. 8–10.

63 Ebenda.

»Schließlich übernimmt eine österreichische Kollegin, eine charmante und geistreiche Frau, diese Arbeit, um mir ernsthafte Schwierigkeiten zu ersparen. Noch heute stelle ich mir die Frage, ob man, um ›ein gutes Gewissen‹ zu behalten, zulassen kann, dass ein anderer eine Aufgabe übernimmt, die für ihn in der Folge zu einer Qual werden kann. Ich weiß darauf keine Antwort.«[64]

Ella Lingens bestätigte im Kern Hautvals Ausführungen, ohne jedoch zu erwähnen, dass sie selbst den Auftrag des Lagerarztes an ihrer Stelle ausgeführt hatte. Lingens: »Die französische Häftlingsärztin Hautval hat sich geweigert, auf Verlangen des SS-Arztes Dr. Mengele [Hautval sprach von Rohde; B. M.] eine Liste aller ihrer Patientinnen mit Diagnose und Prognose der voraussichtlichen Krankheitsdauer zu erstellen. Sie füllte die Rubriken Diagnose und Prognose bei allen Patientinnen mit einem Fragezeichen aus und begründete dies damit, dass ihr keine ausreichenden diagnostischen Möglichkeiten zur Verfügung stünden.«[65] Hautval und Lingens waren als Häftlingsärztinnen im »arischen« Krankenblock beschäftigt, in denen im Jahre 1944 keine Selektionen für die Gaskammer mehr stattfanden – es sei denn, die Patientinnen galten als psychisch krank.

Die hier angeführten Beispiele scheinen jedoch eher zu den Ausnahmen gehört zu haben, zumal sich durch solches Verhalten keine Häftlinge retten ließen. Das geht auch aus der Schilderung des Monowitzer Häftlingsarztes Dr. Leon Cuenca hervor, der es ebenfalls abgelehnt haben will, sich an Vorselektionen zu beteiligen: »Ich erinnere mich, dass ich zusammen mit [Blockschreiber; B. M.] Rausch einen Selektionsvorschlag machen sollte, aber ich habe letzten Endes für Budziaszek eine weiße Liste abgegeben. Dieser erklärte uns, dass es vorteilhafter wäre, einige Kranke vorzuschlagen, die medizinisch als verloren gelten, denn ohne dies werde der Lagerarzt seinerseits eine Selektion vornehmen ohne Rücksicht auf den Gesundheitszustand der Gefangenen.«[66] Bei dieser Vorselektion soll es sich um die letzte große dieser Art im Lager Monowitz gehandelt haben, die im Oktober 1944 stattfand.[67] Laut Häftlingsarzt Antoni Makowski hatte Cuenca durchaus daran teilgenommen:

---

64 Hautval, *Medizin gegen die Menschlichkeit*, S. 37 f.

65 Vernehmung Dr. Ella Lingens vom 28.9.1970: Fritz Bauer Institut, 4 Js 798/64, Bd. 5, Bl. 882–884.

66 Vernehmung Dr. Léon [sic!] Cuenca vom 3.11.1969: ebenda, Bd. 3, Bl. 544–549, hier Bl. 547.

67 Vernehmung Prof. Robert Waitz vom 2.7.1969: ebenda, Bl. 428–433, hier Bl. 431.

> Ich persönlich nahm zusammen mit Dr. Cuenca und mit noch einem Pfleger [...] an der Besichtigung der Häftlinge auf zwei Blocks teil. Während dieser Besichtigung bemühten wir uns, die Häftlinge zur Fortsetzung der Arbeit zu beeinflussen und sie zu überreden, sich nicht als arbeitsunfähig zu melden [...]. Von den von uns besichtigten beiden Blocks wurden lediglich ein paar arbeitsunfähige Häftlinge ausgesucht. Die Teilnahme an der oben erwähnten Besichtigung war für mich ein sehr schweres Erlebnis.[68]

Aus Nachkriegsberichten geht hervor, dass viele seiner Kollegen ebenfalls an Vorselektionen bzw. Selektionen mitwirkten. Dies wurde gar als eine Chance angesehen, einige Häftlinge wenigstens vorübergehend vor dem Tod zu bewahren. Die oben angeführte Adélaïde Hautval gab im Jahre 1971 in einer Vernehmung eher zurückhaltend an:

> Ausnahmsweise kam es vor, dass Häftlingsärzte dem SS-Arzt Vorschläge über Kranke zu machen hatten, die in die Gaskammer geschickt werden sollten. In diesen Fällen waren sie jedoch dazu gezwungen, weil die SS eine bestimmte Zahl Kranker für diesen Zweck anforderte. Manche meiner Häftlingskollegen hielten es unter diesen außergewöhnlichen Umständen für ihre Pflicht, Kranke namhaft zu machen, die keine Überlebenschance mehr hatten und ohnehin in allernächster Zeit hätten sterben müssen. Meine Kollegen taten es in dem Bestreben, denjenigen, die noch eine Chance hatten, durchzukommen, zu helfen. Wenn in Ausnahmefällen derartige Vorschläge von den Häftlingsärzten unterbreitet wurden, beruhten sie allein auf medizinischen Erwägungen; rassistische oder antipolnische Beweggründe waren dabei ausgeschaltet.[69]

Es ist hierbei zu betonen, dass die Selektionen im KL Auschwitz aus Sicht der Häftlingsärzte nicht abzuwenden waren. Sie konnten sie nicht verhindern, durch die erzwungene Mitwirkung aber versuchen, nur diejenigen auszuwählen, die unter den im Lager herrschenden Verhältnissen ohnehin dem Tode geweiht waren. In dieser Hinsicht waren sich jedoch Häftlingsärzte und -ärztinnen keineswegs einig. Häftlingsarzt Stanisław Jagielski berichtete im Jahre 1946:

---

68 Vernehmung Antoni Tadeusz Makowski vom 6.6.1970: Fritz Bauer Institut, 4 Js 798/64, Bd. 4, Bl. 786–791, hier Bl. 790.

69 Vernehmung Adeleide [sic!] Hautval vom 27.4.1971: ebenda, Bd. 7, Bl. 1385a–d.

> Die Haltung der Häftlingsärzte gegenüber der Tötung von schwerkranken Häftlingen war zweigeteilt: entweder stark ablehnend oder teilweise die Notwendigkeit der Liquidierung unheilbar Kranker rechtfertigend. Ich habe Mut zuzugeben, dass ich zu der zweiten Gruppe gehörte. Mein Standpunkt wurde auf die Lagerbedingungen »umgestimmt«. Zwar hat der Arzt kein Recht, über das Leben der Patienten zu verfügen, aber ... die Theorie ist etwas anderes als die Praxis.[70]

Die Häftlingsärztin Lucie Adelsberger aus dem Frauenlager in Birkenau schildert in ihrem Bericht, wie Häftlingsärztinnen dort Säuglinge jüdischer Mütter vergifteten, um die Frauen vor dem Gastod zu bewahren:

> Sobald [...] das junge Wesen das Licht der Welt erblickt hatte, geschah das Unglaubliche: Das jüdische Kind war dem Tod verfallen und mit ihm die Mutter. Binnen einer Woche gingen beide ins Gas.
>
> Das ärztliche Reglement schreibt vor, daß bei einer Geburt, wenn Mutter und Kind in Gefahr sind, das Leben der Mutter an erster Stelle zu retten ist. So haben wir Häftlingsärzte es auch in diesen Fällen heimlich gehandhabt. Das Kind mußte sterben, damit das Leben der Mutter erhalten bliebe. [...] Alles Gift im Lager wurde von uns für diesen Zweck gespeichert und reichte nicht aus. Es war erstaunlich, was diese Neugeborenen aushielten. Große Mengen von Gift überschliefen sie zuweilen ohne sichtliche Schädigung. Man brauchte immer mehr für sie. Einmal war kein Gift vorhanden. Da drosselte die eigene Mutter ihr neugeborenes Kind. Es war nicht tot. Sie war eine Polin, eine gute Mutter, die ihre Kinder über alles liebte. Sie hatte zu Hause drei kleine Kinder versteckt, für die sie leben wollte.[71]

Die Lagerärzte erzwangen die Mitwirkung ohnehin. Lagerarzt Dr. Mengele beispielsweise »ordnete an, dass die Häftlingsärzte penible Listen aller Patienten mit detaillierten Diagnosen zu erstellen und darin den voraussichtlichen Entlassungstermin zu vermerken hätten. Es war schwer, die Erstellung einer solchen Liste, die eigentlich einem ordentlichen Spitalbetrieb entsprach, zu verweigern. [...] Mengele war der

---

70 Jagielski, *Sclavus Saltans*, S. 104.
71 Adelsberger, *Auschwitz*, S. 88.

Teufel: Er verwendete seine ganze beträchtliche Intelligenz darauf, die Selektion so perfekt wie möglich zu machen.«[72]

Einen ähnlichen Fall schildert Tadeusz Joachimowski, Häftlingsschreiber im »Zigeunerlager« in Birkenau. Im Mai 1943 habe der Lagerarzt polnischen Häftlingsärzten befohlen, »Zigeuner« aus zwei Blöcken zu untersuchen, ob sich unter ihnen Fleckfieberkranke befänden. Die damit beauftragten Häftlingsärzte meldeten anschließend, es gebe mehrere fiebernde Personen. Daraufhin ordnete der Lagerarzt an, die ganze Gruppe, etwa 500 Frauen und Männer, in einer anderen, bis dahin leer stehenden Baracke unterzubringen. Danach begab er sich mit den Häftlingsärzten in den Revierblock 24, aus dem bald eine Gruppe von etwa 600 Frauen und Männern herausgeführt und in eine andere, ebenfalls bis dahin leer stehende Baracke gebracht worden sei. Noch am selben Tag wurden die etwa 1100 Roma und Sinti durch herbeigerufene SS-Blockführer in die Gaskammer Nr. II getrieben und dort vergast. »Am nächsten Tag habe ich«, so Joachimowski, »von dem Lagerführer [...] Anordnung erhalten, jeden Tag mehrere Dutzende dieser ermordeten Zigeuner vom Lagerbestand als Gestorbene abzuschreiben. Dies dauerte etwa einen Monat.«[73] Diese Selektion, der insgesamt 507 Männer und 528 Frauen zum Opfer fielen, fand am 25. Mai 1943 statt.[74]

Auch andere Lagerärzte wandten die Methode der erzwungenen Vorselektion an. Häftlingsarzt Dr. Jan Zielina, im Jahre 1944 Blockarzt in Block 19 des Stammlagers, berichtete nach dem Krieg: »Manchmal wurde einem Häftlingsarzt unerwartet befohlen, dem Lagerarzt die schwächsten und die am längsten kranken Häftlinge vorzustellen. Dies geschah in der Weise, dass die jüdischen Häftlingsärzte in ihren Abteilungen einige hoffnungslos Kranke auswählten« und sie dem Lagerarzt vorführten.[75] Jüdische Häftlingsärzte betreuten grundsätzlich die Säle mit jüdischen Kranken, und nur diese wurden ab August 1943 noch selektiert.

Der jüdische Häftlingsarzt Dr. Leon Greif aus Frankreich, der auf Stube 3 im Saal 10 (Krankenblock 19) des Stammlagers eingesetzt war,

72 Lingens, *Gefangene der Angst*, S. 172.

73 Vernehmung Tadeusz Joachimowski vom 18.4.1972: IPN Krakau, S 51/05/Zn, Bd. 7, Bl. 1339–1347, hier Bl. 1341. Joachimowski schreibt, der Lagerarzt sei Dr. Mengele gewesen. Allerdings wurde Mengele erst am 30.5.1943 nach Auschwitz versetzt, sodass es sich um einen anderen Lagerarzt handeln könnte.

74 Czech, *Kalendarium*, S. 503 f.

75 Vernehmung Dr. Jan Zielina vom 31.5.1950: AIPN, kr 502/2467, Bl. 51 f. Zielina war im Jahre 1944 der Blockarzt und stellvertretende Blockälteste im Block 19.

schilderte eine Selektion von Anfang Oktober 1944. Zunächst erhielten die Häftlingsärzte, darunter Greif, am 30. September den Befehl, eine Liste von allen Kranken mit der voraussichtlichen Dauer ihres Aufenthaltes im HKB zu erstellen. Am 2. Oktober holte Lagerarzt Dr. Klein diese Liste ab und ließ alle darin erfassten Kranken antreten. Klein mahnte dabei an, dass nach seiner Auffassung einige Kranke länger als angegeben stationär behandelt werden müssten, und befahl Greif, die Diagnosen entsprechend zu korrigieren. Einen Tag später erfuhren die Häftlingsärzte, dass die Kranken, die länger als 15 Tage stationär im HKB behandelt werden sollten, in die Gaskammern geschickt worden waren.[76] Es handelte sich dabei ausschließlich um jüdische Häftlinge.

Häftlingsarzt Jaworski im Krankenblock 20 des Stammlagers bekam Ende 1942 die Mitteilung, dass der Lagerarzt gleich komme, um eine Durchsicht und Selektion von kranken Häftlingen vorzunehmen. Betroffen seien alle »jüdischen« Säle, in den »arischen« solle man dagegen dem Lagerarzt nur Krankenkarten der unheilbar Kranken vorlegen. Ansonsten werde sich der Lagerarzt auch in den »arischen« Sälen alle Kranken anschauen und selektieren.

> Ich überlege, wie ich es vermeiden kann, ein Todesurteil über jemanden auszusprechen. Endlich finde ich einen Ausweg. Ich habe zwei Patienten im Zustand der Agonie [...] also beschließe ich, ihre Karten herauszugeben, um die anderen zu retten. Der Stubenarzt überreichte [...] dem Lagerarzt diese zwei Karten und meldete zugleich, dass für die übrigen Patienten eine Heilungsprognose bestehe. Es hat funktioniert! Der Lagerarzt nahm die Karten entgegen und verließ den Saal. Zum Glück (ironischerweise!) für mich starben die beiden noch in dieser Nacht.[77]

Manche Lagerärzte griffen auch auf »klassische« Täuschung zurück, um einen Häftlingsarzt dazu zu bewegen, in ihrem Auftrag zu selektieren. Dr. Max Grossmann, Dozent an der Universität Zagreb, kam am 23. Mai 1944 mit einem RSHA-Transport mit etwa 700 jüdischen Frauen und Männern aus Italien in Auschwitz an. Grossmann betreute dabei die Deportierten medizinisch als Transportarzt. Bei der Ankunft in Ausch-

---

76 Vernehmung Dr. Leon Greif, o. D. [Juli 1945] (französisch, Kopie): AIPN, GK 196/129, Bl. 21–24; Verzeichnis Pflegepersonal Block 19, Auschwitz, den 15.12.1945: APMO, D-AuI-5/2, Nr. 71081–71091.

77 Jaworski, »Wspomnienia«, S. 175.

witz wies ihn Lagerarzt Thilo, der den Transport in Empfang nahm, an, Kranke und Schwache von den Gesunden zu trennen. Erstere würden dann, so der deutsche Arzt, unmittelbar ins Krankenhaus gebracht. Grossmann nahm nichtsahnend die Trennung vor und stufte 186 Männer und 70 Frauen als gesund und »arbeitsfähig« ein, die übrigen 300 als krank und alt. Später im Lager erfuhr er, dass die von ihm als krank und schwach ausgesuchten Deportierten anschließend in die Gaskammer gebracht worden waren.[78]

Über ähnliche Täuschungsfälle berichteten auch andere.[79] Nach dem alliierten Luftangriff auf die Buna-Werke am 20. August 1944 etwa wies Lagerarzt Fischer Häftlingsarzt Makowski an, ein Verzeichnis der durch den Luftangriff schwer verletzten Häftlinge anzufertigen, deren gesundheitlicher Zustand eine Röntgenaufnahme erfordere. Diese sollte im Krankenbau des Stammlagers vorgenommen werden, da es im Krankenbau in Monowitz zu diesem Zeitpunkt noch keinen Röntgenapparat gab. »Ich habe diese Liste zusammengestellt«, so Makowski, die etwa zehn Häftlinge umfasste. Einige Tage später stellte sich heraus, dass Fischer dieses Verzeichnis »als eine Aufstellung von nicht mehr genesenden Häftlingen verwendete. Wir erfuhren damals«, so Makowski, »dass alle in das Krankenrevier nach Brzezinka (Birkenau) gebracht werden sollen, wo es bekanntlich keine Röntgenapparate, dafür aber gutfunktionierende Gaskammern gab.« Nach einigen Tagen wurden tatsächlich alle diese Häftlinge nach Birkenau gebracht und vergast, mit Ausnahme von drei Häftlingen, deren Streichung Budziaszek bei Unteroffizier Neubert erreicht hatte, der in Monowitz als SS-Sanitäter fungierte.[80]

In Monowitz fanden ohnehin alle Selektionen und Vorselektionen unter dem vom Lagerarzt genannten Vorwand statt, »dass die aus-

78 Vernehmung Dr. Max Grossmann vom 20.2.1945: GARF, f. 7021, op. 108, d. 3, Bl. 87–91; Bericht Dr. Max Grossmann vom 6.3.1945: ebenda, d. 46, Bl. 49–52; zur Zahl der als »gesund« ausgewählten jüdischen Männer und Frauen vgl. Czech, *Kalendarium*, S. 782.

79 Vgl. etwa den Bericht von Adélaïde Hautval: »Es kam vor, dass die SS uns bei manchen Selektionen erklärte, es sollten die hinfälligen Häftlinge ausgesucht werden, um ihnen eine vorteilhaftere Behandlung zukommen zu lassen« (Vernehmung Adelaide Hautval [sic!] vom 27.4.1971: Fritz Bauer Institut, 4 Js 798/64, Bd. 7, Bl. 1385a–d). Hautval fügte allerdings hinzu: »Wir haben jedoch diesen Angaben keinen Glauben geschenkt. Kein Arzt konnte im Unklaren darüber sein, dass der letzte Bestimmungsort der Ausgesonderten die Gaskammer war.«

80 Vernehmung Antoni Tadeusz Makowski vom 20.1.1966: BStU, MfS HA IX/11 ZUV 84, Bd. 15, Bl. 2–7, hier Bl. 5 f.

gewählten Häftlinge zur Erholung nach außerhalb des Lagers« kämen.[81] Selbstverständlich glaubten die Häftlingsärzte und die Mehrheit der Häftlinge nicht daran, mit Ausnahme einiger Neuankömmlinge. Um jedoch diese Version glaubwürdig zu machen, ließ Lagerarzt Fischer gelegentlich Kranke tatsächlich zur medizinischen Behandlung in den Krankenbau in Birkenau überstellen mit der Begründung, so Fischer, »dass solche Häftlinge möglichst ausgeheilt nach Monowitz zurückkommen sollten, um der Masse der Häftlinge die Furcht vor der Einlieferung in den HKB und den dort durchgeführten Selektionen zu nehmen«.[82]

Die Häftlingsärzte suchten die Zahl der selektierten Häftlinge wie auch die der Selektionen nicht nur durch Vorbeugung und Ausbau der medizinischen Versorgung so niedrig wie möglich zu halten. Sie wandten auch Tricks an, die jedoch für sie selbst immer riskant waren. Dazu gehörte die Fälschung von Diagnosen, insbesondere bei Fleckfieber und Tuberkulose, solange auf solche Erkrankungen die »Todesstrafe« stand, weil die Lagerärzte die Seuchen durch Vergasung aller potenziell oder tatsächlich Betroffenen bekämpften. Die Folge dieser ›prophylaktischen‹ Morde war, dass Häftlingsärzte Krankheitsgeschichten teilweise massiv fälschten, um die daran erkrankten Häftlinge vor dem sicheren Tod zu schützen.[83]

Größere, zugleich jedoch ethisch heiklere Möglichkeiten ergaben sich bei Vorselektionen, die im Vorfeld der eigentlichen Selektionen angeordnet wurden. Dies erforderte jedoch eine aktive Mitwirkung seitens der Häftlingsärzte.

Vorselektionen am Beispiel Monowitz

Die Verhältnisse in Monowitz sind ab dem Sommer 1943 in dieser Hinsicht vergleichsweise gut dokumentiert. Lagerarzt Fischer, der wie sein Vorgänger Entress zunächst selbst selektierte, erleichterte sich die Arbeit etwa ab dem Frühjahr 1944 dadurch, dass er im Krankenbau Vorselektionen vornehmen ließ. Fischer:

81 Vernehmung Prof. Robert Waitz vom 2.7.1969: Fritz Bauer Institut, 4 Js 798/64, Bd. 3, Bl. 428–433, hier Bl. 431.

82 Vernehmung Dr. med. Horst Fischer vom 22.2.1966: BStU, MfS HA IX/11 ZUV 84, Bd. 2/2, Bl. 201–217, hier Bl. 212.

83 Vgl. u.a. Makowski, »Organisation«, S. 171; Diem, »Wspomnienia«, S. 133 f. Mehr dazu im Kapitel »Seuchenbekämpfung«.

> Das ging so vor sich, dass, wenn ich im HKB eintraf, bereits ein Zettel mit einer Anzahl von Häftlingsnummern, meistens 10 bis 15, auf meinem Schreibtisch lag. Dieser Zettel kam so zustande, dass [der SS-Sanitäter; B.M.] Neubert, […] eine Vorselektion durchführte. Bei meiner Selektion nahm ich diesen Zettel mit und es ergab sich bei den von mir durchgeführten oberflächlichen Untersuchungen meistens, dass die Vorselektierten auf der Liste verblieben. Nur in wenigen Fällen wurden einzelne Häftlinge, die sich auf der Liste befanden, gestrichen. Ich setzte dann aufgrund meiner Untersuchungen weitere Häftlinge auf die Liste und übergab nach der durchgeführten Selektion diese Unterlagen dem Neubert […] In der Schreibstube wurde dann eine ordnungsgemäße Liste angefertigt […] Damit war meine Funktion erledigt und Neubert hatte nun für den Abtransport der selektierten Häftlinge Sorge zu tragen.[84]

Der im Jahre 1909 im Erzgebirge geborene Gerhard Neubert, von Beruf Klavierbauer, war SS-Unterscharführer. Im KL Auschwitz war er ab dem Sommer 1942 bis zur sogenannten Evakuierung eingesetzt. Zunächst diente er bei der Wachmannschaft, im Januar 1943 wechselte er als SS-Sanitätsdienstgrad (SDG) ins Arbeitslager Monowitz.[85]

Ehemalige Häftlinge berichten, Neubert habe nicht zu den SS-Leuten gehört, die »blindwütig auf Vernichtung aus waren«. Im Gegenteil, er sei sogar hilfsbereit gewesen und habe sich in medizinischen Fragen nicht eingemischt.[86]

---

84 Vernehmung Dr. Horst Fischer vom 22.2.1966: BStU, MfS HA IX/11 ZUV 84, Bd. 2/2, Bl. 201–217, hier Bl. 209 f.; vgl. auch Vernehmung Dr. Horst Fischer vom 15.12.1965: ebenda, Bd. 6, Bl. 223–230; übereinstimmend über die Rolle des SS-Sanitäters Neubert Dr. Stephan [sic!] Buthner, u.a. in der Vernehmung vom 14.9.1962: ebenda, Bd. 11, Bl. 375–381, hier Bl. 377. »Wenn eine Selektion stattfand, rief der SS-Arzt zunächst Neubert an. Dieser musste dann die Vorbereitungen treffen, d.h. die Karteikarten mussten zurechtgelegt sein. Er bediente sich für diesen Zweck der Schreibstube. Die definitive Entscheidung, wer selektiert wurde, traf in allen Fällen der SS-Arzt. […] er [Neubert; B.M.] meldete dem Arzt bei dessen Eintreffen die Zahl der chronisch Kranken, also solcher Kranker, die für ihre Genesung mehrere Monate Krankenhausaufenthalt benötigen. Wenn ich von Vorwahl gesprochen habe, so bezog sich das darauf, dass er diese an Hand seiner Karteikarten vornahm. Neubert führte diese Vorwahl selbst durch. Mit uns Häftlingsärzten hat er darüber nicht gesprochen.«

85 Klee, *Auschwitz*, S. 297.

86 Vernehmung Dr. Stephan [sic!] Buthner vom 14.9.1962: BStU, MfS HA IX/11 ZUV 84, Bd. 11, Bl. 375–381. »Neubert hat bei mir einen sehr günstigen Eindruck hin-

Daher verließ sich Neubert auch bei den angeordneten Vorselektionen offenkundig auf das Urteil der Häftlingsärzte bzw. des Krankenbauältesten Budziaszek, die Neubert dabei stets begleiten mussten. »Allgemein kann gesagt werden«, so Budziaszek, »dass Neubert auf das Urteil der Häftlingsärzte etwas gab«,[87] sodass die Vorselektionen faktisch Häftlingsärzte durchführten, »wobei aber immer [Budziaszek; B. M.] als Lagerältester anwesend war«, wie Felix Rausch betont, der als Schreiber im Krankenbau die Listen mit den vorselektierten Kranken anfertigte.[88]

Dieser Umstand eröffnete den verantwortlichen Häftlingsärzten – den leitenden Block- und Stubenärzten – die Möglichkeit, die Zahl der selektierten Kranken auf ein Minimum zu reduzieren, das heißt auf diejenigen, die unter den im Arbeitslager Monowitz herrschenden Verhältnissen binnen weniger Tage oder Wochen mit an Sicherheit grenzender Wahrscheinlichkeit eines »natürlichen Todes« sterben würden. Es handelte sich dabei insbesondere um Häftlinge im letzten Stadium der Hungeratrophie. Deren Symptome waren für erfahrene Häftlingsärzte wie auch für SS-Lagerärzte auf den ersten Blick erkennbar. »Am augenfälligsten war eine allgemeine Entkräftung der Häftlinge, die auf ihre unzureichende Ernährung zurückzuführen war«, erläuterte später der ehemalige Lagerarzt Horst Fischer.[89]

Vor den bevorstehenden Selektionen und Vorselektionen instruierte Budziaszek die verantwortlichen Häftlingsärzte, dass man dem Lager-

---

terlassen. Er hat niemals einen Häftling geschlagen oder getreten. Er hat versucht, alle möglichen Dinge zu organisieren, um den Häftlingen im Krankenbau zu helfen« (ebenda, Bl. 378). Vgl. Vernehmung Karel Minc vom 17.1.1966: BStU, MfS HA IX/11 ZUV 84, Bd. 28–45, Bl. 33. Minc hielt Neubert für den am wenigsten gefährlichen unter den SS-Leuten. Vgl. auch Schwurgerichtsklage vom April 1963 gegen Richard Baer, Gerhard Neubert u. a. (Abschrift): ebenda, Bd. 21, Bl. 60–76, hier Bl. 68 f., Hermann Langbein: »Der Angeschuldigte Neubert war in dem Nebenlager Monowitz tätig. Er kam häufig zu mir, in das Stammlager (SS-Revier), um die oben bereits näher beschriebenen Meldungen abzugeben. Nach meinem Dafürhalten war er von den mir genannten SDG's der zugänglichste. Monowitzer Häftlinge haben mir erzählt, dass er auch dort als zugänglich angesehen wurde.« Ähnlich der Bericht Dr. Stefan Buthner (Budziaszek) vom 2./3.2.1974, aufgezeichnet von Tadeusz Iwaszko: APMO, Oświadczenia, Bd. 88a, Bl. 1–61, hier Bl. 35 f.

87 Vernehmung Dr. Stephan [sic!] Buthner vom 14.9.1962: BStU, MfS HA IX/11 ZUV 84, Bd. 11, Bl. 375–381, hier Bl. 378.

88 Vernehmung Felix Rausch vom 4.11.1969: Fritz Bauer Institut, 4 Js 798/64, Bd. 3, Bl. 571–579, hier Bl. 571 f.

89 Vernehmung Dr. Horst Fischer vom 15.12.1964: BStU, MfS HA IX/11 ZUV 84, Bd. 6, Bl. 223–230, hier Bl. 230.

arzt gleich zu Beginn einige sehr schwer erkrankte Häftlinge vorschlagen solle, die im Lager keinesfalls genesen könnten.[90] Dabei mussten sowohl der SS-Sanitäter als auch der Krankenbauälteste und die verantwortlichen Häftlingsärzte berücksichtigen, dass der Lagerarzt die Ergebnisse der Vorselektionen persönlich überprüfte bzw. im Nachhinein jederzeit überprüfen konnte.

Diese Inspektionen fielen zu Fischers Zufriedenheit aus, sodass er sich – wohl aus Bequemlichkeit – immer mehr auf den SS-Sanitäter sowie auf den Krankenbauältesten verließ und bald auch auf Nachkontrollen weitgehend verzichtete: »Da bei meinen Inspektionen im Krankenbau Monowitz alles reibungslos und ohne Beanstandungen meinerseits verlief, was ich unter anderem auf die Arbeit der Häftlingsärzte und Pfleger zurückführte, habe ich keine eingehenden Kontrollen vorgenommen. Ich habe mich auf die Meldungen, die mir der SDG Neubert gab, verlassen und sie nicht nachkontrolliert. Die in der Rubrik ›Sonderbehandlung‹ der Meldung enthaltene Anzahl von Häftlingen habe ich deshalb nicht überprüft.«[91]

Das bedeutete, dass die bei den Vorselektionen von Neubert, Budziaszek und den jeweiligen Häftlingsärzten ausgesuchten kranken Häftlinge nach einiger Zeit nach Birkenau überstellt und zumeist in den Gaskammern getötet wurden. Die sogenannten Überstellungslisten mit den selektierten Häftlingen, ob nach Birkenau oder ins Stammlager Auschwitz, zeichnete stets der SS-Sanitäter im Auftrag des Lagerarztes ab. Formal und tatsächlich waren für die Auswahl der Todeskandidaten damit nach wie vor der Lagerarzt und Neubert verantwortlich, faktisch hatten Budziaszek und die Häftlingsärzte immer größeren Einfluss darauf. Dies ermöglichte ihnen, nur diejenigen Kranken für die »Überstellung« auszuwählen, die mit an Sicherheit grenzender Wahrscheinlichkeit zeitnah sterben würden. Darauf weisen auch Häftlingsärzte hin, die Budziaszek durchaus kritisch gegenüberstanden. Der bereits ange-

---

90 Vernehmung Antoni Makowski vom 14.9.1966: Fritz Bauer Institut, 4 Js 798/64, Bd. 1, Bl. 119–121, hier Bl. 120.

91 Vernehmung Dr. Horst Fischer vom 15.12.1965: BStU, MfS HA IX/11 ZUV 84, Bd. 6: Bl. 223–230, hier Bl. 229; Vernehmung Dr. Horst Fischer vom 22.2.1966: ebenda, Bd. 2/2, Bl. 201–217. »Der Revierälteste im HKB, der Häftlingsarzt Budźsek [Budziaszek; B. M.], war mir gut bekannt und ist mir auch noch in guter Erinnerung. Von seinen fachlich-organisatorischen Fähigkeiten hielt ich sehr viel und er war deshalb zum Revierältesten sehr gut geeignet. Er nahm regelmäßig an den Selektionen teil und ich habe auch bei ihm kein unkorrektes Verhalten den kranken Häftlingen gegenüber festgestellt« (ebenda, Bl. 213).

führte Häftlingsarzt Salomon Samuelides, der im Krankenbau in Monowitz die Infektionsabteilung leitete, berichtete im Jahre 1971:

> Es gab Zeiten, in denen ich eine Vorahnung hatte, dass eine Vorselektion fällig war. Ich glaube, dies geschah 3 oder 4 mal in den 8 Monaten. Diese Vorahnung befiel mich, wenn alle meine Betten belegt waren. [...] In der Tat fanden Vorselektionen statt, wenn der Block besetzt war. Ich kann sagen, dass Stefan [Budziaszek; B. M.] in allen Fällen Personen gewählt hat, bei denen nach den Verhältnissen im Lager keine Aussicht auf Heilung bestand. Tatsächlich hätten an [Hunger-]Durchfall erkrankte oder vom Kraftverfall betroffene Personen nur durch eine reichliche und abwechslungsreiche Krankenkost gerettet werden können.[92]

Ähnlich äußerte sich der Häftlingsarzt Simon Lubicz aus Frankreich, der im September 1942 nach Auschwitz deportiert und nach einigen Wochen in das Arbeitslager Monowitz überführt wurde:

> Buthner [Budziaszek; B. M.] hat an Vorselektionen teilgenommen. Tatsächlich war es unmöglich, Kranke länger als 2 bis 3 Wochen im Lazarett zu behalten. Nach Ablauf dieser Frist war man gezwungen, sie Buthner vorzuführen. Im allgemeinen fand die Vorselektion in einem Krankensaal statt, der überbelegt war, da in ihm 3-Etagen-Betten standen mit manchmal 3 Kranken pro Platz. Diese kamen nackt in den Saal. Man ließ sie vor Doktor Buthner treten, der sie schnell untersuchte, sich besonders für die Hinterteile interessierte. Dies ist tatsächlich der letzte Körperteil, an dem Fett bleibt. Wenn das Gesäß völlig eingefallen war, hatte man es ohne Zweifel mit einem Sterbenden zu tun. [...]
>
> Ich hatte den Eindruck, dass tatsächlich die Unheilbaren selektioniert wurden. Wie ich sagte, gab es sehr wenig Medikamente, und die Ärzte und Krankenpfleger gaben sie den Häftlingen, denen sie helfen und die sie heilen konnten.[93]

92 Vernehmung Dr. Salomon Samuelides vom 29.6.1971: Fritz Bauer Institut, 4 Js 798/64, Bd. 7, Bl. 1252–1256, hier Bl. 1254.

93 Vernehmung Simon Lubicz vom 4.11.1970: ebenda, Bd. 6, Bl. 933–936, hier Bl. 934 f.

Sergej Kaplan, ab August 1943 Häftling im Arbeitslager Monowitz, berichtete im Jahre 1966: »Ich habe auch miterlebt, wie [Budziaszek; B.M.] vor den Vorselektionen (1 oder 2) lange Gespräche mit den Blockärzten führte, und dabei probierte, so viele Leute wie möglich zurück ins Lager zu schicken, um einer Vorselektion zu entweichen. Dies geschah übrigens mit mir selbst, etwa im September/Oktober 1943 nach einer schweren Lungenentzündung.«[94]

In der postoperativen Abteilung wie auch in der Infektionsabteilung wurden – von einigen Ausnahmen abgesehen – grundsätzlich keine Häftlinge als nicht »arbeitsfähig« selektiert. Noch einmal Samuelides: »Wenn es sich um Infektionskrankheiten handelte, hat er [Budziaszek; B.M.] mir meine Kranken gelassen, bei denen Aussicht auf Heilung bestand, selbst wenn es sich um ernste Fälle handelte, und ich habe sie geheilt, denn wir hatten reichlich Sulfonamide zur Verfügung.«[95] Für die reichliche Versorgung mit Sulfonamiden sorgte der Krankenbauälteste selbst, indem er sie aus den »Kanada«-Beständen »organisierte«. Das Gleiche gilt für den Ausbau der postoperativen Abteilung. Dadurch fielen zwei Gruppen kranker Häftlinge aus dem Selektionsraster heraus: die Infektionskranken und Häftlinge mit postoperativen Wunden.

Wegen fehlender Quellen, widersprüchlicher Berichte und Aussagen, die teils apologetisch, teils denunziatorisch erscheinen, ist es schwierig, Verlauf und Umfang der Selektionen lückenlos zu rekonstruieren. Es dürfte sich um einige kleinere und zwei große Selektionen gehandelt haben, eine im Januar 1944 mit über sechshundert und die zweite am 9. Oktober 1944 mit knapp dreihundert Opfern.[96]

1974 berichtete Budziaszek von einer Selektion im ganzen Lager, die der SS-Sanitäter Neubert durchgeführt habe. Budziaszek habe Neubert dabei begleiten müssen. Die ausgewählten Häftlinge habe jedoch der Lagerarzt im Krankenbau noch einmal selektiert und etwa zwei Drittel von ihnen nach Birkenau ins Gas geschickt.[97] Damit dürfte es sich de facto um eine Vorselektion gehandelt haben. Die zweite große Selektion fand

94 Vernehmung Sergej Kaplan vom 4.8.1969: ebenda, Bd. 3, Bl. 485–488, hier Bl. 486.

95 Vernehmung Dr. Salomon Samuelides vom 29.6.1971: ebenda, Bd. 7, Bl. 1252–1256, hier Bl. 1254.

96 Vgl. dazu Makowski, »Organisation«, S. 181 (Tabelle). Demzufolge wurden 634 Häftlinge im Januar 1944 nach Birkenau oder ins Stammlager überstellt und 281 im Oktober 1944.

97 Bericht Dr. Stefan Buthner (Budziaszek) vom 2./3.2.1974, aufgezeichnet von Tadeusz Iwaszko: APMO, Oświadczenia, Bd. 88a, Bl. 1–61, hier Bl 38 f.

am 9. Oktober 1944 statt, angeordnet von Dr. König unter dem Vorwand, die Ausgesuchten würden zur Erholung außerhalb des Arbeitslagers Monowitz gebracht werden.[98]

An dieser Selektion haben sich laut dem ehemaligen Häftlingsarzt Antoni Makowski »sämtliche Ärzte und Pfleger des Krankenbaues« beteiligt, indem sie eine »Besichtigung der Häftlinge auf den einzelnen Wohnblocks« vornahmen. Die Anordnung dazu bekamen sie von Budziaszek, der auch die Listen mit den »nicht arbeitsfähigen« Häftlingen entgegennahm. »Diese Häftlinge wurden auf dem Krankenbau einer erneuten Besichtigung unterzogen. Aus der großen Gruppe von Häftlingen suchten Dr. Budziaszek und Dr. Silber ca. 200 – 300 aus, was die Hälfte der vorher aufgeschriebenen Häftlinge ausmachte. Der SS-Arzt schickte nach einer endgültigen Besichtigung fast alle Häftlinge in die Gaskammer.« Makowski betont dabei: »Ich bin überzeugt, dass in dem Falle, wenn die SS-Leute selbst die Besichtigung auf den Blocks durchgeführt hätten, eine weit größere Zahl an Häftlingen ins Gas geschickt worden wäre.«[99]

Der jüdische Häftlingsarzt im Arbeitslager Monowitz Prof. Robert Waitz konstatierte in diesem Zusammenhang: »Die Häftlingsärzte standen vor einem schrecklichen Dilemma. Entweder nichts zu tun, was eine *feige Lösung* wäre, oder zu handeln.«[100]

Die Kriterien der Häftlingsärzte

Nichtsdestoweniger bedeuteten Vorselektionen für jeden Häftlingsarzt und jede Häftlingsärztin eine schwere psychische Belastung. Robert Waitz führte dazu aus: »Aber es ist nur möglich, einer begrenzten Zahl an Menschen zu helfen. Und deshalb muss man sich zum Richter machen. Man darf nur denen helfen, die Möglichkeiten haben, physisch und moralisch wieder auf die Beine zu kommen, wenn ihnen geholfen wird. Diese Auswahl zu treffen, ist für einen Arzt, der seines Namens

98 Vernehmung Prof. Robert Waitz vom 2. 7. 1969: Fritz Bauer Institut, 4 Js 798/64, Bd. 3, Bl. 428–433, hier Bl. 431.

99 Zeugenvernehmung Antoni Tadeusz Makowski vom 23. 5. 1970: ebenda, Bd. 5, Bl. 818–822, hier Bl. 820; Vernehmung Antoni Tadeusz Makowski vom 14. 9. 1966: ebenda, Bd. 1, Bl. 119–121, hier Bl. 120; Vernehmung Antoni Tadeusz Makowski vom 6. 6. 1970: ebenda, Bd. 4, Bl. 786–791, Bl. 788.

100 Robert Waitz, »Auschwitz III (Monowitz«), S. 498 (Hervorhebung B. M.).

würdig ist, eines der erschütterndsten Probleme, vor denen er stehen kann.«[101] Robert Jay Lifton befragte für sein bereits erwähntes Buch *Ärzte im Dritten Reich* einige ehemalige Häftlingsärzte und -ärztinnen aus dem KL Auschwitz, die er aus nachvollziehbaren Gründen anonymisiert hat:

> Das Problem der Häftlingsärzte war, wie Dr. Jacob R. es ausdrückte, »daß man Teil des Systems wurde – das war das Schlimmste daran«. Er erzählte mir »von dem, was mich die ganze Zeit verfolgt, worüber ich nie gesprochen habe: das Selektieren von Häftlingen, die nicht mehr arbeiten konnten«. Er beschrieb, wie manche Patienten auch nach mehreren Tagen auf der Station immer noch schwach waren: »Früher oder später würden sie als arbeitsunfähig eingestuft werden – und wir konnten nicht helfen. So sind sie also in die Gaskammer gegangen – kontrolliert (selektiert) von den SS-Ärzten. Aber wir trafen die Entscheidung, wen wir ihm (dem SS-Arzt) vorführten.« [...] Wenn die SS-Ärzte eine Patientenliste verlangten, besprachen sich die Häftlingsärzte häufig miteinander und versuchten, zu einer gemeinsamen Position zu gelangen – meistens ein Kompromiß, bei dem sie sich auf eine begrenzte Kooperation einigten (eine Auflistung der offensichtlich hoffnungslosen Fälle) und sich gleichzeitig bemühten, jene zu retten, die sie retten konnten.[102]

Übereinstimmendes berichtete die ehemalige Häftlingsärztin im Frauenlager Birkenau Dr. Ella Lingens, die sich nach dem Krieg mit der Problematik der Häftlingsärzte und -ärztinnen im KL Auschwitz auch publizistisch auseinandersetzte. In einer ihrer Vernehmungen führte sie aus:

> Da ich in mehreren Konzentrationslagern angehalten [sic!] wurde, konnte ich in Auschwitz vergleichsweise feststellen, dass von Seiten der SS in das Sanitätswesen weniger eingegriffen wurde und das Sanitätswesen hauptsächlich in den Händen des Häftlingschefarztes und der Häftlingsfunktionäre lag. [...] Mir und vielen anderen Häftlingen, insbesondere den politischen Häftlingen, war es damals schon klar, dass die Ausübung einer Funktion die Mitwirkung an den Vorhaben der SS mitbeinhaltete. Außerdem war es klar, dass

101 Ebenda.

102 Robert Jay Lifton, »Die Mörder sind unter uns«, in: *Der Spiegel* vom 11.7.1988, https://tinyurl.com/3u4fdbcw [Zugriff: 24.9.2021].

unter den gegebenen Verhältnissen die üblichen ethischen Regeln für das gesellschaftliche und speziell für das ärztliche Verhalten nicht ausreichend, beziehungsweise anwendbar waren. [...] Trotzdem bestand aber unter dem Großteil der Häftlingsärzte Übereinstimmung, sich so zu verhalten, was dem Überleben einer möglichst großen Häftlingsanzahl diente. [...] Bei dem Bestreben, vielen Häftlingen zu helfen, spielte natürlich der Gedanke eine Rolle, wie weit man gehen konnte, um sich nicht selbst zu gefährden, da ja jeder Häftling das Bestreben hatte, zu überleben. [...] Die jüdische Häftlingsärztin Dr. Ella Klein pflegte, wenn in ihrem Krankenblock eine Selektion stattfand, die kräftigeren Patientinnen zu verstecken und die Schwerkranken in das Blickfeld der Selektierenden zu legen. Aus der richtigen Überlegung, dass die Schwerkranken jedenfalls gestorben wären, während im Falle einer Selektierung der kräftigeren Patientinnen sich die Zahl der Toten verdoppelt hätte, da nämlich der Selektierende alle schwächeren Personen selektiert hätte, die sich ihm zur Auswahl darboten. Andere Ärzte haben es falsch gemacht und haben die todkranken Häftlinge versteckt, wodurch andere Häftlinge selektiert wurden, die die Chance zum Überleben gehabt hätten. [...] Frau Dr. Klein [hat] nach meiner Meinung nach bestem Wissen und Gewissen gehandelt.[103]

Der ehemalige Häftlingsarzt Dr. Naum Wortman aus dem Männerlager Birkenau berichtete im Jahre 1969, dass der polnische Häftlingsarzt Dr. Zenkteler oft selektiert hätte. Es handelte sich dabei höchstwahrscheinlich um Vorselektionen, denn kein Häftlingsarzt im KL Auschwitz hatte die Vollmacht, selbständig Selektionen vorzunehmen. »Wenn man ihm vorwarf oder wenn man ihn fragte, warum er diese Selektionen durchführe, meinte er, dass er weniger Menschen ins Gas schicken würde, als ein deutscher Arzt dies getan hätte.«[104] Auch Zenktelers Nachfolger als Krankenbauältester, Prof. Epstein, soll von Mai 1944 an wiederholt auf Befehl des Lagerarztes Mengele vorselektiert haben.[105]

---

103 Vernehmung Dr. Ella Lingens vom 28.9.1970: Fritz Bauer Institut, 4 Js 798/64, Bd. 5, Bl. 882–884.

104 Bericht Dr. Naum Wortman, aufgenommen am 7.5.1969 in Haifa: USHMM, Onlinedatenbank, Accession Nr. 1996.A.0309, Dr. Naum Wortman Papers, Deposition 1969, hier S. 3, https://tinyurl.com/53e7p7np [Zugriff: 20.11.2023].

105 Vernehmung Tadeusz Joachimowski vom 18.4.1972: IPN Krakau, S 51/05/Zn, Bd. 7, Bl. 1339–1347, hier Bl. 1343. Joachimowski war Häftlingsschreiber in Block 22 im Zi-

Doch so dramatisch, wie sie waren – in den Vorselektionen bündelten sich letztlich Entscheidungen, die jeder Häftlingsarzt und jede Häftlingsärztin Tag für Tag im KL Auschwitz fällen musste. Denn selektiert wurde in Auschwitz auf verschiedene Weise. So musste der Ambulanzarzt beispielsweise auswählen, welche Häftlinge dem Lagerarzt zur Aufnahme in den Krankenbau vorzustellen seien. Zwar wurde bis zum Sommer 1941 noch nicht per Phenolspritze getötet, aber angesichts der wenigen Aufnahmeplätze im Krankenbau mussten die meisten Kranken abgewiesen werden. Für viele bedeutete das den Tod.

Später achteten die Häftlingsärzte darauf, dass der Häftlingskrankenbau nicht zu voll wurde, sonst drohte eine Selektion. Um diese abzuwenden oder wenigstens hinauszuzögern, mussten die Häftlingsärzte entscheiden, wer aus dem überfüllten Krankenbau entlassen wurde und wer bleiben durfte. Es handelte sich dabei stets um Kranke, die medizinische Hilfe dringend benötigten. Ferner standen Häftlingsärzte angesichts des akuten Mangels an Medikamenten stets vor der Frage, welche Kranken die knappen Arzneimittel bekommen sollten. Von welchen Überlegungen sie sich dabei leiten ließen, erläuterte die bereits wiederholt zitierte Dr. Lingens nach dem Krieg:

> Auch außerhalb der Problematik der Mitwirkung an Selektionen stand der Häftlingsarzt vor ungewöhnlichen und schwierigen Entscheidungen wie etwa bei der Verteilung der unzureichenden Medikamente. Es bestand immer die Gefahr, dass bei der Verabreichung von Medikamenten an die Schwerstkranken diese trotzdem starben und die unbehandelten leichter Kranken durch die Verweigerung der für sie chancenreichen Medikation sich verschlechterten und ebenfalls starben. Selbst bei einer Beschränkung der Medikamentenverteilung an aussichtsreichere Fälle (in der Regel an Kranke zwischen dem 20. und dem 35. Lebensjahr) mussten auswählende Entscheidungen getroffen werden. Dies geschah notwendigerweise unter außermedizinischen Gesichtspunkten, etwa ob es sich um eine Mutter kleiner Kinder oder um eine alleinstehende Frau handelte. Auch bei diesen Erwägungen spielten verständliche subjektive

---

geunerlager und nach eigenen Angaben Zeuge dieser Selektionen. Vgl. auch Arnost Reiser, Útěk: Paměti 1920 – 1991, Praha 2003, S. 109 – 112. Reiser begegnete Epstein, den er aus Prag kannte, bei einer Selektion, die kurz nach seiner Ankunft in Birkenau Anfang Oktober 1944 stattfand.

Momente (gemeinsame Herkunft) eine Rolle. [...] Eines der stärksten subjektiven Momente war das der sprachlichen Verständigung zwischen dem Funktionär und dem einfachen Häftling.[106]

Der ehemalige Häftlingsarzt im Arbeitslager Monowitz Makowski schildert in seiner Arbeit über den dortigen Krankenbau ebenfalls das Dilemma der Ambulanzärzte:

> Schon bei der ambulatorischen Arbeit musste man bei die Überfüllung des Krankenbaus und der Drohung von Selektionen ins »Gas« sogar gleich bei der Morgenmeldung beim SS-Arzt manchmal die Aufnahme von heilungsbedürftigen Häftlingen in den Krankenbau zurückweisen. Oft kam es vor, dass ein Häftlingsarzt aus Mangel an Medikamenten vor dem Dilemma stand, an jeden eine ungenügende Menge zu verteilen oder nur einige Häftlinge damit zu behandeln; wen sollte man wählen, wenn man den zweiten Weg einschlug? Kein leichtes Problem! Meistens entschied man sich so, dass man die jungen Menschen einigermaßen vorschriftsmäßig behandelte. Wenn Ältere eine schwere Krankheit überstanden, begegneten sie so vielen anderen Gefahren im Lager, dass die Aussichten auf Überleben bei ihnen minimal waren.[107]

Auch Stanisław Kłodziński, ehemaliger Häftlingspfleger im Stammlager, setzte sich mit der Problematik der verschiedenen Selektionsformen im KL Auschwitz und der Mitwirkung von Häftlingsärzten daran auseinander. Über die dabei angewandten Kriterien führte er Folgendes aus:

> Wenn es nicht möglich war, allen Kranken medizinische Hilfe angedeihen zu lassen, galt als allgemein geltendes Prinzip Folgendes. In erster Linie rettete man die jungen Kranken, die eine Chance hatten, das Lager zu überleben, sowie Kranke mit Verdiensten für das Lager oder aus der Vorlagerzeit. Denn der Mangel an Heilmitteln erzwang in gewissem Sinne eine Selektion bei der Gewährung der medizinischen Hilfe. Wenn auf hundert Durchfallkranke zehn Kohle- oder Tannalbin-Tabletten oder etwa fünf Diät-Rationen zur Verfügung standen, war eine solche Selektion unausweichlich. Wenn man aus

---

106 Vernehmung Dr. Ella Lingens vom 28.9.1970: Fritz Bauer Institut, 4 Js 798/64, Bd. 5, Bl. 882–884.

107 Makowski, »Organisation«, S. 170.

dem Krankenbau eine bestimmte Anzahl von noch nicht genesenen Kranken entlassen musste, war eine Selektion ebenfalls nicht zu vermeiden.[108]

Neben gesundheitlichen Gesichtspunkten spielten auch Aspekte wie kameradschaftliche, freundschaftliche und verwandtschaftliche, nationale und landsmannschaftliche, politische oder religiöse Verbundenheitsgefühle eine Rolle. Der jüdische Häftlingsarzt Simon Lubicz aus Frankreich, der im Krankenbau in Monowitz eingesetzt war, beschrieb dies an seinem eigenen Beispiel wie folgt:

> Als Pole begünstigte er [der Krankenbauälteste Budziaszek; B. M.] die Polen. Ich meinerseits begünstigte als Jude die Juden, besonders Franzosen, da dies meine Nationalität ist. Das alles war menschlich [...]. Sicherlich gab es in jedem Lager Cliquen. Jeder versuchte im Bereich seiner Möglichkeiten, seine Freunde zu begünstigen. Ich selbst begünstigte als seit langer Zeit Deportierter die Häftlinge, die am längsten im Lager waren, diejenigen, die am längsten widerstanden, da ich glaubte, dass sie die moralische Kraft besaßen, davonzukommen. [...] Wie ich bereits sagte, steht fest, dass ein Arzt oder ein Krankenpfleger besondere Häftlinge je nach seiner Nationalität, Religion oder seinen persönlichen Gefühlen begünstigte.[109]

Weitere wichtige Kriterien bei den verschiedenen Akten der Selektion, die Häftlingsärzte vornehmen mussten, waren der sogenannte gesellschaftliche Wert sowie die psychische Widerstandskraft der einzelnen Häftlinge. Der polnische Lagerwiderstand, an dem sich zahlreiche Häftlingsärzte und -pfleger beteiligten, hatte sich spätestens im Jahre 1941 mit dieser Frage auseinandergesetzt. Es ging dabei auch um die Abwägung, welche Häftlinge die unter Lebensgefahr ins Lager geschmuggelten Medikamente bekommen sollten. Roman Taul, ab dem 24. Juni 1940 als »Schutzhäftling« Gefangener in Auschwitz und Mitglied des Lagerwiderstandes, erläuterte im Jahre 1947: »[Noch vor 1942; B. M.] gab es eine stille Absprache zwischen verschiedenen Gruppen von Häftlingen, die dank ihrer Kontakte zur Außenwelt im Lager Sabotageaktionen und Hilfe für

---

108 Stanisław Kłodziński, »Niektóre zagadnienia deontologii lekarskiej w hitlerowskich obozach koncentracyjnych«, in: *Przegląd Lekarski – Oświęcim* 3 (1963), S. 101–103.

109 Vernehmung Dr. med. Simon Lubicz vom 4.11.1970: Fritz Bauer Institut, 4 Js 798/64, (Bd. 6, Bl. 933–936, hier Bl. 934 f.

Häftlinge organisierten. Da es unmöglich war, alle zu retten, einigte man sich auf den Grundsatz, denjenigen Häftlingen zu helfen, die in der Zukunft als wertvolle Personen für den Staat gebraucht werden würden.«[110]

Der Häftling Sergej Kaplan berichtete, dass sich auch Budziaszek bei seinen Handlungen als Krankenbauältester von solchen Erwägungen habe leiten lassen: »Mir gegenüber sagte er einmal oder mehrere Male, dass wir alle zum Tode verurteilt waren, dass er aber trotzdem probieren wollte, möglichst junge Leute und Intellektuelle zu retten. Dies erklärte er mir im Laufe des Jahres 1944.«[111]

Doch oft blieb für genauere Abwägungen gar keine Zeit, und die Häftlingsärzte mussten sich ausschließlich auf eine oberflächliche Inaugenscheinnahme verlassen. Rudolf Diem schilderte in einem Radiointerview den Verlauf der Selektionen zur Tötung mit Phenolspritzen, die der Lagerarzt regelmäßig durchführte. Diem führte dabei aus, dass manchmal die Möglichkeit bestanden habe, sogar vier oder fünf Kranke zu retten, indem er einige der in die Schreibstube abgegebenen Krankenkarten der bereits selektierten Häftlinge entwendete. Auf die Frage der Journalistin, nach welchen Kriterien er diese Kranken zur Rettung ausgesucht habe, erklärte Diem knapp und ohne zu zögern: »Diejenigen, die besser aussahen«, denn zum Überlegen habe die Zeit gefehlt.[112] »Später durchschauten die Deutschen diese Methode, und die Krankenkarten der Selektierten behielt immer ein Deutscher [der assistierende SS-Sanitäter; B. M.].«[113]

Der oben zitierte Häftlingsarzt Lubicz erwähnte, dass die »moralische Kraft« der Lagerinsassen, »davonzukommen«, für ihn ebenfalls eine wichtige Rolle gespielt habe. Gemeint war dabei die psychische Widerstandskraft der einzelnen Häftlinge (heute nennt man dies Resilienz), ein Kriterium, das auch für andere Häftlingsärzte bei den verschiedenen Selektionsformen von Belang war. Kazimierz Smoleń wurde als 26-Jähriger am 28. Januar 1943 nach Auschwitz deportiert und in verschiedenen Arbeitskommandos in Birkenau eingesetzt. Nach einigen Wochen erkrankte er an Lungenentzündung, hatte wegen der im Krankenbau

---

110 Vernehmung Roman Taul vom 11.7.1947: AIPN, BU 2188/14, Bl. 21/26 ff.

111 Vernehmung Sergej Kaplan vom 4.8.1969: Fritz Bauer Institut 4 Js 798/64, Bd. 3, Bl. 485–488, hier Bl. 486.

112 Interview mit Dr. Rudolf Diem in: Polskie Radio, Sendung vom 21.4.1971, https://www.polskieradio.pl/227#, Minute 27–29 [Zugriff: 20.4.2023].

113 Vernehmung Prof. Dr. Jan Stanisław Obrycht vom 15.6.1950: AIPN, kr 502/2467, Bl. 55 f.

regelmäßig stattfindenden Selektionen jedoch Angst, sich als krank zu melden. Nach einigen Tagen wurde seine Lage so verzweifelt, dass er beschloss, sich doch im Krankenbau vorzustellen. Dort untersuchte ihn der Häftlingsarzt Zenkteler und wies ihn an, sich am nächsten Tag nach dem Morgenappell in der Ambulanz einzufinden.

Während des Morgenappells fiel der total geschwächte Smoleń um, sein Schicksal schien besiegelt zu sein. In diesem Augenblick rief der Blockschreiber seine Häftlingsnummer auf und befahl ihm, sich im Krankenbaublock Nr. 12 zu melden, einem Block für kranke »Prominente« mit siebzig Betten. In dem Block fanden keine Selektionen statt, was Smoleń bekannt war. Bevor er jedoch endgültig dort untergebracht wurde, musste er noch die Untersuchung durch den deutschen Lagerarzt Rohde überstehen. Smoleń erholte sich nach wenigen Wochen und wurde später Schreiber im Krankenbau. Ein Jahr später fragte er Zenkteler, warum er ihm damals geholfen habe, und dieser antwortete: »Ich wusste, dass du überlebst.«[114]

Auch andere Häftlingsärzte wiesen in ihren Nachkriegsberichten auf die Problematik der psychischen Widerstandskraft bei ihrer Arbeit in Auschwitz hin. Budziaszek sprach in diesem Zusammenhang von »Haftpsychose«, die bei den unzähligen Fällen der sogenannten »allgemeinen Körperschwäche« eine große Rolle gespielt habe: Diese »Krankheitsfälle, die auch durch den psychischen Faktor bedingt waren, sprachen kaum auf Behandlung an. Diese Kranken aßen nicht, bauten weiter ab, [...] sie starben meist infolge des berüchtigten Hungerdurchfalls oder Lungenentzündung.«[115] Ähnliche Erfahrungen machte wie bereits erwähnt Ella Lingens im Frauenlager, als sie sich um eine Gruppe von 25 jüdischen Frauen aus Breslau kümmerte. »Es war alles vergeblich. Man konnte sie nicht aus ihrer zutiefst pessimistischen Verzweiflung herausreißen, sie waren seelisch schon tot, ehe sie körperlich starben.«[116]

Die medizinische Triage war bis vor Kurzem in der allgemeinen Öffentlichkeit ein kaum diskutiertes Thema. Dies änderte sich im Frühjahr 2020 anlässlich der Covidpandemie und ihrer Folgen. Mit dem Begriff

---

114 Vernehmung Kazimierz Smoleń vom 14.4.1945: AIPN, GK 196/82, Bl. 26–65, Bl. 43 f.

115 Vernehmung Dr. Stefan Budziaszek vom 5.3.1948: AIPN GK 164/179/4, Bl. 29–39 (Zitate Bl. 32 f.); ähnlich Bericht Dr. Stefan Buthner (Budziaszek) vom 2./3.2.1974, aufgezeichnet von Tadeusz Iwaszko: APMO, Oświadczenia, Bd. 88a, Bl. 1–61, hier Bl. 17.

116 Lingens, *Gefangene der Angst*, S. 239.

»medizinische Triage« wird in der Katastrophen- und Militärmedizin die Einteilung von großen Patientengruppen bei Katastrophen, Epidemien und auf dem Schlachtfeld nach Überlebenschancen bezeichnet. Wenn personelle und materielle Ressourcen zu knapp sind, um alle Kranken und Verletzten gleichrangig zu behandeln, müssen Ärzte vor Ort entscheiden, welche Patienten vorrangig und welche nachrangig zu behandeln sind.

Im März 2020 berichteten spanische Medien, dass angesichts der Dimensionen der Covidpandemie und der begrenzten Anzahl an Betten auf Intensivstationen spanische Organisationen von Rettungsärzten und Internisten Richtlinien für die Behandlung der Coronakranken ausgearbeitet hätten. Für die Aufnahme auf eine Intensivstation und Behandlung mit einem Beatmungsgerät seien die Überlebenschancen, die erwartete Lebensdauer sowie der »gesellschaftliche Wert« der einzelnen Patienten als Kriterien heranzuziehen. Patienten mit einer geringen Aussicht auf Erholung von der Krankheit sowie solche von minimalem »gesellschaftlichem Nutzen« sollten außen vor bleiben. Man verwies dabei auf die herrschende Ausnahmesituation, die solche Richtlinien rechtfertige.[117]

Mit dieser Klassifizierung ging die Erwartung bzw. Forderung an die Ärzte einher, zu entscheiden, welche Patienten behandelt und welche ihrem Schicksal überlassen werden sollten. Ähnliche Urteile mussten Ärzte in Norditalien auf dem Höhepunkt der Coronapandemie treffen. Die *Jerusalem Post* berichtete am 22. März 2020 über die dort herrschenden Zustände und zitierte einen israelischen Arzt namens Gai Peleg, der in Parma arbeitete: »Peleg said that, from what he sees and hears in the hospital, the instructions are not to offer access to artificial respiratory machines to patients over 60 as such machines are limited in number.«[118] Vergleichbare Richtlinien wurden in Großbritannien vorbereitet.[119]

Bald wurden auch für deutsche Ärzte und Krankenhäuser in diesem Zusammenhang »klinisch-ethische Empfehlungen« ausgearbeitet: »Die Priorisierung von Patienten sollte sich [...] am *Kriterium der klinischen Er-*

117 Francisco Goiri, »Los médicos elegirán a quién ingresar en la UCI según su esperanza de vida«, in: *El Mundo* vom 20.3.2020, https://tinyurl.com/2s47u2jv [Zugriff: 21.3.2020].

118 »Israeli Doctor in Italy: No. of Patients Rises, But We Get to Everyone«, in: *The Jerusalem Post* vom 22.3.2020, https://tinyurl.com/3nv4rnc8 [Zugriff: 23.3.2020].

119 Rob Merrick, »Coronavirus: NHS Doctors to Be Given Guidelines to Decide Which Victims Go on Ventilators«, in: *Independent* vom 22.3.2020, https://tinyurl.com/5p966mvr [Zugriff: 23.3.2020].

folgsaussicht orientieren, was nicht eine Entscheidung im Sinne der ›best choice‹ bedeutet, sondern vielmehr den Verzicht auf Behandlung derer, bei denen keine oder nur eine sehr geringe Erfolgsaussicht besteht.« Danach sollte die Priorisierung von Patienten bei nicht ausreichenden Ressourcen nach folgenden Gesichtspunkten erfolgen: »nach Einschätzung der Erfolgsaussichten der möglichen Intensivtherapie; im Hinblick auf ein realistisches patientenzentriertes Therapieziel; im Vergleich zur Erfolgsaussicht der Intensivtherapie für andere Patienten; unter Berücksichtigung der zur Verfügung stehenden Kapazitäten«.[120]

Für Häftlingsärzte und -ärztinnen im KL Auschwitz gehörte die medizinische Triage nicht nur zum Alltag. Ihre Vorzeichen waren auch weitaus krasser und traumatisierender als die hier diskutierte Form während der Covidpandemie. Denn die Häftlingsärztinnen und -ärzte mussten entscheiden, wer *vorrangig getötet* werden sollte: Sie machten sich damit zu Richtern und sprachen de facto »Todesurteile« über Tausende unschuldige Frauen und Männer aus, um Tausende andere zu retten, die sonst mit hoher Wahrscheinlichkeit ebenfalls ermordet worden wären. Im geschilderten Fall aus dem Frauenlager verabreichten die Häftlingsärztinnen Neugeborenen sogar selbst das Gift. Sich diesem System zu verweigern, hielt der zitierte Häftlingsarzt Robert Waitz für eine »feige Lösung« – und eine, die auch dem eigenen Leben ein Ende setzen konnte.

Denn helfen konnte nur, wer lebte. Die Wahrscheinlichkeit für das eigene Überleben durch die Aufnahme in den Krankenbau als Häftlingsarzt, -pfleger oder medizinische Hilfskraft zu erhöhen, hatte damit für die Häftlingsärztinnen und Häftlingsärzte oberste Priorität. Darauf folgte die Erlangung und Bewahrung einer Position im HKB, die es überhaupt erst ermöglichte, für die anderen Lagerinsassen medizinisch etwas zu tun.

In diesem Zusammenhang sei an die von Enna Weiß, der Medizinstudentin und »Oberärztin« im Frauenlager, formulierte Einstellung er-

120 »Entscheidungen über die Zuteilung von Ressourcen in der Notfall- und der Intensivtherapie im Kontext der COVID-19-Pandemie. Klinisch-ethische Empfehlungen« vom 25.3.2020, https://tinyurl.com/2p87h5e8 [Zugriff: 26.3.2020] (Hervorhebung im Original). Über Intensivtherapie heißt es dort: »Eine Intensivtherapie ist nicht indiziert, wenn der Sterbeprozess unaufhaltsam begonnen hat, die Therapie als medizinisch aussichtlos eingeschätzt wird, weil keine Besserung oder Stabilisierung erwartet wird oder ein Überleben an den dauerhaften Aufenthalt auf der Intensivstation gebunden wäre.«

innert, die Ella Lingens wiedergibt: »Mein Prinzip ist: Erst komme ich, dann noch einmal ich, dann wieder ich. Dann kommt lange nichts, dann komme ich und dann kommen die anderen.« Lingens weiter: »Gerade weil diese Frau die Klugheit und Kraft besaß, zu dieser Einstellung zu stehen, hielt sie sich in einer Position, in der sie für die anderen Juden wirklich etwas leisten konnte. Es gab kaum jemanden im Lager, der so vielen das Leben gerettet hat, wie Enna Weiß.«[121] Aber erst in einer solchen Position stellte sich für das medizinische Häftlingspersonal auch die Frage nach Mitwirkung an medizinischer Triage.

Im KL Auschwitz wirkten zwei Gruppen von Ärzten, die grundsätzlich entgegengesetzte Ziele verfolgten: die deutschen Lagerärzte auf der einen und die Häftlingsärzte, unter denen polnische und jüdische dominierten, auf der anderen Seite. Der Auftrag der Lagerärzte bestand unter anderem darin, an dem Völkermord an den Juden führend mitzuwirken und zugleich »arbeitsfähige« jüdische Frauen und Männer auszuwählen, um sie vor ihrer angestrebten Vernichtung für die deutsche Kriegswirtschaft auszubeuten. Die Kriterien, die Lagerärzte bei ihren unzähligen Selektionen anwandten, waren durch diese Ziele definiert. Die Häftlingsärzte dagegen versuchten im Rahmen der ihnen aufgezwungenen Selektionen, so viele Menschen wie möglich am Leben zu lassen.

Durch die ungünstige Kriegslage bedingt, gewann der Gedanke, die Arbeitskraft der Lagerinsassen, auch die der jüdischen, so lange wie möglich aufrechtzuerhalten, indes an Bedeutung. Dies erforderte den Ausbau und die Verbesserung der medizinischen Versorgung für die Lagerinsassen. In dieser Hinsicht waren sich die deutschen Lagerärzte und die Häftlingsärzte einig. In diesem Bereich war auch die Zusammenarbeit zwischen den beiden Gruppen am weitesten fortgeschritten, was Tausenden von Lagerinsassen zugutekam.

Die HKB als Hinrichtungsstätte für Lagerspitzel

Spitzel durften in den Krankenbauen allerdings nicht auf Rettung hoffen. Der Häftlingskrankenbau im KL Auschwitz, dem späteren Stammlager, spielte im organisierten Lagerwiderstand eine herausragende

121 Lingens, *Gefangene der Angst*, S. 238.

Rolle. Witold Pilecki rekrutierte hier die ersten Mitglieder der von ihm im Herbst 1940 aufgebauten Widerstandsorganisation und zahlreiche Häftlingsärzte und -pfleger schlossen sich ihm an.[122] Im Laufe der Zeit entwickelte sich der zentrale Häftlingskrankenbau sogar zu einer Art Hinrichtungsstätte für Lagerspitzel und besonders berüchtigte Funktionshäftlinge. Die an diesen Aktionen beteiligten Häftlingsärzte und -pfleger scheinen ziemlich effektiv gewirkt zu haben. Selbst Rudolf Höß beklagte dies in polnischer Haft:

> Fast die gesamte ärztliche Versorgung der Häftlinge lag in den Händen der Häftlingsärzte, die unter »Aufsicht« der wenigen SS-Ärzte ihre ärztl. Tätigkeit ausübten. Zum Teil hervorragend und wertvoll, aber oft auch verhängnisvoll. Die Tätigkeit der Capos und Blockältesten fand im Krankenbau ihre Krönung. Bei der Vielzahl und Unübersichtlichkeit der Häftlings-Kranken-Reviere [war diese Tätigkeit; B. M.] nicht zu überwachen. Auch war es kaum möglich[,] V-Leute in einem Krankenbau zu halten. Die Wissenden der Häftlinge zogen es vor zu schweigen. Wirths hat mir oft über seine Versuche, mit diesen Zuständen aufzuräumen, berichtet und deren klägliches Scheitern. Den Häftlings-Ärzten und dem Pflegepersonal irgendeine Untat nachzuweisen, war nicht möglich, besonders nicht bei dem Massensterben in den Seuchenzeiten.[123]

Spitzel der Politischen Abteilung und sonstige Denunzianten waren im KL Auschwitz allgegenwärtig; sie hatten viele Häftlinge auf dem Gewissen. Der polnische Lagerwiderstand berichtete am 30. Juni 1943 über »viele Spitzel« im Lager und drei Monate später über damit zusammenhängende Verhaftungen: »Die letzten Verhaftungen sind Ergebnis der Beobachtungen von Spitzeln und Zuträgern, die uns teilweise gut bekannt waren. Wir schätzen die Zahl der Spitzel und Zuträger im Lager auf etwa 250 Personen, ein Teil von ihnen ist bekannt und eigentlich halboffiziell. Weitere Verhaftungen sind zu erwarten.«[124]

Angesichts der im KL Auschwitz herrschenden Zustände fiel es der Lager-Gestapo relativ leicht, unter der Masse der Häftlinge V-Leute an-

---

122 Vgl. dazu u. a. Garliński, *Fighting Auschwitz*, S. 66–76 und S. 210–223.

123 Rudolf Höß, »Sturmbannführer Dr. Eduard Wirths«, November 1946 (Abschrift): AIPN, GK 196/203, Bl. 144–147, hier Bl. 145.

124 Kassiber Stanisław Kłodziński vom 30. 6. 1943, abgedruckt in: *Grypsy*, S. 71; Kassiber Józef Cyrankiewicz vom 26. 9. 1943, abgedruckt in: ebenda, S. 86–89.

zuwerben. Die Spitzel und Zuträger rekrutierten sich aus allen Häftlingsgruppen. Władysław Fejkiel schrieb nach dem Krieg mit seiner charakteristischen ›Auschwitz-Ironie‹:

> Es ist anzumerken, dass die Auschwitzer Spitzel eine sehr spezifische Art der nationalen Verbundenheit aufwiesen. Polnische Zuträger bedienten vor allem ihre Landsleute. Tschechische Konfidenten denunzierten eifrig Tschechen. Deutsche Schnüffler bespitzelten überwiegend die »Gäste aus dem Reich« und jüdische – sie boten ihre Dienste gewöhnlich Juden an.[125]

Lagererfahrene Häftlinge waren sich der Gefahren, die von Lagerspitzeln ausgingen, sehr wohl bewusst und versuchten, sich davor zu schützen. Sie griffen dabei auch zu radikalen Mitteln – vor allem der Blockälteste Bock und sein Stellvertreter Welsch. Diem schildert, wie ein polnischer Häftling ihn und seinen Kollegen mit einer Denunziation erpresste. Sie meldeten dies Bock, der daraufhin den Häftling schwer zusammenschlug. Als man in dessen Bett einen Passierschein für die Politische Abteilung fand, habe Bock den vermeintlichen Zuträger noch einmal bis zur Bewusstlosigkeit geschlagen und Welsch anschließend befohlen, den Mann mit einer Evipan-Spritze zu töten, was dieser auch gemacht habe.[126]

Ein anderes Mal wandte sich Dering, der von Anfang an aktiv im Lagerwiderstand wirkte, an Diem mit dem Anliegen, einen polnischen Häftling zu »liquidieren«, der gerade im Krankenblock 28 als Patient lag. Der Grund: Der Patient, ein polnischer Offizier, wolle die Untergrundorganisation in Warschau, der er vor der Verhaftung angehört hatte, an die Politische Abteilung um den Preis seiner Entlassung aus dem Lager verraten. Ein diesbezügliches Schreiben des vermeintlichen Verräters sei rechtzeitig abgefangen worden. Diem habe sich bereit erklärt, den Mann zu töten. Bock und Welsch seien ihm jedoch mit einer Giftspritze zuvorgekommen.[127] Auch andere bestätigen, dass Bock und Welsch Lagerinsassen, die sie des Verrats oder der Spitzeldienste verdächtigten, umbrachten.[128]

---

125 Fejkiel, »Medycyna za drutami«, S. 504.
126 Diem, »Wspomnienia«, S. 170.
127 Ebenda, S. 171.
128 Bericht Dr. med. Kazimierz Hałgas vom 13.12.1978: APMO, Oświadczenia, Bd. 89, Bl. 161–188, hier Bl. 183.

Spätestens im Jahre 1941 gingen polnische Häftlingsärzte und -pfleger dazu über, Zuträger, echte und vermeintliche, sowie besonders brutale Funktionshäftlinge selbst zu töten, sobald sich im Krankenbau eine Gelegenheit dazu ergab. Diem: »Schlussendlich beschlossen wir, diejenigen zu erledigen, die sich im Lager Auschwitz durch besondere Grausamkeit gegenüber den Häftlingen auszeichneten.«[129] Ähnlich Fejkiel in seiner Nachkriegsaussage: »Langsam entdeckten wir die Zuträger und liquidierten sie, bis wir sie jedoch entdeckten, gab es Opfer.«[130] Gerade Häftlingsärzte hatten im Krankenbau die Möglichkeit, solche Tötungen als »natürliche Sterbefälle« zu kaschieren.

Pilecki schildert in seinem Bericht einen entsprechenden Fall. Häftlingsärzte hätten zwei Spitzeln fälschlich eine fortgeschrittene Tuberkulose diagnostiziert und die nichts ahnenden Männer mit dieser Diagnose dem SS-Sanitäter Klehr vorgestellt. Dieser tötete sie dann per Phenolspritze. Einer von ihnen habe sich noch im letzten Augenblick mit dem Argument zu retten versucht, er arbeite für die Politische Abteilung. Klehr interpretierte dies als billige Ausrede und ließ sich von der Tötung nicht abbringen. Die Politische Abteilung habe später die beiden Fälle untersucht und Klehr aufgefordert, in Zukunft die Nummer der für die Phenolspritze selektierten Häftlinge zuvor der Politischen Abteilung zur Überprüfung vorzulegen, um weitere Spitzel zu schützen.[131]

Diese »Todesurteile« an tatsächlichen und vermeintlichen Spitzeln, Zuträgern und Verrätern verhängten und vollstreckten ad hoc und nachts zusammengerufene Femegerichte, die sich aus mehreren Häftlingen zusammensetzten.[132] Aleksander Górecki, Häftlingspfleger in Block 21 des zentralen HKB, berichtete:

> Eines Tages rief mich Dering zum Assistieren bei einer Operation herbei. Vor der Operation forderte mich Dering in Anwesenheit von Dr. Bolesław Zbozień auf, einen Eid auf Geheimhaltung abzulegen. Dabei erklärte er: »Wir sind Soldaten einer Armee, die um Freiheit kämpft.« Nachdem ich den Eid abgelegt hatte, erfolgte die Vollstre-

129 Diem, »Wspomnienia lekarza więźnia«, S. 141.

130 Vernehmung Władysław Fejkiel vom 20.3.1947, 9. Verhandlungstag, Gerichtsverfahren gegen Rudolf Höß: AIPN, GK 196/109, Bl. 101–118, hier Bl. 105.

131 Pilecki, *Freiwillig*, S. 153 f.

132 Fejkiel schildert die Einberufung eines solchen Femegerichtes, den Verlauf des »Gerichtsverfahrens« gegen einen vermeintlichen Spitzel, das »Todesurteil« und die Vollstreckung (ders., »Medycyna za drutami«, S. 467 f.).

ckung von zwei Todesurteilen an zwei Spitzeln der Politischen Abteilung, welche die militärische Untergrundorganisation verhängt hatte.[133]

Ein ähnliches Schicksal ereilte einige besonders brutale Funktionshäftlinge wie Leo Wietschorek, der an Fleckfieber erkrankte und am 3. Juni 1942 daran verstarb, so die offizielle Version. Es gibt jedoch zahlreiche Zeugnisse, wonach auch Wietschorek einer solchen Aktion zum Opfer gefallen sein soll. Der Häftlingspfleger Feliks Walentynowicz behauptete nach dem Krieg, er habe den an Fleckfieber erkrankten Wietschorek mit einer Evipanspritze liquidiert. Insgesamt will Walentynowicz sechs besonders gefährliche Kapos und Blockälteste auf diese Weise »ausgeschaltet« haben.[134]

Der ehemalige Häftlingspfleger Czesław Sowul bestätigte Walentynowicz' Ausführungen im Kern. Er selbst habe zusammen mit ihm an diesen Liquidierungen mitgewirkt. »Diese Spritzen verabreichten wir meistens während der Bettruhe im Hauptsaal.« Sowul betonte, auch Häftlingspfleger in anderen Krankenbaublöcken hätten verschiedene »Schädlinge« getötet, indem sie ihnen unter dem Vorwand einer heilenden Injektion in Wirklichkeit eine Giftspritze verabreichten.[135] Andere ehemalige Häftlinge stützten Walentynowicz' Version ebenfalls: Er habe besonders brutale Funktionshäftlinge, darunter Wietschorek, zum Tode befördert.[136]

Ähnliche Hinrichtungen fanden im Häftlingskrankenbau in Birkenau statt. Laut Fiderkiewicz sind vor allem in der dortigen Ambulanz unter Leitung von Roman Zenkteler zahlreiche verhasste Funktionshäftlinge auf diese Weise ums Leben gekommen. Auch in anderen Blocks

---

133 Bericht Aleksander Górecki vom 27.9.1947: AIPN, BU 2188/14, Bl. 21/9 f.

134 Vernehmung Feliks Walentynowicz vom 14.7.1945: AIPN, Kr 502/995, Bl. 25 f.; übereinstimmend Protokoll der Hauptverhandlung, Gerichtsverhandlung gegen Feliks Walentynowicz, 27.10.1947: ebenda, Bl. 247–257, hier Bl. 248.

135 Protokoll der Hauptverhandlung im Gerichtsverfahren gegen Feliks Walentynowicz, 27.10.1947: AIPN, Kr 502/994, Bl. 247–257, hier Bl. 252.

136 Darunter Dr. Adam Zacharski, Stanisław Głowa und Marian Toliński laut Protokoll der Hauptverhandlung im Gerichtsverfahren gegen Feliks Walentynowicz, 27.10.1947: AIPN, Kr 502/994, Bl. 247–257, hier Bl. 252–255. Vgl. auch Bericht Marian Dybus vom 3.2.1970: APMO, Oświadczenia, Bd. 67, Bl. 142–145, hier Bl 145. Dybus bestätigte Wietschoreks Ermordung mittels Phenolspritze im Krankenbau. Er sei dabei gewesen, könne sich jedoch nicht mehr erinnern, wer die Todesspritze verabreichte.

hätten sich solche Tötungen ereignet, so Fiderkiewicz, er wisse jedoch nicht, wer konkret dafür verantwortlich gewesen sei.[137] Andere beließen es bei Schikanen. Otto Wolken berichtete von einem berüchtigten Kapo namens Franciszek Karosiewicz, der sich in der Ambulanz des Quarantänelagers zur medizinischen Behandlung gemeldet habe. »Wir leiteten ihn vom Ambulatorium ins Spital B IIf. Dort waren lauter Polen Pfleger und diese behandelten Karosiewicz so, wie er es verdiente. Eines Tages besuchte [der Kapo; B. M.] Mietek Katarczyński dort den Karosiewicz. Als er von der Behandlung des Karosiewicz seitens des Personals hörte, beschwerte er sich bei [dem SS-Sanitäter; B. M.] Kurpanik, dieser verständigte sich mit dem Lagerarzt Dr. Tilo [korrekt: Thilo; B. M.] und Karosiewicz wurde zur Sicherheit seiner Person daraufhin in den Block der Reichsdeutschen überstellt.«[138]

Es ist davon auszugehen, dass die Femegerichte auch ›Fehlurteile‹ fällten, insbesondere, wenn es um den Vorwurf der Spitzeltätigkeit ging. Adolf Gawalewicz berichtete über einen solchen Fall, der jedoch glimpflich ausging. Er habe sich im Lager mit einem Häftling namens Jurek B. angefreundet, mit dem er die Pritsche teilte. Im August 1942 ließ ihn ein anderer Lagerkamerad, Henryk J., wissen, dass Jurek B. verdächtig werde, Spitzel der Politischen Abteilung zu sein und daher noch in dieser Nacht hingerichtet werden solle. Gawalewicz solle der Exekution als »alter« Häftling beiwohnen. Dabei »werde man den Verurteilten in einige Decken einwickeln, ein bisschen würgen und schlagen, so dosiert, dass er einige Stunden später stirbt. Eine eventuelle Autopsie wird nichts feststellen.«

Gawalewicz fragte nach den Beweisen und bekam zur Antwort: »Es gibt ernsthafte Indizien, verdächtig ist es auch, dass Jurek B. systematisch irgendwelche Notizen macht und oft in die Politische Abteilung gerufen wird.« Gawalewicz bat um Erlaubnis, sich diese Notizen anzusehen, man stimmte dem zu. »Als Jurek unter irgendeinem Vorwand auf den Hof zwischen den Blöcken 20 und 21 gerufen worden war, schaute ich mir seine Notizen mit Anspannung an. Er schrieb Gedichte ... gerettet.«[139]

Bei solchen »Hinrichtungen« wandten die daran beteiligten Häftlingsärzte und -pfleger verschiedene Methoden an und verwendeten

---

137 Fiderkiewicz, *Brzezinki*, S. 116–118.

138 Bericht Dr. Otto Wolken vom 24.4.1945: GARF, f. 7021, op. 108, d. 50, Bl. 13–49, hier Bl. 31 f.

139 Adolf Gawalewicz, »Numer wraca do nazwiska«, in: *Przegląd Lekarski – Oświęcim* 4 (1964) 8, S. 30–43, hier S. 33.

auch verschiedene Mittel. Besonders beliebt scheinen Giftspritzen (Phenol, Evipan) gewesen zu sein. Entscheidend war, der Tötung den Anstrich eines »natürlichen« Todesfalls zu geben. Im Juli 1944 bat der Lagerwiderstand daher um die Lieferung von Bakterienkulturen mit Fleckfieber-, Ruhr- und Diphtherieerregern, ferner um Arsen in Pulverform oder andere Giftstoffe, die geschmack- und geruchlos seien und zudem nicht sofort wirken. »Es geht um die diskrete Beseitigung von einigen Spitzel-›Kollegen‹«, so die Begründung.[140] Wenige Wochen später bestätigte der Lagerwiderstand den Erhalt der Giftstoffe.[141]. Vieles deutetet darauf hin, dass die unauffällige »Liquidierung« von Lagerspitzeln im zentralen Häftlingskrankenbau eine relativ weit verbreitete Praxis war.

140 Kassiber Józef Cyrankiewicz vom 4.7.1944, abgedruckt in: *Grypsy*, S. 314 f. (Zitat S. 314).

141 Kassiber Stanisław Kłodziński vom 21.7.1944, abgedruckt in: ebenda, S. 354 f. (Zitat S. 354).

Seuchenbekämpfung

Von 1941 bis zum Frühjahr 1944 grassierten eine Reihe von tödlichen Epidemien im Lager. Am verheerendsten waren die Fleckfieberepidemien, die immer wieder ausbrachen. Darüber hinaus erkrankten Lagerinsassen massenhaft an Tuberkulose und anderen Krankheiten wie Hirnhautentzündungen, Ruhr und Erkrankungen des Verdauungstraktes, oft verursacht durch die schlechte und unzureichende Ernährung. »Alle diese Krankheiten nahmen meist unter den Bedingungen des Konzentrationslagers einen sehr akuten Verlauf.«[1]

Die meisten Auschwitzhäftlinge fielen neben der Hungeratrophie dem Fleckfieber und der Tuberkulose zum Opfer. Während die Hungeratrophie ausschließlich auf die akute Mangelernährung zurückzuführen war, wurden Fleckfieber und Tuberkulose durch die katastrophalen hygienisch-sanitären Verhältnisse im Lager verursacht. An Fleckfieber erkrankten im KL Auschwitz Zehntausende Häftlinge, viele von ihnen starben daran oder wurden im Rahmen der Fleckfieberbekämpfung auf Anordnung der Lagerärzte ›prophylaktisch‹ ermordet.

Fleckfieber – oder auch Typhus –, das heute in Europa kaum noch vorkommt, ist eine bakterielle Infektionskrankheit mit grippeähnlichen Symptomen: tagelangem Fieber, starken Kopfschmerzen, Muskel- und Gliederschmerzen sowie ausgeprägtem Krankheitsgefühl. Auslöser ist das Bakterium *Rickettsia prowazekii*, das vor allen durch Kleiderläuse übertragen wird. Die infizierten Läuse scheiden die Erreger über den Kot aus. Wenn man sich nach deren Bissen kratzt, gelangen die Bakterien in die Blutbahn und verteilen sich im gesamten Körper. Die Inkubationszeit beträgt etwa zehn bis vierzehn Tage und die Mortalität ist sehr hoch – bis zu 40 Prozent. Heute lässt sich Fleckfieber gut antibio-

1 Strzelecka, »Häftlingsspitäler«, S. 386.

tisch behandeln, bei rechtzeitigem Therapiebeginn heilt die Krankheit vollständig und folgenlos ab.[2] Im Zweiten Weltkrieg standen derartige Medikamente jedoch noch nicht zur Verfügung.

Die wirksamste Methode, Fleckfieber vorzubeugen, liegt damals wie heute in der Bekämpfung der Kleiderläuse als Krankheitsüberträger. Dies war angesichts der in Auschwitz herrschenden katastrophalen hygienisch-sanitären Verhältnisse äußerst schwierig. Wenige, höchst eingeschränkte Waschmöglichkeiten, Wassermangel, das nahezu völlige Fehlen von Hygieneartikeln wie Seife sowie die hoffnungslose Überbelegung der Häftlingsunterkünfte hatten absehbare Folgen: Die Gefangenen waren verdreckt und hochgradig verlaust. Angesichts der Fleckfieberepidemie im deutsch besetzten Polen rund um Warschau und Lublin ab 1940 und der vielen Transporte nach Auschwitz aus diesen Gebieten war es nur eine Frage der Zeit, wann die Seuche nach Auschwitz eingeschleppt werden würde.

Ende April 1941 war es so weit. Im zweiten Gefangenentransport aus Lublin befanden sich auch einige Fleckfieberkranke. Das KL Auschwitz beherbergte zu diesem Zeitpunkt etwa 10 000 Häftlinge, zusammengepfercht auf einer Fläche von etwa 320 mal 220 Metern. Die Verlausung war zu diesem Zeitpunkt nicht besonders groß, weil einige Wochen zuvor eine gründliche Desinfizierung im Lager durchgeführt und zugleich zum ersten Mal seit Monaten frische Wäsche an die Insassen ausgegeben worden war.[3] Obwohl die Häftlingsärzte die Krankheit schnell erkannten und die diagnostizierten Fleckfieberkranken sofort in der neu eingerichteten Infektionsabteilung isoliert wurden, verbreitete sich die Infektion im Lager schnell. Im Sommer 1941 erreichte die Epidemie ihren Höhepunkt mit 620 Fleckfieberkranken, ging bis Ende 1941 zurück und erlosch Anfang 1942 ganz. Im Dezember 1941 gab es 330 Fleckfieberkranke in der Infektionsabteilung, im Januar 1942 waren es 190, im Februar wurden nur noch neun Neuerkrankungen registriert.

Kurz danach brach im Lager die zweite Fleckfieberepidemie aus. Sie wurde die »russische« genannt, weil sie im sowjetischen Kriegsgefangenenlager ihren Anfang nahm, das bis Anfang März 1942 in einem streng isolierten Lagerabschnitt des späteren Stammlagers

2 Gerhard Dobler/Roman Wölfel, »Typhus and Other Rickettsioses«, in: *Deutsches Ärzteblatt International* 20 (2009), S. 348–354, Onlinequelle: doi:10.3238/arztebl.2009.0348 [Zugriff: 2.10.2021].

3 Diese und weitere Ausführungen zum Thema folgen, falls nicht anders genannt, Fejkiel, »Dur wysypkowy«.

untergebracht war. Die sowjetischen Kriegsgefangenen lebten unter schrecklichen sanitären Bedingungen und litten an Kälte und Hunger. Fast alle erkrankten an Fleckfieber. Allerdings verlief die Krankheit bei ihnen leicht und die dadurch bedingte Sterblichkeit fiel gering aus. Im Frühjahr 1942 wurden alle kranken sowjetischen Kriegsgefangenen per Phenolspritze ermordet und die Überlebenden in das Lager Birkenau verlegt.

In das Stammlager schleppten deutsche kriminelle Häftlinge das »russische« Fleckfieber ein, welche die sowjetischen Kriegsgefangenen als Funktionshäftlinge »betreuten«. Im Gegensatz zu den übrigen Lagerinsassen waren jene mehr als ausreichend ernährt und körperlich in guter Verfassung, trotzdem nahm die Infektion bei ihnen häufig einen schweren Verlauf. Die Sterblichkeit unter ihnen war sehr hoch. Die zweite Fleckfieberwelle breitete sich sehr schnell aus. Im Mai 1942 befanden sich in der Infektionsabteilung im Stammlager über 1000 Fleckfieberkranke. Von 2865 Kranken, deren Krankheitsgeschichten Władysław Fejkiel zwischen Mai und Oktober 1942 auswerten konnte, traten bei 702 (24,5 Prozent) Komplikationen auf und 551 (19,2 Prozent) sind daran gestorben.

Tötung auf Verdacht

Die zweite Fleckfieberepidemie im Lager traf auch das SS-Lagerpersonal mitsamt Familien und drohte sogar, auf die Zivilbevölkerung überzugreifen. Standortarzt Schwela verstarb am 10. Mai 1942 an der Krankheit. Die Lage war kritisch und die Lagerbehörden zeigten sich überfordert. Am 23. Juli 1942 verhängte der Lagerkommandant eine absolute Lagersperre. Wenige Wochen später, am 17. August 1942, kommandierte das SS-Sanitätsamt SS-Sturmbannführer Dr. med. Kurt Uhlenbroock mit dem Auftrag nach Auschwitz ab, als neuer Standortarzt das Fleckfieber zu bekämpfen.[4]

Noch vor dessen Eintreffen begann Lagerarzt Entress, im Krankenbau Fleckfieberkranke und Genesene zu selektieren und sie mit Phenolspritzen töten zu lassen. Vom 8. August an wurden auf diese Weise beinahe täglich Dutzende Kranke ermordet, insgesamt 821 bis zum

---

4 Vgl. u. a. Klee, *Auschwitz,* S. 408 f.; Standortbefehl Nr. 19/42 (betreffend Lagersperre) vom 23. 7. 1942, abgedruckt in: *Standort- und Kommandanturbefehle,* S. 155 f.

29. August. Allerdings dürfte es sich dabei nicht nur um Fleckfieberfälle gehandelt haben.[5]

Der neue Standortarzt Dr. Uhlenbroock setzte auf noch radikalere Maßnahmen, das heißt auf die Ermordung aller fleckfieberkranken Häftlinge auf einen Schlag. Es ist davon auszugehen, dass Uhlenbroocks Vorgesetzte dessen Methoden billigten, auf jeden Fall waren sie mit den Ergebnissen hochzufrieden. Im Beförderungsbogen des SS-Führungshauptamts vom 19. September 1942 heißt es: »Sein ärztliches Können und seine Zuverlässigkeit stellte er als Lagerarzt im KL Auschwitz erneut unter Beweis.«[6]

Uhlenbroock ließ es sich auch nicht nehmen, seinen Kollegen die Wirkung von Phenol am lebenden Organismus zu demonstrieren. Der Arzt operierte gern und half tatkräftig, die Chirurgie im Stammlager mit chirurgischen Instrumenten und Fachbüchern auszustatten. Dering bezeichnete Uhlenbroock als einen guten Chirurgen, der sich wie ein typischer SS-Mörder verhalten habe. Eines Tages versammelte Uhlenbroock seine deutschen Arztkollegen zu einer Vivisektion. Zunächst betäubte er das Opfer, einen jüdischen Häftling, mit Evipan und öffnete dann den Brustkorb des Häftlings wie bei einer Herzoperation. Im zweiten Schritt injizierte Uhlenbroock dem Opfer intravenös Phenol, »um den jungen ›Wissenschaftlern‹ die sofortige Wirkung von Phenol zu demonstrieren«.[7] Nach dem Krieg praktizierte Uhlenbroock übrigens erfolgreich als angesehener Arzt und Chirurg in Hamburg und starb unbehelligt im Jahre 1992.

Im Zuge der Fleckfieberbekämpfung unter Uhlenbroocks Kommando befahl Lagerarzt Entress den Häftlingsärzten, alle Lagerinsassen zu untersuchen und sämtliche Fleckfieberkranken zu erfassen. Die Untersuchung, die Häftlingsarzt Dr. Diem auf Entress' Anweisung durchführte, fand jeweils in den Abendstunden im Ambulanzblock 28 statt. Entress war bei diesen Untersuchungen oft anwesend, hielt dabei jedoch stets einen sicheren Abstand. Der Lagerarzt selbst untersuchte keinen der Häftlinge. Alle diagnostizierten Fleckfieberkranken und Verdachts-

5 Kłodziński, »Phenol«, S. 280; Setkiewicz, »Selection«, S. 30.

6 Zitiert nach Klee, *Auschwitz*, S. 409.

7 Dering, »Tajna Armia«, S. 51 f. (Zitat S. 52) und S. 97. Dering zufolge führte Uhlenbroock diese Vivisektion und anschließende Tötung mit Phenol unter Ausschluss der Häftlingsärzte durch. Dering schildert den Verlauf der Vivisektion aber so präzise, dass man annehmen kann, er sei dabei gewesen. Der Operateur Uhlenbroock brauchte bei diesem doch komplizierten Eingriff kompetente Unterstützung.

fälle wurden in den Krankenblock 20 (Infektionsabteilung) eingewiesen.[8]

Am 29. August 1942 verhängte die Lagerleitung eine Blocksperre und Entress führte gemeinsam mit SS-Sanitäter Klehr im Krankenbau eine große Selektion unter dem Vorwand durch, die Selektierten würden zur »Schonung« ins Lager Birkenau verlegt. Entress und Klehr sortierten alle Fleckfieberkranken und -verdächtigen aus, insgesamt 746 Häftlinge, darunter viele Rekonvaleszenten. Sie wurden mit Lastwagen nach Birkenau transportiert und am selben Tag dort vergast. Einigen war es allerdings gelungen, sich im letzten Augenblick vor dem Abtransport in der Kanalisation zu verstecken. Wiesław Kielar, der dabei war, sich von einer überstandenen Fleckfiebererkrankung zu erholen, wurde von Klehr ebenfalls für den Abtransport bestimmt. Kielar, ahnend, was das bedeutete, flehte Dering an, ihn davor zu retten. Dering setzte sich in der Tat für Kielar ein mit dem Argument, dieser sei schon ganz gesund. Auf ähnliche Art und Weise rettete Dering nach eigenen Angaben eine Reihe weiterer Häftlinge. Entress habe ihm dabei erklärt: »Mann, bist du verrückt, du bringst noch Unglück über mich. Ich führe nur Befehle aus Berlin aus.«[9]

Am selben Tag, dem 29. August 1942, wurde zeitgleich im ganzen Lager eine umfassende Desinfektion durchgeführt. Seitdem gingen die Zahlen der gemeldeten Fleckfiebererkrankungen im Stammlager zurück. Trotzdem waren im Krankenblock 20 zwei Krankensäle im Erdgeschoss immer voll mit Fleckfieberkranken.[10] Hinzu kommt die unbekannte Zahl an Erkrankten, die sich aus Angst vor der ›prophylaktischen‹ Tötung gar nicht erst im Krankenbau meldeten. In vielen anderen Fällen fälschten Häftlingsärzte die Diagnosen. Am 24. November 1942 befanden sich im Krankenbau offiziell vierzig diagnostizierte Fleckfieberkranke und 136 Fälle unter dem Vorwand der Beobachtung.[11]

Einige Tage nach der Ermordung der Fleckfieberkranken aus dem Stammlager kam am 6. September 1942 Dr. Eduard Wirths nach Auschwitz, um die Stelle des Standortarztes und damit auch den Auftrag zur Fleckfieberbekämpfung zu übernehmen.[12] Wirths griff dabei auf die

---

8 Diem, »Wspomnienia«, S. 46.

9 Vgl. u. a. Czech, *Kalendarium*, S. 289 f.; Kielar, *Anus Mundi*, S. 157–160; Dering, »Tajna Armia«, S. 104 (hier das Zitat).

10 Fejkiel, *Więźniarski szpital*, S. 90.

11 Kassiber Stanisław Kłodziński vom 24. 11. 1942, abgedruckt in: *Grypsy*, S. 13.

12 Uhlenbroock soll bis zum 2. 10. 1942 mit dem Auftrag der Seuchenbekämpfung in Auschwitz geblieben sein; vgl. Klee, *Auschwitz*, S. 408 f.

von Dr. Uhlenbroock eingeführte Methode der massenhaften ›prophylaktischen‹ Tötung zurück.

Im Stammlager wurden nach dem 29. August 1942 allerdings eher kleine Gruppen von Fleckfieberkranken selektiert und mit Phenolspritzen getötet, insgesamt 1657 Häftlinge in der Zeit von September bis Dezember 1942. Nicht alle litten an Fleckfieber, auch Menschen mit anderen Erkrankungen fielen den »Ausmusterungen« zum Opfer.[13] Einhegen ließ sich die Epidemie dennoch nur für kurze Zeit. Im Januar 1943 befanden sich wieder etwa 800 Fleckfieberkranke in der Infektionsabteilung. Die Dunkelziffer dürfte um einiges höher gewesen sein. Erst vom Mai 1943 an gingen die Fleckfieberfälle im Stammlager Monat für Monat zurück, auch der klinische Verlauf milderte sich ab.[14]

Im Lager Birkenau waren die Zustände noch dramatischer. Dort ließ Standortarzt Wirths immer wieder große Gruppen von fleckfieberkranken Häftlingen zusammen mit anderen Kranken (meist »Körperschwachen«) vergasen. Im Frauenlager wurden bis Anfang 1944 regelmäßig – vor allem jüdische – kranke Frauen selektiert und vergast, darunter viele Fleckfieberkranke. Allein im Dezember 1943 »musterte« Mengele im Rahmen der Fleckfieberbekämpfung 4237 jüdische Frauen »aus« und ließ sie in den Gaskammern ermorden (siehe oben).

Auf dieselbe Art und Weise ging Wirths im Männerlager vor, wo in erster Linie Lagerarzt Thilo die Verantwortung dafür trug. Wirths war hochzufrieden und schlug Thilo wie Mengele am 29. Februar 1944 für die Verleihung des Kriegsverdienstkreuzes II. Klasse mit Schwertern vor: »In Ausübung seiner ärztlichen Aufgaben bei der Bekämpfung der schweren Fleckfieber-Epidemie im KL. Auschwitz hat er sich selbst infiziert und eine sehr schwere Fleckfieber-Erkrankung durchgemacht«, so das Lob für Mengele. Auch Thilo habe sich »bei der Bekämpfung der schweren Fleckfieber-Epidemie selbst eine schwere Fleckfieber-Erkrankung zugezogen«.[15]

Die systematische Tötung von Fleckfieberkranken erbrachte jedoch keinen durchschlagenden Erfolg. Kurzfristig gingen die Erkrankungsfälle zwar zurück, bald stiegen sie aber wieder an, wobei die Dunkelziffer stets hoch blieb, weil Häftlingsärzte zum Schutz der Kranken Diagnosen

13 Kłodziński, »Phenol«, S. 280.

14 Fejkiel, »Dur wysypkowy«, S. 10 f.

15 Vorschlagliste Nr. 8 für die Verleihung des Kriegsverdienstkreuzes II. Klasse mit Schwertern, Auschwitz, 29.2.1944, SS-Hauptsturmführer Dr. Josef Mengele, SS-Obersturmführer Dr. Heinz Thilo: AIPN, GK 174/120/pda, Bl. 49–51.

fälschten. Erst im Laufe des Jahres 1943 besserte sich die Lage nach und nach. Ausschlaggebend dafür war die Einstellung der ›prophylaktischen‹ Tötungen im April 1943, verbunden mit der Erlaubnis, diese Krankheitsfälle in den Krankenbauen stationär zu behandeln. Damit konnten alle Fleckfieberkranken diagnostiziert und im Krankenbau isoliert werden. Als entscheidend und vor allem nachhaltig erwies sich indes die rigorose Bekämpfung der Läuse.

Dies erreichte man mit gründlicher Desinfizierung der Unterkünfte sowie der Häftlingskleidung und -wäsche mit Zyklon B bei gleichzeitig durchgeführter Entlausung der Häftlinge, wie es am Beispiel des Männerlagers in Birkenau beschrieben wurde (siehe oben). Parallel dazu wurden regelmäßige Läusekontrollen, die sogenannten Läuseappelle, durch Häftlingsärzte und -pfleger in den Häftlingsunterkünften eingeführt. Dering, der berichtet, er habe Entress diesen Vorschlag für das Stammlager unterbreitet, nannte diese Häftlingsärzte und -pfleger selbstironisch »Läuseinspektoren«. Wurde bei diesen »Inspektionen« bei einem Häftling auch nur eine Laus gefunden, kam der Betroffene sofort in den Krankenbau, wurde dort gebadet, am ganzen Körper rasiert und anschließend desinfiziert. Dering weiter: »Die Läuse verschwanden aus dem Lager, mit ihnen verschwand auch das Fleckfieber.«[16]

All die hier beschriebenen Maßnahmen zeigten im Verein mit einer allgemeinen Verbesserung der hygienischen Bedingungen letztlich die gewünschte Wirkung und die Fleckfieberepidemie klang nach und nach ab. Standortarzt Wirths berichtete am 16. Dezember 1943 an die Zentrale: »Zur Bekämpfung der Fleckfiebergefahr wurden täglich Läuse- und Fieberkontrollen eingeführt sowie Entlausung und Desinfektion sämtlicher Lagerblöcke angeordnet. Eine weitere Verbreitung der Fleckfieber-Erkrankungen konnte auf diese Weise unterbunden werden.«[17]

Das galt mehr oder weniger für den gesamten Lagerkomplex. Im Monatsbericht der Ambulanz B IIa im Quarantänelager in Birkenau vom 27. Juli 1944 heißt es: »Tägl. Fieber[-] und Läusekontrolle. Ermittelte Läuseträger in der lagereigenen Entlausungsanlage entlaust, Kleider und Wäsche im Dampfkessel desinfiziert und imprägniert. [...] Läuseträger wurden 84 ermittelt.«[18]

16 Dering, »Tajna Armia«, S. 103 f. (Zitat 103).

17 Vierteljahresmeldung über den San.-Dienst im KL Auschwitz, Standortarzt, 16.12.1943: GARF, f. 7021, op. 108, d. 32, Bl. 93–98, hier Bl. 94.

18 KHB Ambulanz B II/a, Monatsbericht über vorübergehend im Lager untergebrachte ungarische Juden, Auschwitz, 27.7.1944: ebenda, Bl. 76a–b, hier Bl. 76a.

Im Arbeitslager Monowitz wurde dank der hier dargestellten Schritte die Fleckfieberepidemie bereits im Sommer 1943 eingedämmt (siehe oben), im Stammlager im Frühherbst 1943; im Männerlager Birkenau dauerte es bis zum Februar 1944 und im Frauenlager bis zum März/April 1944. Im sogenannten Zigeunerlager, wo das Fleckfieber besonders arg wütete, hatten die meisten Insassen die Krankheit im Herbst 1943 durchgemacht und eine natürliche Immunität erlangt. Damit ebbte die Epidemie auch hier ab.

Erfolg konnten all die Maßnahmen nur bei strenger Disziplin und rigoroser Einhaltung diesbezüglicher Bestimmungen erzielen. Dafür hatten die Häftlingsärzte und -pfleger als »Läuseinspektoren« zu sorgen, was bei den Lagerinsassen nicht unbedingt zu deren Beliebtheit beitrug.[19]

Wesentlich mehr konnten sie allerdings kaum unternehmen. Impfstoffe standen ihnen nicht zur Verfügung. Lediglich der polnische Widerstand hatte einige Lieferungen mit Impfstoff gegen Fleckfieber einschmuggeln können, den die Firma Bujwid in Krakau herstellte. Die Lagerbehörden wiederum ließen 1942 alle Häftlinge, die im Krankenbau, im SS-Lazarett, in der Küche sowie im Lebensmittellager beschäftigt waren, mit Behring-Impfstoff gegen Fleckfieber impfen. Die Ergebnisse waren allerdings nicht zufriedenstellend. Im zentralen HKB wurden etwa 200 fleckfieberkranke Häftlinge registriert, die zuvor mit diesem Vakzin geimpft worden waren.[20]

So blieb den Häftlingsärzten und -ärztinnen nur, den klinischen Verlauf der Krankheit zu lindern – wenn überhaupt. Die Behandlung bestand vor allem in der ständigen und intensiven Versorgung mit Flüssigkeit, bei bewusstlosen Patienten auch intravenös. Deswegen wurden ständig Wasser und Tee gekocht. Als Kreislaufstimulans verwendete man Cardiazol und vor allem Koffein, bei schweren Komplikationen wurden – sofern vorhanden – Sulfonamide appliziert.[21]

Im Jahre 1944 trat das Fleckfieber im KL Auschwitz nur noch sporadisch auf, dazu bei niedriger Sterblichkeit, im Stammlager waren es 2,8 Prozent.[22] Bereits Ende 1943 wurde Standortarzt Wirths für seine Leistungen bei der Fleckfieberbekämpfung mit dem Kriegsverdienstkreuz II. Klasse mit Schwertern ausgezeichnet. In der Begründung dafür heißt es: »SS-Hauptsturmführer Dr. Wirths hat als Standortarzt seit

19 Fejkiel, »Dur wsypkowy«, S. 10 f.

20 Ebenda, S. 46 f.

21 Fejkiel, *Więźniarski szpital*, S. 93–102; ders., »Dur wysypkowy«, S. 45.

22 Ders., »Dur wysypkowy«, S. 10 f.

dem 1.9.1942 mit einer einzig dastehenden Tatkraft in rastloser Arbeit von früh bis spät erreicht, dass im K.L. Auschwitz die Seuchengefahr bis auf ein Minimum herabgedrückt wurde und dadurch die Gesundheit und die Arbeitskraft der SS-Männer und auch der Häftlinge im Ganzen erhalten werden konnte.«[23]

Es ist nicht bekannt, wie viele Auschwitzhäftlinge, Frauen, Männer und (im Zigeunerlager) Kinder sowie sowjetische Kriegsgefangene, insgesamt an Fleckfieber erkrankten und daran starben. Władysław Fejkiel, der zu diesem Thema in den 1950er Jahren seine Habilitation vorlegte, schätzte, dass im Stammlager zwischen 12 000 und 15 000 Häftlinge an Fleckfieber erkrankten. Die Sterblichkeit der Infizierten, die im dortigen Krankenbau stationär behandelt wurden, betrug während der ersten Epidemie (Mai bis Ende 1941) etwa 15 Prozent und 19 Prozent während der zweiten (Februar 1942 bis 1943). Im Frauenlager fiel die Sterblichkeit mit etwa 14 Prozent von Juli bis Dezember 1942 etwas geringer aus.[24]

Niedrig war die Sterblichkeit wegen Fleckfieber unter den sowjetischen Kriegsgefangenen und den sogenannten Muselmännern. Fejkiel konstatiert: »Besonders milder Verlauf der Fleckfieber-Erkrankung bei ausgezehrten Kranken oder bei Kranken mit festgestellter Hungeratrophie ist unbestritten und zugleich paradox.«[25] Adolf Gawalewicz, ein Muselmann, der Auschwitz überlebte, berichtete:

> Der Sommer [1942; B.M.] kam und mit ihm ein gewaltiges Ansteigen der Typhusfälle. Rudek, Krankenpfleger im Block 7, kräftig gebaut und in hervorragender körperlicher Verfassung, ging schon nach wenigen Krankheitstagen ›dahin‹. Menschen mit starkem Organismus und normalem Gewicht, gesunde Leute erlagen der Typhuswelle rascher und leichter. Die mit geschwächtem Organismus erwiesen sich als widerstandsfähiger. Ein abgehärteter Muselmann konnte Typhus und Rekonvaleszenz leichter bestehen. Bei seiner niedrigen Körpertemperatur verspürte der Organismus nicht so ein großes Bedürfnis nach Flüssigkeit, und später begnügte er sich mit geringeren Essensrationen.[26]

---

23 Vorschlagliste Nr. 22a für die Verleihung des Kriegsverdienstkreuzes II. Klasse mit Schwertern, Auschwitz, 13. Dezember 1943: Dr. Eduard Wirths: AIPN, GK 174/120/pda, Bl. 46–48.

24 Fejkiel, *Więźniarski szpital*, S. 102; ders., »Dur wysypkowy«, S. 22.

25 Ders., »Dur wysypkowy«, S. 21.

26 Gawalewicz, *Überlegungen*, S. 94.

Im Lager kursierte sogar der Spruch: »Fleckfieber mag Muselmänner, weil nur ›Wohlgenährte‹ sterben.«[27] Die sowjetischen Kriegsgefangenen waren ebenfalls extrem ausgezehrt und geschwächt. Sie starben vor allem infolge von Hunger und Kälte oder wurden getötet.[28] Insgesamt starben Tausende von Auschwitzhäftlingen an Fleckfieber und noch mehr wurden auf Befehl von Lagerärzten ›prophylaktisch‹ ermordet.

Auf Verdacht mordeten die Lagerärzte auch bei der Bekämpfung der zweiten massenhaft im Lager auftretenden Seuchenerkrankung: Tuberkulose (TB). Häftlinge, die an einer offenen Tuberkulose erkrankt waren, wurden immer in den Krankenbau aufgenommen. Anfangs wurden sie im Schonungsblock Nr. 15 isoliert, ab dem Winter 1940/41 im Schonungsblock Nr. 14. Ihre Behandlung oblag Häftlingsarzt – damals offiziell Häftlingspfleger – Dr. Stefan Pizło, wobei ihm als Arznei faktisch nur Kalzium zur Verfügung stand. Im Sommer 1941 begannen die Lagerärzte, die TB-Kranken systematisch zu töten. Im Rahmen der Aktion 14f13 wurden sie selektiert und zusammen mit den anderen kranken und invaliden Häftlingen am 28. Juli 1941 nach Pirna-Sonnenstein gebracht und dort vergast. Unter den am 3. September 1941 im Block 11 vergasten selektierten kranken Häftlingen litten etwa 180 an Tuberkulose.[29]

Es verwundert daher nicht, dass TB-Kranke ab dem Spätsommer 1941 den Krankenbau fürchteten. Für diejenigen, die trotzdem dort landeten, fälschten Häftlingsärzte oft die Diagnosen und brachten die Geschwächten möglichst in den Schonungsblöcken unter den Häftlingen mit fortgeschrittener Hungeratrophie unter; die TB-Kranken waren ohnehin meist in diesem Zustand. Im Spätsommer 1942 wurde im Block 20 eine Tuberkuloseabteilung eingerichtet, die der Häftlingsarzt Władysław Tondos leitete. Tondos standen neben Kalzium auch ein einfacher Pneumothorax-Apparat zur Verfügung.[30]

Dr. Władysław Tondos war Facharzt und hatte sich ab 1932 im südpolnischen Zakopane auf die Behandlung von TB-Patienten spezialisiert. Im Jahre 1941 wurde er von der Gestapo verhaftet und am 29. Juli 1941 ins Lager Auschwitz verschleppt. Zunächst arbeitete er als Häftlingspfleger. Anfang 1942 befahl der junge und lernbegierige Lagerarzt Entress, in

27 Fejkiel, *Więźniarski szpital*, S. 96.
28 Ebenda, S. 102; ders., »Dur wysypkowy«, S. 7 f.
29 Ders., *Więźniarski szpital*, S. 106–109.
30 Ebenda, S. 107; Vernehmung Władysław Tondos vom 18. 11. 1947: BStU, MfS HA IX/11 ZUV 84, Bd. 16, Bl. 109–116.

zwei Sälen des Krankenblocks 20 etwa 200 Patienten unterzubringen, die an Tuberkulose litten. Nach einiger Zeit berichtete Tondos dem Lagerarzt, dass es den Patienten besser gehe und dass Aussichten bestünden, sie zu heilen, wenn sie besser ernährt würden. Entress genehmigte doppelte Rationen für diese Patienten und erklärte, er wolle mehr über die Behandlung von Tuberkulose lernen.[31]

In der Folgezeit übte Entress an diesen Patienten den Einsatz des Pneumothorax-Apparates. Außer Entress eigneten sich zwei weitere SS-Ärzte, Dr. Jäger und Dr. Vetter, diese Therapieform an. Dies dauerte etwa drei Monate. Als Tondos eines Morgens im März 1942 zur Arbeit erschien, fand er die beiden Krankensäle leer vor. Alle TB-Kranken waren am Vortag per Phenolspritze getötet, die beiden Krankensäle geräumt worden. Von nun an wurden alle diagnostizierten TB-Kranken entweder per Phenolspritze oder in den Gaskammern »ausgerottet«.[32]

Auch manche deutschen Häftlinge wurden so getötet. Mitte April 1943 meldete der polnische Lagerwiderstand: »Spritzen geht weiter, obwohl seltener und weniger schwere Fälle. Bei offener Tuberkulose gibt es keine Rettung, auch Reichsdeutsche sind betroffen.«[33] Überleben konnte nur, wer sich, etwa mithilfe gefälschter Diagnosen, vor den Lagerärzten zu verstecken vermochte oder zusätzliche Nahrungsmittel erhielt bzw. »organisierte«.

Ende April 1943 stellten die Lagerärzte die ›präventive‹ Tötung TB-kranker Insassen ein und erlaubten den Häftlingsärzten, diese stationär zu behandeln. Zu diesem Zwecke wurden erneut besondere Krankensäle im Krankenblock 20 des Stammlagers eingerichtet, in die auch an Tuberkulose Erkrankte aus anderen Auschwitz-Lagern eingewiesen wurden. Die Versorgung mit Medikamenten verbesserte sich dank der »Kanada«-Bestände ebenfalls.

Am 1. Mai 1944 waren im Krankenblock 20 im Stammlager 593 TB-Patienten untergebracht und 26 Verdachtsfälle. In den nächsten Wochen und Monaten gingen diese Zahlen merklich zurück auf 92 TB-Krankheitsfälle und 39 Verdachtsfälle am 30. September 1944.[34] Der Rückgang dürfte auch darauf zurückzuführen sein, dass jüdische kranke Häftlinge in kritischem Stadium der Krankheit oder mit langer Bettlägerigkeit

31 Vernehmung Władysław Tondos vom 18.11.1947: BStU, MfS HA IX/11 ZUV 84, Bd. 16, Bl. 109–116, hier Bl. 110.

32 Ebenda.

33 Kassiber Stanisław Kłodziński nach dem 13.4.1943, abgedruckt in: *Grypsy*, S. 39.

34 Krankenstatistik für Mai bis Oktober 1944: AIPN, GK 165/383, Bl. 1–10.

auch nach dem April 1943 weiterhin als »arbeitsunfähig« selektiert und vergast wurden.[35] Für sie galt der Tötungsstopp nicht.

Sogenannte Geistes- oder Nervenkranke waren davon ebenfalls ausgenommen. Die Zahl der diagnostizierten Krankheitsfälle war jedoch nicht hoch, denn die meisten von ihnen kamen auf die eine oder andere Weise bald ums Leben. So befanden sich Anfang Mai 1944 nur sechs »Nervenkranke« und einen Monat später zwei als stationäre Patienten im Krankenbau des Stammlagers.[36]

Dies änderte sich im Jahre 1944 dank einiger Häftlingsärzte aus dem Arbeitslager Monowitz. Der polnische Häftlingsarzt Drohocki mit Erfahrung in der Elektroschocktherapie unterbreitete dem Krankenbauältesten Budziaszek die Idee, einen Elektroschockapparat zu bauen und psychisch kranke Häftlinge damit experimentell zu behandeln. Budziaszek erhielt von Lagerarzt Fischer grünes Licht. Mit dem Elektroschockapparat verband sich für die beteiligten Häftlingsärzte die Hoffnung, auch diese Häftlinge vor der Tötung bewahren zu können.[37]

Sowohl Lagerarzt Fischer als auch Standortarzt Wirths waren sehr stolz auf den Elektroschockapparat und ließen den Einsatz vorführen. Budziaszek durfte sich als Zeichen der Anerkennung die Haare wachsen lassen. Das war in Auschwitz ein großes Privileg, das nur den reichsdeutschen Häftlingen und einigen nichtdeutschen »Prominenten« vorbehalten blieb. Entscheidend war aber, dass etwa im Sommer 1944 die Tötung »geisteskranker« Häftlinge im KL Auschwitz vorerst eingestellt wurde, weil nunmehr eine Chance auf Heilung bestand.[38] Dies war unter den deutschen Konzentrationslagern offenkundig eine Ausnahme.

---

35 Vernehmung Władysław Tondos vom 18.11.1947: BStU, MfS HA IX/11 ZUV 84, Bd. 16, Bl. 109–116, hier Bl. 110; Fejkiel, *Więźniarski szpital*, S. 106–109; Ciesielska, *Szpital obozowy dla kobiet*, S. 65–67.

36 Krankenstatistik für Mai 1944 und Juni 1944: AIPN, GK 165/383, Bl. 2 f.

37 Vgl. u. a. Makowski, »Organisation«, S. 153; Vernehmung Dr. med. Horst Fischer vom 12.6.1965: BStU, MfS HA IX/11 ZUV 84, Bd. 4, Bl. 25–29.

38 Vernehmung Dr. Horst Fischer vom 14.8.1965: BStU, MfS HA IX/11 ZUV 84, Bd. 4, Bl. 104–109; Vernehmung Dr. Horst Fischer vom 2.9.1965: ebenda, Bl. 240–247, hier Bl. 241.

Medizinische »Experimente« und »Versuchsreihen«

KL-Häftlinge hatten schon früh die Begehrlichkeiten von SS-Medizinern geweckt. Im weitverzweigten deutschen Lagersystem waren zu Zigtausenden Menschen interniert, die das NS-Regime auszubeuten und zu vernichten trachtete: politische Gegner, »Asoziale«, »Kriminelle«, Homosexuelle, Polen und Verfolgte anderer Nationen aus den eroberten Gebieten, Sinti und Roma – und vor allem Juden. Aus Sicht der SS-Medizin bot sich hier ein weites Feld zur Erprobung von »Behandlungs«- und Forschungsmethoden, so fragwürdig sie auch sein mochten. Im Frauen-KL Ravensbrück unternahmen SS-Ärzte unter Karl Gebhardt als verantwortlichem Chirurgen Experimente an polnischen Frauen zur Verbesserung der Wundheilung bei Frontsoldaten durch Knochentransplantation und Sulfonamidversuche. In Buchenwald testete man Fleckfieberimpfungen an Häftlingen. In Dachau unterzog unter anderen Dr. med. Sigmund Rascher Gefangene Unterdruck- und Kälteversuchen für die Luftfahrtmedizin.[1]

Die Menschenversuche in den Konzentrationslagern orientierten sich an vielen verschiedenen Anliegen und erfolgten durch unterschiedliche Auftraggeber. Himmler und die Kanzlei des Führers suchten nach Wegen, die Ausbeutung menschlicher Arbeitskraft mit negativer Bevölkerungspolitik zu verbinden; die Wehrmacht wollte Methoden der Wundheilung, der Seuchenbekämpfung und die Belastbarkeit des

1 Siehe z.B. Paul J. Weindling, »Akteure in eigener Sache. Die Aussagen der Überlebenden und die Verfolgung der medizinischen Kriegsverbrechen nach 1945«, in: *Die Verbindung nach Auschwitz. Biowissenschaften und Menschenversuche an Kaiser-Wilhelm-Instituten. Dokumentation eines Symposiums*, hg. von Carola Sachse, Göttingen 2003, S. 255–282, hier S. 258 f., S. 266 und S. 271 f.

menschlichen Organismus erproben; Pharmazieunternehmen nutzten den tabulosen Zugriff auf »Probanden«, um die Wirkungsweise von Medikamenten, insbesondere gegen Fleckfieber und Malaria, zu testen; Mediziner diverser Fachrichtungen und anatomische Institute benutzten die Häftlinge, um sich »weiterzubilden«, an »Präparate« bestimmter Krankheitsbilder für anatomische Sammlungen zu gelangen und eigene Forschungen voranzutreiben.

Als besonders ›ergiebig‹ sollte sich in dieser Hinsicht Auschwitz erweisen. Denn angesichts der ohnehin vorhandenen Absicht zur letztlichen Vernichtung der Lagerinsassen konnten sich »wissenschaftlich interessierte« SS-Ärzte unter den stetig ankommenden Transporten »Forschungs- und Experimentiermaterial« nach Belieben aussuchen.

Zwischen Juni 1940 und Januar 1945 waren mindestens 36 namentlich bekannte SS-Ärzte in Auschwitz als Lagerärzte eingesetzt[2] und nicht wenige von ihnen nutzten die ihnen schutzlos ausgelieferten Häftlinge für eigene Bedürfnisse aus. Schon ab 1941 machten sich junge, beruflich unerfahrene, aber »lernwillige« SS-Lagerärzte daran, sich in Auschwitz chirurgisch auszubilden bzw. fortzubilden. Als besonders »lernbegierig« galten die SS-Lagerärzte Friedrich Entress und Horst Fischer, die sich an schwierigste Operationen »wagten«, um – mithilfe qualifizierterer Häftlingsärzte – chirurgische Kenntnisse, Erfahrungen und Fertigkeiten zu erwerben.[3] Entress übte sich in Operationen am Magen, Fischer suchte unter den angekommenen Häftlingen Kranke mit Leistenbruch und Bandscheibenvorfällen, die er nach den 18 in einem deutschen Lehrbuch enthaltenen Methoden operierte.[4]

Der Anatom Prof. Dr. med. Johann Paul Kremer von der Universität Münster, Ende August bis Mitte November 1942 vertretungsweise nach Auschwitz abkommandiert, befasste sich mit Hungererscheinungen bei Menschen und ließ sich für diesbezügliche »Forschungen« Häftlinge im letzten Hungerstadium »reservieren«. Nach eingehender Befragung der Unglücklichen zu Vorgeschichte und Symptomen befahl er unverzüglich ihre Ermordung durch eine Injektion in die Herzgegend und besorgte sich durch die anschließende Autopsie Proben von Leber, Milz

---

2 Lasik, »Personalbesetzung«.

3 Zeugenaussage Prof. Jan Olbrycht vom 13.11.1946: AIPN, GK 196/89, Bl. 166–189, hier Bl. 183.

4 Aussage Dr. Steinberg während der Nürnberger Prozesses (Auszüge), in: Lettich, *Trente-quatre mois*, S. 72–77.

und Bauchspeicheldrüse. Die ›Präparate‹ wurden fein säuberlich konserviert.[5] Er selbst gab am 30. Juli 1947 zu Protokoll:

> An dem vom SS-Sanitäter angegeben Termin wurden die von mir ausgesuchten Kranken in eben diesen Block [Block 28 im Stammlager; B.M.] zurückgeführt [...]. Dort legte man den Kranken noch lebend auf den Seziertisch. Ich trat an den Tisch heran und fragte den Kranken nach verschiedenen, für meine Untersuchung wesentlichen Einzelheiten. So z.B. nach seinem Körpergewicht vor der Verhaftung, wieviel er seit seiner Verhaftung abgenommen habe, ob er in letzter Zeit irgendwelche Medikamente eingenommen hätte usw. Nach Erhalt dieser Informationen trat ein Sanitäter [Häftlingspfleger; B.M.] an den Kranken heran und tötete ihn durch eine Injektion in die Herzgegend. [...] Unmittelbar nach dem Tod des Häftlings [...] entnahmen Häftlingsärzte Leber- und Bauchspeicheldrüsenproben, die ich in Gläser mit Fixierlösung einlegte. Für die Konservierung verwendete ich die Fixierlösung Zenker bzw. Corny. In einigen Fällen wies ich an, die Kranken zu fotografieren, die für die Entnahme von Präparaten für mich getötet werden sollten.[6]

Seine »wissenschaftlichen Probeentnahmen« notierte Kremer penibel in seinem Tagebuch. Am 3. Oktober 1942 hielt er fest: »Heute lebendfrisches Material von menschlicher Leber und Milz sowie von Pankreas fixiert.« Ähnlich lautende Einträge machte Kremer am 10., 15. und 17. Oktober. Der letzte vom 13. November lautet: »Lebendfrisches Material (Leber, Milz u. Pankreas) von einem vorher photographierten, stark atrophischen jüdischen Häftling von 18 Jahren entnommen. Fixiert wie stets Leber in Carnoy sowie Pankreas in Zenker (Häftl. N° 68 030).«[7]

Häftling Nr. 68 030 hieß Hans de Yong und war am 18. Februar 1924 in Frankfurt am Main geboren worden. Er wurde am 14. Oktober 1942 mit einem Transport von 1711 jüdischen Männern, Frauen und Kindern aus dem Lager Westerbork in das Konzentrations- und Vernichtungslager Auschwitz eingeliefert. Hans de Yong gehörte zu den 351 Männern

5 »Tagebuch Johann Paul Kremer«, in: *Auschwitz in den Augen der SS*, S. 141–207, hier S. 158, S. 160 und S. 164.

6 Vernehmung Johann Paul Kremer vom 30.7.1947: AIPN, Gl. 196/142, Bl. 22–26, hier Bl. 24.

7 »Tagebuch: Johann Paul Kremer [Auszüge]«, in: *Auschwitz in den Augen der SS*, S. 158–160 und S. 164 (Zitate S. 158 f. und S. 164).

und 69 Frauen, die als »arbeitsfähig« selektiert wurden. Die übrigen 1291 Personen wurden unmittelbar nach Ankunft in Auschwitz vergast.[8]

Dr. med. Hellmuth Vetter, wissenschaftlicher Mitarbeiter bei Bayer Leverkusen, testete von Oktober 1942 bis März 1943 in Auschwitz unter anderem Fleckfieberpräparate der I. G. Farben an Häftlingen. Viele der zu diesem Zweck mit der Seuche infizierten Gefangenen starben. Nach Vetters Versetzung in das KL Gusen setzte SS-Lagerarzt Entress die Experimente fort.[9]

Daneben gab es größer angelegte »Versuchsreihen« mit menschlichen Probandinnen und Probanden. Dr. Horst Schumann und Prof. Carl Clauberg unternahmen Sterilisationsversuche. Standortarzt Eduard Wirths widmete sich zusammen mit seinem Bruder Helmuth sowie Prof. Hans Hinselmann der Untersuchung von Gebärmutterhalskrebs. Dr. Josef Mengele, der berühmteste Lagerarzt in Verbindung mit Menschenversuchen, baute in Auschwitz sogar ein regelrechtes »Forschungsimperium«[10] auf. Und sie alle bedienten sich bei ihren Experimenten der Expertise und erzwungenen Mithilfe der Häftlingsärzte.

Horst Schumann: Sterilisation durch Röntgenstrahlung

Die Sterilisationsversuche von Dr. Horst Schumann im KL Auschwitz wurden in den ersten drei Nachkriegsdekaden Gegenstand einer emotional geführten Debatte – in der allerdings de facto der ehemalige Häftlingsarzt Dr. Władysław Dering als Täter dastand, während die eigentlichen Täter teilweise ausgeblendet und vor allem straflos blieben. Vor diesem Hintergrund ist hier detailliert auf die Genese und Durchführung dieser »Experimente« wie auch die Motivation der Beteiligten einzugehen.

Am 23. Juni 1942, als die »Aktion Reinhardt« – die Ermordung polnischer Juden im Generalgouvernement in den Vernichtungslagern Belzec, Sobibor und Treblinka – in vollem Gange war, wandte Viktor Brack

8 Ebenda, S. 164, Fn. 70; Czech, *Kalendarium*, S. 320; vgl. auch das Biogramm auf der Website des niederländischen Joods Monument, https://tinyurl.com/y4rxrcmh [Zugriff: 18. 11. 2021].

9 Vernehmungsprotokoll Dr. Władysław Tondos vom 15. 7. 1947: AIPN, GK 196/142, Bl. 53–58, hier Bl. 56 f.

10 Hans-Walter Schmuhl, *Grenzüberschreitungen. Das Kaiser-Wilhelm-Institut für Anthropologie, menschliche Erblehre und Eugenik 1927–1945*, Göttingen 2005, S. 478.

aus der Kanzlei des Führers (KdF) sich mit folgendem Anliegen an Heinrich Himmler: »Bei ca. 10 Millionen europäischen Juden sind nach meinem Gefühl mindestens 2–3 Millionen sehr gut arbeitsfähiger Männer und Frauen enthalten. Ich stehe in Anbetracht der außerordentlichen Schwierigkeiten, die uns die Arbeiterfrage bereitet, auf dem Standpunkt, diese 2–3 Millionen auf jeden Fall herauszuziehen und zu erhalten. Allerdings geht das nur, wenn man sie gleichzeitig fortpflanzungsunfähig macht.« Da eine operative »Sterilisierung, wie sie normalerweise bei Erbkranken durchgeführt wird, [...] zu zeitraubend und kostspielig« sei, empfehle er die Röntgenkastration.[11]

Himmler bestätigte Brack am 11. August 1942 sein »absolutes Interesse, dass die Sterilisierung durch Röntgenstrahlen mindestens in einem Lager einmal in einer Versuchsreihe erprobt wird«.[12] Die Kanzlei des Führers hatte auch schon einen Kandidaten für die Leitung einer solchen »Versuchsreihe«.

Horst Schumann wurde am 1. Mai 1906 in Halle/Saale als Sohn eines Arztes geboren. Er besuchte in seiner Heimatstadt die Gymnasialvorschule und anschließend das humanistische Gymnasium. Nach dem Abitur studierte er Medizin an den Universitäten Leipzig, Innsbruck und Halle, wo er 1931 das ärztliche Staatsexamen ablegte und zwei Jahre später zum Dr. med. promovierte. Während des Studiums engagierte er sich politisch und trat bereits am 1. Februar 1930 der NSDAP und zwei Jahre später der SA bei. 1931/32 arbeitete er in verschiedenen Krankenhäusern und Kliniken mit Spezialisierung auf Innere Medizin. Im Jahre 1934 fand Schumann eine Anstellung beim Gesundheitsamt in Halle, wo er von 1936 an als Amtsarzt tätig war. Kurz vor Kriegsbeginn wurde er als Assistenzarzt (Unterarzt) zur Luftwaffe eingezogen.[13] Schumann war kein SS-Arzt.

Im Frühherbst 1939 meldete sich Schumann auf einen Telefonanruf hin in der Kanzlei des Führers bei Hauptamtsleiter Viktor Brack. Dieser teilte ihm mit, dass Hitler eine »Euthanasie-Aktion« befohlen habe, die sich gegen »Geisteskranke« richte. Er, Schumann, solle die Leitung der ersten dafür vorgesehenen Anstalt in Grafeneck übernehmen. Dieser willigte ein und trat im Januar 1940 seinen Dienst in Grafeneck an, wo er

11 Schreiben Viktor Brack an Heinrich Himmler vom 23. 6. 1942 (Abschrift): AIPN, GK 196/119, Bl. 4 f.

12 Schreiben Himmler an Brack vom 11. 8. 1942 (Abschrift): ebenda, Bl. 6.

13 Anklageschrift gegen Horst Schumann vom 12. 12. 1969, Generalstaatsanwalt: HHStA Wiesbaden, 631a/467, Bl. 1386–1611, hier Bl. 1405 f.

bis April 1940 verblieb. Im Mai 1940 wechselte er in gleicher Funktion an die neu errichtete Tötungsanstalt Sonnenstein bei Pirna, wo das Morden Ende Juni 1940 begann. Während seiner Dienstzeit in Grafeneck wurden dort nach staatsanwaltschaftlichen Ermittlungen 1239 Kranke ermordet, in Sonnenstein vom Juni 1940 bis zum offiziellen Stopp der »Euthanasie-Aktion« im August des Folgejahres 13 720.[14]

Schumann blieb in Sonnenstein, »ohne eine konkrete Tätigkeit auszuüben«, wie er in einer Vernehmung vom 17. November 1966 erklärte. Entgegen seiner Behauptung scheint Schumann jedoch in dieser Zeit als T-4 Gutachter tätig gewesen zu sein, unter anderem im Mai 1941 im KL Auschwitz.[15] Im Winter 1941 wurde er bis zum Frühsommer 1942 zur Organisation Todt abbestellt, kehrte danach aber nach Sonnenstein zurück. »Im Spätsommer 1942 oder Herbst 1942«, so Schumann in seiner Vernehmung, »wurde ich durch einen Anruf der KdF [...] nach Berlin gerufen. Dort erhielt ich den Befehl zu einem Forschungsauftrag. Ich erhielt den Auftrag, Sterilisationen durch Röntgen-Bestrahlungen zu versuchen. Ich habe den Forschungsauftrag mit grossen Unterbrechungen (zum Beispiel Fleckfieber) bis etwa Anfang Januar 1944 im KZ-Lager Auschwitz durchgeführt.«[16]

Organisatorische Vorbereitungen

Auf diesen Anruf hin suchte sich Schumann nach eigenen knappen Angaben die einschlägige Literatur zusammen und wertete sie aus. Nachdem er sich »theoretisch eingearbeitet hatte«, begann er »mit den Bestrahlungsversuchen im KZ Auschwitz«,[17] wo er am 2. November 1942 eintraf.[18] Rudolf Höß war, was diesen Auftrag anging, vor dem polnischen Gericht am 20. März 1947 gesprächiger:

14 Ebenda, Bl. 1482–1491; vgl. auch August, »Konzentrationslager Auschwitz«.

15 Maximilian Grabner, »Bericht über das Lager Auschwitz«, Krakau, 17.9.1947: AIPN, GK 196/135, Bl. 293–332, hier Bl. 296; August, »Konzentrationslager Auschwitz«, S. 72.

16 Vernehmung Horst Schumann vom 17.11.1966: HHStA Wiesbaden, 631a/462, Bl. 529–532 (Zitate Bl. 529 f.).

17 Vernehmung Horst Schumann vom 17.9.1966: HHStA Wiesbaden, 631a/464, Bl. 944–950 (Zitat Bl. 946).

18 Czech, *Kalendarium*, S. 331; Thomas Schilter, »Horst Schumann – Karriere eines Arztes im Nationalsozialismus«, in: Kuratorium Gedenkstätte Sonnenstein e.V. (Hg.), *Von den Krankenmorden auf dem Sonnenstein zur »Endlösung der Judenfrage« im Osten*, Pirna 2001 [= *Sonnenstein. Beiträge zur Geschichte des Sonnensteins und der Sächsischen Schweiz*, Bd. 3], S. 95–108, hier S. 101.

> Ich hatte einen speziellen Befehl von Himmler, sowohl mündlichen wie auch schriftlichen, mich für diese Experimente [Sterilisierungsversuche von Schumann und Clauberg; B.M.] besonders zu interessieren. [...]
>
> Schumann erzählte mir persönlich, dass dies [Sterilisierung mit Röntgenstrahlen; B.M.] seine eigene Erfindung sei und er den Auftrag erhielt, diese Arbeiten in Auschwitz durchzuführen. Er hatte auch die Röntgenapparate, die er für diese Zwecke verwendete, von der Firma Siemens in Berlin nach seinen Anweisungen bauen lassen. Ein Ingenieur kam extra nach Auschwitz, der diese Apparate installierte und sie in erster Zeit laufend verbesserte. [...] Schumann sagte wiederholt, dass er sich die sogenannten Dosierungsnormen bei diesen Bestrahlugen erarbeiten müsse. [...]
>
> Ich durfte Schumann und Clauberg keine Anweisungen erteilen. Sie arbeiteten nur auf Befehl von Himmler.[19]

Andere Quellen bestätigen, dass Schumann bei den Sterilisierungsversuchen viel Eigeninitiative entwickelte. Hermann Luft, Oberingenieur und Leiter der Zweigstelle Halle der Siemens-Werke, war Schumann in den 1930er Jahren geschäftlich begegnet. Er kannte ihn auch als Röntgendiagnostiker. Einige Zeit später wandte sich Schumann an ihn mit der Frage, ob Luft ein Röntgentherapiegerät liefern könne. Luft verwies Schumann an die Zentrale in Berlin: »Dr. Schumann ist dann offenbar nach Berlin gefahren und hat dort die Lieferung des Therapiegerätes durchgesetzt. [...] Ungefähr nach einem Vierteljahr wurde ich erneut von Dr. Schumann angerufen. Er eröffnete mir, dass ich mit ihm kommen müsse, um die Therapieanlage ihm zu übergeben und die Dosismessungen vorzunehmen.«[20]

Luft bekam nach eigenen Angaben aus seiner Zentrale Anweisung, Schumann nach Auschwitz zu begleiten. Dort sei er etwa zwei Wochen geblieben. Zwei Tage nach seiner Ankunft wurde die Apparatur, die von Monteuren der Siemens-Werke aufgebaut werden sollte, mit einem

19 Vernehmung Rudolf Höß, 9. Verhandlungstag des Gerichtsverfahrens gegen Rudolf Höß, 20.3.1947: AIPN, GK 196/109, Bl. 94–100, hier Bl. 94, Bl. 98 und Bl. 100.

20 Vernehmung Hermann Luft vom 10.12.1964: HHStA Wiesbaden, 631a/546 (ohne Paginierung). Luft sagte hier aus, dass Schumann ihn wegen der Röntgenapparate im Herbst 1940 oder 1941 angesprochen hätte. Es muss jedoch im Spätsommer 1942 gewesen sein.

Lastwagen angeliefert.[21] Den Auftrag dafür erhielt Ludwig Gehr, der Leiter des Siemensbüros in Gleiwitz: »Eines schönen Tages – etwa 1941 oder 1942 – bekam ich«, so Gehr, »von meiner Berliner Firmenzentrale den Auftrag, in einer Baracke des Frauenkonzentrationslagers Birkenau zwei Röntgenbomben aufzustellen. [...] [ich] bekam von Berlin eine Ro[h]-skizze zugestellt, aus der sich ergab, wie die beiden Röntgenbomben in der Baracke aufgestellt werden mussten. Ich habe die Anweisung ausgeführt, die Übergabe und Ausdosierung der Anlage zusammen mit Herrn Dr. Schumann übernahm ein anderer Kollege, den Berlin dahin beordert hat.« Gehr fügte hinzu: »An den Apparaturen waren häufig Reparaturen erforderlich. Es ergab sich deshalb, dass ich oft von Dr. Schumann in das Lager geholt wurde.«[22]

Eines Tages suchten der SS-Arzt Horst Fischer und Standortarzt Wirths Dr. Schumann, mit dem sie sich angefreundet hatten, in der Baracke 30 in Birkenau auf, welche die Lagerführung Schumann für seine Versuche zur Verfügung gestellt hatte:

> Der Raum, den ich mit Wirths betrat, nahm etwa ein Drittel der gesamten Baracke ein. [...] In dem von uns besichtigten Raum war Dr. Schumann [...] mit verschiedenen Handwerkern anwesend. In meiner Erinnerung waren es Häftlinge, die diese Arbeiten ausführen mussten. In dem Raum stand ein großer Röntgenapparat, sonst war aber noch keinerlei Ordnung oder Planung ersichtlich. Es wurde an Barackenteilen und Brettern gehämmert und gesägt. [...] Das Ziel der Umbauten war nach den Ausführungen Schumann's [sic!] folgendes: Der Röntgenapparat sollte völlig verdeckt und getarnt installiert werden, so dass er für einen Besucher dieses Raumes nicht sichtbar war.[23]

Nachdem die beiden »Röntgenbomben« installiert und die Räume entsprechend umgebaut worden waren, brachte Oberingenieur Luft vom Siemens-Konzern Schumann die Bedienung der Apparatur bei: »2 oder

21 Ebenda.

22 Vernehmung Ludwig Gehr vom 14.8.1964: HHStA Wiesbaden, 631a/541 (ohne Paginierung).

23 Persönliche Niederschrift Dr. med. Horst Fischer vom 13.4.1966: BStU, MfS HA IX/11 ZUV 84, Bd. 9, Bl. 104 f. (Zitat Bl. 104); vgl. auch Dr. med. Horst Fischer, Eidesstattliche Versicherung über den Luftwaffenarzt Dr. med. Horst Schumann vom 16.5.1966: ebenda, Bd. 2/2, Bl. 388–393.

3 Tage lang habe ich Dr. Schumann in der Schaltung und Bedienung des Apparates unterwiesen. Es war möglich, mit der Apparatur Tiefen- und Oberbestrahlung vorzunehmen.« Nachdem Luft festgestellt habe, »dass Dr. Schumann die Schaltung und die Bedienung im wesentlichen beherrschte«, reiste er ab.[24] Schumann konnte mit seiner Versuchsreihe beginnen.

Schumann in Auschwitz

Schumann ließ es sich in Auschwitz gut gehen. Er fand schnell Anschluss an die Lagerärzte und genug Zeit für Freizeitaktivitäten. Mit Standortarzt Wirths, Lagerarzt Fischer und dem Leiter der SS-Zahnstation, Dr. Karl-Heinz Teuber, verbrachte er oft die ungemütlichen und kalten Winterabende. Die vier spielten Karten im Führerheim des KL, redeten über Gott und die Welt, aber auch über ihre Arbeit. Schumann schilderte die Vergasungen, die er in Sonnenstein geleitet hatte, und erzählte über seinen Auftrag in Auschwitz, den er persönlich von Martin Bormann bekommen habe. Darauf ist er stolz gewesen, wie Fischer zu berichten weiß: »Nach einem Streitgespräch während eines Spielabends zeigte er uns als Beweis ein Schreiben, das die Unterschrift Bormanns trug.«[25]

Schumann war nicht nur Kartenspieler, sondern auch ein »passionierter Jäger und Angler« und ging diesen Hobbys in Auschwitz mit viel Enthusiasmus nach. Dr. Paul Geobel, Apotheker und Vertreter der Schering-Werke, der Prof. Clauberg bei dessen »Forschungsarbeiten« in Auschwitz unterstützte, berichtet über Schumann, den er in Auschwitz kennengelernt hatte: »We both liked fishing expeditions. He often took me with him on his motor-cycle. He thought of nothing but fishing expeditions, spending whole mornings on them.«[26]

Auch sein Liebesleben kam nicht zu kurz und sorgte nicht nur in seinem Privatleben für Turbulenzen, sondern wirkte sich auch auf den

24 Aussage Hermann Luft vom 10.12.1964: HHStA Wiesbaden, 631a/546 (ohne Paginierung).

25 Dr. med. Horst Fischer, Eidesstattliche Versicherung über den Luftwaffenarzt Dr. med. Horst Schumann vom 16.5.1966: BStU, MfS HA IX/11 ZUV 84, Bd. 2/2, Bl. 388–393 (Zitat Bl. 391).

26 Ebenda, hier Bl. 390; Bericht Dr. Paul Goebel über seinen Einsatz in Auschwitz, o. D. (englische Übersetzung): AIPN, GK 196/124, Bl. 137–149, hier Bl. 146. Vgl auch die Kopie der Sterbeurkunde vom 14.8.1952: »Der Apotheker Doktor der Philosophie Paul Edmund Goebel, evangelisch, wohnhaft in Bremen ist am 11. August 1952 [...] gestorben. Der Verstorbene war geboren am 29. Oktober 1892 in Berlin« (LASH, Abt. 352.3, Nr. 16435, Bl. 209). Vgl. auch Klee, *Auschwitz,* S. 144 (hier aber: Johannes Paul Goebel).

Verlauf seiner »Forschungsarbeiten« in Auschwitz aus. Im Jahre 1933 hatte Schumann Friedl Meyer geheiratet, mit der er zwei Söhne hatte. Während seines Einsatzes in Sonnenstein lernte Schumann die Schreibkraft Josepha Pütz kennen, die ebenfalls in der »Euthanasie-Anstalt« beschäftigt war.[27] Nach deren Auflösung ging Pütz nach Reichshof (Rzeszów) im deutsch okkupierten Polen, etwa 250 Kilometer östlich von Auschwitz gelegen, wohin sie offenkundig versetzt wurde. Schumann und Pütz (»Jo«) telefonierten oft miteinander und die Beziehung wurde immer intensiver. Ab dem Frühjahr 1943 hielt sich Schumann nach Darstellung von Horst Fischer mehr in Reichshof als an seinem eigentlichen Einsatzort auf. Auschwitz besuchte er wegen seiner Versuche regelmäßig für jeweils sieben bis zehn Tage. Gelegentlich reiste auch »Jo« zu ihrem Geliebten nach Auschwitz. Bald wurde sie von Schumann schwanger. Daraufhin wandte sich die hochschwangere Pütz an Eduard Wirths »um Rat und Hilfe«; der überredete seinen Freund Horst zur Ehe mit ihr. Schumanns erste Ehe wurde im August 1944 geschieden, Schumann und Pütz heirateten noch im selben Jahr. »Ich«, so Fischer, »kann mich deutlich erinnern, wie stolz Wirths über die von ihm herbeigeführte Ehe sprach.« Aus dieser Ehe gingen vier Kinder hervor, von denen eines im Jahre 1946 verstarb.[28]

Seine Experimente in Auschwitz-Birkenau nahm Schumann Ende November 1942 auf. In der ersten Phase bis etwa Ende März 1943 bestrahlte Schumann jüdische Männer, in der zweiten bis zum Herbst 1943 auch jüdische Frauen. Rudolf Höß berichtete später im Krakauer Gefängnis von zwei Befehlen, die er von Himmler zu Schumanns Bestrahlungsversuchen erhalten habe. Der erste habe sich auf jüdische Frauen bezogen, die Schumann daraufhin zu Hunderten bestrahlt habe. Der zweite, ergänzende Befehl habe die Bestrahlung von jüdischen Männern zum Inhalt gehabt, deren Anzahl nicht groß gewesen sei.[29]

27 Anklageschrift des Generalstaatsanwalts gegen Horst Schumann vom 12.12.1969: HHStA Wiesbaden, 631a/467, Bl. 1386–1491, hier Bl. 1408 f.

28 Dr. med. Horst Fischer, Eidesstattliche Versicherung über den Luftwaffenarzt Dr. med. Horst Schumann vom 16.5.1966: BStU, MfS HA IX/11 ZUV 84, Bd. 2/2, Bl. 388–393, Zitat Bl. 391; Anklageschrift des Generalstaatsanwalts gegen Horst Schumann vom 12.12.1969: HHStA Wiesbaden, 631a/467, Bl. 1386–1491, hier Bl. 1408 f.

29 Vernehmung Rudolf Höß vom 9.1.1947: AIPN, GK 196/103, Bl. 124–141, Bl. 37 f.

Die Höß-Aussage zu zwei Befehlen dürfte stimmen, obwohl er offenkundig ihre Reihenfolge verwechselt hat. Schumanns erste »Probanden« waren junge jüdische Männer, jüdische Frauen wurden später und in geringerer Anzahl bestrahlt. Während die Zahl der Schumanns Versuchen unterworfenen Männer in die Hunderte geht, belief sich die der Frauen auf etwa vierzig bis sechzig.

Zu den männlichen Opfern gehörte Jakob Skórnik, geboren 1921 in Sierpc bei Warschau. Skórnik kam am 6. Dezember 1942 in einem Transport von etwa 2500 jüdischen Männern, Frauen und Kindern aus Mława in Auschwitz-Birkenau an. Ein SS-Arzt selektierte 406 Männer als »arbeitsfähig« und wies sie ins Lager ein, darunter Jakob und seinen Vater. Die übrigen etwa 2100 Menschen, darunter Jakobs Mutter und vier seiner Geschwister, schickte der auf der Rampe diensttuende SS-Arzt in die Gaskammer. Sein Vater wurde dem Sonderkommando zugeteilt und nach drei bis vier Monaten »verbrannt«. Jakob hingegen wurde in den Block 14 in Auschwitz-Birkenau eingewiesen und musste im Straßenbaukommando arbeiten.[30] Nach der Befreiung durch die Rote Armee berichtete Skórnik:

> Eines Tages im Dezember 1942 verkündete der Blockälteste [im Block 14; B. M.], dass alle Männer im Alter von 18 bis 30 Jahren am nächsten Tag zum Arbeitseinsatz nicht ausrücken, sondern sich zur Untersuchung mit Röntgenstrahlen begeben sollen. Am nächsten Tag wurde eine Liste von allen Männern im Alter von 18 bis 30 Jahren erstellt, und sie alle wurden zum Frauenlager zum Block 31 [korrekt: 30; B. M.] geführt, wo sich zwei Röntgenapparate befanden. Zum Block 30 wurden 55–60 Männer geführt, wobei alle ohne Furcht dahin gingen, weil der Blockschreiber [...] erklärt hatte, dass es in der Röntgenkabine warm sein werde. [...] An diesem Tag [...] begann man, je zwei Männer durch die Röntgenapparate durchzuschleusen. Zunächst mussten sie sich aber nackt ausziehen. Am Röntgenapparat befand sich eine waagerechte Platte, befestigt in Hüfthöhe, auf die man den Hodensack legen musste. Danach wurde [...] der Hodensack bestrahlt. [...] Bestrahlung eines Mannes dauerte 5–7 Mi-

30 Vernehmung Jakob Skórnik vom 21. 2. 1945: GARF, f. 7021, op. 108, d. 7, Bl. 19–25; Czech, *Kalendarium*, S. 352 (Ankunftsdatum in Auschwitz); *Żydzi Polscy w KL Auschwitz. Wykazy imienne*, mit einer Einleitung von Stanisław Mączka, hg. von Magdalena Prokopowicz, Warszawa 2004, S. 131 (Geburtsdatum und -ort).

> nuten. Ich hatte keine Schmerzen bei der Bestrahlung gehabt. [...] Danach kehrten alle an ihre Arbeitsplätze zurück.[31]

Etwa zehn Monate später wurde Skórnik der linke Hoden operativ entfernt. Mit demselben Transport wie Jakob Skórnik traf am 6. Dezember 1942 Chaim Berkowicz, geboren 1922 in Mława, in Auschwitz-Birkenau ein. Auch er wurde als »arbeitsfähig« ausgesondert, der Rest seiner Familie (beide Eltern, zwei Schwestern und drei Brüder) hingegen vergast. Berkowicz erhielt die Häftlingsnummer 80 292. Nach etwa zwei Wochen wurde er mit zwanzig anderen jüdischen Männern im Alter von 18 bis 30 Jahren ausgewählt und mit Röntgenstrahlen sterilisiert. Die Bestrahlung dauerte fünf bis sieben Minuten. Einige Monate später wurden die sterilisierten Häftlinge aufgerufen und kastriert, darunter Berkowicz' Lagergenossen Jakob Skórnik, Moszek Waligóra und Izak Szperling. Seine eigene Nummer wurde jedoch nicht aufgerufen und er wurde auch nicht kastriert. Im Zuge der »Evakuierung« im Januar 1945 gelang Berkowicz in der Nähe von Prag die Flucht. Er versteckte sich bei Bauern und kehrte, nachdem die Rote Armee diese Gebiete befreit hatte, nach Auschwitz zurück.[32]

Moszek Waligóra, geboren 1922 in Zakroczym in der Nähe von Warschau, traf am 14. Dezember 1942 mit einem Transport von etwa 1500 Männern, Frauen und Kindern in Auschwitz-Birkenau ein. SS-Ärzte selektierten aus dem Transport 580 Männer als »arbeitsfähig«, darunter Waligóra, der die Häftlingsnummer 83 511 erhielt. Die übrigen etwa 920 Frauen, Kinder und Männer wurden in den Gaskammern ermordet.[33] Waligóra wurde in Birkenau in Baracke Nr. 19 untergebracht und zunächst bei Außenkommandos eingesetzt, später in der Sauna. Er berichtete am 26. Februar 1945 vor der sowjetischen Untersuchungskommission:

> Einige Tage nach der Ankunft in Birkenau [...] wurden alle jungen Männer [aus der Baracke; B. M.] im Alter von 18 bis 30 Jahre durch Röntgenbestrahlung sterilisiert. Unter den Sterilisierten war auch ich. 11 Monate nachdem ich sterilisiert worden war, am 1. November 1943, wurde ich kastriert – mir wurde der linke Hoden operativ

31 Vernehmung Jakob Skórnik vom 21. 2. 1945: GARF, f. 7021, op. 108, d. 7, Bl. 19–25, hier Bl. 21 f.

32 Vernehmung Chaim Berkowicz vom 22. 2. 1945: GARF, f. 7021, op. 108, d. 6, Bl. 21–24.

33 Czech, *Kalendarium*, S. 359; *Żydzi Polscy w KL Auschwitz*, S. 139.

> entfernt. Die Namen der Ärzte, die sich mit der Sterilisierung und Kastration befassten, kenne ich nicht. Mit mir wurden an einem Tag 200 Menschen sterilisiert, und mit mir an einem Tag 43 Menschen kastriert.[34]

Die Zahlen, die Waligóra für die an einem Tag vorgenommenen Sterilisationen bzw. Kastrationen nennt, erscheinen zu hoch. Sie dürften sich aus »arbeitstechnischen« Gründen jeweils auf einige Dutzend Bestrahlte und höchstens zwanzig Operierte pro Tag belaufen haben, zumal bei der Röntgenbestrahlung auch andere Arbeiten für die spätere Auswertung anfielen, etwa die karteimäßige Erfassung der »Probanden« mit allen notwendigen Angaben wie zum Beispiel Häftlingsnummer, Name, Alter, Gesundheitszustand, Bestrahlungsdatum und Dosierungsmenge.

Um die Jahreswende 1942/43 musste Dr. Schumann seine Versuche vorübergehend abbrechen, weil er an Fleckfieber erkrankte. Die Krankheit selbst und die darauf folgende Rekonvaleszenz nahmen etwa zwei Monate in Anspruch. Spätestens im März 1943 war er wieder an seinem Arbeitsplatz, wie Felicja Pleszowska bezeugt. Pleszowska, geboren 1913 in Warschau, war am 28. Dezember 1942 von der Gestapo in Krakau wegen Verdachts auf politische Aktivitäten verhaftet und am 18. Januar 1943 nach Auschwitz-Birkenau deportiert worden, wo sie die Häftlingsnummer 29 875 erhielt. Sie wurde in Block 8 im Frauenlager eingewiesen und musste im Außenkommando beim Abbruch von zerstörten Häusern Schwerarbeit leisten. Nach etwa vier Wochen wurde sie mit Zustimmung des SS-Lagerarztes Bruno Kitt als Pflegerin eingesetzt und der sich im Stammlager im Aufbau befindlichen »Versuchsstation« zugeteilt, in der Prof. Clauberg mit der Sterilisierung von Frauen experimentieren wollte.[35] Doch die wurde erst am 3. April 1943 eröffnet, daher trat Pleszowska Ende Februar ihren Dienst zunächst in Block 30 an:

> Im Block 30 verblieb ich bis zum 3. April 1943. Außer mir befanden sich dort noch 6 bis 7 weibliche Häftlinge. [...]. Wir stellten das Personal der künftigen Versuchsstation von Clauberg. [...] Wir haben in

34 Vernehmung Moszek Waligóra vom 26.2.1945: GARF, f. 7021, op. 108, d. 6, Bl. 144–149, hier Bl. 147 f. (Zitat).

35 Vernehmung Felicja Pleszowska vom 24.10.1946: AIPN, GK 196/89, Bl. 76–85, hier Bl. 76; Aussage Felicja Pleszowska, Tel Aviv, vom 23.10.1967: HHStA Wiesbaden, 621a/548 (ohne Paginierung).

> dieser Zeit praktisch nicht gearbeitet. In der Zahnstation [in Block 30; B.M.] wurden normale zahnärztliche Behandlungen durchgeführt, in der Röntgenstation arbeitete unregelmäßig Arzt [...] Schumann [...] und auch Prof. Clauberg. In dieser Zeit führte der oben erwähnte Dr. Schumann, der sich mit der Sterilisierung von Männern befasste, in der Röntgenstation seine Versuche durch. [...] Während meiner Zeit im Block 30 hat er etwa 100 Männer sterilisiert.[36]

Die Bestrahlung jüdischer Männer setzte Schumann bis mindestens September 1943 fort. David Sures, geboren 1915 in Saloniki, traf am 3. April 1943 mit einem RSHA-Transport von 2800 jüdischen Männern, Frauen und Kindern aus Saloniki in Auschwitz-Birkenau ein, darunter waren seine Mutter und seine Schwester mit Kind. Aus dem Transport wurden 334 Männer sowie 258 Frauen als »arbeitsfähig« ausgesondert und ins Lager eingewiesen, die übrigen Menschen vergast, auch Sures' Mutter und seine Schwester mit dem Kind. Er selbst wurde dem Webereikommando zugeteilt und ungefähr im Juni 1943 mit zehn anderen griechischen Juden mit Röntgenstrahlen sterilisiert. Einen Monat später sollten er und seine Leidensgenossen in der Chirurgischen Abteilung des Stammlagers (Block 21) operiert werden. Seine Geschlechtsteile waren jedoch durch die Bestrahlung so stark verbrannt, dass er nach Birkenau zurückgeschickt wurde. Erst im Oktober 1943 folgte die operative Entfernung eines Hodens.[37]

Chaim Balitzky, geboren 1920, lebte im oberschlesischen Dąbrowa Górnicza. Am 1. August 1943 wurde er mit anderen Ghettobewohnern aus Będzin (Bendsburg) und Sosnowiec in fünf Transporten mit insgesamt etwa 10 000 Menschen nach Auschwitz-Birkenau deportiert. Balitzky gehörte zu den 2137 Männern und Frauen, die als »arbeitsfähig« selektiert und in das Lager eingewiesen wurden, die übrigen etwa 6100 wurden vergast.[38] Er bekam die Häftlingsnummer 132 266 eintätowiert und wurde zum Straßenbaukommando eingeteilt:

---

36 Vernehmung Felicja Pleszowska vom 24.10.1946: AIPN, GK 196/89, Bl. 76–85, hier Bl. 76–78.

37 Vernehmung David Sures vom 21.2.1945: GARF, f. 7021, op. 108, d. 7, Bl. 30–32; Czech, *Kalendarium*, S. 459.

38 Chaim Balitzky (Balicki), Eidesstattliche Erklärung vom 22.11.1946: Harvard Law School Library – Nuremberg Trials Project, Evidence Code NO-819 (ohne Paginierung); Czech, *Kalendarium*, S. 561 f.

> Ich arbeitete 4 Wochen beim Straßenbau, als plötzlich abends der Blockschreiber rief: »Sämtliche arbeitsfähigen Juden im Alter von 20 – 24 Jahren haben sich zu melden.« Ich habe mich nicht gemeldet. Es wurden dann 20 Mann ausgewählt, die sich am 2. Tage bei einem Arzt melden mussten. Am selben Tag kamen sie wieder zurück und mussten sofort zu arbeiten anfangen. [...] Eine Woche später wurden wieder 20 Juden im Alter von 20 – 24 ausgewählt. Aber diesmal wurden sie alphabetisch ausgesucht. Ich war gleich einer der ersten. Wir wurden nach Birkenau in ein Frauenarbeitslager transportiert. Dort erschien ein hochgewachsener Arzt in grauer Luftwaffenuniform.
>
> Wir mussten uns ausziehen und die Geschlechtsteile wurden unter einen Apparat gebracht und für 15 Minuten unter dem Apparat gehalten. Der Apparat hat die Geschlechtsteile und Umgebung stark gewärmt und nachher haben sich diese Teile schwärzlich gefärbt. Nach dieser Aktion mussten wir sofort wieder arbeiten. Im Verlaufe von einigen Tagen haben die Geschlechtsteile bei den meisten Kameraden geeitert und sie hatten sehr große Schwierigkeiten zu gehen. Sie mussten aber trotzdem arbeiten, bis sie umfielen. Die Umgefallenen kamen zur Vergasung.
>
> Ich selbst habe nur eine Nässe gehabt, aber keine Eiterung.[39]

Am 16. September 1943 wurden Balitzky und vier Leidensgenossen in Block 21 des Stammlagers beide Hoden operativ entfernt. Im Januar 1945 kam er mit einem »Evakuierungs«-Transport nach Dachau, von dort aus ging es weiter nach Tirol. Auf diesem Transport wurde er am 30. April von amerikanischen Truppen befreit.[40]

Wie viele jüdische Männer Schumann insgesamt bestrahlte, ist unbekannt. Schumann behauptete später in der Untersuchungshaft, dass er zwei Gruppen bestrahlt habe, die erste Ende 1942 und die zweite im Frühjahr und Sommer 1943. Am 7. März 1968 sagte er dazu aus: »Wie bereits früher zu Protokoll gegeben, habe ich zweimal an Häftlingen Bestrahlungen durchgeführt. Das erste Mal habe ich eine Gruppe von

39 Chaim Balitzky (Balicki), Eidesstattliche Erklärung vom 22.11.1946: Harvard Law School Library – Nuremberg Trials Project, Evidence Code NO-819 (ohne Paginierung).

40 Ebenda; Liste von 130 Häftlingen, die vom 5.5. bis zum 11.11.1943 in der Chirurgischen Abteilung [Block 21] operiert [Sterilisation und Kastration] wurden: AIPN, BU 2888/14, Bl. 129–131.

ca. 80 Häftlingen bestrahlt. Nach den Bestrahlungen erkrankte ich an Fleckfieber. Es war dies etwa Weihnachten 1942. Als ich im Sommer 1943 erstmals wieder in das Lager Auschwitz kam, war die bestrahlte erste Gruppe nach Auskunft des Standortarztes Dr. Wirth[s] nicht auffindbar. Ich musste daraufhin eine zweite Gruppe bestrahlen. Es waren dies ca. 40 Häftlinge. Von dieser Gruppe wurden ca. 15 Häftlinge einer Kontrolloperation unterzogen.«[41] An dieser Version hielt Schumann auch bei späteren Befragungen fest, wobei die Zahlen unwesentlich variierten.[42]

In Wirklichkeit nahm Schumann seine Versuche schon im Frühjahr 1943 wieder auf und die Zahl seiner männlichen Versuchsopfer geht in die Hunderte. Nur wenige von ihnen überlebten. Der hier bereits zitierte Siemens-Vertreter Ludwig Gehr aus Gleiwitz erinnerte sich zwanzig Jahre später an zwei Gruppen von bestrahlten jüdischen Männern: »Ich bin selbst Augenzeuge der Behandlung geworden. [...] Die Häftlinge wurden gruppenweise der Röntgenbehandlung unterzogen. Eine Gruppe bestand aus mehreren 100 Personen. [...] Ich weiß lediglich von Dr. Schumann, dass die zuerst behandelte Gruppe von 350 Personen in vollem Umfang nach der Röntgenbehandlung ums Leben gekommen ist.«[43] Gehr wies in seiner Aussage darauf hin, dass die Todesfälle weniger den gesundheitlichen Folgen der Bestrahlung, sondern eher dem damals im Lager grassierenden Fleckfieber geschuldet gewesen seien.

Im Kern dürfte Gehrs Aussage stimmen. Sicher ist aber auch, dass nicht alle Ende 1942 bestrahlten jüdischen Männer ums Leben gekommen waren, die große Mehrheit aber sehr wohl. Sonia Fischmann, eine österreichische Gefangene und Hilfskraft Schumanns von November 1942 bis Ende März 1943, erinnerte sich an Hunderte bestrahlte Häftlinge vom 25. November bis Weihnachten 1942:

> Am 25.11.1942 habe ich zum ersten Male gesehen, dass Dr. Horst Schumann Sterilisationen durch Röntgenbestrahlungen auf Block XXX durchzuführen suchte. Damals hat Schumann eine

41 Vernehmung Horst Schumann vom 7.3.1968: HHStA Wiesbaden, 631a/463, Bl. 747a–d.

42 Beispielsweise behauptete Schumann in der Vernehmung am 17.9.1968, die erste von ihm bestrahlte Männergruppe sei etwa 30 bis 40 Personen stark gewesen, die zweite, die er Sommer 1943 bestrahlt habe, genauso stark sowie »maximal 4 Frauen« (HHSTA Wiesbaden, 631a/464, Bl. 944–950).

43 Vernehmung Ludwig Gehr vom 14.8.1964: HHStA Wiesbaden, 631a/541 (ohne Paginierung).

größere Häftlingsgruppe, es können 80–100 Häftlinge gewesen sein, Röntgenbestrahlungen ausgesetzt. In der Folgezeit wurden wöchentlich zwei- oder dreimal Häftlingsgruppen durch Dr. Schumann im Block XXX bestrahlt. [...] Die letzte Bestrahlung durch Dr. Schumann, an die ich mich heute noch mit Bestimmtheit erinnern kann, fand vor Weihnachten 1942 statt. Nach dieser Bestrahlung erkrankten sowohl Frau Kazimiera Toporowa [Topór; B.M.] als auch ich an Flecktyphus und kurz darauf auch Dr. Schumann.[44]

Die polnische Gefangene Kazimiera Topór, die von Anfang Dezember 1942 bis etwa März 1943 in der »Röntgenstation« im Block 30 als Reinigungskraft und Heizerin beschäftigt war, bestätigt Fischmanns Aussage weitgehend. Sie meint jedoch, die Bestrahlungen seien bis Mitte Januar 1943 durchgeführt worden: »Danach erkrankte Dr. Schumann – wie ich später erfuhr – an Fleckfieber. Einige Tage später erkrankten ich und Sonja Fischmann ebenfalls an Fleckfieber. Nach meiner Genesung kam ich nicht mehr auf den Block Nr. 30 zurück und weiß nicht, was sich dort weiterhin abspielte.«[45]

»Kontrollproben«: Ejakulat und Hodengewebe

Auf die Röntgenbestrahlung folgte die zweite Etappe, die Entnahme von »Kontrollproben« (Sperma und Hodengewebe) für die Analyse der Bestrahlungsergebnisse, das heißt für die mikroskopische und histologische Untersuchung der Sperma- sowie Hodengewebeproben der »Versuchsobjekte«,[46] »um festzustellen, welche Veränderungen des Gewebes sich ergeben haben«.[47]

Die Entnahme fand im zentralen HKB statt: die der Samenproben im Behandlungsraum von Block 28, die operative Entfernung von Hoden im Operationssaal in Block 21. Der bereits zitierte Jakob Skórnik, der im Dezember 1942 bestrahlt worden war, wurde Anfang Oktober 1943 mit sieben Leidensgenossen in das Stammlager geführt. Dort befragte ihn zunächst ein deutscher Arzt in Luftwaffenuniform (sicherlich Schu-

44 Vernehmung Sonia Fritz, geb. Fischmann, vom 1.4.1964: ebenda (ohne Paginierung).

45 Vernehmung Kazimiera Topór vom 18.11.1966: HHStA Wiesbaden, 631a/551 (ohne Paginierung).

46 Vgl. u.a. Vernehmung Horst Schumann vom 21.5.1968: HHStA Wiesbaden, 631a/462, Bl. 748–758.

47 Vernehmung Horst Schumann vom 17.9.1968: HHStA Wiesbaden, 631a/464, Bl. 944–950, hier Bl. 949.

mann), ob er Erektionen und nächtliche Samenergüsse habe. Es wurden viele andere Fragen gestellt, an die sich Skórnik im Februar 1945 nicht mehr erinnern konnte. Anschließend wies der deutsche Arzt Skórnik an, zu masturbieren, »damit ich eine Erektion bekomme«. Dabei führte ihm der Arzt in den After ein Stäbchen ein und massierte den Mastdarm, um einen Samenerguss zu provozieren. Der Arzt sammelte das Ejakulat, untersuchte es anschließend unter dem Mikroskop und machte Notizen. Zwei Tage später wurden Skórnik und anderen »Versuchsobjekten« die Hoden operativ entnommen.[48]

Der Häftlingsarzt Władysław Fejkiel beobachtete die Prozedur der Spermaprobenentnahme, die für die Opfer sehr erniedrigend war. »Sie bestand in dem sog. Massieren der Darmdrüse bei den Häftlingen. Schumann stieß in den Mastdarm der in den Hüften gebeugten Häftlinge eine kleine Holzstange in der Größe eines großen Tiergliedes, die mit Gummi bezogen war. Er führte mit dem oben genannten Werkzeug Bewegungen in verschiedene Richtungen aus. Unter schrecklichen Schmerzen und Stöhnen gaben diese Häftlinge ihr Sperma ab, das Schumann dann in einem Gefäß sammelte und später untersuchte.«[49] Allerdings wurde nicht allen »Probanden« Ejakulat entnommen.[50]

Für die Untersuchung von Samenproben ließ Dr. Schumann ein großes Mikroskop anliefern und in Block 28 installieren.[51] Er untersuchte die Spermaproben entweder selbst oder beauftragte Häftlingsärzte damit.[52] Die mikroskopische Untersuchung des Spermas reichte

48 Vernehmung Jakob Skórnik vom 21.2.1945: GARF, f. 7021, op. 108, d. 7, Bl. 19–25, hier Bl. 22 f.

49 Vernehmung Dr. Władysław Fejkiel vom 3.9.1964: HHStA Wiesbaden, 631a/540 (ohne Paginierung). Ähnlich beschrieb die Entnahme der Spermaproben Jakob Schmidt, der im Dezember 1942 bestrahlt worden war: »Ich wurde dann [im Mai 1943; B. M.] in das Revier gegenüber Block 21 überstellt und dort wurde mir gewaltsam eine Samenprobe entnommen. Es wurde mir ein Stück Holz in den After gesteckt und so gewaltsam durch Drehen des Holzes Samen entnommen. Während dieses Vorgangs war der Luftwaffenoffizier anwesend« (Vernehmung Jakob Schmidt vom 17.4.1967: HHStA Wiesbaden, 631a/551 [ohne Paginierung]).

50 Chaim Balicki erklärte beispielsweise: »Es erfolgte [vor der Operation; B. M.] keine vorherige Untersuchung über Samenflüssigkeit« (Chaim Balitzky (Balicki), Eidesstattliche Erklärung vom 22.11.1946: Harvard Law School Library – Nuremberg Trials Project, Evidence Code NO-819 [ohne Paginierung]).

51 Vernehmung Zenon Lawski vom 11.11.1968: HHStA Wiesbaden, 631a/545 (ohne Paginierung).

52 Dr. Walter Leobner, ein jüdischer Häftlingsarzt aus der Tschechoslowakei, der von Mai bis Herbst 1943 in der chirurgischen Ambulanz in Block 28 arbeitete, behandelte dort u.a. Versuchsopfer von Schumann: »Ich hatte auch manchmal männliches

jedoch aus Schumanns Sicht und der seiner Auftraggeber nicht aus, um den Sterilisationserfolg zu ermitteln. Dazu bedurfte es auch einer histologischen Untersuchung des Hodengewebes, wie Schumann in einer späteren Vernehmung angab.[53] All diese Eingriffe wurden in der Chirurgischen Abteilung in Block 21 des zentralen HKB vorgenommen und sind im erhalten gebliebenen Operationsbuch als »casus explorativus« registriert mit sämtlichen dazugehörigen Angaben: Name und Häftlingsnummer der Versuchsopfer, Datum des Eingriffs, Namen des Operateurs und seiner Assistenten sowie Lage und Anzahl der entfernten Hoden.

Diese »Kontrolloperationen« waren für Chirurgen relativ leicht zu bewerkstelligen, wie der Häftlingsarzt und Chirurg Dr. Jan Grabczyński erläuterte: »Der Eingriff ›casus explorativus‹ wurde durch Einschnitt im Bereich der rechten oder linken Leiste bei der Amputation des betreffenden Hodens oder durch Einschnitt im Bereich der beiden Leisten bei den Kastrationen durchgeführt.«[54] Allerdings war Schumann kein Chirurg und die Anzahl der zu operierenden »Versuchsobjekte« ging in die Hunderte. Hinzu kam, dass Schumann durch seine Liebesbeziehung mit Pütz zeitlich stark beansprucht war.

Mit diesem Dilemma konfrontiert, sprach Schumann Standortarzt Wirths an. Und der wusste seinem Freund zu helfen. Schumann: »Ich wandte mich an den Standortarzt des Lagers, Dr. Wirths, da ich selbst kein Chirurg war und die Operationen nicht ausführen konnte. Dr. Wirths bestimmte einen Häftlingsarzt, der Fachchirurg war, zur Ausführung der Operationen. Sein Name war Dr. Döring oder Dering.«[55] Wie oben ausgeführt, leitete der Häftlingsarzt und erfahrene Chirurg

---

Ejakulat mikroskopisch zu untersuchen. Meist ohne Sperma-Befund.« Vernehmung Dr. Walter Loebner vom 3.5.1967: HHStA Wiesbaden, 631a/546 (ohne Paginierung).

53 Vgl. u.a. Vernehmung Horst Schumann vom 7.6.1968: HHStA Wiesbaden, 631a/463, Bl. 748–753, hier Bl. 749.

54 Vernehmung Dr. Jan Grabczyński vom 1.11.1968: HHStA Wiesbaden, 631a/542 (ohne Paginierung).

55 Vernehmung Horst Schumann vom 17.9.1968: HHStA Wiesbaden, 631a/464, Bl. 944–950, hier Bl. 949. Ähnlich sagte Schumann wiederholt aus, so am 7.6.1968: »Da ich selber nicht operieren konnte, wurde ein polnischer Chirurg, ein Häftlingsarzt, vom damaligen Standortarzt Dr. Wirths dazu bestimmt. Der polnische Häftlingsarzt hieß Dr. Dering« (HHStA Wiesbaden, 631a/463, Bl. 748–753, hier Bl. 749). Am 4.11.1968 gab er zu Protokoll: »Der Auftrag zur Durchführung der operativen Sterilisation war vom Standortarzt Dr. Wirths ausdrücklich und nur Dr. Dering erteilt worden« (HHStA Wiesbaden, 631a/464, Bl. 951–956, hier Bl. 953v).

Dering die gut ausgestattete Chirurgische Abteilung im zentralen HKB, in der mehrere Häftlingschirurgen unter seiner Leitung operierten.

Dering selbst schildert in seinen unveröffentlichten Memoiren den Auftragsbefehl ausführlicher. Danach habe Schumann die erste operative Entfernung eines Hodens persönlich durchgeführt, nachdem Dering sich geweigert habe, diese vorzunehmen. Schumann, der kein SS-Arzt war, hatte formal keine Befehlsgewalt gegenüber Dering. Schumann habe aber, so Dering, dilettantisch operiert.[56] Der Arzt sei wegen des Verlaufs der ersten Operation sehr deprimiert gewesen und habe den Operationssaal verlassen, sei aber bald darauf in Begleitung des Lagerarztes Entress wieder aufgetaucht. Entress habe ihn, Dering, in sein Dienstzimmer gerufen und ihm Folgendes eröffnet:

> Entress erklärte mir als mein direkter Vorgesetzter, dass er auf Befehl des Lagerkommandanten den Operationssaal mit dem Personal Dr. Schumann zur Verfügung stellt, der hier »besondere« Aufgaben zu erfüllen habe. Dann ergriff Schumann das Wort: »Der Hauptkommandant befahl euch, diese Operationen unter meiner Anleitung durchzuführen. Das kommt sowohl dem Lager zugute, das die Arbeitskraft der jungen Juden benötigt, als auch den Patienten selbst, die spätestens nach einer Woche Aufenthalt im Krankenhaus zu ihrer Arbeit zurückkehren werden. [...] Ich habe daher von dem Kommandanten die Erlaubnis bekommen, euch für diese Zwecke einzusetzen.«[57]

Nach dieser Unterredung habe sich Dering an seine Kollegen gewandt, und zwar an die Häftlingsärzte Dr. Jan Grabczyński und Dr. Zbigniew Sobieszczański, um die Angelegenheit zu besprechen. Mit anderen Häftlingsärzten habe er ebenfalls darüber diskutiert, darunter mit Prof. Jan Olbrycht, Dr. Rudolf Diem, Władysław Fejkiel, Dr. Leon Wasilewski und

---

56 Dering, »Tajna Armia,« S. 114. Dort berichtet Dering: »Ohne jegliche Ahnung begann Schumann die Operation. Er hat nicht operiert, er hat ›geschlachtet‹ [...], bevor er nach 40 Minuten und unter großen Schwierigkeiten einen Hoden entnahm. [...]. Doch anstatt den bestrahlten linken Hoden zu entnehmen, hatte er den rechten, gesunden entfernt. [...] Nach 40 weiteren Minuten [...] ging die ›mühsame‹ Operation zu Ende. Der entnommene linke Hoden landete in einem Glasgefäß mit durchsichtiger Flüssigkeit.« Derings Memoiren weisen zwar stellenweise einen apologetischen und polemischen Charakter auf, im Kern dürften die beschriebenen Ereignisse und Erlebnisse jedoch den Tatsachen entsprechen.

57 Ebenda, S. 117 f.

Dr. Samuel Steinberg aus Paris. Alle seien sich einig gewesen, dass diese Operationen auch im Interesse der bestrahlten Opfer von den Chirurgen durchgeführt werden sollten, denn chirurgisch sachgemäß vorgenommene Eingriffe erhöhten die Überlebenschancen der bestrahlten Männer.[58]

Die hier angeführten Ausführungen Derings tragen unverkennbar apologetische Züge. Gleichwohl gibt es Aussagen und Indizien, die Derings Darstellung im Kern bestätigen. Schumann selbst berichtete wiederholt, dass der Standortarzt zur Durchführung dieser Eingriffe Dering bestimmt habe. Dr. Grabczyński stützte Derings Ausführungen ebenfalls:

> Ich erkläre, dass Dr. Dering mich Anfang Mai 1943 durch den Häftling Julian Kiwala zu sich in den »sauberen Operationssaal« bestellte. Dr. Dering informierte mich dort, dass der SS-Lagerarzt Dr. Entress ihm mitgeteilt habe, es gäbe eine Gruppe von Häftlingen, bei denen vorher Hoden mit Röntgenstrahlen bestrahlt wurden und denen man einen oder beide Hoden den Anweisungen gemäß entfernen muss. Dr. Dering habe, wie er mir sagte, Dr. Entress erklärt, dass er das nicht tun werde. Dr. Entress antwortete ihm daraufhin, dass in solchen Fällen S.D.G. Hantel oder Klehr diese Eingriffe vornehmen werden. Unter diesen Umständen behielt sich Dering vor, nach einer kurzen Zeit die Antwort geben zu dürfen, um vorher mit den Kollegen – Häftlingsärzten – darüber zu beraten[,] und bestellte mich zu diesem Zwecke zu sich. Schließlich kamen ich und Dering trotz des inneren Widerstandes zu der Überzeugung, dass es infolge der Gefahr für Leben und Gesundheit der betreffenden Häftlinge, falls diese Operationen dieser Art von Laien, Nichtärzten, durchgeführt werden würden, im Interesse der Häftlinge, die bereits von oben für diese Art der Operationen bestimmt wurden, notwendig ist, dem Auftrag von Dr. Entress zuzustimmen.[59]

Auch der von Dering angeführte Dr. Samuel Steinberg erklärte am 4. Februar 1945 vor der sowjetischen Untersuchungskommission: »Kastrationen führte Doktor Dering auf Anordnung von Entress durch.« Steinberg

58 Ebenda, S. 118–120.

59 Vernehmung Dr. Jan Grabczyński vom 1. und 12.3.1968 (deutsche Übersetzung aus dem Polnischen): HHStA Wiesbaden, 631a/542 (ohne Paginierung, Bl. 3 f. des Protokolls).

betonte dabei: »Dering war genauso Häftling wie ich.«[60] Dr. Zbigniew Sobieszczański, der andere von Dering erwähnte Häftlingschirurg, sagte am 3. Mai 1968 aus:

> Die Eingriffe [operative Hodenentfernung; B. M.] wurden von zwei Operationsteams unter Leitung von Dr. Dering und Dr. Grabczyński durchgeführt. Diese wurden unter Todesandrohung zum Operieren gezwungen und sogar unter Androhung der Sammelverantwortung für alle Ärzte und Pfleger im Lagerkrankenbau im Falle ihrer Weigerung. Außerdem wurde ein SS-Unteroffizier bereitgehalten, der sich Chirurg nannte, ohne jegliche Ausbildung zu haben[,] und der angeblich an der Front operative Eingriffe durchgeführt haben sollte.[61]

Dr. Grabczyński berichtete Ähnliches:

> As Dr Schumann had given the explicit order that these operations were to be performed it will have fallen to the SS Corporal or Nurse to perform these operations. Therefore the doctors were of the opinion that, for the sake of those who were to be operated on, it is a much lesser risk if they are operated on by the doctors than by SS men. [...] He [Schumann; B. M.] had threatened that he would order the S.S. men to operate, and those men had no experience whatsoever of medical service.[62]

Bei dem von Sobieszczański und Grabczyński erwähnten SS-Unteroffizier handelte es sich offenkundig um den SS-Sanitätsdienstgrad (Oberscharführer) August Büning, der in der Tat gerne operierte und sich als Chirurg ausgab.[63] Laut den Einträgen im Operationsbuch befand sich unter den operierenden SS-Ärzten auch ein »SS-Obersturmführer Büning«,[64] der gleichzeitig Prof. Clauberg bei dessen Sterilisierungsver-

---

60 Vernehmung Dr. Samuel Steinberg vom 5.2.1945: GARF, f. 7021, op. 108, d. 1, Bl. 54–60, hier Bl. 58 f.

61 Vernehmung Dr. Zbigniew Sobieszczański vom 3.5.1968: HHStA Wiesbaden, 631a/551 (ohne Paginierung).

62 Vernehmung Dr. Jan Grabczyński vom 17.1.1964: University of Texas at Austin, Harry Ransom Humanities Research Center, Nachlass Leon Uris, 69 Trial Transcripts I.

63 Klee, *Auschwitz*, S. 71.

64 Siehe die Website der Gedenkstätte Auschwitz, https://tinyurl.com/vjrw5t83 [Zugriff: 25.12.2019].

suchen an jüdischen Frauen in Block 10 assistierte. Am 20. Dezember 1955 sagte Clauberg dazu aus:

> [Mir] wurde vom Lagerarzt [korrekt: Standortarzt; B. M.] Dr. Wirths Hilfe durch einen als besonders geschickt dargestellten SS-Sanitätsfeldwebel (SS-Haupt- oder Oberscharführer) angeboten. [...] Ich habe ihn überprüft und dabei die Bestätigung erhalten, dass es sich um einen sehr geschickten Mann handelte. [...] Ich habe ihm meine Behandlungsmethode erklärt und ihn eingearbeitet, wie man eine Durchleuchtung mit Einspritzung macht. Auch die Sterilisationsspritze habe ich ihm erklärt, weil dies faktisch dasselbe ist. Der Sanitäts-Oberscharführer erhielt von mir den Auftrag, er solle gelegentlich selbst Sterilisationen nach meiner Methode durchführen.[65]

Büning stellte sich bei den Sterilisationseingriffen keineswegs so geschickt an, wie Clauberg es behauptete.[66] Władysław Fejkiel schreibt über Büning: »Er half Clauberg und Schumann. Er prahlte, er sei Chirurg, obwohl er im Lager kein Arzt, sondern Sanitätsunteroffizier war. [...] [Häftlings-]Chirurgen erzählten, dass er eines Tages eigenmächtig eine Rippenresektion durchführte und jene ihm dabei assistieren mussten.«[67] Eine Rippenresektion ist ein schwieriger chirurgischer Eingriff. Man kann davon ausgehen, dass Büning in der Tat gerne bereit gewesen wäre, die relativ einfachen operativen Hodenentnahmen selbst durchzuführen.

Die ersten Eingriffe im Rahmen von Schumanns »Versuchsreihe« fanden am 5. Mai 1943 und die letzten zehn am 10. November 1943 statt. Ins Operationsbuch der Chirurgischen Abteilung im zentralen HKB wurden sie wie erwähnt als »casus explorativus« eingetragen. Insgesamt gab es mindestens 164 chirurgische Eingriffe dieser Art, davon 154 an jüdischen

---

65 Vernehmung Prof. Dr. med. Carl Clauberg vom 20.12.1955: LASH, Abt. 352.3, Nr. 16459 (ohne Paginierung, Bl. 4 des Protokolls).

66 Lang, *Frauen*, S. 127. Lang schreibt hier von einem Sanitätsfeldwebel Bühning. Felicja Pleszowska, Häftlingspflegerin im Block 10 und Assistentin von Häftlingsarzt Max Samuel, erwähnt in ihrer Aussage vom 24.10.1946 einen Oberscharführer Binning, der für Clauberg arbeitete (Vernehmung Felicja Pleszowska vom 24.10.1946: AIPN, GK 196/89 Bl. 76–85, hier Bl. 82).

67 Fejkiel, *Więźniarski szpital*, S. 110.

Männern und zehn an jüdischen Frauen. Es werden aber auch höhere Zahlen (insgesamt 169 bzw. 191) genannt.[68]

Laut den Eintragungen operierten meistens drei polnische Häftlingschirurgen. In etwa 80 Fällen trat als erster Operateur Dr. Dering auf, etwa 70-mal Dr. Grabczyński und etwa 15-mal Dr. Sobieszczański. Aber auch deutsche Ärzte griffen zum Skalpell, wohl zu Übungszwecken. Am 20. Mai operierte Schumann selbst unter Assistenz von Dering, in einigen anderen Fällen waren es die SS-Lagerärzte Entress und Rohde.[69]

Am 5. Mai 1943 wurden fünfzehn zuvor bestrahlte jüdische Männer operiert, in unterschiedlichen Zeitabständen folgten jeweils größere Gruppen von bis zu zwanzig »Probanden«. Diese Eingriffe führten meistens zeitgleich zwei Operationsteams (das eine von Dering und das andere von Grabczyński geleitet) im eigentlichen Operationssaal und im Voroperationssaal durch, in dem für diesen Zweck ein Feldoperationstisch aufgestellt worden war. Assistiert haben andere Häftlingsärzte und -pfleger. Die zeitgleichen Eingriffe von zwei Operationsteams waren möglich, weil die Chirurgische Abteilung im Jahre 1943 personell wie technisch sehr gut ausgestattet war. Es gab genügend Fachchirurgen und medizinische Fachkräfte sowie ausreichend chirurgische Instrumentensätze.[70]

Vor den bevorstehenden Eingriffen überreichte Schumann Dering eine Liste von Häftlingen, die operiert werden sollten, zusammen mit Anweisungen zum Verlauf der Operation. Ferner lieferte Schumann

---

68 Cyra, Einführung, S. 19 f., zu Dering, »Tajna Armia«; Vernehmung Dr. Jan Grabczyński vom 1. und 12. 3. 1968: HHStA Wiesbaden, 631a/542 (ohne Paginierung); Fejkiel, *Więźniarski szpital*, S. 115.

69 Cyra, Einführung, S. 19 f., zu Dering, »Tajna Armia«; Vernehmung Dr. Jan Grabczyński vom 1. und 12. 3. 1968: HHStA Wiesbaden, 631a/542 (ohne Paginierung).

70 Vernehmung Dr. Jan Grabczyński vom 1. und 12. 3. 1968: HHStA Wiesbaden, 631a/542 (ohne Paginierung); Vernehmung Dr. Zbiegniew Sobieszczański vom 11. 11. 1968: HHStA Wiesbaden, 631a/551 (ohne Paginierung). Sobieszczański: »Auf die Frage erkläre ich, dass die Operationen von zwei Ärztekollektiven durchgeführt wurden; das Kollektiv von Dr. Grabczyński, in dem Dr. Grabczyński operierte, und das Kollektiv Dr. Dering, in dem Dr. Dering operierte. Ich arbeitete im Kollektiv von Dr. Dering und habe solche Operationen ebenfalls durchgeführt. Die Operationen fanden immer in zwei Räumen statt, also sie wurden von zwei Operationskollektiven durchgeführt.« Vgl. auch Vernehmung Zenon Lawski vom 11. 11. 1968: HHStA, 631a/545 (ohne Paginierung). Lawski nahm an einigen dieser Operationen als chirurgisch-technischer Assistent teil. Seine Hauptaufgabe bestand darin, »die Instrumente und den Autoklav in meiner Obhut zu haben, wobei ich gleichzeitig ebenfalls zu Hilfeleistungen bei den Operationen benutzt wurde; ich reichte Instrumente, gab Narkosen usw.«

Glasbehälter mit Konservierungsflüssigkeit. Auf diesen Behältern standen die Nummern und Namen des jeweiligen Häftlings mit der Angabe, welches Organ sich darin befand. Nach der Operation wurden diese Behälter Schumann ausgehändigt. Bei vielen dieser Eingriffe war er persönlich anwesend und überwachte deren Verlauf.[71]

Die für die Operationen bestimmten Häftlinge trafen am Morgen in der Chirurgischen Abteilung ein und wurden zunächst im Saal der »schmutzigen Chirurgie« im ersten Stock des Blocks 21 untergebracht. Am Nachmittag führte man sie in das Erdgeschoss, in den eigentlichen Operationssaal. Alle Eingriffe dieser Art wurden unter Teilanästhesie (Lendenanästhesie) durchgeführt. Nach dem Eingriff kamen die operierten Männer wieder in den Saal der »schmutzigen Chirurgie«, wo sie acht bis zehn Tage lagen. Nachdem die Fäden gezogen worden waren, entließ man sie ins Lager.[72]

Der bereits oben angeführte Chaim Balitzky schilderte den Eingriff durch Dering und sein Operationsteam wie folgt:

> Da hat man uns um 2 Uhr nachts [am 16. September 1943; B. M.] geweckt, wir waren 7 Mann. Wir sind zu Fuß nach Auschwitz gelaufen, bewacht von 2 SS-Leuten. Dann hat man uns in den Krankenbau Auschwitz, Block 21, geführt, gebadet, und nach dem Baden hat man unsere Körper innerlich gereinigt und uns zur Operation geschickt, einer nach dem anderen. Die Operation wurde von einigen Ärzten gemacht sowie von Häftlingen. Alle sprachen deutsch. Ich bekam eine Spritze in den Rücken, und der untere Teil meines Körpers war betäubt. Ich war ganz munter, sah alles, ich spürte schon etwas, viel nicht. Es ist am Unterleib geschnitten worden und die 2 Hoden sind entfernt worden. Ich war 3 Wochen danach im Krankenhaus bei sehr starken Schmerzen, und das Essen war genau dasselbe wie bei allen anderen Häftlingen.[73]

71 Vernehmungen Dr. Jan Grabczyński vom 1. und 12.3.1968: HHStA Wiesbaden, 631a/542 (ohne Paginierung).

72 Ebenda.

73 Chaim Balitzkv (Balicki), Eidesstattliche Erklärung vom 22.11.1946: Harvard Law School Library – Nuremberg Trials Project, Evidence Code: NO-819 (ohne Paginierung); Liste von 130 Häftlingen, die vom 5.5. bis zum 11.11.1943 in der Chirurgischen Abteilung [Block 21] operiert wurden [Sterilisation und Kastration]: AIPN, BU 2888/14, Bl. 129–131.

Jakob Skórnik, sein Kamerad Herseli Szlamowicz und sechs andere Männer wurden am 11. Oktober 1943 in Block 21 operiert.[74] Im Februar 1945 sagte Skórnik dazu aus:

> Mich und meinen Genossen Szlamowicz brachten sie [die Häftlingspfleger; B. M.] in den Operationssaal, wo sich zwei Ärzte befanden – einer von ihnen war der Deutsche Dering und der andere der Pole Grabczyński. Ich wurde auf einen Tisch und Szlamowicz auf den anderen gelegt. Mir wurde eine Spritze in die Wirbelsäule verabreicht, und die Operation begann. Nach der Spritze spürte ich nicht, was mir der Arzt tat, ich habe aber gesehen, dass er mir den linken Hoden operativ entfernte. Meine Operation führte Doktor Dering durch und die von Szlamowicz Grabczyński. An diesem Tag wurde der ganzen Gruppe von acht Männern jeweils der linke Hoden operativ entfernt.[75]

Nicht immer verliefen die Operationen problemlos, denn manche Opfer wehrten sich vehement und die Häftlingspfleger mussten Gewalt anwenden wie im Fall von Simon Gutmann. Gutmann, geboren 1923 in Warschau, war am 27. März 1942 aus dem Übergangslager Drancy in Frankreich nach Auschwitz deportiert worden. Am 5. Mai 1943 schickte man ihn aus Birkenau zur Chirurgischen Abteilung im Stammlager, damit er dort am nächsten Tag operiert würde. Ahnend, was ihn erwartete, leistete er verzweifelten Widerstand. Häftlingspfleger legten ihn mit Gewalt auf den Operationstisch und wollten ihm eine Spritze in die Wirbelsäule verabreichen. Gutmann wehrte sich jedoch heftig und zerbrach dabei die Nadel. Daraufhin hielten mehrere Häftlingspfleger ihn fest, während ein weiterer ihm die Spritze setzte. »Sofort danach haben sich meine Beine wie gelähmt gefühlt. Die Operation sollte durch einen polnischen Häftlingsarzt durchgeführt werden namens Dering, der die Nummer 1762 hatte. Ich habe die Tatsache ausgenutzt, dass der SS-Pro-

74 Liste von 130 Häftlingen, die vom 5.5. bis zum 11.11.1943 in der Chirurgischen Abteilung [Block 21] operiert wurden [Sterilisation und Kastration]: AIPN, BU 2888/14, Bl. 129–131.

75 Vernehmung Jakob Skórnik vom 21.2.1945: GARF, f. 7021, op. 108, d. 7, Bl. 19–25, hier Bl. 23. Diese Angaben stimmen mit den Eintragungen im Operationsbuch überein. Vgl. Liste von 130 Häftlingen, die vom 5.5. bis zum 10.11.1943 in der Chirurgischen Abteilung [Block 21] operiert wurden [Sterilisation und Kastration]: AIPN, BU 2888/14, Bl. 129–131.

fessor nicht dabei war, und habe Dering gedroht, mich zu rächen, wenn er die Operation macht. Er hat nicht geantwortet und führte die Operation durch.«[76]

Andere Opfer beließen es bei Wehklagen oder leisteten gar keinen Widerstand, weil sie dermaßen eingeschüchtert oder resigniert waren. Andernfalls hätten die Häftlingspfleger sofort wie bei Gutmann rabiat eingegriffen. Häftlingspfleger und -ärzte durften vor den Augen von SS-Männern keine Schwäche zeigen, auch nicht, wenn sie Patienten helfen wollten. Am 24. Juni 1943 operierte SS-Lagerarzt Entress mit Dering als Assistenz mehrere jüdische Häftlinge, darunter Hanoch (Elias) Hipka. Während des Eingriffs soll Dering zu Entress gesagt haben: »Bitte, erlauben Sie mir auch, ein Schwein zu schlachten.« Und Dering setzte die Operation fort. Entress war offenkundig erst dabei, diesen chirurgischen Eingriff zu erlernen. Laut Operationsbuch wurde Hipka von Entress als erstem Operateur der linke Hoden entfernt. Am 1. November 1943 folgte die Entnahme des rechten. Diesmal führten Dering und Sobieszczański die Operation durch.[77]

Von den über 150 bestrahlten jüdischen Männern, denen später Hoden operativ entnommen worden sind, überlebten offenkundig alle den Eingriff. Zenon Lawski, der bei diesen Operationen assistierte, sagte aus: »Ich erinnere mich an keine Todesfälle infolge solcher Operationen.« Ähnliches berichteten Grabczyński[78] und Sobieszczański: »Ich erinnere mich nicht daran, dass irgendeiner der Operierten daran starb.«[79] Alina Brewda, Häftlingsärztin in Auschwitz, behauptete am 29. März 1947 hingegen das Gegenteil: »Mir ist aus den Berichten von Ärzten bekannt,

---

76 Vernehmung Simon Gutman [sic!] vom 1.6.1945 (Original in Französisch, übersetzt von Stephanie Markert): AIPN, GK 196/129, Bl. 77–80. Gutmann sagt aus, er sei am 19.5.1943 in die Chirurgische Abteilung einbestellt worden. Laut Operationsbuch fand die Operation jedoch am 6.5.1943 statt. Vgl. Liste von 130 Häftlingen, die vom 5.5. bis zum 11.11.1943 in der Chirurgischen Abteilung [Block 21] operiert wurden [Sterilisation und Kastration]: AIPN, BU 2888/14, Bl. 129–131. Im Operationsbuch wurde der Eingriff an Simon Gutmann als »Castratio« eingetragen.

77 Cyra, Einführung, S. 15, zu Dering, »Tajna Armia«; Vernehmung Hanoch Hipka vom 4.10.1950 (englische Übersetzung aus dem Hebräischen): AIPN, BU 2188/15, Bl. 57–64, hier Bl. 60 (Zitat).

78 Vernehmung Zenon Lawski vom 11.11.1968: HHStA Wiesbaden, 631a/542 (ohne Paginierung). Ähnlich Grabczyński: »Ich kenne nur einen Fall, bei dem eine Häftlingsfrau nach der Operation, im Verlauf derer ihr ein Eierstock entfernt wurde, gestorben ist« (Vernehmung Dr. Jan Grabczyński vom 1. und 12.3.1968: ebenda).

79 Vernehmung Zbigniew Sobieszczański vom 3.5.1968: HHStA Wiesbaden, 631a/551 (ohne Paginierung).

dass alle jungen Männer, die Dering operiert hatte, starben.«[80] Auch der ehemalige Häftlingsarzt André Lettich sagte nach 1945 aus: »Viele dieser Unglücklichen starben schnell an diesen Operationsfolgen.«[81]

Ohnehin belastete Brewda Dering schwer: »Dering selbst erzählte mir, dass er in Auschwitz 17 000 Operationen durchgeführt hat. [...] Dering war bekannt wegen seiner Rohheit und Hilfeverweigerung, selbst seinem eigenen Bruder gegenüber. Von den 17 000 chirurgischen Eingriffen waren 16 500 experimentelle, die Dering auf Anweisung von SS-Männern an gesunden Häftlingen durchgeführt hat.«[82] Diese Beschuldigungen sind nachweislich falsch und Brewda scheint sie nicht nur aus persönlichen, sondern offenkundig auch aus politischen Gründen erhoben zu haben, und zwar im Rahmen der stalinistischen Diffamierungskampagne gegen Angehörige des polnisch-nationalen Widerstandes. Dabei wurde sogar behauptet, dass Dering im Jahre 1944 ein SS-Mann geworden sei.[83]

Hermann Langbein trieb die Beschuldigungen gegenüber Dering auf die Spitze. So hätte ihm Dering eines Tages stolz einen Tabakbeutel ohne Naht gezeigt und erklärt, »wie er zu diesem seltenen Stück gekommen war. Er hat den Hodensack eines Opfers der Sterilisationsversuche präparieren und gerben lassen.«[84] Dering konnte dieser Behauptung nicht mehr widersprechen, weil er inzwischen verstorben war. Eines dürfte jedoch sicher sein: Den männlichen Opfern von Schumanns »Versuchsreihe« wurden bei den »Kontrolloperationen« die Hodensäcke nicht entfernt.

Darüber hinaus behauptete Langbein, dass Dering auf die Sterilisierung der Instrumente zwischen den einzelnen Eingriffen verzichtet hätte. Aus eigener Anschauung kann er dies nicht gewusst haben, weil er bei keiner Operation Derings, der in Auschwitz Tausende vornahm, anwesend gewesen ist. Es ist offenkundig, dass es sich bei diesem Vorwurf um ein Gerücht handelt, das Langbein als vermeintlich verifizierte Tatsache verbreitete. Gleichwohl wird dieser abstruse Vorwurf weiterhin erhoben.[85] Auch sei Dering, so Langbein, sehr antisemitisch gewesen. »Als einmal einer, dem die Hoden amputiert werden sollten, gegen die-

80 Vernehmung Alina Brewda vom 29.3.1947: AIPN, GK 164/27, Bl. 23–26, hier Bl. 24.

81 Zitiert nach Klee, *Auschwitz*, S. 90.

82 Vernehmung Alina Brewda vom 29.3.1947: AIPN, GK 164/27, Bl. 23–26, hier Bl. 24.

83 Vgl. u.a. Bericht der Polnischen Presseagentur (Polska Agencja Prasowa) vom 3.2.1947 in »Głos Ludu«, Nr. 34, vom 5.2.1947: AIPN, GK 164/27, Bd. 2.

84 Langbein, *Menschen in Auschwitz*, S. 256; vgl. auch Klee, *Auschwitz*, S. 90.

85 Vgl. den Wikipedia-Eintrag zu Dering, https://tinyurl.com/32e5sw5f [Zugriff: 10.9.2021].

sen Eingriff protestieren wollte, fuhr ihn Dering an: ›Hör auf zu kläffen wie ein Hund, du mußt sowieso sterben.‹«[86] Es ist davon auszugehen, dass bei diesem »Dialog«, falls er tatsächlich stattgefunden haben sollte, SS-Männer anwesend waren, sodass ein normaler Umgangston ausgeschlossen war. Allerdings wird überliefert, dass Dering als Häftlingsarzt generell nicht gerade zimperlich mit kranken Häftlingen umgegangen sei. Antisemitismus dürfte dafür nicht ausschlaggebend gewesen sein.

Die Folgen für die operierten Männer

Wohl alle Häftlinge, denen in der Chirurgischen Abteilung im Rahmen der »Kontrolloperationen« Hoden operativ entnommen worden waren, überlebten den relativ einfachen chirurgischen Eingriff. Nichtsdestoweniger kamen viele von ihnen in den darauffolgenden Wochen und Monaten ums Leben. Sie wurden in den Gaskammern ermordet oder starben eines »natürlichen Todes« an Krankheiten und Erschöpfung. Nach ihrer Entlassung ins Lager waren die Operierten dem üblichen Lagerregime ausgesetzt: dem mörderischen Arbeitseinsatz und Hunger, den Misshandlungen und Krankheiten sowie den Selektionen.

Es ist nicht bekannt, wie viele Schumann-Opfer die Lagerzeit überlebten. Eine unbekannte Zahl von ihnen wurde noch in der Chirurgischen Abteilung »ausgemustert« und anschließend in den Gaskammern ermordet. Dr. Jan Grabczyński merkte in einer seiner Aussagen an, dass in manchen Fällen die postoperativen Wunden infolge der zuvor stattgefundenen Röntgenbestrahlung schlecht heilten. Die Wunden eiterten, die betroffenen Häftlinge mussten länger als gedacht im Krankenbau bleiben und liefen dabei Gefahr, einer Selektion zum Opfer zu fallen.[87] Zbigniew Sobieszczański bestätigt, dass die postoperativen Wunden oft »durch die Verbrennung der beschädigen Haut eiterten«.[88] Der ehemalige Häftlingspfleger in der Chirurgischen Abteilung Zenon Lawski führte in seiner Aussage vom 11. November 1968 aus:

> Ich erinnere mich an keine Todesfälle infolge solcher Operationen. [...] Ich weiß aber, dass die Kranken von den Schumann-Operationen u.a. den Selektionen unterworfen waren, die sehr häufig

86 Langbein, *Menschen in Auschwitz*, S. 256.

87 Vernehmung Dr. Jan Grabczyński vom 8.11.1968: HHStA Wiesbaden, 631a/542 (ohne Paginierung, Bl. 6 des Protokolls).

88 Vernehmung Zbigniew Sobieszczański vom 3.5.1968: HHStA Wiesbaden, 631a/551 (ohne Paginierung).

> auf dem Block 21 stattfanden. Zur Vergasung wurden die schwerer Kranken, chronischen Fälle und oft auch die ganzen Säle ohne Einsicht in die Krankenkarten geholt. Ich möchte hinzufügen, dass die Postoperationswunden nach den Bestrahlungen sehr lange nicht heilten, deshalb waren diese Kranken chronisch Kranke und daher von den Selektionen bedroht.[89]

Die Gefahr der Selektion für Häftlinge mit nicht heilenden postoperativen Wunden war dermaßen akut, dass manche von ihnen auf vorzeitige Entlassung aus dem HKB bestanden, um zu ihren Kommandos zurückzukehren.[90] Zu ihnen gehörte der bereits zitierte Chaim Balitzky, der nach der Operation drei Wochen im Krankenbau verbrachte. Im November 1946 erklärte er: »Jede 3. Woche erfolgte eine Selektion. Man hat 60 % zur Vergasung mitgenommen. [...] Ich habe mich dann selbst zur Arbeit gemeldet, obwohl ich noch sehr krank war. Ich meldete mich nur deswegen freiwillig, weil ich Angst vor der Vergasung hatte. Ich arbeitete dann in der Häftlings-Schneiderei. Der Rest der Kameraden blieb noch im Krankenhaus. [...] Die Selektionen wurden immer von SS-Ärzten vorgenommen.«[91]

Die Männer bangten aber nicht nur um ihr nacktes Überleben. Das, was Schumann ihnen angetan hatte, löste tiefe Scham und Verzweiflung in ihnen aus. Aleksander Górecki, der bei diesen Eingriffen als chirurgischer Assistent mitwirken musste, berichtete im März 1947: »Nachdem die Narkose aufgehört hatte zu wirken, gab es Dantes Inferno, sie [die Frischoperierten; B. M.] schrien, wehklagten, verfluchten ihr Schicksal, baten darum, getötet zu werden.«[92] Albert Blum aus Belgien, Zahntechniker und Auschwitzüberlebender, wurde in der zweiten Jahreshälfte 1943 im Block 21 wegen Phlegmonen operiert und anschließend stationär behandelt. Während der Hauptverhandlung im Gerichtsverfahren gegen Rudolf Höß in Krakau sagte er am 24. März 1947 Folgendes aus:

89 Vernehmung Zenon Lawski vom 11.11.1968: HHStA Wiesbaden, 621a/545 (ohne Paginierung, Bl. 5 des Protokolls).

90 Vernehmung Dr. Jan Grabczyński vom 8.11.1968: HHStA Wiesbaden, 631a/542 (ohne Paginierung, Bl. 6 des Protokolls). Dort heißt es: »Im Zusammenhang [mit den Selektionen; B. M.] baten manche Kranke nach den Versuchsoperationen, sie früher aus dem Block 21 zu entlassen, obwohl ihre postoperativen Wunden noch nicht verheilt waren. Diese Kranken fürchteten sich nämlich davor, ausselektiert zu werden.«

91 Chaim Balitzky (Balicki), Eidesstattliche Erklärung vom 22.11.1946: Harvard Law School Library – Nuremberg Trials Project, Evidence Code NO-819 (ohne Paginierung).

92 Vernehmung Aleksander Górecki vom 22.3.1947, Gerichtsverfahren gegen Rudolf Höß, 11. Verhandlungstag: AIPN, GK 196/110, Bl. 6–15, hier Bl. 9.

> Als ich im Block 21 war, wurden einige junge Männer gebracht, die besonders gut gebaut und gesund waren. Sie wussten nicht, zu welchem Zweck sie sich im Krankensaal befanden. Eines Tages wurde ihnen befohlen, nach unten [in den Operationssaal im Erdgeschoss; B. M.] zu gehen. Auf unseren Saal kamen sie erst nach zwei Wochen zurück. Ihnen war es peinlich zu erzählen, was ihnen passiert war. Wir erfuhren jedoch davon von Pflegern und Ärzten. Schließlich gestand einer von ihnen, wie sie gedemütigt worden waren. Von diesen jungen Menschen blieben noch 4–5 übrig, sie wohnen zurzeit noch in Belgien. Einem von ihnen wurde ein Hoden operativ entfernt, den anderen beide.[93]

Blum weiter: »Sie werden nie heiraten können, weil sie nie in ihrem Leben Männer sein werden.« Chaim Balitzky, der zu diesen Opfern gehört, berichtete am 22. November 1946 über diese Verbrechen, um abschließend weinend zu erklären: »Ich fühle mich sehr mutlos und schäme mich für meine Kastrierung. Das Schlimmste ist, dass ich keine Zukunft mehr habe.«[94]

Prof. Herman Hirsch, der im Auftrag des israelischen Gesundheitsministeriums in den 1950er Jahren die Langzeitfolgen der Sterilisationsexperimente in Auschwitz bei den überlebenden Häftlingen untersuchte, konstatierte im April 1967, die Kastration verursache »eine Kette schwerster allgemeiner körperlicher und seelischer Schäden: Bei Männern die Unmöglichkeit des Geschlechtsverkehrs, Fettsucht, in den meisten Fällen den Verlust des Bartwuchses und das Ausbleiben anderer sekundärer Geschlechtsmerkmale, die Entwicklung schwerster Psychoneurosen mit Minderwertigkeitsgefühlen, Menschenscheu, Angstzuständen und Selbstmordgedanken«.[95] Hirsch erwähnt in seinem Bericht aber auch: »Unter den von mir untersuchten Männern waren einige, die aus ›wissenschaftlichen Gründen‹ nur einseitig bestrahlt wurden. Einige dieser Männer waren dadurch später in der Lage, Kinder zu zeugen.«[96]

---

93 Aussage Albert Blum vom 24.3.1947, am 12. Tag der Gerichtsverhandlung gegen Rudolf Höß: ebenda, Bl. 129–138, hier Bl. 130 und Bl. 133 f.

94 Chaim Balitzky (Balicki), Eidesstattliche Erklärung vom 22.11.1946: Harvard Law School Library – Nuremberg Trials Project, Evidence Code NO-819 (ohne Paginierung).

95 Schreiben Prof. Herman Hirsch vom 14.4.1967: HHStA Wiesbaden, 631a/543b (ohne Paginierung).

96 Ebenda.

Bestrahlung von jüdischen Frauen und »Kontrolloperationen«

Im Frühjahr 1943 bezog Schumann jüdische Frauen in seine Versuche ein. Die genaue Anzahl der Betroffenen ist nicht bekannt, vermutlich lag sie bei 40 bis 60. Nur wenige dieser Frauen überlebten; die meisten starben an den von der Bestrahlung hervorgerufenen Verbrennungen und inneren Verletzungen, manche aber auch nach den »Kontrolloperationen«.

Seine Opfer suchte Schumann unter den Insassinnen des Blocks 10 aus, in dem ab dem 4. April 1943 im Stammlager die »Versuchsstation« für gynäkologische Experimente untergebracht war.[97] Selektiert – sämtlich aus den ankommenden Transporten mit jüdischen Deportierten – wurden die meist jungen Frauen, die man im Lagerjargon als »Versuchskaninchen« bezeichnete, von den Lagerärzten auf Anweisung des Standortarztes, oft aber auch von ihm persönlich.[98] Wirths nahm mit seinem Bruder eigene Versuche an Frauen vor, von denen noch die Rede sein wird. Wenige Wochen nach Eröffnung der Versuchsstation reklamierte Schumann vierzig bis sechzig junge Griechinnen aus Block 10 für seine »Versuchsreihe«[99] und ließ sie mit dem Sanitätswagen nach Birkenau bringen. Dort bestrahlte er sie in Block 30 von vorn und hinten. Die Röntgensterilisation von Frauen erwies sich als schwieriger als die von Männern, so Schumann, weil es,

97 Czech, *Kalendarium*, S. 458.

98 Beischl, *Wirths*, S. 99–101; Lang, *Frauen*, S. 83–106.

99 Die ehemalige leitende Häftlingsärztin der Versuchsstation Dr. Alina Brewda berichtete am 1.10.1964 von etwa 35 jungen griechischen Jüdinnen, die sie nach ihrer Ankunft Ende September 1943 in der Versuchsstation vorgefunden hätte und die zuvor von Dr. Schumann bestrahlt worden seien. Vgl. Vernehmung Dr. Alina Brewda vom 1.10.1964: HHStA Wiesbaden, 631a/539 (ohne Paginierung). In ihrer Aussage vom 19.11.1946 gab Brewda an, Schumann habe 60 junge Mädchen im Alter von 16 bis 19 Jahren den Bestrahlungsversuchen unterzogen; vgl. Vernehmung Dr. Alina Brewda vom 19.11.1947: AIPN, GK 196/99, Bl. 59–67. Die ehemalige Häftlingspflegerin in der Versuchsstation Ima Shalom Sara Spanjaard, geb. Esso, berichtete im Jahre 1947 von 40 jungen Frauen, die Schumann in der Versuchsstation für seine Bestrahlungsversuche ausgesucht habe. Vgl. Ergänzung Ima Shalom Sara Spanjaard, geb. Esso, zu ihrer protokollierten Erklärung vom 13.4.1948: HHStA Wiesbaden, 631a/551 (ohne Paginierung, Bl. 16 des Schriftstücks). Schumann selbst behauptete am 21.5.1968, er habe »zwei oder drei weibliche Versuchspersonen« bestrahlt; vgl. Vernehmung Horst Schumann vom 21.5.1968: HHStA Wiesbaden, 631a/463, Bl. 748–753, Bl. 749. Vier Monate später sprach er von maximal vier Frauen (Vernehmung Horst Schumann vom 17.9.1968: HHStA Wiesbaden, 631a/464, Bl. 944–950, hier Bl. 948), am 30.6.1969 von »maximal 1 Dutzend« Frauen (Vernehmung Horst Schumann vom 30.6.1969: HHStA Wiesbaden, 631a/550 [ohne Paginierung, Bl. 2 des Protokolls]).

um die Ovarien genau mit einer gezielten Bestrahlung zu treffen, einer außerordentlich akkuraten Einstellung bedarf, die Tiefe des zu bestrahlenden Gewebes muss genau zumindest geschätzt werden. Die Vorbereitung, die Messung, die Lage oder Stellung oder Haltung einer Frau muss ebenfalls sehr genau mit bei der Einstellung berücksichtigt werden. Um eine therapeutisch korrekte Sterilisation auszuführen, bedarf es im Einzelfall sicherlich 8 – 10 Minuten an Vorbereitung, ehe es zur Bestrahlung kommt. Außerdem muss in technischer Hinsicht anders bestrahlt werden als bei Männern, da die Ovarien tief liegen, und um Nebenstrahlen auszuschalten, andere Felder Anwendung finden müssen.[100]

Nach der Bestrahlung ließ Schumann die jungen Frauen in den Block 10 im Stammlager zurückbringen. Gegen Ende September 1943 untersuchte Dr. Brewda dort die bestrahlten Frauen und stellte fest: »Die Bestrahlungen hinterließen bei den jungen Mädchen sowohl auf dem Rücken in Höhe des Kreuzes als auch am Unterbauch sichtbare Spuren. Die Haut war zu der Zeit, als ich diese Partien gesehen habe, abgegangen. Die Hautpartien waren zerstört. Es war eine offene Wunde vorhanden. Die Wunde hatte auf dem Rücken die Form eines Dreiecks, dessen Grundlinie 8 cm lang war und 5 cm hoch war. Die Verbrennungsstelle auf dem Unterleib war länglich und etwa 12 x 3 cm groß.«[101]

Ähnliches berichteten ehemalige Häftlingspflegerinnen der Versuchsstation. Ima Spanjaard gab im Jahre 1948 zu Protokoll: »Er [Schumann; B. M.] suchte sich 40 der schönsten und jüngsten Frauen aus und schickte sie nach Birkenau, wo die Eierstöcke mittels Röntgenstrahlen in einer Minute vollkommen sterilisiert wurden und gleichzeitig Bauch und Rücken in fürchterlicher Weise verbrannt wurden.«[102] Felicja Pleszowska berichtete im Jahre 1967:

Ich habe gesehen, wie die von Dr. Schumann ausgewählten Opfer mit einem Sanitätskraftwagen weggebracht und nach einiger Zeit – es können 2 oder 3 Stunden gewesen sein – wieder zurückgebracht

100 Vernehmung Horst Schumann vom 17.9.1968: HHStA Wiesbaden, 631a/464, Bl. 944–950, hier Bl. 946 f.

101 Vernehmung Dr. Alina Brewda vom 10.9.1956: HHStA Wiesbaden, 631a/539 (ohne Paginierung, 13 Bl., hier Bl. 8).

102 Ergänzung Ima Shalom Sara Spanjaard, geb. Esso, zu ihrer protokollierten Erklärung vom 13.4.1948: HHStA Wiesbaden, 631a/551 (ohne Paginierung, Bl. 16 des Schriftstücks).

wurden. Sie litten furchtbare Schmerzen, jammerten schrecklich und konnten fast nicht laufen. Ich habe mit eigenen Augen gesehen, dass sie Verbrennungsstellen sowohl im Rücken, und zwar in der Nähe des Steißbeines, als auch am Bauch hatten. Die erste Gruppe war nicht so schlimm verbrannt wie die zweite Gruppe. Bei der zweiten Gruppe sahen die Verbrennungsstellen verkohlt, lila-schwarz aus. Die Opfer der Versuche des Dr. Schumann lagen oben [im ersten Stock des Blocks 10; B. M.]; wer sie gepflegt hat, weiß ich nicht.[103]

Nach Aussage der ehemaligen Häftlingspflegerinnen starben einige der Mädchen kurz nach der Bestrahlung. Ima Spanjaard berichtete: »Verschiedene starben sehr schnell, weil ihre Därme völlig verbrannt waren.«[104] Adélaïde Hautval zufolge, die von April bis Anfang August 1943 als Häftlingsärztin in der Versuchsstation tätig war, wurden von Schumann bestrahlte Frauen auch ins Lager Birkenau zurückgeschickt. »Ich muss aber sagen«, so Hautval, »dass jeder Häftling, der durch Experimente körperlich geschwächt war und nach Birkenau geschickt wurde, praktisch zum Tode verurteilt war. Bei der Arbeit wurde auf Krankheit oder einen Schwächezustand keine Rücksicht genommen.«[105]

Von den bestrahlten jungen Frauen wählte Schumann später einige für Kontrolloperationen aus,[106] bei denen den Betroffenen ein Eierstock oder auch beide operativ entfernt wurden, um diese dann in Breslau histologisch untersuchen zu lassen. Diese Eingriffe waren in chirurgischer Hinsicht ebenfalls wesentlich schwieriger als die operative Entnahme von Hoden. Der Chirurg Dr. Grabczyński erläuterte: »Die Entfernung des Eierstockes bei den Frauen verlangte einen größeren operativen Eingriff, und zwar die Öffnung der Bauchhöhle.«[107] Schumann selbst wies

103 Vernehmung Felicja Pleszowska vom 23.10.1967: HHStA Wiesbaden, 631a/548 (ohne Paginierung, Bl. 4 der Aussage).

104 Ergänzung Ima Shalom Sara Spanjaard, geb. Esso, zu ihrer protokollierten Erklärung vom 13.4.1948: HHStA Wiesbaden, 631a/551 (ohne Paginierung, Bl. 17 des Schriftstücks).

105 Vernehmung Adelheid Hautval vom 6.5.1971: HHStA Wiesbaden, 631a/542 (ohne Paginierung, Bl. 4 der Aussage).

106 Pleszowska spricht in diesem Zusammenhang von 15 jungen Frauen (Vernehmung Felicja Pleszowska vom 24.10.1946: AIPN, GK 196/89, Bl. 76–85, hier Bl. 83); Spanjaard geht von insgesamt 16 jungen Frauen aus (Ergänzung Ima Shalom Sara Spanjaard, geb. Esso, zu ihrer protokollierten Erklärung vom 13.4.1948: HHStA Wiesbaden, 631a/551 [ohne Paginierung, Bl. 16 des Schriftstücks]).

107 Vernehmung Dr. Jan Grabczyński vom 1. und 12.3.1968: HHStA Wiesbaden, 631a/542 (ohne Paginierung).

in einer seiner Vernehmungen darauf hin, dass »Eierstockentfernung [...] schon einen größeren Eingriff darstellt, hinsichtlich der Blutstillung und der Bauchfellagerung sehr exaktes und sehr verantwortungsvolles technisches Können erfordert«.[108] Da er kein Chirurg war, brauchte er bei diesen »Kontrolloperationen« erst recht professionelle Unterstützung, wie er in einer seiner Vernehmungen ausführte:

> Als die Frage der Sterilisationen von Frauen akut wurde, wandte ich mich wiederum an den Standortarzt Dr. Wirths mit der Bitte, mir jemand zu nennen, der eine Kontrolloperation (Eierstockentfernung) sachgemäß ausführen könne. Er nahm mich sofort in seinen Dienstraum im Block 21 mit und machte mich mit Dr. Samuel bekannt. Er sagte, Dr. Samuel wäre ein Fachgynäkologe mit operativen Kenntnissen und gab diesem den Auftrag, evtl. von mir gebrachte Patienten zu operieren. Ich informierte Dr. Samuel über das, was ich zu tun hatte, über die vorausgegangene Bestrahlung. Ich fragte ihn ferner, wie lange eine solche Operation dauerte. Er sagte mir, die Mindestzeit für einen geschulten Chirurgen beträgt 15 Minuten, nicht eingerechnet die Vorbereitungen.[109]

An dieser Version hielt Schumann auch bei späteren Befragungen fest.[110] Samuels Assistentin Pleszowska bestätigt in einer ihrer Aussagen diese Darstellung im Kern: »Ich war persönlich dabei, wie [...] Schumann dem Häftlingsarzt Dr. Max Samuel den Befehl gab, bei den Mädchen die verbrannten Eierstöcke zu entfernen. Dr. Samuel, der dem SS Hauptsturmführer Wirths unterstand, wollte die Operation nicht durchführen und wandte sich deshalb an Wirths. Dieser habe jedoch erklärt, dass Samuel die Operationen durchführen müsse.«[111] Laut Pleszowska, die mit Samuel befreundet war, hat dieser sich zunächst geweigert, diese Operationen vorzunehmen. Im Gegensatz dazu stellte Spanjaard ihn als

---

108 Vernehmung Horst Schumann vom 25.6.1969: HHStA Wiesbaden, 631a/550 (ohne Paginierung, Bl. 6 des Protokolls).

109 Ebenda (Bl. 5 des Protokolls).

110 Am 4.11.1968 sagte Schumann u.a. aus: »Dr. Samuel [war] als Facharzt vom Standortarzt für Operationen an Frauen bestimmt worden. [...] Der Standortarzt Wirths hat mir ausdrücklich die Ärzte Dr. Samuel und Dr. Dering für die Durchführung der Operationen zur Verfügung gestellt« (HHStA Wiesbaden, 631a/464, Bl. 951–956, hier Bl. 953v).

111 Vernehmung Felicja Pleszowska vom 23.10.1967: HHStA Wiesbaden, 621a/548 (ohne Paginierung).

einen Häftlingsarzt dar, der »es herrlich fand, zu operieren. [...] Samuel war schrecklich eifrig, er hat all diese Frauen untersucht und operiert.«[112] Auch der Häftlingsarzt Eduard de Wind, der über seine Ehefrau Einblicke in die Vorgänge im Block 10 hatte, da sie dort als Häftlingspflegerin eingesetzt war, schilderte Dr. Samuel als einen Mediziner, der Frauen in der Versuchsstation »mit großem Eifer« operiert habe.[113] Dies sind nicht die einzigen Widersprüche mit Blick auf Samuel und die »Kontrolloperationen«. Im Folgenden werden die einzelnen Versionen daher detailliert beleuchtet.

Der im Jahre 1880 geborene Max (Maximilian) Samuel hatte vor dem Krieg in Köln als Frauenarzt praktiziert und war mit seiner Familie Ende 1938 nach Belgien geflohen. Von dort versuchte er im Sommer 1942 illegal in die Schweiz zu gelangen, wurde dabei jedoch verhaftet und im Übergangslager Drancy in Frankreich interniert. Kurz darauf deportierte man ihn mit Frau und Tochter nach Auschwitz. Am 31. August 1942 erreichte der Transport das Lager. Während seine Ehefrau direkt ins Gas geschickt wurde, galten Samuel und seine Tochter als »arbeitsfähig«. Nach einigen Wochen im Krankenbau des Stammlagers soll Samuel als Häftlingsarzt in das Nebenlager Golleschau verlegt worden sein, einigen Zeugenaussagen zufolge aber auch nach Monowitz. Am 18. Mai 1943 beorderte der Standortarzt ihn zurück ins Stammlager und setzte ihn in der Versuchsstation als leitenden Häftlingsarzt ein.[114]

Die Anzahl der »Kontrolloperationen«, die Samuel im Auftrag von Schumann bzw. Wirths durchführte, belief sich nach Augenzeugenberichten auf vier bis sechs. Pleszowska berichtete von vier jungen griechischen Jüdinnen, die der Häftlingsarzt auf Schumanns Befehl in Block 10 operiert habe. Sie selbst habe ihm dabei assistiert.[115] Spanjaard sprach hingegen von sechs solchen Eingriffen: »Dr. Samuel hat auch die Operationen an den jungen Griechinnen im Beisein von Dr. Schumann in den

112 Ergänzung Ima Shalom Sara Spanjaard, geb. Esso, zu ihrer protokollierten Erklärung vom 13.4.1948: HHStA Wiesbaden, 631a/551 (ohne Paginierung, Bl. 5 des Schriftstücks).

113 Bericht Eduard de Wind über gynäkologische Experimente im KL Auschwitz, o. D. [Februar/Anfang März 1945] (Übersetzung aus dem Niederländischen): GARF, f. 7021, op. 108, d. 50, Bl. 1–6, hier Bl. 2. Handschriftliches Original in niederländischer Sprache: ebenda, d. 46, Bl. 13–19.

114 Siegel, »Treating an Auschwitz Prisoner-Physician«.

115 Vernehmung Felicja Pleszowska vom 23.10.1967: HHStA Wiesbaden, 631a/548 (ohne Paginierung); Vernehmung Felicja Pleszowska vom 24.10.1946: AIPN, GK 196/89, Bl. 76–85, hier Bl. 81 f.

ersten 6 Fällen durchgeführt. [...] Ich selbst habe die Narkose gegeben. [...] Von diesen Griechinnen sind 4 an den erlittenen Verbrennungen gestorben. [...] Der Tod ist wohl deshalb eingetreten, weil auch die Därme perforiert waren.«[116]

Häftlingsärztin Hautval assistierte ebenfalls bei diesen Operationen. Im Jahre 1956 gab sie zu Protokoll: »Im unteren Flur des Blocks 10 befand sich [...] ein besonderes Operationszimmer. Dort hat Dr. Samuel im Auftrag von Dr. Schumann die chirurgischen Eingriffe bei den bestrahlten Mädchen vorgenommen. Ich selbst bin nach meiner Erinnerung etwa zwei oder drei Mal dabei zugegen gewesen. Bei diesen Gelegenheiten wurden jeweils zwei bis vier Mädchen von Dr. Samuel operiert. [...] Ich war zugegen, weil ich damit beauftragt war, den Patientinnen Evipan-Einspritzungen zu geben.«[117] Im Jahre 1946 hatte sie außerdem von Todesfällen und Komplikationen im Zuge dieser Operationen geschrieben, ohne jedoch konkrete Zahlen und Namen zu nennen.[118]

Nach einiger Zeit habe sie, so Hautval in ihrer Vernehmung 1956, erkannt, dass ihre Mitwirkung an den medizinischen Experimenten in der Versuchsstation »nicht geeignet war, dem Wohle der Patientinnen zu dienen«. Aus diesem Grund habe sie sich geweigert, »diese Arbeit« fortzusetzen. Hautval meinte hiermit jedoch die vergleichsweise einfachen Eingriffe im Auftrag der Brüder Wirths (siehe unten) und nicht die Operationen für Schumann. »Als äußeren Vorwand für meine Weigerung«, so Hautval weiter, »habe ich die noch bestehenden Wunden an meinen Beinen angeführt.« Einige Zeit danach, Anfang August 1943, sei sie nach Birkenau zurückgeschickt worden, wo sie als Häftlingsärztin im Frauenlager eingesetzt wurde. Ein Jahr später, Mitte August 1944, habe man sie nach Ravensbrück verlegt.[119]

Jahre später schilderte Hautval dieselben Geschehnisse anders. So sagte sie im April 1964 als Zeugin vor einem Londoner Gericht aus, dass sie auf Anweisung von Standortarzt Wirths an zwei Operationen als An-

---

116 Vernehmung Ima Shalom Sara Spanjaard, geb. Esso, vom 16.3.1956: HHStA Wiesbaden, 631a/551 (ohne Paginierung, Bl. 2 des Protokolls).

117 Vernehmung Dr. Adelheid Hautval vom 2.7.1956: LASH, Abt. 352.3, Nr. 16459 (ohne Paginierung, Bl. 4 f. des Protokolls).

118 Dr. Adélaïde Hautval, »Aperçu sur les experiences faites dans les Camps de femmes d'Auschwitz et de Ravensbrück«, in: André-Abraham-David Lettich, *Trente-quatre mois dans les Camps de Concentration. Témoignage sur les crimes »scientifiques« commis par les médecins allemands*, Tours 1946, S. 43–50.

119 Vernehmung Dr. Adelheid Hautval vom 2.7.1956: LASH, Abt. 352.3, Nr. 16459 (ohne Paginierung, Bl. 3 des Protokolls).

ästhesistin mitgewirkt habe, die Dr. Samuel in Schumanns Auftrag an zwei griechischen Jüdinnen vornahm. Danach habe sie die Mitarbeit an solchen Operationen verweigert und Samuel sie bei Wirths denunziert. »Dr Wirths«, so Hautval, »called me to him, he asked me whether it was true that I refused both the operation and to give the anaesthetics, I said it was true. He asked me why and I answer him that it was contrary to my conception of a doctor.«[120]

Diese Absage habe für sie – die keine Jüdin war – keine weiteren Konsequenzen gehabt, an Operationen habe sie aber auch nicht mehr mitwirken müssen. Anfang August 1943 sei sie dann nach Birkenau zurückverlegt worden, wo sie ebenfalls als Häftlingsärztin eingesetzt wurde.[121] Spanjaard berichtete hingegen, dass Wirths Hautval nach Samuels Denunziation nach Birkenau geschickt habe, »wo sie sehr krank geworden ist«.[122]

Ob die Unterhaltung zwischen Hautval und dem Standortarzt so stattgefunden hat, wie Hautval sie im Jahre 1964 wiedergab – »He asked me ›You cannot see that these people are different from you?‹, and I answer him that there were several other people different from me, beginning with him« –, ist unklar, zumal sie im Gegensatz zu früheren protokollierten Vernehmungen Hautvals steht. Widersprüche in ihren gerichtlich festgehaltenen Aussagen sind augenscheinlich. Bemerkenswert ist auch, dass Hautval 1971 gänzlich bestritt, an den Operationen für Schumann mitgewirkt zu haben: »Ich kann nicht mehr sagen, wie viel Schumann-Patienten von Dr. Samuel operiert worden sind. Ich meine, es waren mindestens sechs. Dr. Samuel hat damals allein operiert. Ob ihm dabei ein Pfleger assistiert hat, weiß ich nicht. Ein Arzt oder eine Ärztin standen ihm jedenfalls nicht zur Verfügung.«[123] Hinzu kommt, dass Hautval etwa zeitgleich in einer anderen protokollierten Aussage behauptete, Dering hätte im Block 10 Sterilisierungsexperimente mit »Kobaltbestrahlungen« durchgeführt.[124] Ob sich all diese Widersprüche

120 Aussage Dr. Adelheid Hautval vom 29.4.1964: University of Texas at Austin, Harry Ransom Humanities Research Center, 72.1 URIS, Leon QB VII Dering v. Uris and Others, Bd. III.

121 Ebenda.

122 Protokoll der Erklärung von Ima Shalom Sara Spanjaard, geb. Esso, vom 13.4.1948: HHStA Wiesbaden, 631a/551 (ohne Paginierung, Bl. 5 des Protokolls).

123 Vernehmung Dr. Adelheid Hautval vom 6.5.1971: HHStA Wiesbaden, 631a/542 (ohne Paginierung).

124 Vernehmung Adelaide Hautval vom 27.4.1971: Fritz Bauer Institut, 4 Js 798/64, Bd. 7, Bl. 1385a–d.

allein durch Erinnerungslücken erklären lassen, bleibt dahingestellt, zumal es nicht die einzigen sind. Ferner lassen sich in Hautvals späteren Aussagen unschwer selbstheroisierende Züge erkennen.[125]

Man kann davon ausgehen, dass Samuel im Auftrag von Schumann bzw. Wirths mindestens vier bis sechs zuvor bestrahlte jüdische Mädchen operierte. In einigen Aussagen heißt es außerdem, manche der operierten Mädchen seien nach dem Eingriff verstorben. Spanjaard sprach dabei von vier Todesfällen, Hautval allgemein von Todesfällen und Komplikationen. Jahre später gab Hautval zu Protokoll: »Ob Mädchen, die von Dr. Samuel operiert worden sind, an den Folgen dieser Operationen gestorben sind, kann ich nicht sagen. Ich weiß, dass Mädchen an Operationsfolgen gestorben sind, das habe ich später in Birkenau erfahren.«[126]

Laut Spanjaard sind die operierten Mädchen wegen der zuvor erlittenen Verbrennungen gestorben. Laura Leopold-Schaefer, die in den 1950er und 1960er Jahren die Langzeitfolgen der Bestrahlungssterilisation an überlebenden Opfern in Israel untersuchte, meinte dazu:

> Ich glaube nicht, dass die Bestrahlungen durch Dr. Schumann geeignet waren, den Tod unmittelbar zur Folge zu haben. Denn dazu war die Bestrahlungsfläche zu klein. Allerdings konnten bei den ausgedehnten Röntgenverbrennungen unter hygienisch nicht ganz einwandfreien Verhältnissen sehr leicht Sekundär-Infektionen auftreten, die durch anhaltende Eiterung schließlich den Tod herbeiführen konnten.

---

125 Vgl. https://tinyurl.com/43kt2kmd [Zugriff: 22.1.2020]. Auch in anderen Bereichen ist Hautvals Selbstdarstellung widersprüchlich. So behauptete sie, sie sei im Jahre 1942 verhaftet worden, weil sie sich auf dem Bahnhof in Bourges für eine von deutschen Uniformierten misshandelte jüdische Familie eingesetzt hätte. Vgl. ebenda; Klee, *Auschwitz*, S. 166. In ihren früheren Aussagen war davon jedoch noch keine Rede. So gab sie im Juli 1956 zu Protokoll: »Im April 1942 wurde ich, damals wohnhaft in Lennemezan [...], als Widerstandskämpferin festgenommen und kam zuerst nach Paris. Hauptsächlich wurde ich im Fort Romainville (Paris) festgehalten. Daneben war ich noch in anderen Gefängnissen und Lagern. Im Januar 1943 wurde ein Transport von etwa 250 Frauen von Paris nach Birkenau geschickt. Diesem Transport wurde ich zugeteilt. [...] Meine Lagernummer lautet: 31 802.« Vernehmung Dr. Adelheid Hautval vom 2.7.1956: LASH, Abt. 352.3, Nr. 16459 (ohne Paginierung, Bl. 1 des Protokolls). Am 27.1.1943 traf in Auschwitz ein Transport aus Romainville mit 230 weiblichen politischen Häftlingen aus Frankreich ein, die die Nummern 31 625 bis 31 854 erhielten. Vgl. Czech, *Kalendarium*, S. 394.

126 Vernehmung Adelheid Hautval vom 6.5.1971: HHStA Wiesbaden, 631a/542 (ohne Paginierung, Bl. 3 des Protokolls).

> Flächenhafte Brandnarben haben die Eigenschaft einer sehr schlechten Heilungstendenz bei neuerlichen Verletzungen. Infolgedessen musste damit gerechnet werden, dass bei einem Bauchschnitt große oder unüberwindliche Schwierigkeiten bei der Verheilung der Schnittwunde auftreten mussten.[127]

Und der damals 63-jährige Samuel war nach übereinstimmenden Augenzeugenberichten in sehr schlechter physischer und psychischer Verfassung, gezeichnet durch die langjährige Verfolgung und die Lagerhaft in Auschwitz. Seine Kollegin Brewda beurteilte seine chirurgischen Fertigkeiten sehr kritisch und beschrieb ihn als »an old man in very bad mental condition [...], unfit to act as a surgeon«.[128]

Ähnlich schildert Spanjaard den Häftlingsarzt: »Eigentlich war er senil, er war reichlich 60 Jahre alt und hatte ein Jahr lang in den Steinbrüchen gearbeitet. In Köln und Brüssel, wo er früher gewohnt hatte, war er, wie die belgischen Frauen mir erzählten, geradezu unglaublich beliebt gewesen. Als er [im Mai 1943; B. M.] zu uns in den Block kam, war er schon ein richtiges Wrack.«[129] Auch Dering stellte Samuel als einen »gebrechlichen« alten Mann mit »ewigen Gesichts- und Handekzemen« dar, der von den Deutschen dermaßen terrorisiert und eingeschüchtert war, dass man von ihm über die Experimente im Block 10 nichts erfahren konnte. Nach Brewdas Worten, so Dering, sei Samuel ein ungeschickter Operateur gewesen, was Blutungen sowie postoperative Infektionen zur Folge gehabt hätte.[130]

Das behelfsmäßig zusammengestellte Operationsteam, das Dr. Samuel bei den chirurgisch anspruchsvollen Eingriffen in Schumanns Auftrag zu assistieren hatte, war allerdings ebenfalls alles andere als fachkompetent. Weder Pleszowska noch Spanjaard verfügten über medizinische, geschweige denn chirurgisch-technische Qualifikationen – genauso wenig wie die Psychiaterin Hautval. »Obwohl die Instrumente und die Tampons für die Behandlung sterilisiert wurden«, gab Spanjaard in Bezug auf Operationen einer anderen Versuchsreihe in

127 Bericht Laura Leopold-Schaefer vom 10.9.1968: HHStA Wiesbaden, 631a/549 (ohne Paginierung).

128 Zitiert nach Siegel, »Treating an Auschwitz Prisoner-Physician«, S. 463.

129 Ergänzung Ima Shalom Sara Spanjaard, geb. Esso, zu ihrer protokollierten Erklärung vom 13.4.1948: HHStA Wiesbaden, 631a/551 (ohne Paginierung, Bl. 5 des Schriftstücks).

130 Dering, »Tajna Armia«, S. 105 f.

Block 10 zu Protokoll, »gingen die Assistentinnen damit so unwissend und ungeschickt um, dass sie niemals steril blieben.«[131] Dies erhöhte das Risiko für postoperative Wundinfektionen enorm – und dürfte auch für Samuels Operationen eine Rolle gespielt haben.

Vieles deutet darauf hin, dass dessen Operationen misslangen. Auf jeden Fall war Schumann mit dem Ausgang alles andere als zufrieden, was er auch deutlich zum Ausdruck brachte. In seiner Aussage vom 25. Juli 1969 erklärte er, verklausuliert und zurückhaltend formulierend, wohl um sich nicht zu belasten:

> Mich beeindruckte aber diese Operation so, dass ich sofort eine Antipathie fasste, weitere solche Operationen durchführen zu lassen. Ich sagte dies auch Dr. Samuel ganz offen, aber er wagte wohl nicht, sich dazu zu äußern. [...] Wenn ich gefragt werde, weshalb ich von der einen durch Dr. Samuel durchgeführten Eierstockentfernung so beeindruckt war, so deshalb, weil diese Operation schon einen größeren Eingriff darstellt [...].[132]

Pleszowska bestätigt Schumanns Unzufriedenheit mit dem Verlauf und den Ergebnissen der Operationen; er habe Samuel deswegen »heftige Vorwürfe« gemacht.[133] Sicher ist auch, dass dieser ab Juli/August 1943 in Block 10 keine Operationen mehr vornahm, auch keine leichten chirurgischen Eingriffe.[134] Zeitgleich suchten SS-Standortarzt Wirths und seine

131 Ergänzung Ima Shalom Sara Spanjaard, geb. Esso, zu ihrer protokollierten Erklärung vom 13.4.1948: HHStA Wiesbaden, 631a/551 (ohne Paginierung, Bl. 15 des Schriftstücks). Hautval promovierte im Jahre 1933 zum Thema »Beitrag zur Lokalisierung posttraumatischer Störungen«; vgl. Klee, *Auschwitz*, S. 166.

132 Vernehmung Horst Schumann vom 25.6.1969: HHStA Wiesbaden, 631a/550 (ohne Paginierung, Bl. 5 f. des Protokolls).

133 Vernehmung Felicja Pleszowska vom 23.10.1967: HHStA Wiesbaden, 631a/548 (ohne Paginierung). Darin heißt es: »Während der Operationen erschien Dr. Schumann und machte Dr. Samuel heftige Vorwürfe, weil er mit dem Beginn der Operation nicht bis zu seinem Erscheinen gewartet habe. Dr. Schumann gab zu erkennen, dass er der gesamten Operation beiwohnen wollte, einmal – wie mir schien –, um Dr. Samuel zu überwachen, zum anderen, um den Grad der Bestrahlungen festzustellen.«

134 Geheimer Bericht Dobrosława Klein [nach dem Krieg: Dorota Lorska], Häftlingsärztin im Block 10, über medizinische Experimente im Block 10 an den polnischen Untergrund, o.D. [Ende 1943], abgedruckt in: *Grypsy*, S. 225–227. »Bis vor 4 Monate[n] hat Dr. Samuel auf Wirths Anordnung Operationen durchgeführt« (ebenda, S. 226).

Vorgesetzten in Berlin offenkundig nach einem geeigneten Ersatz. Im KL Majdanek fanden sie die jüdische Häftlingsärztin Dr. Alina Brewda.

Brewda, geboren 1905 in Warschau, war Fachärztin für Frauenheilkunde und Geburtshilfe. Vor 1939 hatte sie in Warschau in einer privaten Klinik gearbeitet, nach dem Einmarsch der Deutschen als Ärztin im Warschauer Ghetto. Am 23. April 1943 wurde sie ins KL Majdanek bei Lublin deportiert und als Häftlingsärztin eingesetzt. Chirurgische Kenntnisse und Erfahrung hatte sie nicht.[135]

Dennoch wurde sie am 21. September 1943 auf Befehl aus Berlin vom KL Majdanek in einem Einzeltransport in Begleitung einer SS-Aufseherin nach Auschwitz überstellt. Nach ihrer eigenen Aussage kam die Anweisung dafür von Dr. Enno Lolling persönlich, der als der Leitende SS-Arzt der Inspektion der Konzentrationslager medizinische Experimente in den deutschen Konzentrationslagern überwachte. In Auschwitz übernahm Brewda im Auftrag des Standortarztes die Stelle der leitenden Häftlingsärztin in Block 10 und ersetzte so Dr. Samuel.[136]

Brewda gibt an, sie habe – mit Unterstützung des Lagerarztes im KL Majdanek – gegen die Verlegung opponiert. Letztlich habe Lolling sie persönlich durchgesetzt, ihr aber dafür einen »privilegierten« Häftlingsstatus im KL Auschwitz versprochen. Die Verlegungsunterlagen, in die Brewda während der Fahrt einen Blick habe werfen können, hätten dies bestätigt: »One of them stated specifically that I was a special prisoner-doctor at Auschwitz. It added that I was not to have my head shaved or have my number tattooed on my arm.«[137]

Ihre Haare durfte Brewda in Auschwitz tatsächlich behalten, tätowiert wurde sie dennoch – aber nicht mit einer »jüdischen Nummer«, sondern der eines »Sonderhäftlings« (Nr. 62 761). Sie brauchte auch kein Stoffdreieck mit dem Davidstern an der Kleidung zu tragen.[138] Daraus

---

135 Sonder-Personalfragebogen des Ministeriums für Staatssicherheit von Dr. Alina Brewda, 26.9.1945: AIPN, BU 0 772/860, Bl. 7–18; Vernehmung Dr. Alina Brewda vom 10.9.1956: HHStA Wiesbaden, 631a/539 (ohne Paginierung).

136 Sonder-Personalfragebogen des Ministeriums für Staatssicherheit von Dr. Alina Brewda, 26.9.1945: AIPN, BU 0 772/860, Bl. 7–18; Vernehmung Dr. Alina Brewda vom 10.9.1956: HHStA Wiesbaden, 631a/539 (ohne Paginierung); Klee, *Auschwitz*, S. 261 (zu Lolling). Vgl. auch Rudolf Höß über Dr. Lolling: »Lollings Aufgabe war es auch, die Experimente an den Häftlingen zu überwachen« (Rudolf Höß, »Amtschef D III im WVHA war SS-Standartenführer Dr. Lolling«, November 1946 (deutsch): AIPN, GK 196/103, Bl. 142 f. (Zitat Bl. 143).

137 Minney, *I Shall Fear no Evil*, S. 100–104 (Zitat S. 103).

138 Ebenda, S. 108 f.

lässt sich schließen, dass sie wirklich den Status einer »privilegierten« KL-Insassin erhielt, der sich fundamental von dem der todgeweihten »RSHA-Jüdinnen« unterschied.

Einige Zeit nach ihrer Ankunft in der Versuchsstation erschien dort Dr. Schumann und erklärte ihr, sie »werde für ihn chirurgische Arbeiten machen«. Darauf habe sie geantwortet, sie sei keine Chirurgin. »Dr. Schumann erwiderte«, so Brewda, »er wüsste genau Bescheid, ich sei Chirurgin. Dann stellte er mir die Frage, wie lange es dauern würde, bis ich einen Operationssaal aufgebaut haben könne. Ich erwiderte, wenn ich die Einrichtung bekomme, wird es etwa 3 Monate in Anspruch nehmen. ›So viel Zeit habe ich nicht‹[,] war die Antwort.« Schumann habe daraufhin die von ihm bestrahlten jüdischen Mädchen in der Chirurgischen Abteilung im Block 21 von Dr. Dering und dessen Team operieren lassen.[139]

Für den 10. November 1943 heißt es dort im Operationsbuch: »Ovariectomia sin« (Entfernung des linken Eierstockes) – acht Eingriffe, »Ovariectomia dex« (Entfernung des rechten Eierstockes) – zwei Eingriffe.[140] Der Verlauf dieser Operationen ist durch Zeugenaussagen vergleichsweise gut, wenn auch teilweise widersprüchlich überliefert.

Die von Schumann ausgewählten Opfer, die das Schicksal der zuvor in Block 10 von Samuel und seinem Team operierten Frauen vor Augen hatten, leisteten verzweifelten Widerstand, zumal sich unter ihnen zwei befanden, welche Samuels Eingriff überstanden hatten. Brewda schildert die Geschehnisse wie folgt:

> Am Tag der Operationen mussten die ausgewählten Mädchen erst mit Hilfe von 4 Männern aus dem Revier eingefangen und unter Zwang in den gegenüberliegenden Revierblock 21 verbracht werden, denn sie hatten sich versteckt. Nachdem die ersten Mädchen auf den Block 21 verbracht worden waren, holte mich Schumann persönlich vom Block 11 [korrekt: Block 10; B.M.] auf Block 21 und befahl mir, die Mädchen zu beruhigen. Das erste, was ich hörte, als

---

139 Vernehmung Dr. Alina Brewda vom 6.4.1967: HHStA Wiesbaden, 631a/539 (ohne Paginierung, Zitat); Vernehmung Dr. Alina Brewda vom 10.9.1956: ebenda (ohne Paginierung).

140 Liste der operativen Sterilisierungseingriffe, durchgeführt im Block 21: AIPN, BU 2188/14, Bl. 129–132, hier Bl. 131; Schreiben Hauptkommission zur Untersuchung der hitlerschen Verbrechen in Polen, Gumkowski an Rubinstein, Nash and Co, vom 1.12.1962: AIPN, BU 2188/14, Bl. 42–44.

ich den Block 21 betrat, war Schreien. Ich betrat den Vorbereitungsraum und sah zwei Männer, die ein schreiendes Mädchen auf einem Vorbereitungstisch niederhielten. Ferner war in diesem Raum ein zweites schreiendes Mädchen. Die Tür zum Operationsraum war offen und ich sah auf dem Operationstisch ein Mädchen, das für die Operation festgeschnallt war. Nunmehr sagte mir Schumann nochmals, dass ich die Mädchen zu beruhigen hätte. Ich setzte mich zu Häupter [sic!] des jeweils zu operierenden Mädchens und versuchte sie [sic!] durch einfache Worte und Liebkosungen zu beruhigen.[141]

Zenon Lawski, der als operationstechnischer Assistent an diesen Eingriffen beteiligt war, erzählt davon ähnlich: »Ich erinnere mich, dass eines Tages 10 Mädchen aus dem Block 10 zur Operation gebracht wurden. [...] Die Mädchen waren sehr jung, sie weinten und Dr. Brewda aus dem Block 10 kam dazu, um sie zu beruhigen.«[142] Hier enden jedoch die Übereinstimmungen zwischen Brewda und Lawski, der weiter berichtet: »Es operierten Dr. Dering und Dr. Grabczyński. Die Operationen erfolgten im schnellen Tempo, eine nach der anderen.«[143] Grabczyński bestätigt indirekt, dass er an diesem Tag mitoperierte.[144] Das bedeutet aber auch, dass beide Operationsteams der Chirurgischen Abteilung an diesem Tag im Einsatz waren.

Brewda behauptete hingegen im November 1946, Dering habe insgesamt zehn zuvor bestrahlte Mädchen operiert. Zwei von ihnen seien gleich nach der Operation gestorben, die übrigen hätten im Juli 1944 noch gelebt. Einige Monate später, im Januar 1945, war Brewda einigen dieser Mädchen im Stammlager begegnet und hatte vier von ihnen sogar im Mai 1945 sowjetischen Ärzten vorgestellt.[145]

Nur wenige Monate später, im März 1947, sprach sie hingegen davon, dass Dering zwölf [sic!] Operationen in anderthalb Stunden und ohne

141 Vernehmung Dr. Alina Brewda vom 30.10.1968: HHStA Wiesbaden, 631a/539 (ohne Paginierung, Bl. 3 des Protokolls).

142 Vernehmung Zenon Lawski vom 11.11.1968: HHStA Wiesbaden, 631a/545 (ohne Paginierung).

143 Ebenda.

144 Vernehmung Dr. Jan Grabczyński vom 1. und 12.3.1968: HHStA Wiesbaden, 631a/542 (ohne Paginierung). Grabczyński schildert in dieser Aussage den Verlauf dieser Operationen aus der Sicht eines Augenzeugen und Mitwirkenden. Dering schreibt dezidiert, dass auch Grabczyński operiert habe (ders., »Tajna Armia«, S. 122).

145 Vernehmung Dr. Alina Brewda vom 19.11.1946: AIPN, GK 196/99, Bl. 59–67, hier Bl. 65.

die gebotene Sorgfalt durchgeführt hätte. Infolgedessen sei eines der Mädchen sechs Stunden nach der Operation, das zweite drei Tage später verstorben; die übrigen hätten sechs bis acht Monate schwerkrank zu Bett gelegen, bis sie »zugrunde gingen«. Brewda betonte abschließend: »Die Sterblichkeit nach den Operationen von Dering betrug 100 Prozent.«[146] Im Jahre 1956 sprach Brewda indes von »Ärzten«, die – nunmehr wieder – zehn von Schumann bestrahlte Mädchen unsachgemäß operiert hätten: »Ich erklärte mit voller Sicherheit, dass die operierenden Ärzte die Instrumente nicht sterilisierten oder wechselten, wohl auch Handschuhe zwischen den einzelnen Operationen nicht wuschen. Praktisch war es ja gar nicht möglich, denn 10 Mädchen wurden in etwa anderthalb Stunden operiert, genäht und zurückgeschickt. Dieser Umstand hatte auch sofort Folgen. Nur die zuerst Operierte genas [...].«[147]

Dr. Dobrosława Klein, ebenfalls Häftlingsärztin in der Versuchsstation, schrieb Ende 1943 in ihrem Geheimbericht an den polnischen Untergrund, von den zehn jungen Frauen, die Dering operierte, sei »eine sofort gestorben (wahrscheinlich an eine[r] innere[n] Blutung – Fehler der Operationstechnik)[,] von den 9 sind noch 2 schwerkrank, die meisten müssen noch liegen«.[148] Desgleichen wusste Grabczyński, der mit Dering operiert hatte, von »nur« einem Mädchen, das bald nach der Operation gestorben war: »Diese Häftlingsfrau starb wahrscheinlich infolge eines Blutsturzes, was ich von den Kameraden aus der Schreibstube erfuhr.«[149] Auch Brewda änderte später ihre Aussagen hierzu, wobei sie an der Behauptung der unsachgemäß durchgeführten Operationen festhielt. Im April 1968 gab sie zu Protokoll, Dering habe zehn Operationen allein vorgenommen und etwa »2 ½ Stunden« dafür benötigt:

146 Vernehmung Dr. Alina Brewda vom 29.3.1947: AIPN, GK 164/27, Bl. 23–26, hier Bl. 24.

147 Vernehmung Dr. Alina Brewda vom 6.4.1967: HHStA Wiesbaden, 631a/539 (ohne Paginierung).

148 Geheimer Bericht von Dobrosława Klein [nach dem Krieg: Dorota Lorska], Häftlingsärztin im Block 10, über medizinische Experimente im Block 10 an den polnischen Untergrund, o. D. [Ende 1943], abgedruckt in: *Grypsy*, S. 225–227, hier S. 225. Zu Datierung und Entstehung des Berichtes vgl. Dorota Lorska, »Block 10 in Auschwitz«, in: *Die Auschwitz-Hefte. Texte der polnischen Zeitschrift »Przegląd Lekarski« über historische, psychische und medizinische Aspekte des Lebens und Sterbens in Auschwitz*, hg. vom Hamburger Institut für Sozialforschung, 2 Bde. und Erg.-Bd., Hamburg 1994, Bd. 1, S. 209–212.

149 Vernehmung Dr. Jan Grabczyński vom 1. und 12.3.1968: HHStA Wiesbaden, 631a/542 (ohne Paginierung).

> Während der ganzen Operation hat Dering seine Hände nicht gewaschen und auch die Instrumente nicht sterilisiert. [...] Zwei Mädchen sind an den Folgen der Operationen gestorben. Bella, der schon von Dr. Samuel ein Eierstock entfernt worden war, starb schon kurze Zeit nach der Operation[,] und zwar an innerer Verblutung. Buena starb zwei oder drei Tage später am Nachoperationsschock. [...] es grenzt schon fast an ein Wunder, dass nicht mehr Mädchen verstarben. [...] Die Wunden der Mädchen wollten nicht verheilen, einige von ihnen lagen bis zum Frühjahr 1944 mit offenen Wunden zu Bett. [...] Die operierten Mädchen verdanken ihr Leben nur der Tatsache, dass ich sie Monate hin verborgen und dann mit Hilfe von [Hermann; B. M.] Langbein in Arbeitskommandos vermittelt habe.[150]

Aber auch diese Darstellung ist fragwürdig. Spanjaard berichtete im Jahre 1948: »Diese Frauen haben dann auch schlimmste Entzündungen bekommen und Helene [Rosenthal, Häftlingspflegerin; B. M.] hat ihnen wirklich sehr geholfen. Brewda hat die Frauen auch nur ihrem Los überlassen.«[151] Ferner sagte Brewda noch im November 1946 aus, die operierten Mädchen seien bis zu ihrer eigenen Verhaftung am 6. Juli 1944 in der Versuchsstation geblieben. Im Anschluss an ihre etwa dreiwöchige Haft wurde Brewda nach Birkenau überstellt, wo sie bis Januar 1945 verblieb. Hermann Langbein wurde hingegen am 25. August 1944 von Auschwitz in ein Außenlager des KL Neuengamme in Bremen verlegt.[152]

Brewdas immer wieder erhobener Vorwurf, Dering habe bei den Operationen die chirurgischen Grundregeln missachtet und sich weder die Hände zwischen den Operationen gewaschen noch die Instrumente sterilisiert, wird von den anderen Zeugen ebenfalls in Zweifel gezogen. Zenon Lawski, der wie erwähnt am fraglichen Tag in Block 21 Dienst tat, erklärte, »dass die Operationen auf richtige Weise durchgeführt wurden, mit Hilfe jedes Mal sterilisierter Instrumente, die nach jeder Operation ausgewechselt wurden«. Es sei auch gar nicht nötig gewesen, für die nachfolgenden Operationen dieselben Instrumente zu verwenden, »weil wir viele Instrumentensätze hatten, die für mehr als 10 Operationen

---

150 Vernehmung Dr. Alina Brewda vom 30.4.1968: HHStA Wiesbaden, 631a/539 (ohne Paginierung, Bl. 4 f. des Protokolls).

151 Protokoll der Erklärung von Ima Shalom Sara Spanjaard, geb. Esso, vom 13.4.1948: HHStA Wiesbaden, 631a/551 (ohne Paginierung, Bl. 10 des Protokolls).

152 Vernehmung Dr. Alina Brewda vom 19.11.1946: AIPN, GK 196/99, Bl. 59–67, hier Bl. 65; Halpin, *Jewish Doctors*, S. 97; Klee, *Auschwitz*, S. 248.

reichten«.[153] Andere bestätigen die außergewöhnlich gute Versorgung der Chirurgie im Stammlager. »Der Operationssaal«, so beispielsweise der Häftlingsarzt Vilém Jurkovič, »garantierte absolute Asepsis und war mit Instrumenten, die sich die Häftlinge selbst beschafften, sehr gut ausgestattet.«[154]

Übereinstimmend sagte Dering am 11. Februar 1964 vor einem Londoner Gericht aus: »I say that the instruments and appliances used in the operations were sterilized immediately prior to each operation. [...] I have no doubt about these points because I had sufficient instruments at my disposal to enable them to be sterilized between each operation. [...] In this context I would like to draw attention to the fact that the post-operative mortality rate in the hospital was kept down to 3.7%.«[155] Laut Tätigkeitsbericht der Chirurgischen Abteilung des HKB im Stammlager für die Zeit vom 16. September bis zum 15. Dezember 1943 lag sie sogar bei nur 3 Prozent.[156]

Falls Dering und Grabczyński die chirurgischen Grundregeln bei diesen Operationen tatsächlich so eklatant missachtet hätten, wie Brewda behauptete (wobei sie Grabczyński in all ihren Aussagen unerwähnt ließ), wären die postoperativen Komplikationen, insbesondere Wundinfektionen, wohl viel gravierender ausgefallen. Die meisten Komplikationen dürften in erster Linie auf die zuvor durchgeführten Bestrahlungen und die dadurch verursachten Verbrennungen zurückgehen. Dass trotzdem mindestens sechs der zehn am 10. November 1943 operierten jungen jüdischen Frauen in den 1960er Jahren noch lebten, grenzt angesichts der Zustände in Auschwitz an ein Wunder.[157]

Gleichwohl stand Brewda mit ihrem Vorwurf, Dering hätte die chirurgischen Grundregeln bei den Operationen der bestrahlten Mädchen

---

153 Vernehmung Zenon Lawski vom 11.11.1968: HHStA Wiesbaden, 631a/545 (ohne Paginierung, Bl. 6 des Protokolls).

154 Kraus/Kulka, *Todesfabrik Auschwitz*, S. 112.

155 Aussage Dr. Władysław Dering vom 11.2.1964: University of Texas at Austin, Harry Ransom Humanities Research Center, 72.1 URIS, Leon QB VII Dering v. Uris and Others.

156 Tätigkeitsbericht der Chirurgischen Abteilung des Häftl.-Krankenbaues des KL Auschwitz I für die Zeit vom 16.9.1943 bis 15.12.1942, 16.12.1943: GARF, f. 7021, op. 108, d. 32, Bl. 103 f.

157 Vgl. Vernehmung Horst Schumann vom 15.6.1969: HHStA Wiesbaden, 631a/550 (ohne Paginierung, Bl. 3 des Protokolls). Dort heißt es u.a.: »Der Angeschuldigte wurde darauf hingewiesen, dass sechs Überlebende der Operation vom 10.11.1943 übereinstimmend ausgesagt haben, dass er, der Angeschuldigte, sich während der Operation auf Block 21 und zwar im Operationssaal befunden habe.«

missachtet, nach 1945 nicht allein. Das berichteten auch andere ehemalige Auschwitzhäftlinge, allerdings nicht aus eigener Anschauung. Spanjaard gab im Jahre 1948 zu Protokoll: »Er [Dering; B. M.] sterilisierte die Instrumente nur einmal beim Anfang und operierte alle zehn binnen drei Stunden.«[158] Sie selbst hatte aber zu Block 21 keinen Zugang. Pleszowska sagte im Jahre 1946 aus: »Diese Operationen wurden inkompetent und hastig durchgeführt. Einige der operierten Frauen starben nach vier oder fünf Tagen, die übrigen blieben mit offenen Wunden am Leben.«[159]

Knapp zwanzig Jahre später ergänzte sie allerdings: »Augenzeuge dieser Operationen war Dr. Alina Brewda. [...] Entsetzt hat sie erzählt, dass Dering wie ein Metzger gearbeitet habe, ohne die Operationsinstrumente zu wechseln. Sie erzählte ferner, dass Dr. Dering Operationen durchgeführt habe, obwohl die Operationsgehilfen keine ausgebildeten, erfahrenen Instrumentatoren waren.«[160] Obwohl Pleszowska hier explizit Brewda als Quelle dieser zumindest fragwürdigen Behauptungen[161] benennt und es keinerlei Bestätigung von anderer Seite gibt, werden Brewdas Anwürfe bis heute als Tatsachen behandelt und weiterverbreitet (siehe Epilog).

Ende 1943 stellte Schumann seine Sterilisierungsversuche in Auschwitz ein. Am 29. April 1944 übersandte die Kanzlei des Führers seinen Abschlussbericht über die Einwirkung von Röntgenstrahlen auf die menschlichen Keimdrüsen an Himmler mit dem Fazit, dass »eine Kastration des Mannes auf diesem Wege ziemlich ausgeschlossen ist oder einen Aufwand erfordert, der sich nicht lohnt. Die operative Kastration, die, wie ich mich selbst überzeugt habe, nur 6 – 7 Minuten dauert, ist demnach zuverlässiger und schneller zu bewerkstelligen als die Kas-

---

158 Ergänzung Ima Shalom Sara Spanjaard, geb. Esso, zu ihrer protokollierten Erklärung vom 13.4.1948: HHStA Wiesbaden, 631a/551 (ohne Paginierung, Bl. 17 des Protokolls).

159 Vernehmung Felicja Pleszowska vom 24.10.1946: AIPN, GK 196/89, Bl. 76–85, hier Bl. 83 f.

160 Vernehmung Felicja Pleszowska vom 23.10.1967: HHStA Wiesbaden, 631a/548 (ohne Paginierung, Bl. 3 des Protokolls).

161 Inwieweit persönliche Animositäten dahinterstecken, ist unklar. Dering hatte Brewda noch als Medizinstudentin in Warschau kennengelernt und behauptet in seinen Memoiren, Brewda sei aus der Warschauer Klinik entlassen worden, weil sie illegale Abtreibungen vorgenommen habe (ders., »Tajna Armia«, S. 105 und S. 30).

tration mit Röntgenstrahlen.«[162] Auch bei Frauen ziehe das Verfahren so große Zerstörungen im Gewebe nach sich, dass ihre »Arbeitsfähigkeit« dadurch beeinträchtigt werde. Gerade die aber sollte ja dadurch erhalten bleiben.[163]

Carl Clauberg: Sterilisation durch Injektion

Die zweite Sterilisationsversuchsreihe in Auschwitz führte Prof. Carl Clauberg durch. Der 1898 geborene Gynäkologe war Chefarzt der Frauenklinik Königshütte (Chorzów) in Oberschlesien und SS-Gruppenführer der Reserve ehrenhalber. Auf dem Gebiet der Sterilisationsforschung war er ab den 1930er Jahren aktiv und hatte damit auch Himmlers Interesse geweckt, der den Fragen der Fortpflanzung große »bevölkerungspolitische« Bedeutung beimaß.[164]

Höß, der sich oft mit Clauberg unterhalten hatte, erzählte seinen Vernehmern 1947, dass Himmler Clauberg im März 1940 zu einem persönlichen Gespräch geladen und gebeten habe, die Ehefrau eines hohen SS-Offiziers wegen ihrer Kinderlosigkeit zu behandeln. Himmler habe Clauberg bei dieser Gelegenheit außerdem gefragt, ob die Möglichkeit bestehe, eine Methode zur operationslosen Sterilisation von »unerwünschten« Frauen zu erarbeiten, die man schnell und massenhaft anwenden könnte.[165] Himmler dachte dabei an Jüdinnen und Polinnen, um im Sinne einer »negativen Bevölkerungspolitik« durch Massensterilisation Bevölkerungsgruppen, die das Regime für gefährlich oder wertlos erachtete, innerhalb einer Generation auszulöschen oder zumindest zu dezimieren.

Clauberg nahm sich der Sache mit großem Eifer an. Bis »Ende des Jahres 1940 habe ich dann«, so gab er in einer Vernehmung am 2. Dezember 1956 an, »in zahllosen Kleintier-Versuchen und in Tag- und Nacht-

---

162 Schreiben Kanzlei des Führers (Unterschrift unleserlich) an den Reichsführer-SS und Chef der Deutschen Polizei Heinrich Himmler vom 29.4.1944: AIPN, GK 196/119, Bl. 7.

163 Befragung Dr. Horst Schumann vom 7.6.1968: HHStA Wiesbaden, 631a/463, Bl. 748–753, hier Bl. 749 f.

164 Ausführlich Silvia Wilking, *Der Gynäkologe Carl Clauberg (1898–1957) zwischen verachteter Normalität und bagatellisierten Extremen. Frauenkörper als Objekte der Liebe, der Profession und der Täterschaft*, unveröffentlichte Dissertation, Universität Hamburg 2016, S. 195–344.

165 Vernehmung Rudolf Höß vom 9.1.1947: AIPN, GK 196/103, Bl. 124–141, hier Bl. 132 f.

arbeit das Problem der operationslosen Sterilisierung gelöst«.[166] Am 27. Mai 1941 empfing Himmler Clauberg erneut, der dem Reichsführer seinen Projektentwurf für ein »Forschungsinstitut für Fortpflanzungsbiologie« sowie ein Verfahren zur Sterilisation von »fortpflanzungsunwürdigen« Personen »auf operationslosem (unblutigem) Wege« vorstellte, das er an KL-Insassinnen zu erproben gedachte.[167]

Himmler zeigte durchaus Interesse an diesen Vorschlägen. Auch SS-Reichsarzt Ernst Grawitz setzte sich vehement dafür ein. In den nächsten zwölf Monaten geschah in dieser Hinsicht jedoch wenig.[168] Am 30. Mai 1942 wandte sich Clauberg erneut an Himmler. Er bat ihn, in dieser Angelegenheit Forschungsarbeiten in Oberschlesien vornehmen zu dürfen,[169] und erinnerte an seinen Vorschlag eines Forschungsinstituts »für Fortpflanzungsbiologie«, dessen Titel er nun um den Zusatz »des RFSS« erweitert hatte. »In dieser Klinik muss die Möglichkeit gegeben sein«, so Clauberg:

> a) bisher unfruchtbare, fortpflanzungserwünschte Frauen intensivst durchzubehandeln sowie in bisher aussichtslos erschienenen Fällen gewonnene Ergebnisse anzuwenden oder zu erproben.
>
> b) die Methode der operationslosen (unblutigen) Sterilisierung an fortpflanzungsunwürdigen Frauen auszuwerten und nach endgültiger Bewährung dieser Methode dann laufend anzuwenden.[170]

Die »zu A und B notwendigen Versuche« bitte er im KL Auschwitz durchführen zu dürfen.[171] Am 8. Juli 1942 empfing Himmler Clauberg in Anwesenheit von SS-Arzt Karl Gebhard, seines Zeichens »Oberster Kliniker« der SS, sowie dem Chef der Amtsgruppe D (Inspektion der Konzentrationslager) im WVHA, Richard Glücks, um Pläne zur massenhaften Steri-

166 Zitiert nach der deutschen E-Paper-Ausgabe von Ruth Jolanda Weinberger, *Fertilitätsexperimente in Auschwitz*, S. 11, https://tinyurl.com/bddatxuc [Zugriff: 18. 6. 2023].

167 *Der Dienstkalender Heinrich Himmlers 1941/42*, bearb., komm. und eingel. von Peter Witte u. a., Hamburg 1999, S. 162 (Eintrag vom 27. 5. 1941, Fn. 28).

168 Ebenda, S. 157 (Eintrag vom 19. 5. 1941, Fn. 9).

169 Schreiben Prof. Dr. med. C. Clauberg an Reichsführer-SS Heinrich Himmler vom 30. 5. 1942 (Abschrift): AIPN, GK 196/119, Bl. 8–10.

170 Plan für ein »Forschungsinstitut für Fortpflanzungsbiologie«, 30. 5. 1942, gez. Clauberg (Abschrift): AIPN, GK 196/119, Bl. 11 (Hervorhebung im Original).

171 Schreiben Prof. Dr. med. C. Clauberg an Reichsführer-SS Heinrich Himmler vom 30. 5. 1942 (Abschrift): ebenda, Bl. 8–10 (Zitat Bl. 10).

lisierung jüdischer Frauen in den KL zu besprechen. Clauberg erhielt die Erlaubnis, sich zu deren Erprobung jüdischer Auschwitz-Insassinnen zu bedienen. Im Laufe des Gesprächs hatte Himmler »allen beteiligten Herrn gegenüber betont, daß es sich hier um geheimste Dinge handle, die nur intern besprochen werden könnten, wobei jeweils die zu den Versuchen oder Besprechungen Hinzugezogenen auf Geheimhaltung verpflichtet werden müßten«.[172]

Bald erhielt Höß den entsprechenden Befehl von Himmler: Clauberg dürfe in Auschwitz Experimente an jüdischen Frauen vornehmen und Höß habe dem Professor die dafür notwendige Unterstützung zu gewähren. »Nach Ankunft von Clauberg im Lager«, so Höß, »habe ich eine Besprechung mit ihm abgehalten, an der auch der Standortarzt Wirths und der Lagerführer Aumeier[173] teilgenommen haben.« Höß stellte Clauberg einen Block zur Verfügung und befahl dem Lagerführer, die von Clauberg ausgesuchten Frauen dorthin zu überführen.[174]

Im Dezember 1942 begann Clauberg in demselben Block wie Schumann – Block 30 in Birkenau – seine »Versuchsstation« aufzubauen. Der Professor hatte vor, darin eine Sterilisation von Frauen durch Eileiterverklebung mittels einer oder mehrerer Injektionen zu erproben, ein Verfahren, das er im Jahre 1940 an Kaninchen getestet hatte. Und dafür benötigte er Röntgenapparate, auf denen die Frauen, die zuvor ein Kontrastmittel gespritzt bekamen, während der Injektionen zur Eileiterverklebung lagen. Clauberg prüfte damit, ob die Flüssigkeiten den von ihm gewünschten Weg durch die Unterleibsorgane seiner »Probandinnen« nahmen, und Wochen später, ob die Sterilisation geglückt war.[175] Einen eigenen Röntgenapparat für seine »Forschungszwecke« konnte er erst im Spätsommer 1943 erwerben.[176] Bis dahin war er auf die Apparate angewiesen, die Schumann bereits erhalten hatte.

Im Dezember 1942 trieb Clauberg jedenfalls seine Vorbereitungen voran. Er suchte unter den weiblichen Gefangenen nach Hilfspersonal, das er zum Zwecke seiner Experimente anlernte, und bekam die ersten weiblichen Häftlinge als »Versuchsobjekte« zugewiesen.

---

172 *Dienstkalender*, S. 480 (Eintrag vom 8.7.1942, Fn. 27) und S. 681 (»Oberster Kliniker«).

173 SS-Sturmbannführer Hans Aumeier (1906–1948) war vom 1.2.1942 bis zum 16.8.1943 Schutzhaftlagerführer des KL Auschwitz.

174 Vernehmung Rudolf Höß vom 9.1.1947: AIPN, GK 196/103, Bl. 124–141, hier Bl. 132.

175 Zum Ablauf der Experimente vgl. Lang, *Frauen*, S. 115–131.

176 Schreiben Prof. Dr. C. Clauberg an SS-Obersturmführer Brandt vom 6.8.1943 (Abschrift): AIPN, GK 196/119, Bl. 20 f.

Doch Block 30 war lediglich ein Provisorium. Im Frühjahr 1943 kam es zu einer Bündelung sämtlicher gynäkologischer Experimente, die in Auschwitz bereits vorgenommen wurden oder in Vorbereitung waren, an einem Ort. Zu diesem Zweck wurde im Stammlager Block 10 geräumt, umgebaut, renoviert und für die Zwecke einer »Versuchsstation« eingerichtet. Ende März 1943 waren diese Arbeiten abgeschlossen und am 4. April 1943 fand der Umzug aus Block 30 in den Block 10 statt. Im Erdgeschoss befanden sich zwei große Krankensäle, ein Röntgenraum, ein Operationssaal, ein Zimmer für die Häftlingspflegerinnen sowie ein Zimmer für die SS-Aufseherinnen. Im ersten Stock war Platz für etwa 500 Frauen, an denen Versuche vorgenommen werden sollten. Ende des Monats befanden sich bereits 242 Gefangene in Block 10, die von 22 Häftlingspflegerinnen »betreut« wurden. Am 31. Mai waren es 225 respektive 39, am 5. Oktober schon 394 Gefangene und 64 Häftlingspflegerinnen.[177]

Block 10 war vom übrigen Lager strikt isoliert; Unbefugten war der Zutritt streng verboten. Als leitende Häftlingsärztinnen und -ärzte lösten sich die nichtjüdische französische Psychiaterin Dr. Adélaïde Hautval, der jüdische Gynäkologe Dr. Max Samuel und schließlich die polnische Jüdin und Gynäkologin Dr. Alina Brewda ab.

Etwa die Hälfte der Gefangenen in Block 10 »gehörte« laut Dobrosława Klein dem Professor. Ende 1943 waren es 175. Die zur Sterilisation der Frauen erfolgenden Einspritzungen nahm Clauberg nicht immer persönlich vor. Manchmal übernahm der von ihm angelernte SS-Sanitäter August Büning diese Aufgabe, ab dem Frühjahr 1944 Claubergs Mitarbeiter, der Chemiker Dr. Johannes Goebel. Die Einspritzungen waren sehr schmerzhaft. Danach traten oft Symptome wie Bauchfellreizungen mit Fieber, Erbrechen und Unterleibsschmerzen auf. Todesfälle habe es aber nicht gegeben, so Dobrosłąwa Klein (Dorota Lorska). Sie habe jedenfalls keine gesehen. Auch Felicja Pleszewska und Alina Brewda sagten aus, die Experimente hätten nicht zum Tod geführt. Anderen Berichten zufolge sollen allerdings mehrere Frauen »infolge der Einspritzungen oder an Sekundärinfektionen« gestorben sein.[178]

177 Czech, *Kalendarium*, S. 481, S. 509 und S. 621.

178 Lorska, »Block 10«, S. 209 f. (Zitat S. 209); Vernehmung Felicja Pleszowska vom 24.10.1946: AIPN, GK 196/89, Bl. 76–85, hier Bl. 79; Vernehmung Dr. Alina Brewda vom 25.3.1947 (der 13. Prozesstag): AIPN, GK 196/111, Bl. 24–34, hier Bl. 27; Lang, *Frauen*, S. 230 f. (Zitat S. 231).

Häftlingsärzte bzw. -ärztinnen ließ Clauberg bei den Versuchen nicht einsetzen, weil es sich dabei um eine »Geheime Reichssache« handelte, so Clauberg. Felicja Pleszowska, die als »Operationsschwester« im Block 10 eingesetzt war, bestätigte das: »Die Experimente von Clauberg und Goebel waren geheim und keiner der Häftlingsärzte hatte Zugang zur Versuchsstation.«[179] Clauberg selbst berichtete später, dass ihm Ende 1943 zwei Häftlingsärzte ihre Mitarbeit an seinen Experimenten angeboten hätten. »Ich erinnere mich an die Namen Dr. Valentin, Berlin, und Dr. de Wind aus Holland. Sie kamen zu mir in den Block 10 und sagten: ›Wir haben das Gefühl, dass Sie etwas Wichtiges hier ausarbeiten. Wir kennen Ihre wissenschaftlichen Arbeiten von früher und sind bereit, Ihnen zu helfen, weil wir sehen, dass Sie wenig Zeit haben.‹« Clauberg habe jedoch das Angebot der beiden Häftlingsärzte abgelehnt, weil »meine Sterilisationen unter ›Geheime Reichssache‹ liefen«.[180] Während Schumann seine Sterilisierungsversuche in Auschwitz Ende 1943 beendete, setzte Clauberg seine Experimente bis zur Evakuierung des Lagers im Januar 1945 fort.[181]

Ende Mai 1944 wurden ›seine‹ Gefangenen aus Block 10 zusammen mit dem Häftlingspersonal in einen neu errichteten Block auf dem Gelände der sogenannten Schutzhaftlagererweiterung in unmittelbarer Nähe des Stammlagers verlegt.[182] Dieser Block galt als »Musterblock«, weil er geräumiger und heller war als Block 10. Nach dem Umzug sank die Zahl der Frauen in der Versuchsstation von 400 am 15. Mai 1944 auf 349 am 30. Juli und am 2. Oktober, als ein Teil der Frauen in das Frauenlager Auschwitz-Birkenau überstellt wurde, auf 196. Im Frauenlager wurden einige von ihnen als »arbeitsunfähig« selektiert und in den Gaskammern ermordet.[183]

Ab Oktober 1944 stieg die Anzahl der weiblichen Häftlinge in der Versuchsstation jedoch wieder an. Am 31. Dezember 1944 waren es 272. Im Zuge der Lagerräumung im Januar 1945 wurden sie in das KL Ravensbrück gebracht, von wo aus einige von ihnen im März nach Neustadt-Glewe, in ein Außenlager des KL Ravensbrück, verlegt wurden.

179 Lorska, »Block 10«, S. 209 f. (Zitat S. 209). AIPN, GK 196/89, Bl. 76–85, hier Bl. 79.

180 Vernehmung Prof. Carl Clauberg vom 20.12.1955: LASH, Abt. 352.3, Nr. 16459 (ohne Paginierung, hier Bl. 4 des Protokolls).

181 Lang, *Frauen*, S. 226–231.

182 Czech, *Kalendarium*, S. 781. Nach anderen Berichten erfolgte der Umzug später, im Sommer 1944. Vgl. Lang, *Frauen*, S. 226.

183 Jan Sehn, »Zbrodnicze eksperymenty sterylizacyjne Carla Clauberga«, in: *Zeszyty Oświęcimskie* 2 (1958), S. 3–21, hier S. 11; Lang, *Frauen*, S. 227.

Dort erlebten sie am 2. Mai die Befreiung durch Truppen der Roten Armee.[184]

Wie viele Frauen insgesamt Claubergs Experimenten zum Opfer gefallen sind, ist nicht bekannt. Felicja Pleszewska, die über das gesamte Bestehen der Versuchsstation als Häftlingspflegerin dort eingesetzt war, sagte am 24. Oktober 1946 aus: »Nach meinen Berechnungen hat Clauberg zusammen mit Goebel diese Eingriffe an etwa 1000 Frauen vorgenommen.«[185] Alina Brewda nannte hingegen im Jahre 1947 die Zahl von etwa 300 Frauen.[186] Clauberg selbst gab an, er persönlich habe 23 Frauen sterilisiert und sein Assistent Goebel weitere 127. Möglicherweise meinte er damit die Zahl der aus seiner Sicht ›erfolgreichen‹ Versuche, nicht aber die vielen abgebrochenen. Die meisten der Frauen aus Claubergs Versuchsstation überlebten den Krieg. Von den »Experimenten« waren sie für ihr Leben gezeichnet.[187]

Die Brüder Wirths und Hans Hinselmann: Gebärmutterhalskrebs und das Kolposkop

Während Schumann und Clauberg die Fortpflanzung »unerwünschter« Bevölkerungsgruppen – insbesondere Juden – im Sinne der »negativen Bevölkerungspolitik« massenhaft und »kostengünstig« zu unterbinden suchten, missbrauchten die Brüder Eduard und Helmuth Wirths sowie Hans Hinselmann jüdische Frauen im KL Auschwitz, um Forschungen zur Früherkennung von Gebärmutterhalskrebs voranzutreiben – auf medizinischem wie medizintechnischem Gebiet, wie sich zeigen sollte.

Dr. Eduard Wirths, der SS-Standortarzt in Auschwitz, hatte in den 1930er Jahren unter anderem in der Jenaer Frauenklinik gearbeitet. Sein 1911 geborener Bruder Helmuth, ebenfalls promovierter Gynäkologe, war ab 1938 am Allgemeinen Krankenhaus in Altona beschäftigt, und zwar als Assistenzarzt mit Ausbildung zur »Kolposkopie« unter dem dortigen Leiter der Abteilung für Geburtshilfe und Gynäkologie, Prof. Hans Hin-

184 Lang, *Frauen*, S. 232–238.

185 Vernehmung Felicja Pleszowska vom 24.10.1946: AIPN, GK 196/89, Bl. 76–85, hier Bl. 79.

186 Vernehmung Dr. Alina Brewda vom 25.3.1947 (der 13. Prozesstag): AIPN, GK 196/111, Bl. 24–34, hier Bl. 27.

187 Lang, *Frauen*, S. 230 (Zahlen) und S. 239–248.

selmann (1884 – 1959).[188] Zu dessen Fachgebiet gehörte die Frühdiagnose des Gebärmutterhalskrebses (Portiokarzinom). Im Jahre 1924 hatte Hinselmann ein zu diesem Zweck von ihm entwickeltes Gerät patentieren lassen: das Kolposkop. Das Instrument ermöglichte es, die Schleimhaut der Vagina und des Gebärmuttermundes in einer vielfachen Vergrößerung zu beobachten. Mit dem Kolposkop gelang es zum ersten Mal in der Geschichte der Medizin, eine Krebserkrankung noch vor ihrer Entstehung zu diagnostizieren und in vielen Fällen erfolgreich durch einen relativ einfachen chirurgischen Eingriff medizinisch zu behandeln. Im Kampf gegen den Gebärmutterhalskrebs – der zu Beginn des 20. Jahrhunderts häufigsten Todesursache an Krebs erkrankter Frauen in Deutschland – brachte diese Entwicklung den entscheidenden Durchbruch.[189]

Hinselmanns Gerät erlaubte die frühzeitige Erkennung krankhafter Veränderungen, doch um diese Stellen in Bildern festzuhalten, musste man sich mit der Anfertigung von Aquarellen behelfen, ein Verfahren, das nicht präzise und relativ arbeitsaufwendig war. Hinselmanns Ziel war es daher, das Kolposkop weiterzuentwickeln, um »die Aquarelle durch farbige Fotos ersetzen zu können«.[190]

Die Idee, solche Forschungen in Auschwitz betreiben zu können, entwickelten die Wirths-Brüder und Hinselmann offenbar zusammen. Doch dafür benötigten sie eine Genehmigung von Himmler persönlich, die sie laut Höß auch erhalten hatten. Während der Gerichtsverhandlung am 30. März 1947 erklärte der ehemalige Lagerkommandant dazu: »Der Bruder von Dr. [Eduard; B. M.] Wirths war beschäftigt als Assistent am Institut für Krebsuntersuchungen. Und das Institut wandte sich an Himmler mit einer Bitte, solche Untersuchungen in Konzentrationslagern durchführen zu dürfen. Deshalb schickte Himmler den Bruder von Dr. Wirths nach Auschwitz, um dort diese Experimente voranzutreiben. Dr. Wirths und seinen Bruder habe ich zwei Mal bei ihrer Arbeit beobachten können.«[191]

188 »›Kampf dem Gebärmutterhalskrebs‹. Aussagen – Lebenswege – Karrieren«, Onlinequelle: https://tinyurl.com/yc7s3muv [Zugriff: 18.11.2021].

189 Vgl. Josefine Wunderlich, »Sammlungsobjekt des Quartals Januar bis März 2014: Zum 90jährigen Jubiläum des Kolposkops von Hinselmann«, Onlinequelle: https://tinyurl.com/bdhdtxvp [Zugriff: 18.11.2021]; vgl. auch Christoph Lindner/Friederike Gieseking/Axel Niendorf, »Gebärmutterhalskrebs heilen und verhindern«, in: *Hamburger Ärzteblatt* (2013) 11, S. 12–17.

190 »›Kampf‹« (ohne Paginierung, Bl. 5).

191 Befragung Rudolf Höß, Gerichtsverhandlung am 20.3.1947, Gerichtsverfahren gegen Rudolf Höß: AIPN, GK 196/109, Bl. 94–100, hier Bl. 96.

Von den Experimenten der beiden Brüder war Höß sehr angetan: »Seine Krebsforschungen in Verbindung mit seinem Bruder und die – soweit mir bekannt [–] wenigen operativen Eingriffe auf diesem Gebiet waren nicht schädigend. Doch die Erkenntnisse dieser Forschung sind für die ganze medizinische Welt von weittragender Bedeutung, sie waren m. W. einmalig.«[192] Der ältere Bruder sorgte als Standortarzt für die Auswahl der Frauen als »Probanden« sowie für die der Mitarbeiter an den Experimenten. Der jüngere Bruder war hingegen zusammen mit Hinselmann für die fachliche Ausrichtung der Experimente und die Auswertung der Ergebnisse verantwortlich. Dering berichtete, der eigentliche Leiter dieser Experimente sei der jüngere Bruder Helmuth gewesen.[193] Der Professor ließ sich in Auschwitz nicht blicken.

Während Clauberg und Schumann in der Versuchsstation weitgehend auf die Mitwirkung von Häftlingsärzten verzichteten, setzten die Brüder Wirths von Anfang an auf den Einsatz qualifizierter Lagerinsassen. Ursprünglich sollte Dr. Hautval diese Versuche unter Aufsicht der Brüder durchführen. Etwa im März 1943 habe der Standortarzt sie gefragt, ob sie »in Auschwitz Gynäkologie machen« wolle, ohne die künftige Tätigkeit näher zu erläutern. Sie willigte ein und wurde Anfang April mit etwa zehn weiteren weiblichen Häftlingen als Pflegepersonal in Block 10 überstellt. Hautval war zu diesem Zeitpunkt die einzige Häftlingsärztin unter ihnen.[194] Bald nach ihrem Einzug trafen die ersten jüdischen Versuchsopfer im Block ein. Hautval berichtete im Jahre 1956:

> Nur wenige Tage nach meiner Ankunft in Block 10 wurde mir meine künftige Tätigkeit erklärt. Dies geschah durch den Bruder des Standortarztes Dr. Wirths. [...] Dieser Bruder war nur kurze Zeit und vorübergehend in Auschwitz. Er kam zu mir in den Block 10 und hat mir dort in Gegenwart des Standortarztes erklärt, was ich tun sollte. Meine Aufgabe sollte in der Untersuchung des Gebärmuttereingangs mittels eines Kolposkops bestehen. Dazu sollte ich in den Fällen, in denen ein Krebsverdacht sein könnte, eine Exzision der Schleienschnauze (Eingang des Gebärmuttermundes) vorneh-

192 Rudolf Höß über Dr. Eduard Wirths, o. D. [November 1946] (deutsch): AIPN, GK 196/103, Bl. 144–147, hier Bl. 145.

193 Dering, »Tajna Armia«, S. 105.

194 Vernehmung Dr. Adelheid Hautval vom 2.7.1956: LASH, Abt. 352.3, Nr. 16459 (ohne Paginierung, Bl. 2 des Protokolls).

men. Man sagte mir damals, dass die entnommenen Gewebeteile zur Untersuchung in ein Institut nach München [korrekt: Hamburg; B. M.] geschickt werden sollten.[195]

Felicja Pleszowska, die als »Operationsschwester« auch bei den Experimenten der Brüder Wirths eingesetzt wurde, bestätigte Hautvals Ausführungen 1946: »In den ersten Tagen des Bestehens kam der jüngere Bruder von Dr. Wirths auf die Station, der als Gynäkologe in Hamburg tätig war. [...] Er richtete die Arbeiten in der Versuchsstation von Wirths aus und nahm selbst die ersten Eingriffe an Frauen vor. Nach der Inbetriebnahme der Station reiste er nach Hamburg ab.«[196]

Pleszowska war für die Instrumente und die gesamte Operationseinrichtung der Station verantwortlich; ferner bereitete sie die bei den Eingriffen entnommenen »Präparate« zur Verschickung nach Hamburg vor. Somit hatte sie einen sehr guten Einblick in den Verlauf dieser Experimente, der wie folgt aussah: Die ausgesuchten Frauen wurden zunächst allgemein gynäkologisch und anschließend mit dem Kolposkop eingehend untersucht. Die Ergebnisse wurden schriftlich festgehalten und die untersuchten Frauen je nach Diagnose in zwei Gruppen aufgeteilt. Zu der ersten gehörten Frauen, die gesund waren. Sie wurden nicht weiter behandelt. Die zweite Gruppe setzte sich aus Frauen zusammen, bei denen verdächtige Stellen festgestellt worden waren. Ihnen wurden anschließend unter Evipannarkose kleine Gewebeproben der verdächtigen Stellen chirurgisch entnommen, um sie nach Hamburg zu versenden. Dort habe der jüngere Bruder Wirths sie untersucht, wie Pleszowska vom Standortarzt erfuhr.[197]

In den ersten Wochen führten die Brüder die Häftlingsärztin Hautval in diese Untersuchungen und Eingriffe ein. Der ältere Bruder Wirths nahm die Gewebsentnahme häufig selbst vor. Nachdem Hautval angelernt worden war, übernahm sie die Aufgaben. Sie untersuchte die Frauen mit dem Kolposkop, fertigte die Beschreibungen an und nahm die Eingriffe vor. Hautval, eigentlich Psychiaterin, war damit jedoch offenkundig überfordert. Bereits am 18. Mai 1943 sorgte der ältere Bruder Wirths in seiner Rolle als Standortarzt dafür, dass Dr. Samuel in die Versuchsstation verlegt wurde, um Hautval bei diesen Experimenten

195 Ebenda, Bl. 2 f. des Protokolls.

196 Vernehmung Felicja Pleszowska vom 24.10.1946: AIPN, GK 196/89, Bl. 76–85, hier Bl. 80.

197 Ebenda, Bl. 80–83.

abzulösen. »Man sah«, so Pleszowska, »dass Wirths Dr. Samuel als eine wissenschaftliche Autorität behandelte. [...] Dr. Wirths hat die ganzen Untersuchungen Dr. Samuel übertragen und er selbst beschränkte sich auf die Aufsicht und Kontrolle der Tätigkeit von Samuel.« Hautval befasste sich danach mit inneren Krankheiten von Wirths' »Patientinnen«, so Pleszowska im Jahre 1946.[198]

Etwa im August 1943 wurden diese Untersuchungen und anschließenden Eingriffe beendet. Die Gesamtzahl der Frauen, denen Gewebeproben entnommen worden waren, schätzt Pleszowska auf höchstens 250. Todesfälle habe es keine gegeben. Nach der Operation verblieben die Patientinnen noch etwa zehn Tage in der Versuchsstation und wurden dann ins Frauenlager in Birkenau verlegt.[199]

Wie bereits erwähnt, war Dr. Samuel offenkundig kein guter Operateur (mehr). Das geht auch aus dem geheimen Bericht der Häftlingsärztin Dobrosława Klein von Ende 1943 hervor, die von August 1943 bis zum Sommer 1944 in Block 10 beschäftigt war. Klein: »Die Operation ist allein für sich ein leichter Eingriff ohne dauerhafte Schädigung, führte aber sehr oft zu Nachblutungen wegen ungeschickte[r] Operationstechnik. Dazu hat der Samuel ein Tempo entwickelt (3 oder mehr täglich)[,] was man von ihm gar nicht verlangt hat. [...] Diese Versuche sind seit 4 Monate[n] eingestellt.«[200] Häftlingsarzt Eduard de Wind, der dank seiner dort beschäftigten Ehefrau einen guten Einblick in die Vorgänge im Block hatte, berichtete im Februar 1945: »Bei vielen Frauen waren die Operationen von Störungen verschiedener Art gefolgt, wie langandauerndem Fieber, Blutungen und großer Erschöpfung.«[201]

Im August 1943 endeten zwar die chirurgischen Eingriffe, aber nicht die Experimente mit dem Kolposkop, die Dr. Samuel weiterhin intensiv vorantrieb. Noch einmal Klein: »Um seine Stelle weiter zu behalten, quält [Samuel; B. M.] mehrere Frauen[,] indem er sie täglich gynaeko-

198 Ebenda, Bl. 81.

199 Ebenda, Bl. 83.

200 Geheimer Bericht von Dobrosława Klein (nach dem Krieg: Dorota Lorska), Häftlingsärztin im Block 10, über medizinische Experimente im Block 10 an den polnischen Untergrund, o. D. [Ende 1943], abgedruckt in: *Grypsy*, S. 225–227, hier S. 226.

201 Eduard de Wind, Bericht über die gynäkologischen Experimente im KL Auschwitz, o. D.: GARF, f. 7021, op. 108, d. 50, Bl. 1–6, hier Bl. 3. Im Dokument wurde der Verfasser »Eduard de Wind, geb. am 6. 2. 1916 in Den Haag, Holland« durchgestrichen und mit Bleistift der Name »Dr. Otto Wolken« als vermeintlicher Verfasser eingetragen.

logisch untersucht und fotographiert [sic!] (kolposcopiert).«[202] Die Formulierung »fotographiert (kolposcopiert)« dürfte kein Versehen sein. Auch anderen Berichten lässt sich entnehmen, dass Samuel spätestens ab dem Sommer 1943 intensiv mit der Weiterentwicklung des Kolposkops beschäftigt war, und zwar mit Versuchen, einen Fotoapparat so in das Kolposkop zu integrieren, dass verdächtige Stellen während der Untersuchung in Farbe aufgenommen werden konnten. Es handelte sich dabei höchstwahrscheinlich um Experimente im Auftrag von Prof. Hinselmann, dem Erfinder des Kolposkops, wie zahlreiche entsprechende Aussagen, die zeitnah zu den Ereignissen entstanden, nahelegen. Wegen der historischen Bedeutung dieser Frage seien einige von ihnen hier angeführt.

Dr. Janina Kowalczykowa, eine polnische Häftlingsärztin, die von Mai bis August 1943 in Block 10 beschäftigt war, berichtete am 20. März 1947: »Ich weiß, dass Vorbereitungen dazu [Vaginalaufnahmen; B. M.] getroffen wurden. Unter anderem gab es im Block [10; B. M.] eine Kleinbildkamera, entweder Rompkos oder Leica. Sie war in der Hand von Dr. Samuel. Ich weiß, dass er Schwierigkeiten hatte, eine Quarzlampe zu montieren, weil er mit ultraviolettem Licht fotografieren wollte.«[203] Der Häftlingsarzt Samuel Steinberg sagte im Juli 1945 aus: »Letzterer [Samuel; B. M.] hat einen Apparat weiterentwickelt für farbige mikroskopische Fotos. Mit dem fotografierte man den Gebärmutterhals der Frauen im Alter von 35 bis 45 Jahren.«[204] Der von Clauberg erwähnte Häftlingsarzt Dr. Erwin Valentin schilderte am 17. Februar 1945 die Versuche seines Freundes Samuel im Auftrag des Standortarztes folgendermaßen:

> Während es sich bei den Operationen [zwecks Entnahme von Gewebeproben; B. M.] um solche an der portio uteri handelte, zielten die Versuche unter Benutzung des Leikaapparates des S.S. Arztes auf eine filmische Darstellung der Befruchtung und der diesbezüglichen Vorgänge im Eierstocke[,] in der Tube und dem Uterus ab.

---

202 Geheimer Bericht von Dobrosława Klein (nach dem Krieg: Dorota Lorska), Häftlingsärztin im Block 10, über medizinische Experimente im Block 10 an den polnischen Untergrund, o. D. [Ende 1943], abgedruckt in: *Grypsy,* S. 225–227, hier S. 226.

203 Vernehmung Dr. Janina Kowalczykowa vom 20.3.1947: AIPN, GK 196/109, Bl. 36–69, hier Bl. 58.

204 Vernehmung Dr. Samuel Steinberg vom 4., 6., 9., 13., 17. und 19.7.1945 (französisch): AIPN, GK 196/130, Bl. 1–39, Bl. 25.

Samuel hatte dann eine Mehrzahl von eigenen Erfindungen an diesem selbst konstruierten Apparat angebaut und berichtete dem S.S. Arzt wöchentlich schriftlich über die Fortschritte seiner Arbeit. Er berichtete auch mir selbst stets [...].[205]

Es gibt weitere ähnliche Berichte. Dr. Samuel, schrieb der ehemalige Häftlingsarzt Dr. André Lettich im Jahre 1946, »verbesserte ein Instrument, um Gebärmutter und Eileiter fotografieren zu können. Wir wissen nur, dass er eines Tages im September 1944 in die politische Abteilung gerufen wurde und wir ihn niemals wieder gesehen haben.«[206] Der jüdische Häftlingsarzt Dr. Bruno Fischer aus Prag gab am 4. März 1945 zu Protokoll: »Der Kölner Frauenarzt Dr. Samuel studierte an diesem Material [Frauen in der Versuchsstation; B. M.] eine eigene Methode der Photographie der Gebärmutter und der Eierstöcke. Als diese Arbeit beendet und für die Publikation reif war, wurde Dr. Samuel durch Gas getötet.«[207]

Unterstützung erhielt Samuel durch einen technischen Assistenten namens Max Ippe. Häftlingsarzt de Wind berichtete im Februar 1945: »Der Ingenieur Max Ippe, der Ing. der Elektromechanik aus Prag, der mit Samuel in Verbindung stand, konstruierte einen Apparat für intravaginale Aufnahmen. Diese Aufnahmen waren für die Frauen sehr qualvoll, da sie eine Stunde dauerten und sehr oft wiederholt werden mussten. Ippe war [...] ein Mann von ca. 30 Jahren.«[208] Übereinstimmend sagte de Wind am 17. Februar 1945 in einer Vernehmung aus: »Darüber hinaus fotografierte Samuel im Laboratorium [in Block 10; B. M.] mit dem Apparat von Max Ippe das Innere der Gebärmutter.«[209]

Häftlingspflegerin Spanjaard erinnerte sich ebenfalls an einen technischen Assistenten Samuels, einen Häftling namens Anton, bei dem es sich um einen »deutschen Optiker oder dergleichen« gehandelt habe. Seine Aufgabe sei gewesen, »Samuel beim Fotografieren zu helfen, er

---

205 Bericht Dr. med. Erwin Valentin, Krakau, vom 17.2.1945 (deutsch): GARF, f. 7021, op. 108, d. 33, Bl. 22–29, hier Bl. 26 f.

206 Lettich, *Trente-quatre mois*, S. 31.

207 Bericht Dr. Bruno Fischer, Auschwitz, vom 4.3.1945: GARF, f. 7021, op. 108, d. 3, Bl. 45–46v, hier Bl. 45v.

208 Eduard de Wind, Bericht über die gynäkologischen Experimente im KL Auschwitz, o. D. [Februar 1945]: ebenda, d. 50, Bl. 1–6, hier Bl. 3. Vgl. dazu auch Markus Weber, *Krebsmetaphorik und NS-Ideologie. Propädeutik zur Geschichte krebstherapeutischen Handelns im »Dritten Reich«*, Norderstedt 2020 (BoD), S. 263.

209 Vernehmung Dr. Eduard de Wind vom 17.2.1945: GARF, f. 7021, op. 108, d. 2, Bl. 178–182, hier Bl. 180.

war also auch Assistent von Samuel. Samuel hatte den Auftrag, den Gebärmuttermund, die Gebärmutter usw. zu fotografieren.«[210]

Samuel beendete seine Experimente mit dem Kolposkop im Frühjahr 1944. Es ist allerdings nicht gesichert, wie diese ausgegangen sind. So berichtete Alina Brewda im Jahre 1946 knapp, die Versuche seien erfolglos geblieben und etwa im Februar 1944 eingestellt worden.[211] Andere Häftlingsärzte wie Dr. Erwin Valentin, Dr. Bruno Fischer, Dr. André Lettich oder Dr. Samuel Steinberg gingen wie geschildert vom Gegenteil aus. Sie glaubten aber auch, dass Samuel anschließend ermordet worden sei. So berichtete Steinberg: »Letzterer [Samuel; B. M.] war so ungeschickt, sich im Lager mit seiner Erfindung [Kolposkop mit integriertem Fotoapparat; B. M.] zu rühmen, und eines Freitags im Monat Juli 1944 wurde er vom Block 10 nach Birkenau gebracht. 48 Stunden später erhielt die Schreibstube eine Totenmeldung mit der Diagnose.«[212]

Es ist relativ sicher, dass Dr. Samuel nach Abschluss seiner Forschungen für die Brüder Wirths unter bis heute nicht geklärten Umständen ums Leben kam.[213] Eventuell berechtigte Ansprüche an der Entwicklung des Kolposkops mit integriertem Fotoapparat konnte er damit nicht mehr erheben. Stattdessen ließ Hinselmann diese Erfindung, die den zweiten entscheidenden Durchbruch im Kampf gegen den Gebärmutterhalskrebs bedeutete, am 21. Juni 1947 als »Kolkoskop nach Prof. Hinselmann« in Hamburg vorstellen. Wo und wann er die diesbezüglichen zeitaufwendigen, technisch-optische Kenntnisse erfordernden und umständlichen Versuche absolviert hatte, ist nicht klar – er will dies im Gefängnis getan haben. Im Dezember 1946 hatte ihn ein britisches Militärgericht wegen Zwangssterilisationen zu drei Jahren Haft verurteilt.[214] Unstrittig ist, wer für diese Experimente gelitten hat: die jüdischen Frauen, welche die Untersuchungen oft mehrfach und stundenlang über sich ergehen lassen mussten.

---

210 Ergänzung Ima Shalom Sara Spanjaard, geb. Esso, zu ihrer protokollierten Erklärung vom 13.4.1948: HHStA Wiesbaden, 631a/551 (ohne Paginierung, Bl. 5 f. des Schriftstücks).

211 Vernehmung Dr. Alina Brewda vom 19.11.1946: AIPN, GK 196/99, Bl. 59–67, hier Bl. 63. Auch Fejkiel war skeptisch: »Ich glaube nicht, dass Dr. Samuel diese Veränderungen [im Gebärmutterhals; B. M.] mit dem Fotoapparat, den er ständig mit sich trug, fotografieren konnte« (ders., *Więźniarski szpital*, S. 169).

212 Vernehmung Dr. Samuel Steinberg vom 4., 6., 9., 13., 17. und 19.7.1945 (französisch): AIPN, GK 196/130, Bl. 1–39, hier Bl. 25.

213 Vgl. dazu Musial, *Mengeles Koffer*, S. 100 f.

214 »›Kampf‹«.

Josef Mengele: Vermessung, Beschreibung, »Präparate«

Der bekannteste und berüchtigtste SS-Arzt in Auschwitz war zweifelsohne Dr. Josef Mengele, der hier ein regelrechtes »anthropologisches Institut«[215] aufbaute. Mengele traf am 30. Mai 1943 in Auschwitz ein, wo er bis zur Räumung des Lagers im Januar 1945 verblieb. Zunächst wurde er im sogenannten Zigeunerlager im Abschnitt Auschwitz B IIe als Lagerarzt eingesetzt. Im November desselben Jahres wurde ihm als 1. Lagerarzt die Zuständigkeit für den Gesamtkomplex Birkenau übertragen. In diesen Funktionen oblagen ihm in erster Linie die Seuchenbekämpfung im Lager und die »Ausmusterung« der Häftlinge. Doch was ihn im kollektiven Gedächtnis zum »Todesengel« und »Schlächter« von Auschwitz werden ließ,[216] das waren die medizinischen Versuche und anthropologischen Untersuchungen, die von ihm selbst oder auf seine Veranlassung an ungezählten Häftlingen, insbesondere Kindern, vorgenommen wurden und häufig tödlich endeten. Er ist damit »zur Chiffre für nationalsozialistischen Rassenwahn und Vernichtungswillen geworden«.[217]

Gleichwohl gibt es kaum gesicherte Aufzeichnungen über Mengeles Tun in Auschwitz. Mengele selbst hat keine zurückgelassen, als er das Lager am 18. Januar 1945 verließ. Seine Opfer, gerade die Kinder, wussten häufig nicht, was warum mit ihnen geschah. Auch das medizinische Häftlingspersonal blieb zumeist auf Vermutungen angewiesen – oder schwieg nach dem Krieg, um sich nicht selbst zu belasten. Die pseudowissenschaftlichen »Unternehmungen« waren zudem so breitgefächert und über verschiedene Lagerteile verstreut, dass die Häftlinge sie nicht überblicken konnten. Das hat die Aufklärung erschwert und Legendenbildung befördert.

David G. Marwell kommt daher in seiner Monografie über Mengele zu dem Schluss: »Wie Auschwitz als Ort zum Symbol des Holocaust geworden ist, so hat Mengele als Täter eine ähnliche Rolle im Lager ein-

---

215 So die Aussage der ehemaligen Häftlingsärztin Janina Kościuszko am 13.3.1947 während der Gerichtverhandlung im Fall Rudolf Höß: AIPN, GK 196/106, Bl. 41–66. »Das war die Zeit, als dort [in Auschwitz-Birkenau; B. M.] Dr. Mengele ein anthropologisches Institut gegründet hatte und insbesondere Zwillinge untersuchte« (ebenda, Bl. 55).

216 Siehe z. B. Gerald L. Posner/John Ware, *Mengele. Die Jagd auf den Todesengel*, Berlin 1988; Karl Heinz Roth, »Die wissenschaftliche Normalität des Schlächters – Josef Mengele als Anthropologe«, in: *Dokumentationsstelle zur NS-Sozialpolitik* 1 (1985) 2, S. 1–8.

217 Ulrich Völklein, *Josef Mengele. Der Arzt von Auschwitz*, Göttingen 1999, S. 9.

genommen. Vielleicht aus diesem Grund ist viel, was über Mengeles Zeit ins Auschwitz bekannt ist, mehr Symbol als Tatsache. Zahllose imaginierte Begegnungen, falsch zugeschriebene Taten und Klischees über seine Aktivitäten haben das größere Bild seiner Tätigkeit verdeckt. Das ist keine Frage der Schuld – Mengele war ohne Frage zahlloser Verbrechen schuldig –, aber es betrifft den Charakter seiner Aktivität, ihre Motivation und ihren Zusammenhang.«[218]

Die Darstellung hier stützt sich daher nur auf solche Aussagen und Berichte von Zeitzeugen, die der Verfasser als gesichert betrachtet – mit der notwendigen Folge, dass Mengeles »Forschungsimperium« nicht in allen Aspekten erhellt werden kann.

Der 1911 im schwäbischen Günzburg geborene Mengele, der 1935 mit einer »rassenmorphologischen« Untersuchung über den vorderen Unterkieferabschnitt zum Dr. phil. und 1938 mit einer Studie über den Erbgang der Lippen-Kiefer-Gaumenspalte zum Dr. med. promoviert worden war, galt zum Zeitpunkt seiner Versetzung nach Auschwitz als eine wissenschaftliche Nachwuchshoffnung.[219] Auf dem Gebiet der sogenannten Rassenanthropologie, Erbpathologie und Rassenhygiene hatte er sich nicht nur mit seinen beiden Dissertationen, sondern auch mit kleineren Artikeln und Rezensionen in Fachpublikationen bereits einen Namen gemacht.[220]

Überaus ehrgeizig, fleißig und effizient, hatte Mengele nach einem breitgefächerten medizinischen und naturwissenschaftlichen Studium in München, Bonn und Wien rasch Karriere gemacht. Auf die erste Promotion in Physiologischer Anthropologie folgte im Sommer 1936 die ärztliche Staatsprüfung, im Sommer 1937 erhielt er seine Approbation. Zu diesem Zeitpunkt arbeitete er als wissenschaftlicher Mitarbeiter am Institut für

218 David G. Marwell, *Mengele. Biographie eines Massenmörders*, Darmstadt 2021, S. 78. Marwell arbeitete als »forensischer« Historiker im Office of Special Investigations des US-Justizministeriums, das gegen NS-Täter, darunter Josef Mengele, ermittelte (ebenda, S. 10–12).

219 Die folgende Darstellung orientiert sich an Benoît Massin, »Mengele, die Zwillingsforschung und die ›Auschwitz-Dahlem Connection‹«, in: *Die Verbindung nach Auschwitz. Biowissenschaften und Menschenversuche an Kaiser-Wilhelm-Instituten. Dokumentation eines Symposiums*, hg. von Carola Sachse, Göttingen 2003, S. 201–254.

220 Josef Mengele, *Rassenmorphologische Untersuchung des vorderen Unterkieferabschnitts bei vier rassischen Gruppen*, Diss. phil., München 1937; ders., »Sippenuntersuchungen bei Lippen-Kiefer-Gaumenspalte«, in: *Zeitschrift für menschliche Vererbungs- und Konstitutionslehre* 23 (1939), S. 17–42; zu seinen Beiträgen z. B. in der Zeitschrift *Der Erbarzt* siehe Jg. 4 (1937), S. 140 f., Jg. 6 (1938), S. 17, Jg. 8 (1940) S. 59 f. und S. 116, sowie Jg. 9 (1941), S. 213 f.

Erbbiologie und Rassenhygiene der Universität Frankfurt, zu dessen Aufgaben die Erstellung von »erbbiologischen Rassen- und Abstammungsgutachten« für das Reichssippenamt zählte. Es folgten Stationen bei der Sanitätsinspektion der SS, beim Rasse- und Siedlungshauptamt der SS, bei der Dienststelle des Reichsarztes der SS und Polizei Dr. Ernst Grawitz, ab 1940 immer wieder unterbrochen durch Kriegseinsätze.

In Frankfurt hatte Mengele für den damaligen Leiter des Instituts für Erbbiologie und Rassenhygiene, Professor Otmar Freiherr von Verschuer, gearbeitet. Verschuer, der als Kapazität auf dem Feld der Humangenetik galt, hatte sich insbesondere als Zwillingsforscher einen Namen gemacht. Mit Zwillings- und Familienforschung hoffte man damals – nicht nur in Deutschland –, der Erblichkeit bestimmter Merkmale (und Anomalien) auf die Spur zu kommen. Mengeles erster Doktorvater, der Rassenhygieniker Professor Theodor Mollison, hatte seinen Schüler an das Institut empfohlen und Verschuer fand schnell Gefallen an seinem neuen Mitarbeiter. Er betreute nicht nur als Doktorvater dessen zweite Promotion, sondern übertrug ihm immer mehr Verantwortung. Mengele vertrat ihn bei Vorträgen, selbst als er das Institut bereits verlassen hatte. Der Kontakt scheint auch während des Krieges nicht abgerissen zu sein.

Verschuer hatte 1927 die Abteilung für menschliche Erblehre am neu gegründeten Kaiser-Wilhelm-Institut (KWI) für Anthropologie, menschliche Erblehre und Eugenik in Berlin-Dahlem aufgebaut und bis zu seinem Wechsel nach Frankfurt 1935 geleitet. Im Oktober 1942 kehrte er als dessen Direktor an das KWI zurück. Mengele, der als Truppenarzt bei der SS-Division »Wiking« am Krieg gegen die Sowjetunion teilnahm, traf im Januar 1943, von der Ostfront kommend, in Berlin ein. Seinen weiteren Wehrdienst (diesmal beim SS-Infanterie-Ersatzbataillon »Ost«) konnte er zunächst in der Reichshauptstadt ableisten; das erlaubte ihm, nebenbei für das Dahlemer Institut tätig zu werden. Ab dem Frühjahr 1943 behandelte Verschuer ihn dort als seinen Assistenten, vermutlich außerdem als Habilitationskandidaten. In diesem Frühjahr kam es in Auschwitz zu Veränderungen, die den Lagerkomplex auch für das KWI interessant machten.

Auschwitz-Birkenau als »Außenstelle« des Kaiser-Wilhelm-Instituts für Anthropologie

In den 1930er und 1940er Jahren verfolgte man am Dahlemer Institut im Wesentlichen drei Schwerpunkte: »Rassenbiologie«, »Erbpathologie« und »Phänogenetik«. Die drei Bereiche griffen ineinander. Die »Rassenbiologie« befasste sich mit den (vermeintlichen) genetischen Abgrenzungen zwischen einzelnen menschlichen »Rassen« und deren physiologischem und psychologischem Ausdruck. In der »Erbpathologie« ging es um abnormale und krankhafte Zustände und Veränderungen im Körper sowie um deren Ursachen, insbesondere um solche genetischer Natur. Die »Phänogenetik«, so fasste es ihr Verfechter am KWI, der Gründungsdirektor Dr. Eugen Fischer, zusammen, sei als »die Entwicklung ›zwischen dem durch die Befruchtung eines Eies neuentstandenen Genom und dem fertigen Phänom‹« zu verstehen.[221] Als besonders aussagekräftig für die Entwicklungsgenetik von Erbkrankheiten und Rassenmerkmalen galten damals Untersuchungen an Zwillingen, um herauszufinden, ob das beobachtete Merkmal tatsächlich genetisch bedingt ist. Mit Methoden der Familienforschung suchte man anschließend den Erbgang zu entschlüsseln.

Kriegsbedingt war die Zwillings- wie die Familienforschung allerdings weitgehend zum Erliegen gekommen. Dem Institut fehlte es an wissenschaftlichem Personal wie an Probanden. Männer wurden eingezogen, Familien auseinandergerissen, der Alltag war von drängenderen Herausforderungen bestimmt als jenen, sich oder die Kinder regelmäßig in Dahlem vermessen und untersuchen zu lassen.

Mit der Einrichtung des sogenannten Zigeunerlagers in Auschwitz im Februar 1943 eröffnete sich plötzlich die Perspektive auf Zugang zu »Menschenmaterial«, das im Hinblick auf Untersuchungen und Fragestellungen, wie sie den Mitarbeitern des KWI vorschwebten, »besonders geeignet« war. Sinti- und vor allem Romafamilien, überwiegend aus Deutschland und Österreich, wo sie bereits in Zwangslagern interniert waren, aber auch aus Polen und Tschechien, der Slowakei, Ungarn, Kroatien, Belgien, Frankreich, den Niederlanden und Norwegen sollten hier zu Tausenden auf engstem Raum zusammengepfercht werden. Dass darunter mindestens 90 »Zigeuner«-Zwillinge waren, wusste man am KWI, denn einige von ihnen waren von den Dahlemer Zwillingsforschern bereits vor der Deportation nach Auschwitz untersucht worden. Außerdem bestand die berechtigte Hoffnung, im Lager auf weitere zu stoßen, denn unter Sinti und Roma kamen Zwillingsgeburten fast doppelt so häufig vor wie in der europäischen Gesamtbevölkerung. Das hatte der Zwillingsforscher Georg Wagner gerade herausgefunden.[222]

221 Zitiert nach Schmuhl, *Grenzüberschreitungen*, S. 320.

222 Die KWI-Mitarbeiterin Karen Magnussen forschte zum Thema Heterochromie (Verschiedenfarbigkeit der Iris) und hatte die Familie Melchau, in der diese Besonder-

Wer Zwillings- und Familienforschung betreiben wollte, und zwar ohne juristische oder ethische Einschränkungen, durfte also vermuten, im Birkenauer Zigeunerlager am rechten Platz zu sein. Mengeles Versetzung nach Auschwitz in eben diesen Lagerabschnitt dürfte, will man es vorsichtig formulieren, denn auch nicht zufällig erfolgt sein.[223]

Mengeles Vorgesetzter in Auschwitz, der SS-Lager- und stellvertretende Standortarzt Horst Fischer, hatte daran keinen Zweifel. Im Jahre 1966 erklärte er: »Seine Versetzung nach Auschwitz stand jedenfalls unmittelbar mit der Zwangsverschleppung der Zigeuner nach Auschwitz im Zusammenhang.« Und weiter: »Als SS-Lagerarzt hat er sich in der Hauptsache mit Rassenforschung im Zigeunerlager und Untersuchungen an Zwillingen beschäftigt.«[224] Der ehemalige SS-Arzt in Auschwitz Dr. Hans Münch, der mit Mengele in Auschwitz einen regen Austausch gepflegt hatte, ging in einer Nachkriegsaussage noch weiter. Mengele, so Münch, »hatte offenbar wegen der großen Forschungsmöglichkeiten um seine Versetzung nach Auschwitz gebeten«.[225]

Dazu findet sich ansonsten kein dezidierter Beleg, doch Mengeles Enthusiasmus betonte auch Fischer:

> Über seine »wissenschaftliche« Arbeit im »KZ Auschwitz« äußerte sich Mengele begeistert, da das »Material«, das ihm hier zur Verfügung stehe, wohl einmalig sei und kaum je wieder einem »Wissenschaftler« geboten würde.
>
> Ich weiß, dass er eingehende anthropologische Studien und Untersuchungen an den Zigeunern vornahm, vor allem Schädelmessungen durch Häftlingshilfspersonal, und photographische Aufnahmen vom SS-Erkennungsdienst anfertigen ließ.
>
> Mengele hat uns oft, sei es bei den Ärztebesprechungen oder auch bei privaten Zusammenkünften, über seine Arbeit berichtet. Auf den angefertigten Photographien zeigte er uns besonders charak-

---

heit gehäuft – bei drei Zwillingspaaren – auftrat, noch im Frühjahr 1943 in Dahlem untersucht. Vgl. Massin, »Mengele«, S. 242 f.; zur Forschung an »Zigeunern und Zigeunerzwillingen« des KWI-Doktoranden Georg Wagner vgl. Schmuhl, *Grenzüberschreitungen*, S. 469 f.; Massin, »Mengele«, S. 235.

223 Vgl. Massin, »Mengele«, insb. S. 224–233; Schmuhl, *Grenzüberschreitungen*, S. 470–483.

224 Horst Fischer, Eidesstattliche Erklärung vom 16.5.1966: BStU, MfS HA IX/11 ZUV 84, Bd. 2, Teil 1, Bl. 113–120, hier Bl. 115 und Bl. 117.

225 Zitiert nach Massin, »Mengele«, S. 225.

teristische Merkmale sowohl bei den Zigeunern als auch bei den Zwillingen.[226]

Fischer schildert Mengele hier als »Wissenschaftler«, der aus eigenem Interesse handelte. Tatsächlich bestanden – neben Mengele – weitere personelle Verbindungen zwischen dem KWI und Auschwitz.

Ab November 1942 hielt sich SS-Sturmbannführer Dr. Siegfried Liebau »zur Fachausbildung auf dem Gebiet der Anthropologie, der menschlichen Erblehre und Rassenhygiene« am Dahlemer KWI auf. Liebau, zuvor Personalreferent im Sanitätsamt der Waffen-SS und ein Cousin des Reichsarztes der SS und Polizei Ernst Grawitz, war von Verschuer angefordert worden, kaum dass dieser am 1. Oktober 1942 erneut die Institutsleitung übernommen hatte. Am Institut bekam Liebau für ein Jahr eine der fünf wichtigsten Assistenzstellen und führte zusammen mit der Institutsmitarbeiterin Karin Magnussen Forschungen an »Zigeuner«-Zwillingen durch (siehe unten). In diesem Zusammenhang hatte er im Frühjahr 1943 – noch vor Mengeles Versetzung – dem sogenannten Zigeunerlager bereits einen Besuch abgestattet. Liebau war nicht nur Verschuers Schwager. Er mag von diesem auch als Schnittstelle zur SS genutzt worden sein, um eine Zusammenarbeit zu etablieren, die den Forschungswünschen des KWI in Konzentrationslagern ebenso entgegenkam wie denen der SS. Das vermutete jedenfalls der amerikanische Ermittler Manfred Wolfson nach dem Krieg.[227]

Außerdem wurde mit Obersturmführer Dr. Erwin von Helmersen nur wenige Monate nach Mengele ein weiterer SS-Arzt mit Beziehungen zum KWI für Anthropologie nach Auschwitz versetzt. Helmersen war ab 1942 Doktorand von Fritz Lenz, dem Direktor der KWI-Abteilung Eugenik, bei dem er im August 1943 die Promotion abschloss. Noch im selben Monat wurde er nach Auschwitz abkommandiert,[228] und zwar, wie er in einem in der US-Internierungshaft verfassten Lebenslauf schrieb, »in Vertretung eines erkrankten Arztes«.[229] Der Erkrankte war

226 Horst Fischer, Eidesstattliche Erklärung vom 16.5.1966: BStU, MfS HA IX/11 ZUV 84, Bd. 2, Teil 1, Bl. 113–120, hier Bl. 117.

227 Zu Liebau und der KWI-Verbindung vgl. ausführlich Massin, »Mengele«, S. 225–228 (Zitat S. 226). Zu Liebaus Besuch im Lagerabschnitt B IIe vgl. Schmuhl, *Grenzüberschreitungen*, S. 476.

228 Massin, »Mengele«, S. 228 f.

229 Dr. med. Erwin von Helmersen, Lebenslauf vom 20.9.1945: AIPN Kraków, Kr 502/11396, Bl. 52 f.

Mengele, der nach übereinstimmenden Aussagen ab August 1943 wegen Fleckfieber für einige Monate ausfiel. An seiner Stelle fungierte nun Helmersen als Lagerarzt im »Zigeunerlager«, der bis zu seiner erneuten Abkommandierung am 5. Dezember 1943 auch im HKB des Birkenauer Männerlagers eingesetzt wurde.[230] Dort soll er nach Aussage des ehemaligen Häftlingspflegers Juliusz Surowiak eine Versuchsstation eingerichtet haben, in der er besondere Krankheitsfälle beobachtete und behandelte, darunter einen Fall von Noma.[231] Das deutet darauf hin, dass Helmersen für das KWI Aufgaben wahrnahm, für die Mengele aufgrund seiner Krankheit nicht zur Verfügung stand.[232]

Welcher Art diese Aufgaben waren, wird im Folgenden detailliert geschildert werden. Ein Forschungsprojekt des KWI-Direktors Verschuer, das ab dem August 1943 von der Deutschen Forschungsgemeinschaft (DFG) finanziert wurde, nimmt sich in seinen Folgen für die »Probanden« dagegen vergleichsweise harmlos aus, liefert aber ein weiteres Indiz dafür, dass Mengele im Auftrag des KWI nach Auschwitz geschickt wurde. Unter dem Titel »Spezifische Eiweißkörper« strebte der Genetiker Verschuer »eine neue serologische Rassendiagnose« an, »um die bisher für die Vaterschafts- oder Rassengutachten verwendeten, aufwändigen Diagnosemethoden zu ergänzen oder zu ersetzen«.[233] Dazu waren Blutproben notwendig, die Mengele in Auschwitz Häftlingen abnahm und nach Berlin-Dahlem senden ließ. Im April 1944 berichtete Verschuer der DFG über den Fortgang des Projektes: »Als Mitarbeiter in

230 Fragebogen, ausgefüllt von Dr. Erwin von Helmersen am 12.7.1945 in der US-amerikanischen Internierungshaft: AIPN Kraków, Kr 502/1395, Bl. 37–41; Vernehmung Dr. Erwin von Helmersen vom 8.9.1947: ebenda, Bl. 27f. In seinen Vernehmungen verschwieg Helmersen seine Beziehungen zum KWI für Anthropologie.

231 Protokoll der Gerichtsverhandlung gegen Dr. Erwin von Helmersen vom 17.11.1948: AIPN Kraków, Kr 502/1395, hier Bl. 378 und Bl. 381. Surowiak irrte sich insofern, als Mengele selbst die Versuchsstation noch vor seiner Erkrankung eingerichtet hatte. Vgl. u.a. Szymański/Szymańska/Śnieżko, »›Spital‹«, S. 205.

232 Protokoll der Gerichtsverhandlung gegen Dr. Erwin von Helmersen vom 17.1.1949: AIPN Kraków, Kr 502/1395, Bl. 425–435; Gerichtsurteil vom 17.1.1949 gegen Dr. Erwin von Helmersen: ebenda, Bl. 439–446. Helmersen wurde wegen Selektionen im Krankenbau und auf der Rampe zum Tode verurteilt. Seine Mittäterschaft an den Versuchen spielte im Verfahren keine Rolle. Ein von ihm eingereichtes Gnadengesuch wurde abgelehnt und das Urteil am 12.4.1949 vollstreckt; Mitteilung des Staatsanwalts am Bezirksgericht Krakau vom 14.4.1949: ebenda, Bl. 478.

233 Deutsche Forschungsgemeinschaft (DFG), »Wissenschaft vor und im Krieg – Rassenforschung und Ideologiehörigkeit«, Onlinequelle: https://tinyurl.com/3v23dzj6 [Zugriff: 25.8.2023].

diesen Forschungszweig ist mein Assistent Dr. med. et Dr. phil. Mengele eingetreten. Er ist als Hauptsturmführer und Lagerarzt im Konzentrationslager Auschwitz eingesetzt. Mit Genehmigung des Reichsführers SS werden anthropologische Untersuchungen an den verschiedensten Rassengruppen dieses Konzentrationslagers durchgeführt und Blutproben zur Bearbeitung an mein Laboratorium geschickt.«[234]

Verschuer weist in seinem Bericht ausdrücklich darauf hin, dass er als Leiter des KWI für Anthropologie über eine Genehmigung Himmlers für »anthropologische Untersuchungen« in Auschwitz verfüge. Dass es eine solche Genehmigung gab, und zwar nicht nur für die Entnahme von Blutproben, bestätigte der damalige Lagerkommandant Höß in seiner Aussage vom 9. Januar 1946 vor dem polnischen Untersuchungsrichter Jan Sehn:

> Er [SS-Arzt Mengele; B.M.] führte Untersuchungen über eineiige Zwillinge durch, die er meistens unter Juden aussuchte, die nach Auschwitz mit den Massentransporten kamen und für die Vernichtung bestimmt waren. Diese Untersuchungen bestanden in der Durchführung von Messungen, Fotografieren und Beobachtungen des Lebens der Zwillinge. Mit diesen Untersuchungen beabsichtigte Mengele, Material für seine anthropologische Studien und Studien über Vererbung zu sammeln. Er führte sie durch mit schriftlicher Genehmigung von Himmler zusammen mit einem Universitätsprofessor, bei dem er arbeitete – an dessen Namen kann ich mich nicht erinnern.[235]

Dass Verschuer und sein Assistent Mengele für derart umfangreiche »Untersuchungen« eine Genehmigung von höchster Stelle benötigten, ist nachvollziehbar. Immerhin griffen sie tief in den Alltag des Lagers ein. Versuchsopfer mussten gefunden, vor der Gaskammer bewahrt und stattdessen untergebracht, verpflegt und ›betreut‹ werden. Häftlingsärztinnen und -ärzte, Pflegepersonal, Wissenschaftler, Schreibkräfte – je ausgreifender die Ambitionen wurden, desto mehr Kapazitäten banden diese sogenannten Forschungen. Und nirgendwo anders ließen sich ehrgeizige Vorhaben wie diese damals besser verfolgen als in Auschwitz.

---

234 Zitiert nach Schmuhl, *Grenzüberschreitungen,* S. 505. Vgl. auch Massin, »Mengele«, S. 232.

235 Vernehmung Rudolf Höß vom 9.1.1947: AIPN, GK 196/103, Bl. 124–141, hier Bl. 140.

Wie gezeigt, konnten sich »wissenschaftlich interessierte« SS-Lagerärzte aus den im größten Konzentrations- und Vernichtungslager des Dritten Reiches ankommenden Transporten »Forschungs- und Experimentiermaterial« nach Belieben aussuchen. Das war 1943 in den entsprechenden Kreisen hinlänglich bekannt und das Familienlager für »Zigeuner« erweiterte entsprechende ›Optionen‹ erheblich.

Hinzu kam eine Verbesserung der labortechnischen Infrastruktur, als im Mai 1943 das Hygiene-Institut der Waffen-SS und Polizei nahe Auschwitz eine Außenstelle eröffnete.[236] Und nicht zuletzt war unter den häufig hochgebildeten Häftlingen des riesigen Lagerkomplexes ein enormes Maß an medizinischem und wissenschaftlichem Sachverstand versammelt.

Zusammengenommen schufen all diese Faktoren nahezu ideale Bedingungen für eine »Außenstelle«[237] des KWI für Anthropologie, das hier unter der Ägide von Verschuers inoffiziellem Assistenten Mengele ›Forschungen‹ betreiben konnte, die ihm innerhalb der Reichsgrenzen niemals möglich gewesen wären. Nach den Erkenntnissen des Medizinhistorikers Ernst Klee sollte das Institut eingedenk seiner »mörderischen Vergangenheit« daher zutreffender als »kriminelle Vereinigung« bezeichnet werden.[238]

Mengeles ›Forschungsteams‹

Zu den ersten Häftlingsärzten, die Mengele zwangsrekrutierte, zählten Rudolf Weisskopf und Berthold Epstein. Von beiden war hier schon die Rede. Der 1895 geborene Weisskopf, ein Spezialist für Hautkrankheiten, war am 28. Oktober 1942 mit dem ersten Transport aus Theresienstadt zusammen mit 1866 jüdischen Männern, Frauen und Kindern in Auschwitz eingetroffen, darunter seine Ehefrau Eleonora, die Tochter Susanne und die Söhne Robert und Harry. Seine Frau wurde gleich bei der Ankunft als »arbeitsunfähig« selektiert, die Tochter in das Frauenlager Birkenau eingewiesen, wo sie später ums Leben kam. Dr. Weisskopf und seine Söhne wurden nach Monowitz geschickt, wo beide Söhne ebenfalls starben. Im Arbeitslager fand Weisskopf Beschäftigung als Häftlingspfleger und Hilfsarzt, ehe man ihn nach einem Zwischenaufenthalt im

---

236 Mieczysław Kieta, »Das Hygiene-Institut der Waffen-SS und Polizei in Auschwitz«, in: *Die Auschwitz-Hefte*, Bd. 1, S. 213–217.

237 Den Begriff prägte Massin, »Mengele«, S. 236.

238 Ernst Klee, »Augen aus Auschwitz«, in: *Die Zeit* vom 27.1.2000, https://tinyurl.com/nhc5ch3s [Zugriff: 25.4.2019].

Stammlager im Juni 1943 in das Zigeunerlager verlegte.[239] Dort wurde Mengele auf ihn aufmerksam.

Von Epstein dürfte der neue Lagerarzt durch Kollegen gehört haben. Epstein, der nach dem Einmarsch der deutschen Wehrmacht in Prag zunächst in Norwegen Zuflucht und Arbeit gefunden hatte, war dort zusammen mit seiner Frau im Oktober 1942 verhaftet worden, weil er nicht erneut fliehen wollte.[240] In Auschwitz traf das Ehepaar am 1. Dezember 1942 mit einem Transport aus Bergen über Stettin ein.[241] Epsteins Ehefrau wurde als »arbeitsunfähig« selektiert und vergast, er hingegen am 17. Dezember 1942 ins Lager überstellt.

Dass der ehemalige Ordinarius an der Deutschen Universität Prag und Chefarzt der dortigen Kinderklinik im Häftlingskrankenbau in Monowitz beschäftigt war, sprach sich auch unter den SS-Ärzten herum. Der tschechische Häftling Karel Minc, von Januar 1943 bis zur »Evakuierung« als Hilfskraft im Krankenbau Monowitz tätig, sagte im Gerichtsverfahren gegen den ehemaligen SS-Arzt Dr. Horst Fischer in Ost-Berlin aus: »Ich weiß, dass, als Professor Epstein kam[,] Dr. Fischer einmal mit noch mehreren von der SS gefragt hat: Wo ist Herr Professor Epstein? Und sie haben ein Buch gehabt oder etwas, das habe ich von weitem gesehen, und haben gefragt: Haben Sie das geschrieben? Da hat er gesagt: Ja.«[242]

Als Mengele im Sommer 1943 im »Zigeunerlager« eintraf, herrschte dort Noma. Die schwere bakterielle Erkrankung, auch Wangenbrand oder Wasserkrebs genannt, beginnt meist an der Wangenschleimhaut mit der Bildung von Geschwüren; von dort aus befällt und zerstört sie andere Weich- und Knochenteile des Gesichtes. Bis heute sind die Ursachen dieser Krankheit, die vor allem Kinder befiel, wissenschaftlich nicht genau geklärt. Als Risikofaktoren gelten allerdings Unterernäh-

239 Vernehmung Dr. med. Rudolf Vitek (Weisskopf) vom 20.1. und 10.3.1966: BStU, MfS HA IX/11 ZUV 84, Bd. 17, Bl. 114–124 und Bl. 125–130; Aufzeichnungen Dr. med. Rudolf Vitek (Weisskopf) im Anschluss an die Vernehmung vom 8.5.1967: IPN Krakau, S 51/05/Zn, Bd. 20, Bl. 3907–3917 (alte Signatur).

240 Adelsberger, *Auschwitz*, S. 49; ausführlich zu Epstein vgl. Vera Trnka/Stephan Heinrich Nolte, *In den Grauzonen der Geschichte. Der Prager Kinderarzt Berthold Epstein (1890–1962)*, Berlin 2022.

241 Czech, *Kalendarium*, S. 347; Zeugenaussage Prof. Berthold Epstein vom 7.4.1945: AIPN, GK 196/99, Bl. 23–36.

242 Aussage Karel Minc vom März 1966: BStU, MfS HA IX/11 ZUV 84, Bd. 169, Bl. 76–94, hier Bl. 93.

rung, schlechte sanitäre Verhältnisse und zusätzliche Infekte.[243] Alle diese Faktoren traten im »Zigeunerlager« auf.

In Europa war über die Krankheit kaum etwas bekannt und Mengele erkannte seine Chance. Er plante, im »Zigeunerlager« eine »Abteilung zur Erforschung und Heilung von Noma« aufzubauen, und sprach Weisskopf und Epstein an. »Mengele«, schrieb Weisskopf nach dem Krieg, »suchte uns aus einem großen Kollektiv von Häftlingsärzten wahrscheinlich wegen unserer hervorragenden Kenntnisse der deutschen Sprache aus.«[244] Die Tatsache, dass Weisskopf Dermatologe und Epstein Kinderarzt war, dürfte mindestens so ausschlaggebend gewesen sein. Die beiden soll der Lagerarzt als einzige unter den Häftlingsärzten korrekt behandelt haben, »da Mengeles ›wissenschaftliche‹ Forschungen über *Noma* und Zwillinge faktisch von ihnen durchgeführt wurden«.[245] Beide sagten jedenfalls zu. Epstein wurde am 25. August 1943 ins »Zigeunerlager« verlegt, wo er die Leitung der »Forschungsstelle« übernahm. Weisskopf wurde zu seinem Assistenten und fungierte überdies bald »sozusagen« als Mengeles »persönlicher Assistent«.[246] Nach dem Krieg behauptete er mit Nachdruck, Mengele habe ihm und Epstein versprochen, ihnen würden keine Menschenversuche abverlangt.[247] Das ist wenig glaubwürdig, zumal Epstein, wie bereits geschildert, in Mengeles Auftrag später auch Vorselektionen vorgenommen haben soll.

Ohnehin lässt Weisskopfs Schilderung eher an eine kollegiale Anwerbung denken, die den Kandidaten den Spielraum der Absage lässt, denn an eine Zwangsrekrutierung. Unter den in Auschwitz herrschenden Bedingungen konnte von ›Freiwilligkeit‹ indes keine Rede sein, auch wenn Mengele selbst seinen Rekrutierungen gern diesen Anstrich verlieh. Ein Arbeitseinsatz als Mitarbeiter bei den verschiedenen Forschungsprojekten verbesserte die Überlebenschance der Betroffenen enorm. Als im Spätherbst 1942 Gerüchte über die Ansiedlung

---

243 Karl Günter Wiese u. a., »Noma – die unbekannte Krankheit«, in: *Zahnärztliche Mitteilungen* 92 (2002) 4, S. 40–44.

244 Aufzeichnungen Dr. med. Rudolf Vitek (Weisskopf) im Anschluss an die Vernehmung vom 8.5.1967: IPN Krakau, S 51/05/Zn, Bd. 20, Bl. 3907–3917, hier Bl. 3909 (alte Signatur).

245 Szymański/Szymańska/Śnieżko, »›Spital‹«, S. 205 (Hervorhebung im Original).

246 Aussage Dr. Rudolf Vitek (Weisskopf) während der Gerichtverhandlung gegen Dr. Horst Fischer, März 1966: BStU, MfS HA IX/11 ZUV 84, Bd. 169, Bl. 114–124, hier Bl. 115.

247 Vernehmung Dr. med. Rudolf Vitek (Weisskopf) vom 8.5.1967: IPN Krakau, S 51/05/Zn, Bd. 20, Bl. 3896–3906, hier Bl. 3989 (alte Signatur).

eines Instituts die Runde machten – hier bezogen auf die im Frühjahr 1943 tatsächlich erfolgte Eröffnung des Hygiene-Instituts in Rajsko –, war das Interesse unter dem Häftlingspersonal des HKB im Stammlager entsprechend groß. Der ehemalige Auschwitzhäftling Mieczysław Kieta schreibt: »Manche erzählten sogar, die Häftlinge, die im Institut beschäftigt würden, könnten als Fachleute sogar die Rechte von Zivilbeschäftigten erhalten, sie dürften lange Haare tragen und ihr Status würde sich entscheidend verbessern.«[248]

Für die Anthropologin Martina Puzyna aus Lemberg ging es um das nackte Überleben. Puzyna wurde im März 1943 als Angehörige der polnischen Widerstandsbewegung verhaftet und im August nach Auschwitz überstellt, wo sie anfangs bei verschiedenen Arbeitskommandos im Freien Zwangsarbeit leisten musste. Da sie schwere körperliche Arbeit nicht gewohnt und die Verpflegung völlig unzureichend war, schwanden ihre Kräfte schnell und sie wurde krank. Nach einiger Zeit gelang es Puzyna, in den Krankenbau aufgenommen zu werden, wo sie wegen Phlegmonen und Krätze behandelt wurde. Als ihre Genesung Fortschritte machte, ließen polnische Häftlingsärztinnen, die ihren beruflichen Werdegang kannten, sie im Krankenbau als Hilfspflegerin arbeiten. Bald erkrankte sie jedoch an Fleckfieber.[249]

Die polnische Häftlingsärztin Katarzyna Łaniewska, die Puzyna behandelte, wusste, dass Mengele Anthropologen für ein Forschungsprojekt über Zwillinge suchte und machte ihn auf ihre bettlägerige Patientin aufmerksam. Sie stellte Puzyna als Anthropologin und Assistentin von Prof. Jan Czekanowski vor, »der auf dem Fachgebiet der Anthropologie eine weltbekannte Kapazität war. [...] Mengele war dieser Name bekannt.«[250] Unmittelbar danach erhielt Puzyna die Nachricht, dass sie sich am nächsten Tag bei Mengele zu melden habe.

> Da ich zu schwach war, um allein gehen zu können, mussten mich zwei Häftlingsfrauen zu einer anderen Baracke im Frauenlager an den Armen führen, wo Mengele sein Dienstzimmer hatte. [...] Mengele fragte mich in Gegenwart von [Lagerarzt; B.M.] Dr. König, ob

248 Kieta, »Hygiene-Institut«, S. 213.

249 Vernehmung Martina Puzyna, London, vom 31.10.1972: HHStA Wiesbaden, 461/37976, Bd. 13, Bl. 12–19.

250 Ebenda, Bl. 14 (Zitat); Vernehmung Dr. med. Katarzyna Łaniewska vom 17.8.1966: IPN Krakau, S 51/05/Zn, Bd. 17, Bl. 328–3292 (alte Signatur).

ich Schülerin von Czekanowski sei, dies bejahte ich, dann fragte er mich, was ich bis jetzt im Lager gemacht hätte. Daraufhin antwortete ich wahrheitsgemäß, dass ich hätte Steine tragen müssen, worauf sie beide lachten. […] Dann wurde ich wieder zu meiner Krankenbaracke zurückgeschickt. Mengele ordnete an, dass ich zusätzliche Verpflegung zu bekommen hätte und dass ich so unterzubringen sei wie die Häftlingsärzte. Diese wohnten in einer kleineren Abteilung in der Baracke mit vier oder fünf Betten und einem besonderen Ofen. Es wurde mir gesagt, dass Mengele ein großes Interesse daran habe, meine Arbeitsfähigkeit möglichst bald wieder hergestellt zu sehen. Für mich war das, verglichen mit meiner Situation vorher, der Himmel auf Erden.[251]

Als sie sich erholt hatte, ließ Mengele Puzyna wieder zu sich rufen und erklärte ihr, dass er vergleichende Forschung an Zwillingen betreiben wolle. Die Bedeutung dieses Forschungszweigs für die Anthropologie, insbesondere die Vererbungslehre, war Puzyna bekannt. Mengele machte ihr klar, dass er sich für alle Arten von Zwillingen interessiere:

Es war offensichtlich, dass die besonderen Verhältnisse eines Konzentrationslagers von der Größe[,] wie es Birkenau war[,] sonst nicht gekannte Möglichkeiten boten, Zwillinge in erheblicher Zahl zur Verfügung zu haben. […] Mengele beschrieb mir das zu beachtende Verfahren. Es sollten besondere Schädelmessungen vorgenommen werden, d.h. also Länge und Breite der Schädel, selbstverständlich die Körpergröße. Es bestand auch ein Untersuchungsschema mit mehreren Punkten, worin z.B. enthalten waren Form der Ohren, die Form der Nase, die Farbe der Augen und ähnliche Merkmale. Diese Punkte mussten anhand eines Fragebogens stets erhoben werden.[252]

Mengele stellte Puzyna spezielle Messinstrumente, insbesondere Zirkel, zur Verfügung. Er wies ihr auch einen eigenen Raum und zwei Assistentinnen zu, darunter eine ehemalige Studentin der Anthropologie, die Erfahrung mit entsprechenden Messungen vorweisen konnte. Sie half Puzyna bei diesen Arbeiten, deren Ergebnisse die zweite Assistentin schriftlich festhalten musste. »Es wurde praktisch täglich gemessen.

251 Vernehmung Martina Puzyna, London, vom 31.10.1972: HHStA Wiesbaden, 461/37976, Bd. 13, Bl. 12–19, hier Bl. 14 f.

252 Ebenda, Bl. 15.

Meine Arbeit begann, wenn ich mich recht erinnere, im Frühjahr 1944, bevor die großen Transporte aus Ungarn kamen.«[253]

Die trafen von Mitte Mai 1944 an in Auschwitz ein und Puzyna konnte Mengele bei deren Ankunft beobachten und rufen hören: »Zwillinge raus. Er schien mir wie von Sinnen zu sein, wenn er auf der Rampe herumlief und Zwillinge suchte. Immerhin kam[en] auf diese Weise aus den Ungarntransporten etwa 250 Zwillingspaare zusammen.«[254]

Den Sinn und Zweck der durchzuführenden Untersuchungen erklärte Mengele Puzyna nicht. »Ich hatte allerdings den Eindruck«, so die Anthropologin, »dass er offenbar mit an der Lösung von Fragen aus dem Bereich der Vererbung interessiert war, aus denen er anscheinend mit Methoden der Pathologie mehr lernen wollte.«[255]

Für diesen nächsten Schritt stellte Mengele ein Sektionsteam unter der Leitung des Arztes und Gerichtsmediziners Dr. Miklós Nyiszli aus Oradea (heute Rumänien) zusammen, der in den 1920er Jahren unter anderem in Breslau Medizin studiert und in Gerichtsmedizin promoviert hatte. Nyiszli wurde in einem der Ungarn-Transporte mit seiner Ehefrau und Tochter nach Auschwitz verschleppt. Am 22. Mai 1944 trafen sie im Lager ein, wo alle drei als »arbeitsfähig« aufgenommen wurden. Nyiszli kam ins Nebenlager Buna, wo der 43-Jährige nach der Quarantäne beim Betonkommando Nr. 197 eingesetzt wurde. Das, so wusste er, würde er nicht lange durchhalten.

Knapp zwei Wochen später ließ der SS-Lagerarzt in Buna sämtliche Ärzte unter den Häftlingen antreten. Rund 50 Personen meldeten sich, darunter Nyiszli. Der SS-Arzt »forderte uns auf, daß diejenigen, die die Pathologie präzise beherrschen, sich zu einer leichten Arbeit melden sollten. Von 50 Ärzten meldeten wir uns zu zweit, umso lieber, da ich merkte, daß ich infolge der schweren Betonarbeit früher oder später zusammenbrechen würde. Nach einer gründlichen mündlichen Prüfung und Befragung hat man uns beide auch angenommen. [...] Meine Anstellung ging glatt, genauso wie die meines Kollegen, der ein Arzt der Straßburger Fakultät war.«[256] Bei dem Kollegen kann es sich um Dr. Jecheskiel

253 Ebenda, Bl. 16.

254 Ebenda.

255 Vernehmung Martina Puzyna, London, vom 31.10.1972: HHStA Wiesbaden, 461/37976, Bd. 13, Bl. 12–19, hier Bl. 18.

256 Protokoll 32, aufgenommen am 28. Juli 1945 im Amtsgebäude der Landeskommission zur Fürsorge deportierter ungarischer Juden, Dr. Miklós Nyiszli, Arzt aus Nagyvárod (deutsche Übersetzung): HHStA Wiesbaden, 461/37976, Bd. 13, Bl. 57–62. Die

(Josef) Körner gehandelt haben, der am 20. Dezember 1943 aus Drancy bei Paris nach Auschwitz deportiert worden war und am 27. Juni 1944 als Nyiszlis Helfer nach Birkenau überstellt wurde.[257]

»Es dauerte keine Stunde«, so Nyiszli in seiner Aussage ein Jahr später, »bis man uns in der Begleitung von zwei bewaffneten SS-Leuten in einem luxuriösen Rot-Kreuz-Wagen wegbrachte und uns zu meinem Entsetzen im Hof des Krematoriums Nr. 1 in Auschwitz[-Birkenau; B. M.] auslud.« Es handelte sich um eine der vier Vernichtungsanlagen, die im Jahre 1943 in Betrieb genommen worden waren. Der Kommandant der Krematorien I und II, Oberscharführer Erich Mußfeldt, nahm die beiden Häftlinge in Empfang, unterrichtete sie darüber, »was wir hier sehen durften und was nicht. Dann führte man uns in ein sauber eingerichtetes Zimmer, welches [...] Dr. Mengele uns zur Verfügung gestellt hatte. [...] Der Oberscharführer ließ sofort vollständige Kleidung und Unterwäsche aus den Beständen der Vergasten besorgen. Nach einigen Stunden erschien Dr. Mengele, der uns ebenfalls einer Prüfung von etwa einer Stunde unterzog. Sodann versorgte er uns mit Arbeit.«[258]

Später bekam Nyiszli zwei weitere Helfer zugewiesen: Dr. Dénes Görög, ein jüdischer Gerichtsmediziner, der vor der Verschleppung nach Auschwitz im Staatlichen Krankenhaus Szomobathely in Ungarn

---

Kopie des ungarischen Originals: ebenda, Bl. 52–56. In seinen 1946 erschienenen Erinnerungen schildert Nyiszli seine ersten Tage in Auschwitz anders, sein Arbeitseinsatz im Betonkommando fehlt dort ganz. Stattdessen heißt es, Mengele habe bereits bei der Ankunft in Auschwitz-Birkenau nach Ärzten gefragt, die in Deutschland studiert hatten und sezieren konnten. Nyiszli habe sich als einziger von 50 Ärzten aus dem Transport gemeldet. Nyiszlis Erinnerungen sind nicht frei von sachlichen Widersprüchen. Dr. Otto Wolken sagte 1972 dazu aus: »Ich habe das Buch von Nyiszli in französischer Übersetzung kursorisch gelesen. Dieses erschütternde Buch, das auf weite Strecken zutreffende Darstellungen bietet, gibt leider nicht in allen Teilen den wahren Sachverhalt zutreffend wieder. [...] Der Kern der Substanz dieser hier in Rede stehenden Darstellung [Mengeles Wirken in Auschwitz-Birkenau; B. M.] ist aber meines Erachtens zutreffend« (Zeugenvernehmung Dr. Otto Wolken vom 24.11.1972: HHStA Wiesbaden, 461/37976, Bd. 12, Bl. 210–213, hier Bl. 212 f.).

257 Czech, *Kalendarium*, S. 684 (Körners Häftlingsnummer 169 840 wurde am 20. Dezember 1943 vergeben); Klee, *Auschwitz*, S. 227; Nyiszli, *Im Jenseits*, S. 174, Anm. 77.

258 Protokoll 32, aufgenommen am 28.7.1945 im Amtsgebäude der Landeskommission zur Fürsorge deportierter ungarischer Juden, Dr. Miklós Nyiszli, Arzt aus Nagyvárod (deutsche Übersetzung): HHStA Wiesbaden, 461/37976, Bd. 13, Bl. 57–62, hier Bl. 57 f.; Vernehmung Erich Mußfeldt vom 16.8.1947: AIPN, GK 196/144, Bl. 66–76. Mußfeldt sagte darin aus, er habe die Krematorien I und II geleitet (ebenda, Bl. 75).

gearbeitet hatte, und Adolf Fischer, ein tschechischer Jude, der zwanzig Jahre als Sektionsdiener im Prager Institut für Anatomie beschäftigt gewesen war. Auch sie wurden von Mengele persönlich ausgesucht.[259] Ihr Einsatzort im Erdgeschoss des Krematoriums I war ein Sektionssaal »modernsten Typs«: roter Betonfußboden, Sektionstisch mit mehreren Abflüssen, der angrenzende Arbeitsraum gut ausgestattet unter anderem mit drei Mikroskopen und neuester Fachliteratur. »Ein modernes, großstädtisches gerichtsmedizinisches Institut«, so Nyiszly, »könnte nicht besser ausgerüstet sein ...«[260]

Mengele habe dem SS-Personal der Krematorien klargemacht, »daß ich dienstlich nur ihm, Dr. Mengele, unterstellt bin. Das SS-Personal des Krematoriums darf in keiner Weise über meine Person verfügen. Um meine Verpflegung kümmert sich die SS-Küche. Meine Kleidung und meine Wäsche kann ich aus dem Lager ergänzen und wechseln. Zum Rasieren und Haareschneiden kann ich den im Krematoriumsgebäude verfügbaren SS-Friseur beanspruchen. Beim morgendlichen und beim abendlichen Zählappell muß ich nicht erscheinen.«[261] Das waren für die »normalen« Häftlinge kaum vorstellbare »Privilegien«.

Bis zum Sommer 1944 stellte Mengele in Auschwitz-Birkenau mithin mindestens drei Forschergruppen aus Häftlingen zusammen, die in seinem Auftrag und unter seiner Aufsicht verschiedene Projekte durchführten: das größte unter der Leitung von Prof. Epstein für verschiedene medizinische »Forschungen« und Experimente im »Zigeunerlager«, das anthropologische unter Martina Puzyna im Frauenlager und das Sezierteam unter Dr. Miklós Nyiszli beim Krematorium Nr. 1. Über die Arbeiten von Epsteins Team ist am wenigsten bekannt. Während Nyiszli und Puzyna nach der Befreiung über ihre Aufgaben bereitwillig Auskunft gaben, sind Aussagen aus Epsteins Gruppe selten. Er selbst erklärte am 7. April 1945 vor einer polnischen Untersuchungskommission sogar, er hätte keinerlei Kenntnisse über Experimente, die Mengele an Zwillingen vornahm bzw. vornehmen ließ.[262]

Die Strukturierung dieser Teams folgte der unerbittlichen Logik der Erbpathologie: klinische und anthropologische Examinierung der leben-

259 Nyiszli, *Im Jenseits*, S. 77.
260 Ebenda, S. 27–29 (Zitat S. 29).
261 Ebenda, S. 29.
262 Zeugenaussage Prof. Berthold Epstein vom 7.4.1945: AIPN, GK 196/99, Bl. 23–36, hier Bl. 35.

den Versuchsobjekte mit anschließender pathologischer Untersuchung ihrer Leichen, um Annahmen überprüfen und neue Schlüsse ziehen zu können. Handelte es sich bei den »Probanden« um Zwillinge, folgte auf den Tod des einen oftmals binnen kürzester Zeit zum Zwecke simultaner Sektionen der des anderen. Nirgendwo sonst als in Auschwitz war ein derart tödlicher Forschungsansatz möglich.

Das gilt auch für Einzelaufträge, die Mengele diversen Häftlingsärzten und -ärztinnen in Birkenau erteilte. Eine davon war Dr. Gisella Perl, eine Gynäkologin aus dem siebenbürgischen Sighet (heute Rumänien), die im Mai 1944 mit Ehemann, Mutter und ihrem jüngeren Bruder nach Auschwitz deportiert wurde. Während ihre Angehörigen ausnahmslos »ausgemustert« wurden, schickte man sie als »arbeitsfähig« ins Lager Birkenau. Einige Wochen später beauftragte Mengele sie mit der Leitung des neu errichteten Krankenreviers in Block 15 des Frauenlagers. »Ich solle«, so Perl, »einige andere Ärzte unter den Gefangenen versammeln und solle die kranken Leute dort betreuen [...] Neben mir waren zwei weitere absolvierte Ärzte, ein Zahnarzt und einige Frauen von Ärzten tätig. Wir waren alle Ungarn.«[263]

Mengele erteilte der Häftlingsärztin außerdem den Auftrag, »einen lebendigen Embryo« für Forschungszwecke zu »beschaffen«, der nach Berlin geschickt werden sollte. »Ich musste daher eine große Anzahl von Abtreibungen ausführen, um Embryos zu bekommen. [...] Ich möchte aussagen, dass ich Mengele viele Embryos gegeben habe, nicht nur einen. Diese Abtreibungspraxis dehnte sich auf mehrere Wochen aus.«[264]

Perl war nicht die Einzige, die für Mengele Abtreibungen vornehmen musste. Im Männer-HKB im Abschnitt B IIf wurde in Block 2 in der zweiten Jahreshälfte 1944 ein spezielles Zimmer für schwangere Frauen eingerichtet, bei denen laut Otto Wolken auf »Anordnung Dr. Mengeles eine Frühgeburt oder ein Abortus eingeleitet wurden. Die Frauen mussten sich freiwillig diesen Operationen unterziehen, da sie sonst um ihr Leben fürchten mussten.«[265] Denn: »Alle schwangeren Jüdinnen wurden vergast. Die Feststellung der Schwangerschaft war ein Todesurteil.«[266]

263 Vernehmung Dr. Gisella Perl vom 9.3.1973 in New York (deutsche Übersetzung): HHStA Wiesbaden, 461/37976, Bd. 15, Bl. 222–226.

264 Ebenda, Bl. 226.

265 Bericht/Anhörung Dr. Otto Wolken vom 17.4.1945 (deutsch, Abschrift): AIPN, GK 196/88, Bl. 131–303, hier Bl. 278.

266 Ebenda, Bl. 246.

Vorgenommen hätten diese Abtreibungen und Einleitung von Frühgeburten die Häftlingsärzte Stern, Herman und Cohen.[267] Hier wurde offenkundig »embryologisches Material« für die »Erbbiologische Centralsammlung« des KWI gewonnen (siehe unten).

Zwillinge, Kleinwüchsige und Noma

Mit seiner ersten »Abteilung« in Birkenau, jener zur »Erforschung und Heilung von Noma«, machte Mengele schnell deutlich, was er unter »Erforschung und Heilung« verstand. Er sorgte für bessere Verpflegung der ausgemergelten und zum Teil bereits furchtbar entstellten Kranken, Kinder wie Erwachsenen; verbesserte sich ihr Zustand, reduzierte er die Rationen wieder, um Veränderungen im Krankheitsverlauf zu beobachten. Er ließ Zeichnungen seiner »Probanden« anfertigen. Wer verstarb, wurde nach Rajsko in das Hygiene-Institut der SS geschafft und dort seziert; über ein eigenes Sektionsteam verfügte Mengele zu dem Zeitpunkt noch nicht. Waren unter den Toten Zwillinge, ließ er das überlebende Zwillingsgeschwister (sofern es eines gab) ebenfalls töten, um vergleichende Sektionen der Leichen vornehmen zu können bzw. zu beauftragen. Waren im Falle von Zwillingen nicht von vornherein beide Geschwister erkrankt, sorgte er mitunter dafür, dass das gesunde ebenfalls infiziert wurde, um herauszufinden, wie die beiden Organismen unter Lebensverhältnissen, deren Gestaltung ihm absolut freistand, jeweils auf die Krankheit reagierten.[268]

Im Kern ist damit auch der ›Forschungsansatz‹ umrissen, mit dem das bekannteste wissenschaftliche Projekt Mengeles und des KWI für Anthropologie in Auschwitz betrieben wurde: die Zwillings- und Familienforschung.

Bis zu seinem Weggang nach Frankfurt 1935 hatte Verschuer als Leiter der Abteilung für menschliche Erblehre am KWI das Institut zum Hauptzentrum für Zwillingsforschung in Deutschland und ganz Europa ausgebaut. Das Thema hatte wissenschaftlich Konjunktur. Allein in Deutschland entstanden dazu während der NS-Zeit mehr als 200 Doktorarbeiten. Zwillinge wurden mithilfe kommunaler Stellen erfasst,[269]

---

267 Zeugenaussage Dr. Otto Wolken vom 22.6.1945 im Beisein von Jan Sehn: AIPN, GK 196/88, Bl. 79–97, hier Bl. 92.

268 Vgl. u.a. Aufzeichnungen Dr. med. Rudolf Vitek (Weisskopf) im Anschluss an die Vernehmung vom 8.5.1967: IPN Krakau, S 51/05/Zn, Bd. 20, Bl. 3907–3917, hier Bl. 3909–3912 (alte Signatur).

269 Massin, »Mengele«, S. 204 f.

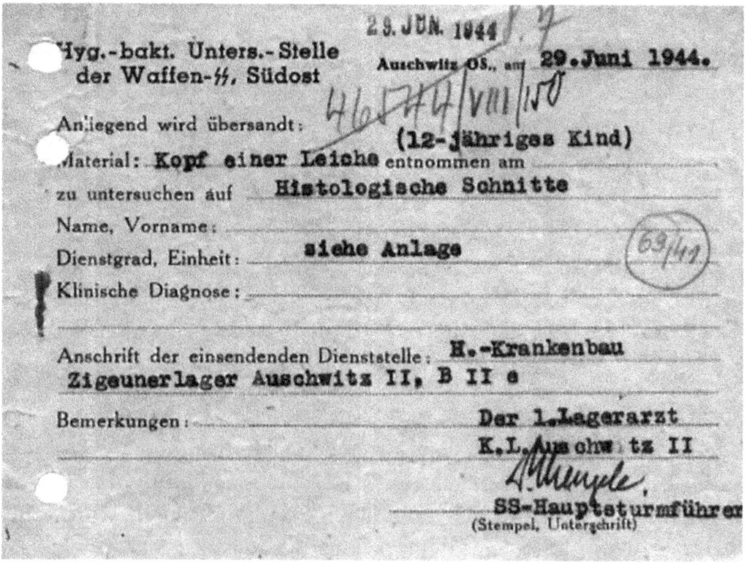

29. JUN. 1944

Hyg.-bakt. Unters.-Stelle
der Waffen-SS, Südost

Auschwitz OS., am 29. Juni 1944.

46574/VIII/150

Anliegend wird übersandt: (12-jähriges Kind)

Material: Kopf einer Leiche entnommen am

zu untersuchen auf Histologische Schnitte

Name, Vorname:

Dienstgrad, Einheit: siehe Anlage

69/41

Klinische Diagnose:

Anschrift der einsendenden Dienststelle: H.-Krankenbau
Zigeunerlager Auschwitz II, B II e

Bemerkungen:

Der 1. Lagerarzt
K.L. Auschwitz II

Mengele

SS-Hauptsturmführer
(Stempel, Unterschrift)

Abbildung 9 Dr. Josef Mengele ordnet die histologische Untersuchung des Kopfes eines zwölf Jahre alten Kindes an, 12. Juni 1944 (Quelle: APMPO).

eingeladen, eingehend befragt, vermessen, im Falle der Zustimmung geröntgt und weiteren Untersuchungen unterzogen.

Anders als in Auschwitz aber gab es im Reichsgebiet dabei Einschränkungen. Invasive Methoden wie Injektionen oder Ähnliches, die nicht in direktem Zusammenhang mit einer Heilbehandlung standen, waren bei Kindern und Jugendlichen unter 18 Jahren grundsätzlich verboten und stießen bei erwachsenen Probanden nur selten auf Zustimmung.[270] Die absichtliche Infektion von Probanden war – zumindest, sofern es sich um deutsche Staatsbürger handelte – erst recht untersagt.

Gerade die Rolle der Vererbung bei der Reaktion auf Infektionskrankheiten war jedoch für Erbpathologen wie Verschuer von besonderem Interesse und die Zwillingsforschung in dieser Hinsicht nach ihrer Auffassung aufschlussreich. Zu diesem Zweck brauchte man entsprechendes Vergleichsmaterial: histologische Proben von oder anatomisch-pathologische Untersuchungen an Zwillingen, die idealerweise zum gleichen Zeitpunkt verstorben waren. War es noch möglich, aus Frauenkliniken tote früh- oder neugeborene Zwillinge zu erhalten, da

270 Ebenda, S. 211–214.

Zwillinge häufiger als andere Kinder vor oder während der Geburt verstarben, war die Wahrscheinlichkeit, dass ältere oder gar erwachsene Zwillinge gleichzeitig starben – und das Institut Zugriff auf sie bekam –, verschwindend gering.

Im »Zigeunerlager« galten all diese Restriktionen nicht. An Infektionskrankheiten herrschte ebenfalls kein Mangel. Unter den internierten »Sippen« und Familien befanden sich Tausende Kinder, überdies zahlreiche Zwillinge, eineiige wie zweieiige. Für sie ließ Mengele in den Baracken 29 und 31 einen Kindergarten für Zwillinge und alle Kinder unter sechs Jahren einrichten. Baracke 31 erhielt sogar einen umzäunten Spielplatz mit Sandkasten, Schaukeln, Karussell und Turngeräten. Mehrere Hundert Kinder besuchten den Kindergarten täglich zwischen 8 und 14 Uhr. Sie wurden dort von weiblichem Häftlingspersonal betreut und erhielten abwechslungsreichere Verpflegung und größere Rationen als die übrigen Kinder im Lager. Mengele kümmerte sich um seine »Schützlinge«, verteilte unter ihnen sogar Süßigkeiten, so dass die Kinder ihm Vertrauen entgegenbrachten. Sie hielten ihn für ihr »gutes Onkelchen« und nannten ihn auch so.[271]

Anfangs wunderten sich die Häftlinge über diese vermeintliche Kinderfreundlichkeit des neuen Lagerarztes. Bald zeigte sich jedoch deren wahrer Sinn und Zweck: Der Kindergarten diente Mengele als Sammelstelle für sein »Experimentier- und Untersuchungsmaterial«. Kinder, die dafür infrage kamen, wurden in einen speziell eingerichteten Arbeitsraum von Baracke 31 gebracht, wo sie medizinisch und anthropologisch untersucht wurden und verschiedene Experimente über sich ergehen lassen mussten. Mengeles Augenmerk galt den eineiigen Zwillingen, dokumentiert sind mindestens 17 Paare.[272]

Im September 1943 wurde im Lagerabschnitt B IIb das nächste Familienlager errichtet, dieses Mal für Juden aus dem Ghetto Theresienstadt. Auch hier gab es eine Art Hort für die Kinder und auch hier suchte Mengele nach Zwillingen, die er – teilweise mit ihren Müttern – gesondert unterbringen, erfassen und untersuchen ließ. Etwa zehn Paare soll er sich so gesichert haben.[273] Als Mitte Mai 1944 die Massentransporte von ungarischen Juden einsetzten, schnellte die Zahl der Zwillings-

271 Helena Kubica, »Dr. Mengele und seine Verbrechen im Konzentrationslager Auschwitz-Birkenau«, in: *Hefte von Auschwitz* 20 (1997), S. 369–455, hier S. 381.

272 Ebenda, S. 381–384.

273 Vernehmung Hana Novakova (geb. Seinerova) vom 10.7.1967: IPN Krakau, S 51/05/Zn, Bd. 20, Bl. 3794–3800, hier Bl. 3796.

»Probanden« in die Höhe. Mengele hatte mittlerweile erkannt, dass es sich lohnte, die jüdischen Deportierten generell bei ihrer Ankunft an der Rampe nach Zwillingen zu durchforsten. Immerhin ging man bei der europäischen Gesamtbevölkerung von einem Prozent Zwillingsgeburten aus und allein 1944 wurden 600 000 Juden nach Auschwitz verschleppt.[274] Nach Menschen mit körperlichen Anomalien hielt er ebenfalls unermüdlich Ausschau. War er verhindert, ließ er andere SS-Ärzte und SS-Männer auf der Rampe danach suchen.

Mengele, mittlerweile für ganz Birkenau zuständig, nutzte seine Stellung, um »seine« Probanden auf verschiedene Lagerabschnitte zu verteilen. Ein Teil der Zwillinge war ab Mai 1944 in einer Krankenbaubaracke des Frauenlagers in Abschnitt B Ia untergebracht. Diese Gruppe umfasste Mädchen zwischen zwei und sechzehn und Jungen von sieben bis acht Jahren sowie Mütter mit Zwillingskindern von unter zwei Jahren. Ältere Jungen und erwachsene Männer, männliche Kleinwüchsige und männliche Körperbehinderte waren in der Baracke 15 des HKB im Männerlager Birkenau (B IIf) zusammengefasst.[275] Das Häftlingspersonal erhielt die strikte Anweisung, die Insassen »besonders sorgsam zu pflegen«.[276] Otto Wolken: »In der Krankenbaustatistik wurden sie als Zwillings- und Zwergenmaterial geführt«.[277]

Die vermeintlich bessere Behandlung von Mengeles »Probanden« erweckte im Lager Neid. Die Häftlingsärztin Margita Schwalbová berichtete nach 1945: »›Zwillinge‹ wurde im Lager zum Schimpfwort. Das war eine privilegierte, unantastbare Kaste der Schützlinge von Dr. Mengele, der die Zwillinge in jedem ankommenden Transport aussuchte und im Krankenbau unterbringen ließ. Er machte sie zum Gegenstand seiner Forschungen. [...] Dr. Mengele nahm seine ›Forschungen‹ sehr ernst, keiner seiner Zwillinge durfte sterben. Wenn einer von ihnen an Fleckfieber erkrankte und starb, musste man das ihm sofort melden«, so Schwalbová, damit die verstorbenen Zwillinge für »Forschungszwecke« seziert werden konnten.[278]

---

274 Massin, »Mengele«, S. 235.

275 Kubica, »Mengele«, S. 384.

276 Białówna, »Geschichte«, S. 182.

277 Bericht/Anhörung Dr. Otto Wolken vom 17.4.1945 (deutsch, Abschrift): AIPN, GK 196/88, Bl. 131–303, hier Bl. 277.

278 Dr. med. Margita Schwalbová, Szpital kobiecy (Frauenkrankenbau): APMO, Opracowania Bd. 69, Bl. 76–111, hier Bl. 104. Die polnische Häftlingsärztin Dr. Wanda Szaynok nannte noch einen anderen Grund für Zwietracht: »Wir hatten große Probleme mit seinen [Mengeles; B. M.] Schützlingen, von denen ein Teil zu seinen Spionen ge-

Dem Häftlingsarzt Dr. Zenkteler unterstand als Leiter des HKB im Birkenauer Männerlager die Zwillingsbaracke Nr. 15. Im Jahre 1968 berichtete er Ähnliches: »Mengele achtete auf Krankheiten der Zwillinge. Wenn eine chronische Krankheit vorlag oder einer der Zwillinge erkrankte, wurde auch der andere Zwilling untersucht. Wenn einer der Zwillinge starb, wurde eine genaue Autopsie durchgeführt. Sektionen führte einer der Häftlinge durch, ein Deutscher jüdischer Abstammung, ein bekannter Pathologe aus Straßburg, an dessen Name[n] ich mich nicht erinnern kann.«[279]

Nach Aussage der ungarischen Jüdin und Anthropologin Erzsebet Gordonyi, die Mengele für die Betreuung und Vermessung von Zwillingen einsetzte, kamen 15 Prozent der Zwillinge »auf irgendeine Weise« um.[280] Es ist davon auszugehen, dass sie alle auf Mengeles Veranlassung hin seziert wurden. Die Mehrheit der jüdischen Zwillinge überlebte jedoch den Krieg, weil Mengele und das KWI für Anthropologie sie noch als wichtige Forschungsobjekte betrachteten. »Dieser berüchtigte Arzt interessierte sich sehr für Zwillinge«, so Zdeněk und Jiři Steiner, überlebende Zwillinge aus dem Theresienstädter Familienlager, »was uns eigentlich die Rettung brachte.«[281]

Dr. Armin Sreter aus Ungarn (der nach dem Krieg seinen Namen in Arpad Hajdu änderte) war Vater von Zwillingen und Arzt. Er sollte aus dieser doppelten Warte Erfahrungen mit Mengeles Methoden machen. Im Mai 1944 wurde er mit einem Ungarn-Transport aus Kisvarda mit seiner ganzen Familie nach Auschwitz deportiert. Auf der Rampe selektierte Mengele persönlich, dem dabei Sreters Zwillingstöchter auffielen:

> Er fragte sie: »Sind Sie Zwillinge?« Meine Töchter – die deutsch sprachen – sagten, ja. Er erkundigte sich, wo sich ihre Angehörigen befänden. Sie sagten, dass die Familie zusammen angekommen sei. Ihre Mutter war auch gleich bei ihnen, doch meine Schwiegermutter war bereits zuvor von Mengele zu den Arbeitsunfähigen ge-

---

hörte« (Vernehmung Dr. Wanda Szaynok vom 12.9.1945: AIPN, GK 196/87, Bl. 86–99, hier Bl. 92).

279 Vernehmung Dr. Roman Zenkteler vom 19.10.1968: IPN Krakau, S 51/05/Zn, Bd. 19, Bl. 3619–3623, hier Bl. 3622 (alte Signatur); sinngemäß identisch sagte Zenkteler vier Jahre später aus, vgl. Vernehmung vom 26.6.1972: ebenda, Bl. 3624–3627. Bei dem »Pathologen aus Straßburg« könnte es sich um Dr. Robert Levy handeln.

280 Vernehmung Erzsebet Gordonyi, geb. Fleischmann, vom 9.4.1972: HHStA Wiesbaden, 461/37976, Bd. 26, Bl. 22–25.

281 Steiner/Steiner, »Zwillinge in Birkenau«, S. 126.

> stellt worden, und[,] wie wir später erfuhren, bereits auf dem Wege ins Krematorium. Darauf schickte Mengele einen SS-Soldaten der Gruppe der Arbeitsunfähigen hinterher, der meine Schwiegermutter zurückbrachte. Danach wurden meine Schwiegermutter, Frau Hartmann Janos, sowie meine Frau und meine Töchter – auf Anweisung Mengeles – in dem FKL-Lager untergebracht. Von dort gingen sie zu anthropologischen Untersuchungen, die Mengele in der Ambulanz vornahm. Dort wurden die Untersuchungen im Zusammenhang mit der Zwillingsforschung an ihnen vorgenommen.[282]

Sreter, den Mengele als »arbeitsfähig« selektierte, wurde in das »Zigeunerlager« eingewiesen. Nach drei Wochen kam »laut rufend« ein SS-Mann, der ihm mitteilte, Mengele wolle ihn sprechen.

> Ich meldete mich in seiner Praxis bei ihm. Er fragte mich, wo und welche Art ärztliche Ausbildung ich genossen habe. Ich teilte ihm mit, dass ich an deutschen Universitäten studiert habe. Mengele erklärte, ich würde zukünftig ärztliche Arbeit zugeteilt erhalten. Als erste Aufgabe sollte ich für die Zwillingsforschung eine Aufstellung machen mit dem Titel: »Verteilung der Zwillingsgeburten in Ungarn«. Hierbei wurden mir in der Ambulanz die Karteien der beobachteten Zwillinge zur Verfügung gestellt. Anhand dieser Karteien hatte ich nachzuweisen, in welchen Gegenden und in welchen Städten des damaligen Ungarns Zwillingsgeburten am häufigsten vorkamen.
>
> Danach hatte ich mehrfach Gelegenheit, mit Mengele zu sprechen. Ich sagte ihm, dass auch meine Familie regelmäßig untersucht werde. Aus Gründen der Forschung erachtete er es für bedeutsam, dass sie gleichzeitig die Vorfahren meiner Zwillingstöchter beobachten konnten. Während meinem dortigen Aufenthalt wurde auch ich regelmäßig untersucht auf internem, neurologischem und augenkundlichem Gebiete. Es wurden anthropologische Messungen vorgenommen, verschiedene Lichtbilder angefertigt, es wurden mir Finger- und Fußabdrücke abgenommen sowie verschiedene Zeichnungen von mir angefertigt. Mengeles Ordinationsraum war angefüllt mit anthropologischen Messungsinstrumenten.[283]

282 Vernehmung Dr. Arpad Hajdu (Armin Sreter) vom 4.5.1972: HHStA Wiesbaden, 461/37976, Bd. 26, Bl. 36–39, hier Bl. 37.

283 Ebenda, Bl. 37 f.

Nachdem Sreter die von Mengele in Auftrag gegebenen Aufstellungen abgeschlossen und dem Lagerarzt ausgehändigt hatte, verlegte dieser ihn als Häftlingsarzt in den HKB im Männerlager. Dr. Sreter und seine Familie überlebten den Krieg. Er wurde in Dachau von US-amerikanischen Truppen befreit, seine Familie, die in Auschwitz geblieben war, von Soldaten der Roten Armee.

Es ist nicht dokumentiert, wie viele Zwillingspaare Mengele für seine Zwecke – und die des KWI – aussonderte und missbrauchte. Angaben der ehemaligen Häftlinge differieren teilweise erheblich. So berichtete eine ehemalige Häftlingspflegerin, die in der Baracke mit Zwillingen im Frauenlager gearbeitet hatte, von 350 Zwillingspaaren,[284] eine andere von 186 Paaren.[285] Martina Puzyna sprach hingegen von etwa 250 Zwillingspaaren, die aus den ungarischen Transporten ausgesondert worden seien.[286] Diese Zahl erscheint meines Erachtens am wahrscheinlichsten, da Puzyna mit ihrem Team diese Zwillinge zu erfassen und anthropologisch zu vermessen hatte. Hinzu kämen mindestens 17 Zwillingspaare aus dem »Zigeunerlager« sowie etwa zehn Zwillingspaare aus dem Theresienstädter Familienlager.

Die damals zehnjährige Hana Seinerova wurde mit ihrem Zwillingsbruder, ihrer Mutter und weiteren Verwandten im Dezember 1943 aus dem Lager Theresienstadt nach Auschwitz-Birkenau deportiert. Zunächst habe sich ihrem Eindruck nach niemand für die Zwillinge im Familienlager interessiert. Erst im März 1944 habe Mengele die Zwillingskinder in eine Krankenbaracke gerufen, um sie dort zu untersuchen. Später seien sie gänzlich in diese Baracke verlegt worden, wo man ihnen häufig Blut abnahm, Injektionen verabreichte, sie fotografierte. Ihre Haar- und Augenfarben wurden klassifiziert, Fingerabrücke genommen. »Auch Zigeuner waren Objekte solcher Untersuchungen sowie etwa 20 Zwerge«, so Seinerova.[287]

Einer dieser Kleinwüchsigen war Ludovit Feld, der im April 1944 als 40-Jähriger aus Kaschau (Košice) nach Auschwitz-Birkenau verschleppt

---

284 Vernehmung Elżbieta Piekut vom 22.10.1966: IPN Krakau, S 51/05/Zn, Bd. 4, Bl. 662–665; Kubica, »Mengele«, S. 386.

285 Vernehmung Erzsebet Gordonyi, geb. Fleischmann, vom 9.4.1972: HHStA Wiesbaden, 461/37976, Bd. 26, Bl. 22–25.

286 Vernehmung Martina Puzyna, London, vom 31.10.1972: ebenda, Bd. 13, Bl. 12–19, hier Bl. 16.

287 Vernehmung Hana Novakova, geb. Seinerova, vom 10.7.1967: IPN Krakau, S 51/05/Zn, Bd. 20, Bl. 3794–3800, hier Bl. 3796.

wurde. Bei der Ankunft sonderte ihn Mengele auf der Rampe persönlich aus, weil er nur 115 Zentimeter maß. Er, so Feld, ließ »mich einzeln durch einen Soldaten zuerst in ein Bad und dann in das Lager ›B‹ abführen [...] wo sich schon 108 Zwillingspaare und etwa 10 Personen kleinen Wuchses befanden«. Und weiter:

> Wir wurden einer allseitigen klinischen Untersuchung unterworfen, besonders einer anthropologischen [...]. Die Untersuchungen führten Häftlingsärzte verschiedener Nationalitäten durch und die Untersuchungsergebnisse liefen bei Dr. Mengele zusammen. Dr. Mengele kam in unseren Block etwa jede zweite Woche. Er führte jedoch niemals persönlich irgendwelche Untersuchungen durch. [...] Mir persönlich ordnete er an, Mithäftlinge zu porträtieren und die Zeichnungen den Ärzten abzugeben. [...] Niemand von uns wurde ermordet und es starben nur Personen infolge von Unterernährung, da die Verpflegung völlig unzureichend war. [...] die Erwachsenen in unserem Block [bekamen] die gewöhnliche Häftlingskost [...] und nur die Kinder bis zu 11 Jahren Diätkost. [...]
>
> Während des Lageraufenthalts wurde die Belegschaft unseres Blocks zu keiner Arbeit eingeteilt. [...] Physische Gewalt wurde gegen uns nicht angewandt, auch nicht von Seiten des Blockleiters. [...]
>
> Auch wenn unsere Lebensbedingungen wesentlich besser waren, erlebten wir große seelische Qualen, da wir wussten, dass wir früher oder später getötet und unsere Skelette in einem biologischen Museum aufgestellt werden würden.[288]

In der Nacht zum 19. April 1944 traf mit einem Transport aus Ungarn die Familie Ovitz aus dem Dorf Razavlea in Auschwitz ein. Sieben Mitglieder der Familie aus Siebenbürgen waren kleinwüchsig. Bei der Selektion hießen die diensthabenden SS-Männer die Familie Ovitz, auf der Rampe zu bleiben, weil sie wussten, dass der Lagerarzt auf Kleinwüchsige aus war. Mengele soll noch in der Nacht über den »Fund« unterrichtet und umgehend auf die Rampe gekommen sein. Regelrecht euphorisch habe er die Familienangehörigen zu Größe und Stammbaum befragt. Untergebracht wurden sie als sogenannte Depotjuden im Theresienstädter

288 Vernehmung Ludovit Feld vom 12. 6. 1967 (deutsche Übersetzung aus dem Polnischen): HHStA Wiesbaden, 461/37976, Bd. 28, Bl. 51–53.

Familienlager, damit sie zusammenbleiben konnten. Dort wurden sie unzähligen Untersuchungen, Messungen und Blutentnahmen unterworfen.[289]

Mit Blick auf seine genetischen Fragestellungen erhoffte sich Mengele von der Familie »Beschäftigung für zwanzig Jahre« und gewährte ihr eine Reihe von Vergünstigungen. Er ließ die Ovitz' von den täglichen Appellen befreien und mit eigenen Nachttöpfen und Waschschüsseln ausstatten, damit sie im Gedränge der Abort- und Waschanlagen nicht zu Schaden kamen. Sie wurden nicht kahlgeschoren wie die anderen Insassen, weil ihre Haare für Forschungszwecke benötigt wurden. Das SS-Personal und auch die Funktionshäftlinge wussten, dass die Familie unter Mengeles Schutz stand und nicht misshandelt werden durfte.[290]

Im Gegenzug musste sie tun, was er von ihnen verlangte. Mengele forderte absolute Reinlichkeit, sodass sich die Familienangehörigen täglich gegenseitig wuschen. Sie hatten ›ordentlich‹ gekleidet und sogar geschminkt zu sein. In regelmäßigen Abständen wurde ihnen Blut abgenommen, so oft und viel, dass sie häufig in Ohnmacht fielen. »Mengele hegte im Hinblick auf Blutuntersuchungen eine Zwangsvorstellung. Er hielt Blut für das Übertragungsmedium genetischer Informationen. Daher untersuchte er ständig das Blut der Familie Ovitz, um herauszufinden, wie es möglich war, dass zwei große Mütter und der kleinwüchsige Vater eine so große Zahl kleinwüchsiger Kinder auf die Welt gebracht hatten.«[291]

Darüber hinaus suchte Mengele nach Hinweisen für die Erblichkeit der Beschaffenheit von Haaren, Haut und Zähnen. Die weiblichen Angehörigen der Familie wurden zudem ständig gynäkologischen Untersuchungen unterzogen. Die ganze Familie musste immer wieder zu Fragen nach Herkunft und Geschichte der Familie, angefangen vom Vater und seinen beiden Ehefrauen bis zu sämtlichen Tanten und Cousins bzw. Cousinen, Rede und Antwort stehen. Mengele ließ sie Intelligenztests absolvieren und zeigte sich überrascht von ihrem Sinn für Humor – den er für angeboren hielt – und ihrer Bildung. Einen Teil dieser Untersuchungen führte Mengele selbst durch, die meisten ließ er von Häftlingen aus seinem ›Forschungsteam‹ wie Martyna Puzyna vornehmen.[292]

289 Ciborska, »Perla Ovitz«, S. 358–360.
290 Ebenda.
291 Ciborska, »Perla Ovitz«, S. 359.
292 Ebenda, S. 360.

Im September 1944 stellte Mengele seine »Puppen-Familie« und seine vorläufigen »Forschungsergebnisse« seinen Kollegen SS-Ärzten im Rahmen eines Vortrages vor. Die Ovitz' mussten sich nackt ausziehen, während Mengele seine bisherigen Befunde erläuterte und mit einem Billardstock auf die entsprechenden Körperregionen wies. Anschließend schauten sich Mengeles Kollegen die Familienangehörigen aus der Nähe an, berührten sie und stellten intime Fragen etwa nach ihrem Sexualleben. Davon war auch Mengele besessen, der dazu alles ganz genau wissen wollte.[293]

Mengele durfte für seine einzelnen »Forschungsvorhaben« nicht nur Häftlingsärzte und andere Fachkräfte rekrutieren, sondern auch auf diverse Lagereinrichtungen zugreifen. In der Abteilung »Erkennungsdienst« der Politischen Abteilung musste der polnische Häftling Wilhelm Brasse Mengeles Versuchsobjekte fotografieren. Etwa 1500 jüdische Frauen lichtete er nach eigenen Angaben im Auftrag des Lagerarztes zwischen dem Herbst 1943 und dem Frühjahr 1944 ab, von da an waren es Zwillinge, Drillinge und »Zwerge«, sowohl Kinder als auch Erwachsene. »Wenn es sich um Zwillinge handelte, habe ich sie auch zusammen völlig nackt sowohl von vorne wie auch von hinten fotografiert, und anschließend einzeln, manchmal auch Köpfe der Zwillinge, je nach Mengeles Anweisungen.«[294]

Die »Hygienisch-bakteriologische Untersuchungsstelle der Waffen-SS und Polizei Süd-Ost, Auschwitz, Oberschlesien«, wie die im Mai 1943 in der Ortschaft Rajsko errichtete Außenstelle des Hygiene-Instituts der Waffen-SS und Polizei offiziell hieß, stand Mengele ebenfalls zur Verfügung.[295] 1944 arbeiteten dort etwa 100 bis 110 Häftlinge, darunter etwa fünfzig Wissenschaftler von teils internationalem Renommee.[296]

Mengele ließ dort Blut-, Urin-, Stuhl-, Speichel- und Gewebeproben untersuchen, im Sommer 1943 in der Bakteriologischen Abteilung auch die Leichen von Nomakranken sezieren. Außerdem wurden im Hygiene-Institut die Köpfe an Noma verstorbener Sinti- und Roma-Kinder prä-

---

293 Ebenda, S. 360 f.

294 Vernehmung Wilhelm Brasse vom 10.7.1972: IPN Krakau, S.51/05/Zn, Bd. 16, Bl. 3017–3021, hier Bl. 3019 (alte Signatur).

295 Kieta, »Hygiene-Institut«.

296 Zeugenaussage Prof. Gesa Mansfeld, o. D. [März 1945, wahrscheinlich 8.3.1945]: AIPN, GK 196/99, Bl. 12–23. Prof. Mansfeld zählte zu den Häftlingswissenschaftlern in Rajsko.

pariert.[297] Dr. Leon Landau, der zu diesem Zeitpunkt in Rajsko als Häftlingsarzt beschäftigt war, berichtete nach dem Krieg:

> Seitdem die Krankheit [Noma; B. M.] im Zigeunerlager aufgetreten war, wurden die Leichen der Kinder für eine Leichenbeschau ins Institut geschickt. Eines Tages müssen die Deutschen zu dem Schluss gekommen sein, dass es keinen Sinn macht, ganze Leichen zu schicken, wenn die Kinder an einer Krankheit gestorben waren, die im Gesicht lokalisiert war. An diesem Tag kam ein Unteroffizier mit kugelförmigen Paketen ins Institut, die in Papier eingewickelt und verschnürt waren. [...] Wir waren entsetzt, als wir nach dem Auspacken der Pakete sahen, dass darin Köpfe von Kindern mit typisch durch tiefe Geschwüre entstellten Gesichtern waren.[298]

Vom Juni 1944 an brauchte Mengele das Institut für derartige Sektionen nicht mehr in Anspruch zu nehmen. Nun hatte er mit Miklós Nyiszli und dessen Helfern ein eigenes Team für solche ›Arbeiten‹ zur Verfügung, deren Umfang damit deutlich zunahm.

Sezieren für die Erbbiologische Centralsammlung

Das Ausmaß dieser Sektionen hing mit den Anforderungen der Phänogenetik zusammen, wie der Gründungsdirektor des Dahlemer KWI, Eugen Fischer, sie verstand. Dieses junge Forschungsfeld drehe sich um »die Frage, *wie* nun eigentlich eine gegebene Erbanlage sich entfaltet, wie sie wirkt, wie sie sozusagen ›es macht‹ (bildlich gesprochen), um die ihr zukommende äußere Erscheinung zu gewinnen«.[299] Ab 1938 hatte Fischer sich bemüht, das Institut auf diese Frage hin neu auszurichten. »Das Wichtigste am ganzen Problem ist z. Zt. die phaenogenetische Erforschung der Krankheiten und Missbildungen«, wie er im Dezember 1940 betonte. Eng damit verschränkt war aus seiner Sicht die Embryologie, woraus folgte:

297 Zeugenaussage Mieczysław Kieta im Gerichtsverfahren gegen das SS-Personal des KZ- und Vernichtungslagers Auschwitz vom 26.11.1947 (3. Verhandlungstag): AIPN, 196/161, Bl. 224–245, hier Bl. 236 f. Mieczysław Kieta war als Häftling u. a. im Labor des Hygiene-Instituts eingesetzt worden.

298 Landau, *Oskarżenie*, S. 80.

299 Zitiert nach Schmuhl, *Grenzüberschreitungen*, S. 336.

> Die phaenogenetische Forschung, vor allem die am Menschen, braucht […] reichliches embryologisches Material. Das zu sammeln braucht viel Zeit. Und so muss jahrelang gesammelt werden, um künftige Arbeiten vorzubereiten. Ich habe begonnen, einen Grundstock zu legen, aber dieser Anfang muss ausgebaut werden. […] Durch systematisches Sammeln von Menschen- und Tierembryonen aus erkrankten Stämmen und von verschiedenen Rassen soll eine Centralsammlung entstehen, deren Forschungsgut dann freizügig auch fremden Forschern zugänglich gemacht werden soll.[300]

Fischer wollte es jedoch nicht bei der Sammlung von Embryonen belassen, wie er im Weiteren deutlich machte. Die Sammlung von Humanpräparaten sollte weit mehr umfassen:

> I. Zwillinge:
>
> (1) Früchte und Neugeborene von EZ [= eineiige Zwillinge] und ZZ [= zweieiige Zwillinge]
>
> (2) Organe kindlicher und erwachsener EZ und ZZ
>
> (3) Doppelmissbildungen aller Art […]
>
> II. Europäische Rassen: Früchte, Neugeborene und Organe:
>
> 1. Von den Rassen des Deutschen Volkes
>
> 2. Aus anderen Völkern Europas
>
> 3. Juden.
>
> III. Außereuropäische Rassen: wie oben […]
>
> V. Erbkrankheiten: Früchte, Neugeborene und Organe aus Sippen mit bestimmten erbpathologischen Anlagen (Gliederung später nach Krankheiten).[301]

300 Bericht Eugen Fischer über die Tätigkeit des KWI für Anthropologie vom 4.12.1940: Archiv der Max-Planck-Gesellschaft, Abt. Rep. 1A, Nr. 2400, Bl. 159–197, hier Bl. 166 f. (Hervorhebung im Original).

301 Ebenda, Bl. 194.

Fischer setzte sich mit seinen Vorstellungen – einschließlich der Anlage einer Erbbiologischen Centralsammlung – durch. Seinem Wunschnachfolger, dem Zwillingsforscher Verschuer, kam diese Umorientierung der Institutsarbeit zugute, »weil sich sein persönliches Forschungsinteresse an klinischer Erbpathologie problemlos in das neue Paradigma einfügte«. Im Oktober 1942 konnte Verschuer die Nachfolgefrage denn auch für sich entscheiden.[302]

Zu Mengeles Aufgaben in Auschwitz gehörte es offenkundig, nach Menschen mit körperlichen Deformationen oder Besonderheiten zu suchen, die nach den von Fischer im Dezember 1940 umrissenen Kriterien für das Dahlemer Institut von Interesse sein konnten. Entdeckte er Menschen mit entsprechenden Anomalien, »sicherte« er sie für die »Forschung«, indem er sie erst untersuchen und dann ermorden ließ – oder selbst tötete –, die Sektion der Leichen anordnete und dafür sorgte, dass das gewünschte »Präparat« fachkundig angefertigt und verschickt wurde. Der bereits zitierte Miklós Nyiszli sagte am 28. Juni 1945 diesbezüglich aus:

> Diese Arbeit bestand aus der ärztlichen Untersuchung derjenigen (lebenden) Personen, die wegen ihrer anormalen körperlichen Entwicklung aus den Transporten selektiert worden waren. Wir nahmen an ihnen Vermessungen vor, dann tötete sie Oberscharführer Muszfeld [sic!] mit dem Kleinkaliber, d.h. mit dem 6-mm-Gewehr durch Genickschuss. Danach erhielten wir Befehl, die Leichen zu sezieren und ein sehr genaues Protokoll über die Sektion herzustellen. Sodann ätzten wir die Leichen der anormalen Personen mit Chlorkalk und stellten die sauberen Knochen in Pakete zusammen und schickten diese dem anthropologischen Institut in Berlin-Dahlem.[303]

Mußfeldt bestätigte diese Geschehnisse 1947, nicht jedoch den Umstand, dass er die von Mengele ausgesuchten Opfer nach der Vermessung erschossen hatte. Vielmehr führte er in seiner Aussage das Beispiel eines Vaters und seines Sohnes an, die beide unter Missbildungen litten. »Mengele tötete den Vater und den Sohn, präparierte ihre Skelette, die

302 Schmuhl, *Grenzüberschreitungen*, S. 319–327 (Zitat S. 327).

303 Protokoll 32, aufgenommen am 28.7.1945 im Amtsgebäude der Landeskommission zur Fürsorge deportierter ungarischer Juden, Dr. Miklós Nyiszli, Arzt aus Nagyvárod (deutsche Übersetzung): HHStA Wiesbaden, 461/37976, Bd. 13, Bl. 57–62, hier Bl. 58.

dann nach Berlin geschickt wurden zwecks Durchführung von Untersuchungen.«[304]

Auch Nyiszli schildert den Fall, jedoch viel detaillierter. Mengele habe bei einer Selektion auf der Rampe einen buckligen, etwa 50-jährigen Mann mit einem etwa 15-jährigen Sohn mit einer Gehbehinderung entdeckt, die mit einer Gehstütze aus Stahlplatten und einem dicksohligen orthopädischen Schuh korrigiert wurde. Vater und Sohn kamen aus dem Ghetto Litzmannstadt. Mengele befahl einem SS-Unteroffizier, die beiden mit folgender Anweisung für Nyiszli zum Krematorium I zu bringen: »Untersuchen Sie beide klinisch. Nehmen Sie die genauen Maße von Vater und Sohn. Füllen Sie genaue, alle Daten beinhaltende klinische Untersuchungsblätter aus, unter besonderer Beachtung der Entstehungsursachen für die entdeckten Deformitäten.«[305]

Auch Mußfeldt bekam Anweisungen von Mengele: Er sollte Vater und Sohn nach der Untersuchung erschießen, damit Nyiszli und sein Team deren Leichen sezieren konnten. Das ist auch geschehen, wie Nyiszli in seinen Erinnerungen berichtet: »Mir ist vor ohnmächtiger Wut so übel, daß ich meinen Kameraden die Sektion überlasse, während ich das Protokoll schreibe.«[306]

Am Abend erschien Mengele im Sektionsraum und Nyiszli berichtete ihm über die Untersuchungsergebnisse und Sektionsbefunde. Mengele erklärte daraufhin, dass die Leichen nicht eingeäschert werden dürften, und befahl Nyiszli, die Skelette zu präparieren, um sie ins »Anthropologische Museum« in Berlin zu schicken. Nyiszli führte diesen Befehl aus, indem er die Leichen mehrere Stunden kochen und anschließend in einer Benzinlösung baden ließ. »Nach dem Benzinbad richtet der Gehilfe des Sektionsraumes die Skelette mit großer Sachkenntnis her. [...] Mengele ist überaus zufrieden. Er bringt gleich mehrere hochrangige Ärztekollegen zur Besichtigung der Skelette mit.« Anschließend werden die Skelette »in lange, derbe Papiersäcke verpackt, mit Begleitpapieren versehen und nach Berlin geschickt«.[307]

In der oben zitierten Aussage erwähnt Mußfeldt einen weiteren Vorfall, und zwar die Ermordung von acht Zwillingskindern aus dem »Zigeunerlager«:

---

304 Vernehmung Erich Mußfeldt vom 19.8.1947 (Übersetzung aus dem Polnischen): HHStA Wiesbaden, 461/37976, Bd. 44, Bl. 2–10, hier Bl. 8; Original in: AIPN, GK 196/144, Bl. 80–87, hier Bl. 86.

305 Nyiszli, *Im Jenseits*, S. 126.

306 Ebenda, S. 128.

307 Ebenda, S. 128–130 (Zitate S. 129 f.).

> Die SS-Ärzte Mengele und Brand,[308] die für das Rasse- und Siedlungsamt Forschungen durchführten, hatten ihren Arbeitsraum im ersten Krematorium im Parterre, [...]. Ich erinnere mich, dass sie 8 Zigeunerkinder, Zwillinge, getötet haben. Als ich zum Dienst erschien, traf ich drei Häftlingsärzte beim Sezieren der Leichen dieser Kinder an. Ich fragte, was das für Leichen seien. Die Ärzte antworteten darauf, dass die Kinder von Mengele mit einer Giftinjektion getötet worden seien, weil sie Merkmale hatten, die Mengele im Zusammenhang mit seinen Forschungen besonders interessierten. Er hatte nämlich festgestellt, dass von den Zwillingspaaren jeder Zwilling ein blaues und ein graues Auge hatte. Bei der Sektion wurden die Augäpfel entfernt und als Ausstellungstücke nach Berlin geschickt.[309]

Dr. Charles Sigismund Bendel, ein französischer Jude mit Geburtsort in Rumänien, der von Januar bis August 1944 im sogenannten Zigeunerlager und danach im Sonderkommando als Häftlingsarzt eingesetzt war, bestätigt, dass Mengele bei dieser Gelegenheit eigenhändig mordete. Er habe mit eigenen Augen gesehen, wie Mengele zwei Zwillingsjungen im Alter von zwölf Jahren mit Giftspritzen getötet habe.[310]

Auch Nyiszli musste mit seinem Team Kinderleichen sezieren: »Vier Paare aus der Zwillingsgruppe des Zigeunerlagers werden gebracht. Es sind die Leichen von Zigeunerkindern, die noch nicht einmal zehn Jahre

---

308 Nyiszli erwähnt weder in seinen Erinnerungen noch in seiner Aussage vom 28.6.1945 einen SS-Arzt namens Brand. Auch sonst sind keine Angaben über einen »Brand« in Auschwitz bekannt. Mußfeldt nennt den Namen hingegen in der hier zitierten Aussage zweimal. So sagte er u. a. aus, dass »Mengele, Brand, Thilo und andere« ankommende Transporte auf der Rampe selektiert hätten (Vernehmung Erich Mußfeldt vom 19.8.1947: AIPN, GK 196/144, Bl. 80–87, hier Bl. 86). Es könnte sich um Günther Brandt (1898–1973) handeln, einen promovierten Mediziner und Anthropologen, der von 1931 bis zur Machtergreifung als Assistent am KWI für Anthropologie angestellt war, 1934 zur SS ging und Stabsführer im Rasse- und Siedlungshauptamt wurde. Womöglich schrieb Mußfeldt hier deshalb die Forschungen dem »Rasse- und Siedlungsamt« zu. Während des Krieges diente Brandt in der Kriegsmarine, danach praktizierte er als Facharzt. Vgl. Ernst Klee, *Das Personenlexikon zum Dritten Reich. Wer war was vor und nach 1945*, Frankfurt a. M. 2003, S. 70; Schmuhl, *Grenzüberschreitungen*, S. 165 f. und S. 482.

309 Vernehmung Erich Mußfeldt vom 19.8.1947 (Übersetzung aus dem Polnischen): HHStA Wiesbaden, 461/37976, Bd. 44, Bl. 2–10 (Zitat Bl. 8); Original in: AIPN, GK 196/144, Bl. 80–87, hier Bl. 85 f.

310 Notizen über Kurzbefragung Dr. Charles Sigismund Bendel durch Captain Bellet, o. D. [1945]): AIPN, GK 196/124, Bl. 162–164, hier Bl. 164.

alt sind. Ich führe die Sektion des ersten Zwillingspaares durch. Jede Phase des Verlaufs protokolliere ich.« Dabei entdeckte Nyiszli an der Außenwand der linken Herzkammer einen runden, blassroten Fleck. »Er kann nur von einem Nadelstich kommen. [...] Der typische starke Geruch von Chloroform wird spürbar. Das Kind erhielt eine Chloroform-Injektion ins Herz! [...] Ich führe auch die Sektionen der anderen drei Zwillingspaare durch. Die gefundenen Abnormitäten werte ich aus. Die Todesursache ist auch bei ihnen die gleiche: eine Chloroform-Injektion ins Herz.«[311]

Bei der Sektion machte Nyiszli weitere Entdeckungen: »Von den vier Zwillingspaaren sind bei dreien die Augen verschiedenfarbig. Das eine ist blau, das andere braun. [...] Das war eine außerordentliche Häufung dieser Abnormität. In der Medizin heißt sie Heterochromie, also Verschiedenfarbigkeit. Ich präpariere die Augen heraus und lege sie, jedes für sich, in Formalin, wobei ich alle Angaben dazu genau notiere, damit sie nicht durcheinandergeraten.« Darüber hinaus fand Nyiszli bei den ermordeten Kindern den Dubois-Abszess, ein Symptom der angeborenen Syphilis. »Zusammen mit dem umgebenden gesunden Gewebe entnehme ich die Knoten und lege sie in mit Formalin gefüllte Gläser. Bei zwei Paaren finde ich auch eine aktive Lungentuberkulose. Ich protokolliere alles. Nur die Rubrik ›Todesursache‹ lasse ich auch hier frei.«[312]

Als Mengele den Sektionsraum aufsuchte, erstattete Nyiszli über die Sektionsbefunde Bericht und händigte ihm die Protokolle aus. Mengele las diese aufmerksam und ordnete anschließend an, das »gesamte Material« samt Protokollen zum Versand vorzubereiten. Davor solle Nyiszli aber noch die Todesursachen eintragen, welche, sei ihm überlassen, »nur verschieden« müssten sie sein. Nyiszli: »Die Haare stehen mir schaudernd zu Berge, wenn ich daran denke, was ich alles während meines kurzen Aufenthalts bereits erfahren mußte und wie viel ich noch erfahren würde, bis auch mich der Tod trifft. [...] Ist es vorstellbar, daß mich Dr. Mengele oder das Dahlemer Institut am Leben lassen würden?«[313]

Die präparierten Kinderaugen waren für Karen Magnussen bestimmt, die am KWI für Anthropologie als wissenschaftliche Mitarbeiterin an einem Projekt »zur Erforschung der Erbbedingtheit der Entwicklung der Augenfarbe als Grundlage für Rassen- und Abstammungsuntersuchungen« arbeitete. Von der Heterochromie in der

311 Nyiszli, *Im Jenseits*, S. 45–47 (Zitate S. 45 und S. 47).
312 Ebenda, S. 47 f.
313 Ebenda, S. 48.

Familie des Sinto Otto Mechau aus Oldenburg, die am 14. März 1943 ins Zigeunerlager deportiert worden war, wusste sie bereits. Siegfried Liebau hatte bei seinem Auschwitz-Besuch im Frühjahr 1943 Fotos der Kinder angefertigt und ihr mitgebracht. Da die Anomalie äußerst selten auftrat, waren die Augen der ermordeten Kinder aus Magnussens Sicht besonders wertvoll.[314]

Der Tuberkulosebefund bei einigen der getöteten Zwillinge hatte für die fünf Häftlingsärzte, denen die medizinische Betreuung und Untersuchung der »Zigeuner«-Kinder im Lager oblag, ein Nachspiel. Der jüdische Häftlingsarzt Alfred Galewski erinnerte sich lebhaft:

> Am 4. August [1944; B. M.] stürmte Mengele wie ein Wahnsinniger in den Krankenbau [des Zigeunerlagers; B. M.] und machte uns Vorwürfe, dass die Untersuchungen nicht richtig durchgeführt worden seien, weil er bei einem Zwillingspaar (zwei 4-jährigen Jungs) linksseitige akute Lungentuberkulose festgestellt habe, die übersehen worden war. Ich muss erwähnen, dass die Untersuchungen der Zwillinge wie folgt abliefen: Zunächst untersuchten fünf Häftlingsärzte die Zwillinge und anschließend Spezialisten für Augen, Ohren usw. Vor diesem Hintergrund, dass uns Mengele schlechte Untersuchungen vorwarf, nehme ich an, dass die Zwillinge nach Vergasung seziert worden sind.[315]

Dr. Michel Scheckter, ebenfalls im »Zigeunerlager« eingesetzt, schildert den Vorfall ähnlich. Mengele habe sie erbost zur Rede gestellt:

> Wie konnten Sie mir das antun, wo ich mich Ihnen gegenüber so nett verhalten habe, denn bei den Untersuchungen, die Sie an den Zigeunerkindern vorgenommen hatten, haben Sie nicht erwähnt, bei mindestens zwei, dass sie Lungentuberkulose hatten. Als ich die Autopsie gemacht habe, ist mir klar geworden, dass Sie sie nicht einmal untersucht hatten. Sie verdienen Ohrfeigen, aber an Ihren Gesichtern mache ich mir nicht die Hände schmutzig.[316]

---

314 Zu Magnussen vgl. u. a. Schmuhl, *Grenzüberschreitungen*, S. 482–502 (Zitat S. 486). Zu Liebaus Auschwitz-Besuch vgl. ebenda, S. 476, sowie Massin, »Mengele«, S. 228.

315 Vernehmung Alfred Galewski vom 25. 5. 1945: AIPN, GK 196/83, Bl. 20–23, hier Bl. 23.

316 Vernehmung Dr. med. Michel Scheckter vom 21. 6. 1945 (französisch): AIPN, GK 196/129, Bl. 81–93, hier Bl. 87. Scheckter (auch Schockter), ein französischer Jude, geb. am 14. 11. 1898 im rumänischen Galati, wurde am 25. 9. 1942 in Auschwitz ein-

Die meisten Häftlinge, die mit Mengele zu tun hatten, berichten übereinstimmend, dass Mengele die Häftlinge tatsächlich nie schlug. Kazimierz Czelny, der im »Zigeunerlager« als Hilfspfleger beschäftigt war und daher viel mit Mengele zu tun hatte, sagte beispielsweise aus: »Er trug weiße Handschuhe. Er hatte auch eine Auszeichnung, nämlich das Eiserne Kreuz Erster Klasse. Seine Uniform war auffallend gut geschnitten. Mir ist auch in der Erinnerung, dass er eine angenehm klingende Stimme hatte und in seiner Ausdrucksweise recht kultiviert erschien, eben wie ein Akademiker. [...] Mit dieser Erinnerung stimmt überein, dass ich bei keiner Gelegenheit beobachtet habe, dass Mengele einen Häftling geschlagen oder misshandelt hat. Er machte sich sozusagen seine Hände nicht schmutzig.«[317]

Ob Mengele die Zwillingskinder aus der Familie Mechau umgebracht hat, ist nach den vorliegenden Quellen unklar. Aus Nyiszlis Bericht geht es nicht hervor, Mußfeldt und Bendel legten die tödlichen Injektionen dagegen dem Lagerarzt persönlich zur Last. In seiner Aussage vom 28. Juni 1945 schildert Nyiszli jedoch die Tötung weiterer »Zigeuner«-Zwillinge, dieses Mal dezidiert durch Mengele, der die Giftspritzen verabreicht habe. Eines Tages habe man ihn, Nyiszli, und seine Kollegen gegen Mitternacht geweckt und in den Sektionssaal gerufen, wo Dr. Mengele bereits auf sie wartete:

> In dem Arbeitsraum neben dem Sektionssaal warteten 14 Zigeunerzwillinge unter Bewachung von SS, bitter weinend. Dr. Mengele sagte kein Wort zu uns, bereitete eine 10 ccm und eine 5 ccm Spritze vor. Aus einer Schachtel legte er Evipan, aus einer anderen Chloroform, das sich in 20-ccm-Gläschen befand, auf den Operationstisch. Danach führten sie den ersten Zwilling herein, es war ein 14 Jahre altes Mädchen. Dr. Mengele befahl mir, das Mädchen zu entkleiden und auf den Seziertisch zu legen. Danach spritzte er in dessen rechten Arm intravenös Evipan ein. Nachdem das Kind eingeschlafen war, tastete er die linke Herzkammer aus und injizierte 10 ccm Chloroform. Das Kind war nach einer einzigen Zuckung tot, worauf Dr. Mengele es in die Leichenkammer bringen ließ. In dieser Weise folgte in dieser Nacht die Tötung aller 14 Zwillinge. Dr. Mengele

geliefert und von Juni 1943 an bis zu dessen Liquidierung im Zigeunerlager als Häftlingsarzt eingesetzt.

317 Vernehmung Kazimierz Tadeusz Józef Czelny vom 30.10.1972: HHStA Wiesbaden, 461/37976, Bd. 13, Bl. 1–5, hier Bl. 3.

fragte uns, wie viele Leichen wir täglich sezieren können. Er dachte, wir könnten 7 bis 8 erledigen. Wir antworten darauf, dass wir im Durchschnitt 4 Leichen sezieren könnten, wenn er präzise wissenschaftliche Arbeit von uns erwartet. Damit war er einverstanden.[318]

Dr. Nyiszli und seine Häftlingskollegen nahmen bis zur Räumung des Lagers im Januar 1945 Obduktionen an Leichen vor, die Mengele unter den Gesichtspunkten der verschiedenen Forschungsprojekte des KWI für Anthropologie ausgesucht hatte, insbesondere jenen der Zwillingsforschung und Phänogenetik. Nach der Sektion wurden die Leichen im Krematorium eingeäschert. »Die wissenschaftlich interessanten Leichenteile«, so Nyiszli, »werden aufbewahrt, damit Dr. Mengele sie sich ansehen kann. Was auch für das Dahlemer Institut von Bedeutung sein kann, muß ich asservieren. Das geht schließlich in einem Paket auf die Reise, und damit es schneller befördert wird, kommt ein Stempel darauf: ›Eilig, kriegswichtiger Inhalt‹. Ungezählte solcher Pakete expedierte ich während meines Aufenthaltes im Krematorium nach Berlin-Dahlem [...].«[319]

Erich Mußfeldt erwähnt in seiner Aussage vom 19. August 1947, dass sich im Sektionssaal im Krematorium I verschiedene »bei Leichensektionen von getöteten Häftlingen gewonnene Präparate« befunden hätten. »Es handelte sich dabei um Opfer von Mengele, der in ihrem Körperbau Merkmale erblickte, die ihn im Zusammenhang mit seinen Erbforschungen besonders interessierten.«[320]

Die präparierten Leichenteile und Skelette, die Mengele ans KWI für Anthropologie verschicken ließ, sind seit Kriegsende verschollen. Einiges deutet darauf hin, dass sie vor dem Sturm der Roten Armee auf Berlin auf dem Gelände des Kaiser-Wilhelm-Instituts, das heute zur Freien Universität Berlin gehört, noch schnell verscharrt wurden. Im Jahre 2014 stießen Bauarbeiter auf dem Campus der FU Berlin auf menschliche Knochen, die womöglich aus dieser Sammlung stammen.

318 Protokoll 32, aufgenommen am 28.7.1945 im Amtsgebäude der Landeskommission zur Fürsorge deportierter ungarischer Juden, Dr. Miklós Nyiszli Arzt aus Nagyvárod (deutsche Übersetzung): HHStA Wiesbaden, 461/37976, Bd. 13, Bl. 57–62, hier Bl. 58 f. In seinem Bericht *Im Jenseits* erwähnt Nyiszli diese Begebenheit nicht.

319 Nyiszli, *Im Jenseits*, S. 47.

320 Vernehmung Erich Mußfeldt vom 19.8.1947 (Übersetzung aus dem Polnischen): HHStA Wiesbaden, 461/37976, Bd. 44, Bl. 2–10 (Zitat Bl. 8 f.); Original in: AIPN, GK 196/144, Bl. 80–87, hier Bl. 86.

Götz Aly schrieb dazu: »[Alle] bisherigen Indizien [weisen] in Richtung Auschwitz.« Die Universitätsleitung ließ diese Knochen jedoch einäschern, ohne deren Herkunft genauer zu untersuchen.[321] Das KWI hatte sich schon 1948 in Max-Planck-Institut umbenannt, um sich seiner unrühmlichen Vergangenheit zu entledigen.[322]

Die SS hatte im Oktober 1944 begonnen, die Spuren des Vernichtungskomplexes Auschwitz zu tilgen. Akten wurden verbrannt, Gaskammern und Krematorien sukzessive außer Betrieb genommen, ausgeschlachtet und zurückgebaut, da man plante, sie weiter im Westen, in den Lagern Groß-Rosen und Dora-Mittelbau, wieder aufzubauen, um das Vernichtungswerk fortzusetzen. Parallel zu der Demontage des Lagers setzte die »Evakuierung« der Häftlinge ein, nach Buchenwald/Mittelbau-Dora, Mauthausen, Ravensbrück, Bergen-Belsen, Sachsenhausen, Dachau und in andere Lager. Am 18. und 19. Januar 1945 verließen die letzten Häftlingskolonnen Birkenau in Richtung Stammlager.[323] Zu diesem Zeitpunkt setzte sich auch Mengele aus Auschwitz ab. Zuvor soll er »die Sprengung eines der Krematorien in Birkenau eigenhändig« vorgenommen haben, berichtete Horst Fischer im Jahre 1966. Denn, so Mengele laut Fischer: »Die damit beauftragten SS-Angehörigen hätten aufgrund mangelnder Fachkenntnisse und im Bestreben, Auschwitz so schnell wie möglich zu verlassen, die Sprengung nicht zustande gebracht. Als ehemaliger Angehöriger einer Pionierabteilung habe er die Zerstörung des Krematoriums durchgeführt.«[324]

Als die Rote Armee das Lager am 27. Januar 1945 befreite, hatten auch die letzten Angehörigen der SS-Lagermannschaft das Weite gesucht. Dasselbe galt für die SS-Lagerärzte. Die Häftlingsärztinnen und -ärzte unter ihrem Kommando waren teils umgekommen oder ermordet, teils im Zuge der Räumung in andere Lager verschleppt worden, teils noch in Auschwitz, wo die SS im Chaos der Auflösung rund 40 000 marschunfähige Häftlinge zurückgelassen hatte. Das Konzentrations- und Ver-

---

321 Götz Aly, »Knochenfunde auf dem FU-Gelände: Alle Spuren weisen nach Auschwitz«, in: *Berliner Zeitung* vom 6.6.3021, https://tinyurl.com/3cch2p36 [Zugriff: 7.6.2021]; Julien Reitzenstein, »Das Grauen von Dahlem«, in: *Die Welt* vom 10.6.2021, https://tinyurl.com/yxw2dhpu [Zugriff: 12.6.2021].

322 Klee, »Augen«.

323 Angrick, *»Aktion 1005«*, Bd. 2, S. 1089–1097.

324 Dr. Horst Fischer, Eidesstattliche Erklärung über Dr. Joseph [sic!] Mengele vom 16.5.1966, in: BStU, MfS HA IX/11 ZUV 84, Bd. 2/1, Bl. 113–121, hier Bl. 119.

nichtungslager Auschwitz, in dem etwa 1,1 Millionen Menschen – Juden, sowjetische Kriegsgefangene, Angehörige der polnischen Eliten, Sinti und Roma – verhungert, erschlagen, erschossen, an Erschöpfung und Krankheiten zugrunde gegangen, mit Gift und Gas ermordet worden waren, hörte auf zu existieren.

Nun begann die Suche nach den Schuldigen.

Epilog: Schicksale, Aufklärung und Ahndung

Mit der Befreiung begann für die überlebenden Häftlingsärzte und -ärztinnen »das wiedergegebene Leben«, wie der 29-jährige Herbert Mohl es damals in einem Brief an seinen Bruder formulierte. Geboren 1916 in Olmütz, hatte Mohl Medizin in Wien studiert, ehe er im März 1938 wie alle jüdischen Studenten von der Universität verwiesen wurde und mit seinen Eltern in die Tschechoslowakei zurückkehrte. Die Eltern wurden im Oktober 1942 von Prag aus nach Theresienstadt verschleppt, wo sie ums Leben kamen. Mohl dagegen wurde direkt nach Auschwitz deportiert, wo er am 28. Oktober 1942 eintraf.

Zunächst teilte man ihn Außenkommandos im Arbeitslager Monowitz zu, bald aber als Häftlingspfleger dem Krankenbau. Diesem Umstand verdankte er sein Leben. Ende Januar 1945 wurde Mohl nach Buchenwald »evakuiert« und dort am 11. April 1945 zusammen mit 21 000 Häftlingen von amerikanischen Soldaten befreit. Am 23. April schrieb er seinem Bruder, der noch vor dem Krieg nach Australien hatte auswandern können:

> Materielle Sorgen mache ich mir nicht; nach all dem Leid, Kummer ist die Freiheit und das wiedergegebene Leben das herrlichste Geschenk. Zufriedenheit lernten wir. Dass ich Dich noch habe, ist meine größte Freude! Über meine Erlebnisse kann ich Dir nur persönlich erzählen oder müsste ein Buch schreiben. Wenn ich daran denke, ich bin frei, glaube ich, es sei nur ein Traum![1]

Mohl kehrte nach Prag zurück, nahm sein Medizinstudium wieder auf, promovierte, gründete eine Familie und arbeitete als Chirurg im Krankenhaus. In den 1950er und 1960er Jahren sagte er als Zeuge in Gerichtsverfahren gegen ehemalige Auschwitztäter aus, so auch im Verfahren

1 Schreiben Herbert Mohl an Edgar Mohl vom 23.4.1945 (Kopie). Für diese Kopie danke ich Herbert Mohls Tochter, Dr. Monika Freyer-Mohl aus Basel.

gegen Dr. Horst Fischer in Ost-Berlin. Mohl kam jedoch nicht zur Ruhe. Nach dem Einmarsch der sowjetischen Truppen in die Tschechoslowakei 1968 floh er erneut, diesmal mit seiner Ehefrau und den beiden Töchtern in die Schweiz, wo er im Alter von 56 Jahren mit dem Schweizer medizinischen Staatsexamen ein weiteres Mal seine Befähigung unter Beweis stellen musste. Die Familie ließ sich dort nieder und Mohl praktizierte bis ins hohe Alter. Er starb im Jahre 2006.

Mengeles Chefpathologe Miklós Nyiszli war mit seinen Kameraden im KL Ebensee von US-Truppen befreit worden. »Krank, psychisch und physisch zerbrochen, mache ich mich auf den Weg nach Hause.« Seine Hoffnung, dort auf seine Frau und seine Tochter zu treffen, zerstob. Es gab keine Spur von ihnen.

> Ich müßte ausruhen. Kräfte sammeln. Aber: Hat das alles noch einen Sinn? Krankheit verzehrt mich. Die blutige Vergangenheit liegt schwer auf meinem kranken Herzen. [...] Stumm ertrage ich die Schmerzen meiner Krankheit. In mich versunken, lasse ich die Monate vergehen. Es ist Oktober, sechs Monate sind seit meiner Befreiung vergangen. ... An einem dunklen Nachmittag sitze ich frierend im Dämmerlicht meines Zimmers. [...] Plötzlich geht die Klingel. Die Tür öffnet sich: Meine Frau, meine Tochter treten ein. Bergen-Belsen, das berüchtigte Vernichtungslager,[2] war der Ort ihrer Befreiung. Von dort kamen sie nach Hause zurück. Sind gesund. Das ist alles, was sie sagen. Das Weitere weinen sie in langen Stunden heraus. [...] Jetzt hat das Leben wieder einen Sinn. Es ist jemand da, für den man leben kann. Ich will wieder arbeiten. Es wird ein gutes Gefühl sein, wieder den Menschen zu helfen. Aber nie wieder werde ich Tote sezieren. Nie wieder ...[3]

Nyiszli beschloss jedoch trotz der psychischen Qualen, Zeugnis über seine Erlebnisse in Auschwitz abzulegen, über seine Arbeit als Pathologe für Mengele, über die in Birkenau begangenen Massenverbrechen an Juden. Im März 1946 hatte er die Niederschrift beendet und veröffentlichte sie – auf Ungarisch – noch im selben Jahr. Seine mittlerweile

---

2 Das KL Bergen-Belsen war kein Vernichtungslager wie Auschwitz-Birkenau, Treblinka, Belzec, Sobibor und Kulmhof. In der Endphase war die Sterblichkeit der Insassen dort aufgrund der katastrophalen Bedingungen jedoch sehr hoch.

3 Nyiszli, *Im Jenseits*, S. 155 f.

in zahlreiche Sprachen übersetzten Erinnerungen gehören zu den wichtigsten Schilderungen »über diese finstere Zeit der Menschheitsgeschichte«.[4] Bis zu seinem Tod im Alter von 55 Jahren arbeitete er als Arzt im örtlichen Krankenhaus. Auf seinem Grabstein steht heute: »Hier ruht Dr. Miklós Nyiszli, Arzt, 1901 – 1956, sein durch die Deportation geschundener Körper«.

Prof. Berthold Epstein kehrte ebenfalls in seine Heimatstadt zurück. Dort, in Prag, musste er feststellen, dass die tschechischen Stellen ihm seine an der Deutschen Universität in Prag erworbenen akademischen Titel aberkannten. Versuche, nach Großbritannien und Norwegen auszuwandern, scheiterten.[5] Auch seine alte Stelle an der Kinderklinik in Prag konnte er nicht wieder antreten, weil die Deutsche Universität mit all ihren Institutionen im Zuge der tschechischen »Entdeutschungs«-Maßnahmen aufgelöst wurde. Epstein ließ sich daher zunächst mit einer Privatpraxis nieder. 1948 erhielt er seine akademischen Titel zurück, am 1. Oktober 1949 übernahm er bis zu seinem Tod die Leitung der Kinder- und Säuglingsabteilung des Krankenhauses Bulovka bei Prag. 1962, im Alter von 72 Jahren, erlag er einem Herzinfarkt.[6]

Jüdische Häftlingsärzte und -ärztinnen kehrten nach ihrer Befreiung in der Regel in ihre Heimatländer zurück und nahmen dort die Arbeit als Mediziner wieder auf. Das galt vor allem dann, wenn sie aus Ländern im Westen wie Frankreich, den Niederlanden, Belgien oder auch Deutschland stammten. Einige entschieden sich jedoch für die Auswanderung – wie Lucie Adelsberger, die in die USA emigrierte.[7]

Anders war es oft mit jüdischen Häftlingsärzten und -ärztinnen aus den ost- und südosteuropäischen Ländern, die nach 1945 unter sowjetische Herrschaft gerieten und noch lange nicht zur Ruhe kamen. Wohl die meisten von ihnen wanderten nach Israel, in die USA und andere westliche Länder aus, nach Australien etwa oder in die Schweiz.

Die zweitgrößte Gruppe unter den Häftlingsärzten und -ärztinnen stellten nichtjüdische polnische Häftlingsärzte und -ärztinnen dar, die im Unterschied zu ihren jüdischen Kolleginnen und Kollegen zumeist nach Polen zurückkehrten und dort wieder praktizierten. Manche

4 Ebenda, S. 7.
5 Trnka/Nolte, *Grauzonen*, S. 188.
6 Ebenda, S. 182–192 und S. 209–226.
7 Benjamin Kuntz, *Lucie Adelsberger. Ärztin – Wissenschaftlerin – Chronistin von Auschwitz*, Leipzig 2020.

von ihnen hielten sich noch eine Weile in den Regionen auf, in die sie »evakuiert« worden waren, um dann in den Westen auszuwandern. Der ehemalige Krankenbauälteste im Arbeitslager Monowitz, Stefan Budziaszek, blieb ganz in Deutschland. Unmittelbar nach der Befreiung arbeitete er zunächst als Arzt in verschiedenen Krankenhäusern, promovierte 1948 in Göttingen und ließ sich Anfang der 1950er Jahre in Hannover als Arzt nieder. 1952 deutschte er auch seinen Namen in Stefan Buthner ein. Anfang 1960 gründete er mit einem Kollegen ein privates Krankenhaus in Langenhagen bei Hannover, das Krankenhaus am Silbersee, das sie bis zum Verkauf an die Paracelsus-Gruppe 1982 leiteten. Von 1985 bis 1987 stand Buthner der Deutschen Gesellschaft für Ästhetisch-Plastische Chirurgie als Präsident vor.[8] Er verstarb im Jahre 1994.

Władysław Fejkiel, der letzte Krankenbauälteste im Stammlager, ging nach der Befreiung aus dem KL Mauthausen zurück nach Polen und ließ sich in Krakau nieder, weil die Sowjetunion seine Heimatstadt Lemberg annektiert hatte. An der Krakauer Universität beendete Fejkiel sein Medizinstudium, promovierte und habilitierte sich schließlich im Jahre 1956 mit einer medizinisch-historischen Arbeit über Fleckfieber im KL Auschwitz. Fejkiel lehrte an der Medizinischen Akademie in Krakau, anfangs als wissenschaftlicher Assistent, Dozent, dann als Lehrstuhlinhaber, und leitete schließlich die dortige Klinik für Infektionskrankheiten. Darüber hinaus setzte er sich als Autor und Zeuge für die Aufklärung der Massenverbrechen in Auschwitz ein, ähnlich wie viele andere seiner Kolleginnen und Kollegen, die die Hölle von Auschwitz überlebt hatten. Fejkiel starb im Jahre 1995.[9]

Dr. Rudolf Diem, Häftlingsarzt im Stammlager und in Auschwitz-Birkenau, blieb bei der Räumung des Lagers als Häftlingsarzt dort zurück und wurde von den Truppen der Roten Armee befreit. Er brauchte Monate, um sich gesundheitlich zu erholen. Danach nahm er seine Arbeit als Arzt in Warschau wieder auf und machte Karriere im Gesundheitswesen, unter anderem als Leiter des Gesundheitswesens im Verkehrsministerium und als Chefarzt der staatlichen Sozialversicherungsanstalt (ZUS). Diem engagierte sich außerdem bei der Hilfe

---

8 Bacon, *Saving Lives;* vgl. auch die Website der DGÄPC, https://tinyurl.com/mr3y55vp [Zugriff: 26.1.2022].

9 Klee, *Auschwitz,* S. 113; vgl. auch die Gedenkseite der Universität, https://tinyurl.com/3euv5ufa [Zugriff: 11.7.2023]

für ehemalige Häftlinge der deutschen Konzentrationslager. Er starb im Jahre 1986 in Warschau.[10]

Kampf um Aufklärung und Erinnerung

Der Häftlingsarzt Dr. Leon Landau, der Ende Januar 1945 mit Tausenden anderen Auschwitzhäftlingen ins KL Groß-Rosen verschleppt worden war, begegnete dort zwei gefangenen französischen Generälen, die den Status von Ehrenhäftlingen hatten. Landau versuchte, »ihnen die deutschen Verbrechen in Auschwitz in groben Zügen zu erzählen. Sie bezweifelten das ... Sie schüttelten zweifelnd den Kopf. In diesem Augenblick begriff ich«, so Landau, »wie notwendig es ist, über die Geschehnisse detailliert zu berichten, die ich als Augenzeuge erlebt habe. Zum ersten Mal wurde mir klar [...], dass mir ein zivilisierter Mensch vielleicht nicht würde glauben wollen. [...] Und nun? Nun muss man sich die Mühe machen, sich an alles zu erinnern, die Daten, Fakten, Namen der Menschen zu rekonstruieren, damit niemand die Echtheit dieses Zeugnisses je in Zweifel ziehen kann.«[11]

Wie Landau wurden viele andere Auschwitzüberlebende mit vergleichbaren Reaktionen konfrontiert. Ihnen war klar, wie ungeheuerlich die Massenverbrechen in Auschwitz waren und wie wenig materielle Belege es dafür gab. Viele Auschwitzüberlebende empfanden es daher als ihre Pflicht, Zeugnis darüber abzulegen und dafür zu sorgen, dass das Wissen über das Leiden und den massenhaften Tod der Lagerinsassen erzählt, dokumentiert und die Verantwortlichen zur Verantwortung gezogen werden würden. Insbesondere ehemalige Häftlingsärzte und -ärztinnen verfassten Erinnerungen und Berichte über das Gesehene und Erlebte im KL Auschwitz (siehe Einleitung) und stellten sich Verfolgungsbehörden und Untersuchungskommission als Zeugen und Gutachter zur Verfügung.

In Ermittlungs- und Gerichtsverfahren gegen Auschwitztäter erwiesen sie sich als besonders wertvolle Zeugen. Dank ihrer Funktion hatten sie tiefe Einblicke in die Geschehnisse und Zustände im Lagerkomplex Auschwitz gewonnen und teils noch im Lager unter Einsatz ihres Lebens Beweise für die dort verübten Verbrechen gesammelt. Buchstäb-

10 Diem, »Wspomnienia lekarza więźnia«.

11 Landau, *Oskarżenie*, S. 104 f.

lich unter den Augen der SS hatten sie Abschriften von Dokumenten angefertigt, Originalunterlagen entwendet und versteckt sowie Berichte verfasst, die sie ebenfalls verborgen oder aus dem Lager geschmuggelt hatten. Der Krankenbau im Stammlager Auschwitz war die Zentrale des Lagerwiderstandes.[12]

Als Mediziner und Akademiker waren Häftlingsärzte geübt in nüchterner und präziser Darstellung von Sachverhalten. Das machte ihre Niederschriften – neben ihrem historischen Wert als noch während des Geschehens oder unmittelbar nach Kriegsende verfasste Quellen – für die Strafverfolgung so bedeutsam. In den Nachkriegsverfahren gegen Angehörige des Auschwitzer SS-Lagerpersonals vor polnischen Gerichten spielten ihre Aussagen, Zeugnisse und Gutachten daher eine herausragende Rolle. Dies war umso wichtiger, als die Täter die verwaltungstechnischen Spuren ihrer Massenverbrechen in Auschwitz größtenteils rechtzeitig vernichtet hatten.

Die Befreier fanden in Auschwitz nur noch demontierte und gesprengte Vernichtungsanlagen, leere Lagerbaracken und einige Hundert Leichen vor, die nicht mehr hatten verbrannt werden können. Außerdem trafen sie auf etwa 40 000 entkräftete Überlebende. Letztere waren Opfer und Zeugen zugleich. Nur dank ihrer Zeugnisse wissen wir heute so viel über das Konzentrations- und Vernichtungslager Auschwitz – im Gegensatz zu den anderen deutschen Vernichtungslagern Belzec, Sobibor, Treblinka und Kulmhof, wo es nur vereinzelt jüdische Überlebende gab. Vor allem deshalb wurde Auschwitz als »Todesfabrik« zum Symbol für den Holocaust.

Auschwitztäter vor Gericht

Ein besonderes Kapitel der Nachkriegsgeschichte ist die juristische Aufarbeitung und Ahndung der Massenverbrechen in Auschwitz und die Bestrafung der Täter, darunter der Lagerärzte, ohne deren Mitwirkung, Expertise und Entschlossenheit Verbrechen dieses Ausmaßes gar nicht möglich gewesen wäre. Letzteren war klar, dass sie nach dem verlorenen Krieg juristisch zur Verantwortung gezogen werden würden. Im Zuge der Räumung und Auflösung des Konzentrations- und Vernichtungslagers Auschwitz baten die Lagerärzte Horst Fischer, Josef Mengele und

12 Vgl. u. a. Garliński, *Fighting Auschwitz*, S. 66–76.

Karl-Wilhelm König bei ihren Vorgesetzten um »Verwendung bei der kämpfenden Truppe«. »Der wesentliche Grund war [...] der Wunsch«, so Horst Fischer in seiner Nachkriegsaussage, »von den Konzentrationslagern fortzukommen, weil wir befürchteten, dass wir auf Grund unserer Tätigkeit im KZ Auschwitz von den alliierten Streitkräften zur Verantwortung gezogen werden.«[13]

Einige Lagerärzte und andere Auschwitztäter waren spätestens 1944 weltweit namentlich bekannt – dank des polnischen Lagerwiderstandes, der die Informationen über deren Verbrechen und Identität regelmäßig nach außen übermittelte. SS-Oberscharführer Pery Broad aus der Politischen Abteilung im KL Auschwitz berichtete im Juli 1945: »Die polnische Widerstandsbewegung war unterdessen unermüdlich tätig, das Geheimnis um Auschwitz zu lichten und der Welt Kunde von dem sich dort abspielenden Verbrechen zu vermitteln. Geflohene Häftlinge und durch im Lagerbereich beschäftigte Zivilarbeiter übermittelte Kassiber brachten viel Material. Es wurde eine Schrift verfaßt, die ›Das Todeslager‹ hieß.«[14] Bei der Sicherung und Übermittlung dieser Informationen hatten polnische Häftlingsärzte und -pfleger aus dem Häftlingskrankenbau Auschwitz-Stammlager eine unverzichtbare Rolle gespielt.[15]

Nach dem Zusammenbruch des Dritten Reiches begannen die alliierten Besatzungsbehörden gezielt, auch nach Auschwitztätern zu suchen. Sofern sie dieser habhaft wurden und sie als ehemalige Angehörige der Auschwitzer Lagermannschaft identifiziert hatten, lieferten sie diese meistens an Polen aus. Das hing mit dem von den Alliierten 1943 vereinbarten Grundsatz zusammen, wonach die deutschen Kriegsverbrecher in den Ländern und nach dem jeweiligen Landesrecht gerichtet und verurteilt werden sollten, wo sie ihre Untaten begangen hatten.[16]

Nach Polen wurden aus den vier Besatzungszonen mindestens 1817 mutmaßliche Kriegsverbrecher ausgeliefert. In Polen fanden auch die

---

13 Vernehmung Dr. Horst Fischer vom 14.6.1965: BStU, MfS HA IX/11 ZUV 84, Bd. 4, Bl. 30–34, hier Bl. 33.

14 »Bericht Pery Broad«, in: *Auschwitz in den Augen der SS*, S. 138.

15 Vgl. u. a Garliński, *Fighting Auschwitz*, S. 66–76 und S. 210–217; ein Teil dieser Berichte wurde in der Dokumentation *Grypsy* veröffentlicht.

16 Die sogenannte Moskauer Erklärung vom 30.10.1943 war von Großbritannien, der UdSSR und den USA unterzeichnet worden. Hauptkriegsverbrecher, deren Verbrechen mit keinem bestimmten geographischen Ort verbunden waren, waren durch die Alliierten selbst abzuurteilen. Ausführlich Kerstin Marienburg, *Die Vorbereitung der Kriegsverbrecherprozesse im II. Weltkrieg*, Teilbd. I, Hamburg 2008, S. 289–296.

zwei juristisch und historisch wichtigsten Prozesse gegen Auschwitztäter statt: das Ermittlungs- und Gerichtsverfahren gegen Rudolf Höß vom 11. bis 29. März 1947, dem sich vom 24. November bis 22. Dezember 1947 das gegen vierzig teils führende Angehörige der Lagermannschaft anschloss. Polnische Ermittler unter Leitung des Untersuchungsrichters Jan Sehn sicherten im Rahmen der Beweisführung zahlreiche Dokumente sowie unzählige Aussagen und Berichte über die in Auschwitz begangenen Massenverbrechen.[17] Ehemalige Häftlingsärzte und -ärztinnen traten als Zeugen und Gutachter auf. Die Beweislast war erdrückend und führte dazu, dass in den beiden Verfahren 24 Angeklagte zum Tode verurteilt wurden, darunter die beiden Lagerkommandanten Rudolf Höß und sein Nachfolger Arthur Liebehenschel. Sechs Angeklagte bekamen lebenslänglich, sieben 15-jährige und drei drei- bis fünfjährige Gefängnisstrafen. Ein Angeklagter, der SS-Arzt Dr. Hans Münch, der im SS-Hygiene-Institut in Rajsko als Bakteriologe eingesetzt gewesen war, wurde freigesprochen und kurz danach abgebschoben. Ehemalige Häftlinge, darunter Häftlingsärzte, hatten ihn entlastet und seine Hilfsbereitschaft gegenüber Häftlingen unterstrichen.[18]

Den beiden oben erwähnten Gerichtsverfahren folgten in Polen zahlreiche andere gegen ehemalige Angehörige der Lagermannschaft Auschwitz, aber auch gegen ehemalige Funktionshäftlinge. In diesem Zusammenhang standen in Polen 673 Angeklagte vor Gericht, aber nur drei ehemalige SS-Ärzte und ein SS-Zahnarzt.[19]

Prof. Dr. med. Johannes Kremer von der Universität Münster wurde in demselben Verfahren, in dem Münch freigesprochen wurde, zum Tode verurteilt. Durch einen Gnadenakt wurde die Todesstrafe in eine lebenslängliche Freiheitsstrafe umgewandelt. Nach zehn Jahren kam Kremer wegen guter Führung und seines Alters frei und wurde in die

---

17 Ausführlich Filip Gańczak, *Jan Sehn und die Ahndung der Verbrechen von Auschwitz*, Göttingen 2022.

18 Münch (1911–2001), von Juli 1943 bis zur sogenannten Evakuierung in Rajsko, war kein Lagerarzt und nach eigener Aussage nicht an den Selektionen in Krankenbauen und auf der Rampe beteiligt. In der Urteilsbegründung heißt es: »Der Angeklagte beging kein Verbrechen zum Schaden der Häftlinge, im Gegenteil, er war ihnen gegenüber wohlwollend eingestellt und half ihnen sogar« (Urteil des Obersten Nationaltribunals [NTN] vom 22.12.1947: AIPN, GK 196/168, Bl. 1–204, hier Bl. 199).

19 Aleksander Lasik, »Die Strafverfolgung der Angehörigen der SS-Besatzung des KL Auschwitz«, in: *Auschwitz 1940–1945. Studien zur Geschichte des Konzentrations- und Vernichtungslagers Auschwitz*, hg. von Wacław Długoborski und Franciszek Piper, 5 Bde., Oświęcim 1999, Bd. 5: *Epilog*, S. 87–108.

Bundesrepublik abgeschoben (siehe unten). Dr. Erwin von Helmersen, den ehemaligen Mitarbeiter des KWI für Anthropologie und Lagerarzt in Auschwitz-Birkenau im Jahre 1943, lieferten amerikanische Besatzungsbehörden 1947 an Polen aus. Das Bezirksgericht Krakau verurteilte ihn am 17. Januar 1949 zum Tode, knapp vier Monate später wurde er hingerichtet.[20]

Der SS-Zahnarzt Karl-Heinz Teuber, der von Dezember 1942 bis Juli 1943 die Zahnstation im KL Auschwitz geleitet hatte, wurde im Dezember 1945 durch britische Besatzungsbehörden an Polen ausgeliefert. Im September 1948 verurteilte ihn das Bezirksgericht Krakau zu vier Jahren Haft. Im Dezember 1950 wurde er freigelassen und in die Bundesrepublik abgeschoben. Dem Krakauer Gericht war allerdings nicht bekannt, dass Teuber die in Auschwitz ankommenden RSHA-Transporte mit jüdischen Opfern für die Ermordung in Gaskammern selektiert hatte. In Deutschland ließ Teuber sich als Zahnarzt im Seebad Timmendorfer Strand nieder und starb im Jahre 1961.[21]

Insbesondere in den beiden großen Ermittlungs- und Gerichtsverfahren des Jahres 1947 befinden sich heute die in juristischer und historischer Hinsicht wichtigsten Zeugnisse und Beweise zum Konzentrations- und Vernichtungslager Auschwitz in polnischen Archiven, vor allem in jenem des Instituts des Nationalen Gedenkens mit seinen Außenstellen und dem der Gedenkstätte Auschwitz. Die internationale Forschung zum Thema scheint das jedoch bis heute nicht realisiert zu haben, obwohl die Ergebnisse der Verfahren später in beiden deutschen Staaten verwertet wurden.[22]

Bei den polnischen Verfahren gegen mutmaßliche NS-Täter sind rechtsstaatliche Prinzipien im Allgemeinen eingehalten worden, zumindest in denen, die der Verfasser in seinen bisherigen Recherchen eingesehen und ausgewertet hat. Prozesse gegen mutmaßliche NS-Kriegs-

---

20 Ermittlungs- und Gerichtsakten im Fall Dr. Erwin von Helmersen: AIPN Krakau, Kr 502/1396; Gefängnisakte Dr. Erwin von Helmersen: AIPN Krakau, Centralne Więzienie Montelupich 29/755/182.

21 Ermittlungs- und Gerichtsakte im Fall Karl-Heinz Teuber: AIPN Krakau, Kr 502/1247; Kobierska-Motas, *Ekstradycja przestępców* Bd. 2, S. 225 f.; Klee, *Auschwitz*, S. 402, gibt als Entlassungsdatum 1955 an.

22 So sind beispielsweise inzwischen mehrere Biografien über Rudolf Höß erschienen, ohne dass ihre Verfasser die umfangreichen einschlägigen Bestände in polnischen Archiven berücksichtigt hätten. Allein die Vernehmungsprotokolle von Rudolf Höß, die teils in Deutsch, teils in Polnisch festgehalten wurden, umfassen mehrere Hundert Seiten.

verbrecher fielen in die Verantwortung polnischer Zivilgerichte[23] und Zivilgerichte waren zu diesem Zeitpunkt noch nicht stalinistisch gleichgeschaltet – im Gegensatz zur Militärgerichtsbarkeit, die in erster Linie Angehörige der polnischen Widerstandsbewegung zu verfolgen hatte wie Witold Pilecki, den Gründer und Anführer der Lagerwiderstandsbewegung im KL Auschwitz.[24] Pilecki wurde im Jahre 1947 verhaftet, im Gefängnis grausam gefoltert und am 15. Mai 1948 in einem Schauprozess durch ein stalinistisches Militärgericht zum Tode verurteilt. Die Hinrichtung folgt nur zehn Tage später. Die Täter verscharrten seinen Leichnam an einem geheimen, bis heute nicht aufgefundenen Ort. Die kommunistische Propaganda unternahm alles, um seinen Namen als Gründer des Lagerwiderstandes in Auschwitz auszulöschen. Auch Hermann Langbein wirkte daran mit.[25]

Aber auch einige Häftlingsärzte gerieten nach 1945 in den Fokus von Ermittlungen, manche standen vor Gericht. Drei ehemalige Häftlingsärzte fanden sich auf den alliierten Kriegsverbrecherlisten: Dr. Władysław Dering, Dr. Max Samuel und Dr. Roman Zenkteler. Gegen Dering wurde vorgebracht: »Conducted experiments in X-ray treatment and castration; killed prisoners by injection of phenol from 1941 to 1944.« Die Quelle dieser Vorwürfe: »Soviet War News No. 1158/1945«. Dr. Samuel wurde zur Last gelegt: »performed experimental operations on female prisoners (March 1943 – August 1944) by order of Dr. Wuerth [korrekt: Wirths; B. M.]«. Auch einige Häftlingspfleger und Funktionshäftlinge aus den Krankenbauen im Stammlager und in Birkenau standen auf der Liste.[26]

23 Vgl. Musial, »NS-Kriegsverbrecher«, S. 46–56; ders., *Zivilverwaltung*, S. 355–358. Zuletzt ausführlich und mit ähnlichen Ergebnissen: Joanna Lubecka, *Niemiecki zbrodniarz przed polskim sądem. Krakowskie procesy przed Najwyższym Trybunałem Narodowym*, Kraków 2021.

24 Musial, »NS-Kriegsverbrecher«, S. 46–56.

25 In seinen Publikationen über Auschwitz erwähnte Langbein den Namen Witold Pilecki nicht einmal. Stattdessen pries er sich selbst und seine Kameraden als die wahren Gründer des Lagerwiderstandes in Auschwitz und denunzierte Pileckis engste Mitarbeiter – beispielsweise Władysław Dering und Rudolf Diem – als Antisemiten und Kollaborateure.

26 United Nations War Crimes Commission, Staffs of the German Concentration Camps, No. I Auschwitz-Birkenau, November 1945: AIPN, GK 196/118, Bl. 18–42. Dem Krankenbauältesten Hans Bock und den polnischen Häftlingspflegern »Pansczik (Paszek)« [Mieczysław Pańszczyk], Jerzy Szymkowiak und »Stess« [offenkundig Alfred Stössel] wurde vorgeworfen, Todesspritzen verabreicht zu haben. Alle drei überlebten den Krieg nicht. Ferner waren Funktionshäftlinge aus dem Krankenbau im

Da Dr. Samuel den Krieg nicht überlebt hatte, gab es gegen ihn keine weiteren Ermittlungen. Anders war es im Fall von Dering und Zenkteler. Zenkteler wurde in der amerikanischen Besatzungszone verhaftet und nach Polen ausgeliefert. Das Bezirksgericht Krakau sprach ihn jedoch im Jahre 1948 frei und Zenkteler wurde aus der Untersuchungshaft entlassen. Bis zu diesem Zeitpunkt hatte er fast zehn Jahre in verschiedenen Lagern und Gefängnissen als Kriegsgefangener, Auschwitzhäftling, Gefangener in Auslieferungs- und Untersuchungshaft in Deutschland und in Polen verbracht. Auch nach dem Freispruch kam er nicht zur Ruhe. Immer wieder gab es Forderungen, Ermittlungen gegen ihn aufzunehmen und ihn abzuurteilen. Dr. Zenkteler starb im Jahre 1978.[27]

Ein ähnliches, aber viel spektakuläreres Schicksal ereilte Dr. Dering, eines der wichtigsten Mitglieder des polnischen Lagerwiderstandes unter dem Kommando von Witold Pilecki. Der kommunistisch-stalinistische Sicherheitsapparat, der sich mit der Bekämpfung des antisowjetischen Widerstandes befasste, eröffnete bereits 1945 die Jagd auf ihn. Dering flüchtete daraufhin nach Italien und stieß zu der Anders-Armee, der polnischen Armee, die der Exilregierung unterstand. Von dort kam er nach Großbritannien, wo er sich niederließ. Im Jahre 1947 beantragten kommunistische Behörden in Polen seine Auslieferung. Dering wurde in Auslieferungshaft genommen, wo er nun 19 Monate verbrachte.

Die von den stalinistisch-kommunistischen Behörden vorgelegten Beweise und angeführten Zeugen erwiesen sich als falsch bzw. unglaubwürdig und Dering wurde freigelassen. Eine unrühmliche Rolle spielte in dem Verfahren Dr. Alina Brewda, die Dering bezichtigte, 16 500 experimentelle Eingriffe an jüdischen Opfern vorgenommen zu haben. Diese von Brewda frei erfundene Zahl (siehe oben) fand später Eingang in die internationale Auschwitz-Debatte, in der Dering als einer der brutalsten

---

Frauenlager aufgelistet: die slowakischen Juden Ludwig Solman (Häftlingsschreiber) und Walter Spitzer (Oberkapo) sowie der Oberkapo des Leichenkommandos Josef Neumann und Margaret Neuman(n), die Dr. Clauberg bei seinen Experimenten unterstützt habe.

27 Das Urteil des Bezirksgerichts Krakau aus dem Jahre 1948 wurde aufgehoben und die Bezirksstaatsanwaltschaft Krakau erhob am 14.1.1952 erneut Anklage gegen Dr. Zenkteler. Die Generalstaatsanwaltschaft fand jedoch keine Anhaltspunkte für die erneute Anklageerhebung und stellte das Ermittlungsverfahren ein. In den 1960er Jahren wurden wieder Ermittlungen gegen Zenkteler aufgenommen, jedoch im Jahre 1968 eingestellt. Vgl. AIPN, BU 2188/225, hier u. a. Bl. 74 f.; AIPN, Kr 467/468; AIPN, BU-VI-55141-51(2)15.

Auschwitztäter, gar als »Auschwitz-Killer«, dargestellt wurde.[28] In den Medien wurden falsche Vorwürfe erhoben und verbreitet sowie eine breit angelegte Kampagne geführt, an der sich unter anderen Hermann Langbein intensiv beteiligte.[29]

Dering verstarb im Jahre 1965 in London. Die Kampagne gegen ihn ging aber weiter und klang erst in den 1970er Jahren nach und nach ab. Ihre Spuren lassen sich in Wissenschaft und Publizistik bis heute finden.[30] In die westliche Auschwitz-Narration fanden Dering und Zenkteler als Haupttäter noch weit vor Eduard Wirths, Horst Fischer, Siegfried Schwela und anderen deutschen Lagerärzten Eingang, die Hunderttausende Menschen auf dem Gewissen haben. Darüber hinaus blieben im Schatten dieser Kampagne Auschwitztäter wie etwa Kurt Uhlenbroock (siehe unten) medial weitgehend unbemerkt.

Neben den oben aufgeführten Verfahren gab es weitere Ermittlungs- und Gerichtsverfahren gegen ehemalige Häftlingsärzte und -pfleger in Polen. Ein Ermittlungsverfahren gegen Dr. Szczepan Kruczek, Häftlingsarzt und Chirurg im Stammlager, wurde im Jahre 1950 eingestellt und Kruczek aus der Untersuchungshaft entlassen.[31] Auch der ehemalige Häftlingspfleger im Stammlager Feliks Walentynowicz stand vor Gericht, wurde aber im Jahre 1947 ebenfalls freigesprochen.[32] Von den angeklagten ehemaligen polnischen Funktionshäftlingen – Juden wie Nichtjuden – in Auschwitz und anderen deutschen Konzentrationslagern wurden einige freigesprochen, andere zu zeitigen und lebenslangen Gefängnisstrafen verurteilt. Auch Todesurteile wurden gefällt und vollstreckt; in einem Fall traf es einen ehemaligen Häftlingsarzt aus dem KL Plaszów.[33]

28 Vgl. u. a. Leon Uris, *Exodus,* New York 1958, S. 155; Leon Uris, *QB VII. Ein Prozeß erregt die Welt,* Zürich 1971; Weinberger, *Fertility Experiments,* S. 297–304; Langbein, *Menschen in Auschwitz,* S. 255–257. Frederick Kuh, »Poles Protest Britain's Stalling on Auschwitz Killer«, in: *New York PM Daily* vom 23. 11. 1947, nach dem Wikipedia-Eintrag zu Dering, https://tinyurl.com/eu567r63 [Zugriff: 11. 7. 2023].

29 Katharina Stengel, *Hermann Langbein: ein Auschwitz-Überlebender in den erinnerungspolitischen Konflikten der Nachkriegszeit,* Frankfurt a. M. / New York 2012, S. 372 f.

30 Vgl. u. a. ebenda; Lifton, *Ärzte,* S. 283–285.

31 Ermittlungsakten der Staatsanwaltschaft beim Appellationsgericht Krakau: AIPN, Kr 502/2467.

32 Urteil des Bezirksgerichts Krakau vom 29. 10. 1947: AIPN, Kr 502/995, Bl. 296–299 f.

33 Ermittlungs- und Gerichtsverfahren gegen Dr. Leon Gross: AIPN, Kr 502/565.

Zurück zu den deutschen Auschwitz-Lagerärzten, von denen mehrere nach der bedingungslosen Kapitulation des Dritten Reiches durch westalliierte Militärgerichte angeklagt und verurteilt wurden, allerdings wegen Verbrechen, die jene in anderen Konzentrationslagern begangen hatten.[34] Dr. Friedrich Entress wurde durch ein US-amerikanisches Militärgericht wegen seiner Tätigkeit im KL Mauthausen am 13. Mai 1946 zum Tode verurteilt und ein Jahr später, am 28. Mai 1947, im Kriegsverbrechergefängnis Landsberg gehenkt. Hellmuth Vetter, von Oktober 1942 bis März 1943 Lagerarzt in Auschwitz, wurde am 12. August 1947 durch ein US-amerikanisches Militärtribunal wegen Verbrechen im KL Mauthausen-Gusen zum Tode verurteilt und am 2. Februar 1949 in Landsberg hingerichtet.[35]

Dr. Bruno Kitt, von Juni 1942 bis Januar 1945 Lagerarzt in Auschwitz, wurde von britischen Behörden verhaftet und am 3. Mai 1946 wegen Verbrechen im KL Neunengamme durch ein britisches Militärgericht zum Tode verurteilt. Am 8. Oktober 1946 fand in Hameln seine Hinrichtung statt.[36] Dr. Alfred Trzebinski war von Mai bis September 1941 Lagerarzt in Auschwitz, anschließend bis Februar 1943 in Majdanek und von Februar 1943 bis April 1945 im KL Neuengamme. Trzebinski tauchte unter und wurde am 1. Februar 1946 durch britische Besatzungsbehörden aufgespürt und verhaftet. Ein britisches Militärgericht verurteilte ihn am 3. Mai 1946 wegen Verbrechen im KL Neuengamme zum Tode. Am 8. Oktober 1946 wurde das Urteil in Hameln vollstreckt.[37]

Dr. Werner Rohde, ebenfalls Lagerarzt in verschiedenen KL, darunter von März 1943 bis Juli 1944 in Auschwitz, wurde im Mai 1946 von einem britischen Militärgericht in Hamburg wegen Verbrechen im KL Natzweiler zum Tode verurteilt und am 11. Oktober 1946 in Hameln hingerichtet.[38] Dr. Fritz Klein, von Dezember 1943 bis Dezember 1944 Lagerarzt im KL Auschwitz, anschließend in den KL Neuengamme und Bergen-Belsen, wurde bereits am 15. April 1945 von britischen Behörden

---

34 Lasik, »Strafverfolgung«.

35 U. a. Klee, *Auschwitz*, S. 108 f. (Entress) und S. 416 (Vetter).

36 Vgl. das Biogramm auf der Website der KZ-Gedenkstätte Neuengamme, https://tinyurl.com/czdcaxrn [Zugriff: 24.1.2022].

37 Vgl. das Biogramm auf der Website der KZ-Gedenkstätte Neuengamme, https://tinyurl.com/5x5yhukk [Zugriff: 24.1.2022].

38 Klee, *Auschwitz*, S. 337 f.; *Trial of Wolfgang Zeuss, Magnus Wochner, Emil Meier, Peter Straub, Fritz Hartjenstein, Franz Berg, Werner Rohde, Emil Bruttel, Kurt aus dem Bruch and Harberg. (The Natzweiler Trial)*, hg. von Anthony M. Webb, London u. a. 1949.

verhaftet, im Belsen-Prozess am 17. November 1945 zum Tode verurteilt und am 13. Dezember 1945 in Hameln hingerichtet.[39]

Einige Auschwitz-Lagerärzte begingen bzw. sollen Selbstmord begangen haben. Dr. Heinz Thilo, von Juli 1942 bis November 1944 Lagerarzt in Auschwitz-Birkenau, wird Suizid am 15. Mai 1945 nachgesagt. Franz von Bodmann, von Mai bis Sommer 1942 Standortarzt im KL Auschwitz, soll sich am 25. Mai 1945 im Lazarett Markt Pongau das Leben genommen haben. Dr. Hans Delmotte, von Mai 1943 bis Januar 1945 beim Hygiene-Institut der Waffen-SS und Polizei in Rajsko als SS-Arzt eingesetzt, hatte mit anderen Lagerärzten in Auschwitz-Birkenau die ankommenden RSHA-Transporte selektiert. Als ihn amerikanische Soldaten verhaften wollten, erschoss er sich.[40]

Dr. Eduard Wirths, von September 1942 bis Januar 1945 Standortarzt des Konzentrations- und Vernichtungslagers Auschwitz, tauchte nach Kriegsende unter und wurde im Juli 1945 von britischen Behörden verhaftet. In der Haft zeigte sich Wirths, der mit seinen Arztkollegen neben Zigtausenden Häftlingen knapp eine Million jüdische Kinder, Frauen und Männer für den Tod in Gaskammern selektiert und die »Vollstreckung« überwacht hatte, keiner Schuld bewusst. Er bezweifelte auch, dass er ein faires Gerichtsverfahren bekommen würde. Am 17. September 1945 unternahm er einen Suizidversuch, an dessen Folgen er drei Tage später, am 20. September, verstarb.[41]

Andere ehemalige Lagerärzte tauchten mit falscher Identität unter. Josef Mengele lebte die ersten Jahre nach dem Krieg unter falschem Namen in Bayern und verdingte sich als Knecht. Ende Mai 1949 verließ er über Genua und unter falschem Namen Deutschland und wanderte nach Argentinien aus, wo er, wie später auch in Paraguay, zeitweise unter seinem richtigen Namen lebte. Nach der Festnahme und Entführung Adolf Eichmanns durch israelische Geheimdienstler im Jahre 1960 flüchtete Mengele – nun unter falschem Namen – nach Brasilien weiter. 1979 kam er dort bei einem Badeunfall ums Leben. Die mediale Berichterstattung über seine Flucht und die Suche nach ihm verdrängte die vermeintlichen Untaten Władysław Derings aus der westlichen Auschwitz-Narration.

39 Klee, *Auschwitz,* S. 218 f.; vgl. auch die Kurzbiografien zu Auschwitztätern unter https://tinyurl.com/45a23zf7 [Zugriff: 9. 1. 2022].

40 Klee, *Auschwitz,* S. 54 f. (von Bodmann), S. 89 (Delmotte) und S. 403 (Thilo); zu Thilo und den Umständen seines Todes vgl. auch den Eintrag auf dem Onlineportal dwsixp.com https://tinyurl.com/ubv6nypc [Zugriff: 12. 7. 2023].

41 Beischl, *Wirths,* S. 212–216 und S. 227–236.

Auch der Lagerarzt und Mengele-Freund Dr. Hans-Wilhelm König konnte nach 1945 erfolgreich untertauchen. König hatte als Lagerarzt unter anderem das Frauenlager in Auschwitz-Birkenau »betreut« und dort Tausende – vor allem jüdische – Frauen für die Ermordung durch Gas selektiert. Hinzu kamen Selektionen der ankommenden RSHA-Transporte auf der Rampe. König lebte und praktizierte in Deutschland unter falschem Namen als Dr. med. Ernst Arvid Roderich Peltz (bzw. Pelz). In den 1960er Jahren heiratete er erneut und wanderte mit seiner Ehefrau nach Spanien aus, wo er eine Praxis betrieb. Er soll im Jahre 1991 im Alter von 79 Jahren verstorben sein.[42]

Weniger Glück als Mengele und König hatte Dr. Horst Fischer, der als Lagerarzt und stellvertretender Standortarzt im Konzentrations- und Vernichtungslager Auschwitz an Massenverbrechen mitwirkte. Fischer tauchte nach der Kapitulation von Berlin in der sowjetischen Besatzungszone unter und ließ sich 1946 in Spreenhagen bei Fürstenwalde als Landarzt unter seinem richtigen Namen nieder. Erst knapp zwei Dekaden später geriet er als ehemaliger Lagerarzt in Auschwitz in den Fokus der ostdeutschen Sicherheitsbehörden. Nach diskreten Ermittlungen wurde Fischer im Juni 1965 verhaftet und vor Gericht gestellt. Die Beweise waren erdrückend und Fischer weitgehend geständig. Am 25. März 1966 verurteilte ihn das Oberste Gericht der DDR zum Tode. Staatschef Walter Ulbricht lehnte sein Gnadengesuch ab und Fischer wurde am 8. Juli 1966 in Leipzig hingerichtet.[43]

Dass von den mindestens 36 namentlich bekannten ehemaligen Auschwitzer Lagerärzten nach 1945 doch zumindest einige verurteilt (und hingerichtet) wurden, geht auf die Aktivitäten von Häftlingsärzten und das entschiedene Vorgehen polnischer und alliierter Ermittlungsbehörden und Gerichte zurück. Häftlingsärzte unterstanden dem Befehl von Lagerärzten meist für längere Zeit; sie kannten in der Regel deren Namen, Dienstgrade, sogar Heimatorte und sie wussten, welche Massenverbrechen diese begingen.[44] Diese Angaben übermittelten

---

42 Staatsanwalt Hess, Frankfurt a. M., Vermerk vom 26.2.1996: BAL, B 162/30750, Bl. 103.

43 Vgl. u. a. Klee, *Auschwitz*, S. 117; vgl. ausführlich Christian Dirks, *»Die Verbrechen der anderen«. Auschwitz und der Auschwitz-Prozeß der DDR. Das Verfahren gegen den KZ-Arzt Dr. Horst Fischer*, Paderborn u. a. 2006, S. 188–297.

44 Stanisław Kłodziński, »Ściganie i procesy służby sanitarnej SS Oświęcim – Brzezinki«, unveröffentlicht (für internen Gebrauch), 1975: AIPN, Wr/587/236, S. 3. »Die Aktivitäten des SS-Sanitätsdienstes in Auschwitz-Birkenau wurden vor allem von polnischen Lagerhäftlingen beobachtet und durch den Lagerwiderstand an den Un-

sie – schon aus dem Lager heraus – an Verfolgungsbehörden. Deshalb erfuhren die westliche Öffentlichkeit und die alliierten Behörden noch während des Krieges von den Massenverbrechen in Auschwitz, teils auch schon die Namen der Täter. Nach der Kapitulation Deutschlands begaben sich die alliierten Behörden in ihren Besatzungszonen und Kriegsgefangenenlagern gezielt auf die Suche nach ihnen. Sobald sie diese identifiziert und festgenommen hatten, lieferten sie sie an Polen aus. Erst die Bundesrepublik Deutschland schob diesem Prozedere einen Riegel vor.

In Gegensatz zur juristischen Aufarbeitung im Nachkriegspolen und bei den Westalliierten steht der Umgang der westdeutschen Justiz und Politik mit deutschen Kriegsverbrechern, ob in Auschwitz oder anderswo. Die meisten von ihnen fanden nach dem Zusammenbruch des Dritten Reiches Zuflucht in den westlichen Besatzungszonen, auf dem Gebiet der späteren Bundesrepublik. Die westdeutsche Öffentlichkeit lehnte in ihrer großen Mehrheit die juristische Ahndung der deutschen Kriegsverbrechen durch die alliierten Gerichte ab. Dies schlug sich auch in der Anzahl und Qualität der einschlägigen Ermittlungs- und Gerichtsverfahren nieder. So wurden die meisten Ermittlungen ohne Klageerhebung eingestellt; kam es doch zu Gerichtsverfahren, endeten diese häufig mit Freisprüchen. Selbst SS-Angehörige, die in Auschwitz die Vernichtungsanlagen »bedienten«, hatten wenig zu befürchten, weil sie sich auf einen angeblichen Befehlsnotstand, später dann den sogenannten Putativnotstand[45] berufen konnten, den die westdeutschen Gerichte bis vor wenigen Jahren akzeptierten. Schon in den 1980er Jahren prägte Ralph Giordano dafür den Begriff der »zweiten Schuld«.[46]

---

tergrund im besetzten Polen gemeldet wie auch nach dem Krieg für prozessuale und wissenschaftliche Zwecke detailliert untersucht.«

45 Zum Befehlsnotstand heißt es in § 35 StGB: »(1) Wer in einer gegenwärtigen, nicht anders abwendbaren Gefahr für Leben, Leib oder Freiheit eine rechtswidrige Tat begeht, um die Gefahr von sich, einem Angehörigen oder einer anderen ihm nahestehenden Person abzuwenden, handelt ohne Schuld.« Absatz 2 befasst sich mit dem Putativnotstand: »Nimmt der Täter bei Begehung der Tat irrig Umstände an, welche ihn nach Absatz 1 entschuldigen würden, so wird er nur dann bestraft, wenn er den Irrtum vermeiden konnte.« Es genügte somit, dass ein NS-Täter behauptete, er habe Befehle ausgeführt und dabei geglaubt, im Falle der Befehlsverweigerung bestraft zu werden. Ob das tatsächlich zutraf, spielte keine Rolle mehr.

46 Ralph Giordano, *Die zweite Schuld oder Von der Last, Deutscher zu sein,* aktual. und erw. Neuausg., Hamburg 1998. Giordano argumentiert im Buch, dass »der große Frieden

Von den über 9686 SS-Angehörigen, darunter mindestens 200 SS-Aufseherinnen, die im Konzentrations- und Vernichtungslager Auschwitz nebst seinen Nebenlagern eingesetzt waren, überlebten die meisten den Krieg und ließen sich überwiegend in Westdeutschland nieder. Nur 43 von ihnen mussten sich vor westdeutschen Gerichten verantworten und noch weniger wurden rechtskräftig verurteilt. Lediglich neun erhielten lebenslange Zuchthausstrafen.[47]

Das Auslieferungsverbot, kodifiziert im Grundgesetz (Artikel 16 Abs. 2), schützte die deutschen Täter, die Zuflucht in der Bundesrepublik fanden, vor Auslieferung in die Länder, auf deren Territorien sie ihre Verbrechen begangen hatten. Das Auslieferungsprogramm war ein wichtiger Bestandteil der Ahndung deutscher Kriegsverbrechen durch die Alliierten. Die westdeutsche Öffentlichkeit und Politik lehnten dies jedoch von Beginn an vehement ab. Sie wie auch die Täter selbst bezweifelten, dass die Ausgelieferten in den Bestimmungsländern ein faires Verfahren bekommen würden. Insgesamt lieferten die Alliierten über 4000 mutmaßliche Kriegsverbrecher an Länder wie Polen, Tschechien, Frankreich, Jugoslawien, die Niederlande oder Belgien aus, davon 1817 nach Polen.[48] Mit dem Auslieferungsverbot wurde das unmöglich, zumindest von bundesdeutschem Boden aus. Deutsche Behörden gingen aber noch weiter und verhalfen bereits ausgelieferten und vor Ort verurteilten deutschen Tätern zur Flucht in die Bundesrepublik. Zugleich setzten sich die deutschen Regierungen, auch unter Bundeskanzler Willy Brandt, vehement für deren Begnadigung und Freilassung ein.[49]

Ähnlich wie das Auslieferungsverbot wirkte sich das sogenannte Rückwirkungsverbot in Artikel 103 Absatz 2 des Grundgesetzes aus, der wie folgt lautet: »Eine Tat kann nur bestraft werden, wenn die

---

mit den Tätern« (S. 87) das Fundament der westdeutschen Staatsgründung gewesen sei.

47 *Der Frankfurter Auschwitz-Prozess (1963–1965). Kommentierte Quellenedition*, hg. von Raphael Gross und Werner Renz, 2 Bde., Frankfurt a. M./New York 2013, Bd. 1, S. 10.

48 Kobierska-Motas, *Ekstradycja przestępców*, Bd. 2, S. 20–22; Musial, »NS-Kriegsverbrecher«, S. 40.

49 Andreas Eichmüller, *Keine Generalamnestie. Die strafrechtliche Verfolgung von NS-Verbrechen in der frühen Bundesrepublik*, München 2012, S. 78–92. Auf S. 86 f. schildert er die Flucht zweier nach Norwegen ausgelieferter und dort verurteilter Gestapomänner und Mörder 1952 erst nach Schweden und dann mithilfe deutscher Behörden in die Bundesrepublik, wo sie Schutz fanden. Vgl. auch Felix Bohr, »Die geheime Lobbyarbeit von Adenauer und Brandt für inhaftierte Nazis«, in: *Der Spiegel* vom 28. 9. 2018; ausführlich ders., *Die Kriegsverbrecherlobby. Bundesdeutsche Hilfe für im Ausland inhaftierte NS-Täter*, Berlin 2018.

Strafbarkeit gesetzlich bestimmt war, bevor die Tat begangen wurde.« Mit diesem Artikel lehnte die Bundesrepublik die sogenannten Nürnberger Prinzipien[50] ab, die mit Beginn der Nürnberger Prozesse 1945 entwickelt wurden und seitdem in den westalliierten Prozessen gegen die Kriegsverbrecher zur Anwendung kamen. Den Nürnberger Prinzipien zufolge, die heute als Geburtsstunde des modernen Völkerstrafrechts gelten, sind folgende völkerrechtliche Verbrechen strafbar: Verbrechen gegen den Frieden, Kriegsverbrechen und Verbrechen gegen die Menschheit.[51] Das Strafgesetzbuch (StGB) von 1871, nach dem NS-Täter gemäß dem Grundgesetz eventuell belangt werden durften, sah solche Delikte nicht vor. Somit waren diese Verbrechen nach dem StGB in der Bundesrepublik auch nicht strafbar.

Stattdessen wandte die bundesdeutsche Justiz bei der Ahndung von NS-Massenverbrechen StGB-Paragrafen für ›gewöhnliche‹ kriminelle Tötungsdelikte an: Hatten die Täter an der Ermordung der etwa sechs Millionen europäischen Juden mitgewirkt, wurden sie wegen Beihilfe zum Mord (§ 27), selten wegen Mordes (§ 211) angeklagt. Knapp 600 NS-Täter wurden wegen der Tötung von Juden während des Zweiten Weltkrieges von westdeutschen Gerichten verurteilt. Die Mitwirkung an der systematischen Ausrottung der polnischen Führungsschicht aus rassistischen Gründen stuften westdeutsche Staatsanwaltschaften und Gerichte hingegen höchstens als Totschlag (§ 212 StGB) ein, nicht selten jedoch als ordnungsgemäße Tötungen (Hinrichtungen) und ahndeten sie – von Ausnahmen abgesehen – de facto gar nicht.[52]

Von den etwa 10 000 Angehörigen der Lagermannschaft des Konzentrations- und Vernichtungslagers Auschwitz standen 43 Männer und keine Frau vor westdeutschen Gerichten. Neun von ihnen wurden als

50 Vgl. »Principles of International Law recognized in the Charter of the Nürnberg Tribunal and in the Judgment of the Tribunal, with commentaries«, 1950, https://tinyurl.com/8rkfd4av [Zugriff: 3.1.2022].

51 Ebenda; Weinke, *Die Verfolgung von NS-Tätern im geteilten Deutschland. Vergangenheitsbewältigungen 1949–1969 oder: Eine deutsch-deutsche Beziehungsgeschichte im Kalten Krieg*, Paderborn 2002, S. 24–43.

52 Andreas Eichmüller, »Die Strafverfolgung von NS-Verbrechen durch westdeutsche Justizbehörden seit 1945: Eine Zahlenbilanz«, in: *Vierteljahrshefte für Zeitgeschichte* 56 (2008), S. 621–640, hier S. 636 und S. 634 (Fn. 44). Dem Verfasser sind keine rechtskräftigen Verurteilungen durch bundesdeutsche Gerichte wegen »Tötungsdelikten« an nichtjüdischen Polen im deutsch besetzten Polen bekannt, geschweige denn wegen Beteiligung an der systematischen Ausrottung der polnischen Führungsschichten.

Mörder zu lebenslangen Freiheitsstrafen verurteilt, die Übrigen kamen als »Gehilfen« mit kurzen Gefängnisstrafen davon oder wurden freigesprochen.[53] Die weit überwiegende Mehrheit der Angehörigen der Lagermannschaft des Konzentrations- und Vernichtungslagers Auschwitz, in dem mehr als eine Million Menschen ermordet worden waren, lebte bis zu ihrem Lebensabend weitgehend unbehelligt in der Bundesrepublik.

Dr. Horst Schumann, der die »Röntgen-Experimente« an jüdischen Frauen und Männern sowie Selektionen für die Ermordung von polnischen Lagerinsassen im Rahmen der »Aktion 14f13« durchgeführt hatte, wurde vom Landgericht Frankfurt am Main im Jahre 1971 für verhandlungsunfähig erklärt und starb in Freiheit im Jahre 1983. Dr. med. Kurt Uhlenbroock, der im Sommer 1942 als Standortarzt im Konzentrations- und Vernichtungslager Auschwitz für Massenverbrechen verantwortlich zeichnete, arbeitete nach 1945 als Chirurg in Hamburg und lebte bis zu seinem Tod im Jahre 1992 in Freiheit und Wohlstand. Dr. Franz Lucas, der als Lagerarzt auf der Rampe jüdische Transporte selektiert hatte, wurde zunächst im Jahr 1965 vom Landgericht Frankfurt am Main zu drei Jahren und drei Monaten Haft wegen Beihilfe zum Mord verurteilt. Der Bundesgerichtshof hob das Urteil 1969 zunächst auf und das Landgericht Frankfurt am Main sprach ihn ein Jahr später frei. Er lebte danach unbehelligt in Freiheit in Elmshorn, wo er im Jahre 1994 verstarb.[54]

Bemerkenswert in diesem Zusammenhang sind die Ermittlungen gegen Stefan Buthner, vormals Budziaszek, den ehemaligen Häftlingsarzt und Krankenbauältesten in Auschwitz-Monowitz, die die Frankfurter Staatsanwaltschaft im Jahre 1959 aufgrund einer Anzeige eingeleitet hatte. Das Ermittlungsverfahren gegen ihn dauerte insgesamt 15 Jahre, obwohl bald klar war, dass die Vorwürfe teils vorsätzlich falsch erhoben worden waren, teils auf Hörensagen und Gerüchten beruhten und leicht zu widerlegen waren. Darüber hinaus hatte Buthner als Häftlingsarzt in Auschwitz offenkundig in einer Notsituation gehandelt, die gemäß StGB Strafbarkeit ausschließt.

Sofern es den Auschwitztätern bis zur Gründung der Bundesrepublik gelang, sich vor den alliierten Besatzungsbehörden versteckt zu halten, war ihnen Straffreiheit in den allermeisten Fällen faktisch gesichert.

---

53 *Frankfurter Auschwitz-Prozess*, Bd. 1, S. 10.

54 Vgl. u. a. Klee, *Auschwitz*, S. 263 (Lucas), S. 368 f. (Schumann), und S. 408 f. (Uhlenbroock); zu Lucas vgl. auch das Biogramm auf der Website des Fritz Bauer Instituts, https://tinyurl.com/yxtd4jrb [Zugriff: 15. 1. 2022].

Bis auf einen wurde keiner der ehemaligen deutschen Lagerärzte, die im Konzentrations- und Vernichtungslager Auschwitz an Massenverbrechen mitgewirkt hatten, von einem westdeutschen Gericht rechtskräftig verurteilt. Dasselbe gilt für Österreich.[55]

Die Ausnahme stellt Prof. med. Johann Kremer von der Universität Münster dar, der im Dezember 1947 durch ein polnisches Gericht zum Tode verurteilt worden war. Die Todesstrafe wurde später in eine lebenslängliche Freiheitsstrafe umgewandelt. Nach zehn Jahren wurde Kremer wegen seines Alters und guter Führung begnadigt und nach Westdeutschland abgeschoben. Die Westfälische Wilhelms-Universität, wo der Anatomieprofessor bis zu seiner Verhaftung und Auslieferung geforscht und gelehrt hatte, bereitete dem »Spätheimkehrer« einen feierlichen Empfang. Immerhin lehrte dort Prof. Otmar von Verschuer, in dessen Auftrag Lagerarzt Mengele die Außenstelle des KWI für Anthropologie in Auschwitz aufgebaut, betrieben und geleitet hatte. Verschuer hatte an der Universität Münster den Lehrstuhl für Humangenetik inne und war zeitweise Dekan der Medizinischen Fakultät.

Auf Betreiben ehemaliger Auschwitzhäftlinge nahm die Münsteraner Staatsanwaltschaft Ermittlungen auf. Am 29. November 1960 verurteilte das Landgericht Münster Kremer wegen Beihilfe zum Mord in zwei Fällen zu zehn Jahren Haft. Dennoch verließ er den Gerichtssaal als freier Mann, da ihm die Richter die in Polen verbüßte Haft angerechnet hatten. Angesichts seiner eigenhändig verfassten Tagebucheinträge und der Beweise, welche die polnischen Ermittlungsbehörden gesichert und der Staatsanwaltschaft zur Verfügung gestellt hatten, kam ein Freispruch kaum infrage. Kremer starb im Januar 1965 als freier Mann – wenn auch ohne bürgerliche Ehrenrechte. Die hatte ihm das Gericht auf fünf Jahre aberkannt.[56]

---

55 In Österreich lebten und praktizierten unbehelligt mindestens zwei ehemalige Lagerärzte: Dr. Carl-Josef Fischer (1940 Lagerarzt im KL Auschwitz) in Graz und Erwin Heschl (vom 1.9.1941 bis 15.4.1942 Lagerarzt im KL Auschwitz) in Knittelfeld. Vgl. Stanisław Kłodziński, »Ściganie i procesy służby sanitarnej SS Oświęcim-Brzezinki«, unveröffentlicht (für internen Gebrauch) 1975: AIPN, Wr/587/236, S. 6 f.; Klee, *Auschwitz,* S. 117 und S. 174.

56 Urteil des LG Münster vom 29.11.1960, in: Justiz und NS-Verbrechen. *Sammlung deutscher Strafurteile wegen nationalsozialistischer Tötungsverbrechen 1945–1966,* Bd. 17: *Die vom 04.11.1960 bis zum 21.11.1961 ergangenen Strafurteile: lfd. Nr. 500–522,* bearb. von Irene Sagel-Grande, H. H. Fuchs und C. F. Rüter, Amsterdam 1977, Nr. 500, S. 1–50, online unter https://tinyurl.com/3bzr692f [Zugriff: 15. 2. 2022].

Auch Carl Clauberg, der im KL Auschwitz umfangreiche Sterilisierungsexperimente durchgeführt hatte, geriet in den Fokus der westdeutschen Justiz. Im Juli 1945 hatten ihn britische Besatzungsbehörden festgenommen und an die Sowjetunion ausgeliefert. Drei Jahre später verurteilte ihn ein sowjetisches Gericht in Moskau zu 25 Jahren Haft. Im Oktober 1955 kam Clauberg im Zuge der »Rückkehr der Zehntausend« mit anderen Deutschen, die in sowjetischen Lagern und Gefängnissen einsaßen, frei und kehrte nach Deutschland zurück. Aufgrund einer Anzeige des Zentralrates der Juden in Deutschland wurden gegen Clauberg staatsanwaltschaftliche Ermittlungen eingeleitet. Am 21. November 1955 wurde er in Untersuchungshaft genommen.

Der *Stern* berichtete am 19. Januar 1957: »Jetzt kommt es darauf an zu zeigen, dass deutsche Richter mit solchen Verbrechern genauso hart ins Gericht gehen wie die alliierten Richter. Denn nur, wenn die Schuldigen wirklich bestraft werden, kann der Makel, als wären wir alle an ihren Verbrechen beteiligt, von uns genommen werden.«[57] Diese Hoffnung und Erwartung erfüllten sich nicht. Clauberg verstarb am 9. August 1957 in der Untersuchungshaft, kurz vor dem Prozessauftakt. »Das von der Staatsanwaltschaft in Kiel als ›größter Prozeß der Nachkriegszeit‹ angekündigte Verfahren fällt damit aus«, hieß es einen Tag später in der Presse.[58] Die anderen »Schuldigen«, so auch die Auschwitztäter, wurden danach nur vereinzelt zur Verantwortung gezogen. In der Bundesrepublik, so zeigte sich, bissen die Häftlingsärzte mit ihren Bemühungen um Aufklärung und Ahndung auf Granit.

---

57 Gerd Heidemann, »Der Fall Clauberg: Die Wunden werden aufgerissen«, in: *Stern* vom 19.1.1957.

58 Lang, *Frauen*, S. 265–269; »KZ-Arzt Clauberg der irdischen Gerechtigkeit entzogen«, in: *Schleswig-Holsteinische Volks-Zeitung* vom 10.8.1957; Wilking, *Gynäkologe*, S. 636–678.

Anhang

Bildteil

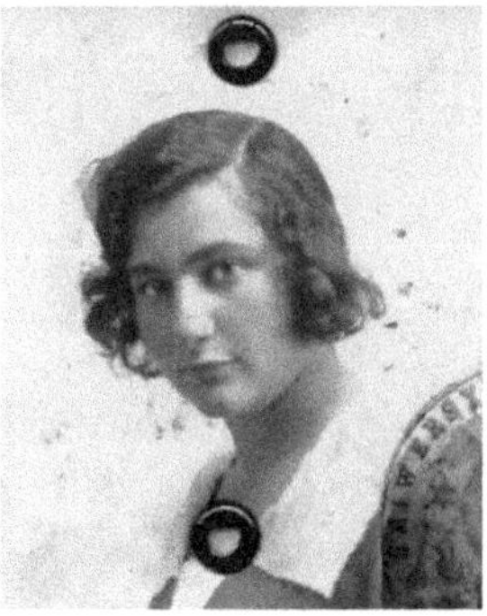

Dr. Alina Brewda als Studentin
(Quelle: APMO)

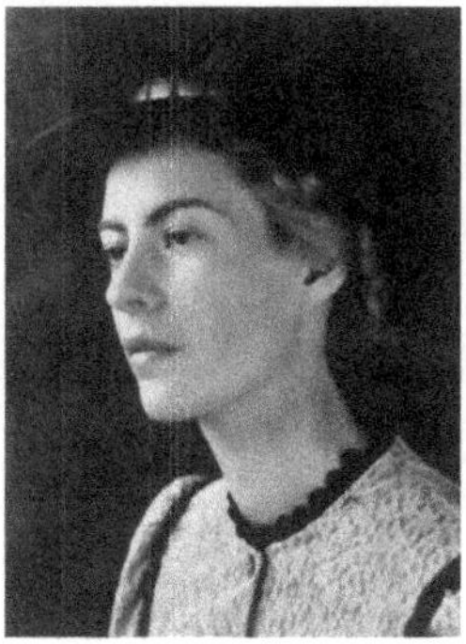

Dr. Ella Lingens nach 1945
(Quelle: Yad Vashem)

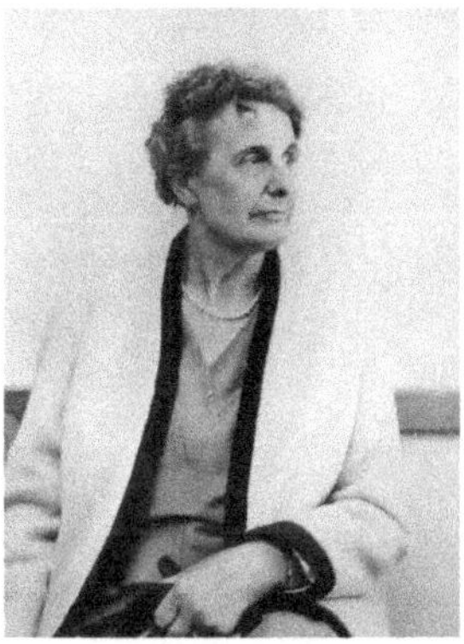

Dr. Adélaïde Hautval, 1966
(Quelle: Yad Vashem)

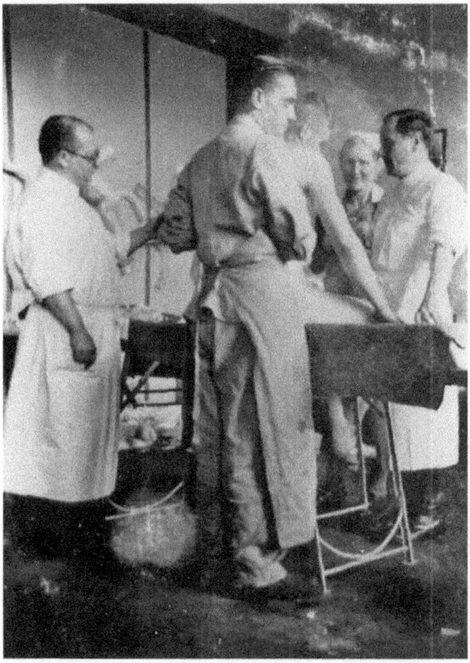

Prof. Carl Clauberg (links) und Dr. Horst Schumann (von hinten), 1943 (Quelle: APMO)

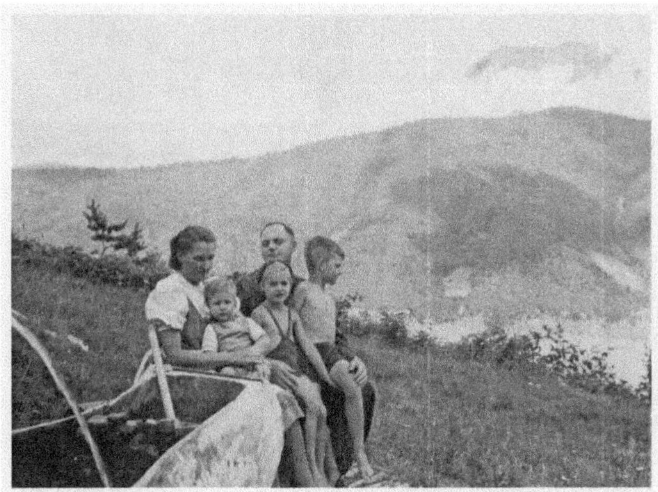

Dr. Eduard Wirths mit Frau und Kindern bei Auschwitz (Quelle: APMO)

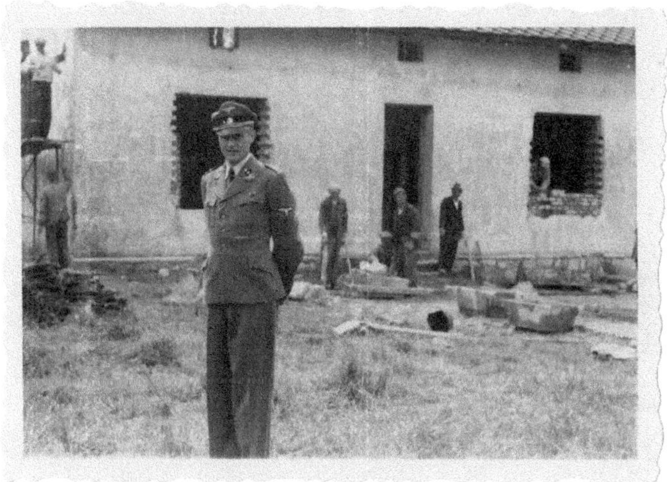

Dr. Eduard Wirths, Auschwitz (Quelle: APMO)

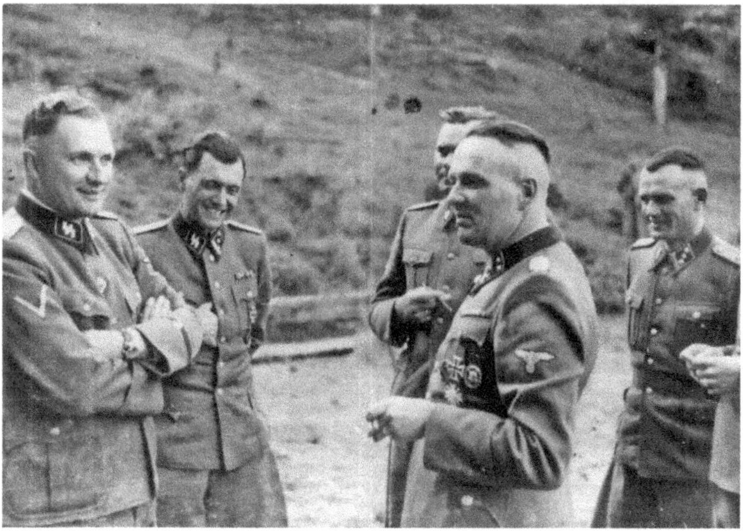

SS-Offiziere in Solahütte bei Auschwitz, Juli 1944, Namen (v. l. n. r.): Richard Baer, Dr. Josef Mengele, Josef Kremer, Rudolf Höß, Anton Thumann
(Copyright: United States Holocaust Memorial Museum, Photograph Number: 34752)

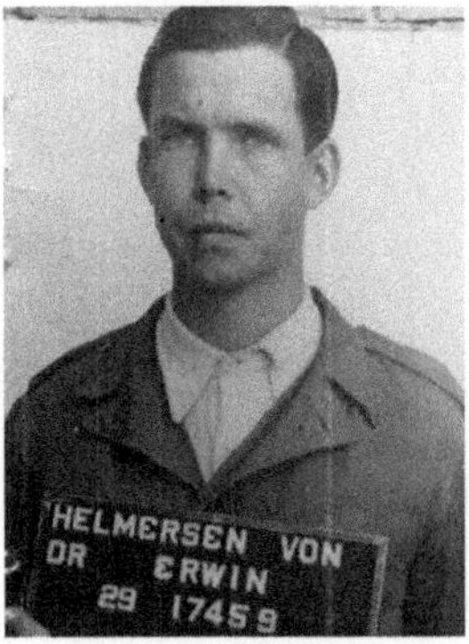

Dr. Erwin Helmersen
(Quelle: AIPN)

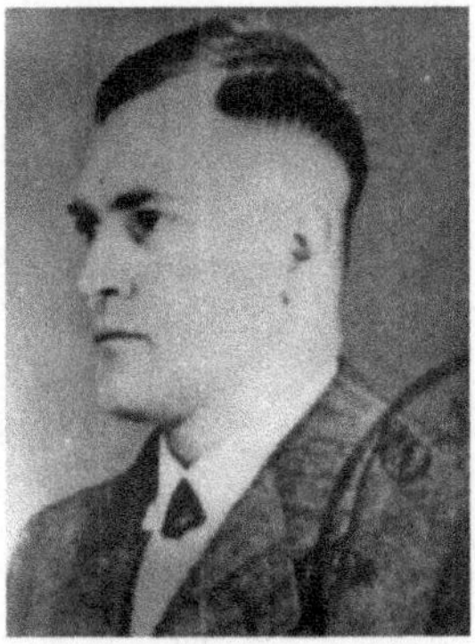
Dr. Horst Schumann
(Quelle: APMO)

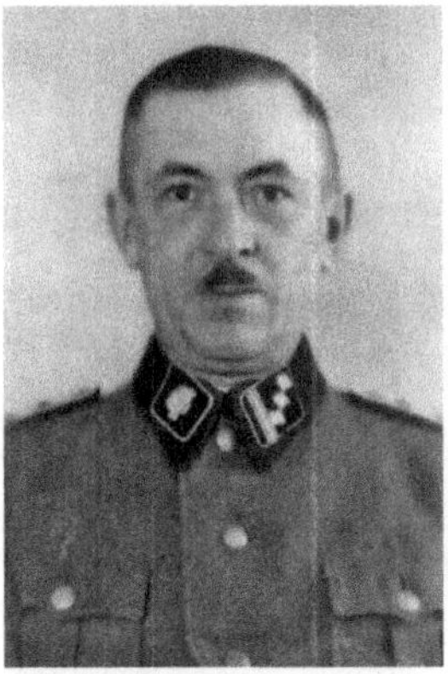
Dr. Max Popiersch
(Quelle: APMO)

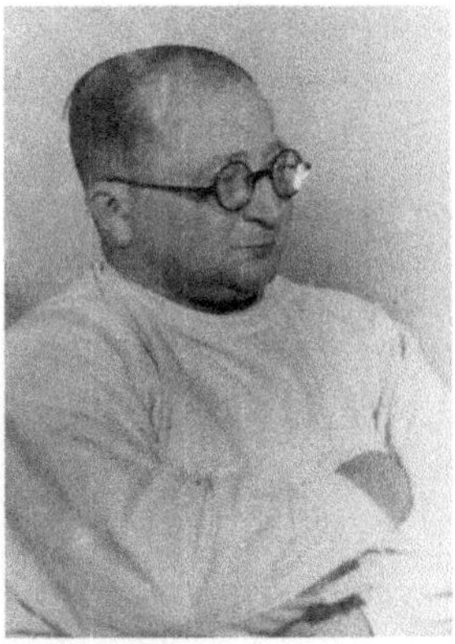
Prof. Carl Clauberg
(Quelle: APMO)

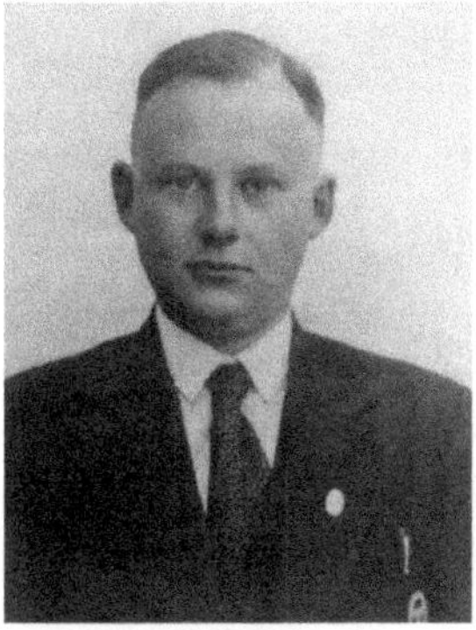

Dr. Siegried Schwela
(Quelle: APMO)

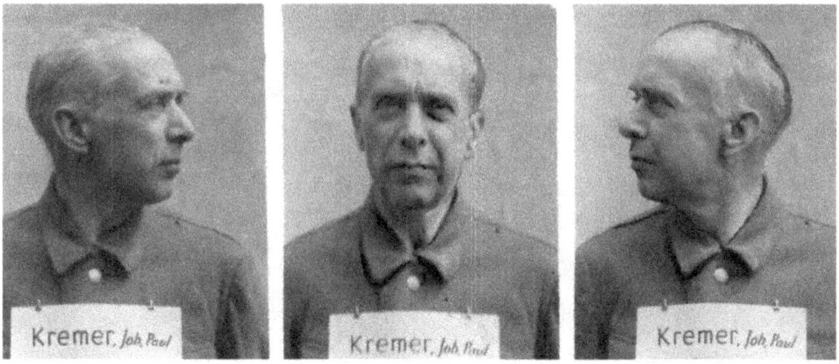

Prof. Dr. Johann Paul Kremer (Quelle: APMO)

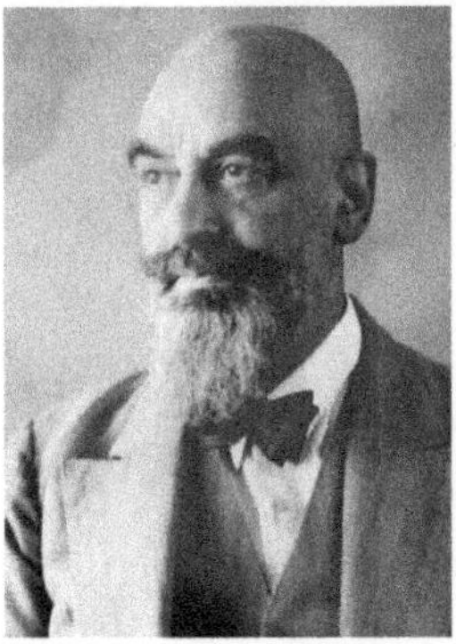

Dr. Max Samuel, ca. 1939
(Quelle: Staatsarchiv Brüssel, Jochen Menge)

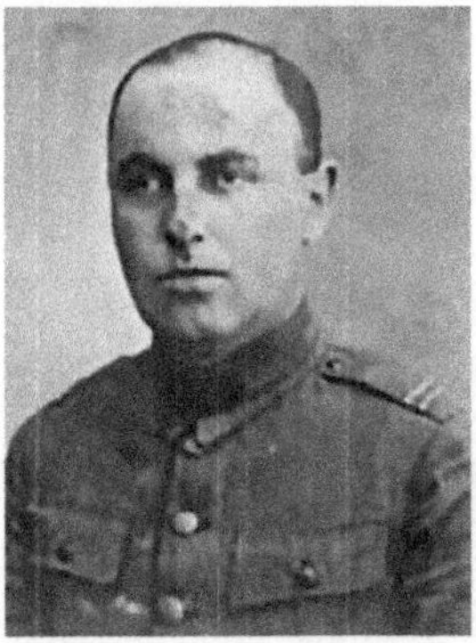

Dr. Miklós Nyiszli in Uniform eines rumänischen Unteroffiziers, um 1933
(Privatarchiv Andreas Kilian)

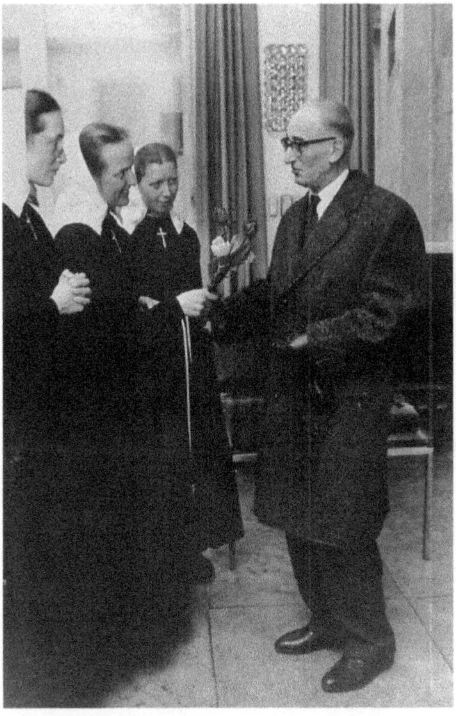

Dr. Otto Wolken empfängt Blumen, vermutlich vor seiner Aussage im Frankfurter Auschwitzprozess, Dezember 1963 bis August 1965
(Copyright: United States Holocaust Memorial Museum, Courtesy of Romana Schreier Marin, Nummer 09400)

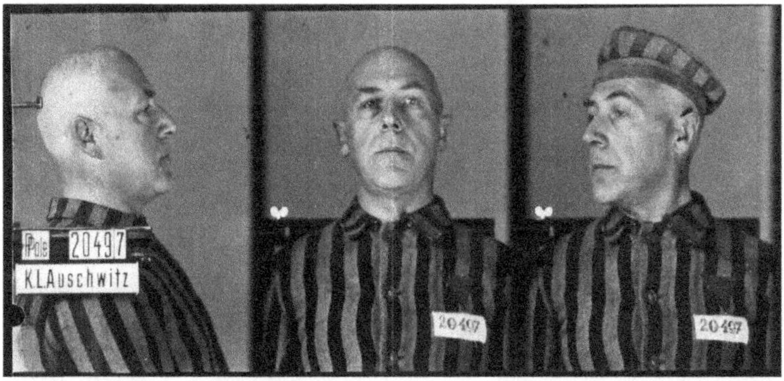

Dr. Roman Zenkteller (Quelle: APMO)

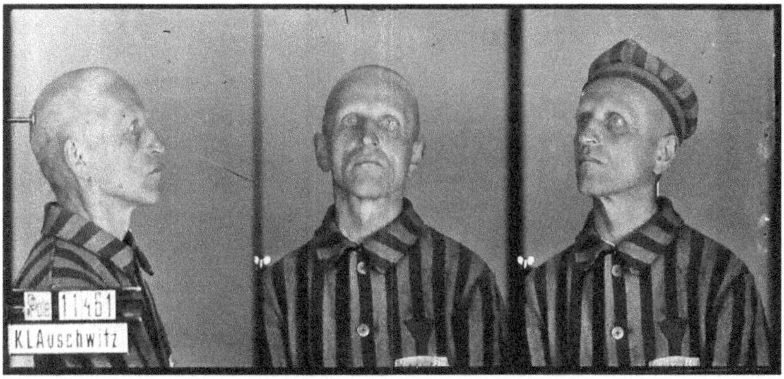

Dr. Wilhelm Türschmidt (Quelle: APMO)

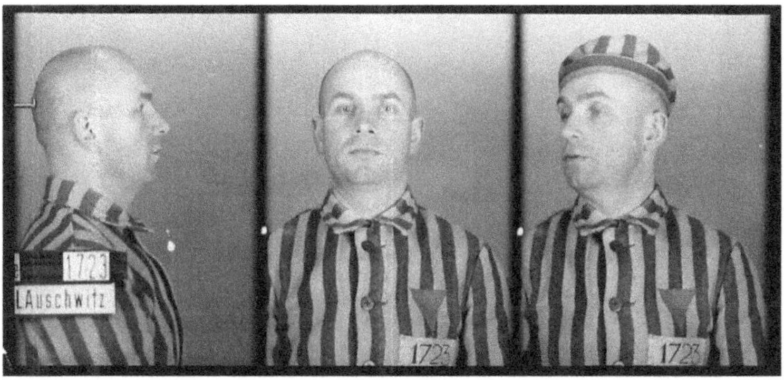

Dr. Władysław Dering (Quelle: APMO)

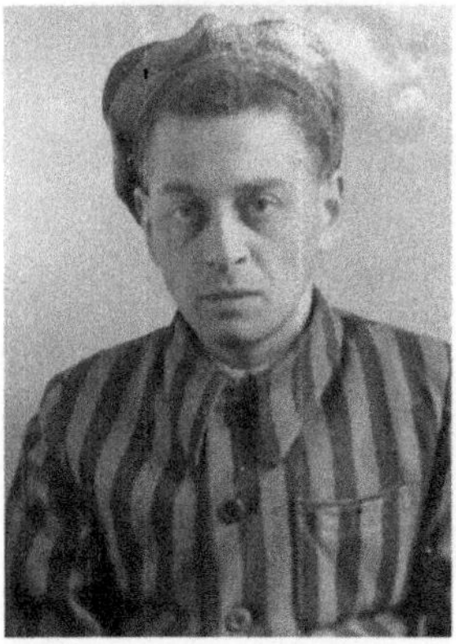

Dr. Jakub Wolman (Wollmann), Februar 1945 (Privatarchiv Bogdan Musial)

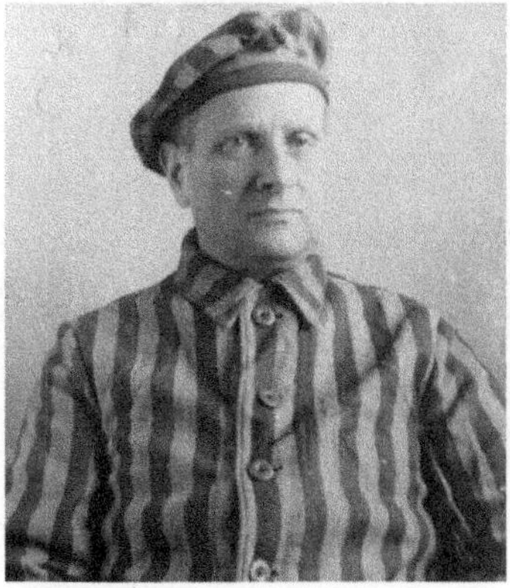

Prof. Berthold Epstein, Februar 1945 (Privatarchiv Bogdan Musial)

Kurzbiografien (Auswahl)

Adelsberger, Lucie, Jüdin, Dr. med., geb. 1895 in Nürnberg, gest. 1971 in New York. Die Ärztin und Wissenschaftlerin arbeitete von 1927 bis 1933 am Berliner Robert-Koch-Institut. Im Jahre 1939 versuchte sie mit ihrer Mutter in die USA auswandern, jedoch erfolglos. Sie wurde im Mai 1943 in Berlin verhaftet und einige Tage später nach Auschwitz deportiert. In Auschwitz-Birkenau wurde sie im sogenannten Zigeunerlager und später im Frauenlager als Häftlingsärztin eingesetzt. Nach der Befreiung lebte sie zunächst in Amsterdam, um im Jahre 1946 in die USA auszuwandern. Dort arbeitete sie in New York als Ärztin.

Brewda, Alina, Dr. med., geb. 1905 in Warschau, gest. 1988 in London. Studierte Medizin in Warschau, Fachärztin für Frauenheilkunde und Geburtshilfe, arbeitete in einer privaten Klinik in Warschau. Nach dem deutschen Einmarsch als Ärztin im Warschauer Ghetto tätig; im April 1943 in das KL Majdanek verschleppt, wo sie als Häftlingsärztin eingesetzt wurde. Im September 1943 Verlegung in das KL Auschwitz, als leitende Häftlingsärztin in Block 10; im Sommer 1944 strafversetzt nach Auschwitz-Birkenau, im Januar 1945 in das KL Ravensbrück »evakuiert«, Befreiung durch die Rote Armee. Nach Kriegsende als Ärztin im kommunistischen Staatsicherheitsapparat tätig. Ende der 1940er Jahre Auswanderung nach Großbritannien.

Budziaszek (Buthner), Stefan, geb. 1913 in Andrychów (Polen), gest. 1994 in Hannover. Medizinstudium in Krakau, das er 1940 im Untergrund abschloss. Im Februar 1942 eingeliefert in das KL Auschwitz, zunächst Häftlingspfleger und später Häftlingsarzt, von Juni 1943 bis Januar 1945 Krankenbauältester des Krankenbaus in Auschwitz-Monowitz. Nach der Befreiung lebte und arbeitete der Arzt und Chirurg in Hannover. Promotion in Göttingen. In den 1950er Jahren Namensänderung auf Buthner.

Cuenca (Kuenka), Leon, Jude, Dr. med., geb. 1899 in Saloniki. Medizinstudium in Lausanne, praktizierte als Facharzt für Laryngologie in Saloniki, wo er die Abteilung für Laryngologie im Krankenhaus Regina Margherita leitete. Im März 1943 wurde er mit seiner Ehefrau nach Auschwitz verschleppt. Eingesetzt als Häftlingsarzt im Nebenlager Jawischowitz, im Sommer 1943 Verlegung nach Monowitz als Häftlingsarzt, wo er eine Abteilung für Laryngologie aufbaute und leitete. Er und seine Frau überlebten Auschwitz und kehrten nach Griechenland zurück. Ende der 1960er Jahren wanderten sie in die Schweiz aus.

Dering, Władysław, Dr. med., geb. 1903 in der heutigen Ukraine, gest. 1965 in London. Ein polnischer Chirurg und Widerstandskämpfer, eingeliefert in das KL Auschwitz am 15. August 1940. Häftlingspfleger und dann Häftlingsarzt im Krankenbau im Stammlager, ab Juni 1941 Leiter der Chirurgischen Abteilung, von August 1943 bis Januar 1944 Krankenbauältester im Stammlager; Angehöriger des Lagerwiderstandes. Im Januar 1944 Entlassung aus dem Lager und Arbeitseinsatz in einer Klinik in Königshütte (Oberschlesien) unter Aufsicht von Prof. Carl Clauberg. Nach der Befreiung Flucht vor der kommunistischen Verfolgung nach Großbritannien.

Diem, Rudolf, Dr. med., geb. 1898, gest. 1984 in Warschau. Studium der Medizin in Warschau, Internist und Militärarzt, Teilnahme am Septemberfeldzug, Mitglied des antideutschen Widerstandes. Anfang Januar 1941 Verhaftung in Warschau; Einlieferung in das KL Auschwitz Ende Januar 1941. Nach einigen Wochen als Häftlingspfleger im Krankenbau eingesetzt, später leitender Häftlingsarzt in der Ambulanz des Stammlagers; Angehöriger des Lagerwiderstandes. Im Spätsommer 1943 versetzt in das »Zigeunerlager« in Auschwitz-Birkenau, Anfang August 1944 von Mengele als Häftlingsarzt abgesetzt und ins Strafkommando versetzt. Befreiung im KL Auschwitz, nach Genesung Arbeit als Arzt in der Versicherungsanstalt.

Epstein, Berthold, Jude, Prof. Dr. med., geb. 1890 in Pilsen, gest. 1962 in Prag. Der Kinderarzt, Ordinarius an der Deutschen Universität und Direktor der II. Kinderklinik in Prag ging nach Zerschlagung der Tschechoslowakei mit seiner Ehefrau nach Norwegen. Im Oktober 1942 wurden beide in Oslo verhaftet und nach einigen Wochen in das KL Auschwitz deportiert. Epsteins Ehefrau wurde nach der Ankunft Anfang Dezember 1942 als »arbeitsunfähig« selektiert und ermordet, er selbst als Häftlingsarzt im Lager Monowitz eingesetzt. Im August 1943 holte ihn Mengele in das sogenannte Zigeunerlager und machte ihn zum ›Leiter‹ seines ›Forschungsteams‹ über Noma und Zwillingsforschung. Im Herbst 1944 von Mengele zum Krankenbauältesten im Männerlager Auschwitz-Birkenau ernannt. Ab 1949 leitete er bis zu seinem Tod die Kinderabteilung des Krankenhauses Bulovka in Prag.

Fejkiel, Władysław, geb. 1911 in Krościenko (Polen), gest. 1995 in Krakau. Im Oktober 1940 Einlieferung ins KL Auschwitz, wo er nach einigen Monaten als Häftlingspfleger und später Häftlingsarzt im Stammlager eingesetzt wurde. Von Januar 1944 bis Januar 1945 Krankenbauältester im Stammlager. Nach der Befreiung schloss er sein Medizinstudium ab, promovierte und habilitierte sich in Krakau, wo er auch lebte, praktizierte und lehrte.

Fiderkiewicz, Alfred, Dr. med., geb. 1886 in Horodenka (heute Ukraine), gest. 1972 in Warschau. Der polnische Mediziner wurde im August 1943 verhaftet und in das KL Auschwitz eingeliefert. Bis Januar 1945 Häftlingsarzt im Männerlager Auschwitz-Birkenau. Nach 1945 machte er als kommunistischer Politiker Karriere.

Głogowski, Leon, Dr. med., geb. 1908 in Gleiwitz, gest. 1970. Studierte Medizin in Greifswald und Breslau, Angehöriger der polnischen Minderheit, von der Gestapo im Mai 1940 verhaftet und am 27. Juni in das KL Auschwitz eingeliefert. Dort zunächst als Häftlingsschreiber im Revier, später als Häftlingsarzt eingesetzt. Im Dezember 1942 aus dem KL Auschwitz entlassen. Arbeit als Arzt in Kattowitz, auch nach Kriegsende.

Grabczyński, Jan, Dr. med., geb. 1908, gest. 1999. Im Dezember 1942 in das KL Auschwitz deportiert, als Häftlingsarzt und Chirurg im Stammlager (Block 21) eingesetzt. Im März 1944 aus dem Lager mit der Auflage entlassen, als Zivilarbeiter (Arzt) für das KL Auschwitz zu arbeiten. Im August 1944 setzte er sich nach Krakau ab, wo er auch nach 1945 lebte und praktizierte.

Hautval, Adélaïde, Dr. med., geb. 1906 in Hohwald (Frankreich), gest. 1988. Im April 1942 wurde die französische Psychiaterin bei dem Versuch des illegalen Grenzübertritts zum Vichy-Frankreich verhaftet. Ende Januar 1943 Einlieferung in das Frauenlager im KL Auschwitz-Birkenau. Als Häftlingsärztin im Block 10 (Stammlager) und im Frauenlager Auschwitz-Birkenau eingesetzt. Im August 1944 Überstellung in das KL Ravensbrück, wo sie Ende April 1945 von der Roten Armee befreit wurde.

Kłodziński, Stanisław, geb. 1918, gest. 1990 in Krakau. Studierte bis 1939 Medizin in Krakau. Angehöriger des polnischen Widerstandes, von der Gestapo im Juni 1940 verhaftet und am 12. August 1941 in das KL Auschwitz deportiert. Ab 1942 als Häftlingspfleger und später als Häftlingsarzt im Stammlager eingesetzt; Angehöriger des Lagerwiderstandes. Nach dem Krieg beendete er sein Medizinstudium und arbeitete als Lungenfacharzt an der Medizinischen Akademie Krakau. Mitbegründer und Redakteur der Auschwitz-Hefte (*Przegląd Lekarski – Oświęcim*), zahlreiche Publikationen zum Thema Konzentrationslager, vor allem Auschwitz.

Lingens-Reiner, Ella, geb. 1908 in Wien, gest. 2002 ebenda. Wegen Hilfe für verfolgte Juden wurde die österreichische Ärztin und Juristin im Oktober 1942 verhaftet und im Februar 1943 in das Frauenlager des KL Auschwitz-Birkenau eingeliefert und als Häftlingsärztin eingesetzt. Im Dezember 1944 in das KL Dachau verlegt, wo sie im April 1945 befreit wurde. Nach dem Krieg beendete sie ihr Medizinstudium und arbeitete als Ärztin in mehreren Kliniken und im Gesundheitswesen in Wien.

Nyiszli, Miklós, Jude, Dr. med., geb. 1901 in Somlyo (Siebenbürgen), gest. 1955 in Oradea. Studierte Medizin in Kiel und Breslau, wo er auch in Gerichtsmedizin promovierte. Anschließend Gerichtsmediziner in Nagyvárad/Oradea (heute Rumänien). Im Mai 1944 wurde er mit Ehefrau und Tochter in das KL Auschwitz deportiert, wo Mengele ihn als Pathologe in Auschwitz-Birkenau einsetzte. Im Januar 1945 »Evakuierung« in das KL Mauthausen, dort von US-Truppen befreit. Rückkehr nach Oradea und Arbeit als Arzt im Krankenhaus.

Perl, Gisella, Jüdin, Dr. med., geb. 1907, gest. 1988. Die Frauenärztin aus dem siebenbürgischen Sighet (heute Rumänien) wurde im Jahre 1944 mit ihrer Familie nach Auschwitz verschleppt. Dort kamen ihre Eltern, ihr Sohn und weitere Angehörige ums Leben. Sie hingegen wurde als »arbeitsfähig« im sogenannten Zigeunerlager und später im Frauenlager Auschwitz-Birkenau als Häftlingsärztin eingesetzt. Sie überlebte und emigrierte 1947 in die USA, wo sie in New York als Ärztin arbeitete. Im Jahre 1979 zog sie nach Israel.

Samuel, Max (Maximilian), Jude, Dr. med., geb. 1880. Frauenarzt in Köln. Ende 1938 flüchtete er mit Ehefrau und Tochter nach Belgien. Im Sommer 1942 wurde die Familie bei einem illegalen Grenzübertritt in die Schweiz verhaftet und Ende August 1942 in das KL Auschwitz deportiert, seine Frau direkt ins Gas geschickt. Samuel wurde als Häftlingsarzt im Nebenlager Golleschau und/oder in Auschwitz-Monowitz eingesetzt, im Mai 1943 als leitender Häftlingsarzt in Block 10 im Stammlager verlegt, wo er an »medizinischen« Experimenten mitwirken musste. Er kam voraussichtlich im Jahre 1944 unter bis heute ungeklärten Umständen ums Leben.

Weisskopf (nach 1945: Vitek), Rudolf, Jude, Dr. med., geb. 1895 in Pilsen. Ende Oktober 1942 wurde der Dermatologe mit Ehefrau und drei Kindern in das KL Auschwitz verschleppt. Seine Ehefrau wurde direkt nach der Ankunft ermordet, die beiden Söhne und die Tochter kamen später im Lager ums Leben. Weisskopf war von November 1942 bis März 1943 als Häftlingsarzt im KL Auschwitz-Monowitz eingesetzt, danach im Stammlager. Im Juni 1943 Verlegung als Häftlingsarzt in das sogenannte Zigeunerlager. Von Mengele für dessen »Forschungsabteilung« rekrutiert, von Sommer 1943 bis Januar 1945 nach eigenen Angaben dessen »persönlicher Assistent«. Nach dem Krieg als Arzt in Teplice (Tschechoslowakei) tätig.

Wolken, Otto, Jude, Dr. med., geb. 1903 in Wien, gest. 1975 ebenda. Im Jahre 1939 zu sechs Jahren Zuchthaus verurteilt, Inhaftierung in verschiedenen Gefängnissen und Lagern. Anfang Juli 1943 in das KL Auschwitz eingeliefert. Zunächst in verschiedenen Kommandos, ab Anfang Oktober 1943 als Häftlingsarzt im Quarantänelager in Auschwitz-Birkenau eingesetzt. Dort Ende Januar 1945 befreit. Nach dem Krieg wieder Tätigkeit als Arzt in Wien.

Zenkteler (Zenkteller), Roman, Dr. med., geb. 1889 in Buk bei Posen, gest. 1978 in Posen. Teilnahme am Ersten Weltkrieg als deutscher Offizier und Feldarzt, nach 1918 polnischer Militärarzt. Im September 1939 deutsche Gefangenschaft, interniert im Offizierslager Neu-Brandenburg. Im September 1941 als »Intelligenzpole« von der Gestapo verhaftet und in das KL Auschwitz eingewiesen. Häftlingspfleger im »Russenlager«, ab März 1942 in Auschwitz-Birkenau, später leitender Häftlingsarzt im dortigen Männerlager. Im Herbst 1944 Verlegung in das KL Ohrdruf. Aufgrund einer Anzeige interniert und durch amerikanische Besatzungsbehörden als Kriegsverbrecher nach Polen ausgeliefert. Im Jahre 1948 freigesprochen.

Archive und Literatur

Archive

Archiv des Instituts des Nationalen Gedenkens, Krakau (AIPN Krakau)

Centralne Więzienie Montelupich 29/755/175 (Gefängnisakte Rudolf Höß)
Centralne Więzienie Montelupich 29/755/182 (Gefängnisakte Erwin von Helmersen)
Kr 502/1396 (Ermittlungs- und Gerichtsverfahren gegen Erwin von Helmersen)

Archiv des Instituts des Nationalen Gedenkens, Warschau (AIPN)

BU 0772/860 (Personalakte Alina Brewda)
BU 2188/14–15 (Ermittlungen gegen Władysław Dering)
BU 2188/255 (Ermittlungen gegen Roman Zenkteler)
BU 2188/266 (Tadeusz Stabholz, *Siedem Piekieł*, Stuttgart 1947, Auszüge)
BU 2635/1 (Erinnerungen von Leonard T. Zawadzki)
GK 164/23 und GK 164/27 (Ermittlungen gegen Władysław Dering)
GK 164/179, Bd. 1–4, GK 174/45 und GK 351/77 (Ermittlungen gegen Stefan Budziaszek)
GK 164/748, Bd. 1–4, GK 196/82–103, GK 351/336 und GK 351/361, Bd. 1–6 (Ermittlungen und Gerichtsverfahren gegen Rudolf Höß)
GK 174/223 (Vernehmungsprotokolle Władysław Fejkiel)
GK 174/230 (Vernehmungsprotokolle Dr. Jan Grabczyński u. a)
GK 190 (Nachlass Jan Sehn)
GK 196/104–175 (Ermittlungen und Gerichtsverfahren gegen SS-Personal des KZ Auschwitz)
GK 294/107 (Ermittlungen und Gerichtsverfahren gegen Karol Bara)
Ka 08/2636, Kr 502/1074 und Kr 502/1075 (Ermittlungen und Gerichtsverfahren gegen Ludwik Morawiec)
Kr 467/468 (Gefängnisverwaltung, Roman Zenkteler)
Kr 502/565 (Ermittlungen und Gerichtsverfahren gegen Leon Gross)
Kr 502/995 (Ermittlungen und Gerichtsverfahren gegen Feliks Walentynowicz)
Kr 502/1220–1221 (Ermittlungen und Gerichtsverfahren gegen Józef Żółty)

Kr 502/1247 (Ermittlungen und Gerichtsverfahren gegen Karl Heinz Teuber)
Kr 502/1395 (Ermittlungen und Gerichtsverfahren gegen Erwin von Helmersen)
Kr 502/1439 (Ermittlungen und Gerichtsverfahren gegen Hermann Höper)
Kr 502/2068 (Ermittlungen und Gerichtsverfahren gegen Abraham Sochaczewski)
Kr 502/2247 (Ermittlungen und Gerichtsverfahren gegen Wilhelm Burger)
Kr 502/2467 (Ermittlungen und Gerichtsverfahren gegen Szczepan Kruczek)

Archiv des Jüdischen Historischen Instituts, Warschau (ŻIH)
301 und 302 (Berichte von Holocaustüberlebenden, Erinnerungen)

Archiv der Max-Planck-Gesellschaft, Berlin (AMPG)
Abt. I, Rep. 1A, 3 (KWI für Anthropologie)

Archiv Neuer Akten, Warschau (AAN)
202/II (Periodische Berichte des polnischen Widerstandes u. a.)

Arolsen Archives – International Center on Nazi Persecution, Bad Arolsen
Häftlingsunterlagen der Konzentrationslager Buchenwald, Mauthausen u. a.

Behörde des Bundesbeauftragten für die Stasi-Unterlagen, Berlin (BStU)
MfS Ast 35 Js 294/50 (Ermittlungen und Gerichtsverfahren gegen Ferdinand Barteld)
MfS BV Karl-Marx-Stadt C Ast 43/50 1 (Ermittlungen und Gerichtsverfahren gegen Paul Fritz Zimmermann).
MfS HA IX/11 ZUV 84 (Ermittlungen und Gerichtsverfahren gegen Dr. med. Horst Fischer)

Bundesarchiv, Berlin (BAB)
Berlin Document Center Berlin (BDC Berlin)
NS 2 (Rasse- und Siedlungshauptamt)
NS 19 (Persönlicher Stab RFSS)

Bundesarchiv, Außenstelle Ludwigsburg (BAL)
B 162/8322 (Ermittlungen gegen Horst Schumann)
B 162/16180 (Ermittlungen gegen Heinz Kaschub)
B 162/30750 (Ermittlungen gegen Hans-Wilhelm König)
IV 402 AR-Z 37/58 (Ermittlungen gegen Friedrich Ontl)
IV 402 AR 322/75 (Ermittlungen gegen Hans-Wilhelm König)
VI 449 AR-Z 49/68; VI 439 AR-Z 340/59 (Ermittlungen gegen Horst Schumann)
100 AR-Z 83/88/220 (Ermittlungen gegen Paul Johannes Göbel)
108 AR-Z 458/88/22 (Ermittlungen gegen Margarita Neumann)
108 AR-Z 458/88/112 (Ermittlungen gegen Otto Kiesel)
108 AR-Z 458/88/110 (Ermittlungen gegen Hans Kiefer)
109 AR-Z 33/89/45 (Ermittlungen gegen Hans Wilhelm Münch)

109 AR-Z 33/89/49 (Ermittlungen gegen Walter Neubert)
109 AR-Z 33/89/168 (Ermittlungen gegen Hellmuth Vetter)
109 AR-Z 33/98/123 (Ermittlungen gegen Kurt Uhlenbrock)
449 AR 1638/67 (Ermittlungen gegen Otmar von Verschuer)

Fritz Bauer Institut (Bibliothek), Frankfurt a.M.
4 Js 798/64, Bd. 1–7 (Ermittlungen gegen Stefan Buthner [Budziaszek])

Harry Ransom Humanities Research Center, University of Texas, Austin
Nachlass Leon Uris

Harvard Law School Library
Nuremberg Trials Project (Open-Access-Datenbank)

Hessisches Hauptstaatsarchiv, Wiesbaden (HHStA Wiesbaden)
461/37638 (Auschwitz-Prozess)
461/37976 (Ermittlungen gegen Josef Mengele)
631a/461–555 (Ermittlungen und Gerichtsverfahren gegen Horst Schumann)

Institut des Nationalen Gedenkens, Außenstelle Krakau (IPN Krakau)
S 51/05/Zn (Ermittlungen gegen Josef Mengele)

Institut für Zeitgeschichte, München
Datenbank, Personalunterlagen (Kopien)

Landesarchiv Schleswig-Holstein, Schleswig (LASH)
Abt. 352.2 (Ermittlungen gegen Franz Bernhard Lucas)
Abt. 352.3 (Ermittlungen gegen Carl Clauberg)

Österreichisches Staatsarchiv, Wien
E/1797 (Nachlass Hermann Langbein)

Staatsarchiv des Museums Auschwitz, Auschwitz (APMO)
D-AuI (Sammlung von Dokumenten in Kopie)
D-RF-9 (Sammlung von Erlassen)
Opracowania (Abhandlungen)
Oświadczenia (Berichte)
Ruch Oporu (Widerstandsbewegung)
Wspomnienia (Erinnerungen)

Staatsarchiv der Russischen Föderation, Moskau (GARF)
f. 7021, op. 108 (Akten der Außerordentlichen Staatlichen Kommission für die Feststellung und Untersuchung der Gräueltaten der deutsch-faschistischen Aggressoren und ihrer Komplizen)

US Holocaust Memorial Museum (USHMM), Washington
RG-02 Survivor Testimonies
RG-50 Oral History
Onlinedatenbank

Yad Vashem Archives, Jerusalem
O.3 (Yad Vashem Testimonies)
O.4 (Trials of War Criminals)
O.51 (Nazi Documentation Collection)

Literatur (zitierte)

Unveröffentlichte Manuskripte

Dering, Władysław, »Tajna Armia Polska«, unveröffentlichtes Manuskript [vor 1966], bearb. und mit einer Einführung versehen von Adam Cyra.

Diem, Rudolf, »Wspomnienia, fragmenty« [o. D.]: APMO, Wspomnienia, Bd. 172.

Jaworski, Czesław Wincenty, »Wspomnienia«, verfasst von Mai bis November 1945: APMO, Wspomnienia, Bd. 4.

Erinnerungen, Quelleneditionen

Adelsberger, Lucie, *Auschwitz: Ein Tatsachenbericht. Das Vermächtnis der Opfer für uns Juden und für alle Menschen*, 2., verb. Aufl., hg. von Eduard Seidler, Bonn 2005.

Auschwitz. Zeugnisse und Berichte, hg. von H. G. Adler, Hermann Langbein und Ella Lingens-Reiner, Hamburg 1994.

Auschwitz in den Augen der SS: Rudolf Höß, Pery Broad, Johann Paul Kremer, hg. vom Staatlichen Museum Auschwitz, Oświęcim 1997.

»Bericht Pery Broad«, in: *Auschwitz in den Augen der SS*, S. 95–139.

Betlen, Oszkár, *Leben auf dem Acker des Todes*, Berlin 1962.

Dengel, Jan, »W ›rewirach‹ obozów Oświęcim i Dachau«, in: *Przegląd Lekarski – Oświęcim* 14 (1974) 1, S. 209–213.

Deutsche Besatzungsherrschaft in der UdSSR 1941–1945. Dokumente der Einsatzgruppen in der Sowjetunion II, hg. von Andrej Angrick u. a., Darmstadt 2013.

Diem, Rudolf, »Wspomnienia lekarza więźnia z Oświęcimia«, in: *Przegląd Lekarski – Oświęcim* 28 (1988) 1, S. 134–147.

Der Dienstkalender Heinrich Himmlers 1941/42, bearb., komm. und eingel. von Peter Witte u. a., Hamburg 1999.

Das Diensttagebuch des deutschen Generalgouverneurs in Polen 1939–1945, hg. von Werner Präg und Wolfgang Jacobmeyer, Stuttgart 1975.

Documenta Occupationis. Nazi Occupation »Law« in Poland. Selected Documents, Teil II: *The General Governement* [1959], Nachdruck Poznań 2019, online einsehbar unter: https://tinyurl.com/4yxsuhnx [Zugriff: 15. 11. 2023].

Fejkiel, Władysław, »Medycyna za drutami«, in: *Pamiętniki lekarzy*, hg. von Kazimierz Bidakowski und Tadeusz Wójcik, Warszawa 1964, S. 404–546.

Fiderkiewicz, Alfred, *Brzezinki. Wspomnienia z obozu*, [2. Aufl.,] Warszawa 1956.

Der Frankfurter Auschwitz-Prozess (1963–1965). Kommentierte Quellenedition, hg. von Raphael Gross und Werner Renz, 2. Bde., Frankfurt a. M./New York 2013.

Gawalewicz, Adolf, *Überlegungen im Warteraum zum Gas. Aus den Erinnerungen eines Muselmannes,* Gütersloh 1998.
ders., »Numer wraca do nazwiska«, in: *Przegląd Lekarski – Oświęcim* 4 (1964) 8, S. 30–43.
ders., »Poczekalnia do gazu. Fragmenty wspomnień muzułmana«, in: *Przegląd Lekarski – Oświęcim* 3 (1963) 1a, S. 54–62.
Głogowski, Leon, »Moje pierwsze dni w obozie oświęcimskim«, in: *Przegląd Lekarski – Oświęcim* 8 (1968) 1, S. 191–194.
ders., »Kwarantanna obozu Oświęcim-Brzezinka«, in: *Przegląd Lekarski – Oświęcim* 6 (1966) 1, S. 190–194.
Goldensohn, Leon, *Die Nürnberger Interviews. Gespräche mit Angeklagten und Zeugen,* Düsseldorf/Zürich 2005.
Gradowski, Salmen, *Die Zertrennung. Aufzeichnungen eines Mitglieds des Sonderkommandos,* hg. von Aurélia Kalisky unter Mitarbeit von Andreas Kilian, Berlin 2019.
Grypsy z Konzentrationslager Auschwitz Józefa Cyrankiewicza i Stanisława Kłodzińskiego, eingel. und bearb. von Irena Paczyńska, Kraków 2013.
Hałgas, Kazimierz, *Byłem w KL Gross-Rosen i Dyhernfurth. Wspomnienia lekarza-więźnia,* hg. von Dorota Sula, Wałbrzych 2010.
ders., »Die Arbeit im ›Revier‹ für sowjetische Kriegsgefangene in Auschwitz. Ein Bericht«, in: *Die Auschwitz-Hefte,* Bd. 1, S. 167–172.
ders., »Oddział chirurgiczny szpitala obozowego w Oświęcimiu w latach 1940 – 1941«, in: *Przegląd Lfejkielekarski – Oświęcim* 11 (1971) 1, S. 48–54.
Hautval, Adélaïde, *Medizin gegen die Menschlichkeit. Die Weigerung einer nach Auschwitz deportierten Ärztin, an medizinischen Experimenten teilzunehmen,* Berlin 2008.
dies., »Aperçu sur les experiences faites dans les Camps de femmes d'Auschwitz et de Ravensbrück«, in: Lettich, *Trente-quatre mois,* S. 43–50.
Illegale Briefe aus Auschwitz von Janusz Pogonowski, hg. von Franciszek Piper, Oświęcim 1999.
Die Inspektion der Konzentrationslager 1938–1945. Das System des Terrors, eine Dokumentation von Johannes Tuchel, Berlin 1994.
Jagielski, Stanisław, *Sclavus Saltans, Wspomnienia lekarza obozowego,* Warszawa 1946.
Jaworski, Czesław Wincenty, *Apel Skazanych: Wspomnienia z Oświęcimia (Oświęcim, Brno, Monowice),* Warszawa 1962.
A Jewish Doctor in Auschwitz: The Testimony of Sima Vaisman, mit einem Vorwort von Serge Klarsfeld und einem Nachwort von Diane von Furstenberg, Hoboken, NJ, 2005.
Justiz und NS-Verbrechen. *Sammlung deutscher Strafurteile wegen nationalsozialistischer Tötungsverbrechen 1945–1966,* Bd. 17: *Die vom 04.11.1960 bis zum 21.11.1961 ergangenen Strafurteile: lfd. Nr. 500–522,* bearb. von Irene Sagel-Grande, H. H. Fuchs und C. F. Rüter, Amsterdam 1977.
Kielar, Wieslaw, *Anus Mundi. Fünf Jahre Auschwitz,* Frankfurt a. M. 1992.
Klarsfeld, Serge (Hg.), *Die Endlösung der Judenfrage in Frankreich. Deutsche Dokumente 1941–1944,* Paris 1977.

Kommandant in Auschwitz. Autobiographische Aufzeichnungen von Rudolf Höß, eingel. und komm. von Martin Broszat, Stuttgart 1958.
Kossak, Zofia, *Z otchłani. Wspomnienia z lagru*, Warszawa 2004.
Kozłowiecki SJ, Adam, *Not und Bedrängnis. Als Jesuit in Auschwitz und Dachau. Lagertagebuch*, Regensburg 2016.
Kraus, Ota/Kulka, Erich, *Die Todesfabrik Auschwitz*, Berlin 1991.
Landau, Leon, *Oskarżenie*, bearb. von Robert-Paul Truck, Warszawa 1963.
Langbein, Hermann, *Die Stärkeren. Ein Bericht aus Auschwitz und anderen Konzentrationslagern*, 2., überarb. Aufl., Köln 1982.
ders., *Der Auschwitz-Prozeß. Eine Dokumentation*, 2. Bde., Frankfurt a.M. 1995, unveränd. Nachdr. d. Ausg. 1965.
Lengyel, Olga, *Five Chimneys: The Story of Auschwitz*, Chicago 1947.
Lettich, André-Abraham-David, *Trente-quatre mois dans les Camps de Concentration. Témoignage sur les crimes »scientifiques« commis par les médecins allemands*, Tours 1946.
Levi, Primo, *Ist das ein Mensch?*, 8. Aufl., München 2018.
Lingens, Ella, *Gefangene der Angst. Ein Leben im Zeichen des Widerstandes*, hg. und mit einem Vorwort versehen von Peter Michael Lingens, Wien/Frankfurt a.M. 2003 (engl. Originalausgabe: Ella Lingens-Reiner, *Prisoners of Fear*, London 1948).
London wurde informiert ... Berichte von Auschwitz-Flüchtlingen, hg. von Henryk Świebocki, Oświęcim 1997.
Madajczyk, Czesław (Hg.), *Vom Generalplan Ost zum Generalsiedlungsplan. Dokumente*, München u.a. 1994.
Müller, Filip, *Sonderbehandlung. Drei Jahre in den Krematorien und Gaskammern von Auschwitz*, München 1979.
Nahon, Marco, *Birkenau: The Camp of Death*, Tuscaloosa, AL, 1989.
Nyiszli, Mikloš, *Im Jenseits der Menschlichkeit. Ein Gerichtsmediziner in Auschwitz*, 3., um ein Nachwort erw. Aufl., Berlin 2011.
Pęckowski, Zbigniew, *Dobre Komando. Wspomnienia pielęgniarza szpitali obozowych*, Kraków 1974.
Perl, Gisella, *Ich war eine Ärztin in Auschwitz*, Wiesbaden 2020.
Pilecki, Witold, *Raport Witolda*, Ząbki/London 2016.
ders., *Freiwillig nach Auschwitz. Die geheimen Aufzeichnungen des Häftlings Witold Pilecki*, 3. Aufl., Zürich 2013.
Początki obozu Birkenau w świetle badań źródłowych, hg. von Igor Bartosik, Łukasz Martyniak und Piotr Setkiewicz, Oświęcim 2017.
Początki zagłady Żydów w KL Auschwitz w świetle materiałów źródłowych / The Beginnings of the Extermination of Jews in KL Auschwitz in the Light of the Source Materials, hg. von Igor Bartosik u.a., Oświęcim 2014.
Reiser, Arnost, *Útěk: Paměti 1920–1991*, Praha 2003.
Rozanski [Różanski], Zenon, *Mützen ab. Eine Reportage aus der Strafkompanie des KZ. Auschwitz*, Hannover 1948.
Standort- und Kommandanturbefehle des Konzentrationslagers Auschwitz 1940–1945

[= *Darstellungen und Quellen zur Geschichte von Auschwitz*, Bd. 1], im Auftrag des Instituts für Zeitgeschichte hg. von Norbert Frei u. a., München 2000.
Steiner, Zdeněk und Jiří, »Zwillinge in Birkenau«, in: *Auschwitz. Zeugnisse und Berichte*, S. 126–128.
Sterbebücher von Auschwitz. Fragmente, 3 Bde., hg. vom Staatlichen Museum Auschwitz-Birkenau, München u. a. 1995, Bd. 1: *Berichte*.
Szczerbowski, Kazimierz, »Der erste Schreiber im ›Revier‹ von Auschwitz. Erinnerungen«, in: *Die Auschwitz-Hefte*, Bd. 1, S. 155–158.
ders., »W kancelarii rewiru podczas pierwszych lata Oświęcimia I«, in: *Przegląd Lekarski – Oświęcim* 28 (1988) 1, S. 125–133.
ders., »Wspomnienia pierwszego pisarza ›rewiru‹ oświęcimskiego«, in: *Przegląd Lekarski – Oświęcim* 10 (1970) 1, S. 198–201.
Szweda, Konrad, »W oświęcimskim szpitalu obozowym w latach 1940 – 1941«, in: *Przegląd Lekarski – Oświęcim* 14 (1974) 1, S. 130–134.
»Tagebuch Johann Paul Kremer«, in: *Auschwitz in den Augen der SS*, S. 141–207.
Die Tagebücher von Joseph Goebbels, Teil II: *Diktate 1941–1945*, 15 Bde., hg. von Elke Fröhlich, München u. a. 1995.
Trial of Wolfgang Zeuss, Magnus Wochner, Emil Meier, Peter Straub, Fritz Hartjenstein, Franz Berg, Werner Rohde, Emil Bruttel, Kurt aus dem Bruch and Harberg. (The Natzweiler Trial), hg. von Anthony M. Webb, London u. a. 1949.
De l'Université aux Camps de Concentration. Temoignages Strasbourgeois, Strasbourg 1989 [1945].
Die Verfolgung und Ermordung der europäischen Juden durch das nationalsozialistische Deutschland 1933–1945, Bd. 6: *Deutsches Reich und Protektorat Oktober 1941 – März 1943*, bearb. von Susanne Heim, Berlin/Boston 2019 [*VEJ* 6].
Die Verfolgung und Ermordung der europäischen Juden durch das nationalsozialistische Deutschland 1933–1945, Bd. 16: *Das KZ Auschwitz 1942–1945 und die Zeit der Todesmärsche 1944/45*, bearb. von Andrea Rudorff, Berlin/Boston 2018 [*VEJ* 16].
Wiesel, Elie, *Die Nacht. Erinnerung und Zeugnis*, 5. Aufl., Freiburg i. Br. 2013.
Wind, Eddy de, *Ich blieb in Auschwitz. Aufzeichnungen eines Überlebenden 1943–45*, München 2020.

Monografien, Darstellungen, Berichte

Abraham, Anna (Hg.), *The Cambridge Handbook of the Imagination*, Cambridge u. a. 2020.
Alberti, Michael, *Die Verfolgung und Vernichtung der Juden im Reichsgau Wartheland 1939–1945*, Wiesbaden 2006.
Angrick, Andrej, *»Aktion 1005«. Spurenbeseitigung von NS-Massenverbrechen 1942–1945*, 2 Bde., Göttingen 2018.
Antonovsky, Aaron, *Salutogenese. Zur Entmystifizierung der Gesundheit*, Tübingen 1997.
Auschwitz 1940–1945. Studien zur Geschichte des Konzentrations- und Vernichtungslagers Auschwitz, hg. von Wacław Długoborski und Franciszek Piper, 5 Bde., Oświęcim 1999.

Die Auschwitz-Hefte. Texte der polnischen Zeitschrift »Przegląd Lekarski« über historische, psychische und medizinische Aspekte des Lebens und Sterbens in Auschwitz, hg. vom Hamburger Institut für Sozialforschung, 2 Bde. und Erg.-Bd., Hamburg 1994.

Bacon, Ewa K., *Saving Lives in Auschwitz. The Prisoners' Hospital in Buna-Monowitz*, West Lafayette, IN, 2017.

Beischl, Konrad, *Dr. med. Eduard Wirths und seine Tätigkeit als SS-Standortarzt im KL Auschwitz*, Würzburg 2005.

Benz, Wolfgang/Graml, Hermann/Weiß, Hermann (Hg.), *Enzyklopädie des Nationalsozialismus*, Stuttgart 1997.

Bericht des internationalen Lagerkomitees Buchenwald, Weimar o. D. [1945/46].

Bohr, Felix, *Die Kriegsverbrecherlobby. Bundesdeutsche Hilfe für im Ausland inhaftierte NS-Täter*, Berlin 2018.

Choroba głodowa. Badania kliniczne nad głodem wykonane w getcie Warszawskim w roku 1942, Warszawa 1946.

Ciesielska, Maria, *Szpital obozowy dla kobiet w KL Auschwitz-Birkenau (1942–1945)*, Warszawa 2015.

Cyra, Adam, *Rotmistrz Pilecki. Ochotnik do Auschwitz*, Warszawa 2014.

Czech, Danuta, *Kalendarium der Ereignisse im Konzentrationslager Auschwitz-Birkenau 1939–1945*, 2. Aufl., Reinbek bei Hamburg 2008.

Dirks, Christian, *»Die Verbrechen der anderen«. Auschwitz und der Auschwitz-Prozeß der DDR. Das Verfahren gegen den KZ-Arzt Dr. Horst Fischer*, Paderborn u.a. 2006.

Eichmüller, Andreas, *Keine Generalamnestie. Die strafrechtliche Verfolgung von NS-Verbrechen in der frühen Bundesrepublik*, München 2012.

Eisenblätter, Gerhard, *Grundlinien der Politik des Reichs gegenüber dem Generalgouvernement, 1939–1945*, Frankfurt a. M. 1969.

Enzyklopädie des Holocaust. Die Verfolgung und Ermordung der europäischen Juden, hg. von Israel Gutman u. a, 4 Bde., Frankfurt a. M. 1995.

Fejkiel, Władysław, *Więźniarski szpital w KL Auschwitz*, Oświęcim 1994.

Fleming, Gerald, *Hitler und die Endlösung. »Es ist des Führers Wunsch ...«*, Wiesbaden/München 1982.

Frankl, Viktor E., *... trotzdem Ja zum Leben sagen. Ein Psychologe erlebt das Konzentrationslager*, mit einem Vorwort von Hans Weigel, 9. Aufl., München 2005.

Gańczak, Filip, *Jan Sehn und die Ahndung der Verbrechen von Auschwitz. Eine Biografie*, Göttingen 2022.

Garliński, Józef, *Fighting Auschwitz. The Resistance Movement in the Concentration Camp* [1975], Neuaufl., Los Angeles 2018.

Gerlach, Christian/Aly, Götz, *Das letzte Kapitel. Realpolitik, Ideologie und der Mord an den ungarischen Juden 1944/1945*, Stuttgart/Zürich 2002.

Giordano, Ralph, *Die zweite Schuld oder Von der Last, Deutscher zu sein*, aktual. und erw. Neuausg., Hamburg 1998.

Grodin, Michael A. (Hg.), *Jewish Medical Resistance in the Holocaust*, New York/Oxford 2014.

Halioua, Bruno, *Les Médecins d'Auschwitz,* mit einem Vorwort von Claude Quétel, Paris 2022.

Halpin, Ross W., *Jewish Doctors and the Holocaust. The Anatomy of Survival in Auschwitz,* Berlin/Jerusalem 2018.

ders., *The Essence of Survival: How Jewish Doctors Survived Auschwitz,* Darlinghurst, N.S.W., 2014.

Hörner, Stefan, *Der Auschwitz-Konzern. Die verschwiegenen Täter des Holocaust – I. G. Farbenindustrie AG,* 2015, Onlinequelle: https://tinyurl.com/2zrrnbv4 [Zugriff: 1.1.2021].

Kalthoff, Jürgen/Werner, Martin, *Die Händler des Zyklon B. Tesch & Stabenow. Eine Firmengeschichte zwischen Hamburg und Auschwitz,* Hamburg 1998.

Kampe, Norbert/Klein, Peter, *Die Wannsee-Konferenz am 20. Januar 1942. Dokumente, Forschungsstand, Kontroversen,* Köln 2013.

Kaul, Friedrich Karl, *Ärzte in Auschwitz,* Berlin 1968.

Klee, Ernst, *Auschwitz. Täter, Gehilfen, Opfer und was aus ihnen wurde. Ein Personenlexikon,* 2. Aufl., Frankfurt a. M. 2015.

ders., *Das Personenlexikon zum Dritten Reich. Wer war was vor und nach 1945,* Frankfurt a. M. 2003.

Kobierska-Motas, Elżbieta, *Ekstradycja przestępców wojennych do Polski z czterech stref okupacyjnych Niemiec 1946 – 1950,* 2 Bde., Warszawa 1992.

Kogon, Eugen, *Der SS-Staat. Das System der deutschen Konzentrationslager,* München 1946.

Koop, Volker, *Rudolf Höß. Der Kommandant von Auschwitz. Eine Biographie,* Köln/Weimar/Wien 2014.

Kuntz, Benjamin, *Lucie Adelsberger. Ärztin – Wissenschaftlerin – Chronistin von Auschwitz,* Leipzig 2020.

Lang, Hans-Joachim, *Die Frauen von Block 10. Medizinische Versuche in Auschwitz,* Hamburg 2011.

Langbein, Hermann, *Menschen in Auschwitz,* Wien 1987.

Leide, Henry, *Auschwitz und Staatssicherheit. Strafverfolgung, Propaganda und Geheimhaltung in der DDR,* Berlin 2019.

Ley, Astrid/Morsch, Günter, *Medizin und Verbrechen. Das Krankenrevier des KZ Sachsenhausen 1936 – 1945,* 2. Aufl., Berlin 2013.

Lifton, Robert Jay, *Ärzte im Dritten Reich,* Stuttgart 1988 (engl. Originalausgabe: *The Nazi Doctors: Medical Killing and the Psychology of Genocide,* New York 1986).

Loftus, Elizabeth F./Doyle, James M., *Eyewitness Testimony: Civil and Criminal,* Charlottesville 1997.

Lubecka, Joanna, *Niemiecki zbrodniarz przed polskim sądem. Krakowskie procesy przed Najwyższym Trybunałem Narodowym,* Kraków 2021.

Marienburg, Kerstin, *Die Vorbereitung der Kriegsverbrecherprozesse im II. Weltkrieg,* Teilbd. I, Hamburg 2008.

Marwell, David G., *Mengele. Biographie eines Massenmörders,* Darmstadt 2021.

Minney, R. J., *I Shall Fear no Evil. The Story of Dr Alina Brewda,* London 1966.

Musial, Bogdan, *Mengeles Koffer. Eine Spurensuche,* Hamburg 2019.

ders., *Deutsche Zivilverwaltung und Judenverfolgung im Generalgouvernement. Eine Fallstudie zum Distrikt Lublin 1939–1944*, Wiesbaden 1999.
Musioł, Teodor, *Dachau 1933–1945*, 2., korr. und erg. Aufl., Katowice 1971.
Novick, Peter, *Nach dem Holocaust. Der Umgang mit dem Massenmord*, Stuttgart/München 2001.
Der Ort des Terrors. Geschichte der nationalsozialistischen Konzentrationslager, Bd. 5: *Hinzert, Auschwitz, Neuengamme*, hg. von Wolfgang Benz und Barbara Distel, München 2007.
Piper, Franciszek, *Die Zahl der Opfer von Auschwitz. Aufgrund der Quellen und der Erträge der Forschung 1945 bis 1990*, Oświęcim 1993.
Porat, Dan, *Bitter Reckoning. Israel Tries Holocaust Survivors as Nazi Collaborators*, Cambridge, MA, 2019.
Posner, Gerald L./Ware, John, *Mengele. Die Jagd auf den Todesengel*, Berlin 1988.
Pressac, Jean-Claude, *Die Krematorien von Auschwitz. Die Technik des Massenmordes*, München/Zürich 1994.
Pukrop, Marco, *SS-Mediziner zwischen Lagerdienst und Fronteinsatz. Die personelle Besetzung der Medizinischen Abteilung im Konzentrationslager Sachsenhausen 1936–1945*, Diss., Gottfried Wilhelm Leibniz Universität Hannover 2015, https://tinyurl.com/2fsn694f [Zugriff: 3.1.2019].
Rak, Krzysztof, *Polska – niespełniony sojusznik Hitlera*, Warszawa 2019.
Schmuhl, Hans-Walter, *Grenzüberschreitungen. Das Kaiser-Wilhelm-Institut für Anthropologie, menschliche Erblehre und Eugenik 1927–1945*, Göttingen 2005.
Schulten, Hans, *Die Hungerkrankheit*, Berlin/Saulgau 1946.
Setkiewicz, Piotr, *Krematoria i komory gazowe Auschwitz*, Oświęcim 2010.
ders., *Z dziejów obozów IG Farben Werk Auschwitz 1941–1945*, Oświęcim 2006.
Stengel, Katharina, *Hermann Langbein: ein Auschwitz-Überlebender in den erinnerungspolitischen Konflikten der Nachkriegszeit*, Frankfurt a. M./New York 2012.
Tooze, Adam, *Ökonomie der Zerstörung. Die Geschichte der Wirtschaft im Nationalsozialismus*, München 2007.
Trnka, Vera/Nolte, Stephan Heinrich, *In den Grauzonen der Geschichte. Der Prager Kinderarzt Berthold Epstein (1890–1962)*, Berlin 2022.
Tuchel, Johannes, *Konzentrationslager: Organisationsgeschichte und Funktion der »Inspektion der Konzentrationslager« 1934–1938*, Boppard a. Rh. 1991.
Uris, Leon, *QB VII. Ein Prozeß erregt die Welt*, Zürich 1971.
ders., *Exodus*, New York 1958 (dt. Ausgabe: *Exodus. Roman*, München 1959).
Die Verbindung nach Auschwitz. Biowissenschaften und Menschenversuche an Kaiser-Wilhelm-Instituten. Dokumentation eines Symposiums, hg. von Carola Sachse, Göttingen 2003.
Völklein, Ulrich, *Der Judenacker. Eine Erbschaft*, Gerlingen 2001.
ders., *Josef Mengele. Der Arzt von Auschwitz*, Göttingen 1999.
Wachsmann, Nikolaus, *KL. Die Geschichte der nationalsozialistischen Konzentrationslager*, München 2015.
Wagner, Bernd C., *IG Auschwitz. Zwangsarbeit und Vernichtung von Häftlingen des Lagers Monowitz 1941–1945*, München 2000.

Weber, Markus, *Krebsmetaphorik und NS-Ideologie. Propädeutik zur Geschichte krebstherapeutischen Handelns im »Dritten Reich«*, Norderstedt 2020 (BoD).

Weinberger, Ruth Jolanda, *Fertility Experiments in Auschwitz-Birkenau. The Perpetrators and Their Victims*, Saarbrücken 2009 (die deutsche Ausgabe liegt ausschließlich als E-Paper vor: https://tinyurl.com/bddatxuc [Zugriff: 18.6.2023]).

Wilking, Silvia, *Der Gynäkologe Carl Clauberg (1898 – 1957) zwischen verachteter Normalität und bagatellisierten Extremen. Frauenkörper als Objekte der Liebe, der Profession und der Täterschaft*, unveröffentlichte Diss., Universität Hamburg 2016.

Żydzi Polscy w KL Auschwitz. Wykazy imienne, mit einer Einleitung von Stanisław Mączka, hg. von Magdalena Prokopowicz, Warszawa 2004.

Aufsätze

Abraham, Anna, »Es gibt kein langweiliges Leben – nur einen Mangel an Vorstellungskraft«, in: *Psychologie heute* 47 (2020) 12, S. 36–40, https://tinyurl.com/24w6n7c4 [Zugriff: 13.12.2022].

Aly, Götz, »Knochenfunde auf dem FU-Gelände: Alle Spuren weisen nach Auschwitz«, in: *Berliner Zeitung* vom 6.6.3021, https://tinyurl.com/3cch2p36 [Zugriff: 7.6.2021]

August, Jochen, »Das Konzentrationslager Auschwitz und die ›Euthanasie‹-Anstalt Pirna-Sonnenstein«, in: Kuratorium Gedenkstätte Sonnenstein e.V. (Hg.), *Von den Krankenmorden auf dem Sonnenstein zur »Endlösung der Judenfrage« im Osten*, Pirna 2001 [= *Sonnenstein. Beiträge zur Geschichte des Sonnensteins und der Sächsischen Schweiz*, Bd. 3], S. 51–94.

»Auschwitz-Birkenau. Vergangenheit und Gegenwart«, in: Website der Gedenkstätte Auschwitz-Birkenau, https://tinyurl.com/fma2eyzr [Zugriff: 7.5.2021].

Bakker, Jolanda, »Eindhovense Philipsingenieur Sergej Kaplan overleefde concentratiekampen«, 22.8.2017, Onlinequelle: https://tinyurl.com/32xcantz [Zugriff: 8.8.2021].

»Berck: Le docteur Léon Landau, de Berck, déporté parmi tant d'autres«, Onlinequelle: https://tinyurl.com/3zjnrxsa [Zugriff: 26.8.2021].

Białówna, Irena, »Aus der Geschichte des Reviers im Frauenlager in Birkenau«, in: *Die Auschwitz-Hefte*, Bd. 1, S. 173–184.

Bohr, Felix, »Die geheime Lobbyarbeit von Adenauer und Brandt für inhaftierte Nazis«, in: *Der Spiegel* vom 28.9.2018.

Brandhuber, Jerzy Adam, »Die sowjetischen Kriegsgefangenen im Konzentrationslager Auschwitz«, in: *Hefte von Auschwitz* 4 (1961), S. 5–46.

Ciborska, Lidia, »Perla Ovitz – żydowska karlica Mengelego«, in: *Żydzi Wschodniej Polski*, Folge III: *Kobieta Żydowska*, hg. von Anna Janicka, Jarosław Ławski und Barbara Olech, Białystok 2015, S. 347–368.

Cyra, Adam, »Banderowcy w koncentracionnom lagere Auschwic«, in: *Žurnal rossijskich o vostočnoevropejskich istoričeskich issledovanija* (2010) 2/3, S. 18–37.

Czech, Danuta, »Die Rolle des Häftlingskrankenbaulagers im KL Auschwitz II«, in: *Hefte von Auschwitz* 15 (1975), S. 5–112.

»Entscheidungen über die Zuteilung von Ressourcen in der Notfall- und der Intensivtherapie im Kontext der COVID-19-Pandemie. Klinisch-ethische Empfehlungen« vom 25.3.2020, https://tinyurl.com/2p87h5e8 [Zugriff: 26.3.2020].

Erdfelder, Edgar, »Das Gedächtnis des Augenzeugen. Aktuelle Hypothesen und Befunde zur Genese fehlerhafter Aussagen«, in: *Report Psychologie* 28 (2003) 7/8, S. 434–445.

Fabréguet, Michel, »Entwicklung und Veränderung der Funktionen des Konzentrationslagers Mauthausen 1938 – 1945«, in: *Die nationalsozialistischen Konzentrationslager. Entwicklung und Struktur*, Bd. 1, hg. von Ulrich Herbert, Karin Orth und Christoph Dieckmann, Göttingen 1998.

Deutsche Forschungsgemeinschaft (DFG), »Wissenschaft vor und im Krieg – Rassenforschung und Ideologiehörigkeit«, Onlinequelle: https://tinyurl.com/3v23dzj6 [Zugriff: 25.8.2023].

Distel, Barbara, »Muselmann«, in: Wolfgang Benz/Hermann Graml/Hermann Weiß (Hg.), *Enzyklopädie des Nationalsozialismus*, Stuttgart 1997, S. 590 f.

Dobler, Gerhard/Wölfel, Roman, »Typhus and Other Rickettsioses«, in: *Deutsches Ärzteblatt International* 20 (2009), S. 348–354, Onlinequelle: doi:10.3238/arztebl.2009.0348 [Zugriff: 02.10.2021].

Ebbinghaus, Angelika, »Der Prozeß gegen Tesch & Stabenow. Von der Schädlingsbekämpfung zum Holocaust«, in: *1999. Zeitschrift für Sozialgeschichte des 19. und 20. Jahrhunderts* 13 (1998) 2, S. 16–71.

Eichmüller, Andreas, »Die Strafverfolgung von NS-Verbrechen durch westdeutsche Justizbehörden seit 1945: Eine Zahlenbilanz«, in: *Vierteljahrshefte für Zeitgeschichte* 56 (2008), S. 621–640.

»Energy Requirements and Dietary Energy Recommendations. Human Energy Requirements«, Report of a Joint FAO/WHO/UNU Expert Consultation, Rom, 17.–24.10.2001: https://tinyurl.com/5y65pfkt [Zugriff: 22.1.2019].

Fejkiel, Władysław, »Dur wysypkowy w obozie koncentracyjnym w Oświęcimiu w latach 1941 – 1944«, in: *Rozprawy Wydziału Nauk Medycznych* 3 (1958), Bd. 3, S. 5–50.

Gießen, Hannelore, »Ressourcen nutzen, Resilienz erwerben«, in: *Pharmazeutische Zeitung* vom 22.6.2015, https://tinyurl.com/5h6wsyan [Zugriff: 23.1.2021].

Glińska, Alicja, »Kierunek przekształceń moralnych wśród więźniów Oświęcimia«, in: *Przegląd Lekarski – Oświęcim* 9 (1969) 1, S. 53–57.

Goiri, Francisco, »Los médicos elegirán a quién ingresar en la UCI según su esperanza de vida«, in: *El Mundo* vom 20.3.2020, https://tinyurl.com/2s47u2jv [Zugriff: 21.3.2020].

Gramza, Łukasz, »Verfolgung der Täter der im Vernichtungslager KL Auschwitz-Birkenau begangenen Verbrechen«, in: truthaboutcamps.eu, hier https://tinyurl.com/y39u4h4s [Zugriff: 13.12.2022].

Gringauz, Samuel, »Some Methodological Problems in the Study of the Ghetto«, in: *Jewish Social Studies: A Quarterly Journal Devoted to the Historical Aspects of the Jewish Life* 12 (1950) 1, S. 65–72.

Gutman, Israel, »Muselmann«, in: *Enzyklopädie des Holocaust*, Bd. 2: *H–R*, S. 977 f.
Heidemann, Gerd, »Der Fall Clauberg: Die Wunden werden aufgerissen«, in: *Stern* vom 19.1.1957.
»Israeli Doctor in Italy: No. of Patients Rises, But We Get to Everyone«, in: *The Jerusalem Post* vom 22.3.2020, https://tinyurl.com/3nv4rnc8 [Zugriff: 23.3.2020].
Iwaszko, Tadeusz, »Haftgründe und Häftlingskategorien«, in: *Auschwitz 1940–1945*, Bd. 2: *Die Häftlinge: Existenzbedingungen, Arbeit und Tod*, S. 9–48.
Jagoda, Zenon/Kłodziński, Stanisław/Masłowski, Jan, »bauernfuss, goldzupa, himmelautostrada«. Zum Krematoriumsesperanto, der Sprache polnischer KZ-Häftlinge«, in: *Die Auschwitz-Hefte*, Bd. 2, S. 241–260.
dies., »Selbsthilfe und ›Volksmedizin‹ im Konzentrationslager«, in: *Die Auschwitz-Hefte*, Bd. 2, S. 149–187.
»›Kampf dem Gebärmutterhalskrebs‹. Aussagen – Lebenswege – Karrieren«, Onlinequelle: https://tinyurl.com/yc7s3muv [Zugriff: 18.11.2021].
Kárný, Miroslav, »Das Theresienstädter Familienlager (BIIb) in Birkenau (September 1943 – Juli 1944)«, in: *Hefte von Auschwitz* 20 (1997), S. 133–237.
Kieta, Mieczysław, »Das Hygiene-Institut der Waffen-SS und Polizei in Auschwitz«, in: *Die Auschwitz-Hefte*, Bd. 1, S. 213–217.
Klee, Ernst, »Augen aus Auschwitz«, in: *Die Zeit* vom 27.1.2000, https://tinyurl.com/nhc5ch3s [Zugriff: 25.4.2019].
Klein, Marc, »Auschwitz I Stammlager«, in: *De l'Université aux Camps de Concentration*, S. 429–455.
Kłodziński, Stanisław, »SS Institute of Hygiene Lab. Human broth«, übers. von T. Bałuk-Ulewiczowa, in: *Medical Review–Auschwitz* vom 15.7.2019, https://tinyurl.com/5n76ahbs [Zugriff: 29.7.2022].
ders., »Phenol«, in: *Die Auschwitz-Hefte*, Bd. 1, S. 277–280.
ders., »Die erste Vergasung von Häftlingen und Kriegsgefangenen im Konzentrationslager Auschwitz«, in: *Die Auschwitz-Hefte*, Bd. 1, S. 261–275.
ders., »Rola kryminalistów niemieckich w początkach obozu oświęcimskiego«, in: *Przegląd Lekarski–Oświęcim* 14 (1974) 1, S. 113–126.
ders., »Dr Leon Głogowski«, in: *Przegląd Lekarski–Oświęcim* 11 (1971) 1, S. 162–164 (englische Übersetzung in: *Medical Review–Auschwitz* vom 6.11.2020, https://tinyurl.com/48u7cvec [Zugriff: 23.12.2022]).
ders., »Dr Stefan Pizło, więzień Oświęcimia nr 333«, in: *Przegląd Lekarski–Oświęcim* 10 (1970) 1, S. 258–260.
ders., »Paczki Międzynarodowego Czerwonego Krzyża dla więźniów Oświęcimia«, in: *Przegląd Lekarski–Oświęcim* 7 (1967) 1, S. 122–125.
ders., »Niektóre zagadnienia deontologii lekarskiej w hitlerowskich obozach koncentracyjnych«, in: *Przegląd Lekarski–Oświęcim* 3 (1963), S. 101–103.
Kowalczykowa, Janina, »Die Hungerkrankheit im Konzentrationslager Auschwitz«, in: *Przegląd Lekarski – Oświęcim*, Sonderheft (1962), S. 33–36.
Kowalewski, Tadeusz/Kamiński, Mieczysław, »Dr med. Stanisław Jagielski nie żyje (1914–1997)«, in: *Notatki Płockie* 173 (1997) 4, S. 53–55.
Krausnick, Helmut, »Hitler und die Morde in Polen. Ein Beitrag zum Konflikt

zwischen Heer und SS um die Verwaltung der besetzten Gebiete«, in: *Vierteljahrshefte für Zeitgeschichte* 11 (1963) 2, S. 196–209.

Kubica, Helena, »Dr. Mengele und seine Verbrechen im Konzentrationslager Auschwitz-Birkenau«, in: *Hefte von Auschwitz* 20 (1997), S. 369–455.

Kuiper, Nicholas A., »Humor and Resiliency: Towards a Process Model of Coping and Growth«, in: *Europe's Journal of Psychology* 8 (2012) 3, S. 475–491, https://tinyurl.com/mr26pkzm [Zugriff: 23.12.2022].

»KZ-Arzt Clauberg der irdischen Gerechtigkeit entzogen«, in: *Schleswig-Holsteinische Volks-Zeitung* vom 10.8.1957.

Lasik, Aleksander, »Die Organisationsstruktur des KL Auschwitz«, in: *Auschwitz 1940–1945*, Bd. 1: *Aufbau und Struktur des Lagers*, S. 165–320.

ders., »Die SS-Besatzung des KL Auschwitz«, in: *Auschwitz 1940–1945*, Bd. 1: *Aufbau und Struktur des Lagers*, S. 321–384.

ders., »Die Strafverfolgung der Angehörigen der SS-Besatzung des KL Auschwitz«, in: *Auschwitz 1940–1945*, Bd. 5: *Epilog*, S. 87–108.

ders., »Die Personalbesetzung des Gesundheitsdienstes der SS im Konzentrationslager Auschwitz-Birkenau in den Jahren 1940–1945«, in: *Hefte von Auschwitz* 20 (1997), S. 290–368.

Leeuw, Dan de, »›In the Name of Humanity‹: Nazi Doctors and Human Experiments in German Concentration Camps«, in: *Holocaust and Genocide Studies* 34 (2020) 2, S. 225–252.

Levy, Robert, »Auschwitz II (Birkenau)«, in: *De l'Université aux Camps de Concentration*, S. 457–466.

Ley, Astrid, »Kollaboration mit der SS zum Wohle von Patienten? Das Dilemma der Häftlingsärzte in Konzentrationslagern«, in: *Zeitschrift für Geschichtswissenschaft* 61 (2013) 2, S. 123–139.

dies., »Vom Krankenmord zum Genozid. Die ›Aktion 14f13‹ in den Konzentrationslagern«, in: *Dachauer Hefte* 25 (2009), S. 36–49.

dies., »Krankenrevier im Konzentrationslager. Ort der Hilfe und des Mordens«, in: *Deutsches Ärzteblatt* 104 (2007) 5, S. 247–249.

Lifton, Robert Jay, »Die Mörder sind unter uns«, in: *Der Spiegel* vom 11.7.1988, https://tinyurl.com/3u4fdbcw [Zugriff: 24.9.2021].

Lindner, Christoph/Gieseking, Friederike/Niendorf, Axel, »Gebärmutterhalskrebs heilen und verhindern«, in: *Hamburger Ärzteblatt* (2013) 11, S. 12–17.

Lorska, Dorota, »Block 10 in Auschwitz«, in: *Die Auschwitz-Hefte*, Bd. 1, S. 209–212.

Makowski, Antoni, »Organisation, Entwicklung und Tätigkeit des Häftlings-Krankenbaus in Monowitz (KL Auschwitz III)«, in: *Hefte von Auschwitz* 15 (1975), S. 113–181.

Massin, Benoît, »Mengele, die Zwillingsforschung und die ›Auschwitz-Dahlem Connection‹«, in: *Die Verbindung nach Auschwitz. Biowissenschaften und Menschenversuche an Kaiser-Wilhelm-Instituten. Dokumentation eines Symposiums*, hg. von Carola Sachse, Göttingen 2003, S. 201–254.

Merrick, Rob, »Coronavirus: NHS Doctors to Be Given Guidelines to Decide Which

Victims Go on Ventilators«, in: *Independent* vom 22.3.2020, https://tinyurl.com/5p966mvr [Zugriff: 23.3.2020].

Musial, Bogdan, »Die ›vierte Teilung Polens‹. Polen unter deutscher und sowjetischer Besatzung 1939–1941«, in: *Der militärische Widerstand gegen Hitler im Lichte neuer Kontroversen,* hg. von Manuel Becker, Holger Löttel und Christoph Studt, Berlin 2010, S. 25–50.

ders., »Das Schlachtfeld zweier totalitärer Systeme. Polen unter deutscher und sowjetischer Herrschaft 1939 – 1941«, in: *Genesis des Genozids. Polen 1939–1941,* hg. von Klaus-Michael Mallmann und dems., Darmstadt 2004, S. 13–35.

ders., »NS-Kriegsverbrecher vor polnischen Gerichten«, in: *Vierteljahrshefte für Zeitgeschichte* 47 (1999) 1, S. 25–56.

Niedojadło, Eugeniusz, »Dr. Tadeusz Śnieszko«, Nachruf, in: *Przegląd Lekarski–Oświęcim* 1988, S. 175–177 (englische Übersetzung von Teresa Bałuk-Ulewiczowa in: *Medical Review–Auschwitz* vom 26.4.2021, https://tinyurl.com/dnj4yfu8 [Zugriff: 24.7.2021]).

Paczuła, Tadeusz, »Organisation und Verwaltung des ersten Häftlingskrankenbaus in Auschwitz«, in: *Die Auschwitz-Hefte,* Bd. 1, S. 159–165.

Panasewicz, Józef, »Niektóre aktualne zagadnienia patologii wojennej«, in: *Przegląd Lekarski–Oświęcim* 9 (1969) 1, S. 13–18.

Piper, Franciszek, »Die Entstehungsgeschichte des KL Auschwitz«, in: *Auschwitz 1940–1945,* Bd. 1: *Aufbau und Struktur des Lagers,* S. 43–72.

»Procesy esesmanów z załogi KL Auschwitz«, in: Website der Gedenkstätte Auschwitz-Birkenau, https://tinyurl.com/mryevct9 [Zugriff: 26.12.2020].

Reichardt, Lars, »Ein Mann mit Vergangenheit«, in: *Süddeutsche Zeitung Magazin* vom 20.9.2013, https://tinyurl.com/584pn33u [Zugriff: 27.10.2023).

Reitzenstein, Julien, »Das Grauen von Dahlem«, in: *Die Welt* vom 10.6.2021, https://tinyurl.com/yxw2dhpu [Zugriff: 12.6.2021]

Romney, Claude, »Ethical Problems Encountered by Auschwitz Prisoner Doctors«, in: *Remembering for the Future: The Holocaust in an Age of Genocide,* hg. von John K. Roth und Elisabeth Maxwell, New York 2001, Bd. 1, S. 319–334.

Roth, Karl Heinz, »Die wissenschaftliche Normalität des Schlächters – Josef Mengele als Anthropologe«, in: *Mitteilungen / Dokumentationsstelle zur NS-Sozialpolitik* 1 (1985) 2, S. 1–8.

Ryn, Zdzisław/Kłodziński, Stanisław, »An der Grenze zwischen Leben und Tod. Eine Studie über die Erscheinung des ›Muselmanns‹ im Konzentrationslager«, in: *Die Auschwitz-Hefte,* Bd. 1, S. 89–154.

dies., »Hunger im Konzentrationslager«, in: *Die Auschwitz-Hefte,* Bd. 1, S. 241–260.

Schilter, Thomas, »Horst Schumann – Karriere eines Arztes im Nationalsozialismus«, in: Kuratorium Gedenkstätte Sonnenstein e.V. (Hg.), *Von den Krankenmorden auf dem Sonnenstein zur »Endlösung der Judenfrage« im Osten,* Pirna 2001 [= *Sonnenstein. Beiträge zur Geschichte des Sonnensteins und der Sächsischen Schweiz,* Bd. 3], S. 95–108.

Schulte, Jan Erik, »Die Wannsee-Konferenz und Auschwitz. Rhetorik und

Praxis der jüdischen Zwangsarbeit als Voraussetzung des Genozids«, in: Kampe/Klein, *Wannsee-Konferenz*, S. 216–238.

Schurmann, Peter, »Zum 70. Todestag des Pfarrers, Publizisten und Sprachforschers Bogumił Šwjela/Gotthold Schwela«, 7.12.2018, aktualisiert am 12.6.2020, in: *Lausitz – Łužica – Łučyca. Aspekte der Beziehungs- und Verflechtungsgeschichte einer ost-mitteleuropäischen Brückenlandschaft*, https://tinyurl.com/yeyw32ab [Zugriff: 21.10.2021].

Sehn, Jan, »Zbrodnicze eksperymenty sterylizacyjne Carla Clauberga«, in: *Zeszyty Oświęcimskie* 2 (1958), S. 3–21.

Setkiewicz, Piotr, »Selection in the Auschwitz Hospital«, in: *Medical Review Auschwitz: Medicine Behind the Barbed Wire. Conference Proceedings* 2018, Kraków 2019, S. 21–42.

ders., »Pierwsi Żydzi w KL Auschwitz«, in: *Zeszyty Oświęcimskie* 29 (2016), S. 7–46.

Siciński, Antoni, »Z psychopatologii więźniów funkcyjnych. Ernst Krankemann«, in: *Przegląd Lekarski – Oświęcim* 14 (1974) 1, S. 126–130.

Siegel, Sari J., »Treating an Auschwitz Prisoner-Physician: The Case of Dr. Maximilian Samuel«, in: *Holocaust and Genocide Studies* 28 (2014) 3, S. 450–481.

Smoleń, Kazimierz, »Sowjetische Kriegsgefangene im KL Auschwitz«, in: *Sterbebücher von Auschwitz. Fragmente*, 3 Bde., hg. vom Staatlichen Museum Auschwitz-Birkenau, München u.a. 1995, Bd. 1: *Berichte*, S. 127–148.

Sterkowicz, Stanisław, »Przyczynek do zagadnienia moralności więźniów obozów hitlerowskich«, in: *Przegląd Lekarski – Oświęcim* 9 (1969) 1, S. 47–52.

Stern, Józef (unter Mitwirkung von Henryk Fenigstein), »Anatomia patologiczna choroby głodowej«, in: *Choroba głodowa*, S. 21–79.

Strzelecka, Irena, »Die Häftlingsspitäler (›Häftlingskrankenbau‹) im KL Auschwitz«, in: *Auschwitz 1940–1945*, Bd. 2: *Die Häftlinge. Existenzbedingungen, Arbeit und Tod*, S. 353–421.

dies., »Die Frauenabteilung im Stammlager«, in: *Hefte von Auschwitz* 20 (1997), S. 7–67.

dies, »Das Quarantänelager für männliche Häftlinge in Birkenau (BIIa)«, in: *Hefte von Auschwitz* 20 (1997), S. 68–132.

dies./Setkiewicz, Piotr, »Bau, Ausbau und Entwicklung des KL Auschwitz und seiner Nebenlager«, in: *Auschwitz 1940–1945*, Bd. 1: *Aufbau und Struktur des Lagers*, S. 73–155.

Strzelecki, Andrzej, »Das Nebenlager Jawischowitz«, in: *Hefte von Auschwitz* 15 (1975), S. 183–250.

Szymański, Tadeusz/Szymańska, Danuta/Śnieszko, Tadeusz, »Das ›Spital‹ im Zigeuner-Familienlager in Auschwitz-Birkenau«, in: *Die Auschwitz-Hefte*, Bd. 1, S. 199–208.

dies., »O ›szpitalu‹ w obozie rodzinnym dla Cyganów w Oświęcimiu-Brzezince«, in: *Przegląd Lekarski – Oświęcim* 5 (1965), S. 90–99.

Waitz, Robert, »Auschwitz III (Monowitz«), in: *De l'Université aux Camps de Concentration*, S. 467–499.

Weindling, Paul J., »Akteure in eigener Sache. Die Aussagen der Überlebenden und die Verfolgung der medizinischen Kriegsverbrechen nach 1945«, in: *Die Verbindung nach Auschwitz. Biowissenschaften und Menschenversuche an Kaiser-Wilhelm-Instituten. Dokumentation eines Symposiums*, hg. von Carola Sachse, Göttingen 2003, S. 255–282.

Wieczorek, Paweł, »Pierwsi skazani na KL Auschwitz«, 9.6.2020, Onlinequelle: https://tinyurl.com/4y8745dw [Zugriff: 20.12.2022].

Wiese, Karl Günter, u.a., »Noma – die unbekannte Krankheit«, in: *Zahnärztliche Mitteilungen* 92 (2002) 4, S. 40–44.

Wilking, Dirk, »Sorben/Wenden und Rechtsextremismus«, in: *Einblicke V. Ein Werkstattbuch [= Demos – Brandenburgisches Institut für Gemeinwesenberatung]*, hg. von dems. und Michael Kohlstruck, Potsdam 2016, 171–197.

Witkowski, Marcin, »Przed obliczem wadowickej Temidy (cz. 1). Edith Grünwald – ciekawa historia«, in: *Wadoviana. Przegląd historyczno-kulturalny* 16 (2013), S. 139–166.

Wunderlich, Josefine, »Sammlungsobjekt des Quartals Januar bis März 2014: Zum 90jährigen Jubiläum des Kolposkops von Hinselmann«, Onlinequelle: https://tinyurl.com/bdhdtxvp [Zugriff: 18.11.2021].

»Zmarł Zbigniew Blok, były więzień KL Auschwitz«, in: *Dzieje.pl* vom 10.9.2015, https://tinyurl.com/mr33w823 [Zugriff: 31.8.2021].

KL Auschwitz II (Birkenau) 1944

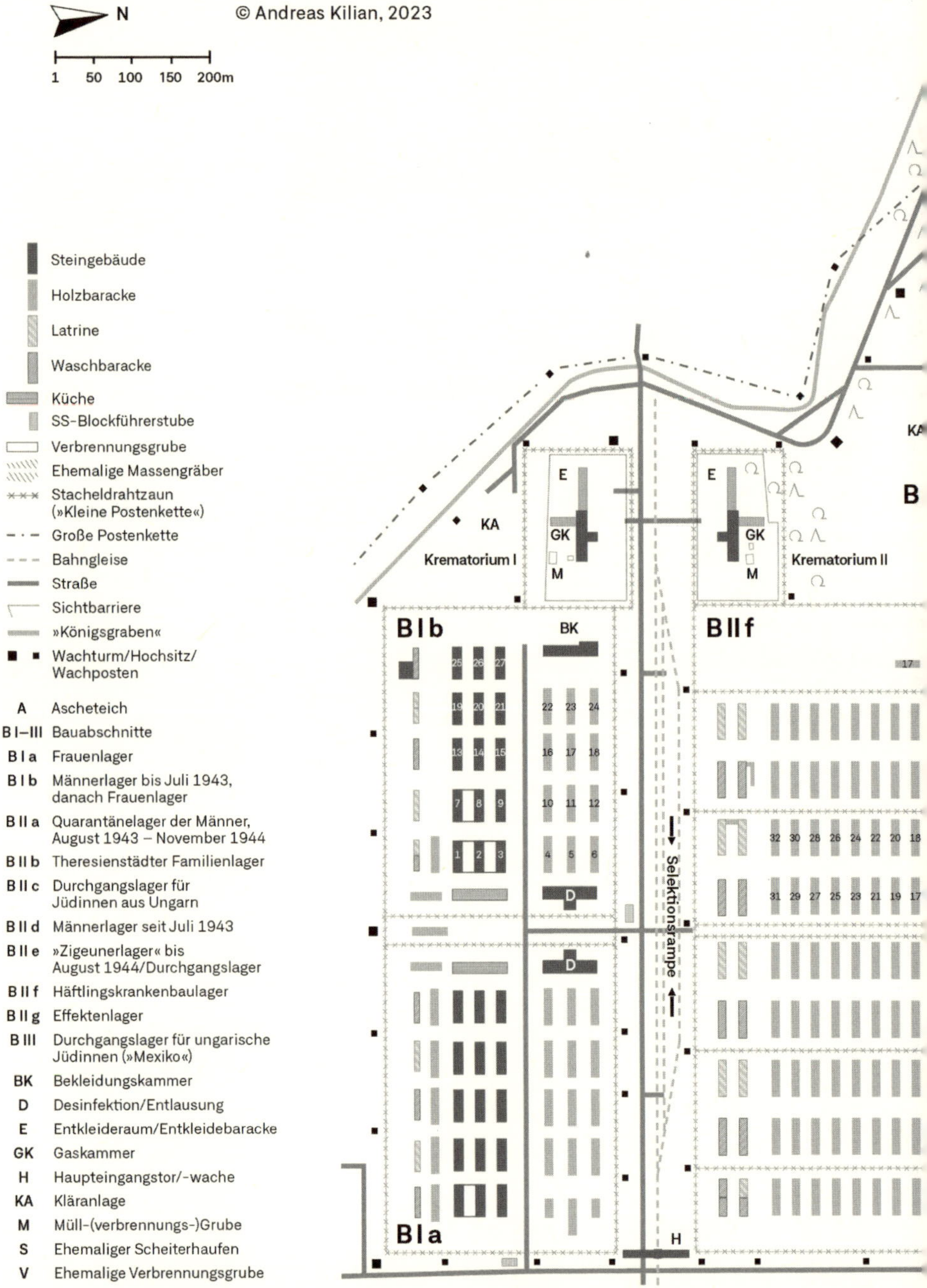